小野蘭山

小野蘭山没後二百年
記念誌編集委員会編

八坂書房

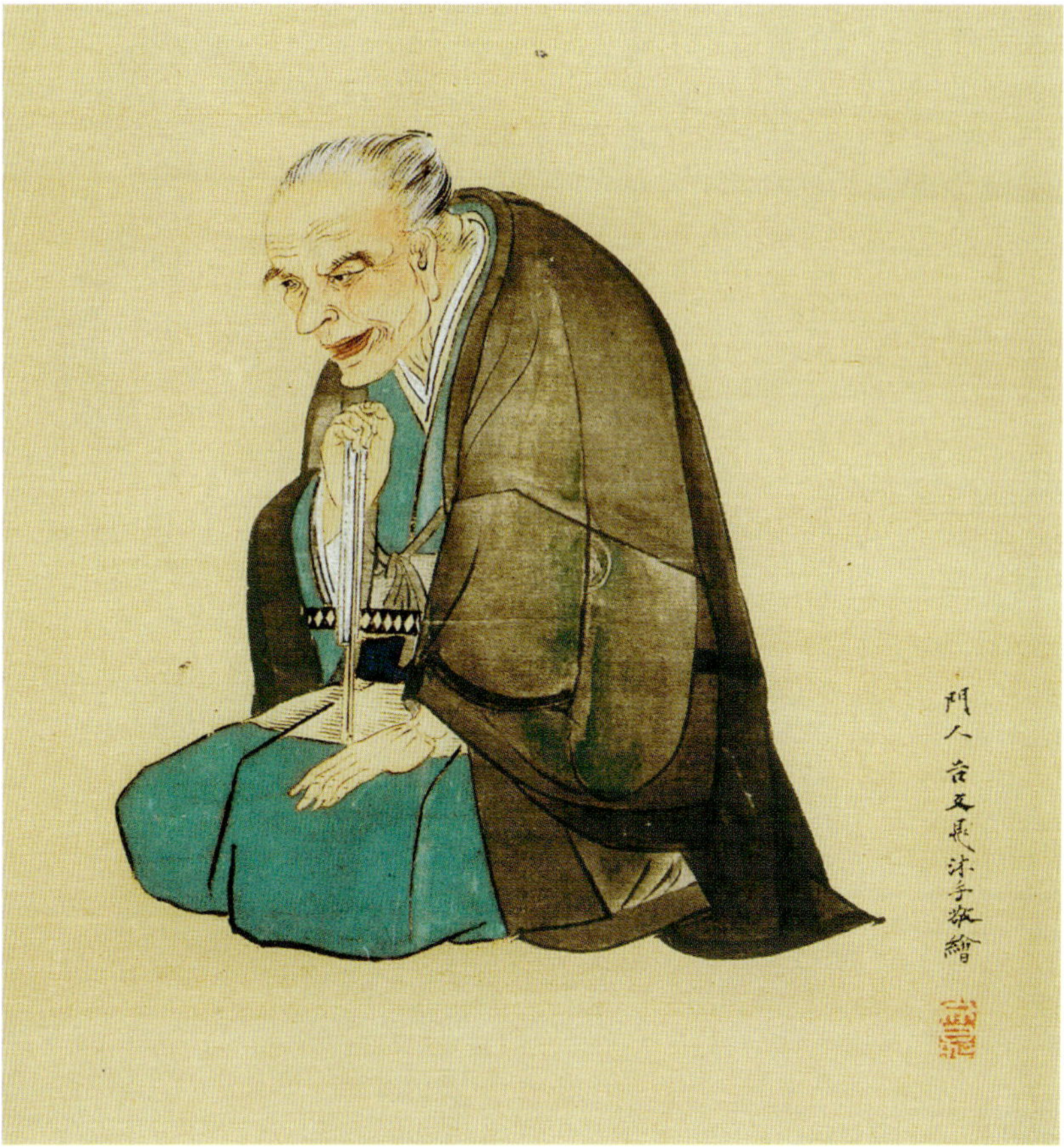

口絵１：小野蘭山肖像　文化６年（1809）
谷 文晁画（国立国会図書館蔵）

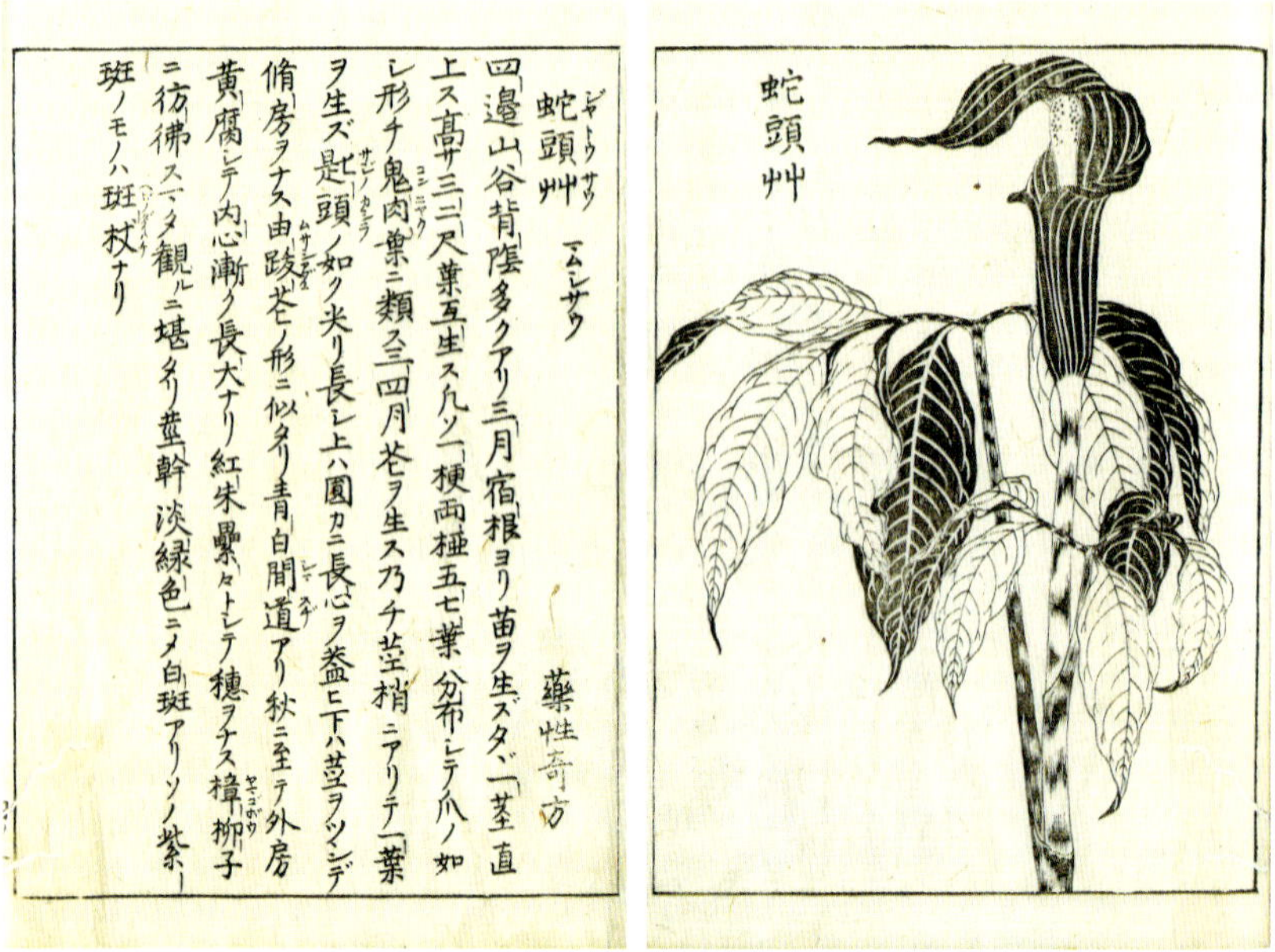

蛇頭艸《ジヤウサウ》　マムシサウ　　藥性奇方

四邉山谷背陰多クアリ三月宿根ヨリ苗ヲ生ズタヾ一茎直上ス高サ三二尺葉互生ス凡ソ一梗両椏五七葉分布シテ爪ノ如シ形チ鬼肉蒻《コンニヤク》ニ類ス三四月苍ヲ生ス乃チ茎梢ニアリテ一葉ヲ生ズ是匕頭《サルノカシラ》ノ如ク尖リ長シ上ハ圓カニ長心ヲ蓋ヒ下ハ茎ヲツヽミテ脩房ヲナス由跂苍《ムサシアブミ》ノ形ニ似タリ青白間道《シマスヂ》アリ秋ニ至テ外房黄腐シテ内心漸ク長大ナリ紅朱纍々トシテ穂ヲナス樟柳子《ヤマゴボウ》ニ彷彿ス一タビ観ルニ堪タリ茎幹淡緑色ニシテ白斑アリソノ紫斑ノモノハ斑杖《イタドリ》ナリ

口絵 2：『花彙』草部巻 4　明和 2（1765）年刊（東京大学大学院理学系研究科附属植物園蔵）

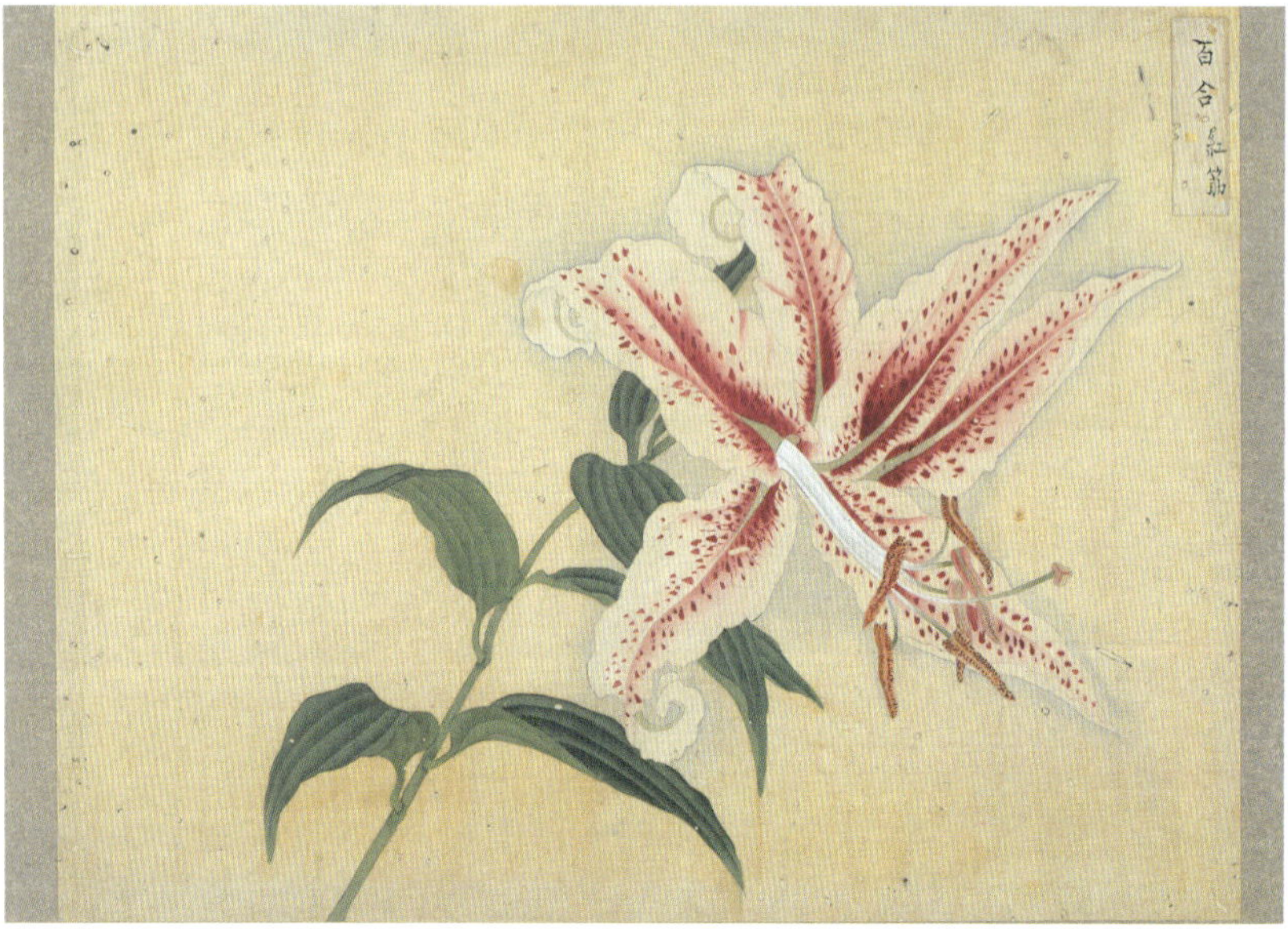

口絵 3：「蘭山先生本草図」小野蘭山手彩色（武田科学振興財団杏雨書屋蔵）

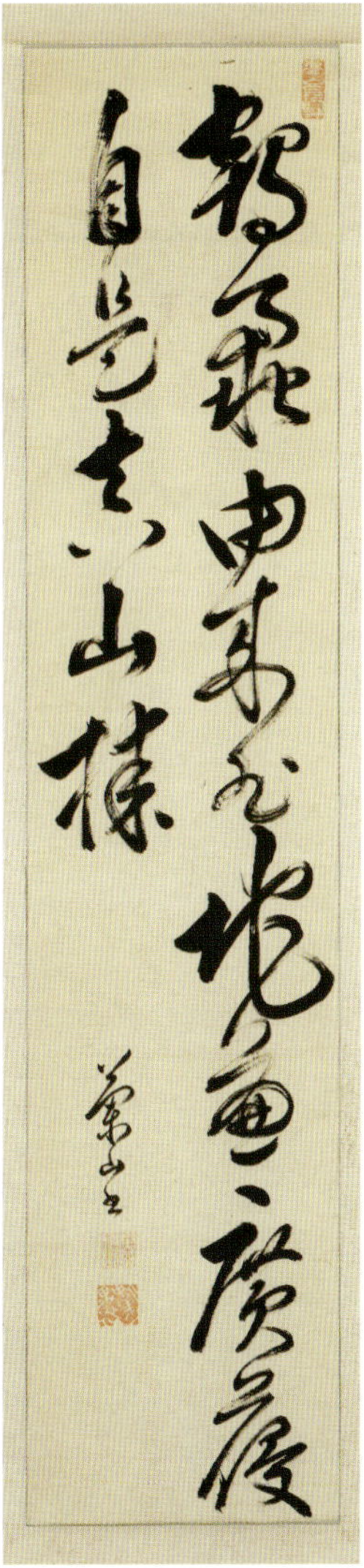

「鶴蝨由来非地葱廣葠自是真山榛」

口絵 4：小野蘭山書
（小野 強氏蔵）

「方可恃者薬也」

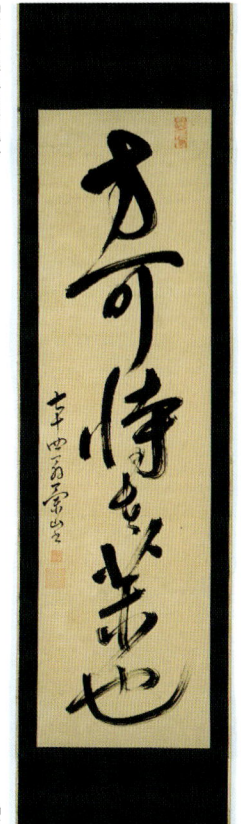

口絵 5：小野蘭山書
（国立国会図書館蔵）

「草緑之春雨楓丹一夜霜」

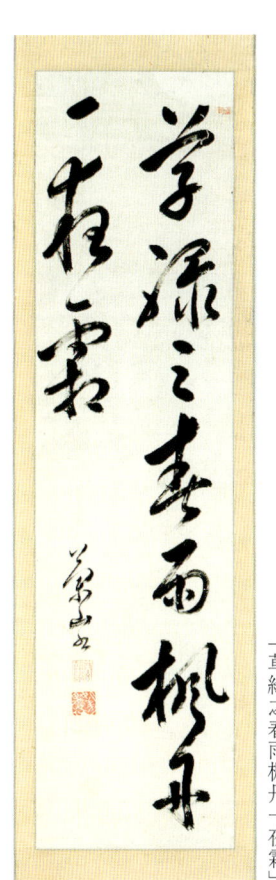

口絵 6：小野蘭山書
（国立国会図書館蔵）

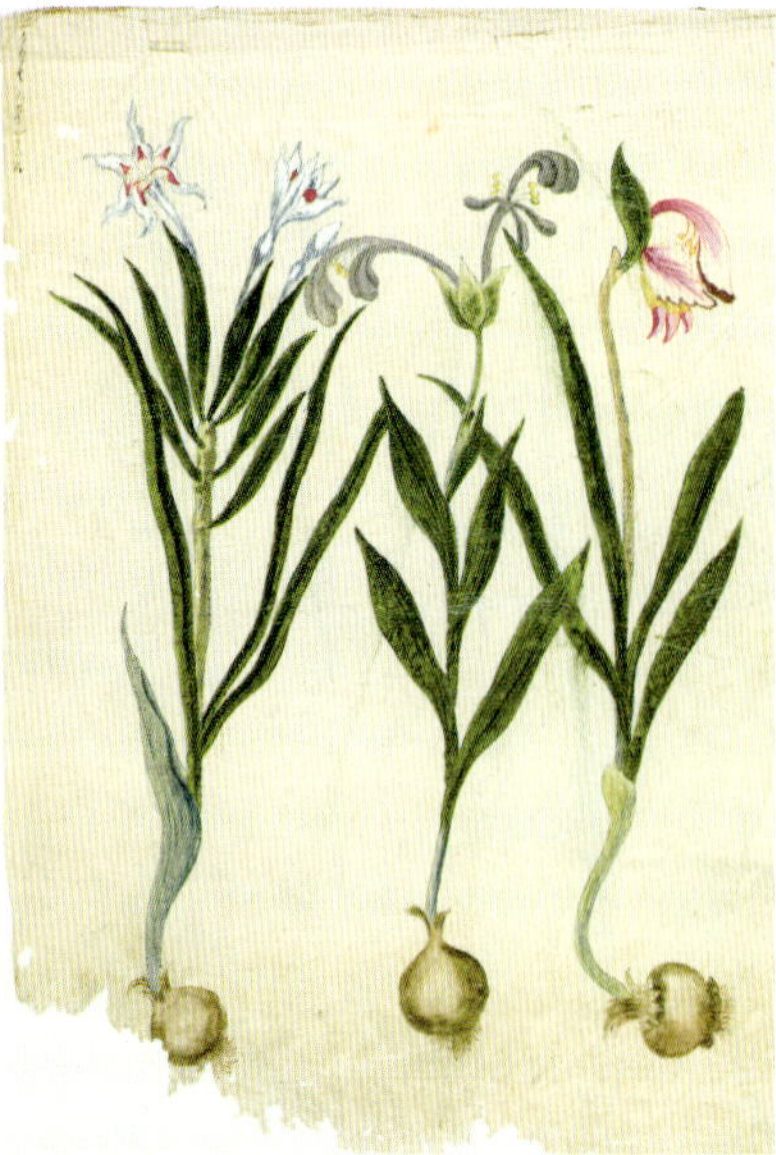

[62] -01

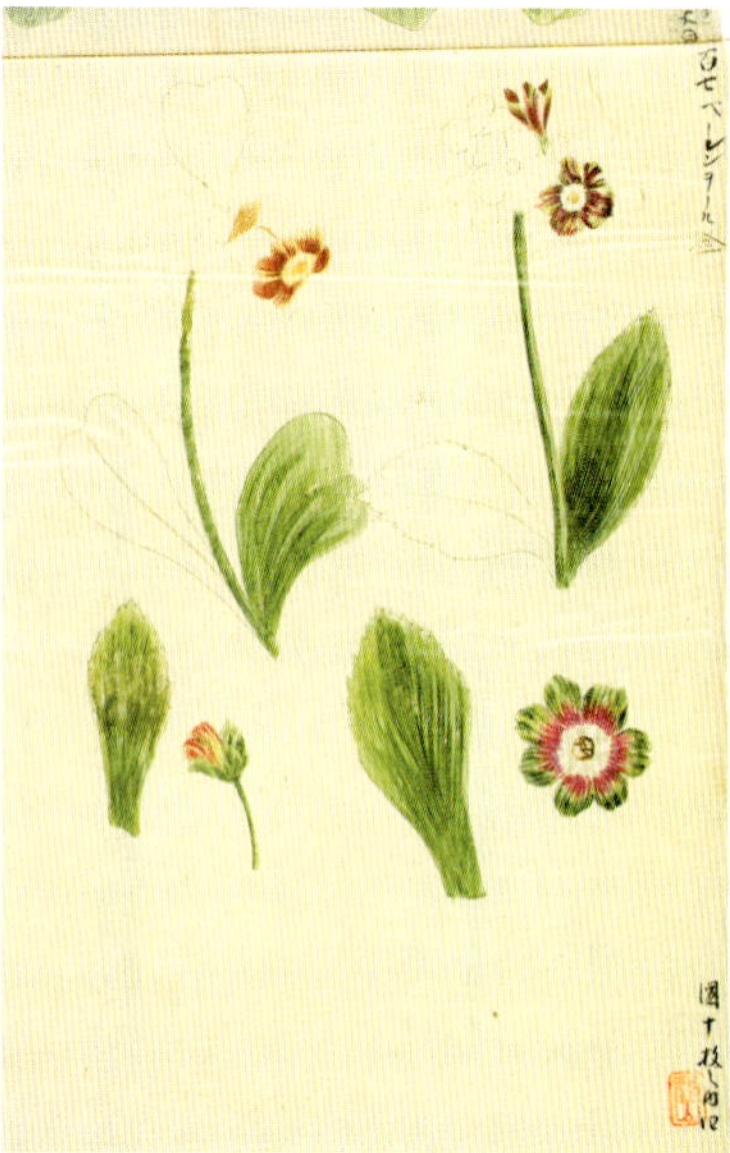

[31] -49

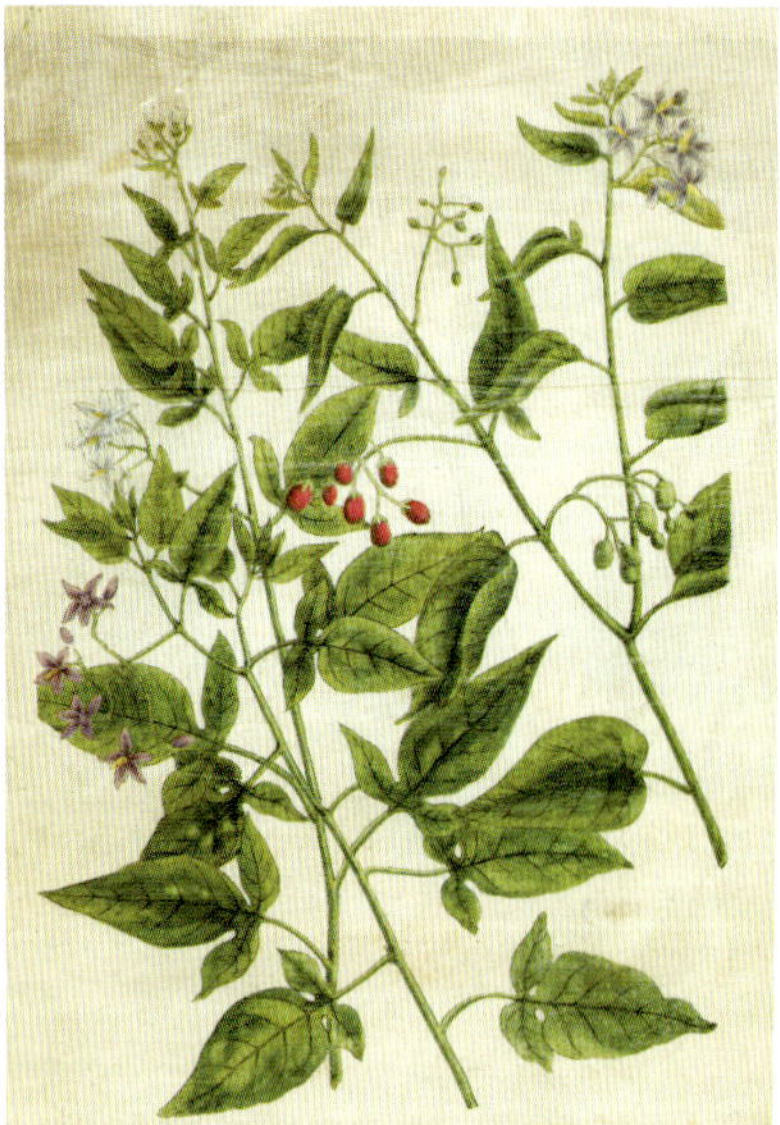

[31] -49

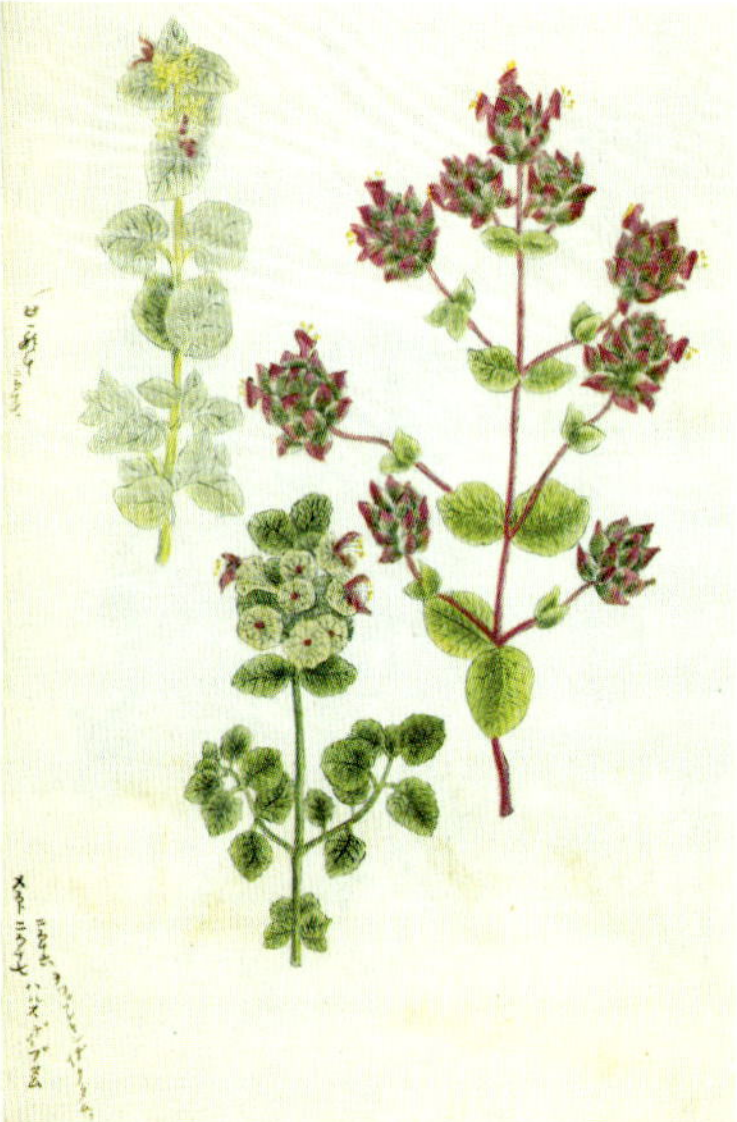

[66] -77

口絵 7：小野蘭山旧蔵ワインマン『花譜』模写図（個人蔵）
（論文編 II　松田 清「小野蘭山旧蔵ワインマン『花譜』模写図について」参照）

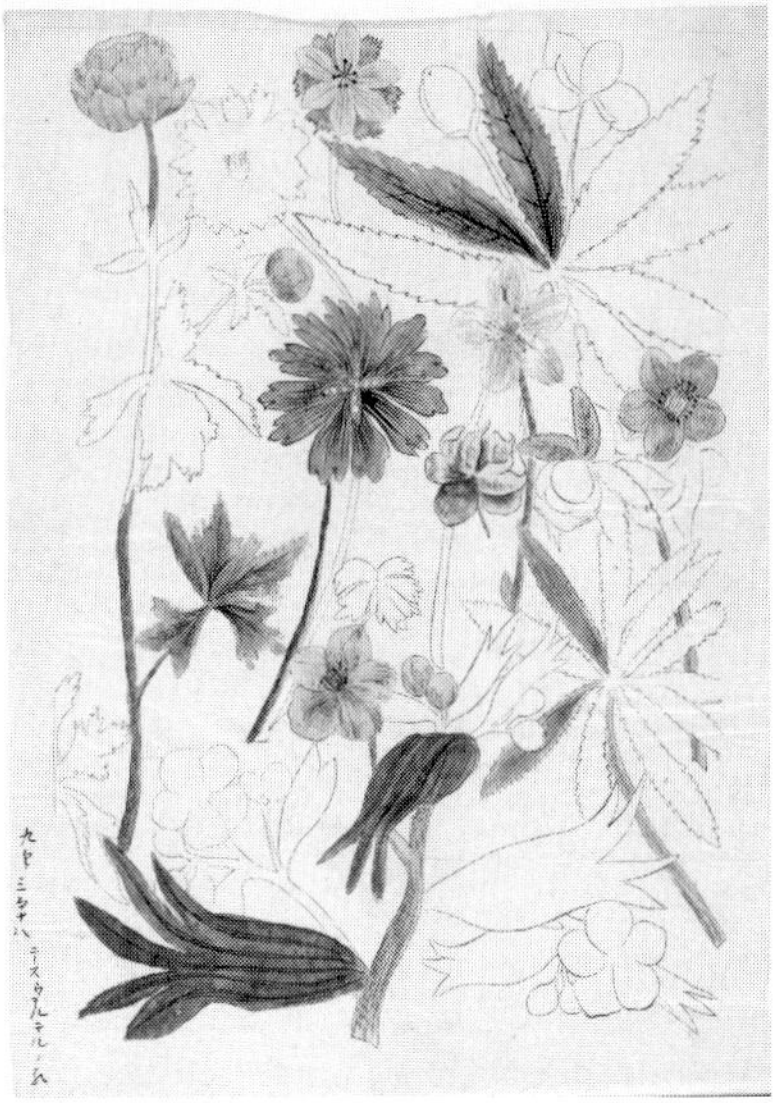

[73]-25

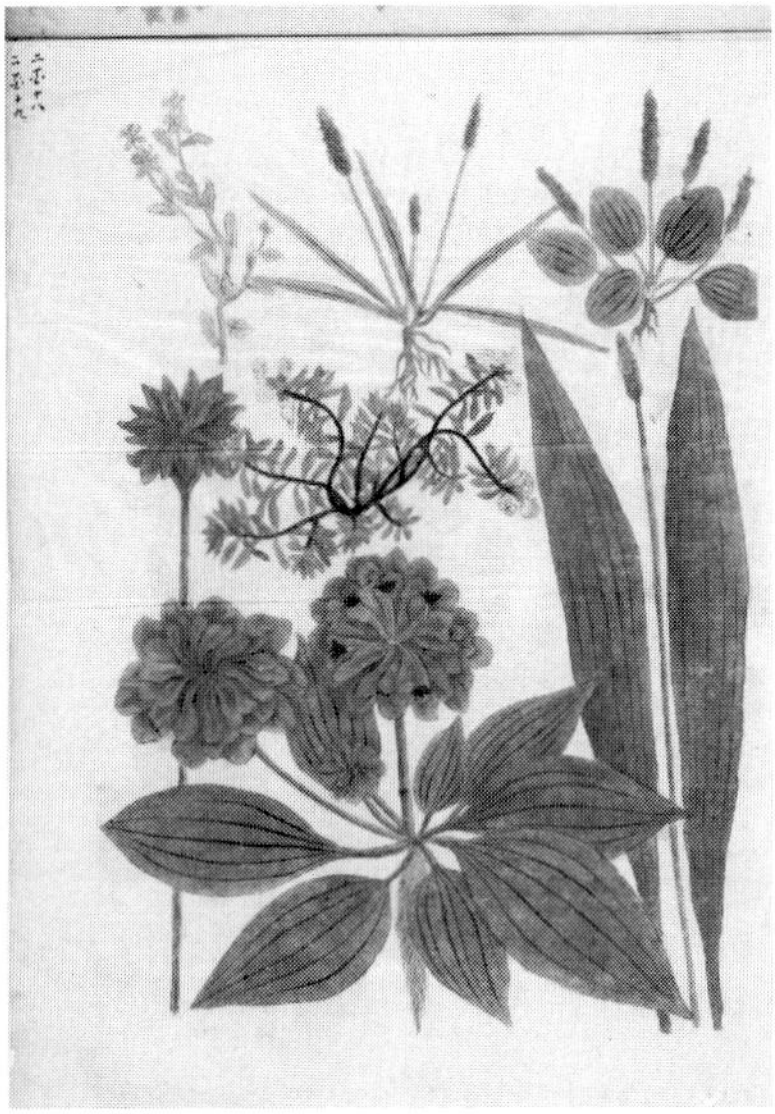

[67]-78

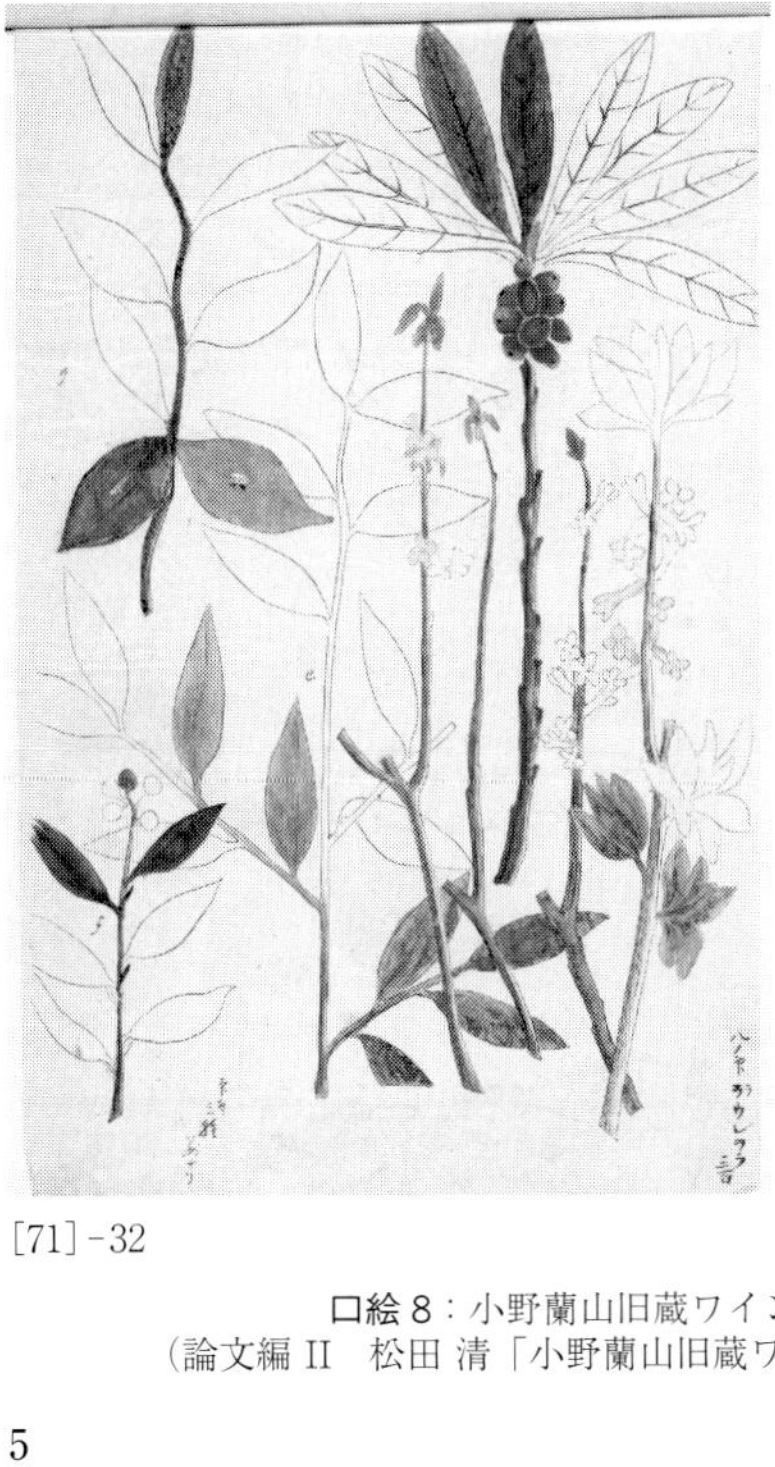

[71]-32

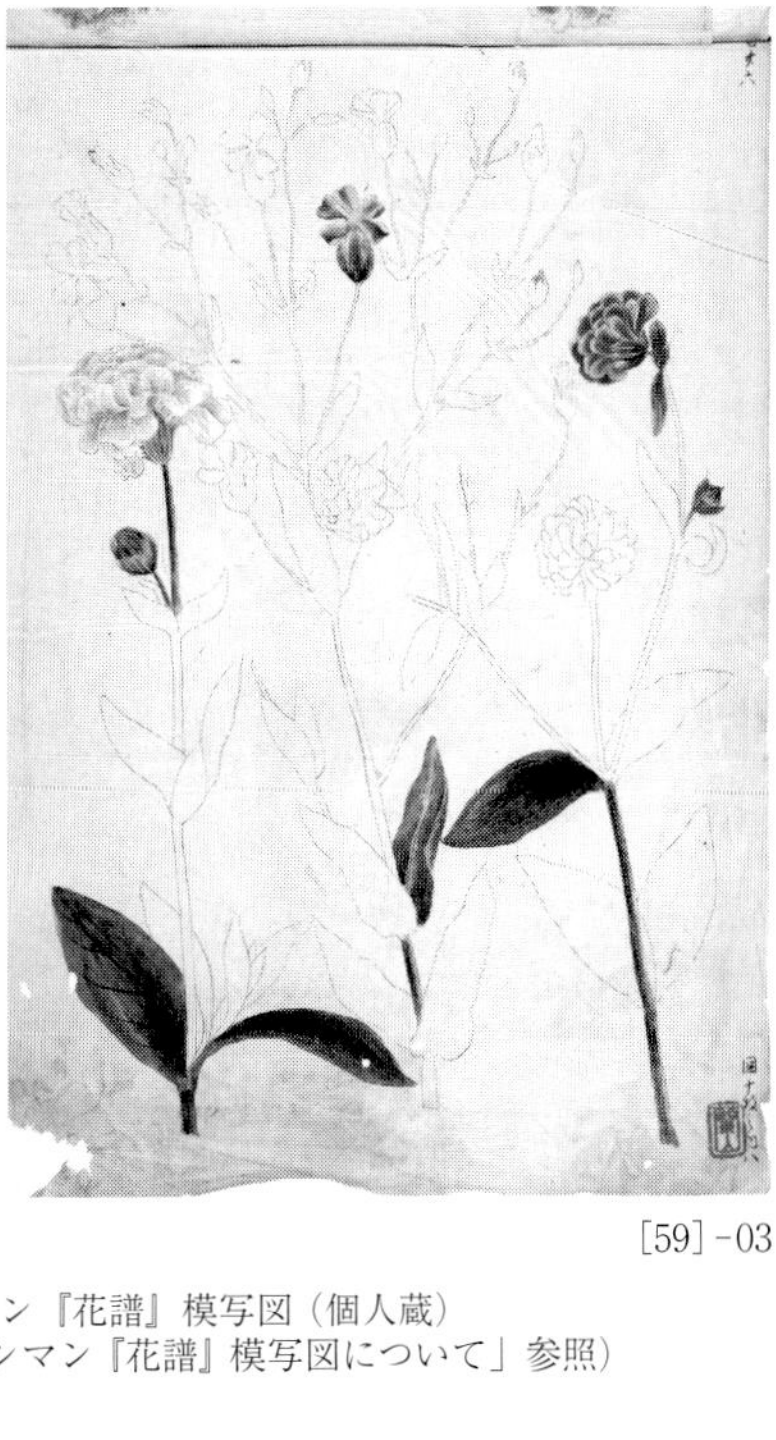

[59]-03

口絵８：小野蘭山旧蔵ワインマン『花譜』模写図（個人蔵）
（論文編 II　松田 清「小野蘭山旧蔵ワインマン『花譜』模写図について」参照）

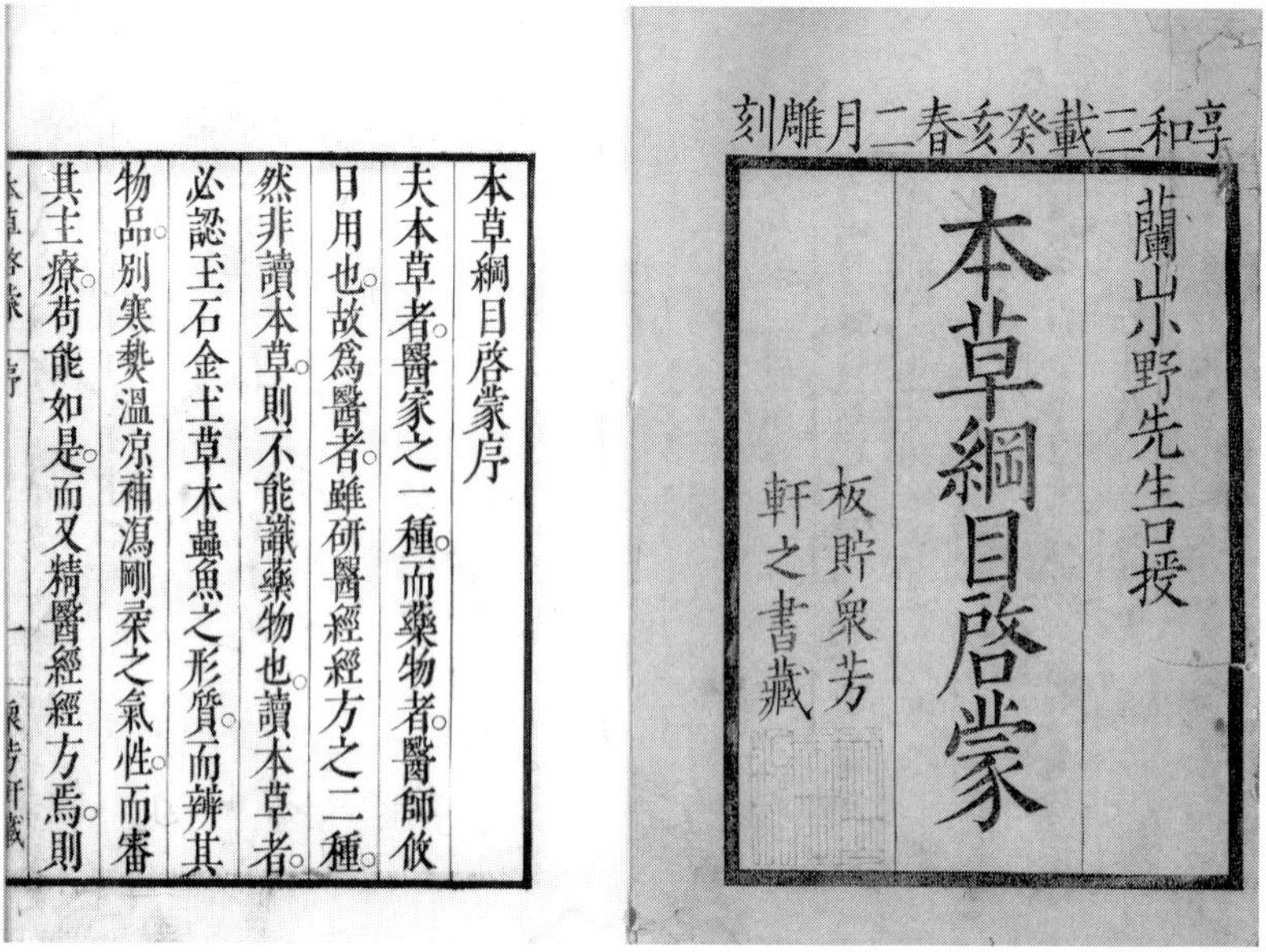
享和三載癸亥春二月雕刻
蘭山小野先生口授
本草綱目啓蒙
板貯衆芳軒之書藏

本草綱目啓蒙序
夫本草者醫家之一種而藥物者醫師攸
日用也故爲醫者雖研醫經經方之二種
然非讀本草則不能識藥物也讀本草者
必認玉石金土草木蟲魚之形質而辨其
物品別寒熱溫涼補瀉剛柔之氣性而審
其主療苟能如是而又精醫經經方焉則

口絵 9：小野蘭山口授『本草綱目啓蒙』初版本見返し　享和 6（1803）年刊（平野 満氏蔵）

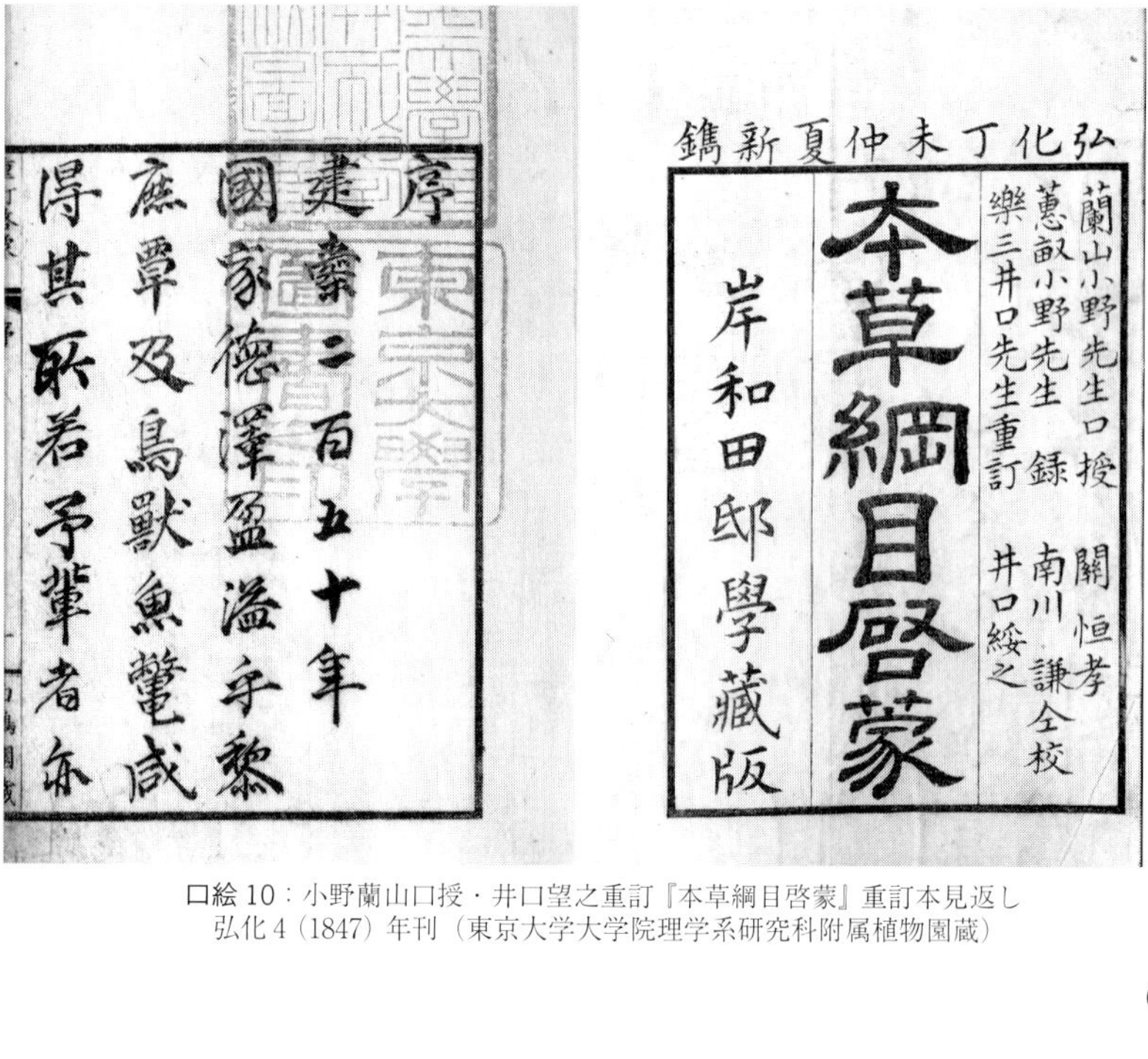
弘化丁未仲夏新鐫
蘭山小野先生口授　關　恒孝
蕙畝小野先生　録　南川　謙　仝校
樂三井口先生重訂　井口綏之
本草綱目啓蒙
岸和田邸學藏版

序
建櫜二百五十年
國家德澤盈溢乎黎
庶覃及鳥獸魚鼈咸
得其所若予輩者亦

口絵 10：小野蘭山口授・井口望之重訂『本草綱目啓蒙』重訂本見返し
弘化 4（1847）年刊（東京大学大学院理学系研究科附属植物園蔵）

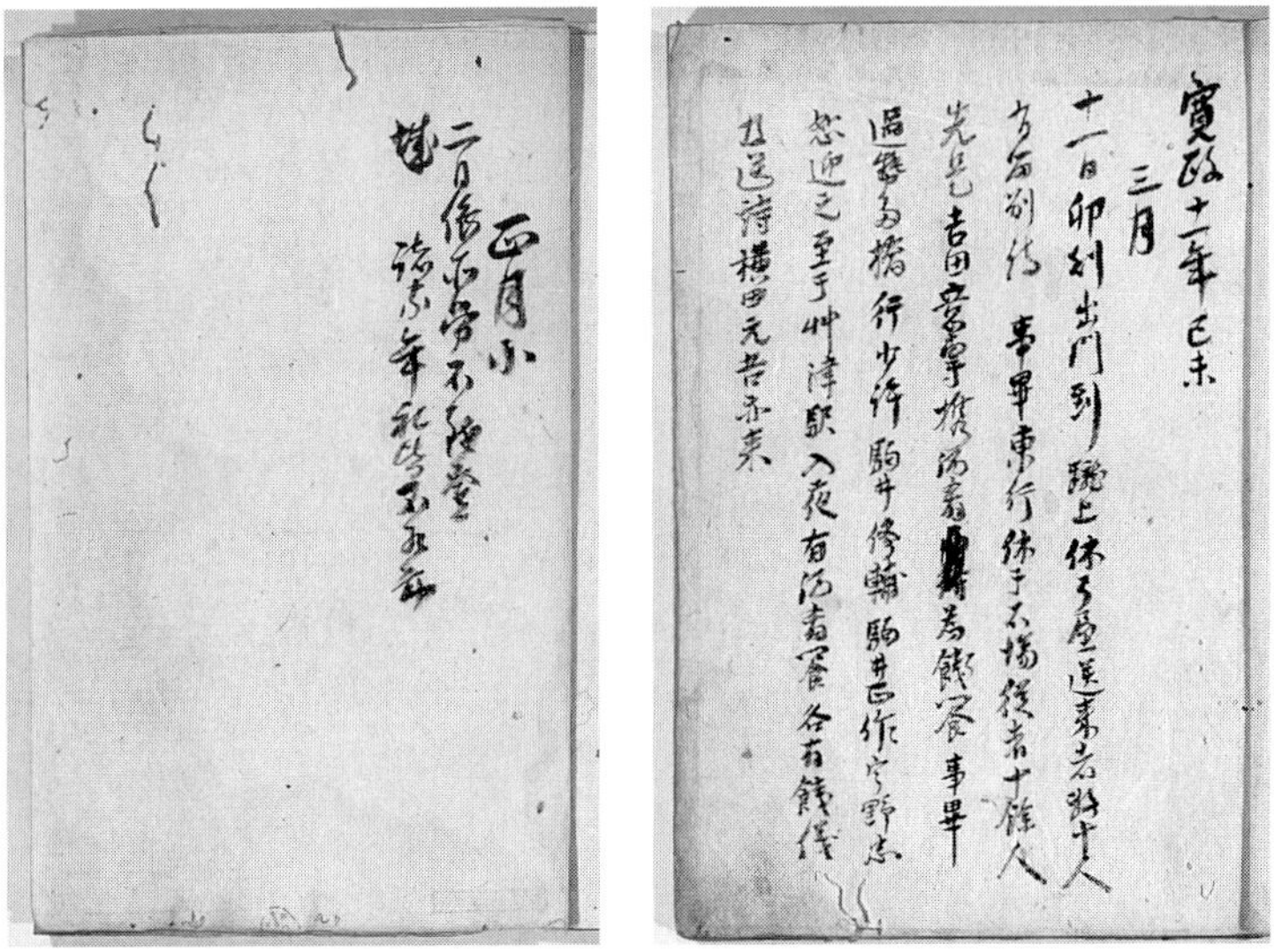

口絵 11：『小野蘭山公勤日記』小野蘭山自筆（国立国会図書館蔵）
右：寛政 11 年（1799）3 月 11 日の記述、左：文化 7 年（1810）の 1 月 2 日の記述

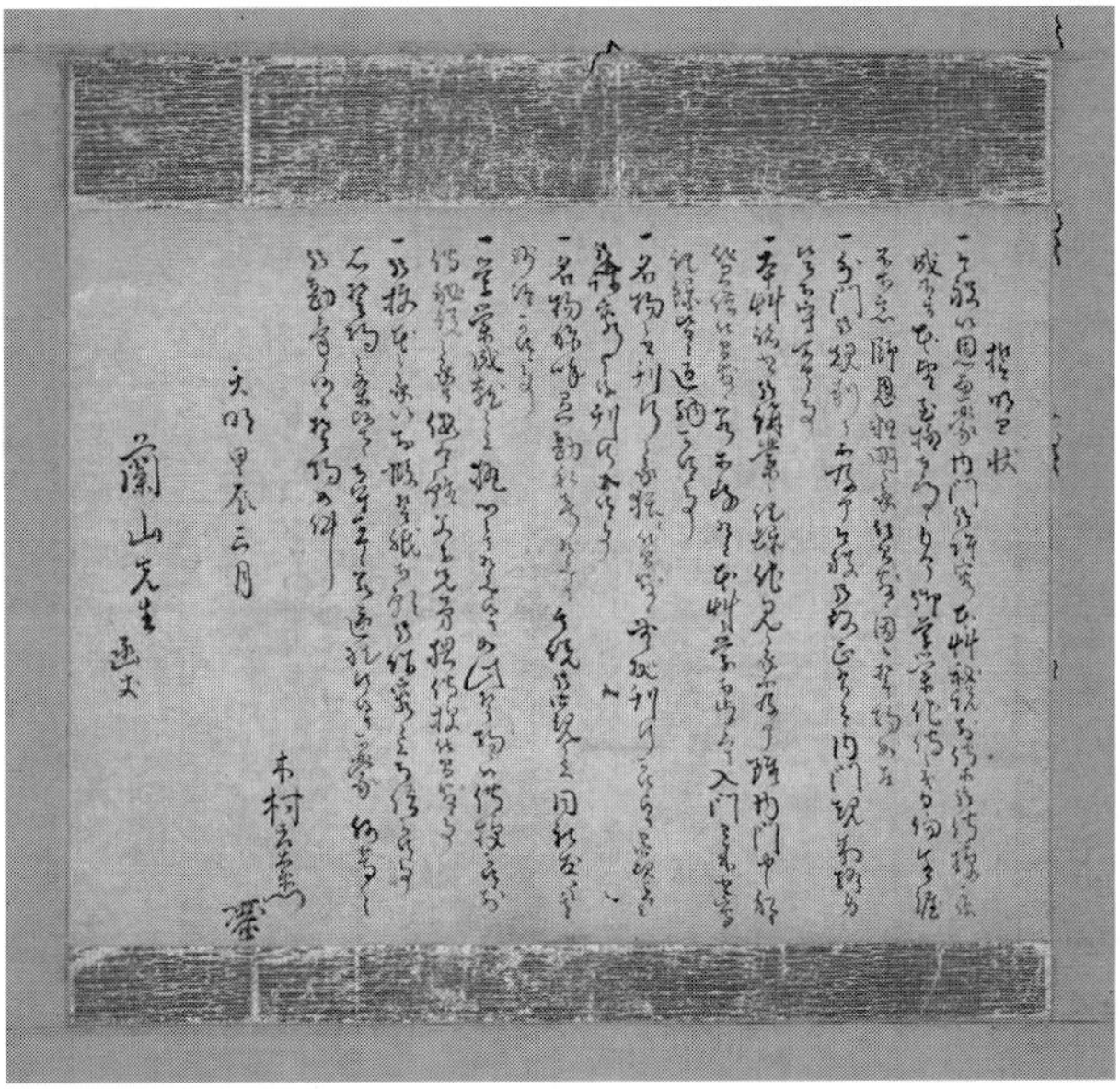

口絵 12：『誓盟状』木村蒹葭堂自筆
（国立国会図書館蔵）

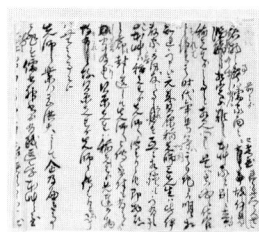

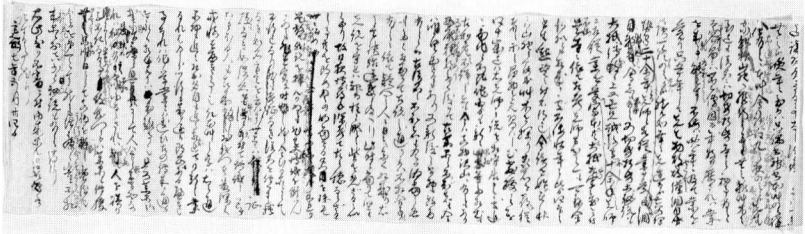

口絵 13：小野蘭山書簡下書　寛政 7（1795）年
（国立国会図書館蔵）

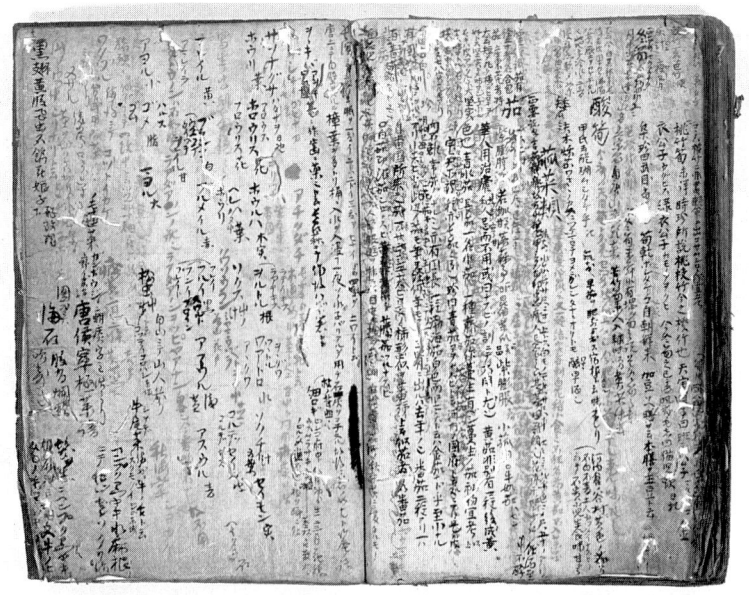

口絵 14：『本草綱目』草稿　小野蘭山自筆
（国立国会図書館蔵）

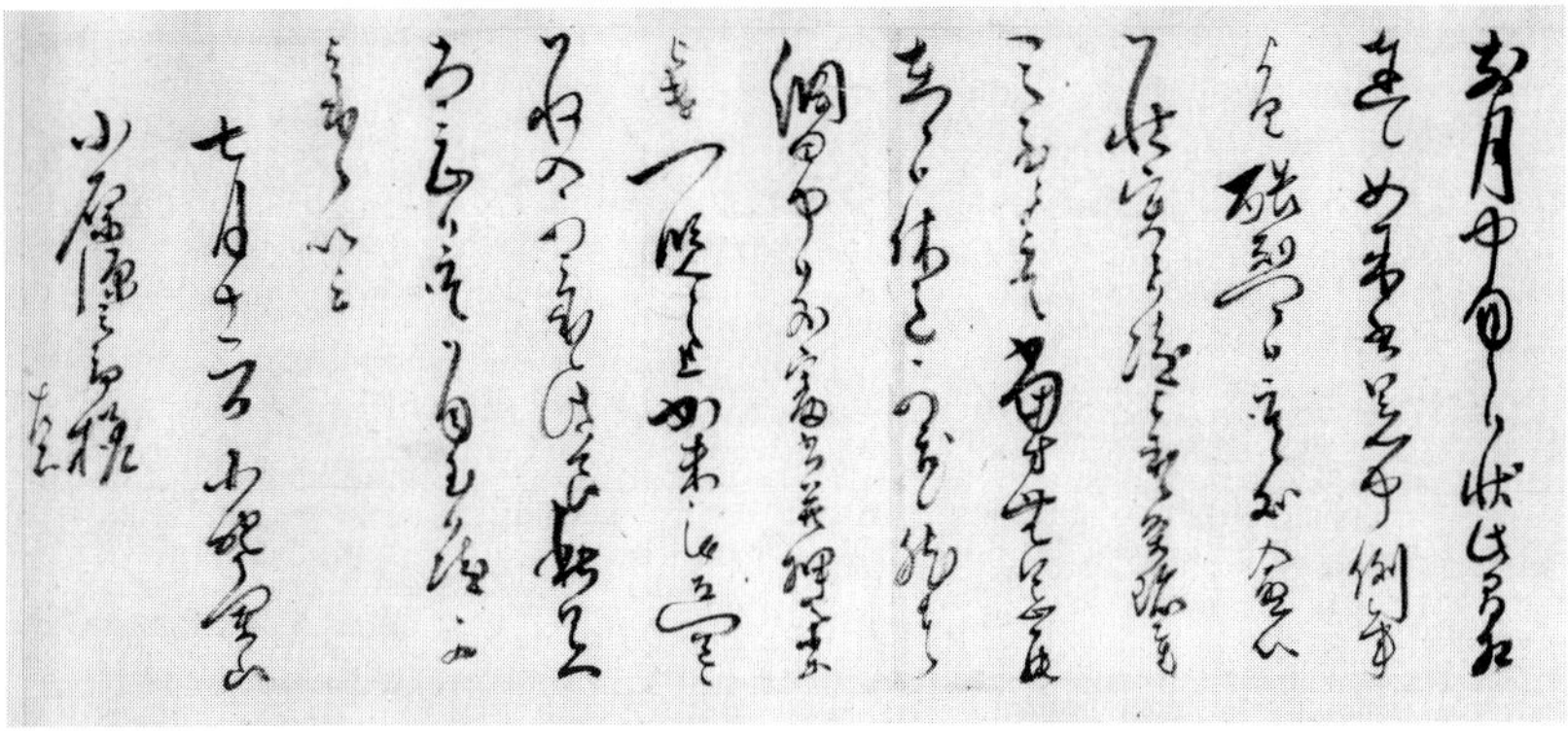

口絵 15：小原源三郎宛書簡（平野 満氏蔵）
（資料編Ⅰ「小野蘭山書簡集」書簡 6）

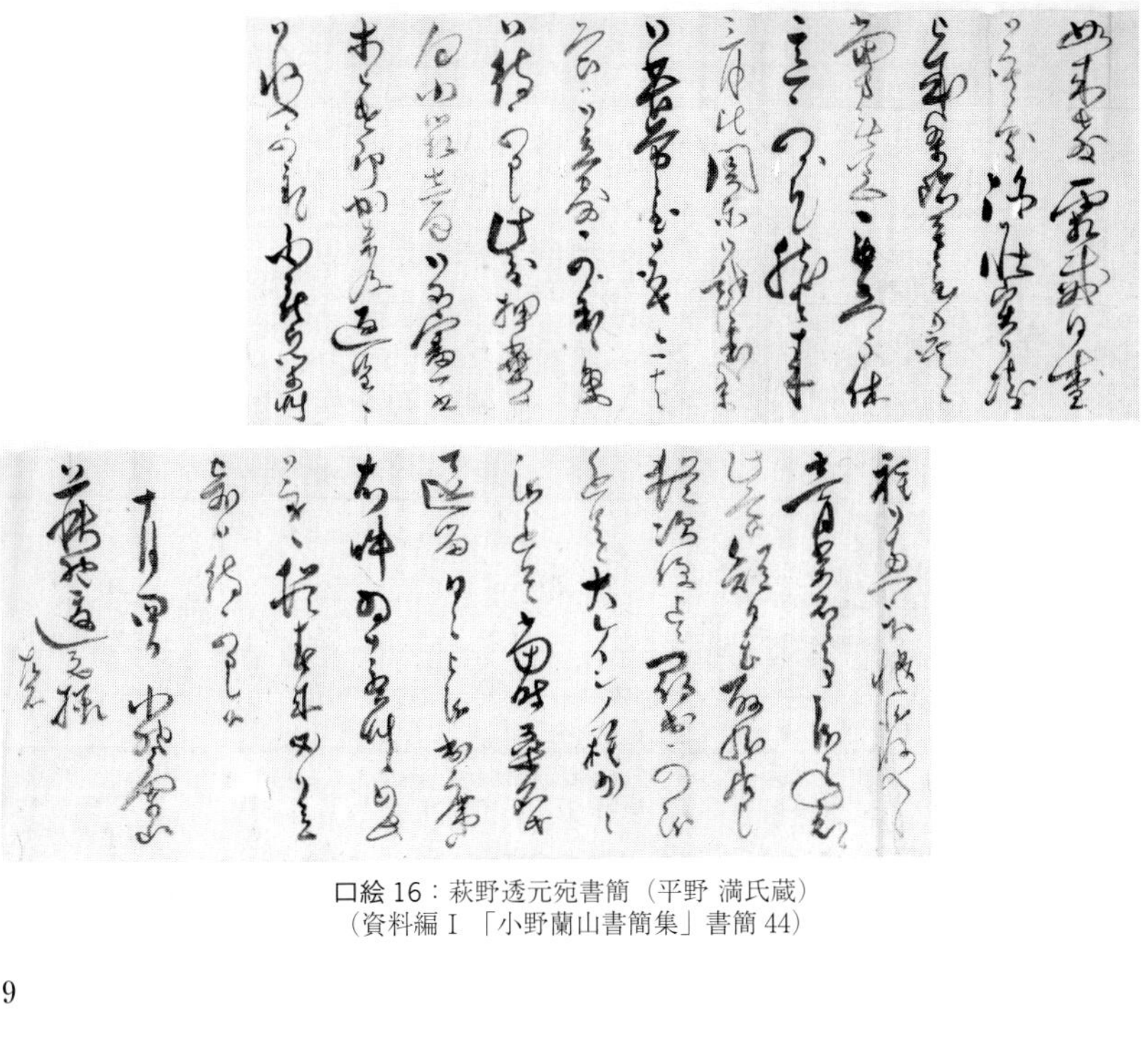

口絵 16：萩野透元宛書簡（平野 満氏蔵）
（資料編Ⅰ「小野蘭山書簡集」書簡 44）

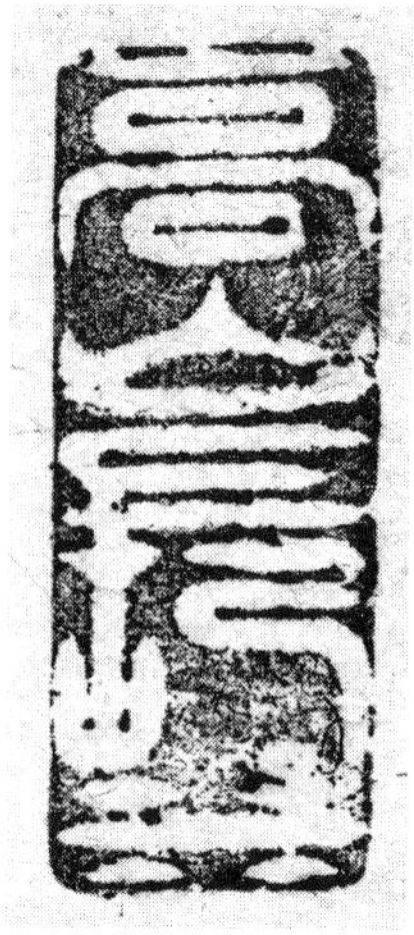

①高山長水

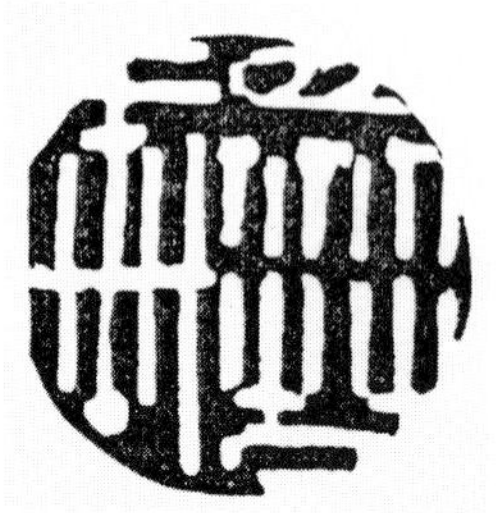

②衆芳軒

③佐博之印

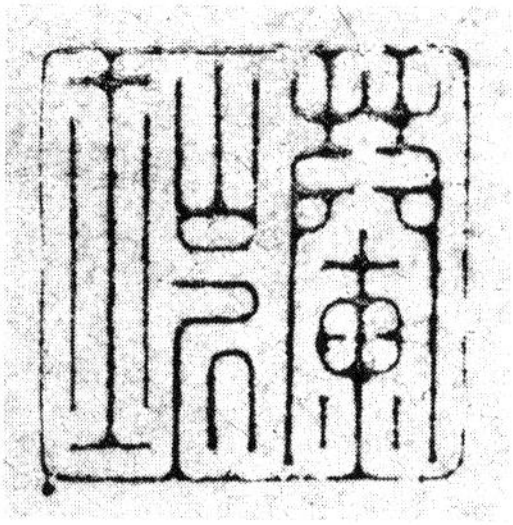

④蘭山居士

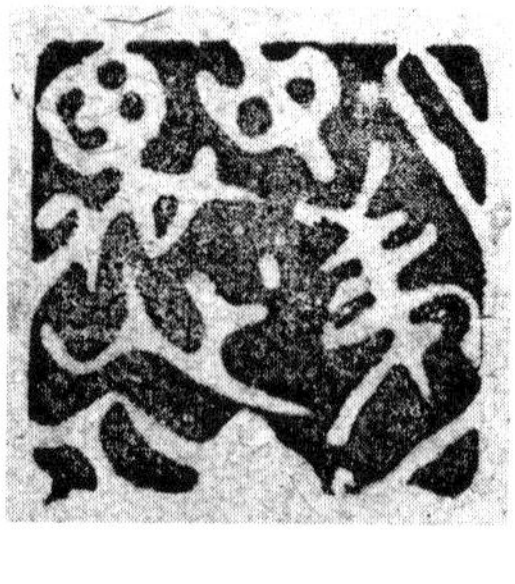

⑤人中第一愚人

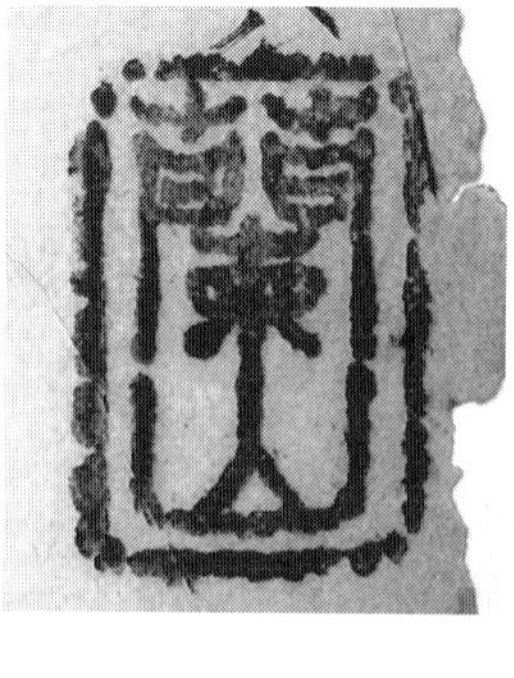

⑥蘭山

口絵 17：小野蘭山印章
①④⑤：小野 強氏蔵蘭山書より
②③：『植物学雑誌』269 号より
⑥：小野蘭山旧蔵ワインマン『花譜』模写図より

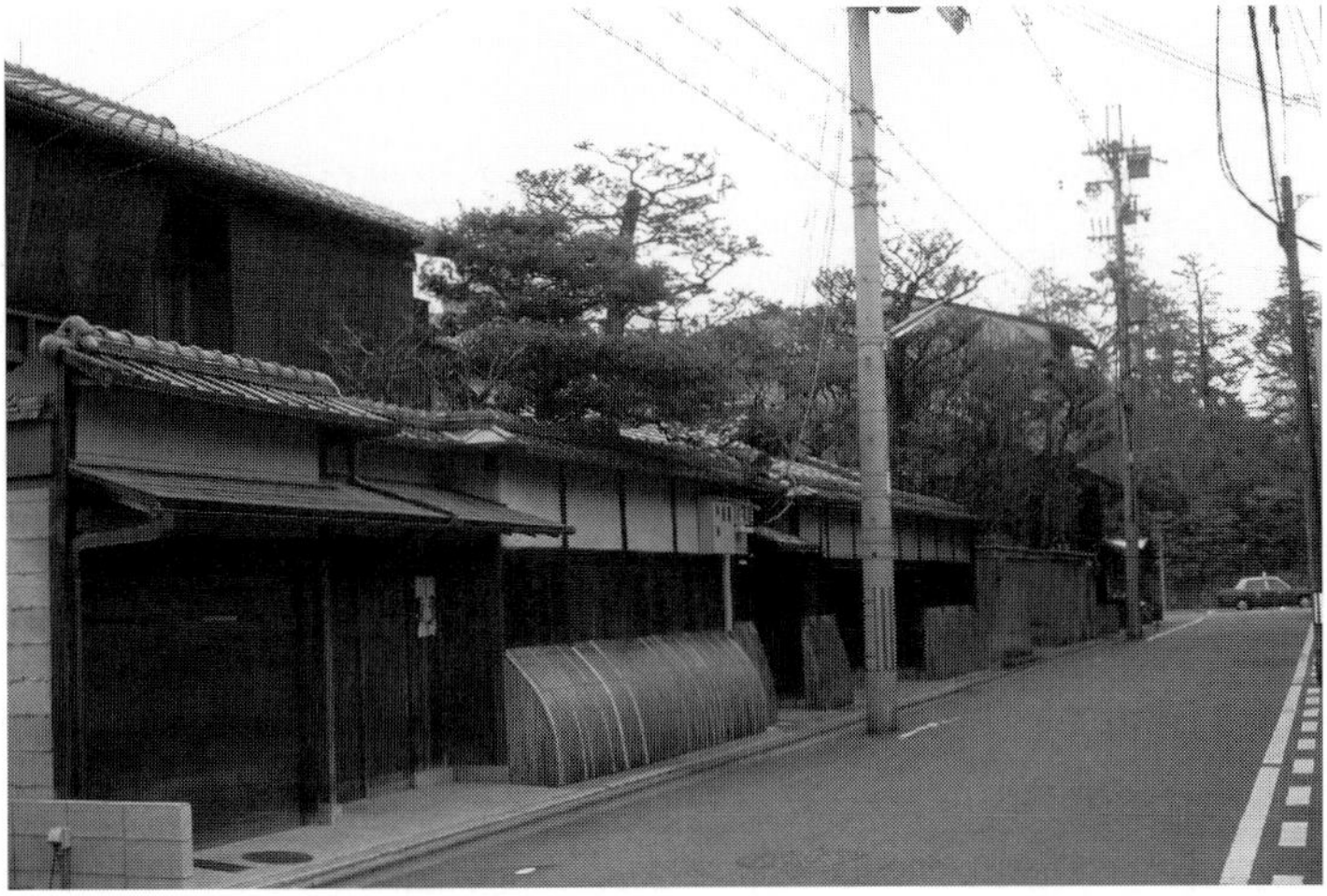

口絵 18：小野蘭山の家塾・衆芳軒跡
大津町西側（京都市中京区間之町丸太町下ル）

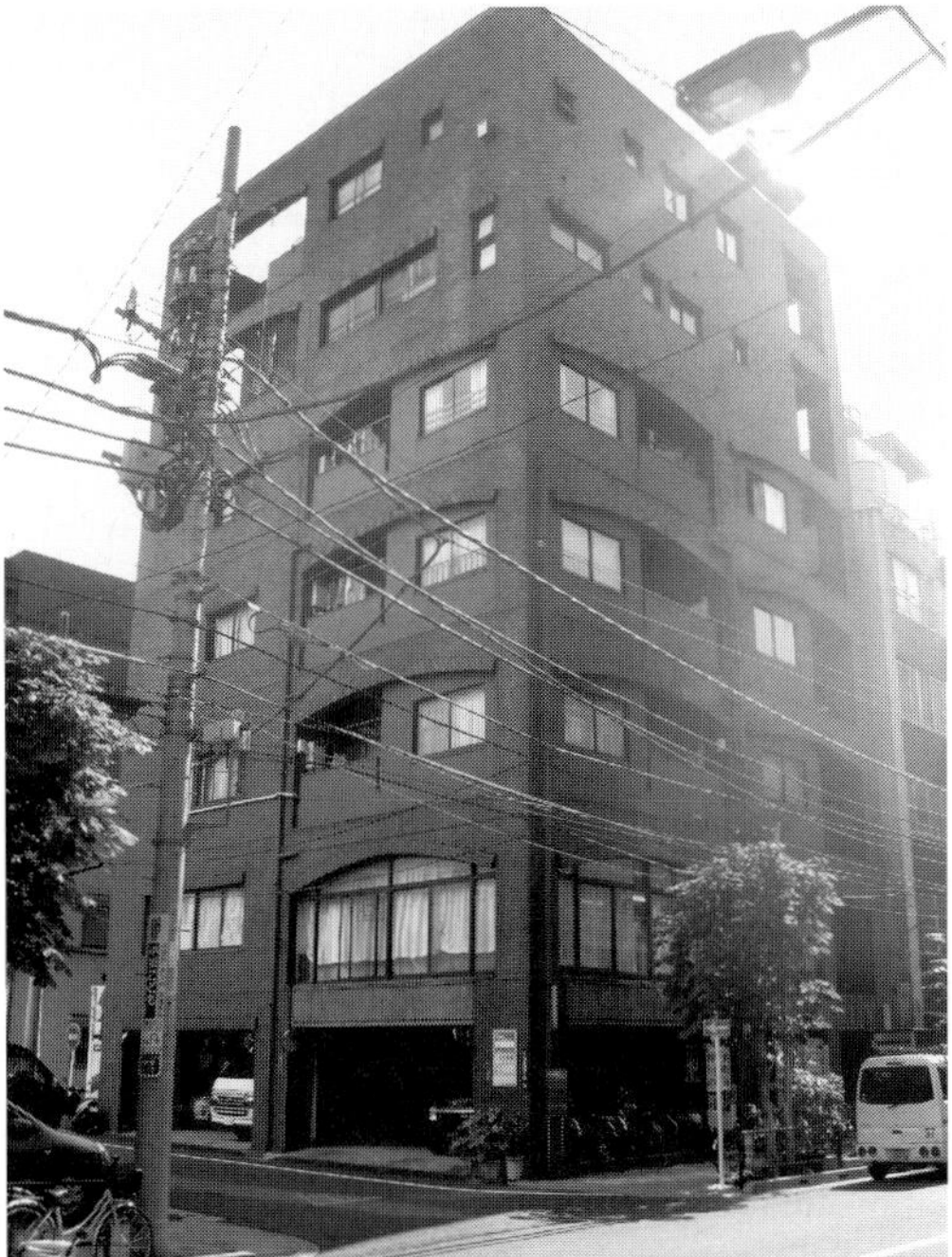

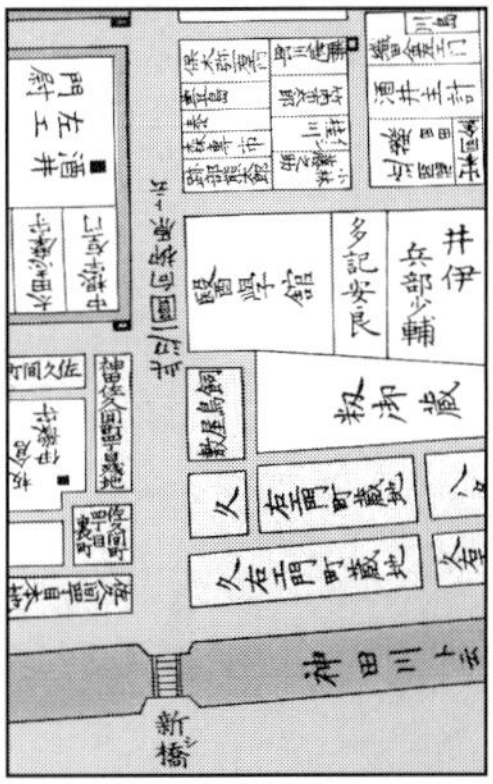

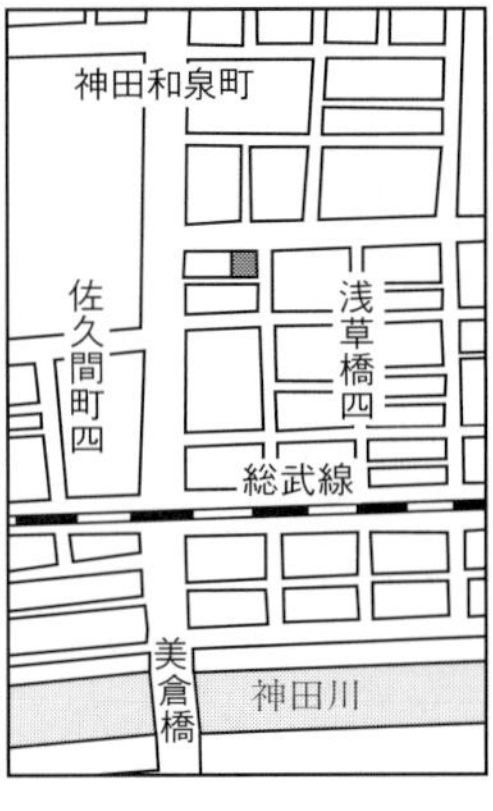

口絵 19：小野蘭山が本草学を講義した医学館跡
新橋通り（東京都台東区浅草橋 4 丁目 16 番）

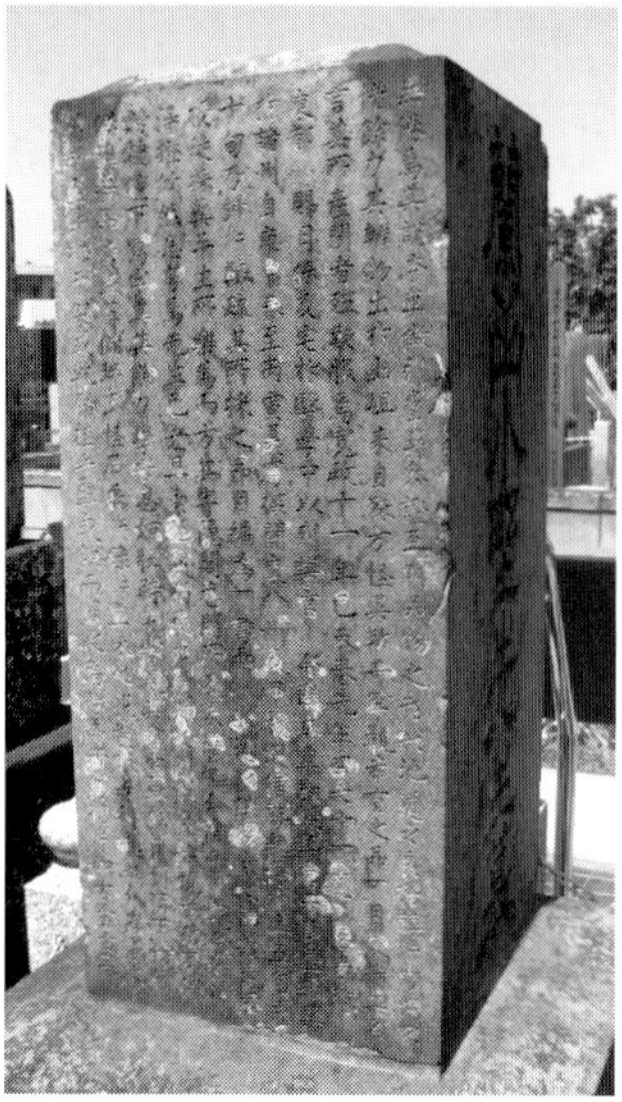

口絵 20：小野蘭山の墓碑　2005年12月
改葬後（迎接院墓地・東京都練馬区）

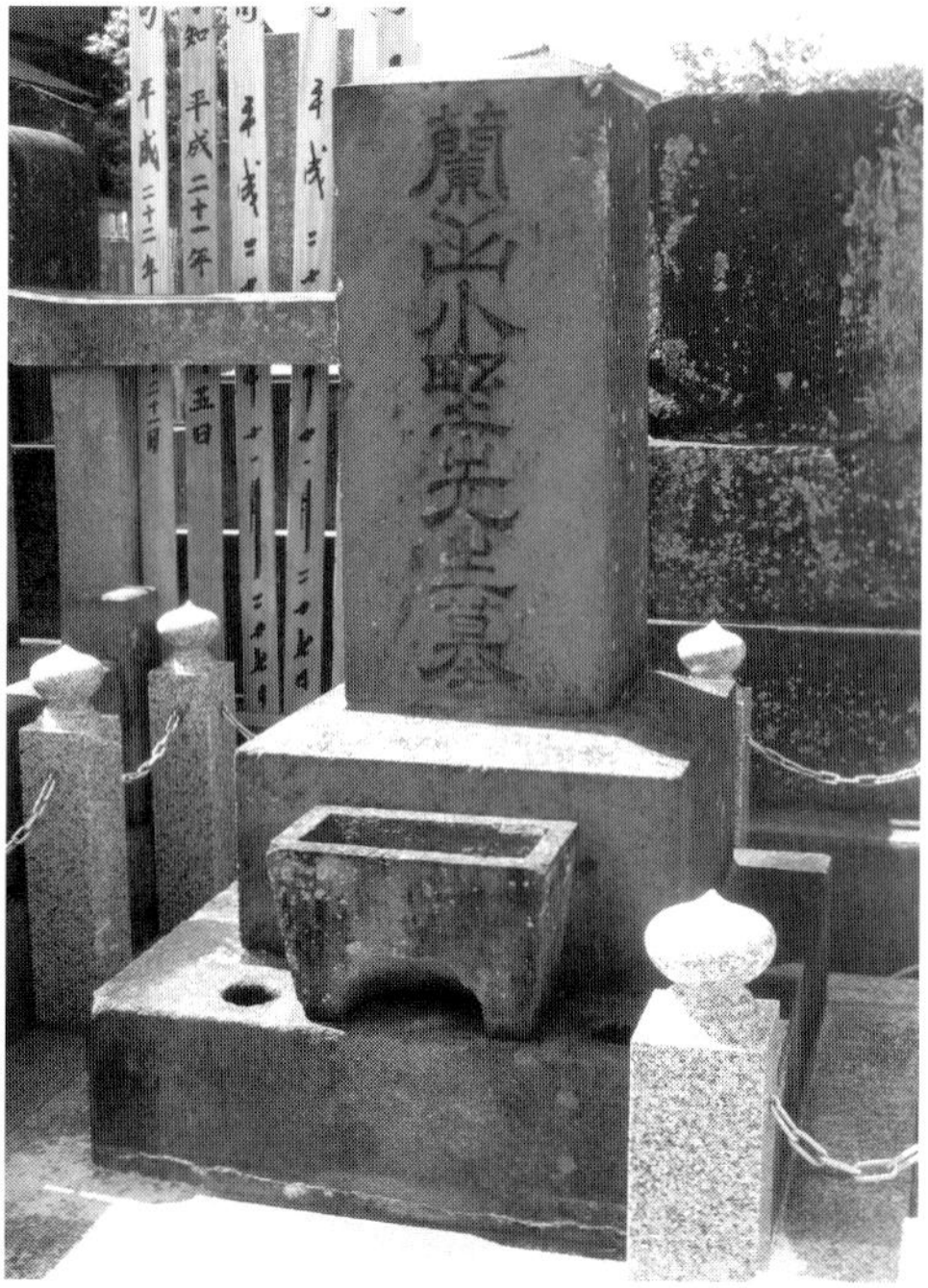

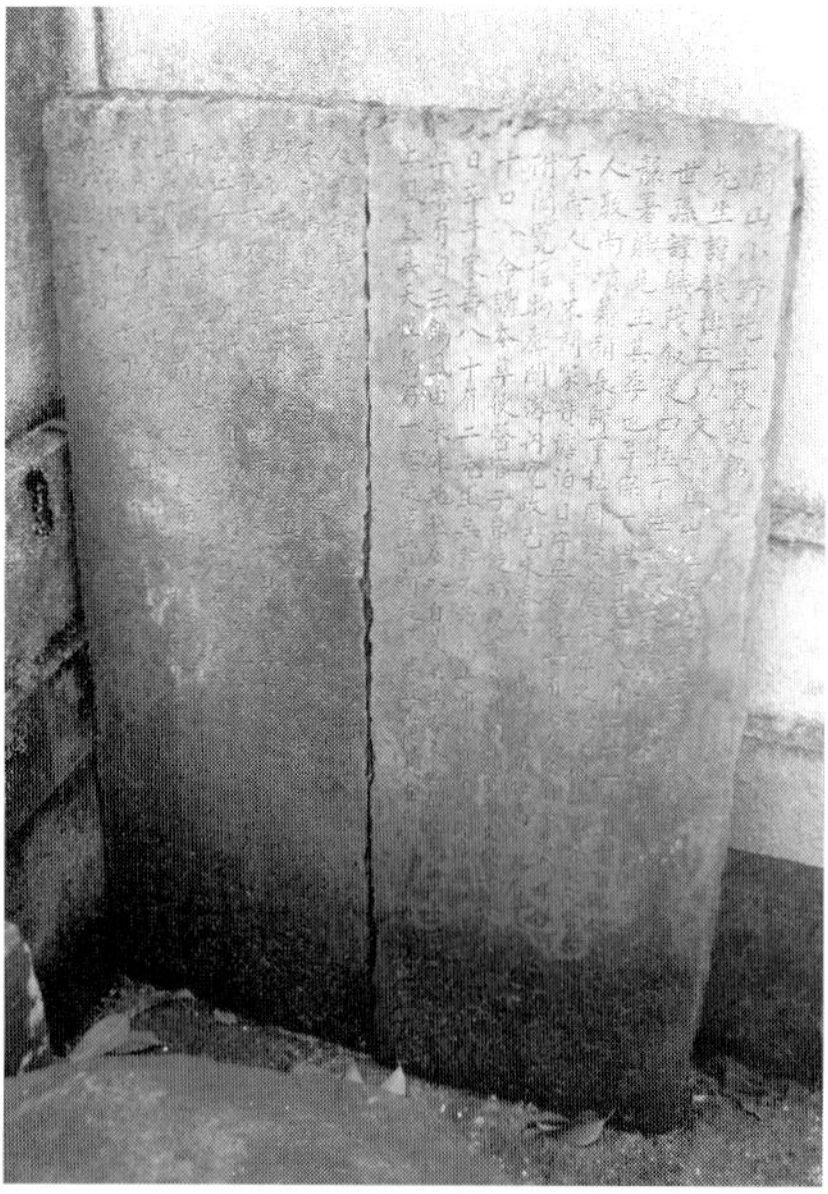

口絵 21：小野蘭山の墓誌
井岡元泉譔書（迎接院墓地・東京都練馬区）

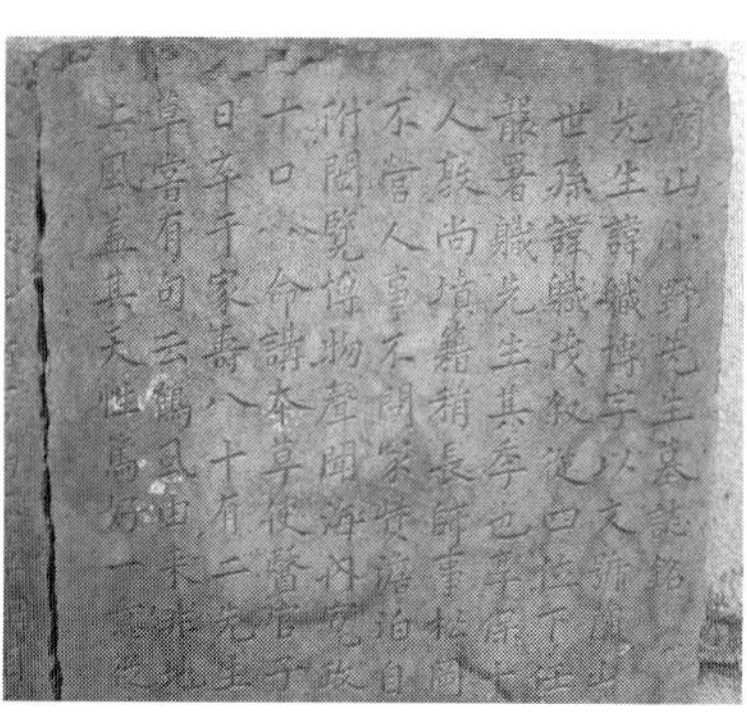

目次

論文編 Ⅱ　蘭山と自然　193

論文編 Ⅲ　蘭山と東西文化交流　367

蘭山の人と時代　―序にかえて―

邑田　仁

明治四十二（一九〇九）年四月十八日、小石川植物園で蘭山没後百年の記念行事が行なわれた。これについては、日本植物学会の学術誌「植物学雑誌」が第二六九号を蘭山紀念号とし、一冊すべてを関連記事に割いて当日の行事の内容について詳しく記録している。当時小石川植物園には日本庭園部分に「集会所」と呼ばれる立派な日本家屋があり、多くの行事がそこで行なわれていた。蘭山の記念行事もここで行なわれ、蘭山の机に愛用のナイフや壺、文鎮などを載せ、壁には蘭山の肖像を架けて、午前中に追悼式と式典・講演、午後に展覧会のようなものが催されて五時過ぎに終了したということである。来場者は四二〇名余であった。紀念会の会長は第二代植物園園長であった三好学が務め、その挨拶では、白井光太郎が記念事業の事実上の推進者であったと述べている。展示物のリストには白井光太郎が収集した私有の和漢籍がこれでもかと並んでおり、さぞかし壮観であったろう。

それから一〇〇年を経た今、白井光太郎所蔵の和漢籍は国会図書館に収蔵されて展観には供せられず、豪勢な展覧会は望むべくもないが、再び小石川植物園において、ささやかな記念式典を開くことになった。偶然に植物園長であったため、三好博士と同じ立場で私が記念事業会の会長と記念誌の編集委員長を務めることとなり、身が引き締まる思いがしている。幸い、白井光太郎の役割を幾人もの方々が分担して務められ、新しい時代から振り返った蘭山の業績、新しい時代に生きている蘭山の姿勢といったものが、記念論文集やシンポジウム、講演会を通じてまとめられようとしている。また、記念事業の一環として京都府立植物園に「小野蘭山 顕頌碑」が建立されることも大変に喜ばしいことである。

このように盛大な事業を支えてくださった、三〇〇名に及ぶ記念事業会会員の皆様に厚くお礼申し上げる。

さて、記念論文集の巻頭にあたり、蘭山から想起することとして二、三述べてみたい。ひとつは蘭山の魅力についてである。蘭山の伝によると、なかなかの変人であったように読み取れる。いつ食事を食べ、いつ寝起きしているかもわからないという。それにもかかわらず弟子は一〇〇〇人を超え、皆に慕われていたそうである。それは、なりふりかまわず博物に突進し、真実と思う事を述べ、知らない事は知らない、賛成できないことには違うと言う正直な情熱があったからではないだろうか。蘭山が愛用した得意の印は「人中第一愚人」というものだったという。

もちろん、はったりもあったかもしれない。『本草綱目啓蒙』を見ると、本来小型の草本のサイズが大きめに、灌木のサイズが小さめに記されているような印象をうける。それは、草本は小さいもの、木本は大きいものという常識にとらわれている世間を啓発するための手段であったのではないかと考えれば納得できる。蘭山が、テンナンショウのような普通種の変異の幅を知らなかったはずはない。そうではなくて、知っているサイズの変異のなかで、うそではないが例外的な大きさを示すことにより、人々の注意を喚起したように思われてならない。牧野富太郎は高齢になってからも東京大学の講師を務め、分類学の講義を行なったが、大好評で、常習的に遅刻してくる牧野講師が到着するまで皆いつまでも待っていたという伝説がある。ようやく教室に到達すると、当日目にした何かひとつの植物から思いつくままに話題を広げ、受講者を魅了したと言われる。牧野富太郎の変人ぶりと、蘭山の変人ぶりは大いに異なっているが、いずれも博識であるばかりでなく、その博識を底なしに見せる達人であったに違いない。

もうひとつ両者に共通することは、外来の知識に当てはめて日本の植物を正しく同定したということである。蘭山は中国の本草書に記載されている文章と写実的でない本草の図、乾燥状態で輸入された部分的な生薬材料に基づき、植物名を正しく同定し、なおかつ日本の類似品について詳しく記載し正確に対比した。そのいくつかの例は本書で別に論ずるとおりである。牧野の業績については、中井猛之進（Nakai, T. 1929. Conspectus specierum Arisaematis Japono-Koreanarum.

Bot. Mag. Tokyo 48: 524-540 & 563 – 572）が「牧野博士はまだ渡欧されたことはない。したがって type specimen（注：学名の基準となる証拠標本のこと）を見られたことはないが、記載を正確に判断せらるることは超人的である。余は小泉君（小泉源一）と共に Upsala で Thunberg の標本を見ていた時、牧野博士が誤判されたのはただ一つ、ヤマカモジグサだけであることを知って両人ともにいまさらながら驚いたことがあった。先生の如きは我が国の至宝というべきである」と述べている。中井は記載を読む能力を評価しているが、むしろポイントは、手元の実物をいかに深く観察できるかという生物学的な洞察力にあると考えられる。書物にある情報は有限であり、たいていは不満足なものであるが、対比すべき実物を詳しく調べることが、些細な証拠を手がかりとしてより真実に近い推定を行なうことを可能にするのである。

蘭山は十一歳にして「花鏡」を読み、本草学に志したといわれるが、それが形あるものとして『本草綱目啓蒙』にまとめられたのは晩年のことである。本草学や博物学は、まず膨大な知識を学び、自分の経験でその知識を確かめ、さらに自分なりの発見を付け加えてはじめて進展するものであり、そのためには、たとえ寝る時間を削ったとしても膨大な時間が必要である。後輩の飯沼慾斎にしても、伊藤圭介にしても、賀来飛霞にしても、みな長寿であり晩年に大きな業績を上げている。江戸時代は確かに封建的ではあったが、稀に見る安定した時代であり、そのなかで様々なものが成熟した。蘭山個人で成熟した学問が、弟子によってさらに成熟し、明治期になってからの日本の植物学のめざましい発展の基礎となった。目には見え難いが、その流れは現代の植物学をも支えているといえよう。現代においては新たなアイデアが過剰に評価されるために、質を上げることが必ずしも評価を受けず、その結果物事が成熟しないで終わってしまうのは残念なことである。蘭山の才能とともにその時代にも羨望を感じるのは私だけではあるまい。

小野蘭山略伝

江戸時代中期の本草《ほんぞう》・博物学者小野蘭山《おのらんざん》は享保十四年（一七二九）塔之段桜木町《とうのだんさくらぎちょう》（京都市上京区）に生まれる。姓は佐伯、諱《いみな》は職博《もとひろ》、字《あざな》は以文《いぶん》、通称喜内《きない》。父は主殿大丞兼伊勢守職茂《とのものだいじょういせのかみもとしげ》。十三歳で松岡恕庵《まつおかじょあん》に入門して本草を学ぶ。二十五歳のとき身体虚弱のため仕官の道をあきらめて塾を開いた。衆芳軒《しゅうほうけん》という。はじめ夷川通《えびすがわどおり》河原町《かわらまち》上《あが》ルにあったが、火災などのため四度移転して間之町《あいのまち》丸太町《まるたまち》下《さが》ル（大津町西側）に移った。柴門《さいもん》に鳴子《なるこ》を垂らし、庭に珍草異木を植えた。平生は読書や講義をして「日新之業《にっしんのぎょう》」（日々学業を進めること）を説き、「耳目の過るところ終身忘れず」という博覧強記でも知られた。春秋には塾生らと京の山野に採薬して実地指導した。

京都での教育研究は四十六年に及んだ。寛政十一年（一七九九）幕府の命をうけて江戸に下り、幕府医学館で教授した。その間、諸国に採薬すること六回。講義録『本草綱目啓蒙《ほんぞうこうもくけいもう》』（一八〇二－〇六）を出版してその学問を大成させた。島田充房《しまだみつふさ》との共著『花彙《かい》』（一七六〇－六五）は斬新な植物図譜として海外にも紹介され高い評価を受けた。シーボルトから東洋のリンネとも称えられた。

蘭山の門人は全国にわたって千人に達した。その学統から木村蒹葭堂《きむらけんかどう》、岩崎灌園《いわさきかんえん》、水谷豊文《みずたにほうぶん》、山本亡羊《やまもとぼうよう》、飯沼慾斎《いいぬまよくさい》、宇田川榕菴《うだがわようあん》、伊藤圭介《いとうけいすけ》らが輩出し、日本の博物研究を大きく発展させた。

蘭山は日本の自然誌研究の創始者であり、京都の地はその学問の原点であった。墓誌にも「京師之野爰毓偉人《けいしのやここにいじんをそだつ》」（京都の民が偉人を育てた）とある。文化七年（一八一〇）一月二十七日、江戸において死去、享年八十二。

二〇一〇年六月

小野蘭山没後二百年記念誌編集委員会

Biographical sketch of Ono Ranzan

The mid-Edo period herbalist and naturalist Ono Ranzan was born in Sakuragi-chō (Kyoto's Kamigyōku district) in the 14th year of Kyōhō (1729). His family name was Saeki. His official name was Motohiro, and his adult name Ibun. He was commonly known as Kinai. His father Motoshige held official titles of Tonomonodaijō and Isenokami. Ranzan began studying *materia medica* at the age of thirteen, under the direction of Matsuoka Joan, one of the most famous herbalists at the time.

At twenty-five, because of physical infirmity, he abandoned a career in government service and opened a private school named Shūhōken (literally, House of many fragrances). Originally, the school was situated north of Ebisugawa Street along Kawaramachi Street. However, fires and other problems forced it to move four times, finally to the south of Ainomachi along Marutamachi (west Ōtsuchō). Ranzan hung a clapper from the brushwood gate and planted rare herbs and exotic shrubs in the garden. Among everyday activities of reading and lessons, he strongly advocated the value of daily study to his disciples. He was widely praised for his erudite and retentive memory: "What had once passed his ears or eyes is never forgotten." During spring and autumn, practical training included guided trips to the countryside around Kyoto in search of medicinal herbs.

This period of research and teaching in Kyoto lasted forty-six years. Then in the 11th year of Kansei (1799), Ranzan was summoned to Edo to take up a teaching position at the Bakufu medical academy. Subsequently, six collecting trips were made to various regions of Japan. Ranzan's magnum opus *Honzō kōmoku keimō* ("A commentary on *Bencao gangmu*"), published in 1803-6 by his grandson Mototaka and disciples in Edo from his lecture transcripts, exhibits his wide knowledge about the natural world of Japan and China.

Ka-I, the illustrated collection of herbs and trees he published with Shimada Mitsufusa between 1760 and 1765 in Kyoto, was praised in Europe as a novel approach to botanical illustration. Philipp Franz von Siebold proclaimed Ranzan the Linnaeus of the East.

Across the country, Ranzan's students numbered more than a thousand. Producing such figures as Kimura Kenkadō, Iwasaki Kan'en, Mizutani Hōbun, Yamamoto Bōyō, Iinuma Yokusai, Udagawa Yōan, and Itō Keisuke, this scientific lineage had a crucial influence on the development of natural history in Japan.

Kyoto was the starting point for Ono Ranzan's pioneering research into the natural world. His epitaph, when he died in Edo at the age of 82 on the 27th day of the first lunar month in the 7th year of Bunka (1810), read as follows: "The country people of Kyoto raised a great man."

June 2010

Ono Ranzan Bicentennial Commemoration Committee

論文編 Ⅰ

蘭山と学問

小野蘭山と植物分類学

大場秀章

私は広い意味での博物学史、とくに植物分類学が誕生する前後に関心を抱いている。日本では貝原益軒から明治初期がこの期間に該当するであろう。小野蘭山はこの期間の中期にあって、この分野の発展に指導的な役割を果した人物である。

洋の東西を問わず、植物分類学は本草学から発展してきた。[1] 本草学とは、薬のもとになる植物などの自然物（薬用資源）を研究し、薬剤として役立てる学問をいう。その教科書といえるのが本草書である。本草書は、主に薬用資源（薬物）と薬剤調合の解説からなるが、対象となる薬用資源の識別や名称、さらに識別の拠りどころとなる類別区分などにたいする言及もなされ、当時にあって本草書は薬学・医学のみならず植物学の専門書でもあった。

江戸時代の本草学には、博物学の側面で注目するものがあったことが指摘できる。薬用資源を求めての「探索」とその「識別」のための研究は、後述するように博物学、さらには分類学の研究にも重なるところが大きいからである。博物学、とくにその一部が発展して体系化された植物分類学の日本における発展史を明らかにするうえで、本草学の分野で格段の業績をあげ、多くの後継者を育てた小野蘭山への考察を避けては通れない。

本稿では、日本における博物学、さらには植物分類学の発展に及ぼした蘭山の影響を評伝などを通して考察してみたい。

一　本草学とその受容

日本に伝わった本草書

学術的な出発点となった最初の本草書は、陶弘景が西暦五〇〇年（斉の永元二）より前に完成したとされる『神農本草経集注』である。同書は『本草集注』と略記されることも多く、日本にも伝わり、七一八年（養老二）に典薬寮で医生の教科書に用いられた。その後、遣唐使が唐の高宗による勅書である蘇敬ら編纂の『新修本草』全二〇巻を日本に伝えた。やがて同書は『本草集注』に代って典薬寮で教科書として使用された。中国において同書は唐末に失われたらしいが、日本では筆写が重ねられ、鎌倉時代にはまだ実用に供されていたという。

中国では北栄年代に印刷出版の技術が格段に進歩し、それまでの筆耕による写本での伝播が印刷による伝搬普及へと転じた。本草書もいくつか出版された。とくに重要なものとして『新修本草』を後継する『経史證類大観本草』と『政和新修経史證類備用本草』である。日本では両書を合せて「證類本草」と呼ばれ、江戸時代初期まで日本の本草研究に影響を与えた。これに続くのが、中国明代に出版された李時珍の『本草綱目』である。

このように『本草集注』以後多くの本草書が刊行されてきたが、注目すべきは本草書が記載する薬物の数が後代の書ほど増加している点である。すなわち、『本草集注』は七三〇品を記載するが、『新修本草』では八五〇品、『政和新修経史證類備用本草』（「政和證類本草」または「政和本草」とも略される）は一七四八品、そして『本草綱目』は一八九七品に増加している。(2)『證類本草』および『本草綱目』が、それ以前の本草書を大幅に上回る薬物数を記載するのは、薬物資源の探索が進んだことと、これらの編纂地が、生物、とくに植物の多様性がより高かった中国でも南方に位置していることが関連していよう。

日本での本草学

移入された本草書は、本草学の分野だけでなく、字の学書である『爾雅』とともに、日本での学術と文化全般にも大きな影響を及ぼした。『新修本草』に載る植物・動物など、一〇二五品の薬物の和名を考定した『本草和名』（深根輔仁撰）はそうしたもののひとつである。これは最初の漢和対訳名彙で、多数の漢語の実体を知る契機を与え、日本語による本草学や薬物知識の普及に多大な貢献をした。

『本草和名』の編纂は、実物を検討することなしにそのモノが何かを考究する、すなわち「名物考」によるものであった。江戸時代の本草学、さらには明治初期の植物分類学研究を特徴づけるひとつが、標本等の実物なしに、記述・記載だけからそれが何かを探る「名物考的研究」であった。これは先進国から学問を移入した後進国に特徴的な思考法であり、日本の学術のありようをよく表している。

少なくとも奈良から平安時代前期の典薬寮では、中国からの輸入物あるいは中国から入手した種子などから育てた収穫物を薬剤に用いていたが、日本の山野に自生する植物を薬用資源として用いることは皆無に近かった。中国の本草書に記載された植物などの薬用資源が、日本にも存在することや、仮に存在しても本草書上のどの種に当たるのかが判らなかったためである。前述の漢和対訳名彙『本草和名』が完成したのは十世紀前半の九一八年（延喜十八）頃だったが、同書の出現は『新修本草』の理解とその実用価値を大いに高めたことにちがいない。

中国文化の影響は今に続くが、完全な模倣から脱して国風化を思考するようになるのは十世紀以降である。しかし、その後の日本国内で起きた政争による幾多の戦乱は、生死観にかかわる仏教などの浸透発展を促しはしたが、国風化の鍵ともなる日本の自然の探求や、健康に関わる本草学研究の進展を阻んでしまった。徳川家康による江戸幕府開設まで、そうした状況は続き、江戸時代に至るまで日本の自然は学術的にはほとんど手つかずのまま残され、医学の研究もまた停滞したままだった。

李時珍撰『本草綱目』とその影響

蘭山が活躍した江戸時代は二五〇年以上も平和が続いた。Pax Tokugawana（徳川の平和）の言葉どおりであり、世界でもめずらしい時代だった。応仁の乱（一四六七年）以降、江戸幕府の成立までの日本では戦乱は止むことなく続き、人心は疲弊しきっていた。江戸時代とて、名目上は天幕で張巡らされた臨戦の政務地、幕府を拠点とする軍事政権ではあったが、創始者家康は徳川家が永続的に政権を継承できることに奮迅し、不戦の時代を現実のものにした。また、戦乱を誘発する不安や不満を削ぐための政策も数多く実行に移された。健康の維持を図る厚生もそのひとつであった。

徳川家康は健康に関心をもっていたことが伝えられている。本草書を所持し、政策としても本草学を重んじた。家康が手択本としたのは李時珍が著した『本草綱目』（金陵版、一五九六年）である。藤原惺窩の推挙で家康に登用された林信勝（羅山、道春）が長崎に赴いて新着のこの書を入手し提出したものである。(3)

本草書はすでに指摘したように薬用資源（薬物）と薬剤調合の解説を主眼とするが、『本草綱目』はそれだけでなく、取りあげた薬物を見出し項目とした百科事典の色彩をおびていた。また薬物を用途などを拠りどころに綱と目に分類して解説した。日本語にもなっている「綱目」の名はこの分類法によっている。以後、日本では体系分類を「綱目化」または「綱目に分ける」といい、現代の分類学でも分類階級の class と order に、それぞれ「綱」と「目」の名を用いている。

李時珍は各種の薬物について、釈名（字義、別名を扱う）、集解（産地、形状、採取適時などの記述である）、正誤（考察）、修治（調整）、気味（薬性）、主治（主たる薬効）、発明（薬効考察）、附方（簡便な処方）の八項目に分け、記述を行った。

『本草綱目』は、それまでに著されたどの本草書と較べてももっとも数多い薬物を記載する。この多様な薬物の記載に関連することとして、本書の編纂が歴代王朝のなかでは最も南に位置し、地域の生物多様性の高い明の首都、南京に近い金陵でなされたことと、撰者李時珍自身がやはり南方の蘇州に生れ、もともと博物への関心が高かったこともあるだろう。また、『本草綱目』の注目すべき特徴は、薬効に関係する修治、気味、主治、発明、附方にたいして、産地、形状、採取適時などを記した集解部分の充実ぶりである。この部分は釈明と合せて薬物すなわち植物・動物自身の多様さへの興味を引き出し、自然物の多様性を研究する博物学の日本での誕生の契機になりえたといえる。

江戸時代を通じて『本草綱目』は広い範囲に大きな影響を及ぼした。とくに八代将軍徳川吉宗は、破綻した幕府経済の立て直しの一環として、日本では初めて意図的に国産の医薬品その他の開発や諸工業の育成に努め、関連して生物と鉱物を中心に資源探索を開始した。探索のために用意された特別の職はなかったが、御医師並などに就業し、実際の調査・研究などの業務を担当したのは丹羽正伯(4)や野呂元丈らの本草家だった。本草家が多く資源探索等に抜擢されたのは、当時の本草家が資源探索の基礎となる博物学への関心と知識を有していたからであるが、その拠り所は李時珍の『本草綱目』であった。彼らは『本草綱目』を基本に学習し、博物学への関心を育んでいた。実際にその知識を駆使し、日本から種々の資源を見出すことができた。

吉宗の時代だけでなく、江戸時代を通じて『本草綱目』の需要は大きく、三系統に区分される十四種の和刻本が出版されたほどである。(5)日本で最初に『本草綱目』に注目したのは、先にも述べた幕府儒官、林道春である。彼は一六三〇年(寛永七)に、『本草綱目』収載品の漢名に和訓を与えた『多識編』(草稿)をまとめた。江戸中期の本草家、稲生若水(一六五五―一七一五年)は、『本草綱目』のそれまでの和刻本を校訂した寛永版を出版した。若水はまた日本産博物の目録といえる『庶物類纂』(三六二巻まで完了)を編纂するなど、日本での博物学の確立と発展に通じる大きな足跡を残した。

二　蘭山の先達、貝原益軒

日本はどこでも植物の生育に適した気候に恵まれ、国土が狭い割には多様な植物が自生している。南の琉球や小笠原諸島を除いても種数は二千を超え、国中どこにいっても多様な植物が生え、その一部は民間で生活に必要な様々な用途に利用されていた。

日本に自生する多様な植物を調査・研究したのは、ひとつに本草家であり、他は園芸に携わるかそれに関心を抱く人たちであった。

小野蘭山の師は、稲生若水の門下の松岡恕庵である。後に日本の植物を研究し多数の著作を残した、水谷豊文や岩崎灌園などの本草家は、大半は蘭山の系譜に連なる。師若水、恕庵を含む蘭山一門外で博物学や将来の植物学に連なる重要な本草学者といえば、若水とほぼ同時代の人、貝原益軒、そして平賀源内、曾槃、宇田川榕菴がいるくらいである。博識の人、貝原益軒（一六三〇―一七一四年）は、『養生訓』のような健康や人の生き方を論じた儒学者でもあった。彼は若水の門下ではないが、京都で松永尺五、木下順庵、山崎闇斎らに学び、一方で向井霊蘭、黒川道祐、そして稲生若水らとも書簡などによる親交があった。[6]

益軒は植物知識を本草書に求めるだけでなく、広く野外で実際に植物を観察した人でもあった。京都での遊学時代を含む若い時から、西日本を中心に各地を旅行し、観察を通してその多様さを知り、特徴やその地での呼称などを記録をしていた。

観賞を目的とする園芸も重要な植物の用途である。本草家が同時に園芸にも関心を寄せていたかといえば、それはむしろ例外的であったと思われる。その数少ない例外にあたる本草家が蘭山の師、松岡恕庵と、恕庵門下の島田充房や蘭山自身、それに別門の益軒らであった。同じ植物を対象にした場合でも園芸からの関心は本草学からの関心とはおのずと視点を異にする。蘭山の植物への目は複眼的であったことには注意が必要だろう。そのことは益軒にも当てはまる。

奈良時代には天皇家や宮廷人の住居などに庭園が設けられたが、平安時代前期前半（およそ九世紀半ばまで）までは、サクラをはじめとする日本の自生植物が栽培に供されることはなかったらしい。[7] 日本に自生する色々な野草や木々が観賞用に栽培されるようになるのは、平安時代前期後半以降（九世紀半ばから）の国風化時代になってからだといわれている。概ねその千年後である江戸時代中・後期には、様々な園芸植物が庭園での栽培ばかりでなく、鉢植えなどを通して巷間で愛玩されていた。[8]益軒はまた自ら耕作もし、花卉や野菜を栽培した。この分野での江戸時代の代表的な著作である『花譜』（一六九八年刊）と『菜譜』（一七一四年刊）は、益軒の実践を踏えて著されたものである。

益軒は野外での自らの見聞と栽培経験を加味して新たな本草書を著した。それが一七〇六年に脱稿された『大和本草』である。

『大和本草』とその記述

『大和本草』は、日本の本草研究に新しい時代を開いた特記すべき重要な著作である。磯野[9]は、本書についての従来の研究を要約し、その特色を、（一）総論の存在、（二）『本草綱目』を批判し、独自の分類を採用したこと、（三）和文で記述したこと、（四）和品の重視、（五）薬用の有無を問わずに広く動植物を扱う博物誌的性格、（六）農村の商品経済化を反映する実学的側面もあること、の六項に要約した。さらにこれに言及するゆとりはないが、磯野も重要視したように、『大和本草』は中国本草書の単なる移入解説とはかけ離れた、きわめて独自性の高い著作であったことをとくに強調しておきたい。

イチゴとダイコンを例にその内容を検討してみよう。

イチゴ（苺）は巻八、草之四、「蓏類」に載る。[10]

種類多シ。草苺、黄苺、カラ苺、唐苺、冬苺アシクダシ。蛇苺ナト猶モ多シ。○キイチコハ懸鈎子ナルヘシ。性冷利老人虚冷ノ人不可食。○又一種キイチコニ似テ色赤ク味スキ物アリ。性味キイチコニヲトル。○アシクダシ田間ニ生シテ五月ニ熟スルヲ西州ニテアシクダシト云。蔓草ニテ三葉ナリ。茎ニ刺アリ。是本艸ノ藕田藨ナルヘシ。小児食ス能泄利ス不可食性アシ、。○カライチコ京都ノ市園ニアリ。茎高ク葉ハ唐イチゴに少似テ、其小也茎ニハ刺多クシテ玫瑰花ノ茎ニ似タリ。○唐イチコ葉モ茎モ大ナリ。実ハイツレノイチコヨリモ大ニシテ色黄ナリ。味ヨシ。性キイチコヨリヨシ。根ヨリ苗多ク生シテ、繁茂シヤスシ。近年中華ヨリ来ルユヘ山野ニハナシ。○又一種野生ノ苺アリ。枝甚繁栄ス。其根苞生ス。其葉大如桑葉。有両叉者無叉者。○又一種寒苺アリ。是蓬虆ナルヘシ。冬イチコト云。葉大ニシテ蔓長シ。其実冬熟ス。筑紫ニテハ時シラスト云。ツネノイチコト熟スル時カハレル故ニ名付シニヤ。○蛇苺ハ不可食。

イチゴ類ではこの品の前に覆盆子（クサイチゴの訓あり）がある。まずここで気づくのは益軒が、根拠は示してはいないもののイチゴの仲間、すなわち現代のキイチゴ属の外延をほぼとらえ、その仲間だけを誤ることなく集めていることである。冒頭に名をあげた、蛇苺を除く草苺、黄苺、カラ苺、唐苺、冬苺、アシクダシ（ナワシロイチゴのこと）の六種だけではなく、又一種というかたちで類似の種が付加されている。記述からして益軒は、まずイチゴ類（属）に多様な種があることと、それぞれの産地（分布と重なる）が異なること、形状や果実の色彩などにちがいがあり、多様であるという、博物学的な関心だけではなく、食べられるかどうかや薬効その他、利用にも関心を寄せていたことが判る。

蓬虆は『本草綱目』にもある品で、簡素ではあるが日本にも産し、和名をカンイチゴということを指摘し、その名物考的考証も試みている。

ダイコン（蘿蔔）は、『大和本草』巻之五、草之一に載る。

凡大根ニ種類多シ大大根アリ是一時種蒔之力ト土地ノ肥壌ニヨレリ又種子モ別ニアリ

とし、中国の品に加え、モチ大根、伊吹ダイコン、尾張大根、鼠大根、紫大根、シャムロ（暹羅）大根、ウズ大根などの名を挙げ、特記事項を簡素に記述する。

益軒のダイコンについての記述についてもイチゴ類で指摘したことが当てはまる。ここで一点指摘しておきたいのは、これらの記述の大半が、益軒本人が直接見聞したことにもとづいて書かれていることで、他の項目でも多くは単に文献から引き写しての紹介ではないことである。ダイコンに薬物として価値がないわけではないが、その記述は『菜譜』の著者としての益軒のものである。現在の私たちにしても、益軒の時代である元禄期に、これだけ多くの栽培品種がダイコンにあったことに驚く。

しかし一方で、『大和本草』には多くの問題点を指摘することもできる。それは益軒の他の多くの著作にも当てはまることだが、記述が雑駁で簡単過ぎ、記述だけからその形状等を再現することはむずかしく、ときにはほとんどできないことである。また、観察からえた事実が、単なる憶測と並置され、記述の質を低めていることである。しかも憶測の正誤や良否を判断するための根拠がほとんどの場合与えられていないため、批判には耐えられない。だが、こうした問題はあるにせよ、日本に多くの自然物が存在するという多様性に着目した記述を豊富に残す『大和本草』をして、これまでの多くの研究者が、日本における博物学の萌芽の書とみなしてきた評価が揺るぐことはない。後述するように、小野蘭山の本草学研究は『大和本草』を出発点とするものであり、本書の存在なしには蘭山の本草学研究もさほどには充実した内容を具えるものにはならなかったのではないか、と私はみている。

『大和本草』の特色

益軒は日本には中国の本草書には記載がない植物があることを指摘した。益軒は『大和本草』でこれを「和品」と呼んだ。和品の認知は、日本産の植物はすべて中国の本草書に記述されているという認識から一段階発展した考え方である。和品の存在が指摘される以前は、日本に存在する薬物は、すべて中国の古典中に記述されている、との理解があったことを示唆する。すでに松田道雄[11]が述べていることだが、益軒は五十歳のとき『本草綱目目録和名』などの作成を通して、従来の理解の修正を迫られたのであろう。これを正し、和品をも加えて編んだ本草書なので、大和、すなわち日本、の本草書として上梓しようとし、題目を『大和本草』(『大和本草綱目』と賛した版本もある)としたのであろう。益軒は出版時七十九歳だった。

『大和本草綱目』の賛もあるように、益軒は『大和本草』を李時珍の『本草綱目』に係類する書とし、釈名、集解、形状、などを記述したが、和品を含め『本草綱目』のように明確に項目に分けた記述はしていない。つまり和品以外でも、磯野が指摘しているように、李時珍の『本草綱目』の単なる訳または解説書ではなく、日本の植物が『本草綱目』など中国の本草書に記載されている場合にはその名称を、また未記載であれば和品として、名称(釈名)と産地や特徴など(集解)、その利用(修治などに該当しよう)を中心に記述をしている。それは明らかに『本草綱目』とは異なる、独自の内容を有する本草書であった。また、『大和本草』で益軒がとくに力を入れているのは、『本草綱目』でいう「釈明」と「集解」に当る部分であり、多くの場合、『本草綱目』中の「正誤」、「修治」、「気味」、「主治」、「発明」、「附方」の記述はほとんど省いている。そうした処置は李時珍の原本や和刻本をみれば済むからでもあったろうが、『大和本草』における益軒の関心の中心は、医療から離れ、博物学そのものに置かれていたと考えられるだろう。

多くの研究者が指摘するように、『大和本草』は和品の追加だけでなく、構想自体からしてきわめて独創的な著作である。彼が書きとめたイチゴのような日本の植物についての記述は、現在においても文献としてこれを批判的に読むことは可能である。それは、(一)江戸時代前期の他の儒者、本草家の追従を許さない、自から実践した自然科学的アプローチ、(二)『大和本草』全巻に充溢する自然界の多様性についての知識の広がり、とくに記述に残る全一三六二品の日本産博物についての和名、漢名、性状、産地、効用等の熟知、さらに、(三)それを網羅した記述を可能とした情報化等の資質、によっていることは明らかである。

三　小野蘭山と本草学

年表によれば小野蘭山は一七二九年（享保一四）に朝廷の下級職階である地下の家に生まれた。だが、蘭山は五歳で母を、八歳で父を亡くした。兄職秀、姉八尾がいたが、姉は十九歳で蘭山十七歳のときに亡くなった。兄職秀の没年は六十八歳で蘭山が六十一歳のときだった。

幼くして両親を失った寂しさが想像される。幼小の蘭山は花卉に関心があったものと思われる。十一歳で『秘伝花鏡』を愛読し、全六巻を筆写した。同書は一六八八年（元禄一）になった、陳扶揺（淏子）の著作で、動植物図を収めた園芸書であり、和刻本も作られた。一七四一年（寛保一）に蘭山は十三歳で園芸にも関心の深かった松岡玄達（恕庵）の門に入った。入門は束脩を必要とするほか、師弟関係には師の講義を外部に洩したり、研究成果の出版にも許可が必要なことや、門を離れる際にはノートなどを師に返納するなど多くの約束ごともあった。恕庵は五年後の蘭山が十八歳になった一七四六年（延享三）に没した。以降、蘭山は本草を独学で学んだ。

蘭山の園芸植物への関心は師恕庵譲りの部分も少なくないが、多くは蘭山のなかに幼くして誘発され自ら育んできたものだといえる。この関心があればこそ、蘭山の兄弟子であり、京都の商家主であった、戎屋八郎衛門島田充房（雍南）が、一七五九年（宝暦九）に途中まで刊行した『花彙』の引き継ぎを蘭山に託したのだろう。蘭山は同書の草之三・四と木之一〜四について自ら図を描き、記述を行い完成に至らしめたのである。これが蘭山の最初の刊本となった。蘭山が自ら花卉を栽培していたかどうかは明らかではないが、同書には栽培したものでなければ書けない記述も多々散見する。蘭山の園芸への関心は師恕庵の遺著『怡顔斎蘭譜』の刊行にも表れている。同書でも蘭山が挿図を描いている。

『花彙』の植物図は江戸時代を通じて傑出した出来栄えを示す作品のひとつである。葉では裏面を墨塗りによって表裏の別を表現するなど独創的でもある。葉の表面と裏面の形状における相違の存在への認識がなければ、このような発想はうまれなかったはずだ。幕末に来日した、フランスの医師にして植物愛好家のサヴァティエ（Paul Amedée Ludovic Savatier）は『花彙』を絶賛し、その文章部分のみを仏訳して出版した。もっとも『花彙』全体は蘭山単独の著作ではないし、独創的な図の表現法も蘭山だけに帰せられるものではないが、それを蘭山も踏襲したことはこの方法を容認する理由あってのことだろう。蘭山も葉の表裏の差異を理解していたと考えてよい。

蘭山の『本草綱目』には講義用の覚書きがいくつか残る。現存する最初のものは蘭山二十九歳の一七五七年（宝暦七）に書かれている。門人中山玄又が、蘭山の『本草綱目』講義を筆記した筆記録である、『本草記聞』をまとめたのは一七七一年（明和八）である。大阪の博物愛好家、木村兼葭堂は一七七九年（安永八）に京都に滞在し、蘭山の『本草綱目』と『大和本草』の講義を受講している。有名な兼葭堂の日記が書き始められたのがその年の元旦からで、受講のことがその日記に記されている。ときに蘭山五十一歳である。

『大和本草』についての本格的な講義はこの翌年に始まるのだが、両講義は蘭山が幕府医学館に招聘される七十歳まで続けられた。兼葭堂が入洛した理由には蘭山から本格的に本草学を学ぶことがあったようだ。兼葭堂は恕庵門下の津島桂庵に本草学を学んでいる。なので蘭山と兼葭堂は師弟というよりは、孫弟子の関係にあったといえる。だが兼葭堂は蘭山にたいして師礼をとっていた。日記には、九月五日「午後本草湿草」、十一日「午後灌木」、十三日「午後倭本草魚部夜本草鳥部」、十五日「午後本草湿草」、十六日「午後本草灌木」などと講義項目が記入されていて、蘭山が『本草綱目』と『大和本草』を同時併行的に講じていたことが察せられる。また蘭山は塾生にただ講義をするだけではなかったらしい。山野に出でて実物教育も行ったらしい。

小野蘭山と『本草綱目啓蒙』

『本草綱目啓蒙』は蘭山の『本草綱目』講義を弟子が記録した一種の講義録としてまとめられたもので、最終版（重訂版）は一八四七年（弘化四）の刊である。『本草綱目啓蒙』が『大和本草』の延長線上にあり、かつ日本での本草研究の到達点を示すことは多くの研究者が認めるところである。啓蒙の語から、李時珍の『本草綱目』の単なる解説書のように誤解されがちだが、綱目概念も名称も採用されてはいず、記載物品の配列順序も異なっている。各物品についても『本草綱目』の項目立てのうち、採用されているのは「釈名」と「集解」のみであり、しかも記述の重点は「釈名」と「集解」の前置きになっている蘭山自身の研究による総合的解説に置かれている。内容に則していえば、本書は植物等その他博物万般について、個別にその形状、性質等を細密に記述した博物誌といえる。こうした『本草綱目啓蒙』の博物誌的特色は、『大和本草』で益軒が試みたものを取り入れ、さらに発展充実させたものである。

蘭山は、和漢古来の重要な典籍を細大洩さず参考に資し、それらの説に鋭い批評を与えただけでなく、益軒同様に、自らの実際の観察をもとに、個々の植物等の地方名を列挙し、さらに名称やその適用の適不適をも検討した。益軒の『大和本草』とは比較にならないほどに、記述は充実したものとなり、かつ緻密さを増し、その科学性は一層高いものとなっている。

『本草綱目啓蒙』の記述

実際に『本草綱目啓蒙』から巻之十四上草之七にある、イチゴの仲間「蓬虆」を引用してみよう。(12)

蓬虆　クサイチゴ　ヤブイチゴ　ワセイチゴ　ニナヘイチゴ　クハンスイチゴ筑前　ホソイチゴ肥前　ヲバイチゴ播州　ナベイチゴ予州

路傍に多く生ず、葉荼蘼《トキンイバラ》葉に似て深緑色にして皺あり、茎と共に毛多くして刺あり、三月枝の梢に花をひらく、白色五出、大さ一寸許、肥たるものは七八出に変ずるもあり、緑萼二重。花後実を結、四月に熟す、形蛇苺のごとし、苺中の尤早く熟するものなり、故にワセイチゴと云、実の状の似たるを以クハンスイチゴと呼。集解陳子良の説に葉似野薔薇有刺といふ、紹興本草の図もクサイチゴの形なり、時珍の蓬藟を寒苺となし、割田藨の名を釈名に入は誤り。

［釈名］覆盆はトックリイチゴと同名。寒苺はフユイチゴ　トキシラズ筑前　陰地に多し、蔓草なり。葉互生す、形円く尖り細歯ありて厚し、又冬葵葉に似たるもあり、深緑色にして冬も凋まず、夏の末花をひらく、一茎に多くあつまりて葉間にあり、白色五弁。花後実をむすぶ、冬に至て熟し紅色なり。

［集解］蠶苺子は蛇苺の一名なり。挿田藨は即覆盆子、時珍の説是なり。薅田藨はナハシロイチゴ　アシクダシ筑前　ミツバイチゴ　ホウラクイチゴ　ハクライチゴ丹後　ハクランイチゴ豊前　ウシイチゴ播州　原野に多く生ず、蔓と木と相兼るものなり、三葉づゝ一處にあつまり生ず、形円にして鋸歯あり、背白し。四月枝頂に枝を分ち、多く花をひらく。色赤し大さ四分許。五月実熟す、色赤し、一毬五六子、他苺より粒大にして毬小し。一種深山幽谷に高さ六七尺に直立し生ずるあり、茎に紫赤色の毛及刺ありて玫瑰枝のごとし、葉の形大にして背殊に白く、花も大にして白し。懸鉤子は時珍の説是なり。蛇苺はクチナハイチゴ。

「蓬藟」はクサイチゴと解されるが、蘭山はこれに、クサイチゴ、ヤブイチゴ、ワセイチゴ、ニナヘイチゴ、クハンスイチゴ筑前、ホソイチゴ肥前、ヲバイチゴ播州、ナベイチゴ予州の名を採録する。その他、ナワシロイチゴ、トックリイチゴ、クマイチゴ、ニガイチゴ、キイチゴ、クチナハイチゴ（これはキイチゴ属ではなくキジムシロ属［広義］のヘビイチゴのことか）でそれぞれの地方名が列挙される。蓬藟の項目に続いて覆盆子、懸鉤子、蛇苺の三項目があり、そこでも蓬藟同様に地方名などが採録されている。

鳴橋直弘[13]によれば、日本には四十種のイチゴ属植物が自生するが、ここで採録されている種数はわずかである。しかし、北海道、東北地方、九州、琉球地方などを除き、各地に普通にみられるイチゴ属の種といえば、上記のナワシロイチゴ、ニガイチゴ、キイチゴ、クマイチゴ、クサイチゴではないだろうか。

蘭山の該当部分の記述を読むと、カンアオイやテンナンショウなど、とくに分類がむずかしいグループを除いて、現在の種にほぼ一致する区別がすでに蘭山の時代に概ねなされていたことを推測させる。蘭山の植物見立て、すなわち種の区別は、『花彙』での蘭山の植物画が具体的に示しているように、今日からみてもかなり的をえた的確なものだったということができる。加えてその文体も牧野富太郎自身による『牧野日本植物図鑑』（一九四〇年）の記述を彷彿とさせるものがあり、近現代の著作との印象を強く受ける。

必要があって『本草綱目啓蒙』を読むとき、私はいつも別の項目にも興味が募り、ついつい目的を忘れて読み耽ったことを思いだす。今日、これだけ詳細に方言名を採録できるだろうか。単に採録するだけでなく、その名がどの種を指すのか、ただひとつの種に当てはまるのか、複数種に適用される名称なのかを考証し、かつ語源や命名のいきさつをも記録するのは並大抵のことではない。もちろん『本草綱目啓蒙』に載った名称のすべてをひとり蘭山が採集し記録に留めたのではないが、各名称に慎重な吟味が行き届いている。クリティカルリーディングは学術の基礎であるが、蘭山は概ねそれを身につけていたといえる。

だが、これを日本産イチゴ属誌ととらえるなら、その完成度はまだまだ低いといわざるをえない。各種の記述からは、それぞれの種の特徴が何かは必ずしも明示されているわけでなく、観察の範囲が限られているため記載も短い。また、形状の厳密な記載には用語の統一や各用語の適用幅を明示することも必要であろうが、こうした発想は蘭山だけでなく江戸時代の博物学者からは生まれなかった。

採薬などの野外探索で蘭山は多くの植物を観察したにちがいない。しかし、蘭山がそれを標本として持ち帰り、分析的研究に利用したことは知られていない。蘭山の時代の日本での博物研究はそのレベルまでには達していなかったようだ。標本を比較し、細部を観察することなしには、とうてい軽微な差異しかない酷似種の区別には至らなかったにちがいない。先ほどの種の区分で述べた的確さは、そうしたレベルでの研究が推進される以前の博物学的なアプローチという枠のなかでの結論ということになる。

『本草綱目啓蒙』は、個々の植物種の記載の順序を決めるためにも必要な分類体系については、未だそれを思索する意図さえ欠いているが、それでも植物や動物の科学的探究を進めていくための必然的な階梯である個々の種（類）についての外観的形状、性質の記載検討という先駆的役割は充分に果しているといえる。

四　蘭山の著作についての植物分類学からの考察

ヨーロッパにおける本草学の歴史でも指摘できることだが、初期の本草書は実際の採薬にも利用されることを前提に著述されていた。これにたいして、中世の本草書は次第に実際から乖離したものになった。この傾向は、ギリシア語、さらにはラテン語を読める医者らが少なくなり、古典が遠い存在になったことと、本草の研究が修道院などの宗教施設に拠点を置くようになり、宗教との結びつきが強く影響した結果と考えられる。また中世には薬物は採取人（rhizotomoi）や薬剤商から買うだけとなり、本草書の役割が医書の単なる知的好奇心を充たす書へと変貌していったことも無視できない。ルネサンスにおいて、自然への回帰とギリシア・ローマの古典に還ることが求められたが、本草学にもこのことは当てはまる。自然そのものの重視と古典重視（この分野ではとくにディオスクリデス）のもとで、フックス（Leonhard Fuchs）、マッティオリ（Pietro Andrea Mattioli）、ゲスナー（Conrad von Gesner）、クルシウス（Carolus Clusius）らが活躍し、

本草学から植物学が誕生した。(14)

ヨーロッパ中世にみる本草書の実物乖離の傾向は、日本ではみられなかった。本草学が博物学的関心を深め、かつ自ら山野を歩き探索するなど、科学的方法を確立していく蘭山らの活動は、ヨーロッパでのルネサンス期以降の本草学者に相比できるものである。蘭山の後裔に当るかなりの本草家が、明治時代初期の近代諸科学導入時期にそれを担える人材として社会に貢献できたのは、歴史的必然があったのだといえる。博物学、すなわち自然の多様性への関心を記述することに本草学を改変し、人材の育成に努めた蘭山の功績は大きいといわねばなるまい。

ところで、植物分類学は、分類体系の構築を目的とする体系分類学（systematics）と種の認知を目的とする狭義の分類学（taxonomy）を車の両輪に研究が展開され、研究には、三つのステップが認められる。最初のステップは、類似物の異同を明らかにする研究であり、解析の結果として分類群としての「種」（リンネ以前は種類［kind］）が認知される。第二は、認知された分類群の命名や既存の分類群との異同、後には学名についての研究であり、第三のステップが分類群の分類体系への位置づけに関わる研究である。このステップに則して蘭山の博物学を検討するなら、類似物の異同を明らかにするという第一のステップに止まっていることが明らかである。

蘭山はリンネのように統一的な命名法や学名などについて思考した痕跡はなく、また分類体系への言及も残されていない。現代の植物分類学では種の学名の命名はリンネが一七五三年に『植物種誌』（Species plantarum）で提案した二名法を採用する。リンネ以前の博物学者の間に命名法の議論がなかったわけではないが、明確に第二のステップに踏み出すのはリンネからである。

リンネ以前の研究者たちによってひとつの植物に与えられた多数の名称を一覧した「異名一覧」を作成したのは十六世紀中葉の本草学者カスパール・ボーアン（Casper［Gaspard］Bauhin）である。ボーアンは、兄のジャン・ボーアン（Jean Johannes Bauhin）による、当時知られていたすべての種類を網羅した『植物誌』（Historia plantarum、未完のまま残され、一六五〇年から五一年にスイスのイヴェルドンで出版された）での分類群（種）の認知を基礎に、種毎に名称の整理を行ったのがカスパール・ボーアンの『植物名集覧』（Pinax theatri botanici、一六二三年）である。このジャン・ボーアンによる分類群の認知に関わる研究は、マッティオリやゲスナーらによっても進められている。蘭山は時代も地域も異なるが、日本でこのレベルに該当する研究を成し遂げた植物学者であったといってよい。

だが、江戸時代には蘭山の研究をさらに発展させた第二、第三段階の研究は生まれなかった。続く明治時代に日本がステップの第二段階に来たとき、矢田部良吉は「矢田部宣言」を掲げ、日本でのその到来を世界の植物研究者に印象づけた。日本での第三のステップに当たる研究はさらに遅れ、私は一九三〇年代の早田文藏による動的分類体系の提唱をもって始まるとみている。リンネの性分類体系提唱（一七三五年）に遅れることおよそ二百年である。

分類群の体系的位置づけではリンネ以前にツーヌフォール（Joseph Pitton de Tournefort）などの試みもあった。しかし日本では本草品（博物に限らない）の分類である綱目分類について、貝原益軒らによる研究は散見されるが、いずれも基準も明確ではなく後世の批判に耐える内容のものではない。

「種」はもちろん、薬物のような多様な物品を同時に扱う場合、物品の数が莫大なものとなれば、必要な物品を選び出すことや較べるべき類似品を探し出すことが次第に難しくなる。類別化、さらには階層性を導入しての類別体系化という思考は、対象の数と密接な関連をもつものである。「綱目」という二階層区分を李時珍が本草書に導入した背景には、それまでの本草書に較べて扱う薬物数が多いという現実があったためだともいえる。

鎖国は日本の植物についての研究は促進したが、海外からもたらされる植物は少なく、一万を超える種（類）に遭遇するのは明治時代以降である。体系的思考は、扱う対象の数が普通人の暗記の範囲を超えて初めて本格化したことを植物学史は明らかにする。この点で江戸時代の人、蘭山にはまだ体系化への強い欲望はなかった、といえるだろう。シーボルトは蘭山を称して日本のリンネといったそうだが、その長い道のりの最初のステップを切り開くことで精一杯だった蘭山には幾分過大な評価ではなかったろうか。

五　まとめ

蘭山の門人、水谷豊文は、同門の伊藤圭介、さらには飯沼慾齋などと尾張を中心に本草学会を組織し、博物学研究を前進させた。江戸でも類似の会が発足し、社会の博物学的関心を深めていった。化政期から幕末近くになり飯沼慾齋と江戸の岩崎灌園は植物を図解した図説を著した。灌園は類似品を多数描き分けた。たとえば、昭和になり奥山春季（一九三四年）が明瞭なちがいがあることが明らかにされたヒナタイノコヅチとヒカゲイノコヅチを、灌園はきちんと区別して図示していたほどである。

オランダのライデンにある国立植物標本館には伊藤圭介が採集し、シーボルトに寄贈した植物標本が保管され、それらをもとに新種として命名された種もある。圭介の標本は一瞥して、その植物が何かが判ったうえで採集され、標本にされていることが判る。シーボルトの指導があったとはいえ、採集者が自らちがいを把握したうえで標本を作製したことの意義は大きい。種のちがいが認知できてこそ、植物学の研究に参画できるというものである。それこそは尾張本草学が培った背景あってこそのものであろう。彼らの植物見立ては、博物学者のそれであったが、内実は近代植物学に肉薄するものであったといってよい。

しかし明治維新後に発展を遂げる日本での植物学の推進者は、江戸時代に博物学を推進してきた本草家（伊藤圭介ら少数の例外を除く）とはまったく無縁な関係にあった。かくして表向きは本草学と断絶するかたちで日本の植物学は誕生したようにみえる。私は本草学の発達が、明治維新後の西洋から移入した学術の推進に与って力があったとみているが、直接の後裔である植物学は埒外だったのだろうか。私はそうはみていない。確かに東京大学での植物学初代教授であった矢田部良吉は本草学とは無縁な人物であったが、後継の松村任三は本草学に関わる論文も書き、『本草辞典』（一八九二年）等の著作も残している。牧野富太郎が本草学に深い造詣を有していたのはよく知られている。

彼らは植物分類学の第一・第二のステップを推進した研究者である。日本で最初の分類体系を提唱した早田文藏（一八七四―一九三四年）の時代になって博物学的本草学の遺産の大半は植物学のなかに吸収され消滅した。しかし、遺産の一部は民俗学や郷土誌にも引き継がれ、今日にいたっている。早田文藏は名物学的思考と決別した日本で最初の植物学者でもある。

日本での博物学研究の源泉をどこにみるかは問題だが、上野が指摘するように益軒の『大和本草』と考えるのがよいと思っている。[15] 蘭山は益軒が素描した日本植物の博物誌的研究を学術的にも評価できる精度まで高めた。それなくしては明治時代に突然移入というかたちで始まる植物学に江戸時代の遺産譲渡もむずかしかったであろう。

注記

（1）本草学の語を中国の本草書に由来する東アジアの薬物学に限定する意見もあるが、ここでは本草学の語を自然界に存在する薬剤資源とその薬効研究と定義し、いわゆる西洋本草学にも用いることにする。

（2）例えば、上野益三、一九八九年、『日本博物学史』、講談社［学術文庫］。なお本稿を執筆するに当り多数の論著を参考させていただいたが、スペースの関係もあり、必要最小限に止め、大半は引用を省略せざるをえなかったことを関係者にお詫びしたい。

（3）この貴重なデーターは、磯野直秀、二〇〇二年、『日本博物誌年表』、平凡社、九六ページによる。

（4）天然資源の調査・活用に焦点を当てた丹羽正伯の活動については以下の拙報を参照されたい。大場秀章、二〇〇八年、「薬園台開発の祖　丹羽正伯と桐山太右衛門の仕事」『船橋市郷土資料館資料館だより』第九一号、一―九ページ。

（5）磯野直秀、二〇〇二年、前掲書、一二一ページ。
（6）貝原益軒の博物学への貢献については、以下の文献などがある。白井光太郎、一九七八年（初版一九三二年）、「博物学者トシテノ貝原益軒」、『白井光太郎考註　大和本草』、有明書房、一―一〇ページ、大場秀章、一九九七年、『江戸の植物学』、東京大学出版会、七―六八ページ。
（7）飛田範夫、二〇〇二年、『日本庭園の植栽史』、京都大学学術出版会。
（8）鎖国下で外来の園芸植物の渡来と普及は限定的であり、広く栽培されていたほとんどは日本の自生植物を改良した園芸植物と中国渡来の園芸植物であった。
（9）磯野直秀、二〇〇二年、前掲書、一八七ページ。
（10）ここに引用するのは、宝永六年（一七〇九）に京都烏丸通二条下ル町小野善助板蔵のものであるが、引用に当っては句点の一部を読点に変え、また句読点を補った。旧字体の一部は新字体または異字体に変えた。
（11）松田道雄、一九八三、貝原益軒の儒学、『貝原益軒』、中央公論社［日本の名著十四］、七―五四ページ。
（12）引用は小野蘭山口授・井口望之重訂『重訂本草綱目啓蒙』（一八四七年岸和田邸学蔵版を底本とする）、三枝博音編纂『本草（上）』日本科学古典全書第一四巻、一九四八年、朝日新聞社による。また杉本つとむ編著『小野蘭山　本草綱目啓蒙―本文・研究・索引』（一九七四年、早稲田大学出版部刊）中の影印された早稲田大学図書館蔵の『本草綱目啓蒙』初版本も適宜参照した。三枝本は原本にない句読点を適宜挿入し、かたかな表記がひらがな表記に変更されている。
（13）Naruhashi, H. 2001. Rubus. In: Iwatsuki, K., Boufford, D. E. and H. Ohba (eds.), Flora of Japan, 2b, Kodansha, Tokyo, 145-169 pp.
（14）（ヨーロッパにおける本草学から植物学誕生の歴史は、Arber, A. 1938, Herbals: their origin and evolution, 2nd revised edition, Cambridge University Press［訳書：アグネス・アーバー著、月川和雄訳『近代植物学の起原』一九九〇年、八坂書房］、および大場秀章、二〇〇六年、「植物学における知の体系化」『大場秀章著作選集』Ⅰ、九―一一八ページ、八坂書房を参照されたい。）
（15）上野益三、一九八六年、『日本博物学史』補訂版、平凡社。引用文献（2）は本書の年表部分を割愛したものである。

蘭山と日本博物誌

磯野直秀

一　日本の博物誌

ここでいう「博物誌」は動植鉱物を対象とした資料を指すが、江戸時代にはその博物誌が数多く作られた（注1）。内容はさまざまで、本草（昔の薬学）色の強いもの、園芸・養禽（鳥の飼育）・生花など趣味的なもの、衣食住に結びつく農書・養蚕書・料理本、史書や古典文学に登場する草木や鳥獣の考定、動植物自体への知的関心等々があった。担い手も多様で、大名・医師・武家・文人・画家・商人・花戸（植木屋）・農民……にわたっていた。

我国の文化のルーツは中国で、やがて日本的なものへと変容していく場合が多いが、本草・医学・園芸技術・養禽法……も、みな中国からの輸入である。そして、長いあいだ中国書の引き写しや中国技術の模倣に留まっていたが、江戸時代に入ると独り立ちし、やがて多岐にわたって独自の発展を遂げ、本家をしのいだ。

日本の博物誌には、大きな特徴がある。それは、いつも「人」と密着しながら動植物を見ているという点である。もっとも充実した例では、カモなりハトなりの項を見ると、漢名の見出しの後に漢異名・標準的和名・方言を挙げる。ついで形状・色彩・生息地・去来の時期を記し、さらに薬としての効能や味の善し悪しにも触れる。話題が猟法・飼育法・治療法に及ぶこともある。また、『日本書紀』や『万葉集』を引用したり、民話や俗習を紹介することもあるし、外来種には渡来年代も述べる。話が鳥そのものだけではなく、生活・文化・歴史の広い範囲に及んでいたのである。

もちろん著者によって力点の置き方は千差万別だし、図と品名だけの場合も多かったが、全般的には現在の図鑑類の記述が主として形態や生態に限られるのとは違っていた。しかも、身近な話が多いから誰でも興味を抱き、大半は難しい内容ではなく理解しやすかった。雑然としているが、「広く、浅く、誰でも近付きやすい」。これが日本の博物誌の特色であった。この点を私は高く評価したい。

二　蘭山以前

日本の博物誌の歴史は古代に遡るが、ここでは十六世紀末までの話は棚上げして、江戸時代初頭以降を眺める。

江戸時代に大きな影響を与えたのは、明・李時珍の斬新な本草書『本草綱目』五二巻であった。同書は万暦二十四年＝慶長元年（一五九六）に出版されたが、儒者林羅山の「既見書目」によると、慶長九年以前に早くも本邦へ到来していた（注2）。羅山は同十二年に長崎で『本草綱目』を入手、家康に献上している。家康は薬に関心を持ち、知識も深かった。『綱目』の入手も、おそらく家康の命によると思われる。

『綱目』は、それまでの本草書より動植鉱物の形状記載が詳しい。その点が高く評価され、相次いで輸入された上、和刻本も次々と世に出て、三系統一四種類にも達した（注3）。そして、江戸時代を通して医者・本草家・博物家・文人たちの座右の書であり続けた。この時代の書物で『本草』とのみ記してあれば、『本草綱目』を指すことでも、それがわかる。

羅山は『多識編』の出版でも、博物誌に寄与した。これは『本草綱目』所載動植鉱物の漢名―和名辞典で、寛永七年（一六三〇）に初版、翌年に増補版『［新刊］多識編』が刊行され、江戸博物誌における名物学の嚆矢となり、幕末まで用いられた。

名物学というのは、漢名や日本の古名が今の何に当たるかの考証、つまり名と物を一致させる学問で、儒書や古典の正しい理解のために重んじられた。羅山が本書を刊行したのは自然物への関心もあろうが、儒者としての立場が強いと思われる。

当時は、羅山のように儒者で本草・医学に詳しい人物が少なくなかった。稲生《いのう》（稲《とう》）若水《じゃくすい》もその一人で、元禄～正徳期（一六八八～一七一五）には日本一の本草家と自他ともに認める存在であった。ただ若水は漢書中心で、大作『庶物類纂』も中国本草書の集大成を目指すものであった。

儒学者貝原益軒も『大和本草』（一七〇九刊）を執筆して、博物誌に大きな足跡を残した。この書は、和産の動植物が中心である、『本草綱目』に盲従せずに独自の分類を立てている、和文で記されているなど、数々の先進的特徴をもつ。益軒は若水とも親しく、同時代に活躍したが、若水を一歩も二歩も先んじていた。ただ、博物方面で弟子をもたず、一代でその伝統は絶えた。

蘭山の師松岡玄達（怡顔斎《いがんさい》）も儒者で、動植物名を知るために若水に師事したが、のちにはもっぱら博物方面で活躍した。若水・益軒より一世代後になるが、『怡顔斎桜品』『怡顔斎苔《たい》品』『怡顔斎介品』など、類品ごとにまとめた専書（モノグラフ）を数多く和文で執筆して新分野を開く。玄達もまた、若水を超えて歩み出した一人であった。

八代将軍吉宗も新しい風に拍車をかけた。当時の日本は中国から多大の薬物を輸入し、金銀が流出する一方であった。それを憂慮した吉宗は薬物自給策を取り、需要がとくに多い朝鮮人参・砂糖の国産化を企てるとともに、各地への採薬使派遣および全国産物調査によって和産品で薬材を自給することを目指した。

最後に挙げた産物調査は、全ての藩に対し、利用の有無にかかわらず、領内に産出する全動植鉱物の名称を、それぞれの土地の呼び名で報告することを求めた。それ以前も以後も例の無いこの大規模な調査は、日本全国にわたって動植鉱物への関心を高めたのである。享保二十年～元文三年（一七三五～三八）に提出された報告書、通称『享保元文産物帳』の原本は行方不明で、各藩の控や転写本も三分の一ほどしか残存しない（注4）。しかし、絵図帳も含まれ、往時の自然を知るために現在も価値を失わないし、三～四万件も集められている地方名（方言）も大切な宝である。

博物誌のルーツは多種多様だが、江戸時代には園芸・飼鳥・貝集めも主役となった。すでに室町時代から海外種の花木・草花・鳥類が中国や琉球から流入していたが、江戸時代になると園芸品ではサルスベリ・サボテン・ヒマワリ・レンギョウ・トマト（当時は鑑賞品）・オシロイバナなど、食用植物ではサツマイモ・イチジク・ニンジン・ラッカセイ・孟宗竹などの新顔が続々と渡来する。鳥ではヒクイドリ（当時は駝鳥と誤称）や各種のインコ・オウム・七面鳥・カナリア・文鳥などが来る。貝のコレクションも元禄元年（一六八八）頃までに始まり、後には南洋の美しい貝殻なども持ち込まれる。

このような状勢を受けて、十七世紀後半から園芸書が次々現われ、『花壇綱目』『錦繍枕』『花壇地錦抄《じきんしょう》』『草花絵前集』『花譜』『増補地錦抄』『広益地錦抄』『地錦抄附録』『草本弄葩《ろうは》抄』が、半世紀のあいだに出版された。貝類書は元禄（一六八八〜一七〇三）の頃から、養禽書（飼鳥書）も正徳（一七一一〜一五）頃から現われた。

享保十四年（一七二九）生まれの蘭山はこの新しい動きの時代に育った。すでに寛保元年（一七四一）、十三歳のときに、前記『享保元文産物帳』に属する『泉州図上』と『河内図上』を転写している（↓年譜）。また、京都には花戸（植木屋）も多かったし、寺社や公家・商家の庭園でも美しい草花・花木と出会えた。四条河原などに珍鳥・奇獣の見世物が来ることも稀ではなかった。蘭山は、新顔の動植物をも目にする機会にも恵まれていたのである。後年の講述のなかで、時折そうした体験にも触れている。

三　蘭山の講述

小野蘭山は宝暦三年（一七五三）、二十五歳のときに生地京都で学塾衆芳軒を開き、寛政十一年（一七九九）に江戸に移り、文化七年（一八一〇）に八十二歳で没したが、天明八年（一七八八）の京都大火と文化三年（一八〇六）の江戸大火で居宅を失った時と採薬（採集）の折を除き、講述に明け暮れる一生を送った。

当時の教育は、著名な既存書をテキストとして、その訳述や講義・会読（弟子たちがテキストを順次読み、師匠が解説を加える）を行なう方式だった。

蘭山が講述で軸としたのは『本草綱目』だが、同書の訳述ではなく、『綱目』中の漢名を足掛かりとして和産品を解説するのが目的だったようである。一般には、漢名に対応する和品を解説した後、その類似種を次々に挙げて詳細を述べていく。一方では、たとえば「鵁鶄」の項では、バンに充てる説を誤りとした上で、和品のオオバン・コバン、さらに外来種の青雞《セイケイ》にまで話を広げるというような場合もある。『綱目』以外に用いたのは、漢書の『爾雅《じが》註疏』『毛詩』『秘伝花鏡』『救荒本草』、和書では貝原益軒の『大和本草』、江村如圭の『詩経名物弁解』、後藤梨春の『本草綱目補物品目録』、香月牛山の『巻懐《けんかい》食鏡』など。いずれも『綱目』が取り上げていない動植鉱物を多く載せる資料である。

一カ月のうち何日講述したか、何日置きだったかを記す資料として、門下の木村蒹葭堂《けんかどう》が日記（注5）に残した記録がある。それは安永八年（一七七九）九月のことで、日程は――「五日午後本艸湿草、十一日午後灌木、十三日午後倭本艸（大和本草）魚部・同夜本艸鳥部、十五日午後本艸湿草、十六日午後本艸灌木、十八日午後倭本艸魚部・同夜本艸鳥部、二十日午後湿草」。

これから、『倭本艸』魚部、『本草綱目』湿草・灌木・鳥部の講述計四通りを、みな五日置きに平行して行なったとわかる。午後・夜と一日に二回の講述を行なう日もあり、厳しい日程であった。ただ、いつもこの方式だったかどうかは不明である。

いま一つ、江戸医学館主多紀元簡の上申書（→資料編）から、同館での『本草綱目』講述は月に十二日だったとわかるが、これが『本草綱目』の構成順に講述を重ねたのか、右に挙げたような平行方式だったかはわからない。江戸では医学館以外に居宅や若年寄堀田正敦邸などでも講述を行なっていたから、月に延べ最低二十日ほどを講述に費やしていたと思われる。

蘭山が『本草綱目』講述に用いた覚え書四冊が、国会図書館に残っている（注6）。これは二部（仮称Ⅰ部とⅡ部）に分かれており、Ⅰはいわば第一稿で宝暦七年（一七五七）に完成。Ⅱは改めて作り直した第二稿で、天明三年（一七八三）までに骨組みが出来たと思われ、以後没するまで増訂し続けた。見出しはⅠ・Ⅱとも『本草綱目』に添って配列されているが、どの丁も細字での追加や訂正で埋めつくされ、余白が無い（↓口絵）。そこで、大半の個所では袋綴じの折り目を切り開いて裏面まで使っているし、挟み込みの紙片も多い（紙片を貼る余地が無い）。ともかく、蘭山の気迫に圧倒されてしまう。

四　蘭山の採薬

蘭山は「書ヲ講ジ、採薬ノ外、戸ヲ出《いで》ズ」（注7）という日々を送っていたが、その採薬（現在の採集）に弟子を伴うことが多かったようである。

蘭山は、自然での観察を何より重んじる人であった。その姿勢をよく示すのは、寛政七年（一七九五）五月に村松標左衛門と思われる門下へ宛てた書簡の草稿（↓資料編）である。これは、その門下が蘭山の師玄達と蘭山自身の指導法について質問を寄せ、それへの返答と思われる。そのなかで蘭山は、師松岡玄達は多忙だったので弟子たちを採薬に連れ出すのは稀だったこと、動植鉱物の漢名には秘伝が多くて難儀したことを述べ、それに対して蘭山自身は「春秋ニハ山野ニ罷《まかり》出《で》、艸木を採り、虫石を尋ね、従《したがうもの》者ニ示し、品物を見習ハしむ」こと、秘伝はなるべく設けない方針であることなどを明らかにしている。

実際に寛政九年（一七九七）九月十日には、門下の木内政章が「[蘭山]先生、白川山より比叡山に採薬す。門人津田左内・三谷次郎次・篠本玄昌・永田玄恕・奥《おく》道逸《どういつ》・安堵《あんど》泰安《たいあん》・田辺屋宇兵衛、其他従者二十余人」の記録を残している（↓年譜）。後述の享和元年（一八〇一）四〜五月の常陸・野州採薬にも弟子を伴った。

このように、蘭山は採集、当時の表現では「採薬」を重視した。しかし、残念ながら京都時代の採薬記は何一つ残っていない。『衆芳軒随筆』中の「鵜《らい》ノ鳥」に白山・立山に行ったことを窺わせる記述があるが、それ以外は皆目不明である。弟子が多くなると講述に追われ、周辺の比叡山や鞍馬などしか訪れる機会が無かったようだ。

それに対して、江戸に移ってからは大規模な採薬行に六回も出かけている。それを左にまとめておく。［　］内は蘭山自筆採薬記の名称である。『蘭山日記』（注8）にも対応する記述があり、採薬記を補う好資料である（①②に対応する日記は行程のみ）。

①享和元年（一八〇一）四～五月、常陸・野州　［常野採薬記］
②同　元年（一八〇一）八～十月、甲斐・駿河・伊豆・相模　［甲駿豆相採薬記］
③同　二年（一八〇二）二～五月、紀伊・木曾　［紀州採薬記］
④同　三年（一八〇三）三～四月、房総・常陸　［房総常州採薬記］
⑤文化元年（一八〇四）八～十月、駿河・伊勢・木曾　［駿州勢州採薬記］
⑥同　二年（一八〇五）五～六月、上野・武蔵　［上州妙義山并武州三峯山採薬記］

このうち、①の享和元年四～五月の常陸・野州採薬を例に挙げると——

●二月十七日、日光および諸州採薬の願を、医学館主を通じて提出。

●三月二十日、若年寄堀田正敦より、医学館主を通じて常毛諸山採薬の命を受ける。前項のように、日光方面の採薬は蘭山が希望したのだが、このように幕命の形で許可を受けるのは、宿・案内人・人足などを道筋の町村へ事前に手配するためだったらしい。

●四月七日、江戸を出立。宮地郁蔵・小原桃洞・井岡冽《れつ》の弟子三名のほか、孫の小野職孝などが同行、総勢十五人。

行程の大要は、江戸→小金→小金原→北条→筑波山→男体山《なんたいさん》→筑波→真壁→足尾山→加波山《かば》→羽黒→西宝寺→宇都宮→今市→日光（四月二十三日～二十八日）→清滝→足尾→中禅寺→黒髪山→赤沼→湯本→金精明神山→大野山→志津→日光→今市→栗野→佐野→行田《ぎょうだ》→大宮→板橋→江戸帰着（五月十八日）。

この採薬では、各地で農民に薬草名・採取の時節・乾燥法などを教えた。これは若年寄堀田正敦の指示によるが、元をただすと関東郡代の要望による。一方、採集先では、多数の農民が労力の提供を求められて迷惑したらしい。のちに、農繁期は避け、同行者も制限し、復路の行程を往路と別にするように注意されている（『蘭山日記』、享和二年二月八日条）。

次に採薬記録を見よう。蘭山は海の動物にも関心が深く、『南楼随筆』には「ウキキ」（マンボウ）、「ウミヘチマ」（海綿）、「シハヒトデ」（クモヒトデ類のテヅルモヅル）、「海胆」（ウニ）などの小論がある。採集でも、海が近ければ磯に出ている。

ここでは④享和三年（一八〇三）房総・常陸採薬の四月二日を例に挙げるが、整理された『房総常州採薬記』ではなく、野外ノート的な自筆『小野蘭山公勤日記』による（注9）。

二日　経天津浦、至于内浦。入口ノ浜沙、水晶雑ル。井泉石アリ、色白シ。一種艸零陵香（甚多）、艸フジ、シモカヅキ（多）、萱艸（方言アマナ）。午前《ひるまえ》ヨリ、小湊誕生寺及奥院ニ至ル。牛皮消《いけま》アリ。遂《ついに》至海辺、螺・蛤ヲ採。テングサ（石花菜）。天上マブリ（アカベラ、一黒条アルモノ、細リン［細鱗］）。眼下ヨリ尾ニ至、青黒二条アリ。土人［住民］ツナシノ小者ト云）、アブタボ（アヲベラ也、上ニ似、青緑色、頭ニ青黒色三縦道）、ベラ（黒条ナク、色茶、一青条アリ。上ニ似、茶褐、頭有青色二条、頭下至尾青色一条アリ）、クチボソタナゴ（黄褐色、狭口、背ニ紅金色アリ）、コンゴウフグ・一名北マクラ（浅黒色、毒甚）、ナンシロフグ、ゲンパ（皮ハギ、ゲンパチトモ）、シマアジ・一名アヲアジ、身潤《ひろ》シ。ガズ（ウニ也。赤刺《とげ》者上）、ナマダ（ウツボ、能《よく》カム）、ブダイノ子（大リン［大鱗］、頭斜有一青条、利《するどい》歯アリ）、ムツノ子（細鱗、目大、利歯アリ）。コウイカ（長、尺余。左右ニ皮出ヅ、目青シ）。タナゴ［ウミタナゴ］、シツタカ（コシダカ介也）。漁父数入舟ニノリ、廻リテ、舟上ヨリ網ヲ下シ、漁婦左右ヨリ各十余人網ヲ引ク。深処ハ泳グ。カイデ（ヒトデ）、ヨツデ（ビクニヒトデトモ。リウグウノイトマキ也）、ヤツデ（丹紅色、八岐）。

蘭山たちは次々に移動しながら、短時間のうちに採集したり、観察したりしなければならなかった。そのように時間に厳しく縛られながら、かなり詳しく観察し、多くの方言も集めていることが右の文から窺える。現在と同じアオベラ・アカベラ・キタマクラ・ヤツデヒトデなどの名称がすでに使われていたこともわかる。ただし、採集中の走り書そのものを写したのであろうか、日記では判りにくい部分も少なくない。

一方、幕府に提出した『採集記』は整理されていて、たとえば、ウニの項は「ガズ、方言。海胆《ウニ》ナリ。黒刺ナルモノ、緑刺ナルモノ、赤刺ナルモノアリ。赤刺ナルモノヲ上品トス。破リテ黄肉［精巣・卵巣］ヲ生食ス、味美ナリ」と、日記に無い「黒刺・緑刺・味」まで加えて整理されており、日記でわかりにくい「赤刺者上」の意味もはっきりする。

しかし、日記にはベラ類の形態やヒトデの方言が詳しく記されていて興味深いのに、採薬記ではベラの記述が簡単だし、ヒトデは省略されているなどのマイナス面もある。結局のところ一長一短で、可能ならば日記と採薬記の双方を見るに越したことはない。

いま一つ、興味ある例を示しておく。それは前記記事の二日前、清澄山《きよすみ》で採集した三月二十九日の日記で、末尾近くに「ビラウドラン（花戸ノ名、ミヤマウヅラノ類ニシテ、葉短ク、有光、中心一道白色、葉互生）」と記されている個所。『採薬記』では、「ビロウドラン（江戸種植家ノ名）、形状ミヤマウヅラノ類ニシテ、葉短ク、斑ナシ。黒色ヲ帯ビ、光リアリ。中心ニ潔白ノ一道アリ。苗高サ三四寸、葉互生ス。秋ニ至リ、穂ヲ成シ、花ヲ開ク。ミヤマウヅラニ似タリ」と、日記よりも詳しい。

ミヤマウズラとビロードランは、天保九年（一八三七）頃からそれぞれ「錦蘭」「天鵞絨蘭《びろーど》」と呼ばれ、葉面の変異が珍重されて大流行した。その頃の記述には、江戸の植木屋（＝花戸・種植家）某が房総山地で発見・命名して広めた云々と記すものがある。だが、前記記事から、その三〇年前にはいずれの種類もすでに知られていただけでなく、現在のミヤマウズラとビロードランの名が古くに遡ること、後者の名は花戸の命名らしいことが明らかになった。

蘭山は特定の草木に凝ることは無かったようだが、花戸にはしばしば足を運んで情報を得ていたらしい。右の例にある「花戸の名」という注釈は蘭山の著作によく見られる。

五　『本草綱目啓蒙』の編集・出版事情

蘭山が幕府医学館でいつから『本草綱目』の講述を始めたかは明確でないが、『蘭山日記』によると、江戸に到着して医学館での講書を命じられたのが寛政十一年（一七九九）四月二日だから、それから間もなくであろう。そして享和元年（一八〇一）十一月九日に「一昨年より之《ママ》綱目、今日満会」とあって、第一回の講述が終わった。しかし、その後になって『本草綱目啓蒙』出版の話が持ち上がったのではなかった。

「長谷川有義宛寛政十二年五月九日付書簡草稿」（↓資料編）によると、『啓蒙』出版の件は、蘭山を江戸に招いたといわれる幕府若年寄堀田正敦（注10）の発案らしく、寛政十一年の段階ですでに出版が決まって編集作業に入り、書名も「本草綱目訳説考正」の案が出されていた。そして右記草稿が記された同十二年五月には、記文の編集・清書・校正がある程度進行しており、書名も「本草綱目啓蒙」と改め、蘭山の孫、長谷川佐一郎（のちの小野職孝）が作業に加わったことなどがわかる。つまり、講述と平行して編集作業が進められていたのである。

記文の本文は江戸での第一回講述の筆記を基礎にしたのは間違いないが、以前の講義録も参考にされただろうし、蘭山が第一回講述の後に得た新知見の追加もある。明確なのは「鱗之三・鱧魚」にある文化元年（一八〇四）に十余匹の生魚を実見した記事くらいだが、紀州の大ウナギや房州のナマダ（ウツボ）の記述も採薬の成果のようだ。

『啓蒙』は大著なので、幕臣や門下からの資金援助があった。『御用留』（注11）の文化元年（一八〇四）三月三日条には「本草啓蒙……御老若衆御壱人前、六両一分ヅヽ」とある。名目は記していないが、『啓蒙』全二七冊分の前金かと思う。出版・販売は五回に分けて認可された。江戸書物問屋仲間の記録（注12）は――

①享和三年（一八〇三）三月二十五日、巻一～九（冊一～五）

②同年十二月二十三日、巻一〇～一四（冊六～一〇）

③文化二年（一八〇五）六月二十五日、巻一五～二九（冊一一～一六）

④同年同月同日、巻三〇～三九（冊一七～二二）

⑤同年十二月二十三日、巻四〇～四八（冊二三～二七）：出版完了。

こうして世に出た『本草綱目啓蒙』が、蘭山の後世に残した最大の遺産であることは、衆目の一致するところだろう。わかりやすい語り口で、私たちは江戸時代の博物誌がどのようなものだったか、どのような知見が各品について得られていたか、どのように日常生活に役立っていたかなどを知ることができる。

六　『本草綱目啓蒙』

本節では『本草綱目啓蒙』の詳細を見る。例では初版本を引用したが、四版の重訂本（『本草綱目啓蒙』平凡社東洋文庫、全四冊：翻刻）もほぼ同じ内容である（↓資料編「蘭山の著作」、口絵）。

蘭山は植物に詳しかったが、動物についても精密な観察を残した。ここでは、少々長いが、「虫之四・湿生類」にあるアリジゴクの項を例にあげる（注13）。

砂挼子　シンジヨレ　ヂゴクムシ　アリヂゴク（京）　タウヱムシ　ウシムシ（大和本草）　カハホリムシ（淡州）……

コッテイ（肥前）［和名、計三六］

〔一名〕砂俘（潜確類書）　俘鬱（同上）　沙雞母（物理小識）

寺社ノ屋下、凡雨湿ナク常ニ乾ケル沙土ノ処ニアリ。皆砂土ヲ凹ニシテ孔ヲナス。ソノ形、乳鉢《スリバチ》ノ如シ。大サ、一二寸ヨリ四五寸ニ至ル。ソノ大小ハ虫ノ大小ニ随フ。睡虫［アリジゴク］、首ニ両ノ長柄ノ鉤《かぎ》アリ。身ハ孔底砂土内ニ伏シ、若蟻《もしアリ》及ビ諸虫ソノ孔辺ヲ過ギ、誤テ孔ニ触ル、時ハ、砂崩レ、蟻虫転落ス。睡虫、下ヨリ両鉤ヲ以テ、砂土ヲ弾シ飛ス。愈《いよいよ》飛バシ、愈転落ス。蟻虫已《すで》ニ落テ底ニ至レバ、両鉤ヲ砂中ヨリ出シテ蟻虫ヲ抱シ、遂ニソノ血ヲ唖《す》フ。［中略］

睡虫、甚人ヲ畏ル。人ノ足響ヲ聞ケバ、深ク土内ニ竄《かく》レテ取ベカラズ。故ニ軽歩シテ、板ヲ以、不意ニ底土ヲ捞《かきさがす》時ハ出。出ル時ハ徐徐ニ倒行シテ正行スルコト能ハズシテ、眠ル状ニ似タリ。故ニ、カハホリ・タウエ・サヲトメノ名アリ。河ヲ鑿《うが》チ、秧《おう》［稲苗］ヲ挿ス者ハ、皆倒行スルニ因ルナリ。

睡虫ハ全身灰黒色、大抵蝿虎《ハイトリグモ》ノ形ニ似タリ。大ナル者ハ長サ六七分、ソノ腹大ニ円ニシテ、表裏倶《とも》ニ横紋多ク、毛茸アリ。腹上左右ニ各一足アリ。ソノ下ニ短足各一ツ、足ミナ毛刺アリ。腹上ニ狭小ノ一段アリ。ソノ底ニ、足各一ツ。又、ソノ上ニ一段アリ。中段ヨリ微《すこ》シ長シ。ソノ上ノ端、左右ニ目アリ。目ノ処ヨリフトキ足、各一ツアリ、長シ。コノ末ニ各鉤アリ。鉤ノ尖リ、即、ソノ口ナリ。

どの項もほぼ本例と同じく、『本草綱目』に記されている漢名の次に、標準的和名や各地の方言を挙げ、ついで〔一名〕として漢異名とその出典を記す。次が本文で、首を傾げる個所も無くはないが、生息場所・生態・名称の由来・形態の順にわかりやすく、かつ詳しく記されている（多くの項では、形状が最初に出る）。

見慣れぬ漢字こそ出てくるが、素人には難解な用語を振り回さないのが、『啓蒙』をはじめとして、蘭山の文の特徴である。そして、子供の頃か、大人になってからか、蘭山がアリジゴクの穴の前にしゃがんで、何時間も覗き続けている姿がこの文から浮かび上がってくる。さすがにアリジゴクがウスバカゲロウの幼虫とは気付いていないが……。

アリジゴクには似た種類がいないので、以上でこの項を終えているが、似通った種類が存在する場合は、「一種……、又一種……」と和産の動植物についての記述が続く。たとえば、「介之二」の「海燕《かいえん》」では、海燕が扁平なウニ（不正形類）の一種、現和名ハスノハカシパンであることを述べた後、同類のスカシカシパン、ついでクモヒトデ類、その仲間のテヅルモヅル、さらにウミシダ類、ヒトデ類のイトマキヒトデ、マヒトデ、モミジガイを取り上げる。半球状のウニ（正形類）とナマコを除けば、現在の棘皮動物の大半に触れる。大半の博物家が見たこともない動物だけに、蘭山の記述は大いに有益だったと思われる。

よく言われるように、方言の多いのが本書の特徴である。一〇〜二〇の方言を挙げるのは珍しくなく、本項は計三六で多い方だが、上には上があってオキナグサでは五一、アメンボでは六一もの呼び名を挙げる。

蘭山は趣味や国語学的関心で方言を集録したのではない。病気の治療のために動植鉱物を使うとき種類を誤れば、効果が無いのならまだしも、命に関わる危険性もある。ところが、東国と西国で名が違うのは珍しくないし、村ごとに、いや極端な場合には一村のなかでも呼び名が異なる。できるだけ多くの方言を挙げ、門下生が正しく選別できるようにするのも本草家・博物家のつとめだったのである。しかし、他の博物書・本草書で、これほど多くの方言を収集した例は見当たらない。

なお、源 九龍編『本草記聞』（蘭山記聞：↓年譜・一七九一）や、門下の講述筆記には、京都での所在とか渡来年代など、有用な記述がしばしば目につくが、『啓蒙』ではこの種の事例が少ないようだ。出版費用節減のために記文を短くする方針で事例を省いたように感じるが、そうとすれば惜しまれてならない。逆にいえば、『本草記聞』や門下の筆記録も、『啓蒙』を補う資料として価値を持ち続けているのである。

また、『本草綱目』に欠けている故に、日本では重要な位置を占める動植物、たとえば鯛や桜などの類が『啓蒙』には見当たらない。そのような品については、補項を立てるなどの工夫をしてほしかった。

一方、漢名に対応する和名の考定に誤りが少なくないとの批判がある（注14）。たとえば「辛夷」を「コブシ」としているのは間違いで「辛夷」はモクレンだとか、「楡」は「ニレ」（ハルニレ）ではなく、日本に産しないノニレであると指摘される。たしかに批判のとおりなのだが、当時は海外へ出ることは国禁だし、生木はもとより腊葉さえ簡単に取り寄せられなかった。現在の状況や知識で極めつけるのは酷すぎる。まして、この二件とも誤りは平安時代に遡り、蘭山だけを槍玉に挙げることはできない。

七　蘭山の後継者たち

蘭山は弟子一千人を超えると云われる。その人々によって蘭山の影響は全国に及んだが、とくに傑出して各地の指導者となった人材は——

京都では山本亡羊。蘭山出府後は山本読書室を核として多数の弟子を育てた。その読書室物産会は文化五年（一八〇八）の第一回から慶応三年（一八六七）の第五〇回まで六〇年も継続して、日本一の記録となった。

大垣では飯沼慾斎。その著『草木図説・草部』（一八五六～六二刊）は日本でリンネ式分類を採用した最初の図説。花やオシベ・メシベなどの拡大図を添えるのも新しい。

名古屋では水谷豊文。嘗百社《しょうひゃくしゃ》（注15）の指導者となって尾張の博物家を育てた。豊文の弟子には、伊藤圭介・大窪昌章・吉田雀巣庵がいる。豊文の著作『本草綱目記聞』（別名、水谷本草）六〇冊は、蘭山の『本草綱目啓蒙』を軸として編集され、品目・記文・方言を増補した上、『啓蒙』には図が無いので写生図や印葉図（植物の拓本）を加え、「桜」「羊歯」など独自の部門も設けた。残念にも未完成に終わり、また対象は植物に限られるが、『啓蒙』の大々的増補を試みた唯一の事例として高く評価される（注16）。一方、門下の雀巣庵作成の和名・方言—漢名辞典『物殊品名』は、『啓蒙』の全方言を所収する注目すべき著作である。

紀伊では、小原桃洞。同藩の博物誌の基礎を築き、門下畔田《くろだ》翠山《すいざん》の紀州博物誌三部作である『熊野物産初志』『紀南六郡志』『野山《やさん》草木通志』（野山＝高野山）につながる。翠山には、『古名録』『水族志』『介志』の大著もある。

江戸では岩崎灌園。入門して二月余で蘭山が没したので、直接の指導は皆無か。しかし、その著作『本草図譜』九二冊（一八三〇～四四）は、草木だけだが、『本草綱目』に添う彩色図説で、『水谷本草』とともに、図の無い『本草綱目啓蒙』を補う名著である。また、『武江産物志』（一八二四刊）は、幕末期の江戸とその周辺の動植物の状況を伝える好資料として知られる。

これらの弟子や、孫弟子たち、曾孫弟子たちを通して小野蘭山の業績は明治以降にまで受け継がれた。『日本国語大辞典』（小学館）で動植物名を引くと、『本草綱目啓蒙』の引用が多いことに気付く。その引用は、蘭山の影響が今日に及ぶことを物語っている。

（注1）私は、幕末までの動植鉱物の記述に対して、「博物学」の語を使わずに、「博物誌」と記している。「博物学」というと整然とした体系をもつイメージを与えるが、東の博物誌はもっと雑然としたもの（悪い意味ではない）だったし、西洋の博物学とは本質的に異なる性格をもつと思うからである。詳細は拙著（江戸博物誌を顧みる、参考書誌研究、六一号）を参照していただきたい。

（注2）真柳 誠、『本草綱目』の伝来と金陵本、日本医史学雑誌、三七巻二号。

（注3）『本草綱目』の和刻本には、①寛永十四年（一六三七）本、六種：②万治二年（一六五九）本、三種：③寛文十二年（一六七二）本、五種がある。それぞれ記載の年に版木が作られた。①で「六種」とあるのは、後に同じ版木を用い、多少の補訂を加えた版を含めて計六種があるとの意味である。②③も同じ。

（注4）盛永俊太郎・安田 健編、『享保元文諸国産物帳集成』（影印）、科学書院：全二一冊

（注5）木村蒹葭堂、『蒹葭堂日記』（翻刻）、蒹葭堂日記刊行会。

（注6）磯野直秀、小野蘭山の『本草綱目草稿』…『本草綱目』講義用覚え書、参考書誌研究、六四号。本資料には『本草綱目啓蒙』に所収されていない方言や記述も多い。国会図書館のホームページで全頁を見られる。

（注7）平井宗七郎、「蘭山小野先生小伝」↓資料編

（注8）『蘭山日記』（小野蘭山公勤日記）、小野蘭山自筆、国会図書館蔵（↓口絵）…白井光《みつ》太郎による写本（蘭山先生日記）の翻刻↓末中哲夫・遠藤正治編著『蘭山先生日記』、実学史研究五～七号。

（注9）底本は『小野蘭山公勤日記』原本（↓注8）。引用文では、読みやすいように現行字体を用い、合字は開いた。句読点・振仮名・濁点・中点を適宜加え、仮名が続いて名称がわかりにくい個所は傍線を引いた。片仮名の振仮名は原本に振られているもの、平仮名の振仮名は磯野の付加。（　）は原注、［　］は磯野の注である。

（注10）幕府若年寄の近江堅田《かたた》藩主堀田正敦《まさあつ》は文教方面を担当。秀れた博物家でもあり、著作『観文禽譜』とその図譜、通称『堀田禽譜』は江戸時代で最高の鳥類書である（鈴木道男編著、『江戸鳥類大図鑑』、平凡社）し、『観文介譜』『観文獣譜』も特色ある博物誌。博物家・医家たちを庇護して資料を貸したり、著述・出版の機会を与えた。とくに蘭山は、採薬・出版をはじめ、一一年間の江戸生活すべてを正敦の援助に負うと言っても、過言ではない。一方、著作には「蘭山曰……」の記述が目立ち、正敦が得たものも多かった。

（注11）『御用留』、注8の末中・遠藤文献に所収。

（注12）『［享保以後］江戸出版書目』（新訂版）、臨川書店。

（注13）↓注9

（注14）牧野富太郎、『植物一日一題』、ちくま学芸文庫…牧野は蘭山を限りなく尊敬しながら、厳しい批判もした。よく知られているのは、『耋筵小牘《てつえんしょうとく》』（↓年譜・一八〇八）で、ジャガイモに「馬鈴薯」の漢名を充てた件への非難であろう。これは明らかに蘭山のミスであるが、現在まで誤用が続いており、しかも中国にまで及んでいる。

（注15）磯野直秀・田中誠、尾張の嘗百社とその周辺、慶應義塾大学日吉紀要・自然科学、四七号。

（注16）『本草綱目記聞』の原本は杏雨書屋が所蔵。同書屋刊行の翻刻版四冊は非売品だが、主要な図書館には寄贈されている。

小野蘭山、本草学の視座 —民俗・言語を考える—

杉本つとむ

1

はじめに ——一つの事実

金と女を描いて近世随一といわれる戯作者、西鶴の著、『俳諧石車』（元禄四年・一六九一）にこういう記述がある。俳諧師という立場で、〈牽牛《ケンコ》《アサガホ》・木槿《モクキン》《ムクゲ》・扶桑《フソウ》〉が混同されている点を彼なりに考証し、記述したところである。〈木槿〉の場合をあげてみる。

○木槿《モクキン》《ムクゲ》又作ル二木堇一ニ和名蓋シ誤マル二其音ヲ一／一ニハ名ク二日及ト一又曰フ二藩籬《ハンリ》草玉蒸《シヤウ》ト一花ヲ名ク二槿花舜《シユン》花舜英《エイ》花奴《ヌ》ト一詩〔詩経〕ニ曰ク顔《カンバセ》如シト二舜花カ一

即チ是レ也《ナリ》／本艸綱目ニ時珍カ曰此ノ花朝ニ開ケテ暮レニ落ツ故ニ名ク二日及ト一曰ク槿曰ク舜猶《ゴトシ》ヲ三僅《ワヅカニ》栄ユルコト二一瞬《シユン》ノ之義一／尓

雅ニ曰椴《タン》木槿、櫬木槿、郭璞カ註ニ曰別ツ二一名ヲ一也或ハ白ヲ曰フレ椴赤ヲ曰レ櫬ト齊魯謂フ二之ヲ玉蒸ト一言フ二其ノ美ニシテ而多ホキヲ一也

／今按ズルニ花ニ有リ二赤白二種一　＊挿絵・熟字符は省略、一部誤刻は訂正。

右でムクゲ、ことに花の色について考証するのであるが、ここはそれを不問、要は『本草綱目』が市井の俳諧師によってすらこのように活用されている事実である。他の二物、〈牽牛・扶桑〉の場合にも、〈本艸綱目ニ時珍カ曰〉とあって

『本草綱目』を活用している。古くから、そして江戸時代でもアサガホの考証において、〈牽牛〉と〈木槿〉はしばしば混同されているからである。いうまでもなく〈今按ズルニ〉は西鶴の辞であるが、これも『本草綱目』と比較してみると、その〈集解〉などを自分なりに略示した結論の一文である。西鶴が手にしたものは、唐本か和刻本か書誌的なことはまったく不明である。このように『本草綱目』は慶長十二年（一六〇七）、長崎に舶載されてより自然詠を主とする大坂の俳諧師の座右にもあり、それなりに活用され、日本人に浸透していた証である。これにはいうまでもなく江戸時代の出版文化の隆盛、庶民教育など、社会的環境の整備発展が考えられよう。これを第一にとりあげて研究対象として考察し、自から日本で最初に『本草綱目』を土台にして、『多識編』（寛永七年・一六三〇。古活字版・シナでも同名の書あり北京大学図書館で一見す）・『新刊多識編』（寛永八年整版）を執筆発刊したのが儒家、林羅山である。以来、小野蘭山『本草綱目啓蒙』（享和三年・一八〇三〜文化三年・一八〇六）の出版まで、日本の本草学者により『本草綱目』はしっかりと受けとめられ、本草学の開発と進展に常に原動力となった。『本草綱目』の受容とその展開の歴史についてはすでに考察した拙論があるのでその方に譲るとして、東洋の薬学といわれながら、わたくしは本草学に民俗《たみのなりはひ》と方言・古言の学の源流を見てとり、これまでこの分野では論じられなかった本草学の新しい面、文化人類学的なその一面を想定、論述した。もっともこの点は私見では『本草綱目』を詳察する限り、時珍の本草学自体の内包する重要な要素でもある。この点も『新刊多識編』、『大和本草』、もちろん『本草綱目啓蒙』などに忠実に受容され日本化をとげていった。むしろ私見では、野必大『本朝食鑑』（元禄十年・一六九七）が日本化の典型で、民俗の学の一面を明確に演出、記述していると思われる。〈米・鯛〉などの記述にみられる〈民俗誌〉はまさに江戸の民俗の学の絶品であろう。益軒や蘭山に求めて得られぬところである。しかもこうした民俗の学の体質は再三言及するように、『本草綱目』にあり、真の源泉は何としても、『本草綱目』自体、いわば李時珍の学とその方法に求められることも確認しておきたい（この点は小論では割愛せざるをえない）。いうならば本草学は日・中両国を通じて博物学的な面とともに、文化人類学――あえて〈東洋の〉と括弧づけ――と称すべき内容をもつと思われる。この点をきちんとおさえておかないと、日本の本草学の誤解につながるのである。とりわけ本草学者にみられる〈採薬〉というフィールドワークと、それによって記録した〈民俗〉の世界は、柳田などの民俗学などには望めないほどの現地実証のすばらしい功績である。もとよりあくまでも採薬の結果としての民俗の学であり、方言の学である。

　彼らの親験目睹、究理学的方法とともに、自然科学者として、〈人類〉に必須な生活と言語の探究と方法を考察している。自然科学者の態度とは俗情を入れず物《もの》、事《こと》、すなわち〈物類〉をできる限り客観的に考察すること、小野蘭山が顕微鏡をもって対象をのぞき見ていることはある意味ではその象徴的な事実である。加えるに、『啓蒙』に引用参看のシナ宋・元〜明・清に至る『物理小識』・『夢渓筆話』などの自然科学書の受容がある。さらに、江戸期の本草学者には日本古典への史的関心と考察、方法があって、これが民俗や言語への記述に反映され、現代の民俗学などには求めて得られぬ美点をもつ。具体的には本草学に占める『和名類聚抄』の重さでもある。野必大が『本朝食鑑』の自序で、〈源刺史（和名抄をさす）ガ載スル所ノ鯛鮭蕗骨蓬山葵ノ類ハ本邦古今ニ賞スル所ニシテ諸本草中未ダ言ハズ〉（原文は漢文体）と、暗に『本草綱目』にのみ固執する日本本草家に一欠陥ありといわんばかりの批判的言動にもみられる。いわば民俗ともっとも有縁な日本の物類が見えず輝くべき項目が排除されているというのである。しかしこれは当然のことで裏返せば日本の物類が時珍の対象外に置かれたわけで、『本草綱目啓蒙』（以下、『啓蒙』と略す）などの弱点ともいえる。但し本草学者が無批判に『本草綱目』に従ったわけではない。貝原益軒は『大和本草 一』のはじめに、〈本草綱目ニ品類ヲ分ツニ可レ疑フ事多シ〉（本草ノ書ヲ論ズ）とのべ、〈博物之学ハ広覧強記ノ識以テ古今ニ通洽ト〉とものべる。蘭山にはこうした宣言はないが〈啓蒙〉の意味するところは日本の本草学者として、かかる弱点を補塡することであった。『啓蒙』に必大の批判に答えるところがみえる。あえて二つの例をあげてみよう。

　一つは鱗部（巻四十）の〈鰌魚〉である。『本草綱目』では集解に、〈海鰌生海中。極大。江鰌生江中。長七八寸。泥鰌生湖池。最小。長三四寸。沈於泥中。〉とあるところが、『啓蒙』では、〈鰌魚 ドヂャウ 壒（ママ）嚢抄ニ土長ニ作ル ウシドヂャウ 豫州〉とあり、〈海鰌・江鰌〉をどう解したかが問題なのである。『啓蒙』の〈集解〉の項には、〈海鰌ハクジラナリ古名勇魚《イサ》万葉集……〉などとあって、時珍がドヂャウの類に限定し、とどめているところを自から海鰌＝イサナ・クジラととりあげる。すなわちシナの書『唐韻』・『正字通』など字書数書を参看して、〈海鰌〉を日本のクジラに同定した。蘭山は『啓蒙』で、〈海鰌《クジラ》〉と立項はしていないが、日本人の立場から究明したといえる。蘭山の記述は、〈此魚勢州及紀州ノ三輪崎大地浦肥前ノ平戸大村筑前常州総州ニテ漁スソノ品十余種アリ食料ニハ ザトウクジラヲ上品トス品類ノ形色ハ鯨志平戸及大地ノ鯨図等ニ詳ナリ セビクジラ内ニ油少シ ザトウクジラ油多シヲ用ユ筑前ニテハ〉と独自の考証を展開し、クジラの民俗誌の一端にもふれ、もはや『本草綱目』とは無縁といってもよい（クジラについては羅山も民俗を記述している）。日本では『日本永代蔵』などにも鯨とりを主題の物語が描かれており、しばしば、〈鯨一頭とれば七里《さと》の賑《にぎは》ひ〉の俚諺をあげる。日本人の生活に切っても切れないのがクジラなのである。これが時珍の関心からははずれ——シナでも多くの書に〈鯨・鯢〉は採択解説されているが——、蘭山が啓蒙の立場でとりあげる。当然のことながら、時珍と蘭山、シナと日本の根本的異同であろう。

その二はトキの場合である。これも立項はなく、〈鷺〉（水禽類二十三種）の中についでにあげられている。但し『本草綱目』〈集解〉にも、〈頴曰〉として、〈似鷺而頭無糸脚黄色者。俗名白鶴子。又有紅鶴。相類色紅。禽経所謂朱鷺是也〉とみえる（光緒年間出版の重訂本。江戸初期刊の和刻本も同文）。蘭山はシナ書、『禽経』など参照しておらず、『本草綱目』でも伝本に異なりがあろう（したがって『本草綱目』の書誌的考察にゆだねなければならない）。なお考証すべき点は多々あるが、〈紅鶴《トキ》〉も立項されていない点はどの版でも同様であったと思う。蘭山は〈鷺〉の項の末尾に、〈一種ツキ古名ハ一名トウ同上 トウノトリ トキ 桃花鳥日本紀 ハナクタ江州 ダヲ奥州 是紅鶴ナリ盛京通志ニ紅牙ハ背白翅微紅故名其羽可レ作ニ箭翎一ト云モノ同物ナルベシ形白鷺ニ似テ頂ニ長毛ナシ背ハ灰色翅裏ノ羽淡紅色翎茎最紅ナリ飛ブ時下ヨリ望見レバソノ色美ハシ羽ヲ楊〔揚〕弓ノ箭ニ用ユ（後略）〉と記録している（学問的には、サギ科とトキ科は別である）。当時江戸に紅鶴（朱鷺）は棲息した（『武江産物志』）。蘭山は当然目撃したであろう。本来はツキ、『和名類聚抄』は、〈鴇〉で立項し、〈和名豆木／紅鶴和名上同〔豆木〕俗用鴇字今案所出並未詳、日本紀私記云桃花鳥〉（巻十八）とある。トキは訛り語形である。クジラもトキも時珍の関心の外であったろう。しかしこうして蘭山はきちんと記録しておいたわけである。なお別著、蘭山審定・孫、士徳纂輯『飲膳摘要』（文化三年・一八〇六）に、〈［クジラ］海鰌・［トキ］紅鶴〉と薬効を示している。

以上、粗雑ながら、蘭山と関連深い『本草綱目』と『啓蒙』との相関的構図の一端を例示した。内容もさることながら、蘭山が〈本草綱目・啓蒙〉と書名を与えた第一は、何といっても時珍のとりあげた本草、すなわち立項されている名物（物類）を仮用しての日本の本草の論述である。立項にあたり、当然のことながら、時珍の〈名物〉に忠実に従った。内容は再三のべるように、日本の本草であり、かねて日本語、方言、古言での異称の確かめ、同定であり、日本人の生活、民俗の記録であった。明らかに羅山を鼻祖にした益軒などの方法・態度の継承である。〈開闢ノ初ハ未人類アラズ人生之初ハ形化無シ気化自《より》生ズ万物ノ初生皆然リ〉（『大和本草一』〈論物理〉）であり、〈本草之学以テ民生日用ニ切ナリト為ス所者〉（同上）でこれに心を用いる、すなわち〈民俗《たみのなりはひ》〉への関与とその記録も大切なのである。用語〈人類・方言・民俗〉を本草学者の立場で明確に使用したのは益軒であろう。

2

民俗の記録の実態

民俗学の母であり父である本草学を証明する記事を以下、『啓蒙』より若干抜き出して検討する。引用にあたり原文のままを心がけて句読点は用いない。小見出しを〈／〉以下に設け、〔 〕内に私註を与えた。

（1）食塩《シホ》／井塩・塩泉：奥州伊北郡会津月輪庄大塩村山上二十町許ニ長サ十余町濶サ二町余ノ池アリテ潮ノサシヒキアリコノ水ヲ汲ミ煎ジテ塩トナス味佳ナリ西行法師ノ歌ニ海士モナク海ナラズシテミチノクノ山ガツノクム大塩ノサト一説ニ六十里越ト云山ノ麓ノ駅ヲ大塩ト云民家八十余皆塩戸《シホヤ》ナリ河岸ニ塩泉大小二ツアリ此泉ヲ汲テ塩トス海ヲ去ルコト四十余里ト云是井塩ノ類ナリ池塩ハ和産詳ナラズ鹻塩ハシホツチヲ用テトル塩ナリ海辺ノ沙地ニ堤ヲ築キ其内ノ地ヲ手ニナラシ置ケバ毎朝塩フキテ深霜ノ降ルガ如シコレヲ砂共ニヨセ集テ竹簀ノ上ニ置キ海水ヲ以テ漉シ奠シテ塩トス勢州ノ津筑前ノ福岡ノ塩是ナリ色ウルミテ質粗シ下品ナリ〔巻七〕

（2）白石英／水晶〔水精〕・水晶ノ井：江州大堀村相谷ノ奥ニ水精ガ嶽アリ千本水精ヲ生ス長サ二三寸濶サ二三分許ナルモノ多ク乱レ生ズ又出羽ノ東禰ニ水晶ノ井ト呼ブアリ自然ノ洞穴ニシテソノ中四面ニ水晶生シ盈テ牡丹ノ花ノ如シ銭ヲ以テソノ中ニ投ズレバ落ルコト遅ク鳴ルコト久シコレ井深ク花ノ如キ水晶多クシテ銭コレニ触テ声ヲナス也 出羽ノ人語ル〔巻四〕

（3）石脳油《クソウヅ》：クソウヅハ臭水ト書ス又草津ハ越後村上ノ地名ナリソノ地ヨリ出ル故名クト云越後国蒲原郡如法寺村其外舘組塩谷村ノ流水中ニ混シテ流ル即越後州七不思議ノ一ツナリ又芝田〔新発田〕ノ東北黒川村ノ東南五六町蓼村ニ油ノワク池五十余アリト云古昔ハカグマノ葉ニテトルト云其後ハ稲草《ワラ》ヲ束ネ流水或ハ井戸ニ入ヲケバ油コレニ聚リツ此稲草ヲアゲテシゴキトル……其油ハ黒褐色ニシテ硫黄ニ似ル臭気アリ故ニ鼠穴ニ置ケバ出ルコトアタハズ器中ニ入テ漏セズシ流璃瓶《フラスコ》ニ貯レバ漏レズ土人此油ヲ用テ燈トス水ヲ得テイヨイヨサカンナリ〔中略〕天智天皇七年越国ヨリ燃ル土ト燃ル水トヲ献ルト云燃ル水ハ石脳油ナリ燃ル土ハスクモトモ又ツクモトモ云モノナリ今モ越後寺泊柿崎両村ノ間ニアリ……皆深ク土ヲホリテトリテ薪ニ代ユ〔巻五〕

（4）石炭／イシガラ：〔石炭の〕軽キモノモアリコレヲ磨シテ光沢漆ノ如キヲ上品トス褐色ヲ帯ルモノヲ下品トスコレヲトウタン筑前ト云皆燃セバ火勢ツヨキモノユヘ唐山〔シナ〕ニテハ五金ヲ鍛錬シ石灰ヲ焼クニ用ユ　本邦ニテモ九州ニテハ薪ニ代ヘ或ハ炭ニ代ユ水ヲ得テ愈熾ナリ然レドモ臭気甚キユヘ筑州ニテ焼反シ浮石ノ如ナリタルヲ用テ炊爨ニ供ス臭気少シコレヲ筑後ニテイシガラト云火勢櫟《イチイズミ》炭ヨリ強シ（石炭・巻之五）

（4）天師栗トチノミ：子一顆アリ円扁ニシテ中クリノ如シ色モ栗殻ノ如シ山民殻ヲ去リ米粉ニ雑ヘ搗テ餅トストチモチト云木ハ机箱等ニ造ルニ用ユ良材ナリ間道《シマ》アリテ美ハシ俗ニ一寸ナチヾミヲ上品トス薪トナシテ火勢強シト云（巻二十五）

（5）天竺桂／月桂：天竺桂ノ実ナリコノ実ヨリ採ル蠟ヲアサダ蠟阿州ト云又コガ蠟防州ツヾ蠟肥前ト云蠟燭ニ造リ燃セバ臭気アリ………凡ソ物ノ子ヲ雨ラスコト古今其例多シ、文安元年三月二日小豆ヲ雨ラス　寛文十年正月廿九日大豆《マメ》蕎麦ノ如キ者雨ル大小五色アリ………慶長元年及慶安三年毛ヲ雨ラスコレ等皆大風ニテ他国ヨリ吹キ来ル者ナリ怪トナスニ足ラズ（巻三〇）

（6）秦皮トネリコ・トネリノキ和名抄：本邦ニテ皮ヲ濃煎シ膠トナスヲ木膠ト云仏経ヲ写ス墨ニ用ユ墨工コレヲ貯フ国ニヨリテコノ木ニモ白蠟ヲ生スルコト水蠟《イボタ》樹ト同シ是モトバシリト云（巻三十一）

（7）樺木カバノキ信州：土人〔信州・甲州のもの〕採テ色紙短策ニ作リ或ハ書ノ表紙トナシ又笠ニ作リ或ハ物ヲ包裹シ竹籜ニ代ユ又コノ皮能クモユル者故ニ雨中ノ炬火《タイマツ》ニ作リ或ハ鸕《ウ》鷀ヲ使テ魚ヲ捕ル時ノ火把トス故ニ信州ニテウダイマツト云皮ニ脂多キ故水中ニ入テモ火滅セズ又甲州徳本ノ無尽蔵ニ樺皮ヲ多ク用ユ故ニ今世ニ用ユル者多シ此ヲ焼バ臭気アリ故ニクサヾクラト呼ブ（巻三十一）

（8）郁李ニハムメ：熟シテ色赤ク食フベシ又魚絵中ニ入テ飾トス実中ニ核アリ核中ニ褐色ノ薄皮アリソノ中ノ白仁ヲ採リ薬用ニ入ル（巻三十二）

（9）棖木 アシミ万葉集 ∴菜圃ニ小長黒虫ヲ生ズルニコノ葉ノ煎汁ヲ冷シテ灌グ時ハ虫ヲ殺ス（巻三十二）

（10）楤木 タラノキ ∴春月幹上ニ嫩芽ヲ出ス形欵冬花《フキノトウ》ノ如シ煠熟シ味噌ニ和シテ食フ味土当帰《ウド》ノ芽ニ似タリ故ニコレヲウドメトモウドモドキトモ云………鹿コノ芽ヲ食フテ角ヲ解ストモ云（巻三十二）

（11）石蚕 イサゴムシ古名・ゲナ京 ∴流水中石上ノ虫ナリ背ニ小砂石ヲ綴リ負テ石ニ附ク漁人取テ釣ノ餌トス………一種羽州方言ゴミカヅキト呼モノハ虫ノ長サ一寸許細砂ヲ以テ細筒ヲ為シ………土人中ノ虫ヲ取テ釣魚ノ餌トス（巻三十五）

（12）蟲螽／螽斯 ギス京・ギリチヤウ江戸 ∴原野ニ多シ五月ヨリ鳴クギイスチョト聞ヘテ織機ノ声ノ如シ児童樊《カゴ》ニ入レ瓜ノ瓤《サナゴ》ヲ与ヘ自ラ鳴シメテ玩トス雌ナル者ハ鳴カズ（巻三十七）

（13）章魚 タコ ∴章魚壺中ニ入テ出デズ陸ニ引挙テモ敢テ出デズ指爪ヲ以壺底ヲ掻ク時ハ便皆走リ出ソノ壺久ク用ル者ハ外ニ蠣殻及小介粘著シテ異形ヲナス好事者用テ花尊《ハナイケ》トス（中略）一種イ、ダコハ江戸ニナシ………全ク煮食味美ナリ………或ハ糟蔵シ或鮑《シホヅケ》シテ遠ニ送ル者ハ味鮮ナル者ニ劣レリ源順〔和名抄〕ハコレヲ貝蛸《（だこ）》ト云フ………備前ノ片上ニハ絡蹄ノ大サナルモノアリソノ地ノ名産ニシテ他所ニナシ紅螺《アカニシノ》殻ニテトルト云フソノ飯大ナル故切リテ食フ（巻四十）

（14）烏頭 ヤマトリカブト ∴烏頭ニ二種アリ川烏頭ト草烏頭トナリ其川烏頭ハ即附子ノ母ナリ（中略）射罔《（イブス）》〔ブス 附子〕ハ蝦夷ニテ竹箭ニヌリテ物ヲ射ルコレヲブストモト、キノ矢トモ云フ其国金鉄ナシ故ニコレヲ塗テ矢鏃ニ代用ユブスニハ蜘蛛《クモ》ト番椒《トウカラシ》トヲ加フルコト蝦夷志ニ見タリ（巻十三）

（15）青魚 詳ナラズ／朝鮮ニテハカドヲ青魚ト云カド一名ニシン、高麗イハシ筑前 ∴南部津軽蝦夷ニ多シ（中略）炙リ食味鰮魚《イハシ》ニ勝レリ或ハ鮓ト為或ハ糟蔵ス南部方言カド脊肉ノミ乾タルヲニシント云全クヒラキテ乾シタルヲバニシト云味美ナリ、津軽ニテハ生者ヲニシント云………脊肉ノミ乾シタルヲミガキニシント云フ全ク乾タル者ハ京師ニ来ラズ脊肉ノ乾シタル者ハ多ク来ル賤民食トシ又猫ノ食トスソノ子ヲカズノコト云一胞細卵数ナシ風乾シテ四方ニ出ス用テ歳首及ビ嫁娵ノ祝具トス子孫繁

栄ノ義ニトル又カドノコノ転語ナリトモ云フ（巻四十）

（16）鯑鯆《ニベ》：此石首魚《ニベ》ノ白脬《ミツブクロ》ヲ以テ造ル膠ナリ（中略）大坂ノ弓工ハ鹿《シヽ》ニベ鮫ニベヲ用ユ京師ノ弓工ハ専ラ鹿ニベヲ用ヒ魚膠ハ弱キ故用ヒズト云鹿ニベハ丹波ヨリ来ル火ニテ焼トキハ甚臭シソノ透徹スル者ヲ上トス毛多クシテ濁ル者ハ良ナラズ用ル時水ニ浸スコト一日許ニシテ煮テ用ユ然ラザル時ハ弱シ（巻四十）

（、16）海豚魚《イルカ》：ユルカノ宮詣風潮ヲ候ヒ出没ス行ク時ハ群ネ列ヲナス先ナル者ハ大後ナル者ハ漸ク小一浮一沈シテ上下ニ隊ヲナス……俗ニユルカノ宮詣ト云フ、其鼻上ニ向フ漁人捕ヘテ岸ニ擲トキハ鳴ソノ皮厚クシテ油多シ漁人煎シテ灯油トス（巻四十）

（17）海鰕《ウミエビ》：勢州ヨリ京師ニ来ル故ニ伊勢ヱビト云フ（中略）煮時ハ全身深紅色トナル古ヨリ慶事ニハ必用ユ故正月ニ已煮タル者ヲ以門戸ニ掛ケ春盤《ホウライ》ニ上ス此物海水ヲ離レテ久ク死セザルコト数日故ニ京師ニ致ス者猶能身ヲ動シ鬚脚ヲ揺ガス（巻四十）

（18）鱟魚《カブトガニ丹後》：九州ノ海浜ニハコノ甲殻甚ダ多シ用テ舟中ノ水ヲ去ル杓トナシ尾末ヲ採テ桃燈杖《カキタテギ》ト為《セ》バ油耗《ヘ》ラズト云フ……一説ニ鱟魚ヲ武文ガニト訓ジ元弘ノ乱ニ尊良親王ノ僕秦武文兵庫ノ湊ニ死ス其霊化シテ之トナルノ俚言ヲ本朝食鑑ニ載レドモコノ品摂州ニ産セザレバ其説穏ナラズ（巻四十二）

（19）海月《タイラギ》／海鏡《マドガヒ》：江戸ニテダンセント呼ブ炙食烹食味極テ甘美ナリ（中略）備前及紀州ノ人此介〔貝〕化シテ鳥トナルト云フ試ニ割テ全肉ヲ見レバ実ニ鳥ノ形アリ／海鏡《マドガヒ》一片ハ正ク平ニ一片ハ微凹ナリ平ナル者ヲ用テ粗皮ヲ刮リ去リ鱗次シテ燈ニ粧ヒ以紙ニ代レバ紙ヨリ明ナリ今流人将来朱骨六稜ノ小燈アリ此殻ヲ用ユ雨中ニ携ヘテ損セズ煤汚ニ及ベバ水ニテ洗ヘバ新ナルガ如シ（巻四十二）

（20）海燕《リウグウノイトマキ筑前》：海中ニテハ微ク蠕動ス生時ハ体軟ニシテ骨ナシ已ニ死スル者ハ乾脆ナリ海人拾集テ田肥トス（巻四十二）

（21）雁《フタキドリ古歌 カリ今ハ通名》／雁風呂：採薬使記ニ奥州外ガ浜アタリニハ毎年秋雁ノ来ル比此所ニテ羽《ヲ》ヤスメ嘴ニ一尺バカリノ木ノ枝ヲ含来テ捨ヲキ又南方ヘ飛去来春帰ル頃捨オキタル木又一本ヅヽフクミ北海ヘ帰ル然モ帰ル雁ハ稀ニシテ右ノ木ノ枝残レル数多シ彼処ノナラハシニテ件ノ木枝ヲトリ聚メ風呂ヲ焼諸人ニ浴セシム他国ニテ多ク人《ノ》為ニ捕レタル雁ノ供養ナル由毎年ノ例トセリ是ヲ俗ニ外ガ浜ノ雁風呂湯ト云フ（巻四十二）

（22）鵠《ハクテウ クヾヒ古書》：皮ヲ剝テ烟袋《タバコイレ》ト為ベシソノ声至テ大ナリ羽潔白ニシテ光リアリ羽箒ニ作ル関東及奥州ニ多シ食用トス脂多シ此毛細クシテ柔軟ナリ用テ天鵞絨《ビロウド》ヲ織ル唐山〔シナ〕ニテハ綿毛ヲ用ユルモアリ本邦ニテモ製ス京師ニテ糸ヲ以テ織ルモノハ烟袋等ニ用テ甚敗レヤスシ（巻四十二）

（23）鷺《サギ》／ツキ古名：一種ツキ古名ハ一名トウ同上トウノトリ　トキ　桃花鳥日本紀ハナクタ江州ダヲ奥州是紅鶴ナリ（中略）羽淡紅色翎茎最紅ナリ　飛ブ時下ヨリ望見レバソノ色美ハシ羽ヲ揚弓ノ箭ニ用ユ常ニ深林ニ巣ヒ朝ニ遠去テ中後魚ヲ含ミ帰ル………樹下草木生セズ糞ニ毒アル故ナリ（巻四十三）

（24）鸕鷀《シマツドリ和名抄 ウ》：濃州岐阜ニテ数十ヲ縻畜《ヒ》夜カヾリ火ヲ焚キ舟上ヨリ鸕鷀ヲ放テ香魚《アイ》ヲ捕ヘシムソノ漁ヲ鵜飼ト云ソノ舟ヲ鵜舟ト云（巻四十三）

（25）雀《スヾメ》：一種入内スヾメ俗ニ訛テミヤウナイスヾメ《ト》云フ昔実方中将奥州配所ニテ終ル再ヒ禁庭ニ帰ラント欲スル念アリテ雀ニ化シテ殿上ノ大盤ノ飯ヲ食フト俗ニ言伝テ入内スヾメ《ト》云フ（巻四十四）

（26）鸚鵡《アウム通名》：和産ナシ故ニ通名ナリ禽舗ニテバタント呼ブ今ハ舶来多クシテ毎毎観場ニ出ス／秦吉了ハサルガ長崎今ハ九官鳥ト云フ清商九官ナル者始テ将来スル故名クト云又鳩喚トモ書ス舶来ノ鳥ナレドモ今ハ多ク有テ時時観場ニ供ス（巻四十五）

（27）豕《イ和名抄 ブタ》：唐山ニテハ家ニ畜フテ日用ノ食品トス故ニ家猪ト云フ（中略）長崎ニハ異邦ノ人多来ル故ニ豕ヲ畜ヲキテ売ルト云フ東都〔江戸〕ニハ畜フモノ多シ京ニハ稀ナリ（巻四十六）

（28）野猪《クサイナキ和名抄・ヰ今名　児ウリボウ江戸》：胆ハ善ク熊胆ニ似タリ故ニ多ク偽造スソノ肉味甘美好事ノ人冬春好テ食フ牡ハ味劣リ牝ハ味勝ル（巻四十七）

（29）熊《クマ》：本邦ニテハ熊狼人ヲ害ス木曾山中ニハ殊ニ多シ冬ハ捉テ食用トスト云土人熊児ヲ畜テ売ルヨク人ニ馴狎ス（中略）天明四年越中五加山ニテ白熊ヲ獲ト云（巻四十七）

（30）熊／羆《オホグマ、シグマ奥州・　和名抄ニシグマ》：喉下ニ月形ナシ松前蝦夷ノ産ハ羆ナリ至テ大ナル者アリ多ク人ヲ害ス夜ハ馬ヲ盗ミ肩ニ負テ人立シテ走リ還テ食フ冬ハ川ニ来テ松魚《サケ》ヲ捉リ食フ又長藤ヲ以多魚ヲ連貫シテ走リ山ニ還ル藤端ヲ続ブコト無クシテ道路ニ多魚ヲ遺落ス人コレヲ拾得テ利トスト云今皮ヲ多ク出ス（巻四十七）

（31）鹿《シカ和名抄》：和州奈良芸州宮島ニハ市中ニ畜ヒ鹿ヲ害スルコトヲ禁ズル故人ニ馴狎スルコト守犬ノ如シ（中略）十六枝ノ鹿角ハ南都東大寺ノ宝物ニアリ／安永庚子年白鹿丹波ニ出目ト臍外腎倶ニ赤シ鹿角ヲ末〔粉〕ニスルヲ鹿角霜ト云フ（巻四十七）

（32）貉《ムジナ和名抄　ウジナ日本垂（ママ）古天皇》：昼ハ伏シテ出デズ夜ハ人家ニ来リ味噌及ビ油ヲ竊ミ食フ故ニ勢州ニテミソネブリト云力多クシテヨク器ノ蓋ヲ発ス（巻四十七）

（33）狼《オホカミ》：糞山中ニ多シ内ニ毛多ク又骨多シ烽火《ノロシ》ニ用ユレバソノ烟風ニ散ゼズ直上ス（巻四十七）

（34）海獺《ミチ古名　トド能州》：小ナル者ハ畜テ観場ニ出スコトアリ魟《エイ》ノ肉ヲ食ハシム能州七ツ島ニテ鳥銃ヲ以テ打捉リ煎シ油ヲ取テ大坂ニ出シ売ル（巻四十七）

（35）膃肭獣《ウニウ多識編　ヲットセイ》：冬間塩蔵スル者京師ニ出シ売ル然ドモ真ナル者甚稀ナリ其地ニテモ真物ハ捉得ガタキ者故売ル者多クハ海獺ナリ（中略）大腸ヲ乾シテ偽リ売ルアリ………海獣ニアザラシト呼ブ者アリ………皮ヲ用テ馬具トス奥州ノ名産ニシテ即海豹ナリ（巻四十七）

（36）鼠／火鼠《ヒネズミ》：先年東都ニテ平賀氏此法ニ倣フテ火浣布ヲ造ル銀辺ヲ濶クシテ大サ五六分アリ先ッ油ヲ塗リ墨

ニテ汚シ猛火中ニ投ジテ焼ク時ハ墨汚皆去リテ鮮白トナル然ドモ玩物ニシテ没緊要ノ品ナリ（巻四十七）

（37）渓鬼虫 詳ナラズ／カマイタチ：越後高田海辺ニテ行人曲阿ノ処ヲ過ルニ忽チ砂高ク吹上リテ下ヨリ気出ルカ如ク覚ユレバソノ人コレニ射ラレテ卒倒シ省ザルコト傷寒ノ如シ然ドモミナ服薬シテ治ス死ニ至ルモノアラズ或ハ過酒酩酊シテ治ス 同国鴨田郡 病人ノ身ニ必偃月形ノ傷アリ故ニカマキリムシ 高田 ト云或ハアカムシ 鴨田郡 ト云或ハスナイタト云フ然レドモソノ虫ノ形状ハ詳ナラズ従来言伝フル越後七奇中ノカマイタチモ皆同事ナリ此事越州ニ限ラズ他国ニモアリ　是皆渓鬼虫ノ属ナリ正字通ニ葛洪所レ謂渓毒似二射工一而無レ物者即蜮類也ト云ヘリ（巻三十八）

（38）渓鬼虫／水虎：カッパ 古歌 江戸 奥州　ガハタラウ 畿内 九州　カハノトノ　カハッパ 共同上 越後 佐州　ガハタロ 京　ガハラ 越前 播州 讃州　エンコウ　カハコ 雲州　カハコボシ 勢州 山田　カハラコゾウ 白子　カハロ 桑名　カハタ 共同上 桑名　カダラウ 土州　グハタラウ 共同上 予州 大洲 防州 石州 備後　エンコ 予州 松山　メドチ 南部　ガウゴ 備前　カウラワラウ 筑前　テガハラ 越中　ミヅシ 加州 能州

〔一名〕水唐 通雅　水盧 同上　諸州皆アリ濃州及ビ筑後柳川辺尤多シト云凡ソ旧流大江辺時ニ出テ児童ヲ魅《バカ》シテ水ニ沉メシメ或ハ人ヲ誘ヒ角力シテ深淵ニ引入ルソノ体甚粘滑ニシテ捕ヘガタシ女青藤《ヘクソカヅラ》ヲ以テ手ニ纏ヘバ角力勝ヤスク捕ヘ易シト云フ角力シテ悩サル、モノハ莽草《シキミ》ヲ用テ治スルコト大和本草ニ見タリ性好テ胡瓜《キウリ》及白柹《ツルシガキ》ヲ食フ白柹三箇許ヲ食フ時ハ能酔フ麻稭《アサガラ》及ヒ其炭ヲ忌ミ蜀黍糕《トウキビダンゴ》ヲ悪ム若人口ニ鉄物ヲクワヘ居レバ水ニ引入ル、コト能ハズト云フソノ形状ハ人ノ如ク両目円黄鼻ハ突出シ獮猴《サル》ノ如シ口ハ大ニシテ狗ノ如ク歯ハ亀歯ノ如ク上下四牙尖レリ頭ニ短髪アリ色赤シ額上ニ一孔アリ深サ一寸上ニ蓋アリテ蛤《ハマグリ》ノ如シ面ハ青黒色背色ハ亀甲ノ如クソノ堅キコトモ同ジ腹モ亀版《ハライタ》ノ如ニシテ黄色ナリ左右脇下ニ一道ノ竪条アリ柔軟ニシテ白色ナリコノ処ヲ執ル時ハ動クコト能ハズト云フ手足ノ形ハ人ノ如ク青黒色ニシテ微黄ヲ帯ブ四指短クシテ爪長ク指間ニ蹼《ミヅカキ》アリ手足ヲ縮ル時ハ皆甲版ノ間ニ蔵ル、コト亀ニ異ナラズ手足ノ節前後ニ屈スルコト人ニ異ナリ（巻三十八）

以上

通読しての摘出、漏もあろうがまずは民俗の一端を示すに足る。全四十八巻の大著に比すれば、ごく少量の記述にすぎない。すべてに解説は不可能であるが、まず（1）井塩・塩泉について、これまでこうした記録があったろうか。小学館『日本国語大辞典』に、〈井塩〉の語すらみえない（『広辞苑』なども同様）。〈塩泉〉については『日本国語大辞典』・『広辞苑』ともに語として登録されるも、〈塩類を多量に含んだ鉱泉、塩類泉〉とある。異なる塩泉である。蘭山は塩池などにも実際に赴いているのであろうか。〈民家八十余〉ともあり、又聞きとは思われない。

（2）は〈出羽ノ人語ル〉と註記しているので、この情報は蘭山居ながらにして耳にしたのであろう。さらに〈石英ノ中空ニシテ水アルアリ是ヲ倒転スレバ必水上ニ升ル……一滴ノ水ナレドモ数十年乾カズ玩石家コレヲ貴ブ俗ニ水入リノ水晶ト呼ブ〉とあり、博物誌の一端であろう。しかしここでも蘭山が書斎で机に向っているのではなく足で情報を集めたように思われる。自然科学者の一面であり、水晶が日本人に身近かであったことが思われる。

（3）は羅山が〈越後ノ国ニ 石油《いしのあぶら》 有り〉と〈燃える水〉を紹介しているところと一致する。もとより益軒も記録しているところである。本草学者以外に、たとえば文人、民俗学の徒ともいえる橘南谿なども、『東遊記』〈〈越後の〉七不思議〉で、〈臭水《くさうづ》の油《あぶら》は芝田の城下より六里ばかり東北に黒川といふ村あり……小き池有りて其池に油湧くことなり、其油のわく池此地に五十余《よ》あり……よく湧池は毎日油二斗ばかりヅヽ、を得るといふ、此油灯火に用ふるに松脂の気ありて甚臭し故に臭水《くさうづ》と名《なづ》く〉などとあり、また越後国の如法寺村に、〈自然と地中より火もえ出る家二軒あり〉と〈火井〉も紹介している。まさにしる人ぞ知るである。(37)のカマイタチも〈鎌鼬《かまいたち》〉として『東遊記』にみえる。時代的にも広く、民俗に文化人、知識人が関心をもった時勢の空気を感じとることができよう。南谿また真澄に比すべき文人民俗学者である。もとより李時珍も、〈土人多以然灯甚明、得水愈熾、不可入食……勝于手松烟〉（巻九、金部／石脳油・石油）とある。シナでも同様であった。益軒も〈燃水《もゆるみづ》は是くさうづなるべし、灯油とする事、筑紫にくじら油をともし北部につのじの油をともすがごとし、其価他の油より甚いやし賤民は此油の出る処にわらをひたしてこれをともして家業をつとむ〉と記述している。なお〈つのじ油〉のツノジは柳田国男監修『綜合日本民俗語彙』によると〈山陰東部の海岸でいう鮫の一種〉とある（灯油として用いるとはみえない）。鮫の油もまた用いられていたのである。

（4）もほぼ（3）に準じて考えられるが、石炭と九州地域との関連は現代的である。イシガラはおそらくコークス（オランダ語 Cokes）の類であろう。

（4）はやはり栃餅はあっても栃麵のない証明にもなろう（現代のトチルの語源解に関連する）。

（7）の樺木も貴重な記録である。羅山も『新刊多識編』で、〈信州木曾ノ民作レ燭ニ甚タ能燃《モユ》〉（巻三）と記録している。樺の皮のよく燃えることはかなり一般的にしられていたようであり、鵜飼のことは他にも記述がある（（24）を参照）。

ここで興味あるのは、〈厠籌《シチユウ》〉のことである。『啓蒙』には、〈厠籌　カワヤノステギ　チウギ土州甲州　〔一名〕刮屎柴竹附方　屎杯郷談正音　浄籌　揩篦共同上〉（巻三十四・服器之二）とあるのみだが、羅山は、〈厠籌　今案志里奴久比乃岐、信濃岐蘇《キソ》山ノ民以テ二木ノ篦屎ヲ一而拭《フ》レ尻《シリ》ヲ〉（巻三）と、〈志里奴久比乃岐《シリヌグヒノキ》〉を紹介している。先の『綜合日本民俗語彙』には、〈尻拭箱〉として、〈秋田県鹿角地方には厠の一隅に尻拭箱という把手のついた木箱が二つ置いてあって一方には尻拭いの藁や木片を一方には使用ずみのものを入れた。木片などを壺の中に投ずれば施肥の際に妨げになるからであった〉とある。もとより木曾の民のことはみえないし、羅山のことにもふれない。羅山のいう木ノ篦屎ヲ以テは〈屎篦ヲ以テ〉とあるべきだろう（校正の誤り）、まさしく尻《シリ》ヌグヒノ木《キ》というヘラ状のものであろう。いかにも木曾山中の民にふさわしい民俗《たみのなりはひ》である。秋田にあり、〈土州・甲州〉のチウギを合せ考えると、おそらくカワヤノステギはふるくは日本国中山中の民の間ではこの方式がおこなわれていたのではないか。蘭山が記録していない方がむしろ珍しい。否、『本草綱目』の一名を案ずれば、〈屎杯〉などシナでもステギが存在したのであり、日・中共通する。古く紙は貴重なものだったであろう。漢字、〈籌〉を用いている点、木より竹片での使用がシナであろうか。ともあれ民俗の一端を本草学が担当することは明白である。蘭山もカワヤノステギ・チウギと同定している点、シリヌグヒノ木の存在と民俗《たみのなりはひ》に認識があったと思う。

厠籌と同じく『新刊多識編』に、〈烏喙今案於宇乃布多末多古〔異名〕金鴉《キンア》綱目草烏頭今案伊布須蝦夷《カイニ》搗レテ茎《クキ》ヲ煎レシテ汁ヲ伝レフ箭《ヤ》ニ射《イ》ル二禽獣《キンジウ》ヲ一〉（巻二）とあり、この〈草烏頭〉は（14）〈烏頭〉と対応しよう。いわゆるトリカブトから製する毒薬である。伊布須はブス（附子）であり、鎌倉期の辞書、『色葉字類抄』に〈附子《ブシ》薬名〉とみえる。蝦夷《カイニ》はアイヌのこと、『蝦夷志』は新井白石の著、『蝦夷志』をさすと思うが、かなり丁寧に読んでも同書にブスにクモやトウガラシを加えることはみえない。〈鏃有逆鬚者淬以二毒艸一、蓋取下淬二其毒一脱不上レ出也〉とあるのみ。蘭山の記憶違いか。なおトリカブト、ブス、アイヌのブスの使用など、『和漢三才図会』にもみえ、かなり一般的情報だったと思われる。

（15）〈青魚〉に〈詳ナラズ〉とあるのは蘭山の慎重振りを示すか。益軒など〈案本草ニ所謂青魚与此〔カド・ニシン〕別ナリ〉とはのべる。そして〈青魚鰮《かどイハシ》に似テ大ナリ〉と、いわゆる鰊《にしん》として蘭山同様に、カズノコを〈世俗コレヲ年始及婚嫁ニ用ユ〉などと紹介している。もとより『本朝食鑑』など、〈数ノ子〉礼讃である。いつごろからカズノコと子孫繁栄が結びつけて考えられるようになったか。のちの『古名録』に、〈かどのいを〉を『四季物語』により示しているが、同書は偽書で鴨長明とは関係ないのでやはり未詳である。『和漢三才図会』は、〈鮴《かど》〉の字をあて鰊を俗用などとするが、カズノ子は『大和本草』などにも同様の内容をのべる。やはり『本草綱目』の〈青魚〉は、本草学として未詳とするのが正しいようである。ここまでいくと、もはや『本草綱目』と日本人とは絶縁状態になったといっても過言ではない。日本人と正月は他民族にみえない独特のものがあろう。

（21）雁風呂湯も当時よくしられていたようである。南谿『西遊記』〈渡《わた》り鶴《づる》〉（巻二）に、〈雁などにても小鳥類にても北地より日本へ渡り来るには中途にて羽つかれて海中に落んことを慮《おもんぱか》りて鳥ごとに枯木《かれき》の枝をくはへて来るなり。海中にて羽つかれば枯木の枝を海面に浮《うか》めてその上に下《お》り立て羽をやすめ又其枝をくはへ飛来る事とぞ、それゆゑ北海《ほっかい》辺《へん》にては秋の初雁《はじめかり》の渡り来りし時は海浜に枯枝おびたゝしく落《おち》あるなり。秋の頃は海浜の人雁の捨置たる枯木の枝をひろひ集めて風呂を焚《たき》て漁人《ぎょじん》集り浴することとなり。是を北海辺にては雁風呂《かりふろ》といふ。微少《びせう》の禽《きん》獣といへども相応の智はあるものなり〉と紹介、蘭山は雁ノ供養と解し南谿は小鳥ノ知恵とするが、雁風呂はまさしく人と動物の共生の一つの姿であり、北の人びとの民俗の一端といえよう。文人民俗学者は菅江真澄のみではないのである。

終りに（26）ブタと（28）クマのことを一考しておく。長崎はともかく、江戸でブタを多く飼うとは、『啓蒙』ではじめてしる。何のためかはここにみえないが売買されている点、おそらく食用ではないのか。俚諺に古くから霜先の薬喰という、寒にそなえて体力充実保持のためか、日本人が動物性蛋白質のものを摂取した食生活に関係するわけであろう。『古名録』に、〈井《ヰ》倭名類聚抄〔漢名〕豬本草〔今名〕ブタ〉とあげ、畔田伴存は聖武天皇天平四年七月に、〈畿内ノ百姓畜《カヒタル》猪四十頭放テ二於山野一ニ令レ遂二性〔生〕命一〉の記事をあげ、〈家豬《ブタ》〉に同定している。とすると古代に存在し飼育していたか。ブタの呼称は中世の書物にみえるようであるが、文字どおりブヨ〳〵、ブクブク太った状態の擬態語から一般語に組入れられたらしい。（28）の熊の子の売買は何か、大人の熊が食用とするのはうなづけるところであるが、子熊も食したのだろうか。紙数の関係で他の記録については次の機会にゆずる。（26）・（34）などにみえる〈観場《みせもの》〉は、広く一種の移動動物園でもあろう。世の平和がもたらす庶民生活の飾部分でもあろう。（30）以降、海の獣もよほど人びとの身近になってきたようである。（36）の平賀源内の火浣布に、〈没緊要〉とある断定は痛快である。

（37）のカマイタチはわたくしも少年のころ経験がある。（38）の河童は、柳田民俗学を引用するまでもなく日本人に縁がふかい。メドチは現代も八戸市の方言で耳にしているが、国民的な生物がカッパであろう。民俗学でも好んで取りあげる。蜃気楼といい勝負の材料である。蘭山はシナ的な大蛤《はまぐり》ノ息などと非科学的認識ではなく、自然現象の一つと蜃気楼を解説する。

3

本草学と言語の学

かつて本草学は方言の学である——とのべた。例えば『啓蒙』で〈石蒜〉（巻九）を一見すると、〈マンジュシャゲ〉をはじめ四十八語、〈魚狗〉（巻四十三）では、〈ソビ〉以下二十語、あるいは〈蝸牛〉（巻三十八）では、〈カタツブリ〉など三十二語、〈杜父魚〉（巻四十）では、〈カジカ〉をはじめ五十五語、〈水黽〉（巻三十八）に至っては、〈ミヅクモ江戸〉をはじめ六十一語と方言をあげる。『本草綱目啓蒙』全体では二万余語と厖大な量となる。しかし本草学が何ゆえに方言を収集したか——これはいうまでもなく名物ノ学という本草学の重要な一面、直接的には、〈同定〉、名ヲ正スの問題にかかわるからである。しかし同定はむしろ方言学とは無縁であるともいえる。したがって何ゆえかという点はあらためて吟味しなければならない。

『啓蒙』を通読すると、例えば、〈杜父魚　カジカ古歌仙台／魚狗　ソビ古事紀（ママ）旧事紀日本紀和名抄／蝸牛　カタツブリ古名／蛞蝓　ナメクヂ和名抄〉とはじまる。『大和本草』にあっても、〈景天《いきくさ》　順和名〔和名抄〕にいきくさと訓ず、今世の俗にべんけい草と云………〉とある。右に共通する点は一言でいえば、〈古言〉の表示である。この古言が方言と同列に収載されているわけである。本草学は方言と古言の学なのである。周知のように本草学の一分野、〈名物ノ学〉は、そもそも古典『詩経』という歴史的産物の中のモノの名を正すことに発している。この精神と方法が日本の本草学でも忠実に受けとめられた。しかし日本の場合、同定には二面、外と内の問題がある。漢名（シナでの呼称）と和名、和名の中の名（異称・方言）とモノの対応である。そこに方法として史的観点からの同定が強く要請された。本草学者、曽槃の『国史昆虫草木攷』（文政四年・一八二一成）にみられる名物学の確立はその典型であり、畔田伴存『古名録』の執筆と編集、名物学の一大集成もまさにこうした要請に答えるものである。書名の〈古名〉は名物学そのものを語っている。

一般的に方言といえば、標準語乃至はそれに準ずる語形、共通語に対する地方語である。しかし本草書における方言は本名に対する異称、一名の意味で、根元の語形に対する。それは民俗において史的考察を加えている点とも共通する。例えば柳田民俗学において〈六日だれ・出立《でたち》（飯《めし》）〉の場合、ことに前者でダレを垂レと誤解しているが、タレは剃《ソル》の忌詞で、史的観点をもってすれば中世の辞書、外国人のノートにもその旨を記している。具体例については西鶴作品などに多くの記録をみる。日本の民俗学の弱点はこの史的考察の欠如にある。その点、本草学での民俗ノ記録は、補完的役割をもつ。同様に方言の収集は方言学に有効である。本草学の本質論からいけば、方言は同定のときの重要な記号なのである。もちろん古言も。その点あえていえば方言学とは、目的も異なり学として異質である。日本の本草学では京都語も江戸語も一方言、いうなら一名にすぎず、古名、具体的には日本最古の百科辞典である『和名類聚抄』を一つの拠りどころとし、基準として、さまざまな語形をこれに対応して求めているわけなのである。〈古名〉の宝庫が『和名類聚抄』だからである。ただし国語学的にいえば、『和名類聚抄』には、一般に十巻本と二十巻と区別されるように書誌的に解決すべき問題があり、現代でもまだ十分に考究されていない。わたしは大学院生とともに、『和名抄の新研究』の一書にまとめて、『和名類聚抄』の本質にも筆を入れた。しかしその点、畔田伴存は彼以前の本草学者が、〈古名・古歌、和名抄、万葉集、日本紀、旧事紀〉などに求めた古言を、さらに徹底的に学問的に追究し、八十五巻に結集して〈古名〉の実態を明確にした。古言は『和名抄』のみではないからでもある。当時としては破天荒ともいうべき想像を絶する多くの文献資料を駆使した。しかも他の本草学者と違ってほとんど彼独りで古典に対峙して、古名を採録し、本草の記述に努力した。高く評価すべきなのである。彼は『和名類聚抄』での写本、板本〈板種の異同などもふくめる〉を書誌的な点においてもできる限り学究の筆を駆使している。

益軒が、〈一、本邦諸州ニ産スル所ノ品物各其ノ郷土ノ方言アリ。然シテ其ノ名称同ジカラズ。四方ニ通称シテ闔国（国中）其名ヲ同ジクスル者鮮シ〉（『大和本草』〈凡例〉）と方言に注目したのも以上のような本草学の考えからである。別に益

軒には 語源を探求した『日本釈名《にほんしやくみよう》』（元禄十三年・一七〇〇）の著があり、日本語にはことのほか関心が強かった。その点同じく本草、物類に関心をもって、『物類称呼』（安永四年・一七七五刊）――〈諸品《しよひん》の和訓《わくん》は源 順《したかふ》ノ和名抄及漢語抄本朝印行《ゐんかう》の諸家本草等に譲り〉（凡例）とのべる――という全国方言辞典を編纂した越谷吾山がいる。彼は方言に関して、〈大凡《をほよそ》我朝六十余州のうちにても山城と近江又美濃と尾張これらの国を境《さか》ひて西のかたつくしの果まで人みな直音《ちよくをん》にして平声《へうしやう》おほし北は越後信濃東にいたりては常陸をよび奥羽《おうう》の国々すべて拗音《いようをん》にして 上声多きは是風土水気のしからしむるなればあながちに褒貶《ほうへん》すべきにも非す畿内にも俗語あれば東西の辺《へん》国にも雅言《がげん》ありて是非《ぜひ》しがたししかしながら正音を得たるは花洛に過べからずとぞ〉（序）と言挙げしている。両者の根本的違いは明白である。吾山の論を煎じつめ、あるいは発展させていけば、アクセントなども考慮し、標準語に対する方言、方言の学として日本列島での方言区画とその分布地図、いわば言語地理学的なものを想定することとさえ可能である。確かに吾山の胸中には方言を相対的にとらえている点がある。しかし立項する登録の語、正音という考えなどを付度するならば、例えば、〈父《ちゝ》〉を立てて、〈ちやん・てゝら・の、〉などは方言と記載するのである。〈蝸牛《かたつぶり》〉と立項し、〈でん〳〵むし、まい〳〵〉など方言を蒐集、記載する。カタツブリがすべての方言をおおう基準ないしは標準となる語形である。蘭山の〈蝸牛〉の項（図1を参照）や柳田国男『蝸牛考』と重なるところをしる。結果的に吾山や柳田

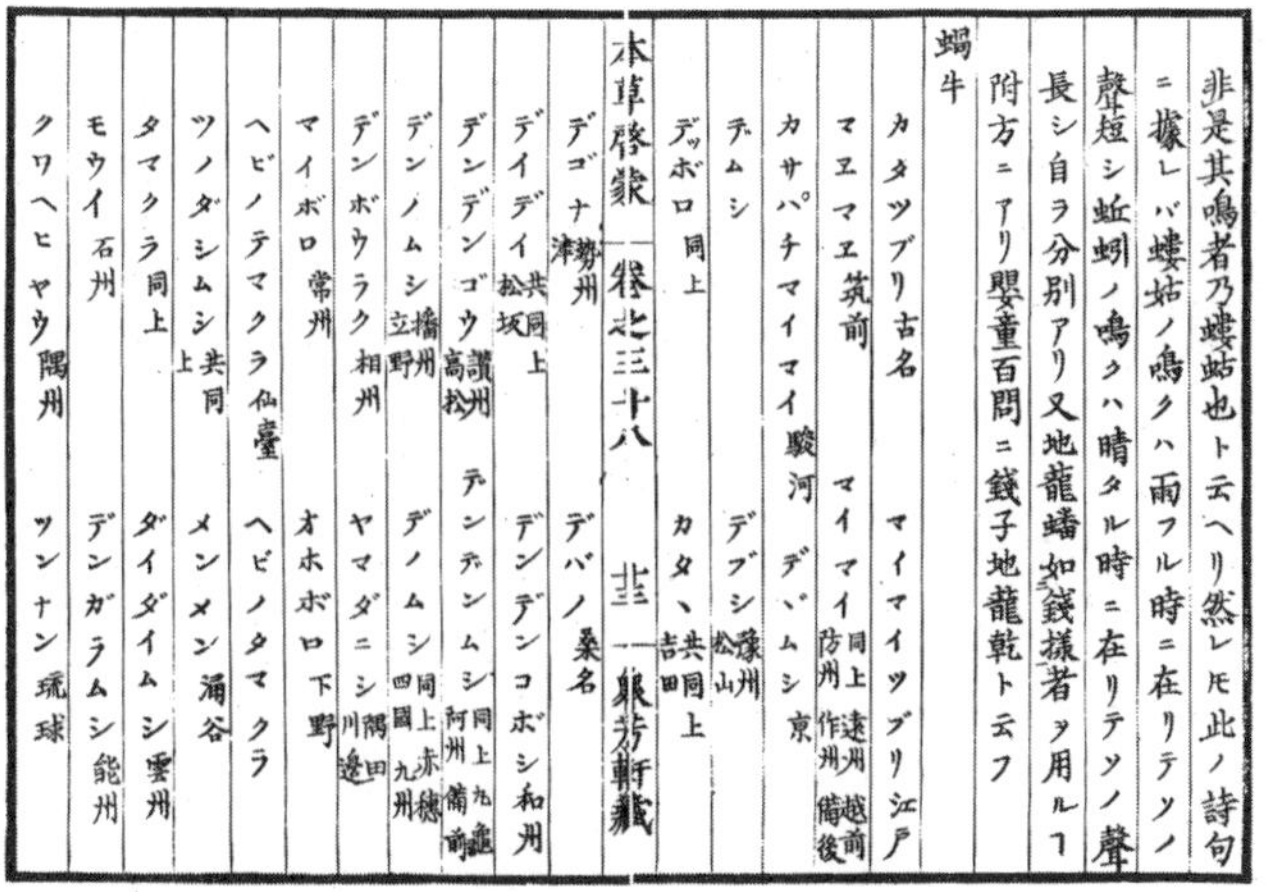
非是其鳴者乃螻蛄也ト云ヘリ然レ𪜈此ノ詩句
ニ據レバ螻蛄ノ鳴クハ雨フル時ニ在リテツノ
聲短シ蚯蚓ノ鳴クハ晴タル時ニ在リテツノ聲
長シ自ラ分別アリ又地龍蟠如錢樣者ヲ用ルコト
附方ニアリ嬰童百問ニ錢子地龍乾ト云フ
蝸牛
カタツブリ古名　マイマイツブリ江戸
マヱマヱ筑前　マイマイ同上 遠州 防州 作州 越前 備後
カサパチマイマイ駿河　デヾムシ京
デムシ　デブシ豫州 松山
デツボロ同上　カタヽ共同上 吉田
本草啓蒙　巻之三十八　十九　衆芳軒蔵
デゴナ勢州 津　デバノ桑名
デイデイ共同上 松坂　デンデンコボシ和州
デンデンゴウ讃州 高松　デンデンムシ同上 九州 阿州 備前
デンノムシ播州 立野　デノムシ同上 赤穂 四国 九州
デンボウラク相州　ヤマダニシ隅田川辺
マイボロ常州　オホボロ下野
ヘビノテマクラ仙臺　ヘビノタマクラ
ツノダシムシ共同上　メンメン涌谷
タマクラ同上　ダイダイムシ雲州
モウイ石州　デンガラムシ能州
クワヘヒヤウ隅州　ツンナン琉球

図1：〈蝸牛〉（巻之三十八、虫部四）

は系統として同じような分類に達する。蘭山など本草学での対方言観とは根本的に異なるところである。本草学ではできるだけ多くの方言、異称量の多さが望ましい。そして方言が古言と一体となって一つの言語ノ学を形成しているともいえる。

吾山もまた方言採集の一つの意図方法として、〈唯《たゞ》民俗要用《みんぞくようく》の事のみをしるす〉（凡例）とはのべる。この点で、本草学のそれと重なる民俗的記録がみられるのである。これは方言探究によってむしろ必然的に出てくるところでもあろう。民俗、所ならひを無視しての方言研究――現代の方言研究はそれであろう――は魂なき仏像である。吾山ももとより近代的意味において方言学者ではないが、『啓蒙』にも関心をもった柳田国男が吾山的な方言観を発展させて、『蝸牛考』という〈方言周圏論〉を世に問うたのも肯づけよう。吾山と柳田とは系統分類で一致している。本草学では方言的区画や分類、系統的処理は没緊要なのである。では小野蘭山など、本草学での厖大な量の方言は方言学に寄与しないかといえばもとより否である。本草学者が方言蒐集にはらったエネルギーを敬することはあっても過小評価などとんでもないことである。方言研究に先鞭をつけたことはもとより、むしろそれぞれの土地独自の、人びとの感情、考え方、慣習、伝統、環境などにより、独特な名〈方言〉を創作したことの意味は大きく、これをわたくしたちに恵与しているのである。多様性を方言にみるわけであり、〈方言周圏論〉――方言分布の原因を文化の中心から時間に応じて波紋状に広がる事象に認めた理論（『広辞苑』）――では解釈できない、むしろ否定ないしは補訂する論拠を示唆している。言語文化の中心は一つではなく、方言が同時多発的な、いわば池に一箇の石を投げて描かれる輪の広がりではなく、同時的に数箇の石（地方文化・生活の多様性）が投げられて、

図2

「方言周圏論」

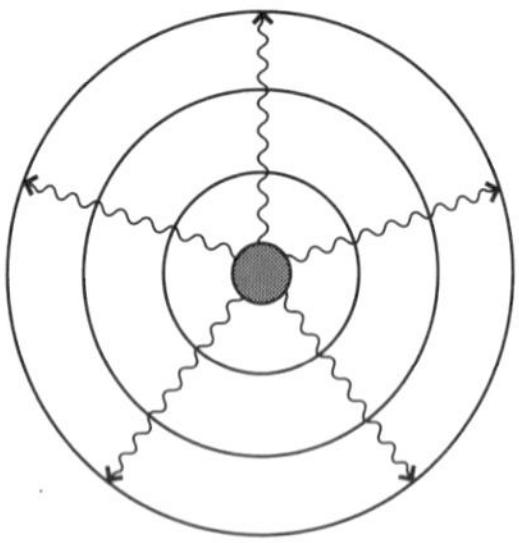

a 方言、蝸牛の流布

「本草方言論」

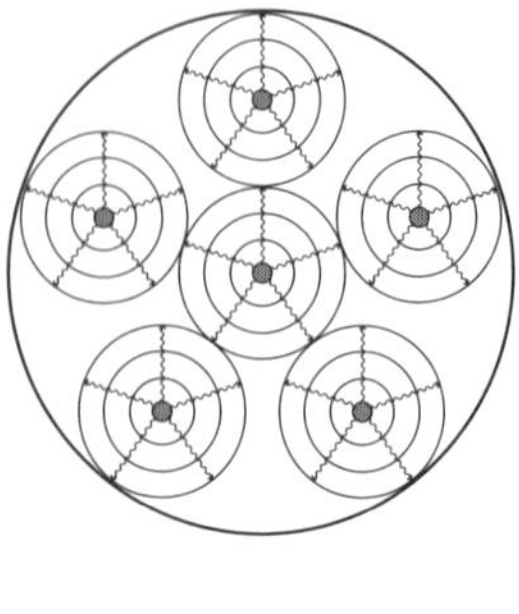

b 方言、蝸牛の流布

輪を複数描きぶつかり重なりあっていく姿、大きな円の中に小さな円がそれぞれ中心点をもって共存している姿を描くと解することができる――方言のいわば文化物類学、文化名物学を想定することができると思う（図2を参照）。柳田の方言研究では文化（地方）は欠落している。本草学は言語文化の方言蒐集なのである。そうした新しい学問への貴重な素材を本草学者が時間、空間的に用意し文化遺産として後世に伝えたのが厖大な、方言量であると評価したい。小野蘭山の厖大な方言収集に対するとき、なんと地方の民の命名のユニークで、ときにウイットに富みユーモアにあふれる名を物に与えていることかと感嘆する。江戸方言、〈水蜘蛛《ミヅクモ》〉が排除され、四国・中国地方の方言、〈アメンボウ〉が標準語あるいは共通語的地位を獲得したのもゆえあるかなである。所詮日本語も方言の総和を意味するわけではないか。雅語、古言であるツキ（桃花鳥）を排して、訛りともいうべきトキ（紅鶴・朱鷺）を選択したのは近代の日本人であり、こうした心情は、蘭山の方言宝庫に今なお豊かに眠っているともいえるのである。本草学もそういう意味で文化人類学といえる、すくなくともその一翼を担う学であり、江戸期に明確な萌芽をみるといえると思う。

参考拙著：『小野蘭山本草綱目啓蒙―本文・研究・索引』（早稲田大学出版部、一九七四年）・『新刊多識編』（影印、解説。文化書房博文社、一九七三年）・『古名録―本文・研究・索引』（早稲田大学出版部、一九七八年）・中村惕斎『訓蒙図彙』（影印、解説。早稲田大学出版部、一九七五年）・『越谷吾山』（さきたま出版会、一九八九年）・『方言はどう探究されたか』（桜楓社、一九七九年）・『物類称呼』（翻刻、八坂書房、一九七六年）・『物類品隲』（翻刻、八坂書房、一九七二年）・『江戸の博物学者たち』（青土社、一九八五年／講談社学術文庫）

小野蘭山の本草学と衆芳軒における門人指導

平野　満

蘭山の本草学の神髄は採薬にあり

江戸に出るまでの蘭山の採薬地は居住する京都周辺に限られ、他の地方に出ることがほとんどなかったといわれている。[1]にもかかわらず、自然物に関する蘭山の知識はおどろくほど豊富で正確なものであった。それは、本書に収めた書簡から読み取れるように、各地の門人たちから質問とともに送られてきた押し葉や標本、およびそれに関わる地方での生育状況や利用法などの情報に拠るものだった。[2]蘭山にとって、このようにして集積された知識を自身の目で確認したいという願望は強かったはずである。これが高齢にも関わらず蘭山が江戸への招聘に応じた理由だったと私は考えている。蘭山にとって、書物や門人たちからの腊葉や標本でしか知ることのなかった他の土地の自然は、ことのほか興味を引くものであったに違いない。

蘭山は寛政十一年（一七九九）七十一歳のとき、幕府の招聘に応じて江戸へ下ったが、幕府の招聘を迷惑と思っていたらしいエピソードがある。

其江戸より召状到來の時も、叡山採薬中にて、町奉行より達の趣を言聞せたるに、大に迷惑の様子なりしと云ふ。[3]

このエピソードは、蘭山が幕府による抜擢という社会的な出世には全く興味を示さなかったことを裏付けている。幕府の招聘を受け入れることを決断したのは、幕府の後ろ盾を得て各地に採薬できることを期待したからだったと私は考えている。経験したことのなかった東国の産物を自分の目でみてみたい、うまくゆけば幕府の役人という肩書を得ることによって各地を採薬（採集旅行・野外調査）できることを期待したからだったと思う。

寛政十一年（一七九九）三月十一日京都を出発、途中で門人の出迎えと歓待を受けながら、蘭山は道筋での草木にも注意を向け、日記には道中で目撃した植物を記録している。同月二十八日品川に到着。江戸へ着いて間もなく、長旅の疲れも取れない四月一日には池田瑞仙(4)とともに上野から道灌山へ採薬している。四月二日、医学館内に蘭山の住居が完成したことを報告した医学館俗事役は、「右於医学舘講書被仰渡候ニ付、旅中医学舘地面内へ取建候家作へ差置可申哉(5)」との伺書を出し、蘭山を「旅中」ととらえている。同月五日医学館敷地内の新居に移った蘭山はさっそく堀田摂津守から医学館での講書を申し付けられ、逗留中の手当として五人扶持一カ年二十五両を月割で支給されることになった。(6)六月二十九日になって、改めて堀田摂津守から「當地え罷下候ニ付、為御手當三十人扶持被下候。生涯當地へ住居致物産筋之御用可相勤候(7)」という仰渡しがあり、ここに蘭山の身分(8)が決定され、生涯江戸居住を申し渡されるとともに、医学館講書に併せて「物産筋之御用」が加えられた。七月二十八日には将軍に御目見を済ませ、十月以後は年始・八朔・五節句・月次御礼に登城することと帯刀が許されている。こうして、蘭山の江戸での生活がはじまった。

それからおよそ一年半の後、ようやく江戸での生活が落ち着き始めた寛政十二年（一八〇〇）八月には、さっそく日光採薬を願い出た。この時期の日光は寒く草木は枯れているため採薬には適さないことを理由にこの願いは許されず、かわりに江戸近郊の採薬を勧められた。そこで、蘭山は江戸近郊の駒場・志村・鼠山・広尾原・国府台の弘法寺惣寧寺辺の採薬願いを提出した。(9)この江戸近郊への採薬記録は残されていないが、願いのとおり実施されたはずである。

江戸近郊の採薬を終え時期を待っていた蘭山は、翌享和元年（一八〇一）二月十七日、あらためて日光採薬の願書を出した。この願いにたいして許可の内意が伝えられたのは三月十九日。江戸近郊の採薬は私的なものであったが、この度の日光採薬は幕府の御用（公務）とされ、費用として三十両が下されることになった。この採薬はもともと蘭山から望んだものだったが、御用とされたのは調査地でのさまざまな便宜と予想される高額の費用を与えるために、医学館を統括する立場にあった若年寄堀田摂津守正敦のとった処置だったと思われる。[10] 以後、蘭山の採薬は幕府の公務の形で実施されることになった。こうして、蘭山は六度の長期間にわたる採薬を実施することができたのである。蘭山の採薬は公務だったから、幕府にたいする復命書が義務づけられ、これが「採薬記」として提出され現在に残ることになった。

本草学急務は採薬が宜しく候　―蘭山門人たちの採薬―

蘭山は本草研究においてとりわけ採薬を重視した。蘭山は万巻の書籍を参照しており、また多くの抄録を作っているが、何よりも実物の観察を大切にした。採薬はどこに何があるかを確認するだけでなく、生育環境や生育地での方言や利用状況を知るためにも大切な調査であった。とりわけ蘭山が力をいれたのは各地の方言を採集することであった。古代以来、中国で成立した学術文化を受け入れるため、中国語の翻訳は日本の学術一般の宿命でもあった。本草学にとっては、和漢ともに時代・地域によってさまざまな呼称をもつ薬物について、和漢の名称を同定することは必須であった。蘭山の本草学は古代以来営々と積み重ねられてきた自然物の同定を集大成したものといってよい。漢名を標準名とし、そのもとに別称として和漢の呼称を配することによって、自然物についての共通の議論が可能になったのである。[11] 蘭山の主著『本草綱目啓蒙』はこのような意味をもつ。

蘭山が本草研究において採薬を重視したことは、門人教育にも現れている。以下に、幾人かの門人をとりあげて、彼らがいかに採薬に熱心であったかをみておく。

①村松標左衛門

能登国羽咋郡町居村の百姓村松標左衛門からの衆芳軒「内門」の問い合わせにたいする返書のなかに、次のような注目すべき一節がある。

本艸学急務は採薬宜候。書物も追々出板も有之候由承及候得共、所詮他流之書は反而疑惑之基に而御座候間、御披見御無用に可被有候

蘭山の本草学の神髄がここに示されている。本草研究にあっては何よりもまず実物をよく観察することの大切さを説いたのである。

残されている標左衛門宛て蘭山書簡によって、蘭山による通信教育の具体的な内容を読み取ることができる（書簡集参照のこと）。標左衛門は押し葉帖[12]を作っており、その現物が残っている。張り込まれた押し葉（小さな押し葉は紙によって包まれ、その包み紙に）の傍らには標左衛門の私案とともに朱筆による鑑定案が記されている。

②木内政章

水戸の門人木内政章は『本草綱目記聞』[13]の「題言」（文政二年四月誌）に、一年足らずの在京中（寛政九年［一七九七］四月～同十年二月）に行なった三十三度の採薬地と月日を記録している。これは衆芳軒での講義の合間を縫っての採薬で、政章がいかに精力的に採薬したかがわかろう。このうち、「九月十日先生白川山ヨリ比叡山ニ採藥ス」の記事によって、蘭山が門人を伴って採薬（野外調査）を行なっている事実もわかる。この採薬参加者に政章自身の名は無いが当然参加したに違いない。これも蘭山の門人教育の一環であった。政章は採薬記録の末尾に「草木凡ソ千有餘種。一々鑒定ヲ請ヒ押葉トシ、今ニ之ヲ貯フ」と、採薬の度に採集した植物を蘭山に鑑定してもらい、押し葉帖を作った。蘭山のもとでの修学を終えて水戸へ帰郷した政章は、京都の衆芳軒での講義録とともに京都で採集した植物の押し葉帖を持ち帰

り、折に触れ研究の参考にしたのである。文政二年（一八一九）十二月には大切に保存していた押し葉が、年月の経過のため茎葉が破損し、色も変色してきた。そこで、画家に頼んでその形状を写させた。これが『草木形状録』[14]である。その「題言」（文政二年十二月識）で、政章は「余、其學ヲ受ケ、其蘊ヲ盡スコト能ハズト雖モ、歴年四方ニ採薬シ、和名ト方言トヲ分明ニシ、此レヲ先生ニ問ヒ其詳審ヲ録シ、本草記聞校正ノ力ラトス」という。蘭山が江戸に下り、享和元年（一八〇一）に日光へ採薬に来たときには、四月十三日政章はさっそく真弓まで馳せ参じ、しばらく採薬に同行している。政章は師蘭山から採薬の重要性を学び取り、蘭山の教えを実践したのである。

③木村蒹葭堂

大坂の木村蒹葭堂は蘭山門人として著名だが、蒹葭堂が採薬に熱心であったことはあまり言及されたことがない。『蒹葭堂雑録』[15]の第一冊のほとんどは蒹葭堂による採薬の記録である。本書には明和七年（一七七〇）・同八年・安永三年（一七七四）・同四年・同八年に実施した計二十度の京都近郊における採薬日時と場所及び産物名が記録されている。後半には坂元慎の記録した「白山物産」や「加賀州産」「天明辛丑秋和州十津川」「乙巳歳所渡品坂本ヨリ申来ル」など友人知人からの報知を収めるが、ほとんどは蒹葭堂自身の採薬記録である。蒹葭堂は酒造業を営むかたわら、幅広い交友をもちさまざまな文化活動に携わったことで知られるが、この史料によって本草研究においては蘭山の教えを守ってさかんに採薬を行なっていたことを確認できる。

④山本亡羊

蘭山が江戸に下った後、京都の本草学を支えた蘭山門人山本亡羊とその息子たちも師の教えを受け継いで、熱心に採薬を試みていることは別稿[16]に述べたのでここには略す。

衆芳軒の規定など

小野蘭山の塾・衆芳軒「内門」へ入門するには一定の資格が必要であった。門人には内門と外門が区別され、内門にはより厳しい規則があった。

村松標左衛門は、これ以前からすでに師弟の関係にあったと思われるが[17]、寛政十年十二月二日附書簡70で、蘭山の塾衆芳軒への「内門」入門を問い合わせた。蘭山の返答は次のようなものであった。

> 内門之義被仰遣候。此義は綱目会読一周相済候人に許申候事家法に而御座候。遠国之人は、我意なく数年被相勤候得ば、会読一周に準し而相許候。必竟数年修練に依而相許候事に候。金銀を以相許候事に而は無御座候間、左様に御心得可被成候。

衆芳軒では、『本草綱目』会読一周を済ました者に「内門」を許すのが「家法」という。数年修練した者にだけ「内門」を許したのである。ただし、遠国の人は「我意なく」数年間の学習を経た者は『本草綱目』会読一周に準じるものとして許すという。決して、金銭によって許すのではないという。標左衛門は能登の住であったから、この遠国者の規定によって「内門」を許されたと思われる。

木村蒹葭堂は天明三年（一七八三）三月に「内門」を許され、「誓盟状」を提出している。

> 誓盟状
>
> 一今般以蒙恩恵蒙内門御許容本草秘説別傳等御傳授可被成下旨本望至極奉存候自今御學業他傳之義勿論生涯不可忘師恩粗略之義仕間敷候因而誓約如左。

一外門御規則は不及申今般御改正有之候御内門規則終身堅相守可申候事。

一本草諸書御講業之記録他見之儀不及申雖内門中私に貸借仕間敷候。若所存有て本草之學相止メ候へは入門已来書写記録皆々返納可仕候事。

一名物之書刊行之義猥に仕間敷候無拠刊行可仕候得者御窺之上にて御許容之後刊行可仕候事。

一名物稱呼愚勘私考有之候へは其説御窺之うへ同社友へも其沙汰可仕候事。

一學業成就之上執心之者有之候得如此誓約御傳授可仕候別傳秘説之義は仮令雖父子兄弟猥傳授仕間敷候事。

一御校本之義以別段誓紙相願御許容之上拝借可仕候事。

右誓約之條堅く相守可申候若違犯仕候得者可蒙何等之御勘気候。仍而誓約如件。

天明申辰三月　　木村　吉右衛門

蘭山先生　　花　押

函丈

この誓盟状の第一条では、内門を許され「本草秘説別傳等」の伝授をしてもらえるようになったことを喜び、以下の箇条を守ることを誓っている。第二条には「外門御規則は不及今般御改正有之候御内門規制終身堅相守可申候事」とあるから、内門とは別に外門にも規則があったことになる。「今般御改正有之候御内門規則」とあるから、内門の規定はこの少し前に改定されたことも判明する。年未詳四月廿四日附の萩野透元宛て蘭山書簡43に「三月廿三日御翰此間相達候。（中略）此度改軌ニ付、内門之義、都講を以得貴意候処、御領掌被成、縷々御謝言御丁寧事御座候」とある。衆芳軒の都講（塾頭）から萩野宛てに内門規定の改定を通知したのにたいして、萩野が三月二十三日附の蘭山宛て書簡で改定を了承したと返答してきた。四月二十四日附で書かれた蘭山書簡は萩野の返答を受けて書かれたものなのである。兼葭堂の誓盟状は天明三年三月二十七日に書かれたと推定でき、[18]萩野宛ての改定通知も三月ということを考慮すれば、確証はないがこの改定は天明三年三月になされたと考えたい。

第三条では内門同志でも講義録の貸借は禁止され、本草之学を止めた場合は「入門已来書寫記録」をすべて返却するとある。また、「名物之書」を刊行する場合は蘭山先生の許可が必要であること、「名物稱呼」について考える所があれば蘭山先生に伺いのうえ同社友へも知らせること、伝授された「別伝」や「秘説」は父子兄弟といえどもみだりに伝授しないこと、「御校本」を拝借する場合には「別段誓紙」を提出して許可を願うことなどを誓約している。「別段誓紙」の案文は、蘭山門人の水野皓山（源之進）が日記[19]に書き留めている。

蘭山先生書入之節誓約之写

誓約

此節先生家本草綱目検本拝借被仰付難有奉存候。因此校合本之義、慎而秘蔵仕候上、他見相許申間敷候。為後証仍而誓文如件。

月日　　姓名

都講名前

「先生家本草綱目検本拝借」というから、衆芳軒所蔵の「本草綱目検本」を拝借する際に提出した案文と思われる。また「此校合本之義」ともあるから、これは蒹葭堂の誓盟状にあった「御校本」にあたるか。蘭山先生の「御校本」を拝借する際には、内門の誓盟状とは別にこのような誓約書を提出したのである。

年未詳八月二十一日附蒹葭堂宛て蘭山書簡10に「綱目二本御返投、慥致収入候。又一本指下し申候間、御緩看可被成

候」とある。ここにいう『綱目』は「本草綱目検本」また蘭山の「御校本」で、杏雨書屋に所蔵される蘭山の書き入れがある金陵本『本草綱目』巻十九～巻二十八・三冊（杏雨書屋蔵［貴五九三二］）がそれか。内門を許された蒹葭堂は師の書き入れ本を拝借する特別な恩恵に浴すことになったのである。

蘭山の朱筆書き入れがある江村如圭著・松岡恕庵鑑定『詩経名物弁解』[20]が残るが、この蘭山の朱筆をそっくり転写した板本も残っている（架蔵）。これも、内門を許された門人によって転写されたものだったのだろう。『蘭山鑒定群禽分類』[21]の巻末に蘆春斎なる者による「此書先生於江府依　台命所鑑定群鳥之稿本、雖内門之徒不許他見可秘云々」の識語がある。本書は「内門之徒」といえども他見は許されず、秘すべしという。もちろん「外門」には見ることも許されなかったのである。

この規定は必ずしも守られなかったと思われる。規定違反の処罰例が見当たらないし、師の了解もなく蘭山草稿あるいは書き込み本が転写された例は少なくなかったと考えられるからである。たとえば、門人寺尾顕融・隆純兄弟が衆芳軒で筆録した講義録『本草綱目会識』『救荒本草会識』大和本草会識』『秘伝花鏡会識』『巻懐食鏡会識』の五点とも、中林清方および緑陰軒という人物によって転写されている。[22]

水戸の木内政章はその編著『本草綱目記聞』[23]の題言で次のようにいう。政章の外従兄に久慈郡太田村の高野昌碩がいた。昌碩は蘭山門人として京都の衆芳軒で『本草綱目』の講義録を筆録して帰った。政章はこれを昌碩から借りて筆写し、さらに京都に出て加賀の津田右内[24]から講義録を借りて、昌碩の筆録本を増補訂正して『本草綱目記聞』十八巻を成した。その後、寛政九年（一七九七）に蘭山に入門し蘭山先生の講義に列席することを得、講義によって先の『本草綱目記聞』を訂正増補した。郷里水戸へ帰った文政元年（一八一八）には、さらにこれを校正して本書を成したという。政章は高野正碩・津田右内の両者から蘭山講義録を筆写させてもらっている。内門同志であっても貸借を禁じられていたはずの講義録だが、やはり厳密に守られていた訳ではなかった。[25]

『救荒本草会誌』[26]の巻末に「此書者蘭山翁之秘蔵書也淺野先生授於予　三村貞幹」の識語がある。この識語によって、蘭山門人であった浅野春道が門人の三村貞幹に蘭山の講義録を授けていることが知られる。

蘭山は自著が「内門」以外の人たちに転写されることを黙認していたと考えられる例がある。蘭山は『常野採薬記』を、復命書として幕府に提出するのに先駆けて門人たちに本書の草稿を送付している。巻末に次のような識語をもつ『常野採薬記』[27]がある。

右寛政辛酉之夏奉
命採藥於常野之間以上今其略以示諸四方之同志云時六月中澣蘭山　識
門人　平安　劣齋奥基　藏

蘭山がこの年の採薬の復命書として『常野採薬記』『甲駿豆相採薬記』を幕府へ提出したのは、年末の享和元年（二月五日に改元）十二月のことであった。常野採薬は四月七日～五月十八日に実施された。この識語によって『常野採薬記』の草稿本はその年（寛政辛酉）六月半ばには出来あがっており、蘭山は幕府へ提出する前に京都の門人奥劣齋に本書を送付して新知見を伝えようとしたのである。[28]さらに、「右一冊借京師山本沈三郎之本寫了　文久二年丙戌十月二十日夜五ツ時　七十五翁三園老人」ともあるから、本書は奥劣齋に筆写された後、転写されて山本沈三郎（榕室）の蔵書となり、さらに読書室蔵本を尾張の神谷三園が転写したものなのである。この場合、劣齋が蘭山著書を拝借する際に提出することになっていた「別段誓紙」を提出したとは思われない。蘭山にとっては規定よりも常州野州での採薬の成果を門人たちに伝えたいという気持ちの方が強かったのではないか。

門人の著書出板についての規定が守られていたらしい例をみておく。年末詳六月廿五日附の村松標左衛門宛て蘭山書簡80に「救荒本草紀聞御〇《ママ》候に付、御見せ被成度候条致承知候。御遣し可被成候」という一節がある。『救荒本草紀聞』は標左衛門の著書である。標左衛門が単に自著を監修してもらうためだった可能性もあるが、塾規では著書を出板する際には蘭山先生の了承が必要であったから、その手続きと思われる。標左衛門の著書『救荒本草紀聞』は師の蘭山に倣ったのか、その後『救荒本草啓蒙』と書名をかえている。出板を意図した著書だったと思われるが出板はならず、草稿本『救荒本草啓蒙』の転写本が残る。[29]

衆芳軒の入門料および謝金

衆芳軒の入門料および謝金について、木村蒹葭堂『本草綱目解』[30]第一冊の見返しに「師家入門銀二両、扇子料三匁、五節句一両ツヽ、二季二両ツヽ、花見三匁、観葉二匁」と書き留められている。入門時に入門料銀二両と扇子料三匁が必要であったほか、五節句には一両ずつ、二季（盆・暮れ）には二両ずつと一定の時期にも謝金が必要だった。書簡集にみえる「御賀儀金」、「御見舞金」あるいは「中元御祝儀」として送付されている「金一方」は五節句の謝金である。入門後には、五節句と二季に合わせて九両の謝金が必要だったのである。

「花見三匁、観葉二匁」とあるのは鑑定料のことだろう。蘭山には京都近隣のほか遠方の門人も多かった。蘭山の門人指導は塾での講書・会読また京都周辺の採薬だけではなく、書信による指導も行なった。遠方に限らず、門人から蘭山のもとへ押し葉などの標本を送付して、その鑑定を受けるという形の指導を行なったのである。その鑑定料が花による場合は三匁、腊葉による場合には二匁だったのである。その実態を紹介する紙幅がないので、本書に収めた蘭山書簡集から具体的な鑑定の様子を読み取っていただきたい。

木内政章や村松標左衛門のように、蘭山先生の鑑定を受けた「押し葉帖」を大切に保存した門人も少なくなかっただろう。作成者不明だが、『(小野蘭山先生審定)押葉草木帖』[31]二冊も残る。こうした押し葉帖は常に座右において研究の資とされたのである。

多くの儒者や医師は幕府や藩の公務に就くことによって禄を得ており、基本的には家禄によって生活を支え、その傍ら私塾を経営した。一介の市井の「町医」として塾を経営した蘭山には安定した収入がなく、塾生からの謝金が生活を支え研究の資ともなった。蘭山の招聘を決定した際の医学館の書付（寛政十一年正月）に「右喜内義ハ清貧ニ而候得は」[32]の文言がある。七十一歳まで京都の衆芳軒で多くの門人を育てて来た蘭山は経済的には恵まれていなかったのである。大垣藩医で本草学者であった江馬春齢は弘化元年（一八四四）七月に幕府医学館での本草講義を担当した。春齢は随筆『藤渠漫筆』[33]に蘭山の跡を継いだ薫畝から聞いた次のような話を書き留めている。

余（春齢）、先年医学館へ講釈ニ出テシ時、蘭山翁ノ男薫甫《ママ》氏ニ面会セリ。同氏ノ曰ク、物産家ハ慰ミニハ可ナリ、糊口ノ為ニハナラス。諸侯ガタ珍品アレバ夫レ薫甫《ママ》ニ見セヨト御使者来リ、苦心シテ捜索鑑定シ遣シテモ、謝儀ナシ。医業出精ノ方ガ利益アリト。実ニ然リ。

蘭山から幕府の禄を受け継いで、それなりに安定した生活基盤を築き得たはずの薫畝にも、このようなエピソードが伝えられる。この時代の学問を考える際には、学問研究をめぐる諸条件の一つとして、こうした生活の基盤にももっと目を向ける必要がある。

医学館での講義は薫畝から江馬春齢（活堂）に引き継がれたが、そのとき医学館世話役から、次のような心得が申し渡されている。[34]

覚

一、醫学館え罷出候節并退散とも、世話役手傳詰所并役所え相届可申事。
一、講釋、一六二七之両日ニ割合、當朝四時より相始り候事。
一、講釈始り候節、詰所え申達、差引之者え申談し、聴聞之者為詰候而、出座可有之候事。
一、講釈中、聴聞之者より言語ニ而問難可及無用。尤疑敷儀も有之候ハ、講卒以後尋問可致。我意を以、誹謗等致し無礼之儀決而無之様、兼而申達置候事。
一、講卒後、講釈之ケ條詰所え申聞へ候事。
右之通、相心得可被申候事

医学館の「講釈」では会場からの質問は禁じられていた。疑問があれば「講釈」後、質問することになっていた。これは兼ねてから受講者に伝えてあるというから、おそらく蘭山の講義の時も同様な規定があったと思われる。これは医学館での講義の規定であって、衆芳軒での講義ではこれとは異なっていたと思われるが、詳細は未詳である。

門人による蘭山講義録の筆録

衆芳軒での蘭山の講義は『本草綱目』『救荒本草』『救荒野譜』『秘伝花鏡』『大和本草』などをテキストとして行なわれた。ただし、これまでも指摘されてきたとおり、テキストの解釈あるいは解説ではなく、これらの見出し語を手掛かりにして蘭山独自の理解を教授するものであった。蘭山の講義録は門人たちによって『～記（紀）聞』『～訳説』などの書名で多数残されている。

経歴は未詳だが、相原令徳（重憲・九皐・蒙庵）は蘭山の『本草綱目』と『大和本草』の講義に列して、講義録『本草会誌』七冊（巻二十四～巻二十八欠）と『倭本草会誌』三冊を残した（架蔵）。令徳は帰郷後の天明三年（一七八三）十月になって、『本草会誌』に別紙に記した識語を貼付した。そのなかに「予自筆受之以成此書。中有二箇缺脱。此日不與會席故也。欲補不果可憾。帰業之後欲𤍠補之、窮郷乏書況此社中口授者乎。又自二十四至二十八之五巻、固無筆記者會業未竟而既帰郷後欲補之。然事皆如前所言下邑之無助。誠可恨也」と、講義に欠席したために巻之二十四〜二十八の五巻が欠本となってしまったという。在塾中には補えなかったので、帰郷後これを補いたいと思ったが、もとより郷里では叶わず欠本のままになってしまったと悔やんでいる。「予自筆受之」ともあるから、実際に講義に列席して筆録したのである。

蘭山講義録は現在かなり多く残されるが、どれも講義の席上筆録したとは思われないほど文体が整っている。「誓盟状」の第三条に「本草諸書御講業之記録、他見之儀不及申、雖内門中私に貸借仕間敷候」とあったが、講義に列席した門人たちは講義後にお互いの講義ノートを照合し合って講義録を整えたのではないだろうか。あるいは講義列席者には講義に関わる蘭山の草稿を参照させてもらえたのかもしれない。このように考えなければ、現存する講義録がこれほど整ったものである理由がわからない。

上記は京都の衆芳軒でのことであった。江戸に下った蘭山は幕府の医学館の地面内に新築された住居を与えられた。京都から蘭山に付いて来た門人もいたし、これから入門してくる門人もあるはずである。蘭山は医学館の公務の傍ら、自宅（堂号はこれまでと同じく衆芳軒）で門人教育にあたることになった。門人たちが医学館敷地内にあった衆芳軒に通うことになり、医学館に不都合があるやも知れず、蘭山は自宅での講義の許可願いを提出した。江戸に出たおよそ一か月後のことである。医学館には公用の入り口のほか別の入り口があったし、医学館と蘭山宅の間には垣根もあったから医学館出入りの者と交ざり合うこともないということで、夜間の講義は控えるようにという条件付きで願いは許可されている。(35) 不思議なことに、江戸での蘭山講義録は残っていない。(36) 京都時代と同様の門人指導がおこなわれたと思われるが、詳細はわからない。

おわりに

私は、採薬こそが小野蘭山の本草研究を読み解く鍵になると考えている。その観点から、蘭山の本草研究において採薬がいかに重視されたかを指摘し、門人たちの本草研究においてもさかんに採薬が実施されたことをみた。

また、これまであまり触れられることの無かった、蘭山の私塾衆芳軒の規定や門人教育の実態を明らかにしようとした。まだまだ不明な点が多いけれども、こうした面にも目を向けることが、蘭山の本草学の究明につながると考えている。

註

（1）天明八年（一七八八）に書かれた蘭山自筆草稿『衆芳軒随筆』（国立国会図書館蔵〔W三九一—N二八〕）に「余、嘗テ白立ノ両岳ニ遊シ（云々）」と蘭山がそれ以前に越前の白山と立山に採薬したことを記す。これは蘭山が江戸へ下る前に遠地に採薬した唯一の記録である。磯野直秀「小野蘭山の随筆」（『慶應義塾大学日吉紀要　自然科学』第三十四号、二〇〇三年）による。

（2）門人たちからどのような情報が寄せられたかは、本書に収めた「書簡集」からも読み取っていただけよう。村松標左衛門宛書簡74に「能州方言壱冊被遣忝候」とみえ、蘭山が能登在住の標左衛門から能登地方産物の方言集を入手しているのは興味深い。おそらく蘭山が依頼したものだろう。

（3）喜多村香城『五月雨草子』写本一冊（国立国会図書館〔一九〇—三七二〕）。

（4）池田瑞仙はこの年（寛政十一年）京都から召し出されて、寄合医師として医学館で『痘瘡鍵』講書を担当した。（『医学館要秘録』写本一冊（石黒忠悳旧蔵）、慶應義塾大学信濃町メディアセンター蔵〔四九〇・七—Ig—一〕）。また、『医学館秘要《ママ》録』写本一冊（呉秀三旧蔵）、内藤記念くすり博物館蔵〔四四一九五—三七七・二八〕がある。両者とも同じ原本からの転写と思われる。

（4）『蘭山日記』寛政十一年四月六日の記事に「移医学舘御長屋。入夜御手当之義被仰渡候。五人扶持一ケ年廿五両之積り。月割を以被下候也」とある。また同日に書かれた増田坦庵宛て蘭山書簡53には「其後五日医学舘新御長屋へ相移り申候。其夜、五人扶持并壱ケ年ニ金廿五両被下候旨被仰渡候」とある。

（6）（7）前掲『医学館要秘録』。

（8）後の公式文書で蘭山の肩書は「物産者」と記される。これまでも本草研究を任務とする者はあったが、その職名は医師であった。蘭山に与えられた肩書から幕府が蘭山にたいして何を期待したかを推定できよう。

（9）前掲『医学館要秘録』。

（10）蘭山の招聘は直接的には医学館主多紀元悳（安長・藍溪）の要請によるものであったが、医学館を統括する立場にあった若年寄堀田摂津守正敦の意向をも大きく反映したものであったと考えられる。堀田正敦は蘭山が江戸に到着して間もない四月四日に蘭山を自邸に招いた。この時のことを、蘭山は『日記』に「御前近被召寄、物産之儀有御話」と記している。讃岐侯の『海錯写真折本』二冊を出して「一々有漢名之御尋」と、正敦が物産について熱心に質問している様子が窺える。正敦はその後も蘭山に指示を与えるなど、直接間接に支えた。

（11）日本の本草学者がリンネ式の分類方式と命名法を学びながら、学名としての意義にあまり注目しなかったのは、漢名を標準名としてその下に和漢その他の異名を充てることによって、漢字文化圏で学名の役割を果たせると考えたからではなかったかと思う。リンネ式分類による名称（ラテン名）や蘭名など西洋の名称もそうした異名の一つとして漢名のもとに列挙したと思われる。

（12）『腊葉集』二十二冊（石川県立図書館蔵）。ただ、この朱筆が蘭山によるとの確証はない。蘭山没後、標左衛門は蘭山門人山本亡羊の教えを受けているので、亡羊の朱筆かも知れない。蘭山が江戸に出た後の京都本草学を支えた亡羊もまた、師蘭山の教えを守り本草研究に採薬を重視した。

（13）木内政章編著『本草綱目記聞』自筆稿本十五冊。武田科学振興財団杏雨書屋蔵［杏六二八四］。

（14）木内政章『草木形状録』の題言（文政二年十二月識）。石島弘『水戸藩医学史』（一九九六年、ぺりかん社刊）による。

（15）『蒹葭堂雑録』写本四冊（杏雨書屋蔵［杏五〇七八］）、『同』写本四冊（西尾市岩瀬文庫蔵［一四—五八］）。

（16）拙稿「読書室採薬年表」（『明治大学人文科学研究紀要』第六十二冊、二〇〇八年三月）。

（17）上野益三『年表日本博物学史』（一九八九年、八坂書房）は「寛政年中に上京して、小野蘭山に本草学を学ぶ」といい、『国書人名辞典』（岩波書店）では「京都に出て本草を小野蘭山に学」び、「京都遊学後、加賀藩家老村井氏に禄仕」とするが、標左衛門が上京して衆芳軒に在塾した確証はない。「内門」を塾内に寄宿して直接蘭山の講義を受けることと考えたのかも知れない。

因に、衆芳軒の寄宿生にたいする規定の一端が、孫の小野職孝によって「祖父蘭山の範塾軌」（磯野直秀・間島由美子「小野蘭山寛政七年書簡下書：付「範塾軌」（『参考誌研究』第六十三号、国立国会図書館主題情報部発行、二〇〇五年十月）として書き残されている。これによれば、寄宿生は他所に用事のある時は、原則として午前中に用を済ませて帰塾するとされていた。ただ、儒者や医者の講義に出席する場合は特別に許された。また、採薬や名所見物などに出掛けるときは、篤実なる人の同伴があれば許された。一人で遠くへ出掛けることは許されていなかった。これはおそらく江戸の衆芳軒での規定であろう。

（18）天明三年三月二十七日、蘭山は久保一安・山科十安寿元を伴なって大坂の蒹葭堂宅を訪問している（『蒹葭堂日記』）。このとき蒹葭堂は内門を許され、誓約状を書いたと推定される。

（19）水野皓山『皓山日記』十冊（西尾市岩瀬文庫［一四―五七］）の第四冊。この日記が書かれたのは蘭山没後の文政年間のことである。

（20）江村如圭著・松岡恕庵鑑定『詩経名物弁解』七巻四冊、武田科学振興財団杏雨書屋［杏三一六〇］。

（21）『蘭山鑒定群禽分類』写本一冊（内題は「倭朝禽類異名」。扉には「享和三年癸亥之春蘭山小野先生於江戸依／台命所鑑定／本朝群禽和名分類」とある）。愛知県西尾市岩瀬文庫蔵［一四―四〇］。

（22）拙稿「寺尾（隆喬）顕融・隆純兄弟の小野蘭山講義録筆録と隆純養子雲仙の大槻玄沢入門」（洋学史学会『洋学』第一五号、二〇〇七年三月）参照のこと。

（23）木内政章編著『本草綱目記聞』、前掲。

（24）津田右内についての詳細は不明。蘭山は江戸に出る前月寛政十一年二月の村松標左衛門宛て書簡（71）で、「門弟之義も先便申上候通、当地には高足者も無御座候。加州津田宇《ママ》内は御近国之事御座候間、此方へ御尋被成可宜候。本人只今は随分斎と改申候。金沢下堤町に而御座候」と知らせている。木内政章の『本草綱目記聞』「題言」中に書き留められる寛政九年（一七九七）九月十日に行われた蘭山の白川山～比叡山採薬の同行者に門人津田右内がいる。右内は寛政五年二月廿六日と同八年七月十九日に蒹葭堂を訪ねており（『蒹葭堂日記』）、蒹葭堂と蘭山門人同志の交流がみえる。

（25）蘭山著書の多くが転写本として流布している事実が、これを証していよう。

(26)『救荒本草会誌』写本一冊（国立国会図書館蔵［特七―三三五］）。

(27)『常野採薬記』（国立国会図書館蔵［七―三七九］）

(28) 蘭山の「採薬記」については、拙稿「小野蘭山『採薬記』の成立と転写系統の検討」（『駿台史学』第一二四号、二〇〇五年三月）および「小野蘭山『採薬記』の成立と転写系統の検討（Ⅱ）」（『明治大学人文科学研究所紀要』第六一冊、二〇〇七年）を参照のこと。

(29)『救荒本草紀聞』は標左衛門の著書である。白井光太郎は書簡81にみえる『救荒本草紀聞』を蘭山の「講義筆記」とし、標左衛門が「講義筆記の訂正依頼」に答えたものと解説した。このためか、書簡中の一節「救荒本草紀聞御○《ママ》候に付」の○を判読不能としたのだろう。この文字は文意から「著」だったと推定する（原書簡の所在不明のため確認できない）。『救荒本草啓蒙』は西尾市岩瀬文庫蔵［一二五―八七］（写本上下二巻二冊。墨付百六十八丁）。内題は「救荒本草啓蒙八巻　野譜啓蒙一巻　野譜啓蒙補遺一巻」とある。巻之上巻頭には「尚志軒村松紀風述　孫保一郎紀一授業杉本碩補録」とあり、その傍らに「村松紀風、通称標左衛門、能登羽咋郡町居村人、小野蘭山之門人」の註記がある。本書は版心に「読書室」と刷られる用箋が用いられており、山本読書室による転写である。この註記は山本氏による覚えである。本文中には「蘭山先生曰」「蘭山小野先生曰」と蘭山説を引く箇所も多い。「匙頭菜」の記事中には「蘭山小野先生ハ紫背ノスミレヲ充ツ、不穏。コレ紫背ノスミレハ深山ニ生ス。コレ即、紫花地丁ノ類ナラン。ミヤマスミレトモ云」と蘭山の説を「不穏」とするなどを以てみれば、標左衛門の著書であることは明白である。また、「大父曰」と標左衛門の説を増補したのは孫の保一郎による。

紛らわしいが、本書とは別に門人によって筆記された蘭山の講義録『救荒本草紀聞』が複数残っている。また、小野職実（蘭山の曽孫）録に成る『救荒本草紀聞』一四巻が天保十四年（一八四三）三月の跋をもって出板されている。

(30) 木村蒹葭堂『本草綱目解』自筆稿本二冊（杏雨書屋［貴九］）。蘭山没後、跡式を継いだ孫蕙畝が、『蕙畝日記』天保七年四月三十日の記事に、寄宿料一か月百匹とした上で以下のように入門束修料を書き留めている。「金百匹　扇子料／同百匹　右ハ彦安へ／同南鐐　彦安妻へ／壱朱　弟子中句読者壱人也／弐朱　侍弐人中へ／鳥目六百文　女中へ／一、金三分壱朱、銭壱貫四百銅也」。彦安は蕙畝の長男職実で、父の衆芳軒の運営を助けていた。遠藤正治『本草学と洋学―小野蘭山学統の研究―』（二〇〇三年、思文閣出版）一三八頁による。

(31)『(小野蘭山先生審定)押葉草木帖』艸部巻五・木部巻一の二冊、杏雨書屋［杏四七六五］。第一冊は「押葉草木帖　艸部五」の書題簽を持つ。全22品の押し葉を貼付し、傍らに品名を記した紙片を付す。第二冊は「押葉草木帖　木部一」の表題を持ち、全二十一品の押し葉を貼付し、傍らに品名を記した紙片を付す。二冊とも題簽の下に「共七冊」とあるから、本来は七冊あったはずである。

(32)前掲『医学館要秘録』。

(33)江馬春齢『藤渠漫筆』第三十三編巻之一。江馬寿美子氏蔵。

(34)「[医学館関係覚]」一枚、江馬寿美子氏蔵、岐阜県歴史資料館寄託［Ⅱ―五―X八］。

(35)前掲『医学館要秘録』。

(36)井岡冽筆録『大和本草批正』、筆録者未詳『大和本草弁正』は江戸での蘭山講義録という(高橋達明「仏法僧鳥考」(『人文論叢』第41号、一九九三年、龍谷大学))。

松岡恕庵から小野蘭山へ —その歴史的転化の一端—

太田由佳

はじめに

小野蘭山がその生涯において師と仰いだ人物は、松岡恕庵（玄達）ただ一人であった。蘭山十三才から十八才にかけての約五年間、すなわち恕庵最晩年の五年間に『本草綱目』の講義を一通り受けただけという、[1]決して十全とは言えない就学であったが、その後も恕庵の教えをもとに独学を続けた蘭山は、「先師」に最大限の敬意を払い、自身が四十才になるまでは師説を正さなかったと公言している。[2]

松岡恕庵（一六六八―一七四六）、名は玄達、字は成章。号は埴鈴翁、怡顔斎、また苟完居とも。諡号は文長先生。[3]その父は橘軒と言い、医を業としたと推測される。[4]恕庵自身も腹診、脈診の心得があったようであるが、[5]実際の治療は行わず、講義のみで生計を立てていたらしい。[6]『職源鈔』および『太極図説』の講義草稿、また門人が筆録した『論語』、『本草綱目』、『中臣祓』、『日本書紀』神代巻、『古語拾遺』の講義録が伝わっており、[7]すなわち医、故実、儒、本草、神道に通じた碩学と言える。蘭山が「先師之業ハ甚洪大ニして、企及へき事ニ非す」[8]と述べるのも頷けることであろう。

主な学統は次の通り。まず、山崎闇斎に儒および神道を学ぶ。このとき同門であった玉木葦斎（正英）とは生涯にわたって親交があり、さらに葦斎の唱えた橘家神道は恕庵もこれに同調するものであった。[9]闇斎の没後、貞享二、三年頃には、医家浅井周璞の家塾養志堂に通っている。[10]並行して貞享三年二月、伊藤仁斎に入門。[11]後にその下で本草を学ぶことになる稲 若水[12]も同じく仁斎門下であり、これを介して出会ったものかもしれないが、詳しいことは明らかでない。

享保年間、齢五十を過ぎたころには、恕庵はすでに本草の大家として広く世に認められるようになっていた。それは例えば『続近世畸人伝』（寛政十年刊）といった評伝[13]や、あるいは享保六年の江戸下向といった史実[14]の物語るところである。しかしながら先述のとおり、恕庵の注意は本草のみに向けられていたわけではなく、したがってその門人も、儒家、医家（儒医）をはじめ、蘭山のように本草家として自立した者、あるいは国学者谷川士清など、多岐にわたる。それぞれの門人が、恕庵からなにを学び、また、なにを学ばなかったのか。各人の取捨選択のうちに恕庵学の多面性が浮き彫りになるという意味で、恕庵と門人との学問的交流を明らかにすることは重要である。

本稿はその第一歩として、恕庵の特に本草学が、門人らにはどのように受け止められていたのかに着目した。蘭山のほか、蘭山とは対照的な姿勢を見せる浅井図南、あるいは恕庵の嗣子定庵を取り上げ、彼らの本草学に対する姿勢・見解の差異を明らかにした上で、そこに恕庵と蘭山のあいだにある学問的変化・発展の一端を炙り出そうとの目論見である。

一、浅井図南とその学問観―博学志向

まず注目するのは、恕庵の本草学について極めて象徴的な言葉を残している門人、浅井図南[15]である。図南は尾州徳川家の藩医を務めた医家浅井家の第五代[16]にあたるが、そもそも浅井家は享保十一年に四代東軒（正仲、図南の父）が尾張藩医として離京するまでは、代々京都で医業を営んでいた。先述の、恕庵がその医学塾に通っていた浅井周璞とは、図南の祖父である。図南自身も恕庵の没後に刊行された『用薬須知後編』（宝暦九年刊）、『食療正要』（明和六年刊）、『怡顔斎蘭品』（安永元年刊）の三点に序を寄せるなど、両者の関係は浅くない。このうち『用薬須知後編』序において、図南は次のように言う。

夫れ先生の博物、実に東方三千載の一人なり。然りと雖ども先生の業、豈に此れのみに止まらんや。先生の修経、上は洙泗の源に泝り、下は関閩の奥を窺ふ。海内鉅儒能く及ぶ者莫し。傍ら国家典故制度より、医卜釈老の教に至るまで、其の理を窮めざる莫し。博物は特だ其の土苴なるのみ。儒名反て博物の掩ふ所と為る、亦た遺憾ならずや。(原漢文)(17)

ここに言う「博物」の語は、本文が本草書、しかも正統本草書(薬物書)に与えられていることを踏まえれば、恕庵の本草知識を念頭に置いて示されていると解してよい。すなわち図南はここで、恕庵の本草学はその学問全体のうちでは瑣末なことに過ぎないのに、そのために彼の儒者としての名が隠れてしまうのは甚だ遺憾であるとして、本草家ではなく儒家としての松岡恕庵に読者の注意を促しているのである。図南のこの言は、恕庵が本来は儒者であったことを示すものとしてこれまでも言及されてきたが、なぜ図南がこのような序文を著すに至ったのか、その背景を、恕庵と図南との学問的つながりや、図南自身の学問観に探ったものはない。以下ではそれを、浅井国幹『浅井氏家譜大成』(以下『家譜』)にみえる図南―恕庵の師弟関係にしたがって検討してみたい。(18)

『家譜』によれば、図南はまず岡 東庵(19)、次いで堀 南湖(20)に儒の手ほどきを受けた後、享保元年、十一才にして恕庵に「四子五経」を学ぶ。このときの入門はあくまでも儒を学ぶものであって、特に本草を学んだわけではなかったらしい。というのも、後年改めて「多識ヲ恕庵ニ学フ」旨が記されるためである。このあたりの就学状況は、背景事情も含めて父東軒との逸話を交えて詳しく記されている。図南の学問的背景、また恕庵との関係を推し量る上で非常に興味深いので、次に該当部を引いてみたい。原文は漢字交じり片仮名書きの和文で句読点を付さないが、適宜それを付け加えた。( )内は筆者による。

先君周廸(東軒の通称)一日門人ト語リ、盛ニ(伊藤)東涯、(堀)南湖ノ才学ヲ称ス。政直(図南)曰ク、渠亦タ人ナリ、人ノ能スル所ロ豈ニ能ス可ラサランヤ。周廸答ヘス。政直幼ヨリ志ヲ立ル如此。然トモ恨クハ世業ノ為メニ紲絆セラレ、終ニ二老ト抗衡スル能ハサルナリ。又タ未タ嘗テ朝庭ノ典故ヲ学ハス、故ニ一日族人ノ為ニ嘲ラル。奮然トシテ曰ク、余此邦ニ生レ国家ノ故ヲ知ラス、学者ト為スニ足ラスト。遂ニ神道ヲ（玉木）葦斎ニ学ヒ、典故ヲ鶴翁（壺井義知）[21]ニ学ヒ、和歌ヲ梅月翁[22]ニ学ヒ、連歌ヲ昌億翁[23]ニ学ブ。未タ閫奥ヲ探ラスト雖トモ略ホ大義ニ通ズ。且ツ多識ヲ恕庵ニ学フ。出入四三年、一旦豁然悟テ曰ク、余レ家学アリ、其他皆閑事ノミ。遂ニ諸学ヲ廃シ自ラ謂フ、医事簡ト雖トモ必ス儒ノ為ニ侮ラル。故ニ専ラ経史ヲ読ミ、老ニ至リテ休マス。

この記述について、次のことをそれぞれ確認したい。

（一）儒学と医学

父東軒は、当時の俊才として儒者である伊藤東涯および堀 南湖の二人を挙げて称揚した。若き日の図南はそれを聞いて自らも学問の志を立てるものの、「世業」すなわち医業に縛られて遂に二人に及ばなかったという。ここに、図南の志が儒にあったこと、また当時、医家浅井家にあってもまず称揚すべきが儒学の才であったことが窺われる。

医は糊口の手段であり儒よりも優先度が落ちるとする向きは、当時、特に伊藤仁斎・東涯の古義堂周辺に濃厚であった。仁斎は儒と医の兼務、正確には、医業を営みながらも、自分を学者として一段高く見せるために儒名を借りることや、儒のみでは生計を立てられないからという消極的な理由により医術を行おうとする姿勢を厳しく非難した。[24]図南がこの仁斎説を強く意識していたことはまず間違いないであろう。恕庵がこれについて自身の立場を明示する言は見当たらないが、その周囲にはやはり次のような議論があった。

例えば、恕庵の本草の師である稲 若水の父、恒軒は、やはり医家であったが、その墓誌には恒軒が子弟に医術を教えなかった旨と、その理由として「経術の学んで以て遠を致すべき者有らば、何ぞ小技を屑とせんか」と、やはり儒学の優先を説いた旨とが記される。[25]この墓誌が、若水の依頼を受けて東涯が撰したものであるということからも、恒軒・

若水父子が、儒医兼務の問題に関して仁斎・東涯父子の見解に与していたことは明らかである。

他方、同じ古義学派においても、並河天民[26]のように異論を唱えた者もいた。仁斎とは逆に、天民は、儒家として禄に与ることは容易ではないため、医を業として自ら生活を支えることは決して非にあたらないとした。[27]

（二）和学の修学

図南は故実（「朝庭ノ典故」）を学んだことがなかったために嘲られ、この嘲言をきっかけとして、特に和学を中心に修学した。これにより、図南の周辺、また図南自身に、和学を学者の基礎教養として重視する風潮のあったことが推察される。あるいは京都という土地柄も関係したかもしれない。

このとき図南が就いた師のうち、まず玉木葦斎は先述のように恕庵とたいへんに近しい人物である。さらに壺井義知も、『職原鈔』を通じて恕庵と学問上接点があった。[28]間接的ではあるが、ここに恕庵が身を置いた学者社会の一端が垣間見えるようで興味深い。恕庵もまた、こうした和学者との連携のなかで自身の学問を育んだのであろうか。

（三）恕庵との関係

和学を学ぶのと併行して、図南は恕庵のもとで三、四年間ほど「多識」を学んだ。[29]これは恕庵の『本草綱目』講義に出席したことを指すと思われるが、[30]蘭山が自らの五年間の就学を「年数ヲ歴されハ、業を成就候事相成かたし　不佞ハ晩年ニ及て業を受ル事只五ケ年ニして先生物故せられし故、僅綱目会読一終するのミなり」[31]と、いかにも不足であるように言うのとは対照的であり、図南の本草に対する一種の淡白さとも受け取ることができる。しかし、図南と恕庵の師弟関係自体が淡白であったわけでは決してない。『家譜』には、図南が恕庵をたいへん慕っていたことがよくわかる逸話が記される。要約して次に掲げよう。

享保十一年、父東軒は尾張藩医として江戸の藩邸へ赴くこととなった。このとき東軒は図南にも随行を求めたが、家塾の経営を優先させた図南はそれを拒否する。この決意には並々ならぬものがあり、父に対して「尾張浅井家は妹に婿をとってそれを後継ぎとしてくれ」と言うほどであった。東軒はこれに困惑し、またそうは言ったものの図南があとから悔やむことを心配して、息子が「常ニ敬事スル所ノ恕庵、（柳川）滄洲[32]ニ告ケ、暁喩敦勸」するように頼むのである。[33]

小括

恕庵や図南が活躍していた当時の京都において、儒医兼務の是非は、仁斎・東涯の影響力もあって多かれ少なかれ意識されねばならない問題であった。その背景には、本来優先すべきは儒であるとの認識が通底している。図南が儒にこだわり、生涯経史を読むことをやめなかったのも、自分が決して儒を衒っているわけではなく、本心から儒を志し、確かにそれを修めているのであるということを、対外的にもまた自分自身にも強く訴える必要があったためであろう。

さらに当時、学者としては特に和学を中心にした幅広い学に通じることを美徳とする向きがあったということも、指摘できる。少なくとも図南は、恕庵にそうした美徳を見出していたはずである。

図南は決して、恕庵の本草学に心服していたわけではない。では、いったい恕庵のどこを敬い師事したのかと考えれば、それには、経学を始め、医に神道に故実にとあらゆることに通じた、あるいは通じようとしたその学問態度が思い当たる。特に、恕庵が神道を通じて緊密にやり取りしていた玉木葦斎に、図南もまた師事していることは、背後に恕庵の影響力が垣間見えるという意味で興味深い。また実際に、図南はその万事に通じんとする博学精神を発揮して、享保十五年、二十五才のとき、仏教（禅宗）にまで手を伸ばしている。[34]

以上のような背景を踏まえてもう一度、冒頭に示した『用薬須知後編』序に立ち返ってみれば、それが徹頭徹尾、図南なりの恕庵弁護、恕庵礼賛であることが了解されるであろう。もちろん、恕庵がその学問を儒から始めたことは事実であり、その意味で、彼の学問の基幹は儒にあったと言うことは可能である。しかしながら、やはり少なく見積もってもその仕事の三分の一は本草方面の研究に占められていたのであり、[35]蘭山のほかにも津島如蘭[36]など本草を専門にした門人が複数出ていることを勘案すれば、当該の序は恕庵の学問態度以上に、多分に図南自身の学問観を反映したものと判断されよう。言い換えれば、図南からこのような言を引き出すほどに、恕庵の本草家としての認知度が世間に優位であったということなのである。

二、小野蘭山と本草学―「物産」へのまなざし

翻って蘭山である。本草を専心研究し、家塾衆芳軒から多くの後進を送り出した蘭山の業績を考えるとき、その学者意識が、前項に見た図南のそれ、及びそこから推知される当時のひとつの学問観とは明らかに距離を置いたものであることが察せられるであろう。図南と蘭山とのあいだに直接的な関係を見出すのは難しいが、ふたりが同時代の京都に共に在った学者同士であることは事実であり、[37]両者は確実に恕庵を起点につながっている。

蘭山は、自身の学統を意識して次のように言う。

> 名物之事ハ前々より儒家面々ニ被考置れ候も、専門之人ハ無之、物産吟味之事ハ稲先生より之事と相見へ申候（中略）本艸之学ハ稲先生より先師へ伝わり候由、即、物故之節も封し遺して先師へ被伝候書付も有之候よし嘗而聞及へり[38]

すなわち、「物産吟味之事」を取り入れた「本艸之学」というものの起源を稲若水に求め、それが恕庵を経て自身にまで至るという理解である。[39]蘭山が寛政十一年に幕府医学館に招聘された当初、「物産者」という他に例を見ない役名で登用されたことと[40]併せて考えれば、この「物産」という語が、若水―恕庵―蘭山の学統において大きな意味を持つも

のであることはまず間違いない。それは例えば、『平安人物志』に見える学者の部門分けの変遷にも明らかである。

（二）学者→本草→物産

『平安人物志』は、全国から京都に遊学してくる学徒に便宜を図ることを主な目的として、京都で講学していた学者文人の名前と居所とを記した名簿であり、明和五年から慶応三年にかけてほぼ十年おきに全九板が刊行された。蘭山の名が見えるのは安永四年板および天明二年板である。恕庵の嗣子定庵（名は典、字は子勅）も同時にその名を連ねている[41]。次に順を追って確認したい。

まず安永四年板。「学者、書家、画家、篆刻者、卜筮者、相者」の六部門が設けられ、蘭山と定庵は「学者」部門にその名が挙がる。

次の天明二年板は、「学者、書家、画家、篆刻、卜筮、本草」と、「相者」に代わって「本草」部門が設けられ、定庵も蘭山もまず「学者」部門に挙げられた上で、さらに「本草」部門に再掲される。

その次の文化十年板[42]は、定庵も蘭山も没後であるため名が挙がらないが、ここで初めて「物産」という部門が設けられる。当該の板は三巻構成で、目次を上巻「儒家、詩、韻、書、篆刻、画」、中巻「和学、衣、歌、連、鑒書、画」、下巻「医家、物産、数、典、易、相、好事、蘭、奇工」および付録「女、僧」とする。「物産」部門が加わる代わりに、「本草」部門が消えていることに注意したい。そして、山本亡羊、水野皓山など蘭山の門人らは、一様にこの「物産」部門に列せられるのである。

この変遷には、本草が学問として社会的需要を高めていく過程、あるいは、本来的な意味を離れて発展し、その発展的側面が「物産」の語と共に世間に浸透していく過程の一端が、明確に表れている[43]。先の蘭山の言は、この発展の萌芽を若水に求めたものと解することができよう。

恕庵の著作資料のうち、「物産」に特に関係の深いものとしては、次の二つの資料群が挙げられる。まず、中国地方志「物産（土産）」項を始めとした、物産に関連する漢籍記事の摘録類。これには恕庵自身の摘録のほか、師である若水から受け継いだと推定されるものも含まれる。(44) さらに蘭山や、先述の蘭山門人山本亡羊の家塾読書室にまで伝わり書写されているため、物理的にこの学統を示す格好となっている。(45)

次に、薬種に限らず国内外の産出物（すなわち物産）について記載するという意味で、『～品』と題された一連の編著書、いわゆる品類書がある。これは恕庵存命中には公刊されなかったが、主に写本で流布し、一部は遺稿を嗣子定庵を含む門人らが校訂・刊行したことで広く世に行われた。蘭山も『怡顔斎蘭品』（安永元年刊）編纂に挿絵を描くというかたちで関わっている。『怡顔斎菌品』（宝暦十一年刊）ほか、いずれも未刊の『菜品』、『菓品』などは、より多くの国産品（和品）を収載するという点で特に意義深い。

さて、そのように恕庵の本草学を各々受け継ぎ、共に本草家と称された蘭山と定庵であるが、実はこの両者のあいだにも、図南ほどではないにしろ、本草への態度に若干の温度差がある。

（二）松岡定庵と小野蘭山

恕庵の遺稿刊行は特に宝暦八～十一年のあいだに集中しているが、それらのうち初期の刊行にあたる『用薬須知後編』序（宝暦七年四月）、『怡顔斎桜品』跋（宝暦七年五月）において、定庵は、それまで自身が特に本草方面を研究してこなかった旨を強調して記す。次に二つ続けて引いてみよう。

『用薬須知』三巻、先君子手中に当る時、編じ以て弟子の帰に授くなり。未だ幾ならずして上梓して行ふ。典（定庵）愚にして道に郷はず、紹述能ふこと無し。（原漢文）(46)

正徳中、吾が先大人七十二品を撰して『桜品』焉を与ふ。而るに吾の不良、其の業を廃して講ぜず。加之、日以て

儒に就く。其の書束ねて之を閣き、錯乱収まらず。（原漢文）[47]

本草関連の遺稿刊行が恕庵没後十年ほどの間をあけて行われているのと比較して、本草とは直接関係しない遺稿をまとめた雑記『恕庵先生詹々言』が、同じく定庵の校訂により没後四年（寛延三年）でいち早く刊行されていることを踏まえれば、これは決して謙遜のみによるものではないであろう。事実、『怡顔斎桜品』については、狂歌師芦田鈍永が増補、恕庵の本草における高弟であった甲賀敬元が校訂を担当し、定庵は実質編集に関わっていない。つまり定庵は、少なくとも恕庵没後しばらくのうちは本草のみを家学として専心研究していたわけではないのに、時を経て結局、遺稿刊行という形で父の本草学を追随することになったのである。恕庵の存在、特に本草家としての名声の高さと共に、本草学を求める時流のあったことも推測される。定庵はその本草研究を状況に迫られて始めたと言えるのではないか。『用薬須知後編』の刊行から十九年を経た安永七年、定庵も自身の手になる唯一の本草書『千金方薬註』を刊行する。しかしやはりその自序において、「余性暗劣不能振起家学」として自身の不足を述べており、じっさい内容も「雑多な見聞の寄せ集めで、執筆の意図がよくわからない」[49]とされるように突出するものはない。また序は福井藩儒の清田儋叟（清絢）[50]によるが、彼もまたもっぱら儒者であり、「方薬予不知之」と自身が門外漢であることを述べ添えている。ここに、定庵が日常的には儒者との交わりのなかに身を置いていたことが察せられよう。

それと比較して、蘭山の本草に対する積極性を示唆する資料として、その兄である職秀の筆録した恕庵口授『中臣祓伝口決』（写本一冊、八丁、神宮文庫［一門五七〇号］、村井古巌奉納本）を紹介したい。本書は目次題「中臣祓伝口授　埴鈴翁所伝也」、目次末に「従五位上主殿権助佐伯職秀」と記し、さらに朱筆で「右中□祓伝者予連日依願而自此間所伝之故予為後日忘故姑書留也」と奥書する。すなわち、職秀が『中臣祓』について恕庵より授かった説である。職秀が恕庵に神道を学んでいたことはここに明白であろう。父と兄が恕庵の門人であり、その残した講義筆記録が、後年、蘭山の独学に役立ったことは蘭山自身も述べている。[51]ただし蘭山はあくまで本草のことを言うのみであって、特に神道については触れていないため、[52] その意味でこの資料は貴重である。

ここで注意したいのは、蘭山にも、恕庵の本草以外の学を学び受け継ぐ機会が十分にあったと考えられることである。あるいは、就学五年間のうちにはそうした講義に列席したこともあったかもしれない。しかし、蘭山はそれを生涯の学問には選ばなかったのである。もちろん、神道には本草よりもいっそう秘説が多く、独学など及ばないものかもしれない。しかし恕庵は本草にも同様に秘説を設けていたわけであるから、[53] やはりこうした筆記録を使ってこの方面にも手を伸ばすことは、決して不可能ではなかったはずである。すなわち、蘭山が本草に専心した背景には、彼自身による何らかの主体的選択の在ることが想像されるのである。ここに、定庵との差は明確であろう。

小括

本草学の、特に「物産」の語に表されるような即物的な発展の側面は、恕庵の時代には新進のものであった。あるいは前項の浅井図南に見るように、儒学の優先を説く思潮のなかではそれはなおざりにされても不思議ではないものであった。事実、恕庵の嗣子定庵は本草方面の研究に決して積極的とは言えない姿勢を見せている。定庵自身はどちらかと言えば、図南のような意識の持ち主であったのではないか。

しかし蘭山は、そうした儒や医、あるいは和学を視野に入れる学問思潮とは少し距離を置いたところで、本草を自身の学問として選択し、研究した。蘭山が恕庵の私塾で学んだ自らの少年期を回想して「ソノ徒百有余人ナレドモ、一ノ親友ナシ」[54] と言うのも、その志を同じくする者がいなかった、すなわち、蘭山のように本草専心の志を立てる者などいなかったというようにも読むことができる。

おわりに

浅井図南と小野蘭山は、同門で、共に高い学才を備えながらも、異なる角度から師松岡恕庵に相対していた。恕庵が本草以外に儒や神道をも講授し、さらにあらゆることに通じた碩学であるという認識は同じであるが、図南はその博学な態度に学者としての美徳を見出し、また恕庵を儒者として称揚した。他方蘭山は、その本草学を注視して、そこに革新的な側面（物産吟味）を見出していた。図南や、また恕庵の嗣子定庵の学問態度と比較して、蘭山が恕庵の本草学に着目し、それを自身の学問として選択したことは、特に大きな特徴であり、近世日本における本草学躍進の足跡をここに見ることができる。

また視点を変えれば、恕庵が儒家、神道家としての地位をある程度保ちながら、当時ともすれば「学問」とは見なされないかもしれなかった本草／物産に従事し、これらを並立させていたということも、近世日本の本草学史、あるいは学術史の上では重要な意味を持つであろう。恕庵にとって、本草学は一体どういった位置づけにあり、またどのようなものであったのか。蘭山の示してくれた「物産吟味」という手がかりを頼りに、今後いっそうの精査が望まれるものである。

注

1　本書資料編「小野蘭山寛政七年書簡下書」（以下「蘭山書簡下書」）参照。

2　同前「蘭山書簡下書」に述べる。また別に『松岡玄達結毦録』（写本一冊、一九〇丁、寛政年間頃成、春木房光編。「春木文庫」、「伊勢春木房光松圃図書之記」の印記あり。神宮文庫［一一門一一六九号］）中の一篇、「蘭山先生考」（八九―一九〇丁）にも同様の言が見える。

凡動植ノ漢名ヲ改ルハ不佞四十歳以後ノコト也　花彙ハソノ以前ニ書スル故先師ノ説ヲ相守今ノ名ニ相違セリ　因テ改刻セザルマデハ無益ノ書也

この「蘭山先生考」は、蘭山と門人との問答を筆録したもの。箇条書きの質問（例「・石ニ付候何ニテ候歟」）に添えて、その答え（例「フヂツボ介」）が書かれる。図はない。書名『松岡玄達結毦録』はその内題より採るが、『結毦録』（三巻、宝暦九年刊、恕庵による考証雑記）に限らず本草関連の抜書を種々収録する。

3　恕庵の姓名、肩書等を伝える史料には、新井白石『白石先生紳書』享保四年七月二十一日条、江村悰純（宗晋）「中山神社記事」（享保十一年成、同編『作陽十一社記』の追加部）、江村北海『日本詩史』（明和八年刊）、三熊花顛編・伴蒿蹊校『続近世畸人伝』（本文後述、注13参照）、角田九華『近世叢語』（文化十三年刊）、浅田宗伯『皇国名医伝』（嘉永五年刊）がある。諡号はその墓碑より（寺田貞次『京都名家墳墓録』山本文華堂、一九二二年、六七八頁）。

4　『王宇泰医弁』（享保元年刊）恕庵序に「予嘗捜索先師橘軒平生抄録　得王肯堂医論摘鈔数十葉読之」とあることによる。本書は（明）王肯堂の『医論』および『證治準縄』二書を抄録編纂したもの。

5　腹診法については『鑑因方定』（写本一冊、四一丁、成年未詳、内藤記念くすり博物館［三二九八六］ほか）と題された著作があり、その序文においてこれを「予祖流ノ腹診法」と言う。脈診法については、雑録『苟完雑識』（写本一冊、四五丁、安永七年中村義局写、京都大学附属図書館［一〇—〇五／コ／九］ほか）中に、「余脈ノ説」として概要を述べる。

6　前注1「蘭山書簡下書」。

7　恕庵の講義、口授を伝える資料にはたとえば次のものがある。
『太極図説管見抄』、写本一冊、二一丁、貞享二年自跋、恕庵自筆、龍谷大学写字台文庫［三二五．三一—五三—W］。

『職源口訣私記』六巻、写本七冊、七七・八三・六四・六三・九五・六九・七六丁、元禄十二年成、東北大学狩野文庫［六—一八五八九—七］。

『恕庵先生講述』、写本三冊、一八・一〇・二二丁、成年未詳、内藤記念くすり博物館［五五四〇四］。

『神代巻埴鈴草』上、写本一冊、四八丁、享保十五年谷川士清筆録、神宮文庫［五門五三八号］。

『古語拾遺打聞』、写本一冊、二四丁、享保十五年小山尚正筆録、神宮文庫［五門三〇三二号］。

『中臣祓伝口決』（本文後述）。

『本草綱目筆記』、写本五冊、六七・八五・七一・八二・三三丁、甲賀敬元筆録、寛保三年篠崎東海序、杏雨書屋［杏六三一一三］。ただしこの限りではない。

8 前注1「蘭山書簡下書」。

9 玉木葦斎（一六七〇―一七三六）、神道家。名は正英、別号に五十鰭翁、潮翁。恕庵の神道関係資料はその大部分が葦斎より借写したものである。また恕庵と葦斎は連携して神道の後進指導に当たっていたという（北岡四良「谷川士清覚書―その師葦斎・怡顔斎及び宗武」『皇學館大學紀要』第一三輯［一九七五年］、五五―八五頁）。さらに恕庵の蔵書印には印文を「垂加正伝橘家宗源」、「橘家宗源」とするものがある。

10 真柳誠『龍谷大学大宮図書館和漢古典籍貴重書解題（自然科学之部）』同大学発行、一九九七年。山田慶兒「浅井周伯の養志堂の講義録―松岡玄達自筆本再考」、吉田忠・深瀬泰旦編『東と西の医療文化』思文閣出版、二〇〇一年、七三―九二頁。

11 仁斎門人帳に、二月二六日、「泉立哲」の紹介で「松岡元達　宿所ハ御幸町丸太町下ル東かわ」が入門するとある（植谷元 翻刻「伊藤仁斎の門人張（上）」『ビブリア』六九号［一九七八年］、三三一―五三頁、四三頁）。

12 稲若水（一六五五―一七一五）、儒家、本草家。もと稲生姓。名は宣義、字は彰信。恕庵のほかにも丹羽正伯、野呂元丈など高名な門人を輩出したが、この二者は幕府のもと、江戸を中心に仕事をした人で、京都において講学を行った者としては恕庵がその筆頭である。

13 「恕庵先生はもと本草者にあらず、儒家たれども詩経の名物を困しみ、稲生若水にしたがひて本草を三遍見給ひしが、大方暗記して、同じ比、後藤常之進などいへる本草者あれど、其右に出たり。（宗政五十緒校注、東洋文庫二〇二、平凡社、一九七二年、三一二頁）」なおこれは浅井図南（本文後述）の言によるものという。

14 二月、薬品検査鑑定法の検討のために下向するよう台命が下る。大坂からは古林正貞（三代見宜）ほか薬種商らも呼び寄せられた。「今度有　台命医家薬店ノ薬物正名為点検予自京都下向古林見宜自大坂下向（「東遊日記」、『緒弁叢書』写本二冊中収録、内閣文庫［特九六―一］。第一冊二三丁表）」

15 浅井図南（一七〇六―一七八二）、医家。名は政直、のち維寅。宝暦三年より尾張藩医。編著書は、和刻に（明）陳 実功『外科正宗』

四巻（寛保三年刊）がある。また、山脇東洋の校訂・和刻した（唐）王燾『外台秘要』の誤謬を正し、『砭脇録』（延享四年成）を著した。ほかに腹診についても著す（『図南先生腹診秘訣』、写本一冊、杏雨書屋［乾三〇四六］など）。また詩文、画もよくし、特に墨竹に秀でて平安四竹の一人と称された（浅井国幹遺稿『浅井氏家譜大成』名著出版、矢数道明解説、一九八〇年、一二一―四一頁）。

16 尾張藩医としては第二代。本稿は同前『浅井氏家譜大成』に従い、尾張招聘前の京都時代も含めた医家浅井家全十代として数える。

17 「夫先生之博物実東方三千載一人也雖然先生之業豈止此而已先生之修経上泝洙泗之源下窺関閩之奥海内鉅儒莫能及者傍自国家典故制度至医卜釈老之教莫不窮其理焉博物特其土苴耳儒名反為博物所掩不亦遺憾乎」（なお本稿における以下すべての引用・翻刻では、原則として漢字を通行の字体に改めた。）

18 『浅井氏家譜大成』（前注15参照）は、浅井家に伝わる『図南翁自筆家譜』を参考史料のひとつとして、その十代にあたる国幹がまとめたもの。よって特に図南についての記述は本人自筆に類すると判断される。

19 未詳。儒者か。

20 堀 南湖（一六八四―一七五三）、儒者。京都に住み、広島藩に仕えた。名は正修、字は身之、別号に習斎。詩文をよくし、易にも詳しかった。堀 景山（儒者、本居宣長の師）の従兄。図南による『怡顔斎蘭品』序も、はじめは南湖が著すはずであった。「令嗣子勅。欲追成先志。乞序于南湖屈君。君欣然下筆。叙致数百言。未及脱藁。君亦逝。（『怡顔斎蘭品』図南序）」南湖については恕庵の嗣子定庵との関係も重要（注48参照）。

21 壺井義知（一六五七―一七三五）、故実家。字は子安、鶴翁はその号。また鶴寿、温故軒とも。河内の生まれであるが、京都に出て故実について一家を為した。

22 香川宣阿（一六四七―一七三五）、歌人。通称は堯真、号は梅月堂。周防岩国の老臣であったが辞したのち京都で歌学を修めた。

23 里村昌億（一六六〇―一七二六）、連歌師。里村昌陸の長子。元禄八年に家督を継ぎ、同十年より法眼。

24 安西安周『日本儒医研究』龍吟社、一九四三年、前編第三章第二節「伊藤仁斎の儒医辨」、四三―四六頁。

25 杉立義一「稲生恒軒・若水の墓誌銘について」、山田慶兒編『東アジアの本草と博物学の世界（下）』思文閣出版、一九九五年、二九九―三一七頁。

26　並河天民（一六七九―一七一八）、儒医。名は亮、字は簡亮。儒においては古学派、医においては古方派に属する。幕府に蝦夷開拓意見書の提出を試みるなど先駆的な側面があった（山田重正「儒医並河天民とその周辺」『花園大学研究紀要』第八号［一九七七年］、一五九―一九六頁）。

27　同前山田論文、一六六頁。また伴蒿蹊著・三熊花顚画『近世畸人伝』（天明八年刊）にも次のようにいう。〈　〉内は割注を示す。「天民の説に、儒は医を兼べし、しからざれば、貧にして学卑陋に落つといへりとぞ。〈私按ずるに、仁斎文集には儒医の説ありて、儒を名とし、利を医にはかることを誚れり。所見異なり。〉（前注13東洋文庫二〇二、二〇五頁）」

28　恕庵による講義草稿『職原口訣私記』（前注7参照）中には、「壺井氏説」という記述が見える。ただし両者の具体的な交流については より一層の精査が必要。

29　『家譜』の記述に従えば、これは十五～十八才の間のことと思われる。図南が幼名から「周北」と名を改め元服したのは十五才のとき。それより数年間、詩を柳川滄洲（注32参照）、作文を田中親長に学び、さらに本文中に引いたように和学を修める。十八才のとき「花山公」（花山院常雅［一七〇〇―一七七一］か）に仕え、二十一才のとき家塾を開いて講義を始める。

30　日本における「多識」の語は、林羅山が『本草綱目』の収載品に和訓を付して著した『多識編』（寛永七年刊）をその嚆矢とする（島田勇雄「近代の語彙Ⅱ」、阪倉篤義編『語彙史』三巻、大修館書店、一九七一年、二四三―三四三頁、二五七頁）。

31　前注1「蘭山書簡下書」。

32　柳川滄洲（一六六六―一七三一）、儒者。名は三省。木下順庵門下。順庵が侍講として召された際には共に江戸に下った。

33　前注15『家譜』、二四頁。図南はこの時、それでも京都に居ることを選んだ。やむを得ず尾張に移るのは、東軒が亡くなったあとのことである。

34　「釈氏ノ説海西儒教我カ神道ト併行久シ豈ニ故ナカランヤ遂ニ禅ニ志アリ友人山岡生幸ニ大梅湛江玄和尚ニ参スルヲ以テ政直亦タ参謁出入スル四三年略ホ省スル所アリ（同前『家譜』、二五頁）」

35　恕庵は最晩年、儒・本草・神道の三つを併行して講義したと蘭山が述べる（前注1「蘭山書簡下書」）。

36　津島如蘭（一七〇一―一七五五）、本草家。名は久成、また恒之進と称す。恕庵門では塾頭に進むほどの秀才であったというが

（遠藤正治『本草学と洋学―小野蘭山学統の研究―』思文閣出版、二〇〇三年、五七―六四頁）、儒医南川金渓『閑散余録』（明和七年序）においては「学問ノ力ハナケレドモ、物産ノコトニ精密ナリキ」と評される。なお本書において金渓は、「本草ヲ講究シテ物産採薬ヲ事トスル」始まりは、向井元升にあるという。

37 図南と蘭山では、図南が二十三才年長。蘭山が私塾衆芳軒を開いた宝暦三年に、図南は尾張藩医として離京する。

38 前注1「蘭山書簡下書」。

39 自分は直接はその学統にないとしつつも、若水、恕庵と同時に貝原益軒の名も挙げている点にも注意したい（同前「蘭山書簡下書」）。

40 末中哲夫・遠藤正治「『蘭山先生日記』（一）」『実学史研究Ⅴ』思文閣出版、一九八八年、一六一―二〇七頁、一六七頁。

41 ただし定庵は初板である明和五年板から「学者」部門にその名を連ねる。ここに蘭山の名はまだない。なお定庵の生没年は明らかでないが、活躍時期および恕庵との年齢差を勘案すれば、浅井図南とほぼ同齢あたりと推測される。

42 文政十年板より、『平安人物志』は収載部門・人数を拡大する。この変化については宗政五十緒「京都の文化社会―『平安人物志』化政版と京儒」（『近世の雅文学と文人』同朋舎出版、一九九五年、一〇一―一三三頁）を参照。また、『平安人物志』以外も含めた「人物志」の変遷と近世学藝との関わりについては平野満「近世学藝の世界―『人物志』出板の背景」（『明治大学人文科学研究所紀要』第四九冊［二〇〇一年］、七九―一〇八頁）を参照。

43 亡羊の肩書はその後、「物産」および「琵琶」（文政五年）、「物産」（文政十三年）、「医家」および「物産」（天保九年）、「儒家」および「物産」（嘉永五年）と若干の変化を見せる（ただし「物産」であることは変わらない）が、皓山のそれは文政五～天保九年板まで一貫して「物産」のみである。

44 若水の摘録類は、『稲生若水遺稿』全六八冊（京都大学附属図書館［六―二一／イ／一貴］）中にまとまって在る。恕庵の摘録類は「怡顔斎博蒐編」、「府県志摘抄」などさまざまな書名で伝わる。摘録という性格上、各冊の内容が混雑しており両者の転写関係を正確に整理することは難しいが、それぞれの目次題に「経正居記事珠」など重なるところがあり、類縁関係のあることは間違いない。

45 『蘭山先生摘録集』（蘭山自筆、杏雨書屋［杏六六五七］）は、恕庵摘録の転写本を含む。岩瀬文庫山本読書室本には、恕庵手沢の摘録のほか、例えばそれを水野皓山が書写校正したもの（『怡顔斎摘抄』〔二四―五四〕）が伝わる。

46　「用薬須知三巻　先君子当手中時編以授弟子之帰也未幾上梓而行典愚而不郷道無能紹述」『用薬須知』は恕庵生前の刊行（享保十一年）。定庵は「三巻」と記すが、実際は五巻三冊で出板された。この『後編』は、恕庵自身が『用薬須知』の増補改訂のために著していたものという。

47　「正徳中吾　先大人撰七十二品而桜品与焉而吾之不良廃其業而不講加之日以就懦矣其書束而閣之錯乱不収」

48　『恕庵先生詹々言』二巻、特に故実や字義に関する記事が多い。校者を「男沫」とのみ記し、版心に「体朱舘蔵」とある。定庵は別に『用薬須知後編』序などで「体朱斎」を名乗っているため、本書は定庵による私家版であり、「沫」とは定庵の別名であろう。さらに序は堀 南湖（注20参照）の撰であり、これも定庵の交流関係および学問観の一端を表していよう。

49　磯野直秀『日本博物誌年表』平凡社、二〇〇二年、三四八頁。

50　清田儋叟（一七一九―一七八五）、名は絢、字は君錦。次兄の江村北海は『日本詩史』の著者（前注3参照）。

51　前注1「蘭山書簡下書」。

52　父職茂が恕庵に神道と本草を併せて学んだことが、平井宗七郎「蘭山小野先生小伝」（本書資料編）に記されるのみである。

53　父兄が筆記した「切紙折紙等之秘説」を独学の参考にしたと蘭山も述べる（前注1「蘭山書簡下書」）。

54　『水火魚禽考書』写本一冊、天明八年成（筆者未見）。引用は磯野直秀「小野蘭山の随筆」（『慶應義塾大学日吉紀要・自然科学』三四号［二〇〇三年］、一―八頁）に拠る。

小野蘭山門人、木内政章の事績と学績
―カリフォルニア大学サンフランシスコ校所蔵の木内政章旧蔵書を中心に―

町　泉寿郎

一、はじめに

木内政章（一七六九～一八三二、通称は玄節）は、原南陽と小野蘭山の門に学んだ医者・本草家として知られており、その事蹟については既に谷　伴夫、[1]岩間　實、[2]平野　恵[3]に専論があるほか、『三百藩家臣人名事典』、『水戸市史（二）』、『常陸太田市史　通史編　上巻』、磯野直秀『日本博物学誌年表』等にも言及があり、江戸後期水戸藩の医者・本草家としては一定の知名度を持つ人物である。今回、筆者はカリフォルニア大学サンフランシスコ校（以下、ＵＣＳＦ）図書館において、従来全く知られていなかった自筆稿本や自筆写本を含む木内政章の旧蔵資料を多数見いだした。本稿ではこの新出資料を用いて、木内政章の事蹟・学績に新たな知見を加えるとともに、寛政～文化の交の小野蘭山門人の活動に関する事例報告の機会としたい。

二、木内政章の略伝

前掲の先行研究中、木内政章の伝記については岩間實論文が最もよく纏まっているが、ＵＣＳＦ所蔵の新出資料から分かる事績を加えて、ここに記しておきたい。

その家系については、『水府系纂』巻八一に見え、[4]またその出身地である常陸太田市の小目共有墓地に政章以前の墓石、水戸市酒門町の酒門共有墓地に政章以後の墓石（但し政章墓石に碑文は刻されていない）がそれぞれ残されていて（図1）、知ることができる。それによれば五世の祖木内八右衛門は、天正年中（一五七三～七六）、上杉氏や北条氏政らに仕えて武功の高かった人物であるが、北条氏滅亡後は浪人となり、その長子八右衛門は寛永年間に徳川頼房に仕え、次子道悦は医業に従事して小目村（現常陸太田市小目）に移住した。その養子道悦清信（斉藤三郎大夫清貞の三男）、その男春伯政道（妻は小祝氏）、その男春伯政芳（一七四三～一八〇四、一七九五御目見格）と小目村に医業を継承し、政芳は飛田氏との間に二男一女を儲け、その長男が玄節政章（字は伯斐、別号は桂園）、次男が玄民政世（?～一八二〇、名は成人、字は叔斐）である。

政章は、竹内氏（?～弘化三年〈一八四六〉六月十七日）との間に一男一女を儲け、女は中村義敬に嫁し、嗣子秀斎政典（文化十一年〈一八一四〉～天保十年〈一八三九〉二月二十四日）は小宮山楓軒・多紀元堅[5]に学んだが、惜しくも二十六歳で早世した。政典が嗣子の無いまま没したので、政章の弟政世の男民之介以忠（?～元治元年〈一八六四〉十一月二十日）を養子として家を継承させ、民之介は中野氏との間に数子を儲けたが、弘（?～一八七七）が早く没し、三代吉（?～一九二三）が家を継承した。三代吉の三男克（一八九二～一九七七）は彫刻家として著名である。

政章の医学を考える上で、直接の師承関係を結んだ原南陽や小野蘭山の他に、蝦夷地探検で知られる木村謙次と、農政家として知られる高野昌碩の存在は、逸することができない。

木村謙次[6]（一七五二～一八一一、名は謙、字は子虚、別号は礼斎・酔古館）は、大雲上人・立原翠軒・皆川淇園・柴野栗山に儒学を学び、谷田部東壑[7]（一七三三～八九）・吉益東洞（一七〇二～七三）・原南陽に医学を学び、蒲生君平・高山彦九郎・林子平らと交友した人物で、寛政五年（一七九三）・寛政十～十一年（一七九八～九九、近藤重蔵の従者下野源助として幕府蝦夷地巡検に参加）と二度にわたって蝦夷地探検を行った。政章との関係では、政章の父春伯政芳の墓碑文を謙次が撰文しており[8]、また政章が父の跡を継いで御目見格郷医を拝命する際の周旋をするなど[9]、直接の交流があったことが知られている。謙次は明和九年（一七七二）六月、二十一歳の時に京都の吉益東洞に入門し[10]、谷田部東壑（宝暦二年〈一七五二〉

吉益東洞に入門）に次いで、水戸に東洞流をもたらした人物と位置づけられる。後掲するように、ＵＣＳＦにも木村謙次が吉益東洞の塾で筆写した書籍の転写本が残されている（『東洞家配剤抄』）。

高野昌碩[11]（一七六〇～一八〇二、名は鳳・世龍、字は伯翼・子隠、通称は昌碩・文助、別号は陽洲・陸沈亭）（図２）は、太田村西二町の眼科医三友良直と木内春伯の姉（政章の伯母）との間に長男として生まれ、昌碩と政章は従兄弟にあたり、またその容姿や挙措もよく似ていたといわれる（小宮山楓軒「常陸物産誌序」）。昌碩は叔父木内春伯の紹介によって十六歳で原南陽に入門し（一七七五）、後に自ら紹介者となって政章を原南陽に入門させている（一七八四）。また立原翠軒に儒学を学んだ。寛政四～六年（一七九二～九四）にかけて西国に遊学し、この間に荻野元凱（寛政四年十月十一日入門）・小野蘭山・皆川淇園らに従学し、小沢蘆庵とも親交をもった。高野昌碩は木村謙次とともに東北遊歴の経験もあって（一七九五）、北辺有事の時勢に思うところがあり、『芻蕘録』『富強六略』『籠田の水』等経世に関する意見書を著し、郡奉行に抜擢された。政章との交流は濃やかで、政章はしばしば高野昌碩の蔵書を借りて転写している。

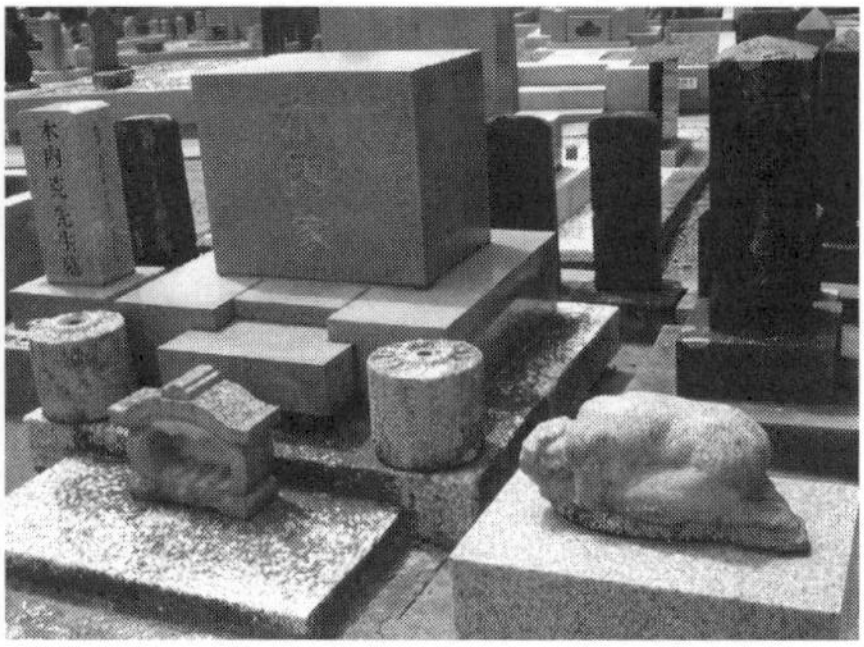

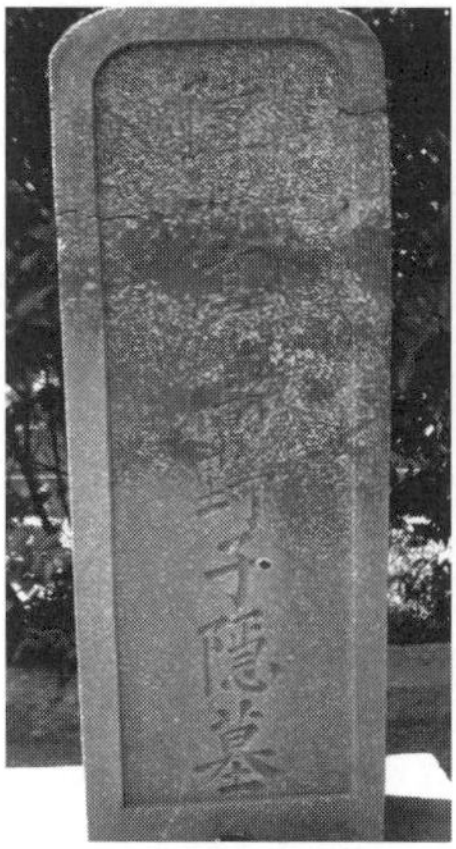

図１（上）：木内氏一族の墓、右奥「桂園木内先生墓」が政章の墓石（水戸市酒門共有墓地）
図２（左）：陸沈亭高野子隠墓（水戸市酒門共有墓地、墓碑文は立原翠軒の撰文）

　この木村謙次・高野昌碩は、ともに水戸藩学の中では立原翠軒やその門人小宮山楓軒に近かった（藤田幽谷ら一派とは遠い）。寛政中における『大日本史』編纂事業に関する立原派・藤田派の対立（いわゆる「史館動揺」）の結果、寛政期後半からは立原派が改革派の実務担当者を輩出したが（例えば寛政十一年の小宮山楓軒、紅葉郡奉行転出など）、木村謙次の蝦夷地探検や高野昌碩の郡奉行抜擢なども、基本的に彰考館におけるこの学統を背景に行われた人事とみてよい[12]。

木村謙次・高野昌碩・木内政章がともに従学した原南陽（一七五三～一八二〇、名は昌克）（図3）は、江戸後期の水戸の医学を代表する重要な人物である。従来、優れた臨床家としての位置づけはあるものの、その学術に対する評価は甚だ不十分であるといわざるを得ない[13]。父昌術は水戸藩医（百五十石）で、母は徂徠学系の儒者戸崎淡園の妹。安永三～四年（一七七四～七五）に京都に遊学し、山脇東門（東洋の嗣子）に古方を、賀川玄悦に産科を学び、傍ら皆川淇園に儒学を学んだことが知られている。その『南陽原先生文集』（京都大学富士川文庫所蔵、写本二冊）を繙けば、医者では荻野元凱・中川修亭・福井楓亭・桃井桃庵・多紀元簡らとの交流があったことを知る。また江戸滞在中に多紀元簡と知り合った立原翠軒が、南陽に医学館の盛観について語ったのを受けて、門人を医学館に遊学させたり[14]、彰考館落成時（寛政九年）に翠軒が架蔵書を献納したのに続いて、翠軒に諮り秘蔵の『万安方』『頓医抄』を献納するなど、水戸の藩学のなかでは南陽も立原派と目してよい人物である。

政章はこうした先人・同輩の導きによって医学・本草学を学んでいった。先ず天明四年（一七八四）六月、十六歳で高野昌碩の紹介により原南陽に入門して医学を学んだ（『原南陽門人帳』）。天明中、野州塩原への道中、採薬を行い腊葉にしてこれを保存した（「草木形状録題言」）。

寛政頃からは盛んに医書を筆写しており、村井琴山・中西深斎・香川修庵・栗山孝庵・山脇東門など古方系の方書・方論と、『紹興本草』などの伝存比較的稀な佚存漢籍医書が多い。これらは主に師原南陽や高野昌碩が京都遊学中などの機会に伝写した写本を借りて筆写したものと見られる。後述する『是斎百一選方』における荻野元凱本（元版）との

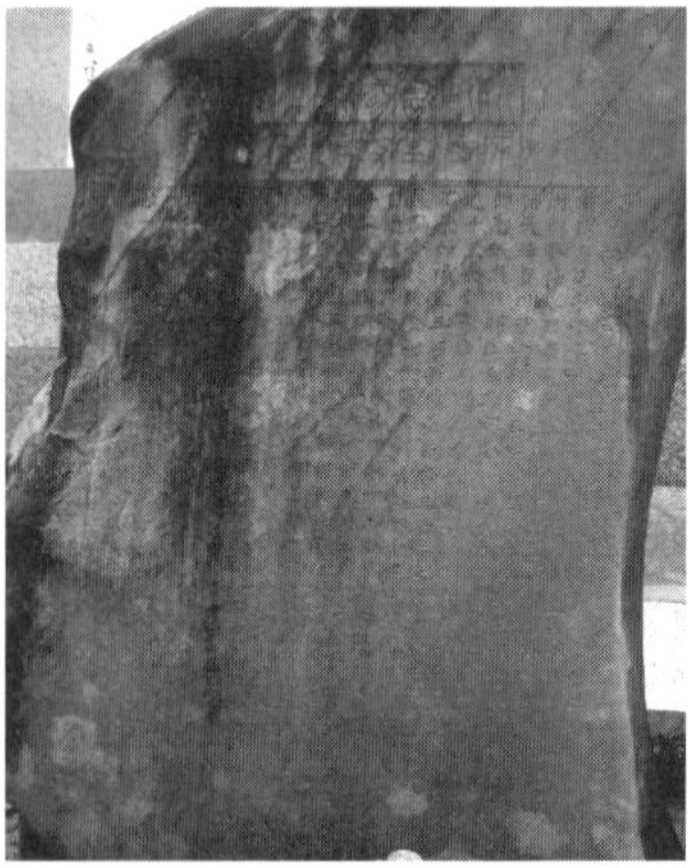

図3：原南陽墓碑（水戸市酒門共有墓地、墓碑文は小宮山楓軒の撰文）

校訂、『魏氏家蔵方』における多紀家本（宋版）との校訂など、流布本による筆写後に善本によって本文校訂を行っている場合があり、文献の伝写に関して政章の意欲と意識の高かったことと、政章が文献に関して比較的恵まれた環境にあったことがわかる。上述の彰考館に献納した『万安方』六〇巻は、原南陽が年来その伝写を希望した本で、多紀元簡に借覧を請うて、自蔵の黎居士『易簡方』・丹波雅忠『医略抄』の貸与を条件にその写本を許された。その際に原南陽は門人の本田恭とともに政章を江戸に派遣して筆写させていることから、南陽も政章の文献の伝写に関する能力を評価していたと見られる。(15)

こうして基礎的な医学知識を身につけた上で、寛政九年三月、政章は二十九歳で故郷を発して水戸に出、篠本玄昌・永田玄恕と同行して京都に上り、四月に小野蘭山（間之町通竹屋町上ル）に入門した。そして着京の同月より早速、近畿各地に採薬を開始している。更に同年五月六日には小川多左衛門（書林柳枝軒）の紹介により荻野元凱に入門している（「荻野元凱門下姓名録」）。以後も主に採薬に日を費やすことが多く、そのあい間の京都滞在中には小野蘭山の『本草綱目』の講席に列なり、また写本にいそしんだ。

政章の西遊時期、特に帰郷時期についてはやや不明瞭な点があるが、(16)「草木形状録題言」に「（寛政十年）四月九日信州木曾路」に採薬したと記するところから、寛政十年四月には帰郷したと考えられている（岩間實「木内玄節年譜」）。また「本草綱目記聞題言」に蘭山が東下の幕命を受けた時期とそれに応じて発京した時期を、それぞれ寛政十一年十月（事実は寛政十年十月）、寛政十二年三月（事実は寛政十一年三月）と一年遅く記していることも、政章が蘭山東下に先だって帰郷していたため、この間の事情を知悉しなかったことを示唆するものと考えられるのではないかと思う。

帰郷後、寛政十年五月～十二年閏四月にかけて小野蘭山による『本草綱目』講義をまとめた『本草綱目記聞』五二巻を編纂した。また引き続き原南陽に従学したらしく、文化年間にかけてしばしば原南陽蔵書を借り出して写本している。文化二年（一八〇五）、家伝の処方集『奇方録』(17)を編纂して水戸藩に提出。文化三年（一八〇六）には父の跡を継いで御目見格郷医を拝命。文政四年（一八二一）頃までに『常陸物産誌』二四巻をほぼ脱稿。文政五年（一八二二）四月二十九日、水戸藩より御医師格並・五人扶持を拝し、水戸に移住。文政十年（一八二七）、かつて西遊中の採薬時に集めた押し葉が虫損によって失われつつあるのを惜しみ、画家宇佐見善次郎にその形状を写させて『草木形状録』一〇巻を脱稿。天保元年（一八三〇）、二人扶持を加増。天保四年（一八三三）六月十五日、六十五歳で没し、坂戸原（現酒門共有墓地）に葬られた。その著述は、前掲の『本草綱目記聞』『奇方録』『常陸物産誌』『草木形状録』のほかに『木内氏石品目録』『日本諸州奇石産処録』[18]（図4）が残る。

前述したような師友の学的系譜を考えるとき、木内政章の『常陸物産誌』にまとめられる物産学もまた、立原翠軒門下の小宮山楓軒・木村謙次・高野昌碩ら改革派の実務官吏による藩政改革の流れの一環として、位置づけられるべきものであろう[19]。

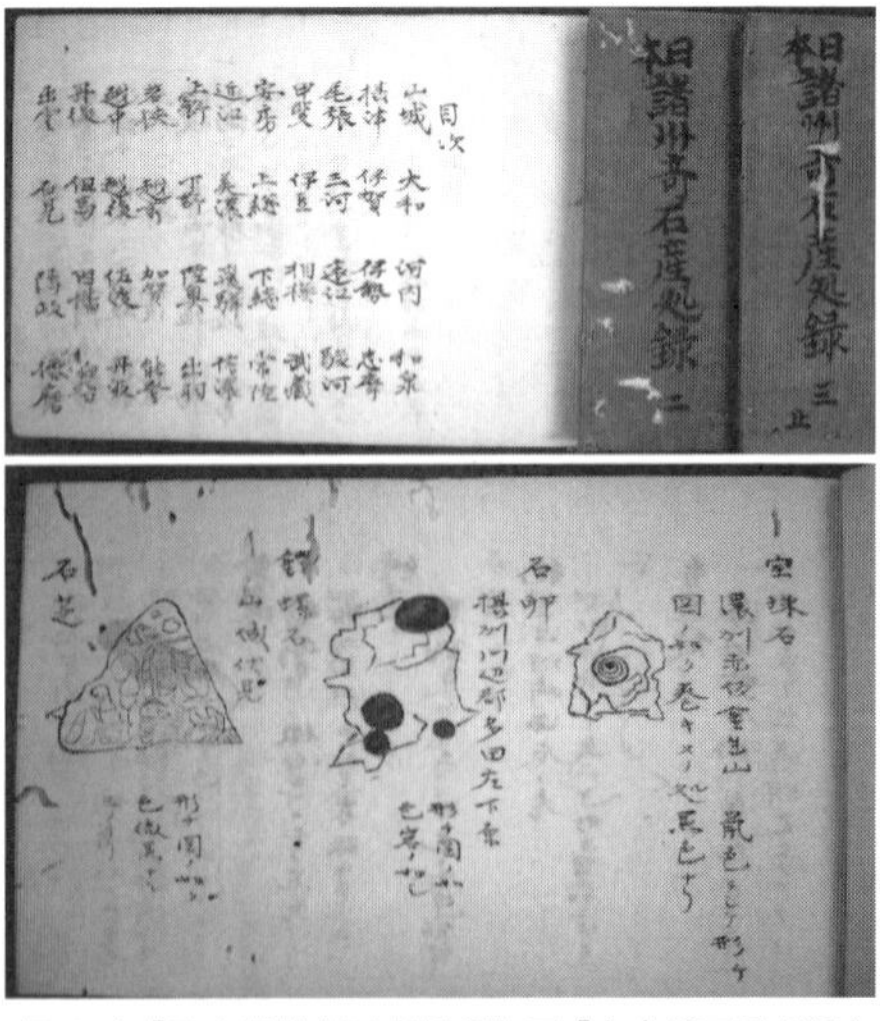

図4：上『日本諸州奇石産処録』、下『木内氏石品目録』
（北里大学医史学研究部大塚修琴堂文庫所蔵）

三、UCSF図書館に所蔵する木内政章の旧蔵書

次にUCSF図書館に所蔵される木内政章の旧蔵書について、その書籍目録と現時点での筆者の所見とを示しておきたい。同館に所蔵される日本古医書は、江戸期を中心としつつも古くは平安末～鎌倉期の古写経に遡り、その総数は約一五〇〇点以上におよぶと見られるが、整理作業時に作成された閲覧用のカード目録があるのみで、正式な目録は作成されていない。資料の購入に携わった同館の元ライブラリアン南 淳美氏によれば、もとは購入時の受入リスト

が別に存在し、それに依拠すれば数量・年時・価格・業者等の詳細な購入記録が判明すると思われるが、残念ながら現在は失われたらしい。それに代わるものとしては、同館カード目録の情報がある。同館カード目録には「Nakayama Collection」「Nakamura Collection」「Mori Collection」「Kiuchi Seisho Manuscript Collection」（図５）といった旧蔵者に関する記述があり、判断材料となる。また蔵書印など各書籍に残されている旧蔵者に関する情報も有効である。「Nakayama Collection」には蔵書票、「Mori Collection」には蔵書印があるが、「Nakamura Collection」「Kiuchi Seisho Manuscript Collection」には蔵書印等がない。したがって、今回、木内政章の旧蔵書と同定した根拠の一つはカード目録の記述である。その総数は、八九点である。

その殆どの図書カードには、左端に「7-8-64 / Oya shobo / 5-1-65」という記載があり、これは購入と受け入れの日時、および購入業者に関する情報と考えられる。つまり、木内政章コレクションは、一九六四年七月八日にその一部を除き一括して東京神田神保町の大屋書房から購入され、一九六五年五月一日にＵＣＳＦ図書館に受け入れられたと見ることができる。

図５：UCSF 図書館・木内政章コレクションの図書カードの例（7-8-74 はミスタイプ）

「Kiuchi Seisho Manuscript Collection」は、その名前のとおり、全て写本からなる点に特色を持つコレクションである。この資料群の整理作業を進めていくと、確かに『常陸物産誌』零本、『草木形状録』零本など木内政章の著書として従来知られている書籍が見いだされ、かつ多くの写本巻末に、例えば「文化己巳秋八月七日就於南陽原先生之本校正之畢　木内政章識」（『蘇沈内翰良方 一〇巻』蘇軾・沈括撰 日〇六一五〜〇六二〇）のように、筆写の日時や底本等を示す奥書が記されていることから、「Kiuchi Seisho Manuscript Collection」が木内政章の自筆稿本や自筆写本を多く含むコレクションであると判断される。

しかしながら、「Kiuchi Seisho Manuscript Collection」には木内政章自筆本とは明らかに異なる筆蹟になる写本がかなり含まれており、その別筆の写本には、往々に「高野氏／蔵書」（長方朱文）、「陸沈／亭記」（楕円朱文）、「陸沈／亭記」（方型朱文）の蔵書印が見られ、まま「陸沈亭主人手録」といった筆者の別号が記されている（図6）。当初は、別のコレクションの混入を疑ったが、木内政章の事蹟調査の過程で、既述したとおり木内政章の従兄弟にあたる高野昌碩が「陸沈亭」と号したことが分かり、これらが高野昌碩の自筆本や旧蔵書であることが判明した。「Kiuchi Seisho Manuscript Collection」の中に高野昌碩蔵書が含まれるに至った経緯については、特に資料は見いだせなかったが、このコレクションが「Kiuchi Seisho Manuscript Collection」と呼称されていることや、高野昌碩が木内政章に先だって没していること、及び両人の血縁上と学問上の親近から考えて、高野没後にその蔵書の一部（主に医書）が木内政章のもとに移ったと見られよう。

そこで、以上のことをふまえて、次のように木内政章の旧蔵書目録を作成した。和書と漢籍を併せて内容別に分類し、書名巻数・編著者名・書写年等・請求記号の順で著録し、かつ木内政章筆写の和書には○を、木内政章筆写の漢籍には●を、高野昌碩筆写の和書には△を、高野昌碩筆写の漢籍には▲を、筆者不明の和書には□を、筆者不明の漢籍には■を、それぞれ書名の上に附した。

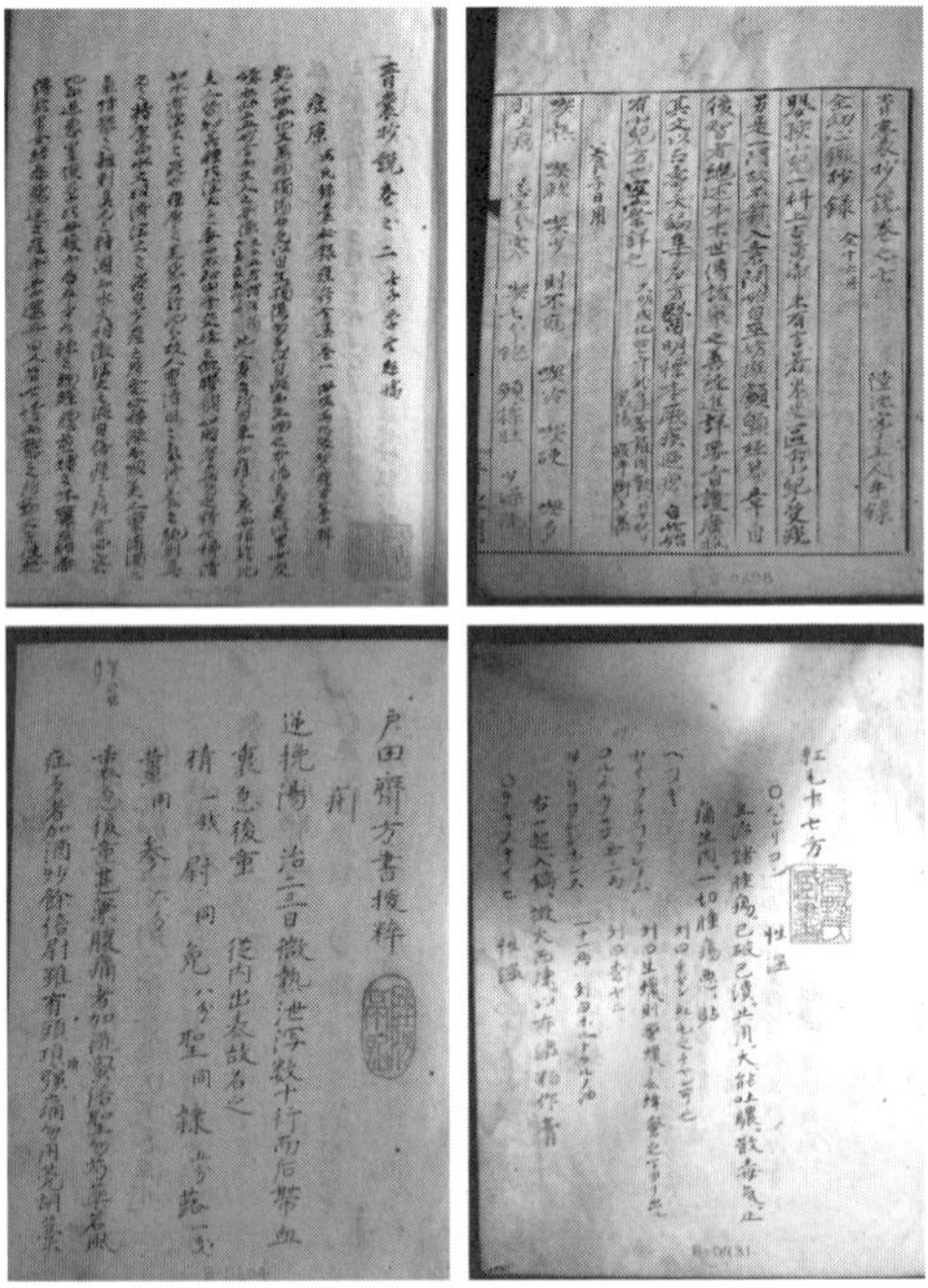

図6：木内政章コレクション中の高野昌碩自筆本、右上・左上『青嚢抄説』、右下『紅毛十七方』、左下『戸田斎方書抜粋』、蔵書印は左上「陸沈／亭記」、左下「陸沈／亭記」、右下「高野氏／蔵書」（UCSF図書館所蔵）

木内政章旧蔵書分類目録（稿）

傷寒金匱之属

●〔王氏家宝〕傷寒証治明条　九巻　明　王震撰　寛政七年写据明嘉靖辛酉刊本　日〇六八九　至〇六九二

○傷寒論講義　中西深斎著　寛政三年写本　日〇六六〇

○傷寒論夜話　五巻　原南陽著　郡司郁筆記　日〇六九三

外科之属

△楢林家伝外科書（紅毛膏薬方　楢林家癰疽発背治方　楢林流正伝）　楢林永久著　日〇七五七

△紅毛外科書（外療仕掛凡例二巻　紅毛外科金瘡伝事之書三巻　紅毛外治秘書一巻　紅毛十七方一巻）　劉国任編　日〇七二七　至〇七三一

五官科之属（眼科　喉科　舌喉　喉痧　口歯）

●新編鴻飛集論眼科　明　胡廷用編　据劉氏日新堂刊本写本　日〇七七六

▲眼科全書　存巻中　清　王協鑑定　日〇六二一

△馬島明眼院極秘方　日〇六〇九

児科之属

●痘疹活幼心法　二巻　明　聶尚恒撰　日〇六一二

○乾家小児方　本郷交白著　寛政八年写本　日〇七三四

○小児方　存巻二三　柴田元養輯　柴田元徳校　寛政七年写本　日〇七八二　至〇七八三

△全幼心鑑抄録（青嚢抄説　存巻七）　陸沈亭主人（高野昌碩）手録　日〇六九八

△治痘方函　戴曼公述　池田正直（瑞仙）編　日〇七〇二

○痘家治術伝　家方術伝録　痘瘡方函　寛政九年写本　日〇六一四

鍼灸之属

○隧輸通考　六巻（缺巻一）　堀元厚著　寛政九年据刊本写本　日〇六二三　至〇六二七

診断之属

○百腹図説　五十腹図説　百腹図　五十腹図　曲直瀬道三著

寛政三年写本　日〇六二六 至〇六二九
○腹心伝　西遊雑記（叢記）之一　橘隆庵著　日〇六三三
○台州荻先生腹脈診奥　荻野元凱著　寛政七年写本　日
〇六〇〇

本草之属

●南方草木状　三巻　晋 嵇含撰　文政十年写本　日
〇六四八
●〔紹興校定〕経史証類備急本草　二五巻　宋 王継先
等奉勅校　寛政元年写据高朱盈写本　日〇七一七至
〇七二六
●新刻種樹書　一巻　元 兪宗本輯　藝菊 蘭譜 稲品 果
疏 瓜蔬疏 養魚経 金魚品 合一冊　日〇六五七
▲医宗必読　巻四（本草徴要下　木菓穀菜金石獣虫部）〔明
李中梓〕撰　日〇七七五
■新鐫草本花詩譜 新鐫木本花鳥譜　明 黄鳳池編　日
〇六九五
○本草釈名　日〇六六二
○享保薬草集　清 陳振先・向井元成著　日〇七三五
○諸州採薬記抄録　植村政勝著　日〇六五六
○本草綱目会読箋　後藤梨春（光生）著　日〇七七三
○本草綱目補物品目録　存後編巻中下　後藤梨春（光生）
著　文政九年写本　日〇七三二 至〇七三三
○占春斎魚品 存巻一　曽占春（槃）著　日〇六三一
○採薬使記　存中下巻　後藤梨春（光生）著　高大醇録
日〇七三六 至〇七三七
○毛詩品物図攷 草部木部（詩経名物辨解）江村如圭著　日
六三一七
○日東魚譜 四巻　神田玄泉著　文政十年写本　日
〇七〇四 至〇七〇七
○本草綱目紀聞 存巻四五・四七至五二　小野蘭山著
述 木内政章校　寛政十二年写本　日〇六五一至
〇六五三
○秘伝花鏡紀聞〔小野蘭山述〕寛政六年写本　日
〇六九七
○花彙 抜抄一冊　小野蘭山著 島田充房画　日〇七〇三
○大和本草紀聞 一六巻（缺巻一二）諸品図 二巻 附録
二巻〔小野蘭山述〕寛政九・十年写本　日〇六四〇
至〇六四四
○日光志 存巻二　日〇六九四
○草木形状録 存巻四・五・八・九　木内政章著　日
〇七五三 至〇七五六

○常陸物産志 存巻三至五・八至一三 草之部（巻三穀類上稲 巻四上穀類中麦 巻四下穀類下豆 巻五民用菜類葷 巻八上園草類 巻八下山草類 巻九蔓草類 巻十木草類 巻十一雑草類 巻十二喬木類 巻十三花木類）木内政章著 日〇六四五 至〇六四七

方剤之属

▲孫真人備急千金要方抜鈔（医賸と合綴）孫思邈撰 日〇七八五

●魏氏家蔵方 一〇巻 宋 魏峴撰 寛政八年・文化五年写本 日〇六六三 至〇六七一

●新刊続添是斎百一選方 二〇巻 宋 王璆撰 寛政七年写本 日〇七六〇 至〇七六六

●蘇沈内翰良方 一〇巻 宋 蘇軾・沈括撰 文化六年写本 日〇六一五 至〇六二〇

●嶺南衛生方 三巻 元 釈継洪撰 寛政七年写本 日〇六四九 至〇六五〇

○大同類聚方 存巻一至七・一二至一〇〇 安倍真直等奉勅撰 文政八年写据原南陽文化十三年写本 日〇七〇八 至〇七一六

○大同類聚方 安倍真直等勅撰 日〇七八〇

○医心方 三〇巻（存巻一・二・四至七・九・一一・一三・一六・二〇・二一・二三・二五）丹波康頼撰 文政五・六年写据原南陽文化三年写多紀氏写本 日〇七三八 至〇七五二 RS125/T2/1823/O.C.

○徳本翁十九方（長円翁十九方 甲斐州長田知足斎悳本翁十九方 十九方附録医之辨 得徳本十九方記）木内玄節（政章）編 天保二年写本 日六三一九

○松原家丸散方函（外題 松原家方函）西遊雑記（叢記）之一 日〇六二三

△戸田斎方書抜粋 戸田旭山著 日〇六〇四

○行餘医言治方 香川修庵著 文政八年写据秋山盛写本 日〇六〇七

○東洞家配剤抄 文政九年写据木村謙次写寛政六年惟貞転写本 日〇七七二

△薬徴 吉益東洞著 日〇六三四 至〇六三五

○亀井道斎家伝方 一巻（棚倉薬園方長尾養性筆記と合綴）〔亀井南冥著〕文政五年写据文化九年小栗意仲写本 日〇六〇二

○栗山方函 栗山献臣（幸庵）著 寛政七年写据田中見俊写本 日〇六五四

○方鈴 附温疫証治方〔荻野元凱〕著 日〇六二二

□丸散方　日〇六〇一

○方函〔山脇家〕日〇七六九

△方函〔山脇家〕日〇七〇〇

○方函附録　日〇六〇五

○解毒奇效方（叢桂亭随筆之一）　原昌克（南陽）著　日〇七七一

△解毒奇效方（疥癬新書と合綴）　原昌克（南陽）著　日〇六二九

○薬語　原昌克（南陽）著　日〇六三〇

△疥癬新書（解毒奇效方と合綴）　木村謙著　日〇六二九

○生々乳製法（外題　生々乳焼法）西遊雑記（叢記）之一　塙養拙著　日〇六三三

○要方摘萃　不分巻　文政十年写据山口玄仙蔵本　日〇七七四

△名家雑方（缺名処方、及偶記）日〇六五九

●治穀疽方　存第二十七　日〇六九六

医案之属

○医学天正記 一巻　曲直瀬玄朔著　文政十一年写据寛永四年刊天和二年転写据本　日〇六〇三

□建殊録　吉益東洞口述　巌恭敬撰　寛政九年写本　日〇七六七

医話之属

△浅井先生切紙口授　日〇七七〇

○病因考　後藤佐一（良山）著　寛政二年写本　日〇六三二

○一本堂行余医言（存巻一至一六・一八・一九・二一・二三・二六）香川修徳著　寛政七年写据天明八年刊本　日〇六七二至〇六八八

○労病論　諸家雑録之一　中西深斎（惟忠）著　寛政十年写本　日〇七八一

○福井脾労之説　諸家雑録之一　福井楓亭著　寛政十年写本　日〇七八一

○中西先生陰陽毒之説　諸家雑録之一　中西深斎（惟忠）著　寛政十年写本　日〇七八一

○台州先生諮文并医案　諸家雑録之一　荻野元凱著　寛政十年写本　日〇七八一

葑菲録〔小林福浦〕著　日〇七七九

○東門随筆　山脇東門著　寛政六年写据高野昌碩写本　日〇七五九

○結舌編　村井琴山杏庵問答　本恭編　寛政六年写本

日〇六九九
〇東郭先生医談 附灸方記聞　和田東郭著　寛政九年写本　日〇七〇一
〇蕉窓方意解　和田東郭著　寛政九年写本　日〇六一三
〇病因備考　亀井南冥著　寛政九年写据森下泰蔵写本　日〇七六八
△医賸（孫真人備急千金要方抜鈔と合綴）　多紀元簡著　日〇七八五
〇神秘妙蘇散記（外題　妙蘇散記）西遊雑記（叢記）之一　原南陽著　日〇六三三
〇医事小言　原玄璵（南陽）著 木内政章校　日〇六〇六
〇医事小言要方　原南陽著 木内政章校　天保六年木内政典写本　日六三二八
〇寄奇方記　原昌克（南陽）著　日〇六一一
〇活馬辨 剪燈録　佐藤成裕著　日〇六一〇
□医灯訳文篇　吉田本節著　文化十二年写本　日〇六二八

医史之属
〇本朝医考 三巻　黒川道祐著　天保二年写本　日〇六六一
〇医略抄　丹波雅忠著　文化六年写据山田以文蔵原南陽写立原翠軒写本　日〇七八四

（其之他）
〇西遊雑記（内封題　叢記）　日〇六三三
〇諸家雑録　寛政十年写本　日〇七八一
△青嚢抄説（陸沈亭随筆）存巻二三　高野昌碩著　日〇七七七 至〇七七八
●天工開物　存中巻　明 宋応星撰　日〇六五八
●事物紺珠　存巻三十七薬部　明 黄一正編　据呉勉学刊本写本　日〇六〇八
〇南郭遺契　服部元喬著　日〇七五八
〇長崎聞見録（広川獬著）天保元年写本　日〇六五五

以上、木内政章の旧蔵書は、政章が和漢の医薬を広く学んでいたことを示すが、医経・蔵象・鍼灸・養生といった医学理論や保健衛生に関する書はほとんどなく、日本の古方系や中国宋元の方論、および本草書が多く、本草書・処方集を中心に学んだことがその蔵書傾向として見て取れる。

政章はその著書に『本草綱目紀聞』『常陸物産誌』『草木形状録』があり、その「本草綱目紀聞題言」等において蘭山のもとでの修学について自ら言及することから、従来、小野蘭山門下の本草家として認識されてきている。政章が小野蘭山の学統を承けて本草学・物産学に長じたことに異論の余地はないが、上記の蔵書からは木内政章の学術がそれだけに止まるものでなかったことを物語っている。

既述したように、京都における小野蘭山への従学期間は比較的短期であり、また後述するようにその間に採薬に出ることも多かったため、政章が蘭山の講筵に列なる機会はそれほど多くなかったと考えられる。一方、多くの南陽所蔵本や南陽著述を直接に、または高野昌碩の写本を経由して間接に政章が筆写していることから、小野蘭山に較べて原南陽との師承関係は長く保たれたことが知られる。

原南陽は初め京都遊学中に古方派を中心に学んだが、それに偏せず江戸の多紀氏らの影響もあって宋元、或いは宋以前や日本の古医書を兼修したらしく、折衷医学をその特色とする。既述したように、原南陽は臨床手腕によって評価されることが多く、その学識については従来十分に評価されていないが、UCSFの木内旧蔵書に原南陽蔵本からの転写本が少なからず残ることによって、その博い医学知識の一斑を知ることができる。[20]

荻野元凱は漢方・蘭方を折衷し吐方や刺絡を得意とし、また多くの希少な古版本を所蔵したことでも知られる。従兄弟高野昌碩の写本は量的には少ないが、『紅毛外科書』（外療仕掛凡例一巻　紅毛仕掛金瘡伝之書三巻　紅毛外治秘書一巻　紅毛十七方一巻）や『栖林家伝外科書』といった紅毛流外科書や、眼科書（高野家はもともと眼科医であった）を含む点と、漢籍を中心とした各種書籍の抄出からその読書範囲を窺える点に、特色が認められる。また、政章写本が蘭学・洋学の書籍を含まない点と対照をなす。

水戸藩関係の著述として、本草家佐藤中陵の『活馬辨』『剪灯録』があり、木村謙次（号は礼斎、木子虚と称す）の名も散見する。[21]

以上のことから、本草書と古方系の方論、および宋元や日本古代の古医書が比較的多い点に、原南陽・小野蘭山・荻野元凱の門に学んだ木内政章の学風が知られる。

四、木内政章の写本活動

木内政章は写本を作る際にしばしば筆写の日時を記す習慣を持っており、「Kiuchi Seisho Manuscript Collection」の写本群からは木内政章の写本活動の足跡を辿ることができる。木内政章の採薬活動については、その著書『本草綱目記聞』『草木形状録』『日本諸州奇石産処録』の題言等によって知ることができる。写本と採薬の両方の足跡を辿ることによって、木内政章の学蹟はかなりの程度まで具体化できると考えられる。そこで、木内政章の本草学を中心とする医薬修学を、具体的には採薬などのフィールドワークと写本などのデスクワークから成るものと見て年表化し、従来十分に知られていない、その写本活動に焦点をあてたい。

木内政章学事年表

年	月	日	年齢	一般	採薬	写本
明和六 1769			一	出生		
安永七 1784			十六	原南陽に入門		
寛政元 1789	九	二十四	二十一	谷田部東壑没		『紹興本草』一〇冊を書写
二 1790			二十二			後藤艮山『病因考』一冊を書写
三 1791	三		二十三			中西深斎『傷寒論講義』一冊を書写
〃	十一	十	〃			曲直瀬道三『百腹図説』を書写
六 1794	五	二十八	二十六			村井琴山『結舌編』一冊を書写
〃	六	五	〃			山脇東門『東門随筆』一冊を書写

寛政六 1794	七		〃			小野蘭山『秘伝花鏡紀聞』一冊を書写
七 1795	五	二十二	二十七			『傷寒証治明条』四冊を書写
〃	八		〃			柴田元養『小児方』二冊を書写
〃	九		〃			『一本堂行余医言』一七冊を書写
〃	〃		〃			『栗山方函』一冊を書写
〃	十一	五	〃			『百一選方』七冊を書写
〃	十一	十五	〃			『台州荻野先生腹脈診奥』一冊を書写
〃			〃			『嶺南衛生方』二冊を書写
〃			〃	父政芳、御目見格に		
八 1796	夏		二十八			『魏氏家蔵方』巻一・二・四・五・六・八・九を書写
〃	九	二十六	〃			本郷交白『乾家小児方』一冊を書写
九 1797	四		二十九	小野蘭山に入門		
〃	〃	十	〃		伊勢白子・松坂・山田に採薬	
〃	〃	十一	〃		伊勢田丸・相可に採薬	
〃	〃	十二	〃		伊勢興津に採薬	
〃	〃	十三	〃		大和田口・石破崎・赤羽根・長谷に採薬	
〃	〃	十四	〃		大和十恩寺・三輪・丹波市・南都・竜田・福満寺に採薬	
〃	〃	十六	〃		摂津大坂天王寺近道に採薬	
〃	〃	十七	〃		山城伏見・藤森に採薬	
〃	〃	二十八	〃		山城上賀茂・下賀茂・紫に採薬	
〃	五	三	〃		山城嵯峨天龍寺・愛宕山に採薬	
〃	〃	五	〃		山城上賀茂に採薬	
〃	〃	六	〃	荻野元凱に入門		
〃	〃	十	〃		山城比叡山に採薬	

寛政九 1797	五	十三	二十九		山城伏見・宇治・木幡・黄檗万福寺近道に採薬	
〃	〃	十八	〃		山城下賀茂・鞍馬に採薬	
〃	〃	二十四	〃		近江山田・草津に採薬	
〃	〃	二十八	〃		近江瀬田・粟津・大津・唐崎に採薬	
〃	六	五	〃		雲母坂より比叡山に採薬	
〃	〃	十三	〃			『大和本草記聞諸品図・附録』を校正
〃	〃	十四	〃			『大和本草記聞』巻九を校正
〃	〃	二十三	〃			堀元厚『隧輸通考』五冊を書写
〃	〃	二十六	〃			亀井南冥『病因考備考』一冊を書写
〃	〃	二十八	〃		摂津住吉、摂津堺・野村岸和田に採薬	
〃	〃	二十九	〃		紀州和歌山和歌浦をへて紀三井寺日方の宿に到る	
〃	七	一	〃		志賀庄・真国庄に採薬	
〃	〃	二	〃		高野山に採薬	
〃	〃	三	〃		橋本須田の山中に採薬	
〃	〃	四	〃		大和吉野山に採薬	
〃	〃	五	〃		多武峰に採薬	
〃	〃	六	〃		河内高枝・柏原、大坂天王寺辺に採薬	
〃	〃	十四	〃			『東郭先生医談』一冊を書写
〃	〃	二十九	〃			和田東郭『蕉窓方意解』一冊を書写
〃	閏七	四	〃			『痘家治術伝』一冊を書写
〃	〃	十	〃		山城岩倉に採薬	
〃	〃	二十	〃		下賀茂より貴船に採薬	
〃	八	一	〃		雲母坂より比叡山登り横川に到る	
〃	〃	十	〃		高雄山より御室・妙心寺に採薬	

寛政九 1797	八	十五	二十九		近江石山より山科に到る	
〃	〃	十六	〃		牛尾山に採薬	
〃	九	十	〃		蘭山の白川山より比叡山に採薬に同行。	
〃	〃	十五	〃		貴船に到る	
〃	〃	二十五	〃		東福寺に到る	
〃	〃	二十八	〃		長岡天神より芳峯観音山に採薬	
十 1798	一	三	三十			『大和本草記聞』巻十二を校正
〃	〃	六	〃		聖護院辺に七種を採薬	
〃	〃	十五	〃			小林福浦『葑菲録』一冊を書写
〃	〃	十八	〃			『諸家雑録（中西深斎『労病論』他）』一冊を書写
〃	〃	二十三	〃		摂津尼ケ崎に至り西宮を経て生田に至る	
〃	〃	二十四	〃		須磨明石に到る	
〃	〃	二十五	〃		播州高砂より姫路に至って帰る	
〃	〃	二十六	〃		西谷清水より舞子浜兵庫の浦に到る	
〃	二	十一	〃		紀伊賀多浦に到る	
〃	〃	十二	〃		和泉岸和田湊の浜に採薬	
〃	四		〃	この月、水戸に帰郷		
〃	五	三				『本草綱目紀聞』巻一二・一三を校正
〃	〃	八	〃			『本草綱目紀聞』巻一四・一五を校正
〃	六	十二	〃			『本草綱目紀聞』巻一六・一七を校正
〃	七	二十七	〃			『本草綱目紀聞』巻一八・一九を校正
〃	十	十	〃			『本草綱目紀聞』巻二二～二五を校正
〃	〃	十三	〃			『本草綱目紀聞』巻二六～二八を校正
十一 1799	三	一	三十一			『本草綱目紀聞』巻五～八を校正
〃	五	一	〃			『本草綱目紀聞』巻三四・三五を校正

寛政十一 1799	五	三	三十一			『本草綱目紀聞』巻九～一一を校正
〃	六	二十一	〃			『本草綱目紀聞』巻二九・三〇を校正
〃	〃	二十七	〃			『本草綱目紀聞』巻三一～三三を校正
〃	十一	二十六	〃			『本草綱目紀聞』巻三六・三七を校正
十二 1800	四	二	三十二			『本草綱目紀聞』巻四五・四六を校正
〃	〃	四	〃			『本草綱目紀聞』巻三八～四〇を校正
〃	〃	六	〃			『本草綱目紀聞』巻四〇・四一を校正
〃	〃	十六	〃			『本草綱目紀聞』巻四三・四四を校正
〃	閏四	十二	〃			『本草綱目紀聞』巻五〇～五二を書写
〃	〃	十六	〃			『本草綱目紀聞』巻四七～四九を校正
〃	〃	十八	〃			『本草綱目紀聞』巻五〇～五二を校正
享和三 1803	四	十四	三十五		房総・常陸に採薬中の師蘭山に久慈郡真弓において面会し、数日間その採薬に従う	
文化元 1804			三十六	父政芳没（六十二）		
五 1808	九	十五	四十			『魏氏家蔵方』九冊を書写
六 1809	七	十二	四十一			『蘇沈内翰良方』六冊を書写
〃	〃	二十九	〃			『医略抄』一冊を書写
〃	八	七	〃			『蘇沈内翰良方』六冊を校正
八 1811			四十三	木村謙次没（六十）		
九 1812	一	二十六	四十四			『東洞家配剤抄』一冊を書写
十一 1814			四十六	長子政典出生		
文政元 1818			五十	『本草綱目紀聞』題言を撰文		
二 1819	十一		五十一	『草木形状録』序を撰文		
三 1820			五十二	師原南陽（六十八）・弟政世没		
五 1822	六		五十四			『亀井道斎家伝方』一冊を書写
〃	十二	十五	〃			『医心方』巻二二を校正

文政五 1822	十二	二十四	五十四			『医心方』巻二五を校正
六 1823	三	十	五十五			『医心方』巻五を校正
〃	〃	十六	〃			『医心方』巻一を校正
八 1825	十		五十七			香川修庵『行余医言治方』一冊を書写
〃			〃			『大同類聚方』九冊を書写
九 1826	四	八	五十八			『本草綱目補物品目録』二冊を書写
十 1827	三	二十五	五十九			『南方草木状』一冊を書写
〃	九	六	〃			神田玄泉『日東魚譜』四冊を書写
〃	十	十六	〃			『要方摘萃』一冊を書写
十二 1829	九	十七	六十一			『医学天正記』一冊を書写
天保元 1830	十二	二十四	六十二			広川獬『長崎聞見録』一冊を書写
二 1831	二	十五	六十三			『諸家方函　徳本十九方他』を書写
〃	七	十七	〃			黒川道裕『本朝医考』一冊を書写
四 1833	六	十五	六十五	歿（六十五）		
六 1835						木内政典、『医事小言』一冊を書写

五、特記すべき木内政章の写本

次に、木内政章が写本した書籍について、特記すべき点を具体的に指摘しておきたい。

①木内政章自筆稿本『本草綱目記聞』三冊（巻四五、四七・四八・四九、五〇・五一・五二）（図7）

木内政章による『本草綱目記聞』の編纂過程は、その題言[22]によれば次のようであった。初め政章は、従兄弟高野昌碩が京都遊学中、小野蘭山に入門して筆写した「本草ノ記聞」を従兄弟から借りて筆写した（第一段階）。次に、京都滞在期間に、政章は加賀の人で小野蘭山の門人津田右内から同様な「記聞」を借りて先の「本草ノ記聞」を補足し、「本草記聞一八巻」とした（第二段階）。次に、小野蘭山への入門を果たし、同十一年三月（実は十年三月）に蘭山が幕府に徴されて江戸に下るまでの間、その講席に列しまた採薬に同行するなどして本草学を修め、墨筆で誤りを削除し朱筆で不足を補い、訂正補足するところ多かった（第三段階）。更に蘭山の遺著『本草綱目啓蒙』（文化二跋刊本、又は文化八年刊本）によって、文政元年に修訂を加えて成書したという（第四段階）。

第二段階では一八巻であったものが、最終的には五二巻と三倍近くに巻数が増加している。朱墨による訂正補足についても、実際に杏雨書屋本とUCSF本には一旦本文を墨書したのち、朱筆で校正が加えられており、各冊末には朱筆による校正を終えた日時が朱筆で書き加えられている。その日時を時系列でまず杏雨書屋本一五冊からあげる。

寛政十年（一七九八）
五月三日　巻一二巻一三山草（第三冊）
五月八日　巻一四芳草　巻一五湿草（第四冊）
六月十二日　巻一六湿草　巻一七毒草（第五冊）
七月二十七日　巻一八蔓草　巻一九水草（第六冊）
十月十日　巻二二〜巻二五穀類（第七冊）
十月十三日　巻二六葷辛　巻二七柔滑　巻二八蓏菜水菜芝栭（第八冊）
寛政十一年（一七九九）
三月一日　巻五天水地水　巻六火　巻七土　巻八金玉（第一冊）
五月一日　巻三四巻三五香木（第一一冊）
五月三日　巻九巻一〇石　巻一一鹵石（第二冊）

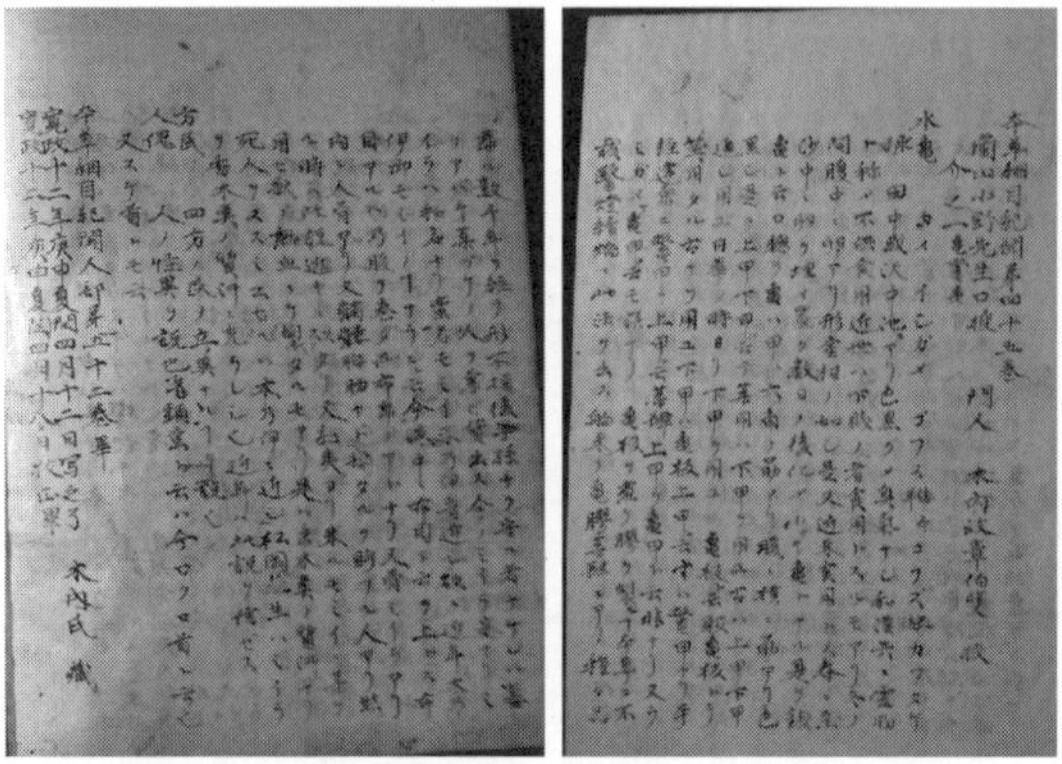

図7：自筆稿本『本草綱目紀聞』、右は巻四五の巻頭、左は巻五二の巻末（UCSF図書館所蔵）

六月二十一日　巻二九五果類　巻三〇山果類（第九冊）

六月二十七日　巻三一夷果類　巻三二味類　巻三三瓜類水果類（第一〇冊）

寛政十二年（一八〇〇）

十一月二十六日　巻三六灌木類　巻三七寓木苞木雑木類（第一二冊）

四月四日　巻三八服帛器物類　巻三九巻四〇卵生類（第一三冊）

四月六日　巻四〇～巻四一化生類（第一四冊）

四月十六日　巻四三龍類蛇類～巻四四魚類無鱗類（第一五冊）

次にUCSF本は次の通りである。

寛政十二年（一八〇〇）

四月二日　巻四五亀鼈

閏四月十六日　巻四七水禽　巻四八原禽　巻四九

閏四月十八日　巻五〇畜　巻五一鼠寓怪　巻五二人

つまりUCSF本は、武田科学振興財団杏雨書屋に所蔵されて知られている自筆稿本の僚本であり、従来その存在が知られていなかった部分であることがわかる。また、既述したように政章の西遊（寛政九年四月）と帰郷（寛政十年四月）の時期を併せ考えるとき、本書が帰郷直後から約二年に亘って編集されていることが知られ、これは前記の第三段階にほぼ相当すると考えられる。

②木内政章自筆稿本『草木形状録』（存巻四・五・八・九）（図8）

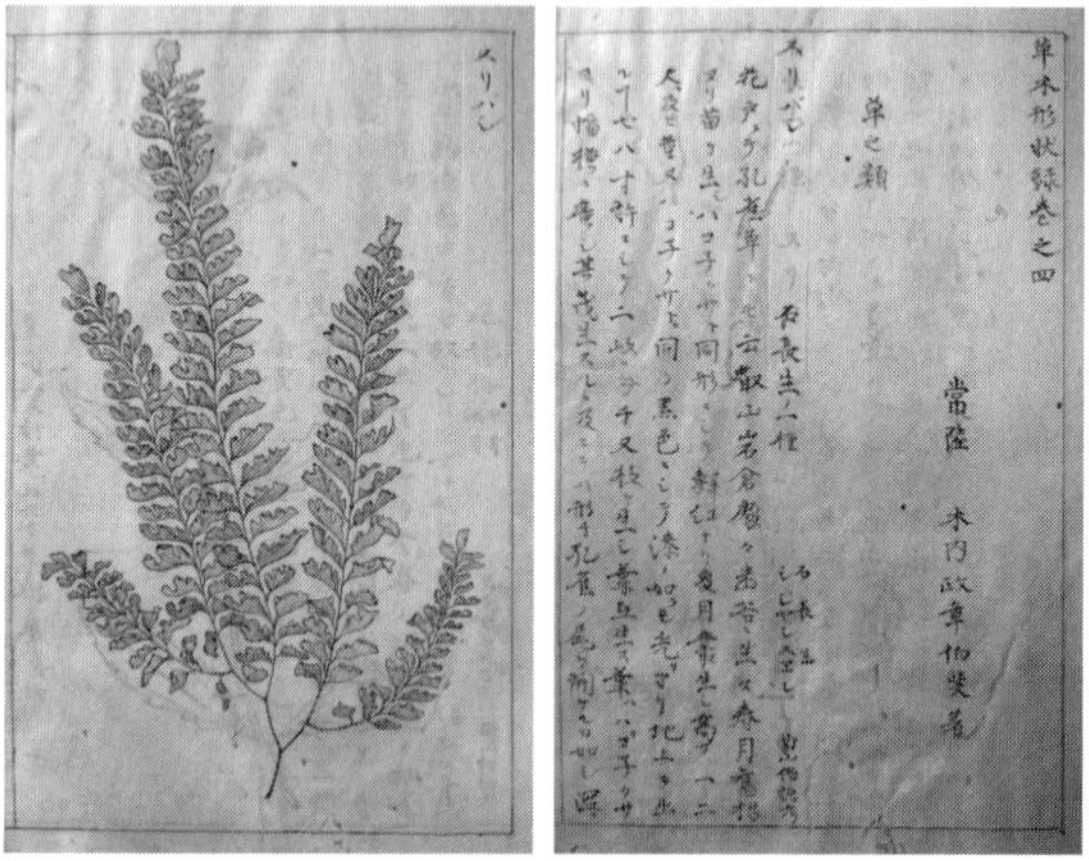

図8：自筆稿本『草木形状録』（UCSF図書館所蔵）

『草木形状録』については、彰考館に文政十年三月の政章題言をもつ写本八冊が残る。いまだ見ることを得ないが、岩間 實によれば、政章の原写本ではなく転写本のようであり、草部七巻・木部三巻の計一〇巻からなる。UCSF本は零本ながら、政章の自筆稿本と見られ貴重である。

③木内政章稿本『常陸物産誌』三冊（巻三・四・五、八・九・一〇、一一・一二・一三）（図9）

『常陸物産誌』については、現在、国会図書館伊藤文庫に巻二〇鳥部一冊（科学書院『江戸後期諸国産物帳集成』第三巻影印収録、一九九八）が所蔵されるほか、彰考館には昭和初期に水戸藩産業史研究会の人々によって作られた近代写本八冊が所蔵されているとのことであり、その原本（昭和十六年当時、栗田家所蔵とされている）の現在の所在は不明である。[23] したがって、江戸期の筆写にかかるUCSF本は貴重である。但し、筆者の所見では本書は政章自筆ではなく、他筆による浄書本であろう。

④『紹興本草』十冊（図10）

政章が小野蘭山への入門よりはるか以前の寛政元年（一七八九）、二十一歳の時に『紹興本草』一〇冊を写本している点に注目される。

『紹興本草』とは、紹興二十七年（一一五七）に王継先らによって刊行された『大観本草』（大観二年一一〇八初刊）に、さらに校訂加注して紹興二十九年（一一五九）に刊行した『紹興校定経史証類備急本草』のことで、その節

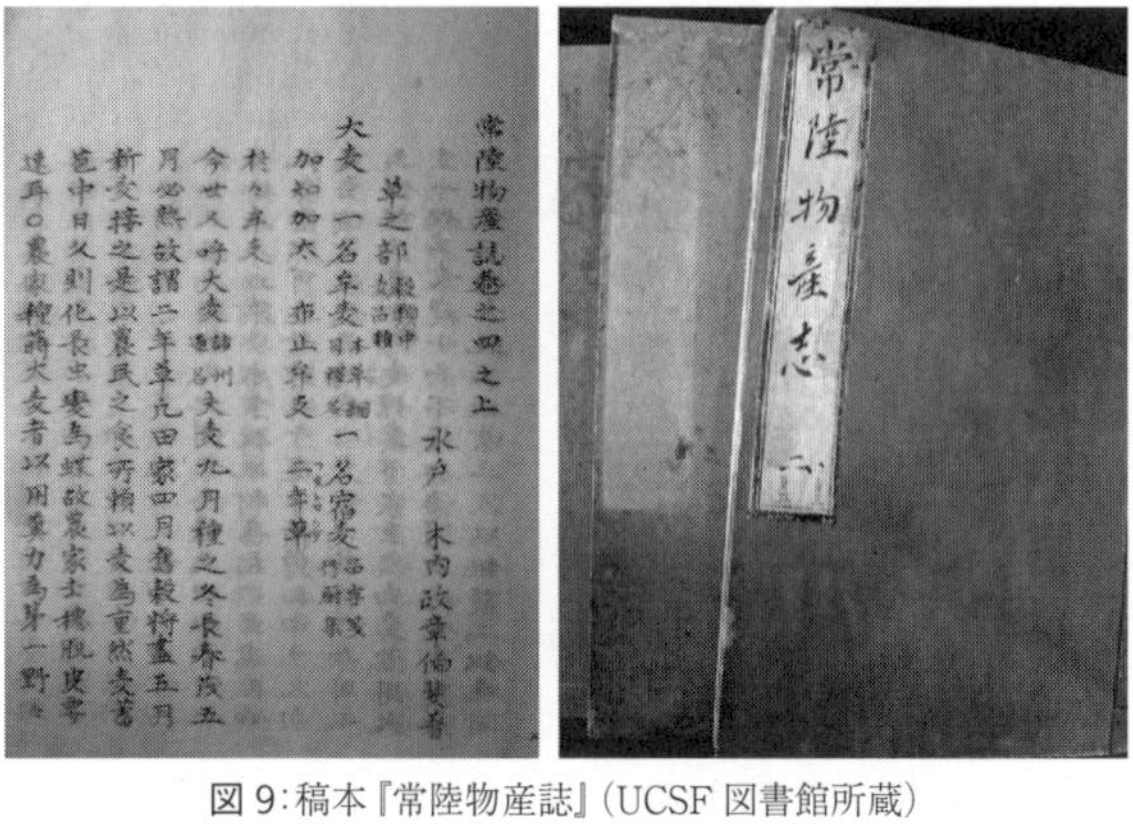

図 9：稿本『常陸物産誌』（UCSF 図書館所蔵）

略した二十二巻本が刊行されたと考えられている（岡西為人「紹興本草解題」）。その後、中国では佚書となり、日本では写本で流通し、国内外に日本写本が伝存している。今回のＵＣＳＦ本は従来、報告されていないその一本ということができる。

ＵＣＳＦ本について注目すべきは、その元奥書の内容である。次に掲げるとおり、高朱盈という人物による奥書に拠れば、江戸に召し出された[24]本草家松岡恕庵が幕府紅葉山文庫所蔵本を筆写して京都に持ち帰った写本を起原としていることが知られる。[25]『紹興本草』の伝写に松岡恕庵が関与したことは、管見の限り、従来知られていないようである。

紹興校定本草十本、懸官秘庫之所蔵、罕世有矣。松岡恕庵先生博物君子、而其名聞于四方、徴詣東都、得閲秘庫之本草。因謹写留一部、珍襲家焉、後授彭水先生及正因氏。余遊其門、天明壬寅年自七月朔至八朔謄写已終、因而書。

耀真高朱盈図書　（印記）「耀真之印」「一字龍卿」

小野蘭山への入門以前に、政章が蘭山の師松岡恕庵の本草書研究の一端にこうした形で触れ得ていたこと、また『紹興本草』が現存する政章写本のうち最早期のものである点で、政章の本草学の起点を示すという意味からも注目に値する。

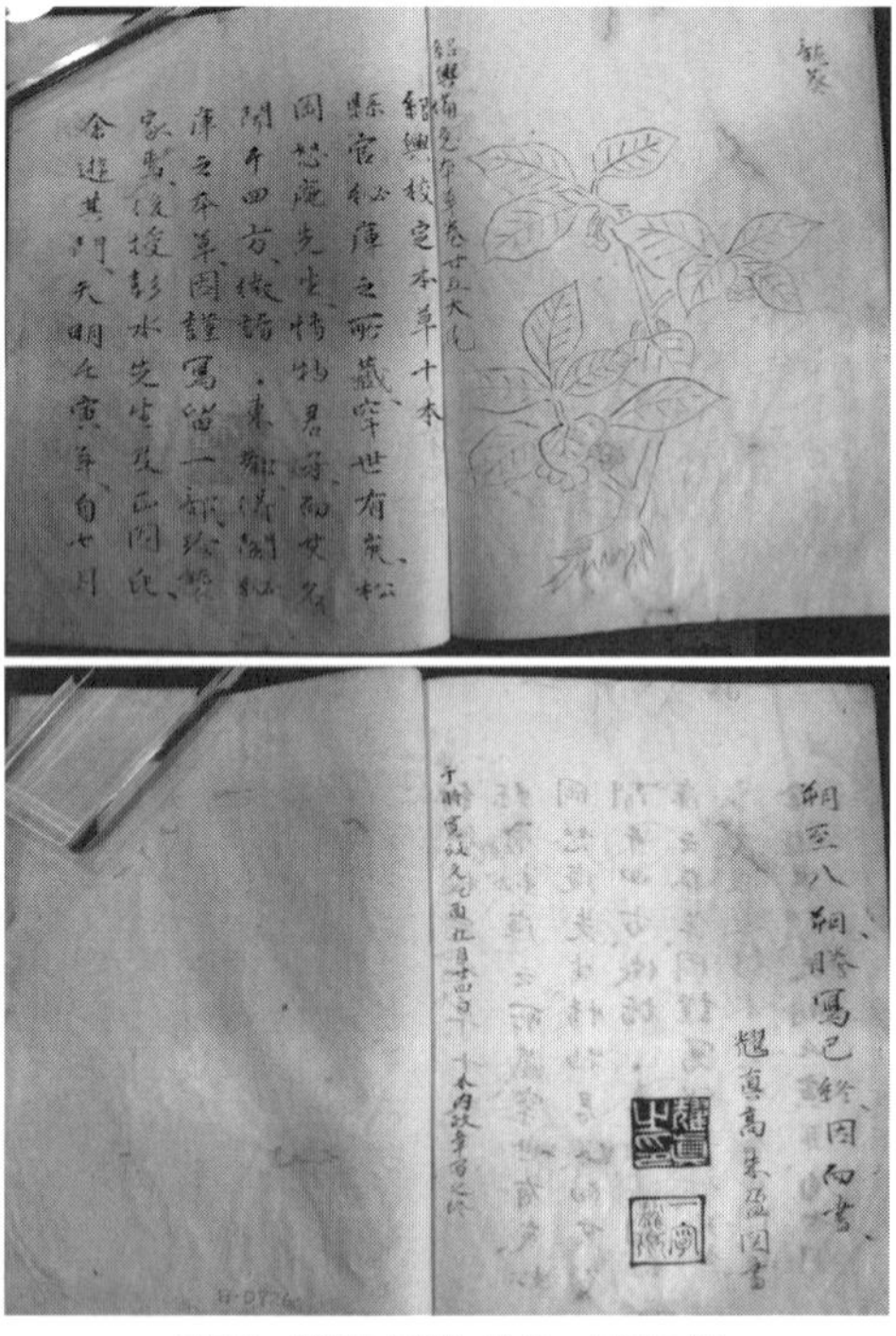

図10：『紹興本草』巻末、伝写の経緯を記した識語（UCSF 図書館所蔵）

⑤『是斎百一選方』二〇巻七冊、寛政七年写本

（巻末奥書）新刊続添是斎百一選方巻之二十　台州園所蔵唐本比校　寛政七乙卯冬十一月五日写之終　木内氏蔵

『是斎百一選方』は宋・王璆撰、慶元三年（一一九七）刊にかかる処方集で、中国では流布せず早く佚書となり、江戸後期の日本には政章が師事した荻野元凱所蔵（伝存未詳）と江戸医学館所蔵（細川桃庵旧蔵、宮内庁書陵部現蔵）にかかる元刊本が伝わっていた。荻野元凱が江戸に召し出された際に元版を所蔵することが判明し、寛政十一年（一七九九）に荻野本に拠って幕府医官で医学館世話役を務めた千田玄知が多紀元簡序を冠して和刻本を出版している。UCSF本は、巻二〇末に前掲のような識語があって、和刻本出版以前の写本であり、かつ「台州園所蔵唐本」すなわち前掲の荻野元凱蔵本によって校訂を加えていることがわかる。

⑥『東門随筆』一冊、寛政六年写本

（巻末奥書）此ノ書ハ元来平ラ仮名ナリ、余又片仮名ニ写シ置クナリ。安永四乙未春三月南陽原先生平安ノ客舎ニアリテ帰朝ニセマリ、灯火ニ写之。仍魯魚モ甚多カラント云ヘリ。友人高野子隠ノ写ストコロノ本ニテ写スモノナリ。数人ノ手ヲ経タルユヘ、誤字モ益々多カラン。于時寛政六庚寅年季夏五日　木内政章写之畢。

右の奥書から、安永四年三月、山脇東門のもとから帰郷する間際に原南陽が書写した本が祖本であり、それを高野昌碩が転写した本によって、政章が転写したことが分かる。興味深いのは、本書は元来、平かな本で書かれていたが、政章が底本とした本は片カナで書かれていたので、自分も片カナで筆写したと記している点で、写本で流通した『東門随筆』に関する記事として注目される。

⑦『魏氏家蔵方』一〇冊

（巻一〇末奥書）魏氏家蔵方自第一巻至第二第四第五第六第八第九、就於高野龍蔵本写之、寛政八年辰夏月余南游于江戸、就於桂山多紀氏所蔵宋本比校畢　木内政章識。魏氏家蔵方自第七至第十、文化五年戊辰秋九月十五日、就於南陽原先生之蔵本写之畢　木内氏蔵。

本書もいわゆる佚存書である。宋・魏峴の撰になる処方集で、宋・宝慶三年序刊。現存する唯一の刊本は、多紀家旧蔵・書陵部現蔵の宋刊本で、巻三を欠いている。円爾辨円の手沢本とも言われる（『経籍訪古志』）。奥書によれば、政章は本書を寛政八年以前に高野昌碩から借りて筆写し、その後、寛政八年夏に江戸に出た折りに、多紀元簡所蔵の宋版と対校した。その後、高野昌碩蔵本が巻七・一〇を欠いていたため、文化五年に改めて原南陽所蔵本によって補写したという。政章が多紀氏と直接の交流を持っていたことを示す奥書である。

⑧『医略抄』一巻

（巻末奥書）寛政乙卯冬以山田伊豆以文本写。寛政丙辰中春原南陽先生以立原伯時先生本写。文化六年己巳秋七月二十九日以南陽先生本写之畢　木内氏蔵。

本書は平安末期の丹波雅忠の手になる医方書で、多紀元簡が古写本を入手して寛政七年（一七九五）に刊行して、広く知られた。UCSF本は、山田以文（京都吉田神社神職・国学者）の所蔵本を祖本として寛政七年冬書写された本からの転写本と考えられ、恐らく版本とは別系統の写本と見られる。政章が使用した底本は、原南陽が立原翠軒の蔵本によって転写した本であった。

六、おわりに

木内政章の学問は、小野蘭山に従学する以前に、師原南陽や高野昌碩の誘掖により、特に古方系の方書・方論や『紹興本草』などの佚存漢籍医書を学ぶところから出発し、京都遊学中には小野蘭山と荻野元凱のもとで聴講し、また実際の採薬に熱心に取り組んだ。小野蘭山への従学期間が比較的短期であったのに比して、原南陽との師承関係は長く保たれ、また江戸の多紀氏ら学風の影響もあって中国・日本の古医書をも兼修し、一貫して文献の伝写に高い意欲と意識をもっていた。帰郷後にまとめられた『本草綱目紀聞』は、文献博捜と実地踏査の成果になる高度な内容といえる。(26)

また政章の師友（原南陽・木村謙次・高野昌碩）とその水戸藩学における学系と人脈の問題も看過できない。すなわち、木内政章が人脈のうえで立原翠軒・小宮山楓軒に近いと考えられることとともに、木村の蝦夷地探検や高野の郡奉行に抜擢などに見られるように、寛政〜文化の交、北辺有事などの危機感のなかで立原派には水戸藩の政治や学問を改革しようとする動きが顕著であった。政章の物産学もまた、この寛政期後半の水戸藩学の展開と無縁ではなく、『常陸物産誌』にまとめられる政章の物産学もまたこうした水戸藩実務派官吏の藩政改革を背景として生まれた学的成果であることを示唆するものである。

木内政章の学問は、小野蘭山の影響を受けた本草学として位置づけられるだけでなく、十九世紀初頭の折衷医学から考証医学への展開を示す興味深い事例である。

（※本稿は、文部科学省科研費助成・基盤研究（B）「米国国立医学図書館等の所蔵の日本古医学書の調査・目録・データベースの作成」〈研究代表者：酒井シヅ、課題番号一九四〇六〇一七〉による研究成果の一部である。）

注

1　『水戸郷土研究―水戸藩産業史研究―上巻』（国書刊行会、一九八二）所収、「木内玄節に関する研究」（水戸藩産業史研究会『会報』第五輯、一九四一）。小宮山楓軒撰文の「水戸医官玄節木内君墓誌」を冒頭に収録している。

2　『続 太田の医人』（茨城出版企画センター、一九九〇）所収、「木内玄節年譜」。

3　「小野蘭山学統本草学の継承者としての水戸藩士・木内政章の事績」『地方史研究』五八巻五号、二〇〇八年一〇月。

4　杏雨書屋所蔵『本草綱目記聞』の表紙裏反故に、次のような木内政章自身による先祖書の断片と見られる記述が残る。

「小目村郷医　　木内玄節　［缺］者先祖木内八右衛門と申者、［天］正年中、北条・上杉等へ附属仕候而、格別武功も有之候由ニ御座候処、小田原滅亡後、其子も又八右衛門［缺］兄弟ニ而罷在候所、未夕幼年之［缺］御座候間、何方へ帰附仕候処無［缺］候ニ付、無是非浪人之身ニ相成［缺］。八右衛門より相伝申候感状知行［缺］迄、大切ニ所持仕」

5　『存誠薬室弟子記』（拙稿「新出の多紀元堅門人録について（下）」『漢方の臨床』五〇—四、二〇〇三）によれば、「天保七年四月二日　水府藩　木内秀斎　二十三」の入門記録がある。

6　木村謙次については、従来から研究蓄積があり、山崎栄作『木村謙次集』上下（一九八六）によって、その蝦夷紀行と交遊を知ることができる。

7　谷田部の略伝については、立原翠軒撰文の墓碑（『近代先哲碑文集第十一　翠軒立原先生碑文集』所収、一九六七）ほか、青山延于『文苑遺談』巻三（『日本儒林叢書』巻三所収）を参照。

8　岩間實「木内玄節年譜」（『続 太田の医人』三七頁）に墓碑の写真と文章の一部を掲載している。

9　木村謙次『公務勤行録』には享和三年に謙次ら七名連名で提出された、老年の政芳に代わって政章の御目見格継承願が見え、また文化三年六月九日付の政章の御目見得格拝命の記録が見える（岩間實「木内玄節年譜」）。

10　拙稿「吉益家門人録（一）」『日本医史学雑誌』四七—一、二〇〇一。

11　高野昌碩の略伝については、岩間實「高野昌碩覚書」（『太田の医人』茨城出版企画センター、一九八六）に詳しい。

12　寛政中の水戸学における立原派と藤田派の意見対立については、古くから多くの論著がある。ここでは近刊の吉田俊純『水戸学と明治維新』（吉川弘文館 歴史文化ライブラリー、二〇〇三）をあげるにとどめる。

13　『近世漢方医学書集成　第一八巻　原南陽（一）』（一九七九、名著出版）の解説など。石島弘『水戸藩医学史』（ぺりかん社、一九九六）では、原南陽が大きく取り上げられ、南陽の著作に即してその学説の要約が紹介されているが、古文献研究のことや人的交流等については、特に記述がない。

14　久慈郡出身の沼田秀（秀卿）、丹彝（叔倫）を医学館に入学させている（「送沼田丹二生遊寿館序」「送丹生遊学東都寿館序」）。

15　「時又聞医官多紀安長写万安方。臣嘗与安長相識、更託（岡）了節借之。安長竊与臣書言、万安是帳秘、不可示外人。若得昌克家所写蔵黎居士簡易方・丹波雅忠医略抄、則許借万安方。然而難寄之水戸三百里外、宜就江戸写之。乃臣齎二書、遣門人木内章・本田恭二人於江戸写之。」

16　UCSF所蔵『百一選方』の奥書に「台州園所蔵唐本比校　寛政七乙卯冬十一月五日写之終　木内氏蔵」とあることから、寛政九年以前の寛政七年に政章が京都遊学をしていたとみることも可能である。しかしながら、本書は所見では寛政七年に関東で筆写した後、寛政九年の荻野元凱従学中に校訂を加えたものと考える。

17　京都大学富士川文庫に中下巻一冊を所蔵する。科学書院『近世歴史資料集成』第二期第一〇巻に影印収録。

18　『日本諸州奇石産処録』の自序をここに採録しておく。
荻野台州ノ門人三谷次郎次曰、近江国玩石家木内小盤ナル者アリ。石亭ト号ス。今西国ニテ処々玩石家多シトイヱトモ彼ノ石亭ニ如カズト。余年二十九、寛政九年丁巳ノ春ヲ以テ関西諸州ニ遊歴ス。同年五月二十四日、水戸医官篠本玄昌、常陸久慈郡西野内村郷医永田玄恕等ト同ク京都ヲ発シ、三井寺ニ登リ大津・粟津ノ処々ニ采薬シ、近州石山ニ宿ス。翼（翌）二十五日石山ヲ発シ矢橋ニ出テ□田ニ到着シ石亭ヲ訪フ。石亭翁諸州ノ石品数十種ヲ出シ示ス。余熟覧スル処、一々図スルニ遑アラズ。只奇異ニシテ尋常稀ナルモノヲ図シ、其他ハ地名ト形状トヲ記シ、上下二巻トシ家ニ蔵ス。　水戸　木内政章記

19　原南陽も寛政五年に藩領産薬品四九種について呈書したことが知られている（彰考館所蔵『尚古閣雑録』に所収、丹善一郎「寛政度に於ける水戸領産の薬品について」『水戸藩産業史研究会会報』第二輯参照）。

20　石島弘『水戸藩医学史』「第十章 水戸藩医学の特色」に「叢桂亭蔵書目録」が収録されていて、原南陽の蔵書内容を知ることができる。必ずしも正確な資料の翻刻とは言えないが、木内政章が原南陽蔵本に据って筆写した文献を、該書目の中に見出すことができる。

21　『東洞家配剤抄』巻末には、「右受之木子虚以写之　安永三辛午九月　田教。東洞家配剤抄故肥田柏堂君所珍蔵、寛政甲寅之冬、予竊得見之幸謄写　惟貞。文化九年戌正月二十六日　水戸木内政章比校。」とあり、木村謙次から数次の伝写を経た写本らしい。

また、高野昌碩写本『偶記』眉欄に木村所伝の薬方が見える。

22　『本草綱目紀聞』の「題言」に次のように記す（武田科学振興財団杏雨書屋所蔵、適宜句読を加え、漢文的表記は読み下した）。

一、蘭山小野先生、名ハ博、字ハ以文、平安ノ人也。松岡恕庵ヲ師トシ、博識治聞強記ニシテ、梁ノ陶隠居、明ノ李東璧トモ謂ツ可キ人ナリ。其声誉実ニ天下ニ高シ。日々ニ本草ヲ講読シ諄々トシテ門弟子ヲ教授ス。四方ノ門人其業ヲ受ル者千有餘人ニ及べリ。本邦本草家興テヨリ以来、此ノ如キ一大盛事ヲ聴カズ。先生始室有リ後妻妾無シ、後老婢一人ヲシテ飲食ヲ炊カシム。相ノ町通竹屋町上ル西側、是レ先生ノ宅ニシテ、柴門ニ鳴子ヲ垂レ、庭際ニ珍草異木ヲ種ユ。鳴子ハ諸州山村ノ人用フル所、猪鹿田畝ヲ害ス、故ニ此器ヲ設ケ之ヲ驚ロカス。俗ニ鳴子ト呼、漢名未詳。玉石介魚ノ類、世以テ珍ト為ル所ノ者千有餘種家ニ蔵ス。平生ノ起居、楼上ニ坐シテ書ヲ読ム。門人、草木ノ形状、方土ノ産物ヲ問フ者アレハ、即チ衆物ヲ鑑定シ古今ニ通治ス。其広博ヲ極ルニ及テハ、本邦六十餘州到ラズト云フ処ナシ。是ヲ以テ奇ナル鳥獣某ノ州郡ニ産シ、異ナル草木某ノ方土ニ生スルコトヲ辨明ニス。齢ヒ七旬ニ及トイヘトモ、明朗タル眼目終ニ眼鏡ヲ用ヒズ能ク細字ヲ見ル。講読ノ暇日、名山幽谷ヲ徧歴シ採薬シテ帰ル。其矍鑠ナルコト少壮トイヘトモ及ベカラズ。世人称シテ神仙中ノ人トス。

一、此ノ書ハ先生ノ口授ニシテ門人ノ筆記スル所ナリ。是ヲ以テ諸家ノ蔵スル処、精密ニシテ心ヲ本草ニ用ユルモノソノ書全ク正ク、疎漏ニシテ字ヲ知ラザル者其書脱文誤字少カラズ。先年余カ外従兄高野昌碩常陸太田人、蘭山ヲ師トシ、本草ノ紀聞写シテ帰ル。余其書ヲ借リ、京都ニ到リ、津田右内加賀ノ人ナルモノ、紀聞ヲ借リ、高野カ本ニ参考シ其説ノ不足ヲ補ヒ誤リヲ正シコト、、クコレヲ輯録シ写シテ以テ十八巻トス。

一、余寛政九年西ノカタ諸州ニ遊歴シ、同年四月先生ノ門ニ入リ本草講読ノ席ニ侍ルコトヲ得タリ。是ヲ以テ再ヒ此書ノ誤ルモノヲ正シ、墨以テソノ有餘ヲ刪リ、朱以テ其不足ヲ補フ。文政改元本草啓蒙ヲ以テ又考訂シ三ヒ校正シテ善本トナル。然レトモ文ノ前後字ノ誤ルモノ亦少カラズ。故ニイマタ全書トハ云カタシ。我子孫ニ至リ本草ニ志シ有ラハ、専ラ採薬ヲ務メ品物ノ形状ヲ察シ群書ヲ渉猟シ、而ル後此書ヲ熟覧セハ明鏡ヲ懸ケテ妍媸ヲ察スルガ如クナルヘシ。

一、余在京中、処々采薬ノ地名、左ニ記ス。寛政九年丁巳四月二十八日下加茂ヨリ上加茂辺、五月三日嵯峨天龍寺ヨリ愛宕山、十日比叡山、十三日宇治、十八日下加茂ヨリ鞍馬、二十四日近州山田草津、二十八日瀬田粟津ヨリ大津唐崎、六月五日雲母阪ヨリ比叡山、二十八日摂州住吉泉州堺ヨリ野村岸和田、二十九日紀州和歌山和歌ノ浦海辺ヲ廻リテ紀三井寺日方ノ宿ニ到ル。七月朔志賀ノ庄真国ノ庄、二日高野山、三日橋本須田ノ山中、四日和州吉野山、五日多武峰、六日河州高枝柏原大阪天王寺辺、閏七月十日城州岩倉、二十日下加茂ヨリ貴舟、八月朔雲母阪ヨリ比叡山ニ登リ横川ニ到ル。十日高雄山ヨリ小室及ビ妙心寺ノ境内、十五日近州石山ヨリ山科、十六日牛尾山、九月十日先生白川山ヨリ比叡山ニ採薬ス。門人津田右内、三谷次郎次、篠本玄昌、永田玄恕、奥道逸、安堵泰安、田辺屋宇兵衛、其他従者二十餘人、十五日貴舟、二十五日東福寺、二十八日長岡天神ヨリ芳峯観音山ニ至ル。十年戊午正月六日聖護院辺七種採薬、正月二十三日摂州尼ケ崎ニ至リ西宮ヲ経テ生田ニ至ル。二十四日須磨明石ノ海辺、二十五日播州高砂ヨリ姫路ニ至テ帰ル。二十六日西谷清水ヨリ舞子浜兵庫ノ浦、二月十一日紀州賀多浦、十二日泉州岸和田湊ノ浜ニ採薬ス。草木凡ソ千有餘種。一々鑑定ヲ請ヒ押葉トシ今ニ之ヲ貯フ。寛政十一年己未、先生齢ヒ七十一、是歳冬十月御用仰セ渡サレ、台命ニ応ズ。翌年三月十一日京都ヲ発シ、同ク二十八日江戸ニ到着シ四月五日医学館ニ移リ不日ニシテ本草講読ヲ命ゼラル。同三年癸亥東州廻山採薬ノ御用ニ依テ、四月十三日常陸久慈郡真弓村里正善兵衛カ宅ニ宿ス。余小野佐市郎先生ノ孫、杉田甫仙江戸ノ人、内山覚仲加賀ノ人等カ書ヲ得テ、翌十四日真弓ニ到リ先生ニ謁ス。夫ヨリ瀬谷、大森、石那阪ヲ経テ三日ノ原、泉川ニ休息ス。夫レヨリ水木、大沼、金沢、大久保ニ到リ、従テ同行シ山村路傍ニ采薬シテ別ル。余其学ヲ受ケ、其蘊ヲ尽スコト能ハズト雖モ、歴年四方ニ採薬シ和名ト方言トヲ分明ニシ、此レヲ先生ニ問ヒ其詳審ヲ録シ、本草紀聞校正ノ力ラトス。文政二年己卯夏四月　水戸　木内政章謹識

23　彰考館所蔵『常陸物産誌』については、岩間實「木内玄節年譜」（『続 太田の医人』所収）を参照のこと。
24　松岡恕庵の江戸招聘は享保六年（一七二一）のこと。
25　松岡恕庵旧蔵の『紹興本草』巻三上、残本一冊がＵＣＬＡに所蔵される（『カリフォルニア大学ロサンゼルス校所蔵 日本古典籍目録』二〇〇〇年、刀水書房）。
26　『本草綱目紀聞』のうち首三冊あたりまでに朱筆による加筆補訂の跡が多く、数次に及んだ編集作業を伝えている。

蘭山憧憬

長田敏行

1　初めに

本書の執筆者に連ねる方々と私の背景とするところとはやや異なるので、小野蘭山に対する見方もやや異なるのではないかと思い、最初にそのことを指摘する。実験科学を手法として、実験室で活動してきた私が、今回のこの企画に関わったのは、偏に東京大学附属植物園長を八年にわたって勤めたことの結果であり、それ以外の何者でもないと自覚している。但し、植物（生物）多様性に対する興味は人一倍あり、研究もその方面にも展開しており、それらの若干の蓄積が今回の稿に反映していることも事実かと思う。

さて、私が小野蘭山のことを認識するようになったのは、学生時代にトガクシショウマ（メギ科）の学名命名の由来に接したことからである。大方には旧聞であるかもしれないことを承知で、その顛末を繰り返すと、本草学の系譜にある東大員外教授であった伊藤圭介の孫にあたる、伊藤篤太郎は、一八八三年に当時発見されたトガクシショウマに *Podophyllum japonicum* T. Ito という学名を与えた。その後英国留学中に、近縁他種と異なる特性から新規の属として *Ranzania japanica* T. Ito を提案した。一方、当時の東大植物学教授であった矢田部良吉もその孤立した特長に着目して新属を提案するのであるが、それにはロシアのマキシモヴィッチ（C. J. Maximowicz）の手を借りなければならず、その名前は *Yatabea japonica* Maxim. であった。ところが、命名法の規約による先取権ゆえに *R. japonica* が採択された。この一件は、国内でも学名の同定が出来るようになる機運の一端をあらわしているが、矢田部としては伊藤に先を越されたということで悔しい思いがあったことも想像できるし、矢田部の名前を冠した属が成立しなかったことも理由であろう。それで、一時東大植物学教室では、このことに触れることはタブーであった時期もあったと伝わっている。一方、矢田部に関しては、その採集した産地を秘密にしておいたことに非難が集まっていたことは、偶々手元にある『ヤマ』[1]によっても判明した。白馬岳へ登った志村烏嶺は、姫川の支流を遡った二股の上あたりで、容易に見ることが出来たと述べている。そこでは、矢田部への非難を匂わせているが、矢田部とは明治三年に米国へ留学し、コーネル大学で植物学を修めて帰国し、開成学校を経て、東京大学が一八七七年にできるとともに教授となった人である。日本に近代的植物学体系をもたらし、一八九〇年には「泰西植物学者へ告ぐ」という論文[2]を書いて日本人にも植物種の同定ができるという一種の言挙げ宣言をした人である。功績のある人には違いないが、種々の情報から学問のレベルがどうであったかは疑問のあるところである。時代を背景に実に多くの職を兼職として持ち、結局は権力闘争に負けて、東大のほうは非職となり、後に東京高等師範学校の教授・校長になったのであるが、そちらでは英文学教授であった。また、クララ・ホイットニー（C. Whitney）の日記には一八八〇年前後にかなり頻繁に登場するが、クララに付きまとう鬱陶しい人として出てくる[3]。そして、五十歳をまたずに、鎌倉付近の海岸での遊泳中に亡くなるという悲運におそわれた。この伊藤篤太郎が尊敬を込めて属名に採用したのが小野蘭山の号であり、*R. japonica* が成立したのであるが、その時点では偉大な人であろうと想像するばかりで、その事績を知ったのはずっと後のことであった。

次に、これだけの執筆者を連ねた中で、私のスタンスはどこにあるかと問われれば、まず、小野蘭山の実像を知りたいということで、第一義的にはそれに尽きる。というのは、しばしば著名な人は神格化される傾向にあり、それにより実像が見えなくなることがあることを知っているからである。私は、かつてフック（R. Hooke）の事績を調べるうちに、フックの優れた業績は、ニュートン（I. Newton）により意識的に隠されてしまった可能性が高いことを知ったが、それがやっと三百年して少しずつ明らかになりつつある[4]。フックは、ミクログラフィアを著し、細胞（Cell）の命名者で知られるが、物理学・化学者としても優れ、特に実験科学者として卓抜の技量を示している。実際、ニュートンの功績は大きいが、それを神格化したことにより実像が隠れてしまったのである。その顛末は、他で触れているのでここではこれ以上は触れない。[5]

また、私が努めたいと思うのは、もう一つ、時代精神のようなものを明らかにすることである。今日、蘭山が本草家として出色の人であることは疑いないが、同時に儒学者の系譜にあることを忘れてはならない。この点は、どうやら他の執筆者には見られない内容なので、その点について触れる。これも一つの教訓から生まれてきたことで、私はメンデル（G. Mendel）についてあちこちで述べてきたが、[6]今日的視野では、メンデルは遺伝学の創始者である。しかし、当時、彼は決してそのように思われていたわけではなく、修道院長ないしその中等学校の教員であった、という事実を忘れてはならない。メンデルの偉大さもその学説の意味するところも、その点の考慮無しには理解できないであろう。確かに、蘭山は当時より本草家としての名望はあったが、儒学者の系譜に繋がる点は忘れてはならないと思う。儒学者という面を抜きにして、純粋の本草学者として考えると実像を失う。それというのも、蘭山の著名な著作は、『本草綱目啓蒙』であるが、それが李 時珍の『本草綱目』を元としていることは言うまでもない。その『本草綱目』は林 羅山により見出され、徳川家康に献上され、それ以後漢方医の一種聖典となった。その経緯を儒学の流れから読み解くことは不可欠と思う。儒学が彼の行動指針であったのであろうと思うからである。

もう一点、蘭山の弟子筋に当たる木村蒹葭堂についても触れる。この華麗としか言いようのない大阪の市井人については、他に触れられていないようであるので、蘭山との関わりで触れる。以前から、木村蒹葭堂が多面的な活動をし、興味ある人であることを知っていたが、その膨大さは明らかに本稿の域をこえるが、そのうちから関連することを一部抽出してみる。

2　小野蘭山についての管見

蘭山の事蹟で注目すべきは、相当広範囲にわたって、実地に踏査して植物の調査を行い、その報告を数次にわたる「採薬記」として行っていることで、それも七十一歳になって、その頃までには官学になっていた、医学館の吏員となって京都より関東へ来てからである。云ってみれば本草家としての蘭山の価値は、儒学者としての要素と実地踏査者としてのバランスから判断すべきで、それが後世に大きく影響を与えた理由であろう。主著書『本草綱目啓蒙』に限ってその概要を見ると、上記の実地に即したことの長所は各地の植物の地方名を多く採用していることで、どのような特徴に基づいてそのような名前がついたか、また、その伝播と変遷により後の民俗学的あるいは文化人類学的解析の手掛かりを与えている点は注目に値する。一方、採用されている植物の種類が『本草綱目』のそれにとらわれており、日本特産の例えばアジサイが抜けていたり、サツキの類などが抜けていることである。アジサイは、故原寛教授より学生時代に受けた説明によると、あの装飾花は、ガクアジサイから出ているが、三浦半島辺がその発生の場所であるが、当時相当広く広まっていたのは事実で、オタクサの例を出すまでもないであろう。また、日本の花卉園芸は特徴があるが、中国のそれとは違いがあったことはその文化的背景も踏まえて重要なことであるので(7)、それらへの視野が欠けていると思われることは気になる点である。キク、ボタンに対比して、サツキ、ツバキなどである。その点については、儒学者一般に中国を本流と考えていたのではと思われるが、蘭山にもその要素があるといえるであろう。その点、次に系譜において考慮するが、福岡を中心として活躍した、蘭山に先行する貝原益軒は、『大和本草』において、それら日本の植物にも目を配らせていたことは興味あるところである。また、『本草綱目啓蒙』では、『本草綱目』冒頭にある著作の哲学的背景を含む意図等が省かれているのは、実用書に徹したためであろうか。これも気になる点である。

もう一点、蘭山でよく出てくるのは、後にオランダ東インド会社の医官として来日したシーボルト（P. F. von Siebold）が、彼をして「日本のリンネ」と呼んだという点である。ケンペル（E. Kaempfer）、ツンベリー（C. P Thunberg）、シーボルトをいささか調べたことのある著者としては、[5] シーボルトの最大の特徴は、これら三人の中では最後であるという時代の違いもあるが、彼の持っている科学（医学）上の知識を公開に付したことで、公開手術を行い、また、鳴滝塾に集まった優れた俊秀（二宮敬作、高野長英、伊東玄朴、戸塚静海など）にオランダ語での課題論文を課したことであろう。この公開性が高橋作左衛門などからの樺太図の入手に繋がるのであろうと思うし、そこから国外退去へつながっていくのであろう。ドイツ語を若き日に習った筆者は、広範な内容にわたるシーボルトの『Nippon』を、感銘を持って読んだが、そこから知った日本に関することも少なくない。そういった意味では、シーボルトが蘭山を「日本のリンネ」とよんだことは、彼に良い研究材料の素材を提供したという点についてであり、それ以外の意味ではないであろうし、過大に評価すべきではないと考える。見たままを記録した点は尊重すべきであるが、その体系化という点ではリンネに比べるべくもないからであり、ましてや分類学的排列などは論外である。もしかしたら、才気煥発なシーボルトは、彼のこの上ない良い研究素材の提供者であると思い、そのような見地から発言にいたったのではないかと思う。

但し、儒学者といっても訓詁に偏らず、自然あるがままに着目した人々は博物学の流れに繋がっていくわけで、儒学にも学問のディシプリンを育てる素地は十分にあったというべきである。そのためにも儒学の流れを概括することは必要と思うし、次に儒学の系譜について述べる次第である。例えば、新井白石がイタリアの宣教師シドッチ（G. Sidotti）を、キリシタン屋敷（文京区小日向）で尋問して『西洋紀聞』を著すが、それは長崎の大通詞今村源右衛門によって通訳された結果である。文庫本で『西洋紀聞』を読んでみたところ、[8] 実際その時点での世界の状況をよく把握していたことがわかる。なお、今村は、ケンペルに語学を基礎から習うが、シドッチの通訳に際しては、即席にラテン語を習っただけで、イタリア語から通訳したとのことであるが、かなり正確に伝わっているといえよう。[9] ただし、江戸時代この本は禁書で人の目に触れることはなかった。蘭学者らにより近代的学問の手法が本格的に導入されるわけであるが、その蘭学者も全て始めは儒学を修め、その上で蘭学の実証性に気付き、蘭学に急速に傾いていったことを、野呂玄丈、青木昆陽、杉田玄白、前野良沢、大槻玄沢の事績から、認識すべきであろう。いわば儒学→蘭学へと転換していく勾配の著しさが、確立してしまうと一見儒学とは関係ないという錯覚をもたらしたのではないかと考える。以上のことから、個人的には、儒学において修行することは、用い方によっては学問の進歩に繋がる場合もあったのではと考える。

3 儒学者の系譜(10)

林 羅山（一五八三～一六五七）：戦国の世が治まりつつあるとき藤原惺窩が現れ、朱子学を講じたが、彼は為政者には仕えなかった。徳川家康の招請には、その弟子林 羅山を推薦し、道春林 羅山は林家の祖となり、三代目以降は代々大学頭を襲い、徳川幕府の官学となった朱子学の元締めとなった。羅山は、傑物であり、当時入手可能な文献のほとんどに通ずる才能を示し、政治にも深くかかわったが、その後代は総じて凡庸で、外から養子として入ったもの（美濃岩村藩松平家から入った述斎など）を除いては、その職を占めたのみであったらしい。利用できる書籍とは、大部分が漢籍であり、主張したのは理気説を唱える朱子学であるが、その中に李 時珍の著した『本草綱目』があった。羅山は一六〇七年に長崎でこの書を入手して、既に将軍職は秀忠に譲っていた駿府在の家康に献上した。このことから分かるように儒学と漢方医あるいは本草家とは、不分離の関係にある。これらから、林家の守旧的性格がその後の流れを規定していったと見るべきで、儒学の中で独自な考えを展開している人々はこの流れからは生まれなかった。ただし、朱子学の中でも林家以外には木下順庵門からは興味ある多彩な人材（新井白石、雨森芳洲、祇園南海など）が出ているが、本稿の関わるところからは外れるので、ここではこれ以上立ち入らない。

貝原益軒（一六三〇～一七一四）：朱子学者に区分けされる人の中で興味あるのは、貝原益軒である。この多くを福岡で過ごした儒学者は、『本草綱目』はいうまでもなく中国のそれまでの漢方の集大成であったが、その元となる植物が日本のどれに相当するか、あるいはどれに類似しているかを具体的に探索した。益軒は、第一義的には黒田藩の藩儒として多方面に活躍したが、西日本を中心に日本産の植物の調査を行ない、江戸詰めの時期もあった。当時の小石川御薬園を訪問しているという記録に接したこともある。その結果、中国産と日本産のものとに差異があることに気付き、それらをまとめて「大和本草」を一七〇九年にあらわした。なお、彼の系譜に繋がる本草家は現れなかったのでその重要な視点は後代に伝わらなかった。また、儒学のほうでも私塾などを設けなかったので、門人は少なかった。儒学は一般的に相伝を重視するため、事実を尊重するという姿勢が希薄であったが、その点益軒は出色であったといえよう。上野益三が、その著書「日本博物学史」において「大和本草」の出現をもって、一つの時代に区切るのも肯けるものである。(11)

陽明学派：中江藤樹に始まり、熊沢蕃山他の人々が挙げられるが、その数は決して多くはなく、しばしば官学である朱子学より異端的に扱われたが、興味ある人々を輩出している。ただ、今回の小野蘭山を辿る考察には比較的関係が薄いので、ここでは深く立ち入らないが、知行合一を唱えることから、行動優先の人々が多く、経済官僚としても活躍し、それらは至誠の人でもあった。そして、その行動原理は明治維新前後の動乱期に様々な形で現れて、重要な人物の多く（大塩平八郎、佐久間象山、吉田松陰、高杉晋作、河井継之介、西郷隆盛）がそれに数えられており、なお今日でも陽明学派に繋がって、影響力のある人もいる。

古学派の人々：山鹿素行、伊藤仁斎、荻生徂徠がその代表的な人であるが、朱子学が、孔子、孟子の儒学を基本にするも、仏教、道教他の影響で宋代に哲学的色彩を添えられたものであるので、本来の孔孟の教えとは異なることに気付いた人々により立てられた。従って、原点に自らの思索があり、哲学があることが特徴であり、官学の朱子学者が専ら師伝に従うのみという非学問的立場をとっているのと対蹠的であった。伊藤仁斎（一六二七～一七〇五）は、「貧にして、師なし」と評され、古義派を立てたことが、それを反映している。そのため、山鹿素行を初めとして中には朱子学者より排斥された人もいる。なお、自信家の荻生徂徠は、「熊沢の知、伊藤の行、これに加うるに我の学（徂徠）を以てせば、東海始めて一の聖人を出ださん」といっており、仁斎は他派の人々よりも尊敬を集めていた。この伊藤仁斎の流れにあって注目すべきは、松岡恕庵である。それというのも、期間は短いが小野蘭山の師にあたるからである。但し、恕庵の業績には他に述べている人もあるので、その儒学の系譜との関わりについてのみ述べる。なお、このほかに折衷学派というのもあるが、ここではそこまでは立ち入ることはしない。

4　松岡恕庵（一六六八〜一七四六）

伊藤仁斎とその子東涯は、専ら野にあって私塾を経営し、しかもほとんど京都で活動したが、儒学の伝統にあることに変わらないので、弟子入りすると講義を一方的に聴く姿勢であった。弟子の数四千人と言われている。彼等は、また同時に儒医であり、そこから本草学の姿勢を強く出す人々が現れた。仁斎の言葉として言われる「医にして儒に志すは可なり、儒を援《ひ》いて医に入らんと欲するは不可なり」は、その精神を伝えていよう。そのなかで、京都にあって本草家として盛んとなっていったのは松岡恕庵である。始め山崎闇斎に師事し、後に伊藤門に入った。その松岡門にあって、特に著名なのが小野蘭山であり、蘭山は、初期には加賀侯に出仕した稲 若水にも師事するが、博覧強記の若水と事実に即し、簡明を旨とした側面を持つ恕庵の長所を取り入れて本草学に磨きをかけていった。ただし、儒学者である限り、基本的に師伝を旨とし、師の講筵に連なるものは、その教えられたことを秘密にする義務があり、文書で交わすという行動を取るという点において非近代的姿勢であった。その例は、次の木村蒹葭堂との関わりで触れられる。これが、シーボルトの持ち込んだ、秘儀はありえなく、全て公開にするという近代的科学手法とは対照的である。

5　木村蒹葭堂（一七三六〜一八〇二）

木村蒹葭堂について書いてもいいかなと思ったのは、初めにも触れたようにどなたも挙げていないことが第一の理由である。また、小野家には、木村蒹葭堂の入門に関する文書が残されているということを知ったことで、その意味は上記儒学とのかかわりでないとその意味を正確には読み解けない思ったことがもう一つの動機である。それと、これまで江戸期の様々な文献に彼の名前が登場し、その実体は一体どの様なものであったかとかねがね興味があり、この際整理したいと思っていたからである。一方、そうは言ってもその辿るべき範囲は広いので、何かまとめている文献はないかと探していたところ、中村真一郎が「木村蒹葭堂のサロン」[12]という本を出しているということで、探したところ、二〇〇九年の一月元旦にそれが届いた。これも何かの縁と思い書き進めることにした。

さて、木村蒹葭堂の全貌は、前述の本に譲るとして、蒹葭堂の概略を行い、その上で、小野蘭山とのかかわりを述べよう。蒹葭堂は、大阪の酒造家に生まれたが、早くから本業は手代等に任せ、隠居して、僅かな捨扶持で華麗な博物館と呼べるものを運営した。実際、交流の範囲は極めて広い。交流のあった人々は、様々な画家で、正統派（谷文晁、池大雅、田能村竹田、浦上玉堂）もいれば、南画系（祇園南海、与謝蕪村）もおり、異端的画家（伊藤若冲）、詩人、茶人、大名（松浦静山）であり、大田南畝、高山彦九郎の名前も数えられる。儒家（片山北海、柳澤淇園）、文人（本居宣長、上田秋成）、蘭学者（大槻玄沢、高野長英）もおり、ご当人も一流の腕前を持っていたとの事であり、その中でも特に入れ込んでいたのは本草学である。時代をそれ程隔てない時期に大名格の人々の本草家の集団である赭鞭会があったが、それとも大きく異なる。

蒹葭堂には、京、大阪（当時の表現に従えば大坂であるので以下は大坂とする）を中心に芸術家が集まったが、長崎へ留学する知名人も、その途次に多く蒹葭堂で草鞋を脱いでいる。そして、膨大な美術品・古書籍の収集家であり、それは没後昌平坂学問所を経て、今日でも内閣文庫に残されているということである。そこから、想像される姿は芸術のパトロンでもなく、単なるデレッタントとも言いがたく、あえて言うなら爛熟期を迎えた、文化文政期の大坂人の芸術を謳歌する市民の姿とでもいえようか。その実像は、浅学の私には未だ浮かんでこない。

そうなってくると、その運営の費用はどこから工面してきたかには、興味が惹かれるが、隠居という風情で実は諸大名にも顔が聞き、町の顔役として大いに潤っており、スポンサーを容易に探し当て、それで博物館の運営がまかなえていただろうという中村真一郎の推定もあり、隠居といいながら、市民の顔をしているが、したたかな大坂商人という一面もあったのであろう。一時は、酒造石数違反の嫌疑で京大坂を所払いになり、伊勢に移るが、やがて復帰する。

そして、その中では本草学には大きな力を入れていたのであり、著作もある。最初、恕庵門の津島寿庵に弟子入りするが、亡くなったので、後に小野蘭山門に入ったが、それは京都へ出向いてであり、一七七七年のことであり、その経緯は本書でも磯野博士により纏められた年譜に見ることができる。蘭山の講義に連なっているが、正式に弟子入りしたのは、その五年後である。その自筆の入門書が小野家には残っているということで、諸種の本に写真入で紹介されている。その内容は、弟子入りする以上教えられたものは、一切他へはもらさないというものであり、ノートは他人にも見せず、門から外れるときは返却するというものである。それに拘束されたためか、蒹葭堂は相当広範な本草学に関する独自の研究成果があったにもかかわらず、発表されたのは一部で、しかもほとんどが没後ということである。小野蘭山が私塾を経営していたことからすると、その運営は門人の束脩で成立しており、その額に応じて対応が異なっていたことなどからすると、当時としては常識であっても、やはり古い世代のシステムといわざるを得ないであろう。シーボルトのもたらした学問は公開するものであるという姿勢と大きく異なるといえよう。

さて、それでは本草学者蘭山より、多芸の文化人蒹葭堂へ伝わったものは何かというと、没後に断片的に発表されたものからはその全体像を辿ることは難しい。「一角纂考」において、一角獣とは何かの世人の誤解を正した蒹葭堂の考証の冴えからして、多くの彼独自の見解があってしかるべきと想像されているが、それは明らかにされていない。そこには蘭山入門に際して出された誓盟状が障害であったのでは、と推測されている。結局のところ、その実像が辿れないのはもどかしい限りである。

木村蒹葭堂への補遺

ところで、本筋からはやや脱線であるが、この「木村蒹葭堂のサロン」を読んでいて気の付いた点に触れたいと思う。中村真一郎は、友人の劇作家芥川比呂志が「祖先は小石川御薬園の事務担当者であるといっている」と書いているが、それは幾分誤解を招く表現であり、私の未発表の調査結果をここに示して正そうと思う。良く知られているように、比呂志の父、芥川龍之介は、新原家に生まれるが、母フクが発狂したため実家へ戻り、母の没後、伯父の養子として芥川姓を名乗る。芥川家は代々幕府のいわゆるお数奇屋坊主の家柄で、その屋敷は本所の吉良上野介の屋敷に近いところであった。この数奇屋坊主の血筋が龍之介の創作に現れているとは、文学のほうで言われていることである。芥川家には、過去帳があることが知られており、表に示すように彼はその十五代目といっている。一方、小石川御薬園の薬園奉行の芥川家は九代目で明治を迎えるので、当初は世代が合わないとも思ったが、龍之介の祖先には夭折者が続いたので、ほぼ並列に存在している。また、初代から三代目くらいまではいずれも春の字を用いているころは、両者の関係が深いことを示唆している。

なお、芥川小野寺正知より始まる小石川の芥川家は、もともと出自は、静岡県鞠子小野薬師堂の別当であった。家康が武田信玄と薬師山で戦った際に冑首を二つも得るなどの功績があったため、「還俗して、武士として家康に奉公する」よう勧められたにもかかわらず、それには従わず江戸でお花畑の管理に従った。初代は江戸城北の丸下接木屋敷のお花畑の管理をしていたが、二代目の代に麻布のお花畑の管理に当り、三代目が綱吉の屋敷後に設けられた小石川御薬園へ移転してきて、南半分の岡田家とともに北半分の薬園奉行となった。[13・14]

このことからすると、小野寺正春と春洲は兄弟であり、芥川龍之介に繋がるのは、春洲の家系であろうという推定されるであろう。この推定が正しければ、本家が小石川の薬園奉行となったということになり、分家のほうは麻布時代に分かれたのであろう。専門外であるので発表する機会もなかったが、オリジナルであるので、ここに紛れ込ませることを許されたい。

6　終わりに

江戸時代の学問の系譜の一端を、小野蘭山を通して儒学と本草学との関わりという視点から見ることが出来たと思う。そして、図らずも日本の儒学は、中国、朝鮮の儒学とはやや異なり、学問体系の受容という点が異なるという印象をもった。大陸では朱子学が科挙と不分離で、四書五経の考えはほとんど絶対といってよいであろう。これに対し、日本では、とりわけ古義派は独自な思索から、考えを展開し、その流れに小野蘭山があることは、重要であろう。その点朱子学者に区分けされるが、ほとんど古義派とも見られる貝原益軒も注目に値し、両者が本草学に大きな貢献をしたことも興味がある。従って、儒学は思考訓練の手段としてはそれなりに機能し、新しい考え方が生まれていって、本草学から博物学へ脱皮して行った人もあったということであろう。さしずめ、平賀源内は、脱皮はしたが、蘭学はマスターしなかったので、それ止まりであったというところであろうか。そういった意味では、儒学を学ぶも、蘭学の圧倒的な優秀性に目覚めていった人々が増えて、社会全体で洋学へ向かったと判断される。その後も長く「和魂洋才」といわれ続けた土壌はこの点にあると考える。その際、大陸では、儒学が絶対性を持ち、日本では相対的であったので、維新に際して大きな変革が短期間に起こりえたのではないかと考えた。但し、儒学の伝統としては、入門に際して盟誓状を出し、内容の公開を禁じていたことは全体としては発展に大きなブレーキとして働いていたことが読み取れる。このような儒学からの流れを、小野蘭山を通じてみることが出来たのは意義があった。

7　参考文献

（1）志村烏嶺、前田曙山：『ヤマ』橋南堂、一九〇七年
（2）矢田部良吉：『植物学雑誌』四、三五五、一八九〇年
（3）C・ホイットニー：『勝海舟の嫁―クララの明治日記』中公文庫、一九九六年
（4）M. Cooper & M. Hunter (eds.), *Robert Hooke*, Ashgate Pub. Ltd. (2006)
（5）長田敏行：植物図譜を通してみる東西の文化交流、『百学連環（樺山紘一編）』印刷博物館、二〇〇七年
（6）長田敏行：メンデルの軌跡を辿る旅、Ⅰ、Ⅱ、Ⅲ、『遺伝』1、3、5月号、二〇〇七年
（7）中尾佐助：『花と木の文化史』岩波新書、一九八六年
（8）新井白石：『西洋紀聞』岩波文庫、一九三六年
（9）長田敏行：『小石川植物園ニュースレター』一四号、一九九七年
（10）安井小太郎：『日本儒学史』冨山房、一九三九年
（11）上野益三：『日本博物学史』講談社学術文庫、一九八九年
（12）中村真一郎：『木村蒹葭堂のサロン』新潮社、二〇〇〇年
（13）白井光太郎：『植物学雑誌』二五、一三三、一九一一年
（14）上田三平：『日本薬園史の研究』一九三〇年

表

Ⅰ	1 芥川小野寺正知（長春）一五五七～一六三〇 2 芥川小野寺正春 ～一六四八	1 芥川春洲 ～？
Ⅱ	3 芥川小野寺元正（長春）一六二九～一六九六 4 芥川小野寺元風 一六七三～一七四一 5 芥川小野寺備元 一七〇〇～一七八三	2 芥川宗清 ～一六八〇 3 芥川春清 ～一六八四 4 芥川長栄 ～一七〇三 5 芥川立舟 ～？ 6 芥川俊清 ～一七三七 7 芥川？ ～一七七一
Ⅱ′		8 芥川？ ～？ 9 芥川長？ ～？
Ⅲ	6 芥川小野寺元珍 一七三四～一八一四	10 芥川長古 ～一八〇三 11 芥川栄長 ～一八〇八 12 芥川栄広 ～一八一八
Ⅳ	7 芥川小野寺元智 一七五九～一八四二 8 芥川小野寺元良 ～一八五一 9 芥川小野寺元純 ～一八九五	13 芥川長嘉 ～一八二二 14 芥川俊清 ～一八七〇
Ⅴ		15 芥川龍之介 一八九二～一九二七

小野蘭山と宇田川榕菴

—蘭山による『ドドネウス』の鑑定—

幸田正孝

（1）漢学の流れのなかの宇田川榕菴

元禄三年（一六九〇）九月にドイツ人ケンペル（Kaempfer, 1651-1716）がオランダ商館の医師として来日した。かれが日本の動植物を知る参考にした絵入り百科事典に『訓蒙図彙《きんもうずい》』（一六六六年刊）がある。著者の中村惕斎《てきさい》（之欽《しきん》、一六二九～一七〇二）は、伊藤仁斎（一六二七～一七〇五）とならぶ京都の儒学者で、『大学』『中庸』『論語』『孟子』の四書《ししょ》の注釈書『四書示蒙句解《じもうくげ》』二八巻（一七一九年）を出している。「示蒙句解」とは、童蒙（子ども、初心者）に句の解釈を示す、ということで、漢籍をかな交じりの文章で和訳した啓蒙書のことである。

孔子（紀元前五五二か五五一～前四七九）を開祖とする儒学派は、夏や殷・周などの〈先王の事績（詩・書・易・礼・楽など）〉を、思想的に対立する人々とともに共有した。時代を超えて受け継がれるべき真理として、経をつけて易経・詩経などと呼び、こうした経書《けいしょ》が儒学派の教科書となっていた。記録用の紙の発明は紀元後一〇〇年のころだから、長らく口で伝えられ・あるいは薄く整えた竹の札に墨で書き写されてきた。

漢の武帝（紀元前一五六～前八七）は儒学派も登用して、易経（周易）・書経（尚書）・詩経（毛詩）・礼・春秋を専門に扱う五経博士を置いたので、儒学が政府公認の学問（国学）となる手がかりをえた。隋になって官吏の選考が始まって、選抜の科目に儒学が採用されると、その地位は不動のものとなる。唐の律令制度にならった古代の日本の学問も、当然、儒学であり、そのうえ孔子の言行録ともいえる『論語』は、日本でははじめから重視されていた（中国では、朱熹《しゅき》（一一三〇

〜一二〇〇）などの主張から、先王の事跡を伝える「五経」への入門として「四書」が指定された。四書のひとつとなった『論語』は、孔子に直接学べる書として重視され、孔子の神格化とともに四書が五経に優越するようになる）。

本草学の別名ともなっていた言葉に、「多識之学」がある。今では「多識」を〈幅広く知る・博識であること〉としているが、元来は、このようにありたいと願う人物が、何を知るのか・何のために知るのか、という意識と固く結びついていた。大槻文彦の『大言海』（一九三五年）にある〈多く事物の理を識ること〉という解釈につながるものであった。

本草家が意識した多識は、『論語』の「陽貨第十七」にある。

子曰、小子、何莫学夫詩、詩可以興、可以観、可以群、可以怨、邇之事父、遠之事君、多識於鳥獣草木之名。(1)

中村惕斎の論語の注釈書『論語示蒙句解』は、示蒙というだけに、漢字にはルビをふり、句ごとに読みと解説をつけ、朱熹の解釈に基づいて聴衆に講釈するように語っている。「陽貨第十七」のこの箇所は、「門人に詩学を勧める。詩は、善を好み悪をにくむ心を感発し、自らを戒め、衆とともにいてそむきもせず・流されもせず、近くは親につかえて孝、遠くは君につかえて忠、そのうえ、格物の一端としての多識の益がある」としている。

『論語示蒙句解』からおよそ七〇年後に出版されて大いに歓迎され、明治になると活字版でも読み継がれた注釈書に『経典余師《よし》四書』（一七八七年刊）があった。もちろん朱熹の解釈によったものである。

著者は大坂に住む儒者で讃岐《さぬき》丸亀藩の浪人・渓《たに》百年（通称は大六《だいろく》（代録）、名は世尊《せそん》、一七五四〜一八三一）。「余師」とは、『孟子』に出ていて、〈余りの師（他の先生）、あるいは多くの師〉といった意味で使われている。若い頃から苦学してきた渓の「余師」は、時間にゆとりもなく、また適切な師匠のいないどんな辺境の地にあっても、師とするに余りある書物だ、これだけで十分に自学自習できる、といった意味に変えている。

松平定信（楽翁、一七五八〜一八二九）が主導した寛政の改革の一環として、寛政二年（一七九〇）に異学の禁を実施した人物に柴野栗山《りつざん》（通称は彦助、一七三六〜一八〇七）がいる。讃岐国の農家に生まれた柴野は、高松藩の儒者に学び、十八歳で江戸の林家に学んだ。明和四年（一七六七）から徳島藩主・蜂須賀《はちすか》治昭（松平治昭、一七五八〜一八一四）に仕え、のちに京都で学究として暮らしていた。天明七年（一七八七）十二月の初めには藩を通して江戸に呼ばれ、翌八年正月に禄二〇〇苞（俵）で幕府に新規に召抱えられた。定信は広く人材を求めていた。

同じ讃岐国の渓は、柴野の縁者であったらしい。渓も、出版した『経典余師』がすぐに江戸でも評判になったのだろう、同じころ幕府によって大坂から呼び出されたが、採用とはならなかった。[2] 渓の『経典余師論語』は、漢文を読み下すための懇切な注釈をつけるなど読者に一段と親切な本であり、取り上げた「陽貨第十七」の解釈は、現代のものに随分近づいている。

寛政十年（一七九八）三月、宇田川榕菴《うだがわようあん》（一七九八〜一八四六）は、江戸の大垣藩邸で藩医・江沢《えざわ》養樹（二代、道義、一七七三〜一八三八）の長男として生まれた。榕菴自身が作った年譜「自叙年譜」によると、七歳のとき、当たり前のように、母から『孝経』を学んでいる。経書の一つとなった『孝経』は、日本の養老律令にも出ており、広く使われていた。父の養樹は、津山藩医で儒者の代講も勤めた宇田川玄随《げんずい》（槐園《かいえん》、一七五五〜九七）に入門していた。玄随（槐園）が訳した『（西説）内科撰要』にある西洋の内科学を学ぶためだろう。玄随が亡くなると、父は師家を継いだ玄真《げんしん》（榛斎《しんさい》、一七六九〜一八三四）の弟子となり、後には息子の榕菴も入門させた。

文化八年（一八一一）七月、当時四十三歳で子供に恵まれなかった玄真（榛斎）は、親類縁者にも相応のものが見当たらないとして、十四歳の弟子の榕菴を、医術なども相応に出来るから養子にしたい、と藩に願書を出した（江沢家には榕菴の四歳下に次男がおり、前年には三男が生まれていた）。

宇田川家に入ると、書や儒学の学習が待っており、翌九年から榕菴の本格的な修業が始まった。『黄帝内経』『傷寒論』『金匱《きんき》要略』などよく使われる漢方の医学書は、養祖父玄随の弟子・能條《のうじょう》保菴（敏、玄長）から学んだ。多識の学は、養父の同僚の井岡《いのおか》冽《れつ》（大造、字は元泉、号は桜泉、一七七八～一八三七）から学んでいる。(3) 目黒道琢《どうたく》（恕公《じょこう》、一七三九～九八）に針灸を学んだ井岡は、榕菴が生まれた翌年に江戸に出た「京都物産者　小野蘭山」の高弟であった。蘭山の八十歳（耋《てつ》）を祝って文化五年に『耋莚小牘《てつえんしょうとく》』が出版されたが、その見返しには、資金を出した弟子二七人の名があり、井岡が彼らを代表するように巻末に書を寄せていた（二年後に蘭山が没すると墓誌銘を書く）。井岡は文化五年に津山藩の侍医となって侍読も兼たように、経書にもよく通じており、また、蘭山のもとで享和元年（一八〇一）四月から五月に常毛諸山で採薬した体験ももっていた。井岡も能條も、玄真（榛斎）が頼むにふさわしい人物であった。

（2）松平定信による『ドドネウス』の翻訳

蘭山を江戸の医学館に招いたのは、博物に関心の深い若年寄の堀田正敦《まさあつ》（一七五八～一八三二）だという。近江堅田《かたた》藩主となった堀田は、寛政二年（一七九〇）に勝手掛となって松平定信の寛政の改革を支えており、文化八年（一八一一）には幕府の天文台に蕃書和解《わげ》御用を新設し、致仕する天保三年（一八三二）まで四十三年間若年寄を務める。

松平定信は寛政五年五月に老中を辞職するが、その前後、寛政四～五年から、洋書の有用さと危うさに目をつけて、長崎奉行を通して個人的に熱心に蘭書を買い集めている。(4) 独占するようにして手元に集めた洋書を、いつでも幕府のために使うには、当然のことながら優れた翻訳者が必要であった。元オランダ通詞の石井当光《あつみつ》（恒右衛門、庄助、一七四三～一八〇四ころ）をそれに当てた。

石井はいつごろ定信の家臣となったのだろう。

『解体新書』（一七七四年）に始まった蘭学への入門書に、『蘭学階梯《かいてい》』（一七八三年成立、八八年刊）がある。著者の大槻玄沢（磐水《ばんすい》、一七五七～一八二七）は、一ノ関藩（仙台藩の支藩）の藩医であった天明五年（一七八五）十月、長崎へ遊学した。途中の京都では栗山先生（徳島藩の儒者・柴野栗山）を訪問し、大坂では、前年すでに蘭山に誓盟状を出して内門となっていた木村蒹葭堂《けんかどう》（一七三六〜一八〇二）を初めて訪ねた（ここでの交流が天明八年に蒹葭堂蔵板の『六物新志《ろくもつ》』『一角纂考』となる）(5)。大槻は翌年三月に長崎を出て五月に江戸に帰り、師であった若狭藩医・杉田玄白（一七三三〜一八一七）の元に身を寄せた。じつは、長崎を立つとき、江戸に出る石井恒右衛門（のち庄助、幼名は清吉）と偶然同行することになった、という。

オランダ通詞馬田《ばだ》九朗八の養子となった清吉（後の恒右衛門）は、宝暦十二年（一七六二）に稽古通詞、九年後に小通詞末席となって長年通詞を勤めた後、長崎奉行所に転職した。しかし、オランダ通詞の楢林重兵衛（一七五〇〜一八〇二）によると、不遇だったらしい。そこで、四十四歳になった天明六年に、祖父の姓であった石井に戻って江戸に出た。柳生肥前守の邸にいて、(6)後に白河藩に仕えた、という。

その時期を示す資料が、桑名藩の藩医・磐瀬《いわせ》玄策（一八三八〜一九一三）の『感得（感徳）録』に出てくる。定信が文化九年（一八一二）に隠居したあとは長男定永《さだなが》（一七九一〜一八三八）が白河藩主となったが、文政六年（一八二三）三月に、ゆかりのあった伊勢の桑名（一一万石）に転封《てんぽう》する（この松平（久松）家が幕末まで続く。隠居した定信は楽翁となり、築地鉄砲洲の下屋敷にいて浴恩園を造る）。元桑名藩の磐瀬玄策は、「寛政四年、処士石井庄助、蛮学ニ長ずる由、御聴ニ達し、番外格定府《じょうふ》留役と云ニ召抱られ」たという。温厚篤実で詩歌もたしなみ、博識だが仕官先のなかった石井は、蘭学に秀でている、ということで登用され、石井のために設けられたような番外格定府留役という役職についた。

石井の仕事ぶりは、定信が老中を辞職し、閑をえて綴った随筆『退閑雑記』に出ている。めし抱えた石井当光（庄助）に真空ポンプを作らせ、ガラス鐘のなかに小鳥や鉢に泳ぐ魚を入れて、空気の実験している。こうした実験を、定信と志を通じた桑名藩主・松平忠和《ただとも》（一七五九〜一八〇二）や津山藩主・松平康致《やすちか》（一七五二〜九四）らとともに楽しんでいる。(7)

定信による『ドドネウス』の翻訳は、定信の脚気《かっけ》の治療をした庄内藩の藩医で、恐ろしい脚気に対する江戸で評判の前田長庵（安宅、思得堂、一七四九〜一八〇三）に懇願されて始まった、という。

ドドネウス（R. Dodonaeus, 1517-85）は、フランダース（今はベルギー）生まれの医師で、一五八二年にはオランダ・ライデン大学医学部の教授となった。かれの大部な『草木誌』は、江戸時代にはよくあるように著者の名前でも呼ばれ、西洋の植物書のなかでも、多くの人々に長い間利用された。最初に出版されたのはフランダース語版（一五五四年）で、友人であるライデン植物園の創始者クルシウス（C. Clusius, 1526-1609）が翻訳したフランス語版（一五五七年）が、英語版（一五七八年）へと広がっている。クルシウスらの研究を「印度草木誌」として巻末に入れたドドネウス自身によるラテン語版（一五八三年、アントワープ）は、一〇〇〇種近くの植物を一三四一枚もの木版画を入れて出版された。この版によって、医師のラヘリンゲン（van Ravelinghen, 1573-1628）が木版画も改めたオランダ語版を出した（初版一六〇八年と第二版一六一八年はライデン、第三版一六四四年はアントワープ[8]）。李《り》時珍（一五一八〜九三）の『本草綱目』の初版本（一五九六年）とほぼ同じ頃である。一六〇〇年にイギリス・二年後にはオランダで東インド会社が設立されたように、市民たちが活躍し身の回りに世界の各地から珍しい植物が持ち込まれて、農業や牧畜・園芸が新しい展開を見せる時代であった。一六五二年にはオランダ語版 **Cruydt-Boeck** が日本にも伝来し、その第二版が一六五九年にオランダ商館長から将軍に献上されたらしい。

前田長庵（安宅）と同じく江戸に住む庄内藩医に、今井松庵（敏卿、一七四〇〜一八一三）がいた[9]。一七七〇年に藩医となった今井は、『解体新書』を読んだのだろう。中津藩医の前野良沢（蘭化、一七二三〜一八〇三）に蘭学を学び、解剖学に基づいて『傷寒論』などの解釈を改めた。今井の影響をうけて、前田も「西医実測の真理」に感激して玄沢らと交流していた。植物をⅥ部門に分けラテン語名のＡＢＣ順に並べて、形態・産地・薬効などを記した『ドドネウス』を、前田もしばしば目にしたのだろう。

寛延元年（一七四八）に庄内藩の支藩（松山藩）に下級武士の次男として生まれた長庵は、十三歳で江戸に出て医学を学び、京都でも医術の修業をしたのち、御三卿の一つである清水徳川家の医師・前田春策の養子となった。江戸で庄内藩主の施療をして認められて、安永九年（一七八〇）には庄内藩（鶴岡藩）の御匙医（禄五〇石）となっていた。

前田のことは、佐渡奉行や勘定奉行をへて、寛政十年（一七九八）からは町奉行を長年勤め、定信の信任も厚かった根岸鎮衛《やすもり》（一七三七〜一八一五）の随筆『耳嚢《みみぶくろ》』（文化六年（一八〇九）成立）に出ている。〈痔の薬、伝法せしもの、事〉という項で、痔で腹具合の悪くなった根岸鎮衛が前田の診察を受けた寛政八年ごろの話である。「酒井左衛門尉〔出羽鶴岡藩主〕の家来にて、萱場《かやば》町に住居せる前田長庵といへる医師」は、痔の治療で門前に市ができるほど有名な中橋に住む老婆がおり、彼女が患ったとき、前田の治療によって全快した。そのさいに、前田は老婆に「御身《おんみ》、子とても無く、弟子も不レ見（みえず）。痔の妙法は人を救ふの一法なれば、我に伝授せん事は成《なる》まじきや」とその治療方法を切望した。こうして他の医師では聞き出せなかった方法を、前田は教えてもらうことができた。もっとも、痔は前田の本科の業ではないのでその治療は断ってきたが、酒井家の家中で頼み込まれて、その方法で完治させたことがあるという。[10]

前田は、清国の長洲（今の江蘇州）出身の医師・張璐《ちょうろ》（号は石頑、字は路玉、一六一七〜九九）の医学書を研究し翻刻している。張の七つの医書に訓点をつけるなど、享和二年（一八〇二）九月には準備を終え、死去した翌文化元年（一八〇四）に翻刻された。『張氏医通』（一六九五年自序）一六巻、薬物書『本経逢原《ほんけいほうげん》』（一六九五年小引、一七〇五年刊）四巻、『診宗三昧』一巻、『傷寒纉論《しょうかんさんろん》』（一六六七年序）二巻、『傷寒緒論』（一六八九年叙）二巻、『傷寒舌論』一巻、『傷寒兼證析義』一巻で、いずれも思得堂蔵版で出版した。[11]

前田の懇願によって始まった松平定信によるドドネウスの翻訳『遠西独度涅烏斯《ドドネウス》草木譜』（以下『遠西草木譜』とする）は、すべての訳を終えたらしい。木版で印刷された未刊本も残っているほど出版の態勢も整っていたが、火災で版木や原稿が焼失し・定信が死去し・藩主も続いて亡くなり・再度火災にあったりしたことなどから、ついに出版されることはなかった。それに関する資料が早稲田大学に収蔵されており、なかでも、桑名藩の儒者・田井柳蔵（元陳、一七七四〜？）が天保十四年（一八四三）に作成した「遺呈草木譜草案」に詳しく出ている。田井柳蔵は定信の側役（のち奥用人）となり、藩主の転封によって桑名へ移った近臣で、ドドネウスを翻訳出版したいという定信の意思を当初から知っていたという。

田井の「遺呈草木譜草案」に、桑名藩の儒者・片山成器（理助、号は恒斎、一七九二〜一八四九）が手を入れている。文政九年（一八二六）に藩黌《こう》立教館の学頭となった片山は、『遠西草木譜』に天保十三年正月付けで「叙」を寄せている。[12]

前田が定信に翻訳してもらいたいと懇願した話は、『遠西草木譜』の首巻（原本になく、漢文体の序や題言を集めたもの）にある文政六年八月の大槻玄沢の「序」、同十年の法眼《ほうげん》・栗本瑞見《ずいけん》（四代、号は丹洲で田村西湖の実弟、一七五六〜一八三四）の「序」、天保十三年正月の片山成器の「叙」にも出ている。

小野蘭山は翻訳が進行中だった寛政十二年（江戸に出た翌年）の六月十一日に、庄内藩医の前田とはじめて面会した。蘭山の日記には「申後刻返宅、酒井左衛門殿医師前田長庵、始見」とあり、午後四〜五時に帰宅した蘭山が、始めて前田に見《まみ》えた、という。[13]

実はこの日、蘭山は、前田に会う前の午後一時から桑名侯へ出向いていた。和田倉門の内にある桑名藩上屋敷の薬園を見て名前の間違いを正し、借りていた『花叢』六冊を返却し、茶菓の接待を受けていた。

桑名侯とは、真空ポンプを松平定信と楽しんだ藩主の松平忠和で、二年前の「蘭学者相撲見立番付」に行司などとしても出ている。出身は和歌山藩主徳川宗将《むねのぶ》（一七二〇〜六五）の九男で、寛政五年（一七九三）九月に桑名藩主であった兄の忠功《ただかつ》（一七八七〜九三）の末期養子となって一〇万石を継いでいた。まだ赤坂の紀州藩邸の部屋住みであったころから定信と親密に交わっており、中津藩医の前野良沢（蘭化）に『和蘭築城書』の翻訳を依頼しており、寛政二年（一七九〇）冬には訳ができている。その寛政二年十一月に、前野良沢（蘭化）は隠居したが、寛政三年には息子の良庵（達）を、四年には妻を亡くし、後継者に恵まれないなど晩年の不幸に苦しんでいた。借家への転居を重ねた良沢は、寛政八年ごろ、『ドドネウス（和蘭本草書）』が手元に無くその不便を嘆いている。寛政五年に桑名藩を継いだ松平忠和は、良沢を憐れんで七人扶持を与えた、という。良沢にオランダ語を学んだ松平忠和は、寛政七年に江戸に出た天文家の間《はざま》重富

(一七六四〜一八一六)とも親しく、天文方となった高橋至時(一七六四〜一八〇四)は、寛政十二年に蘭書『天文学』を借りて、大宇宙図を写している。また、定信のお抱え絵師・谷文晁《ぶんちょう》(一七六三〜一八四〇)には寛政九年五月に所蔵する『ドドネウス』を見せたりしている。

定信は、若狭藩医の杉田玄白から借り出した『ドドネウス』(オランダ語の第二版一六一八年の大型二冊本)を、真空ポンプを作らせた石井当光(恒右衛門)に翻訳させることとした。石井は日夜朝暮、この翻訳に専心したという。

石井は翻訳の一助として、蘭日辞典を作った。大槻玄沢に寛政四年閏二月に入門した鳥取藩医の稲村三伯(のち海上随鴎、一七五九〜一八一一)は、蘭日辞典の作成を強く望んだ。津山藩医の宇田川玄随や浜田藩医の岡田甫説らも協力し、大槻玄沢が所蔵したハルマ(F. Halma, 1653-1722)の『蘭仏辞典』(一七二九年の第二版か)が蘭蘭辞典の機能をも持っていることに注目して、それをもとに、蘭日辞典『ハルマ和解《わげ》』を作成する。彼らを指導した石井が、定信が寛政六年五月から翌年五月まで領国へ国入りしたのに同伴し、白河で精力的に訳した、という。それを受けて、稲村と、安岡玄真(榛斎、一七六九〜一八三四)—宇田川玄随と大槻玄沢の二人に学んだ—が、見出しのオランダ語を木活字で印刷し、一三冊から成る大部な『ハルマ和解』を三〇部作った、という。全巻の最後の丁には、オランダ語で「寛政八年二月十八日に終わる」と印刷してある。六万四〇〇〇をこえる見出し語の右側に、訳語を、一つひとつ確かめながら筆で書き込んで、三〇セットを社中に配り終えるのは翌年のことだろうか。この辞書は、「石井のハルマ」として知られていた。(14)

石井は日夜『ドドネウス』の翻訳に勤め、息子の文十郎を助筆として加勢させたが、業半ばで終わった、と玄沢は『遠西草木譜』の「序」で述べている。吉田正恭《まさすみ》(九市、一七七五〜一八四一ころ)の「題言」によると、全VI部門(編)・全三〇巻・八四〇章のうち、第I部第二巻から第V部第二三巻の途中まで、およそ二二巻分(名称や訳者ラヘリンゲンが各章につけた

付考（補遺）などを除いて）を訳している。全体の六〜七割は訳したらしい。(15)

石井が亡くなったころは、『医範提綱』（一八〇五年）なども出て蘭学もかなり流行しており、後は仙台藩の大槻玄沢に託すことにしたらしい。ところが、大槻は自ら「序」でいうには、物産にも暗く、せっかく設けた翻訳の会合にも訳文を提出できなかった。

田井柳蔵（元陳）の「遺呈草木譜草案」には、石井の没後、蘭学者として名高い津山藩の宇田川玄真・仙台藩の大槻玄沢・吉田長淑（成徳、一七七九〜一八二四）らが候補者となったが、結局玄沢に翻訳をさせ、出版まで任せることとなった、とある。定信の依頼を受けた玄沢は会議日を設けて翻訳を試みたが、会合には三字か四字分の翻訳を出す始末だったという。困り果てた玄沢は、玄随（槐園）の弟子で・文化五年に『ヨンストン』を訳してもらった吉田長淑に援助を求め、長淑も出席するようにはなった。しかし、やはり読めず、二〜三ヵ月で辞退し欠席した、とある。(16)

吉田長淑の身分は、「遺呈草木譜草案」とセットになっている「田井氏奉呈遺書ド、ネウス翻訳掛人名」には、「江戸処士医」とある。『医範提綱』と『内象銅版図』（一八〇八年）を出版した宇田川玄真（榛斎）は、吉田長淑が後妻の栄勝の遠縁に当るらしく、津山藩の江戸藩邸の政務日誌『江戸日記』に出てくる。まずは、大野佐公として享和二年（一八〇二）九月に宇田川玄真の厄介となり、翌月には掛川藩医・倉持宗寿の養子となっている。同三年八月に倉持の家督を継いだが、養父の宗寿が文化六年（一八〇九）十二月に病死すると、家督争いのために翌七年三月五日に隠居した。実家側の玄真が熟談の上離縁したとの口上書を藩に出して、四月十一日に彼を引き取り、同時に、医業修行のために町宅させたい、との伺いを出して許可を得た。三ヵ月後の七月二十八日には、松平加賀守殿御医師に三〇人扶持で召抱えられた旨を藩に届け出ている。玄真の伝手で、吉田長淑は金沢藩の蘭方の藩医となった。吉田が「江戸処士医」だとすると、文化七年四月から七月の短い期間であり、「遺呈草木譜草案」のいう「両三月の間従事した」とする記述と符合する。

なお、文化七年に『（西説）内科撰要』一八巻を完結させた玄真と、この翻訳事業との積極的な関わりを明らかにする資料は今のところ見当たらない。

結局、翻訳の実務を担当したのが吉田正恭（九市）で、文政四年九月には凡例に相当する「題言」を書いている。「終《つい》にその全文を翻定し、且つ諸訳家に諏《はか》って、之れを訂正し、以て収録す」とあり、全訳を終えている。だが、頼るべき翻訳家はいたのだろうか。

正恭（九市）は幕臣の家系に生まれて、寛政五年（一七九三）に家督（一五〇俵）を継ぎ、三年後に将軍家斉に拝謁した。文化五年の蘭山の『耋莚小牘』には、授業（門人）の一人として例（津山藩医・井岡桜仙）の前に正恭の名前がある。この年の『武鑑』では田安家の御庭之者支配とあるので、定信が出た田安家に抱えられている。おそらく翻訳の手伝いが始まったのだろう。物産学を好んだかれは、吉田長淑の門人でもあり、オランダ語にも本草にもたけていたのだろう。かつて大槻玄沢のもとに西洋本草書を持参して翻訳の仕方を学んだらしい（文化十三年九月の大槻玄沢六十寿宴に出席）。しかし、そのレベルではドドネウスは読めない。じつは、長崎大通事の門人だという。

長崎大通事とはだれか、その手がかりは、『遠西草木譜』の第一巻（原本の凡例や総論を訳した巻で、製版）の巻頭に刷られた「東都　吉田正恭　修定／桑名　石井当光　原訳／長崎　羽栗費　訳／会津　荒井行順　校」にあるだろう。

原訳とある石井の所属は転封後の桑名藩に改められている。訳〔補訳・助訳〕とある羽栗費は、長崎のオランダ大通詞・吉雄耕牛（幸作、一七二四～一八〇〇）の孫にあたる吉雄俊三（俊蔵、常庵、一七八七～一八四三）である。馬場佐十郎（一七八七～一八二二）に遅れて長崎を出、文化八年（一八一一）春には岡山でオランダ語を教え、大坂をへて、九年の暮には江戸で羽栗三圭（費）として国学者・平田篤胤（一七七六～一八四三）に入門した。平田は、吉田長淑の弟子であり、三年前まで医師として活躍していた。羽栗の祖父の吉雄耕牛も、ドドネウスの翻訳を始めたことがあった。その羽栗が、石井が亡くなって中断していた翻訳に呼ばれた。十一年に奥詰となった吉田正恭（九市）を教えながら、作業したものと想像される。上席であった吉田正恭が修正し校定して最終的に編集したのだろう。かれの果たした役割「修定」が、

それを示している。(17)

磐瀬玄策は「田第（田安邸）の奥詰吉田九十郎（ママ）、蘭学ニ長ぜしを以て月俸諸費を御手元より賜恵せられ、翻訳会日を立、門人を聚《あつ》め、年頃懈怠《けたい》なく力を尽」したと伝えている。正恭（九市）は奥詰となってドドネウスの翻訳を本格化し、また、文化九年ごろに始まった昌平坂学問所の『地志物産部』（一四六巻）の編纂事業にも、十三年ごろから参加したのだろう。(18) 正恭（九市）が就いた大通詞とは羽栗のことだろう。

文化十三年には、榕菴も羽栗に文法を学んで、自分でもかなり進歩したと実感できるほどであった、という。同年二月に定信五十歳の賀が九年遅れで開催されたとき、一〇〇〇人ほどが賀章を寄せており、オランダ商館長ズーフ（H. Doeff, 1777-1835）の次に「崎陽処士　羽栗三圭」とある。しかし、江戸での仕官は難しかった。訳稿の二一冊目は原本の付録に当るが、それも訳しているらしい。石井が三～四割ほどやり残した翻訳も、どうやら終わったことになる。そこで、九月には、玄真（榛斎）の弟子として、津山藩の便宜を使いながら、長崎に帰ることとなった。その羽栗を、名古屋で医者たちが待ち受けていた。吉雄耕牛に学ぶために天明二年（一七八二）に長崎へ行った町医師の野村立栄《りゅうえい》（初代、一七五一～一八二八）、江戸の玄真や吉田長淑に学んだ尾張藩付け家老の医師小川廉次（守中、一七六三～一八二三）、大垣の江馬《えま》蘭斎に学んだと思われる藩医の平野元策（玄策）や町医師の喜多川隆先らである（蘭山の弟子・尾張藩士の水谷豊文（助六、一七七九～一八三三）は寛政八年（一七九六）から野村立栄に蘭学を学んでいた）。そして、羽栗（吉雄）は蘭学ができることによってこの地にとどまり、文政九年（一八二六）には尾張藩に抱えられる。(19)

羽栗と同じく大通詞ではないが、語学に明るい馬場佐十郎が文化五年に長崎から江戸に呼ばれた。玄真は七年五月から藩主に随い一年間の予定で津山にいたが、馬場が来年夏に帰国すると聞き、翌月許しをえて江戸に戻り馬場に学んでいる。馬場を江戸に引き止めるために家庭用百科事典『ショメール（厚生新編）』の翻訳事業が八年に天文台で始まり、役宅で馬場はオランダ語文法などを教えた。十一年には、十七歳の榕菴が馬場塾にかよい、翌年には『オランダ薬局方』

や『草木譜』[20]などを読むことになる。吉田正恭（九市）は馬場にも就いたかもしれない。

編集責任者である大槻玄沢の文政六年八月の「序」には、「実に　東方、西洋本草の権輿《けんよ》〔始まり〕を訳して、遂に和漢の未だ弁明せざる所の庶品を発揮〔能力や性質をあらわす〕し、以て之れを医術の実用に施すに至る。其の済世利民の所以《ゆえん》は、顧みれば亦た大ならざるかな。編成り、序を余に命ぜらる。……斯の編全成の由を述べ、以て序と為す」〔原文は漢文〕とある。吉田正恭（九市）の「題言」の二年後で、「全成」している。

その玄沢が四年後の文政十年（一八二七）三月末日に病死した。息子の玄幹（一七八五～一八三七）からその知らせを受けた桑名老公（楽翁）の近臣・田井柳蔵（元陳）は、四月十一日に返書を出している。[21] そこには、「尊大人御遠行之旨驚入、内々老侯江も申上候処、遺憾思召候。随而／求肥　壱折／右者、小生より御贈申上候様、内々被仰付候間、呈上仕候」とあり、さらに別啓（追伸）で「蘭書翻訳之序も既ニ御出来被成候而、此上之儀、只開御閲不成義、老侯も遺憾ニ思召候」と述べている。

別啓は、「蘭書翻訳の序も既に（文政六年八月に）出来ているが、このうえはただご功績を広げる〈開御閲（御閲を開く）〉ことは出来ないこと、そのことを老侯も遺憾に思っておられる」という。「出版について玄沢が関与できなくなって残念だ」ということだろう。全編の翻訳は終わったが、出版までが玄沢に託されていたので、完成原稿を清書し、版木に彫り、点検をし、その後で、印刷・製本・出版となるので、やるべき課題は多かった。

定信が完成した第Ⅰ部（初編）の開版（印刷出版）を命じたのは、文政十二年だという。しかし、定信はその年の二月に発病し、五月には死去した。[22]

（3）小野蘭山による『ドドネウス』にある植物の鑑定

それにしても、翻訳する上で、困難で・もっとも大切な事柄は、取り上げている植物が日本の何に相当するかを決めることにある。一番初めに出ているアヘローネからして、問題となった。周りの医師たちも分からなかった。そこで、当時高名の物産家に植物の鑑定を依頼している。「京都物産家　小野蘭山」と「薩摩　曽昌啓」の二人である。

薩摩藩の曽昌啓《そうしょうけい》（号は占春、名は槃《はん》、一七五八〜一八三四）は幸いにも江戸にいたので鑑定を頼むことができた、という。

庄内藩医・曽庸山（昌啓、一七一四〜七六）の子として江戸に生まれた昌啓（占春）は、医学を将軍家の奥医師・多紀《たき》藍渓（元悳《げんとく》、一七三一〜一八〇一）に学び、本草学を田村藍水（通称は元雄《げんゆう》、一七一八〜七六）に学んだ。父の跡式をついで庄内藩医となったが、辞職し、その後、多紀氏の医学校・躋寿館《せいじゅかん》で本草を講義したこともあった。躋寿館は松平定信の援助を受けて、寛政三年（一七九一）には幕府の医学館となった。翌四年に、曽は薩摩の島津重豪《しげひで》（号は栄翁、一七四五〜一八三三）に抱えられた。薩摩藩の第九代藩主重豪は隠居していたが、藩主の後見役であり、娘が一七八七年に第一一代将軍となった家斉（一七七三〜一八四一）の室であったので、将軍の岳父であった。寛政の改革のひとつとして、松平定信は寛政二年に全国に薬種苗の栽培を奨励した。朝鮮人参も分与して栽培を勧めており、曽は重豪に抱えられた翌五年正月には、薩摩での人参栽培地を探すために派遣された。その仕事を終えて、翌六年五月には薩摩をたち、途中の大坂では木村蒹葭堂を訪ねて、七月に江戸に帰った。曽は八年四月から五月にも木村蒹葭堂を訪ねているが、薩摩への途中だろう。[23] おそらく寛政九年には江戸へ帰った曽に、鑑定の依頼がきたものと思われる。

訳者の石井は古めかしいつづり字と、辞書にはない植物名、なによりも中味の難しい文章に苦しんでいた。そこで、定信は島津重豪から『ウェインマン（物印満）』を借り出して、比べながら訳に取り組ませたらしい。玄真らも研究したウェインマンの『薬用植物図譜（設色草木譜）』は当時よく利用され、今でもその美しさで愛好家の人気も高い。曽や蘭山の鑑定には、石井の訳文が添えられていたのだろうが、本草には明るくないので、詳細な原文の翻訳はいっそう理解しづらいものとなっていたらしい。そこで白河藩の若手の医師四人を翻訳訂正方とし、数年間かけて文体も通常のものに直して清書させた。さらに江戸の医師たち五人を翻訳校合方にして、清書を訳稿と比べさせたりしている。

徐々に改善されていった翻訳文を参照しながら、曽や蘭山は鑑定をしたのだろう。蘭山は「公儀採薬御用として被召出、出府いたし候」とあり、江戸に来てからの鑑定であった。ようやく蘭山と昌啓の両人が揃った。そしてアヘローネを、曽はクソニンジン、蘭山はノニンジンとした。

じつは、蘭山は江戸に来る以前に、『ドドネウス』（紅毛本草）にある植物を鑑定したことがあった。依頼したのは、美濃大垣藩の藩医で蘭学者の江馬蘭斎（二代春齢、一七四七～一八三八）である。

蘭斎の蘭学は寛政四年（一七九二）に始まる。八月、蘭斎は江戸の藩邸での勤務につくために大垣をたった。そして八年前から手紙で教えを受けていた若狭藩医の杉田玄白から『解体新書』の講義を受け、翌五年には隠居している前野良沢（蘭化）を探し当てて蘭学を学んでいる。そして秋には大垣に帰って、従来の漢方に加えて早速蘭学も教えた。また、前野の著書の出版を企て、弟子とともにオランダの内科診断法の翻訳を手がけていた。蘭斎は杉田玄白も持っていない、フロニンゲン大学の薬学と植物学の教授ミュンチング（A. Munting, 1626-83）の植物図譜『アールドゲワッセン *Naauwkeurige Beschryving der Aardgewassen*, 1696.（陸地の植物の詳しい記述）』（一六九六年）なども所蔵していた。

寛政六年秋には蘭斎は再び江戸に出て、閏十一月十一日に大槻玄沢がかれの塾（芝蘭堂）で開いた新元会、太陽暦での正月（元会）の祝宴に出席している。第一回目の、いわゆるオランダ正月である。その玄沢邸が、寛政八年の暮に火災にあった。それを見舞って大垣の蘭斎が出した手紙（寛政九年正月二十一日づけ）に、玄沢が二月十五日づけで書いた返事が残っている。そこには、「……杉田（玄白）不相変繁務、蘭化翁、依旧矍鑠《かくしゃく》／勉礪《べんれい》ニ而御座候。ド、ニース／蘭山へ被遣、相分候分、貼紙／和漢名記し参候よし。先右／薬名目録、御社中へ被仰付、為御写／一本拝受仕度奉願候」とある。[24]

寛政八年秋に大垣に帰った蘭斎が、京都の蘭山に鑑定を求めて所蔵するド、ニースを送っていた。蘭山が鑑定できたものについてはその和名と漢名を書いた貼り紙を同書に付けて、正月ごろまでには蘭斎のもとに届けてくれたのだろう。

江馬家のドドネウスは、オランダ語の第三版（一六四四年にアントワープで印刷された一冊本）である。[25]

蘭山の鑑定を集めた『薬名目録』は江戸の玄沢に送られたらしい。アロエなど西洋の薬品などを玄沢が訳定した『蘭《らん》畹摘芳《えんてきほう》』三巻（寛政十年三月の凡例、一八一七年刊）があり、二番目のイケマ（生馬、根は牛皮消《ぎゅうひしょう》、ガガイモ科）に蘭山の鑑定が出ている。[26]

寛政八年に蘭山が付け札をした江馬家所蔵の『ドドネウス』をもとに、『ドドネウス名訳』（一冊・西尾市岩瀬文庫）が作られた。ＡＢＣ順の原書の植物につけた蘭山の付け札から写し取ったもので、三〇八種の草木について漢名・和名・蛮名（オランダ語のカタカナ表記）があり、初めのところだけには原語もついている。天保十四年（一八四三）秋に作成され「蛮書ドドニヨヤウス　和産有之品」と書かれた同書には、「江馬春齢自筆」とある。別人の書き込みだが、筆者の江馬春齢とは、蘭斎の孫の第四代春齢・江馬活堂（一八〇六〜九一）だろう。

同書をもとにして、その翌天保十五（弘化元）年（一八四四）に、『蘭山亡羊二先生トトネウス題名』（一冊・西尾市岩瀬文庫）が京都の山本読書室で作成された。これには蘭山の鑑定になる五一四種をふくむ五八〇種が挙げられている。[27]

蘭山が江戸で行ったと推定される鑑定については、榕菴の記録『鐸度涅烏斯名物考』一冊があり、これも西尾市岩瀬文庫に残っている。巻頭には

遠西鐸《ド》度《、》涅《ネ》烏《ウ》斯《ス》名物考名疏

和蘭紀元千六百十八年
大日本　元和元年ニ当ル　文化十二癸歳マテ二百三年也

京兆　蘭山小野先生鑑定

東都　榕菴　宇榕　編

とある。巻末には、「文化十二乙亥十月念六　灯下写了　榕菴精舎種樹窓草／木茂処　東都宇甯　録」とあるので、東

都（江戸）の榕菴が文化十二年（一八一五）十月二十六日に写し終えたのだろう。榕菴の墓碑には、「君諱榕号榕庵江戸人」〔君、諱（忌み名）は榕、号は榕庵、江戸の人なり〕とあるが、こうした名や号は、かれが十八歳になった文化十二年に決まったらしい。かれの「自叙年譜」の草案には、

改俗称養菴為榕菴為字為号以榕為名(28)

とある。

和蘭紀元（西暦）と和暦との換算は今でも簡単ではない。巻頭にある西暦一六一八年は元和四年なのに元年とし、この写本は文化十二年乙亥にできたのに、この年を癸としている。実際にはこの年まで一九七年となる。「遠西鐸度涅烏斯《ドドネウス》名物考名疏」は、「京兆《けいちょう》」の小野蘭山先生が、西暦一六一八年に出たオランダ語版（第二版）によって鑑定し、江戸の宇田川榕菴がその名称（和名・漢名）を箇条書き（疏《そ》）にして編集した。京兆とは京師《けいし》のことだから、京都の蘭山が鑑定した、となる。高齢で医学館に招かれ、物産者という特異な役名のついた蘭山は、自らを「京都物産者　小野蘭山」としている（医師並となるのは、享和三年五月）。現住地ではなく、生地（生国）で表現するのは普通のことであり、榕菴が十三歳のときに亡くなる蘭山と接する機会があったかどうかは不明だが、蘭山は言葉遣いからしても京の人であった。

オランダ語第三版（江馬家本）よりも、古めかしいつづり字もつけた箇所もある第二版の鑑定は、「京都物産者　小野蘭山」が松平定信の依頼によって江戸で行ったものだろう。なお、榕菴の『鐸度涅烏斯名物考』は、二部に分かれていて、後半には東都の岩崎灌園（源蔵）が鑑定したドドネウスがある。(29)

翌十三年九月には、榕菴がオランダ語文法を学んだ吉雄俊三（羽栗三圭）が、玄真の弟子として江戸を離れる。定信によるドドネウスの翻訳は大筋では終わったのだろう。宇田川塾生の課題でもあり・父への手助けともなっていたオラ

ンダ語版の『ショメール』（一七六八〜七七年の増訂版七冊本、七八年にも再刊）の翻訳をしていた榕菴は、西洋には植物学（ボタニー）があることを発見した。稿本にいう「菩多《ボタ》学究理ノ初ハ文化丙子之秋」である。「自叙年譜」では十四年に、「読叔氏韻府、始知有植学、従是尽思索」[30]とある。

注記

（1）子《し》曰わく、「小子《しょうし》、何ぞ夫《か》の詩を学ぶこと莫《な》きや。詩は以て興すべく、以て観るべく、以て群《あつ》むべく、以て怨むべし。これを邇《ちか》くしては父に事《つか》え、これを遠くしては君に事え、多く鳥獣草木の名を識る」と。（引用文の句読点などは引用者による。以下同じ）

（2）松平定信の侍臣・水野為長（一七五一〜一八二四）が、定信が老中であった天明七年（一七八七）から寛政五年（一七九三）の間に主君に提出した記録がある。改革をめぐる世間の風聞などの記事もあって定信が秘蔵したが、没後に、側近（小姓頭）であった田内《たのうち》月堂（名は親輔、一七八四〜？）が編集し、『よしの冊子《そうし》』一九巻とした。渓百年らの話も出ている（『随筆百花苑』第八〜九巻・中央公論社・一九八一年）。

（3）号は、「桜仙井岡君墓碣銘」（後嗣の篤が天保十年十一月に刻む）や榕菴の自叙年譜には桜仙とある。

（4）定信の自伝『宇下人言・修行録』（岩波文庫・一九四二年）一七七ページ。

（5）天明八年に私家本刊行・寛政七年発売は、『（江戸科学古典叢書32）六物新志・一角纂考』（恒和出版・一九八〇年）の宗田《そうだ》一の解説による。サフラン・ニクズク・エブリコ（サルノコシカケ科）などを扱った『六物新志』で、玄沢は『ドドネウス』・ウォイト（J. J. Woty, 1671-1709）の『医学宝函（西洋医事集成宝函）』（オランダ語版 *Schat-Kamer* は一七四一年）・レメリー（N. Lemery, 1645-1715）の『薬物事典』の蘭訳本 *Droogeryen*（1743）・『和蘭局方』・家庭向けの百科辞典（『ショメール』）を使っている。
杉田玄白と一ノ関藩の藩医・建部清庵（一七一二〜八二）の往復書簡からなる『和蘭医事問答』（一七九五年刊）にある安永二年（一七七三）正月の玄白の返書には、ドドネウスのほかに、見事な銅版画があるミュンチングの『アールドゲワッセン』（一六九六年）、ドイツの薬剤師ウェインマン（W. Weinman, 1683-1741）の大型で美しく彩色された『薬用植物図譜』四巻のオランダ語版

（一七三六～四八）『ウェインマン』、ウォイトの『医学宝函（西洋医事集成宝函）』、『和蘭局方』、『ショメール』などを頼りにできる書としてあげている。もっとも『アールドゲワッセン』と『ウェインマン』は後年追加された可能性がある、平野満「新出史料『蘭学問答』と『瘍医問答』――『和蘭医事問答』の初稿と第二稿――」『駿台史学』一三〇号（二〇〇七年）。

なお、柴野栗山は一七五三年から林家の昌平黌で学んでいる。八歳年上で隣村の平賀源内（名は国倫《くにとも》、号は鳩渓《きゅうけい》、一七二八～八〇）が高松藩の儒者の紹介で五七年六月に入ってくると、数年間ともに暮らすことになる。源内が入寮した翌七月には、本草学者の田村藍水が弟子となった源内に薦められて第一回目の薬品会《え》（物産会）を開催する。それ以来五回の薬品会をまとめた鳩渓平賀先生の博物誌『物類品隲《ひんしつ》』六巻が一七六三年に出ており、巻末には源内による「神農本経図註」などの出版予告がある。翌六四年には、源内は『神農本経』と『救荒本草』を講義し、対応する日本産の植物を教えた、という（浅野三平「明和初頭の平賀源内」、水野稔編『近世文学論叢』明治書院・一九九二年）。

『物類品隲』には、花卉の栽培法などを主にしてペット類の飼育法も附録につけた陳《チン》淏子《コウシ》（扶揺、号は西湖、一六一二～？）の『秘伝花鏡』六巻（一六八八年）が引用されている。安永二年（一七七三）春には、訓点をつけ動植物の和名も入れて校訂した『秘伝花鏡』の和刻本が出ている（東都書林の須原屋平助、皇都書林の林権兵衛・林伊兵衛）。安永二年版（名古屋大学蔵本や刈谷市中央図書館村上文庫本）には第一巻の見返しがなく、校訂者は不明であり、江戸の書物問屋による新刊本の販売許可記録『（享保以後）江戸出版書目』（臨川書店・一九九三年）にも、校訂者の名前はない。翻刻や校訂についての源内の発言は『平賀源内全集』とその補遺には見つからないが、『近代著述目録』（一八一二年）の平賀鳩渓には「秘伝花鏡校」とあり、文政十二年（一八二九）に出た補刻版の第一巻の見返しには、「西湖・陳扶揺彙輯」と並べて「日本平賀先生校正」とある（なお、補刻版には、花説堂梓行の「（重刻）秘伝花鏡」、皇都書林（津逮堂・文泉堂・花説堂・五車楼の合梓）と皇都書林（文泉堂・花説堂・五車楼の合梓）の「秘伝花鏡」などがある）。

その平賀源内を、柴野栗山は人品は大層よいが「学術はなき人」（「鳩渓遺事」、水谷不倒『平賀源内』（中公文庫・一九七七年）や森銑三《せんぞう》「平賀源内雑俎《ざつそ》」『森銑三著作集第一巻』（中央公論社・一九七〇年）から重引）と評したらしく、没後には親友の杉田玄白が「業は本草家にて、生まれ得て理にさとく、敏才にしてよく時の人気に叶ひ」（『蘭学事始』）、また「書を読むに章句を事とせず」（墓誌銘）、とした。

徳島（阿波）藩の儒者となった栗山（名は邦彦）は、京都の産科医・賀川玄迪《げんてき》（一七三九〜七九）が父・玄悦（一七〇〇〜七七）の実証的で有用な『産論』（一七六五年）を補うために著した『産論翼《よく》』二冊（一七七五年、本文も漢文）に、序文（同年四月）をよせている。「聖没千載の後に創まり、絶海万里の隅に起こりて・・先王道《い》わず、古籍載すること無くして、しかも非とすべからざる者あり」と説き起こし、「漢唐諸家の外、別に他の道無し、と謂《い》うは、則ち隘《せま》し」と主張した。大学者が蛮夷の説を排斥するなか、栗山は玄沢らにとって「具眼ノ人」（『蘭学階梯』上巻）であった。玄沢が訪ねた二年後の一七八七年、杉田玄白の養子・伯元（紫石、一七六三〜一八三三）は、玄沢方に滞在していた古方家の医師・小石元俊（一七四三〜一八〇九）が京都に帰るのに従い、栗山に入門する。柴野は『蘭学事始』にも、「栗山先生」として出ている。

（6）柳生肥前守らしい人物は、『寛政重修諸家譜』には見当たらない。

（7）寛政五年十一月から翌年春の間の、こうした話は、津山藩医・宇田川玄随の稿本『蘭畝俶載《らんぼしゅくさい》』にも出ている。拙稿「『遠西医方名物考補遺』の空気ポンプ―松平定信と蘭学―」『豊田工業高等専門学校研究紀要』第三三号（二〇〇〇年）。

（8）植物を二六のグループに分け、さらに、Ⅰ草類、Ⅱ花卉《かき》類・香草類、Ⅲ薬草類、Ⅳ穀類・豆類・水草類、Ⅴ野菜類、Ⅵ樹木の六部門（編）に大別してある。この常識的で使いやすい分類と、薬品・食品・鑑賞用などの記述が、多くの図版とあいまって好評を博した理由であった、という。西村三郎『文明のなかの博物学（上）』（紀伊国屋書店・一九九九年、三三二ページ）など。

（9）『退閑雑記』巻之一二〔『続日本随筆大成六』（吉川弘文館・一九八〇年、一五二ページ）や松平旧蔵本（早稲田大学蔵）〕では、今井俊庵となっている。文化二年写しの「分限帳」（酒田市立図書館光丘《こうきゅう》文庫）には、息子の宗益が一三人扶持で出ており、天保十五年写しでは宗益は一〇〇石となっている。今井の門人や息子は宇田川玄随や吉田長淑に学んでいる、平野満「蘭馨堂《らんけいどう》門人・今井宗益とその父今井松庵」『駿台史学』七九号（一九九〇年）、青木歳幸「在村医小林貞澄と前野良沢門人今井松庵史料」『長野県立歴史館研究紀要』第七号（二〇〇一年）。

庄内藩医には、宇田川玄随に就いた岩田松碩（文化二年写しの「分限帳」で一〇〇石）もいた。玄随の訳考による稿本『遠西名物考』（岩田松碩・江沢養樹〔榕菴の実父〕・南条玄雄・吉田成徳〔長淑〕、輯）がある。そこに出ている薬品サルポレイケレスト（『遠西医方名物考』の訳名は覇王塩）はウォイトの『医学宝函（西洋医事集成宝函）』（一七四一年）によるもので、稿本『（箋註）遠西名物考』（武田科学振興財団杏雨《きょうう》書屋蔵）には、岩田はこの塩を煉製して治療に効果を挙げた、とある。藩主の命でまとめた岩田の論考に、多くの事例に基づいた母乳と母体の考察「乳汁考鑑」（杏雨書屋蔵）がある。

また、庄内藩医の鳥海《とりのうみ》玄柳（孝文、一七五九～一八三七カ。文化二年写しの「分限帳」では二五〇石）は、平賀源内とかかわりを持っていた。源内は一七六五年春に念願の『ドドネウス』（一冊本）を入手しており、翻訳したいと考えていた。源内没後の一七八一年五月に杉田玄白が源内の妹婿にあてた書状（「源内先生のことども」『平賀源内全集（下巻）』（一九三四年、復刻版・名著刊行会・一九八九年）二四～二五ページ、芳賀徹監修『平賀源内展』（東京新聞・二〇〇三年）六一ページ）によると、源内の手馴れた同書は親友の玄白が購入する積りであった（浜田義一郎「平賀源内の蘭書翻訳について」『大妻《おおつま》女子大学文学部紀要』第5号・一九七三年・四二ページ、城福《じょうふく》勇『平賀源内の研究』創元社・一九七六年・三一ページ）。

（10）『耳嚢』岩波文庫（中）一九九一年・一八〇～一八一ページ。

（11）林子平（一七三八～九三）とも交わった前田は、翻刻に数百両を使ったと、庄内藩士・池田玄斎（一七七五～一八五二）は『弘采録』（酒田市立図書館光丘文庫、第四五冊・第八四冊など）でいう。文化二年写しの「分限帳」では前田は一八〇石・御匙とある。光丘文庫（総記 - 文庫類）に、阿部木公の稿本「前田長庵」（一九二三年）がある。

（12）伝わっている「遺呈草木譜草案」は、一八九三年（明治二十六）に丹羽《にわ》修治（一八二八～一九〇八）が筆写したもので、杉本つとむ『江戸時代蘭語学の成立とその展開Ⅴ』（早稲田大学出版部・一九八二年）に翻刻（四四五～四四七ページ）があり、『遠西独度涅烏斯草木譜Ⅴ』（早稲田大学蔵）資料影印叢書・洋学篇・第一六巻（同・一九九八年）に影印がある。『（杉本つとむ著作選集九）西洋文化受容の諸相』（八坂書房・一九九九年）に論考があり、恩恵を受けた。なお、片山の「叙」は、幼いときから学んだ広瀬蒙斎（名は正典、字は以寧、通称は台八、一七六八～一八二九）に代わって書かれたものである。

（13）末中哲夫・遠藤正治「蘭山先生日記」（一）、『実学史研究Ⅴ』（思文閣出版・一九八八年・一八七ページ）。

（14）安岡玄真（榛斎）は、先生の宇田川玄随が寛政九年十二月に病死すると、玄随の同僚の藩医や親族、友人の桂川甫周（月池、一七五一～一八〇九）や大槻玄沢、門人の江沢養樹（榕菴の実父）らの助力で、稲村三伯の義弟として翌年二月に津山藩医の宇田川家を継いだ。

（15）VI部門のうちで第I部の第一巻（原著の序文（凡例）と総論）と第V部の二巻余りと第VI部の五巻、計八巻とさらに付録の印度草木誌（五〇章）は手付かずであった。

（16）吉田長淑などの登用は石井の死にともなうもので、石井は『医範提綱』（一八〇五年）以前に亡くなっていたらしい。一八一五年成立の杉田玄白の『蘭学事始』にも、「ドドニユース本草を和解せしめ、十数巻の訳説成れり。其業を卒《お》へずして、これまた異《い》客《かく》となれり」とある。なお、石井訳・小栗久道（東溟）撰・広瀬正典（蒙斎）閲・松平定信序『遠西軍書考』は一七九九年ごろ出来ている。

（17）早稲田大学にある定信関連の三種類の訳稿をあわせると、第I部門（第一巻から五巻）と、付録の一部が伝存している（第II～VI部はない）。そのうち、第一～三巻は木版のゲラも含まれている。本論である第二～三巻をみると、吉田は各所に詳細な注釈（△正恭曰）をつけている。『ウェインマン』と比較しながら図も採り、蔵書の『リンネ本草』（ハウトゥインの自然誌）のほかにレメリーなどを使い、『本草綱目』『救荒本草』、『大和本草』などを利用して記述し、また日本での分布などに触れている。

「田井氏奉呈遺書ドヽネウス翻訳掛人名」には、「是人、附録・序文迄、現今ノ読本風ニ改正、翻訳殆ンド三十八年掛り、日夜勉強遂ニ初編迄効ヲ奏ス」とある。再び原稿類が整った天保十四年（一八四三）の三七年前というと一八〇六年（文化三）で、一八〇八年には田安家の家臣となって翻訳に関わったのだろうが、その始まりが文化三年であったのかもしれない。そして、石井が遺り残した巻末の附録、名称（名義）と各章の補遺などはもちろん、第一巻の序文（原著にあるラヘリンゲンの凡例）と総論も翻訳して初編（第I部）も完成させた、というのだろう。

（18）平野満「吉田正恭（九市）の略年譜」『明治大学人文科学研究所紀要』第五六冊（二〇〇五年）二〇二ページ。大学頭・林述斎（一七六八～一八四一）のもとで、中国の地方志から記事を抄出・編集したもので、寛政十二年に定信の蔵書を抄出したものが例外的に早い、という。福井保『江戸幕府編纂物（解説編）』（雄松堂出版・一九八三年）三九四～三九七ページ。

（19）拙稿「野村立栄・羽栗三圭（吉雄常庵）・冨永晋二―『免帽降乗録』と江戸の蘭学徒―」『豊田工業高等専門学校研究紀要』第三五号（二〇〇二年）。

（20）二年前に玄真が岩崎灌園《かんえん》（源蔵、一七八六～一八四二）や植木屋の斎田弥三郎（頼喜、群芳園）らを招いて、ドイツの薬剤師ウェインマンの大型本『薬用植物図譜』四巻のオランダ語版（一七三六～四八）の鑑定に取り組み、榕菴も同席した。その『ウェインマン（設色草木譜）』だろう。

（21）大槻玄沢追悼諸家書翰集「敬惜帖」（早稲田大学蔵）。

（22）同年二月には下屋敷、三月に上屋敷などが被災しており、多くの版木が消失した。さらに版木を彫りなおさせたが再度被災したらしく、天保九年には藩主の定永（一七九一～一八三八）が死去した。あとを継いだ定和（母は島津重豪の娘、一八一二～四一）も同十二年に亡くなり、翌十三年に定猷《さだみち》（一八三四～五九）が藩主となったが幼少なので、再び揃った原稿類もそのまま差置くこととなった、という。

（23）上野益三「曽占春」『博物学者列伝』（八坂書房・一九九一年）九二ページ。なお、曽は寛政年間から、「トロッペル」（不明）・『ドドネウス』・ミュンチングの『アールドゲワッセン』・ケンペルの『アムニタテス』（廻国奇観（異国の魅力、***Amoenitatum Exoticarum*, 1712**）その第五編で日本の植物三二四種を精密な銅版図で紹介）などの図をもとに、オランダ通詞の石橋助左衛門（一七五三～一八三七）・楢林重兵衛・名村多吉朗（一七六八～?）や津山藩医宇田川玄随（ニーラント **Nylandt** 著の訳稿『和蘭草木略（遠西草木略）』は寛政九年成立）・中津藩医前野君敬（一七五九～一八三八）の協力をえて、『西洋草木韻箋』（文政六年（一八二三）題言、鹿児島大学玉里《たまさと》文庫蔵）を作成していた。杉本つとむ「曽槃編『西洋草木韻箋』についての覚書き」『植物と文化』第一八号（八坂書房・一九七七年）、矢部一郎「江戸時代に舶来したミュンチングの植物学書」『実学史研究VI』（思文閣出版・一九九〇年）。

『解体新書』が出版された翌一七七五年にオランダ商館医として来日したスウェーデン人ツュンベリー（**C. P. Thunberg, 1743-1828**）はリンネの弟子で、翌年江戸参府して、『解体新書』翻訳グループの桂川甫周や若狭藩医の中川淳庵（一七三九～八六）と会っている。そのさい田村藍水に学んで本草に詳しく『ドドネウス』を翻訳していた中川は、ケンペルの『アムニタテス』（廻国奇観）やミュンチングの植物誌を手に入れている。ツュンベリーは『日本植物誌』（一七八四年）を著し、シーボルトが携えて来日した。

（24）国立国会図書館参考書誌部『貴重書解題・第十集』（一九八〇年）、同館の電子展示会「江戸時代の日蘭交流」にも出ている。

こうした蘭山の鑑定を知っていた玄沢は、後年、「九市ハ長崎大通詞ニ習ひ、蘭学物産ハ小野蘭山、当時之蘭之本草家ハ此人一人」として、吉田正恭（九市）を石井当光の後任に推薦した。蘭学物産は蘭山に学んでいるので、蘭学の本草家の第一人者は九市だ、というのが玄沢の判断であろう。

（25）一九〇六年に特別展示されたさいの『嘉永以前西洋輸入品及参候品目録』（東京帝室博物館・一九〇六年）がある。その洋書の部に、「江馬蘭斎・同春齢手沢本 十冊」（江馬益也ヨリ東京帝国大学ニ寄贈シタルモノナリ）が出ており、「どどねうす本草書 一六四四年あんとゑるぺん版 一冊」「をいと医学辞書（ウォイト医学宝函、一七四一年版）一冊」などとある。一八九一年（明治二十四）の濃尾震災にも耐えた江馬家の洋書は、一九〇〇年ごろ江馬益也（七代春齢、一八八一～一九五四）によってその多くが東京帝大と京都帝大に寄贈された。東京帝大のものは一九二三年の関東大震災で焼失したらしい。

（26）巻一の九丁裏に、「このごろ同盟・岡玄真、鐸《ド》度涅《ネ》烏《ウ》斯《ス》本草書を齎《もたら》して、これを巣鴨の芸種戸《うえきや》に示す。・・余（玄沢）もまたその書に就きてその図説を審らかにするに、いわゆる山《やま》ゴーガミ（日光の方言）なるものと相近し。然れども蘭山、曰く・・」（読み下しにし、漢字なども変えた）とある。ドドネウスを持参した玄真は、玄随に入門したさいは岡田姓で、寛政四～五年に玄沢に就いたころには安岡姓にもどり（玄随のオランダ語文法書『蘭訳弁髦《べんぼう》』（寛政五年冬）の筆記者の筆頭に安玄真とある）、十年二月から宇田川に替わる。田村藍水の子・西湖《せいこ》（元長《げんちょう》、一七四五～九三）に本草を学んでいた玄沢の『蘭畹摘芳』も、出版されるまで手が加わるが、この箇所はおそらく元のままで、蘭山の詳細な意見は国際日本文化研究センター（宗田文庫）に断片があるような鑑定書によったのだろう。なお、『蘭説弁惑』（一七九九年）にはイケマはない（平賀源内が『物類品隲』（一七六三年）巻三で初めて起源植物を推定したアイヌの薬イケマについては、宗田一『日本の名薬』（八坂書房・一九九三年）一五七～一五八ページ）。また、上州甘楽郡黒岩村の水中から出た獣骨についての寛政十二年二月の鑑定書が、杏雨書屋（本草名家手翰・杏四四三二）にある。

宇田川玄随の稿本に『薬名譜（宇氏秘笈）』二冊（寛政六年ころ、杏雨書屋蔵）がある。『アールドゲワッセン』のABC順の索引、六〇〇近くの植物のオランダ語（ラテン語も併記）—原書にはドイツ語・フランス語・イタリア語も付記—を写して、『ドドネウス』

に出るページと、漢名・和名とその典拠書目を記入した稿本である。典拠書目には、中川淳庵〔和蘭局方薬譜〕・曽〔槃〕・野呂〔元丈〕・吉田〔長淑〕・佐藤平三郎〔中稜〕・蘭山・蘭人ケルレル〔寛政六年四月に江戸参府した商館医〕・月池〔桂川甫周〕、それに崎陽〔吉雄藤三郎と子の耕牛らか。崎陽の下あたりに「〔田村〕西湖ド、ネウスヲ以テ当者」の書入れがある〕・アムーニタテス〔ケンペル〕・スガモ・薩州があり、略号で示してある。中川や崎陽の鑑定が多いが、㋶とある蘭山も六〇近く出ている。

江馬蘭斎の『アールドゲワッセン』を高崎藩医・嶺春泰が借りており、嶺が寛政五年十月に死去したあとは玄沢が借り受けて玄真が同書を翻訳した。杉田玄白や宇田川玄随も援助した翻訳を助けるためにも、蘭山の『薬名目録』が必要だったのだろう。

(27) 詳細については、遠藤正治「『草木図説』執筆期の飯沼慾斎」、飯沼慾斎生誕二百年記念誌編集委員会『飯沼慾斎』(一九八四年)、ならびに、拙稿「本草から植学へ(一)—宇田川榕菴『植学啓原』の成立—」実学資料研究会編『実学史研究X』(思文閣出版・一九九四年)参照。

(28)「俗称養菴を改め、榕菴と為す。字《あざな》と為し、号と為す。榕を以って名と為す」。俗称(通称)を養菴から榕菴にかえ、榕菴を、他人と応答するさいの名(字)や雅号としても使い、実名は榕とした、とある。養父の玄真(榛斎)が、養祖父玄随(槐園)らの植物名にちなんで榕(ガジュマル)と決めたのだろう。なお、宇甯の甯(寧)は、実父江沢養寿(二代)のあとを継いで大垣藩医となった弟(三代)が道寧なので、幼名と思われる。

(29) 榕菴の『鐸度涅烏斯名物考』は、親友で・巣鴨の有名な植木屋である斎田弥三郎(群芳園)が文化十三年秋八月に筆写しており、高知県立牧野植物園にある。拙稿「本草から植学へ(二)—宇田川榕菴『植学啓原』の成立—」実学資料研究会編『実学史研究XI』(思文閣出版・一九九九年)参照。

(30)「叔氏韻府を読み、始めて植学あるを知る。是れに従い、思索を尽す」。ショメール氏の韻府(事典)は好評で二度増補されているので、初編二冊本を肖(氏)、後編(増訂版七冊本)を叔、追加された続編九冊本を淑と区別している。

小野蘭山蔵書の保存の思い出

小野　強

この度は、【小野蘭山没後二百年記念事業会】の開催に当り、今日迄多くの先生方のお力添えを賜り、着々とその準備が進められて参りました事に対しまして、誠に有難く子孫として心から感謝と御礼を申し上げます。

また、平成十三年二月二十日小野蘭山に関する蔵書その他の関係資料を国立国会図書館に寄贈させて頂きました。この事に就きましても関係各位のご指導の賜物と、茲に厚く御礼申し上げます。

明治四十二年四月十八日、当時の小石川植物園内集会所に於いて、【小野蘭山没後百年紀念会】が開かれました。今回再び同じ会場で没後二百年の集いが開催されます事は、誠に意義深く尊いご縁と存じます。

爾来、日清日露の両戦争以降、今次大戦中の空襲や幾多の災害や事件事故が重なり、世界的な経済不況や不安定な世相が繰り広げられました。また、その後の展覧会等の催事や個人的な事情も在ったのではないかと推察致しますが、小野蘭山並びに蘭山本草学に関する古文書や文献その他参考資料の保存、就中その維持補修も併せて行っていく中で、何等かの理由に依って、幾多の貴重な文献が失われ、散逸を余儀なくされた事も事実ではなかったかと存知ます。

第四代・小野職愨《もとよし》の長男小野佐久雄の妻君《きみ》は、大正十四年（一九二五）二月の佐久雄の没後は、永くこれ等文献を大切に保存して参りましたが、夫婦に子孫が無かった事もあり、後継者の問題は本家筋であり乍ら、佐久雄の実弟の小野春雄の子孫の中からと考え、その中で春雄の長女須磨の長男である私に頼みたいと考えて居たと、その後に春雄の次女小野三保から伝え聞きました。

小野家では、これ等の文献や資料の整理は、例年文化の日が参りますと決まって虫干しを行って参りましたが、やはり本の虫や湿気から来る黴の被害をかなり受けて居りました。

昭和三十年三月、私は大学生として郷里の広島県呉市から上京致しまして、この下目黒の小野佐久雄の旧宅に下宿致しましたが、その時点では未だ小野家の後継にというお話は御座いませんでした。

これ等小野蘭山関係の資料は、当時は押入れに〝柳行李とトランク〟各一個に保存されて居ました。普段は時々大学の先生や植物学の先生方のご来訪を受けて、先代と共に対応させて戴きました。

虫干しは、二～三日前からお天気を確かめては行いましたが、今思えばもっと湿度や気温や専門的な知識を勉強してもっと慎重に行えば良かったかも知れません。

柳行李やトランクの蓋を開ける度に、中に残っている強い樟脳の匂いが部屋中に充満し、一年振りに外気を吸って、文献が蘇る様子を実感したものでした。この柳行李や革製のベルトの掛かった古いトランクは、先々代の小野佐久雄がよく洋行をした当時の物で、何れも古めかしい時代物でしたが、永くこの中に保存されて参りました。

小野佐久雄の実弟で私の祖父小野春雄夫婦には一男二女があり春雄亡き後、妻豊《とよ》は次女小野三保《みほ》と共に下目黒の小野君の住居に同居し、三人で戦中戦後を過ごしましたが、豊が昭和二十八年九月に他界致しました後は三保と君二人での暮らしになりました。

三保はその生涯を独身で終えましたが、小野君、小野豊の没後は代々の遺品を受け継ぎ一人で護って参りました。

戦時中はこの東京都目黒区下目黒の旧宅も、連合軍の空爆に曝される様になって来た為、庭に防空壕を掘ってその中に文献や資料を隠して災難を免れたと聴いて参りました。旧宅は敗戦直後の資材の乏しい時代の二部屋程の平屋の建物でしたが、押入れの奥やその天井裏に、その中でも大切なものは盗難を懼れて隠してありました。

蘭山には個人的な記録が甚だ少ないと謂われ、尚且つその殆どが既に公になって居り、私達もそれ以上の知識もありませんが、これは蘭山が自らの生涯の総てを【本草の研究】に賭けて居た事の無言の証なのかも知れません。

下目黒の小野君・三保の所帯に、やがて私は学生として下宿を許されてからは三人の日常になりました。お墓参りは、二人のお供でその都度、練馬区内の菩提寺・迎接院《こうじょういん》や付属する小野蘭山以降の代々の墓地に参りました。その間には、祖先のお話や代々のお話も聴いた筈ですが、未だその時点では後継の事は私の念頭にも無く、その事も在ったのか、当家の歴史に就いて本気で聴いては居なかったのかも知れません。想えば、その時からもっとしっかりとお話を聴いて記憶しておけば良かったと思いますが、得てしてそういうものかも知れません。

私はその後の四年間はその侭学生時代で経過し、社会人になってからは、ご他聞に漏れず地方勤務を二十三年間経験しました。やがて昭和五十五年に本社勤務となり、再びこの家に戻りました。

そして今度は、私と私の妻のり子と三保の三人の所帯になる筈でした。

小野三保はそれ迄この家でお勤めの傍ら、独りで蘭山の関係資料を保存して参りました。

三保の姉、小野春雄の長女須磨の長男として生れた私の小野家への養子縁組は、結局昭和四十五年に小野君の遺言や小野三保の意向に基づいて、粛々と行われました。その後小野三保も昭和五十五年（一九八〇）四月に他界致しました。特に、私の東京転勤以後義母となりました小野三保との間の残された時間は、私達が最後の勤務地から東京本社へ帰る時と、義母の健康状態の急変とが殆ど同時になり、代々のお話は遂にゆっくり聴く時間も無く、断片的な会話と微かな記憶だけに限られて仕舞ました。

当家では小野蘭山関係資料は、小野佐久雄・君の時代以来、各方面からの展覧会や催し物等に伴う出品の要請にお応えして参りましたが、永い間には返還されなかった物や行方不明になった物、売買された物も在ったと、先代からも聞きました。斯うして普段は時々来訪される研究者や学者の先生方に御覧戴いたり、先代亡き後は私共夫婦で立会いをさせて戴いて参りました。又時として遠隔地への貸出しや出品をする事もありまして、その時はやはり心配で御座いました。

しかし、私達の老後を思います時、これ等の事を踏まえまして小野家の子孫として今の侭で良いのだろうかと考える様になりました。天変地異や火災や盗難等も、或は思わぬ病気や怪我もあり得ます。又仮に此の侭私共で私蔵を続けても、と今後を模索致しました。斯うして、私達夫婦二人で考えに考え抜いた結果を持って、初めて、遠藤正治先生にこれ等の蔵書類の今後の在るべき姿をご相談させて頂く事になったのです。

この文献の今後に就きましては、酒井シズ先生をはじめ磯野直秀先生、松田 清先生など直接お考え戴きました先生方だけでも多くの方々のご協力を頂戴致しましたし、国立国会図書館の方々にもこの機会に改めて厚く御礼を申し上げます。遠藤先生とのご縁を頂戴致しましたのは、既に二十年も前の事になります。やはり当家の文献や資料を見たいとお出掛け下さいまして以来の事で御座います。

当家は、小野職愨以降は学者としての後継者には恵まれなかった事と、只一人職愨以降の男子として期待された小野春雄の長男職重《もとしげ》は惜しくも学生時代に急逝致しました。その後は先々代から当代迄三代に亘って、然るべき子孫に恵まれなかったという事もあり、永年月この後継の問題は最も大きな課題でございました。然し、予て先代小野三保からは

【蘭山没後百五十年以上も経つのだから、余り無理をせず、自然に土に還る様に】という助言もあり、これに沿う生き方が最良ではないかと思うに至りました。

その後、小野三保亡き後、一段落してから、暫時これ等の文献や資料の整理を、家内と二人で始める事が出来ましたが、徐々に整理が進んで参りますと、重要な研究資料となるものはどれかを考える様になりました。また、一枚の資料にも気を付ける様になりました。

別添の国立国会図書館への寄贈品一覧表の中でも、谷文晁に依る蘭山の肖像画は普段は紐解く事もなく、軸物で箱書きの侭包装をして保存を致しました為に、時にこれを拡げると、時間と共に軸物の表面に湾曲した折れ目が段々に出来て仕舞いますので、その後は時期を見計らって時々は展開し、風干しも致しました。しかし、永い間にはこれ等文献や資料も全体的に素材の劣化は免れる事の出来ないもので御座いました。

昨今は新しい研究施設等には、最新の保存技術もあると思いますが、私共もその辺までの知識は御座いませんでしたし、黴や虫食いの被害をどう食い止めるかを考えるのが精一杯の処で御座いました。

住居は、構造的にも梅雨時や雨天の際は、湿度は外気と殆ど同じ状態ではなかったかと思いますし、四季の移り変わりに伴う大気の温度や乾燥度は、その都度の木目の細かい対応が総てで御座いました。

建物も古くなると色々な虫や生き物が出て来ますのでそれらとの闘いでもありました。何分急な状態からの作業で御座いましたし、古文書の読解は勿論のこと関連する用語や専門的な知識も理解力もない状態からの出発でした。しかし、それなりに整理が進んで参りますと、これ等の文献も少しずつ御覧頂ける様になったのではないかと思いますし、今思えば、もっとより的確な整理の仕方も在ったのではないか、とも思います。

また、国立国会図書館への寄贈品リストの中では【本草綱目啓蒙の草稿】とした四冊は、私の記憶では小野佐久雄の世代でそうしたと思いますが、四辺を立て上で結ぶと箱型になる表装が在って、本書はその中に仕舞われて居ました。この文献は蘭山の座右に置かれて、常時使われたのではなかったかと思います。然も追記や挿入部分が多く、袋綴じも切り離してその裏にも書けるだけ書いた様子が伺えます。そして何れは何かにきちんと書き直してという心算で居たのかも知れませんが、何れにしてもその解明が俟たれる処で御座います。

【草稿】の解読は、その後国会図書館で引き続き行われて居ると伺って居りますが、何分にも虫食いこそ少ないものの、相当使い込まれたと見えて紙質も薄くなって、破れ易いし文字の判別も難しい箇所も多いと思います。先生方のご苦心は大変なものではないでしょうか。

その他「公勤日記」と謂われる蘭山直筆の三冊は保存状態も良く、小野蕙畝の「御用留」と共に貴重な資料でした。また、木村蒹葭堂の【誓盟状】も軸装ですが、虫食いや劣化が見られ取扱いには慎重を期しました。

もとより【家系図】は最も大切なもので御座いますし、普段は人目に触れる事すら余りないもので御座いますが、結局これもお役に立てて戴ければと思いまして、寄贈資料の一部と致しました。

また、【本草綱目啓蒙】や【花彙】等の主要出版物の版木や初版本は、私の知る範囲では当家の保存資料の中には何故か存在しませんでした。所謂、子孫らしい資料というものが若し在るとするならば、これ等はその中に当然在るべきではないかと思いますし、研究者の先生方にはこの段の事は誠に申し訳のない事で御座いました。

此処で本来のテーマからは少し離れますが、平成十八年四月に行いました東京・練馬に御座います菩提寺の浄土宗・

迎接院の墓域内に在ります、蘭山以降の【小野家代々の墓地の改葬】に就いて申し述べます。此処には一族の墓所が在り小野蘭山以降十一基の墓石が御座いました。

その数年前から、この迎接院との間で当家の後継の問題も含めてお墓の今後をご相談して参りました。その結果、歴代の諸霊は域内の納骨堂【夢違観音堂】へ合祀し、【蘭山墓】は東京都及び練馬区から史蹟や旧跡の御指定を頂戴している事もあって、迎接院住職藤木雅雄様のお勧めを戴き、場所も新たになり永久保存という形になりました。

そして、総ての墓石を撤去後、用地は原型に復旧して菩提寺に御返し致しました。

就きましては、蘭山墓の発掘を致しました際、石室内から埋葬された蘭山の全身の骨格が出土致しました。元々は浅草の迎接院に埋葬され、当時は土葬であったと思われ、関東大震災後の区画整理に伴って、周辺の十一ヶ寺と共に、現在の豊島園の地に移転数しました際に、掘り起こして、頭骨と骨格を浅い竹の籠に入れ直して埋葬し直したものと思われます。私は、嘗て牧野富太郎先生の御著書で頭骨の写真を拝見致しましたが、まさか此処でそれを手にするとは思っても居ませんでした。出土して当然といえばその通りですが、その時は本当に大きな衝撃を覚えました。

現在は、その時点で骨壺を改め、諸霊と共に納骨堂内に安置致して居ります。実に七代前の蘭山にこういう形で出会い、真近に然も頭骨を両手で持ってという様な事は、これが現実かと吾が眼を疑いました。頭骨は紙細工で出来た模型の様な、軽く今にも壊れそうな感じで御座いましたが、気のせいか大腿骨とか脚の骨は太い感じが致しました。

今回の改葬は、蘭山の墓石が文化財の指定を頂いて参りました関係で、練馬区役所から三人の教育委員会文化財係の方々の立会いを戴き、発掘の際、石室の蓋として、文字を下に向けて出土した、一枚の門人井岡冽元泉に依る「墓誌銘」と蘭山以後三代の墓石の「拓本」も、併せて区の係りの方に取って頂きまして、その後一部を頂戴致しました。

この度の様な改葬は、今後はないと思いますし、思えば誠に貴重な機会を戴き、これに皆さんと共に立会う事が出来ました事、また同時に【本草家三代】以降の遺骨も、代々と共に納骨堂に合祀出来ました事は、当家の末裔として誠に有難く、心から感謝致して居ります。

私共は、お陰様で平成十三年七月に、東京目黒から蘭山誕生の地である現在の京都に転居致しました。今後もお墓の事は迎接院殿と当家で対応して参ります。

これ等の祭事は、ある時は集中する事が多く、偶々当代はこの度の【小野蘭山没後二百年記念祭】に直面致しまして、併せて代々の墓所の改葬や蘭山以降の歴史的資料の国会図書館への寄贈の事等の永年の課題がお陰様で相次いで叶う事になりましたが、思えばこれ等の諸問題は当代に課せられた大きな責任であったのかも知れません。

当家は、子孫では御座いますが今迄まったくの自然体で、もっとそれらしく情熱的に関係資料の蒐集や、色々な活動をして居ればという事で御座いますが、それもなく今日迄馬齢を重ねて参りました。

未だ何処かにもっと貴重なものもあるのかも知れませんが、今後もそれはその時にという積りで今後に備えて参ります。

この度は、小野蘭山没後二百年記念祭に当り、東西の多くの先生方や関係者の皆さんのお力を戴き、この事業の御成功を念願し五十年後百年後の為に、遠藤正治先生のお言葉の様に、将来のこの国を担うべき青少年にこの事業の趣旨を伝え、日本の文化、就中日本人とは何かを考える絶好の機会となる様願って止みません。

この記念祭と共にこの記念出版は、この国の自然科学がその草創期に於いてどの様に形成されたかを後世に伝える事が、その大きな目的の一つではないかと思います。そしてこれ等の資料や催し物を一人でも多くの人々に見て頂き、また慶んで頂きたいと心から念願致します。また皆々様大変ご多用の中を、この記念事業の為にご尽力を頂戴致しました諸先生方並びに関係各位に対し、深甚なる敬意と心からの感謝を申し上げますと共に、今後益々のご健勝とご発展をお祈り申し上げます。

論文編

II

蘭山と自然

蘭山の仏法僧

―『本草綱目草稿』と講義本の編年をめぐって―

高橋達明

はじめに

筆者は先年「小野蘭山本草講義本編年攷」を著して、杏雨書屋をはじめとして各地の文庫に現存する、『本草綱目』の講義本の計八十三部の写本を十四の系統に分類し、そのうちの十三の系統について編年上の地位を定めた（注1）。そこで系統と呼んでいるのは、論のはじめに記したように、蘭山の見解の変遷に起因する名称（和名）および記述の文の異同を指標として、一つの集合にまとめた写本群であり、それぞれの系統は、内部に、文献学に言う厳密な意味での系譜関係をそなえるに至っていない。この特異な事情について、いま述べるいとまはないので、先論に依拠して、講義本は、衆芳軒が開塾された宝暦三年以後、五十年近くに及ぶ講義のそのときどきの筆記をあらためて清書した写本であること、したがって、写本群のいずれの系統も口授を本文の主たる源泉とするので、所謂「一つの原文」に由来するものではないこと（注2）、そして、系統は、上記と同じ指標によって、それぞれ相対的な年代関係に位置づけられ、同時に、年次の記載が内部のどこかにある場合には、絶対年代に結ばれることを確認しておきたい。

ここで研究史を手短に回顧すれば、蘭山の講義本が、とくに内容の面で、多数の異同を含んでいることは明治に入って、本草学の学統がようやく衰微の色を見せはじめたころ、散逸する資料を収集しつつ、本草学史の研究にとりかかった先達によって早く気づかれていた。管見の限りでは、田中芳男、白井光太郎、伊藤篤太郎は講義本に付した識語なり蘭山についての文章なりで、その旨を述べている。伝聞するところ、上野益三氏は講義本の比較研究を念願とされていた由である。氏の『明治前日本生物学史』（一九六〇）第一巻第九章の小野蘭山の節の注には、源九龍校の『定本蘭山記聞』（寛政辛亥十一月）にふれて、「本著者は蘭山の『綱目紀聞』『訳説』等約一六本を集めて比較研究の結果、右の源九龍校の本が、『綱目』の講義筆記中の最も善本なることを知つた」という文が見える（注3）。さらに、『新註校定國譯本草綱目』月報九（一九七五）に所載の「小野蘭山と京都」は「蘭山口授の『記聞』」と題する表を掲げて、「蘭山がもっとも力を集中した」と思われる『本草綱目』の講義については、十五部の写本の表題、巻数、等の細目を記している。そのうちの四部は、先論に言う訳説本の系統であり、残るは、書定本が六部、原書定本が二部、甲寅本が一部、そして系統不明の写本（零本）が二部（注4）。系統という視点から見て、もっとも注意すべき写本は甲寅本の『本草綱目紀聞』（木内政章筆記）であるが、不幸なことに、もと十八巻（十八冊）であったものが（「題言」による）、いまは十五冊しかなく、介部、禽部、獣部、人部を欠いている。禽部、獣部は長崎に渡ってくる鳥獣の関係で、ひときわ重要な部分である。さらに、この写本は「阿月渾子」（第九冊、果之二）の項目に、この果実を琉球産シロツブ（ヤヘヤマムクロジ）に当てる「秘説」を記しており、それが系統を甲寅本に定める指標となっているが、記述の末尾に、「サテ此説ハ近年考タル處ノ新説ニシテ即今日初テ此説ヲ出ス甚秘説ナリ時ニ寛政六甲寅十月十九日午後ナリ」（『本草記聞』白井文庫蔵、特一―一七〇七）という文を欠く（注5）。かような不利な条件のもとで、残る写本を書定本に比較すれば、前者を後者に先行する杜撰な写本とすることは避けがたい。悪戦苦闘を思うと、おのずと頭が下がる。上野先生の学風は、妙な言い方をするようだが、「確実さ」しか追求しないところに、余人に見られぬ特色があった。それは滋味掬すべき文体に見事に表れている。

　筆者が蘭山の講義本の系統と編年というほとんど無謀な仕事に踏み入ったきっかけは、京都府立植物園大森文庫蔵の、『大森記念文庫目録』に山本亡羊述、山本榕室記とされる『大和本草記聞』十冊の巻十「山烏」の文の年記に気づいたことにあった。それを引けば、「山烏ヤマカラス　ミヤマカラストモ云本綱ニ慈烏下時珍説山トリ《ママ》トアリ筑前ニテヤマカラスト云モノ佛法僧ノコトナリ此条ニ云ヘル形状ヨク合ス此前ノ図ニ佛法僧ヲ別ニ出スツ《ママ》馬信モヤマカラスト佛法僧ト同物ナルヲ弁セサルニヤ天明二年寅考之」（山トリは山烏、ツ馬は篤）。そこで、杏雨書屋蔵の『大和本草会識』（杏六五九二、寺尾隆純筆記）を見ると、「山烏」はほぼ同文で、年記が「天明二年寅春考」とある。さらに、この写本の第五冊の末尾には、『日本博物学史』（初版、一九七三）の年表に記述があるように、「安永九庚子九月十三日開講天明三癸卯六月八日滿會」と『大和本草』の講義の期間が記載されているので、大森文庫の写本が亡羊の講義本でないことは明らかである（注6）。蘭山は、この時、貝原益軒が『本草綱目』の「慈烏」に見える鳥の一種、山烏を「筑紫ノ山島ニアリ」（『大和本草』巻之十五、山烏）とする一方で、『大和本草附録』巻之二に「佛法僧」を設け、「ト云鳥夫木二十七慈鎮歌ニヨメリ」とだけ記しているのを難じて、山烏すなわち仏法僧という一元説を表明した。ちなみに、『本草綱目啓蒙』は山烏を「一種ミヤマガラスハ一名ダケガラス即山烏一名鷁ト云者ナリ深山ニ非ザレバ居ラズ大サ鴿《ドバト》ノ如クニシテ肥ユ頭大ニ黒ク頸ヨリ背及胸腹皆黒クシテ緑光アリ翼ハ青ク風切ハ黒シ尾微長シテ黒シ目大ニシテ青ク觜大ニシテ赤色微黄目ノメグリ及左右赤色脚淡赤色ニシテ爪黒シ俗ニ佛法僧ト呼ハ非ナリ佛法僧ハ觜小ニシテ身モ鴿ヨリ狭痩自別ナリ」（禽之三、慈烏）とする二元説であり、それが蘭山の最終見解である。筆者の先論はこのような見解の変遷を、仏法僧を主たる対象として検討して、系統と編年を組み立て、具体的な年次を利用して、年表に配置することを目指したものであったが、とくに、源九龍が衆芳軒の側からすれば海賊版である書定本の校訂にあたって素材とした原書定本と、訳説本の編集の基礎となった原訳説本については、明らかに、分析が十分ではなかった。この度、機会を与えられたので、蘭山の講義としてはもっとも早い、宝暦、明和から安永にかかる期間の再検討の結果を報告したい。この作業は小野家旧蔵の『本草綱目草稿』という蘭山の自筆稿本の閲覧によってはじめて可能となった（注7）。国会図書館ホームページ「描かれた動物・植物―江戸時代の博物誌」での公開に尽力された方々に感謝をささげる。講義本の系統と編年という課題にとって、これほど重要な資料が世に現れることはもはやないであろう。

一　『本草綱目草稿』講義稿Ⅱの執筆年代について

『本草綱目草稿』第一冊の末尾には、「宝暦七年丑十月七日夜了」という記載があるので、講義稿Ⅰの本文はこの時に執筆を完了したものと考えられる。あくまで覚書風の草稿とはいえ、蘭山の宝暦初年の見解を示す、他に例を見ない資料として貴重である。講義稿Ⅱは形式、内容ともに、かなり整った草稿で、宝暦七年十月以後に執筆されたことになるが、執筆の下限を定めることはできないであろうか。

ここに、一つの材料がある。「篤耨香」（木之二）は先論で原書定本の系統の指標の一つに選んだものだが、講義稿Ⅱを見ると、「篤耨香　用売真脳子真ノ竜脳ト云コトナリ氷片ハ竜脳ノ一名ナリ然トモ氷片ノ名竜脳ニ限ルヘカラス凡ソ煎煉凝結シテ片々氷ノ如ク瑩徹スルモノ皆氷片ト云ヘシ八牋秋石ヲ煉ル下ニ秋石氷片ト出セリ」（八牋は『遵生八牋』）という二行の「本文」があり、見出しの右に、「品紅毛語テレメンテイナ東壁説即テレ――ナリ又和産ニ相似タルモノアリ未決」という一行の傍書がある。「篤耨香」の付録の「膽八香」は、本文がなく、「付膽八香」の付の字から右に小さく線を引いて、「品ポルトガルノ油ト名ポルトカルハ蛮国ノ名ナリ紅毛語ヲ、リヨヲレイヒト云ヲレイヒハ此木実ノ名ナリ悪血ヲ去リ肉ヲアゲ一切乾タルヲ潤シ筋ヲノバシ痛ヲ和ク服之痲疾ヲ治ス紀伊産ヅクノ木湯浅深専寺内ニ大木アリ□七八丈周囲一丈三四尺其他紀伊地方ニ多葉□青木セイニ類冬不凋葉四時ニ落黄落寸至鮮紅実大棗□熟シテモ青シ蛮ハ大和ハ小ト雖全同物ナリ或曰カンランノ一種ト非ナリ蛮人実ヲ酢ニツケテ食味酸甘又和□スイシヲポル□ルノ――ト云□誤ナリ」（□は判読できない箇所、数字分のこともあり）と細字で、本来の本文の箇所から次の項目の「龍脳香」、「樟脳」の下にまで、線をあちこちに引いて、ぎっしり書き込んである。あたかも墨と朱が織りなす渾沌であり、余白というものがない。

この渾沌を読み解くために、蘭山が文を書き込んでいった順序を考えてみると、まず、「篤耨香」、「付　膽八香」と見出しを記し、本文のための箇所を空白にしたままで、次項の「龍脳香」の漢名、本文を書いたにちがいない。その本文は「用云無和漢真ナリ」で始まる、かなり長いもので、用紙の上端から下端まで二行余にわたっている。「用」は松岡玄達の『用薬須知』(享保十一年刊)の略号で、以下の文はこの書の引用である(第二冊、木部、龍脳)。そして、ある時点で、「篤耨香」と「膽八番」の傍書を書き入れる。「品」は『物類品隲』(宝暦十三年七月刊)。両文とも、語と文の省略、異同はあるけれども、『物類品隲』巻之四の「篤耨香」、「膽八香」からの引用である。そして、引用文は見出しの下の空白には書かれていない。それは「和産」「未決」の解決を他日に期したからである(『啓蒙』でも「詳ナラズ」)。そして、安永五年以後に、「篤耨香」の本文のための空白は「龍脳香」に関する引用文で埋められてしまった。すなわち、「用売」(売は続の旁で続編の略号)に続く文は『用薬須知續編』(安永五年正月刊)の「真脳子」(第二冊)の全文の引用である(注8)。したがって、この年月までに、見出しが書かれ、「龍脳香」の項目が執筆されたことになる。

「篤耨香」の二つの傍書が、『物類品隲』が刊行された宝暦十三年七月以後に書き込まれたことは言うまでもない。し

かような事例が他にあるか、どうか、確認するべく、講義稿Ⅱの項目を各部にわたってざっと調べたところ、石之二(水精、寳石)、石之五(緑鹽)、草之四(番紅花)、草之六(續隨子)、草之七(白兎藿)、果之三(橄欖)、木之三(牡荊、紫荊、扶桑)、虫之二(芫青)、鱗之一(鼉竜)、介之一(蠵龜)、介之二(牡蠣、蚌、馬刀、蜆、海鏡)についても、『物類品隲』からの書き込みを見出した。綿密に検すれば、事例はさらに増えるであろう。傍書といっても、用紙の上部のあき、第四冊の罫紙の場合には罫の上欄、に書かれたものがあり、さらに、本文の欄に下っているものもある。番紅花、白兎藿などは朱書。引用文には、興味深いことがらも見られるが、紙数の制約もあり、割愛する。なお、第四冊、虫之四に挿まれた一葉の紙片(二六四番)には、『物類品隲』の玉部、石部から、『本草綱目』に見られない項目を主として、海松、馬脳、雲膽、雲砂、画焼青、鍮石、金剛石、塩薬、蛤蚌化石、螺類化石、杉化石、カナノヲル、ロートアールド、ポットロート、コヲルド、ペレシピタアト、ヒッテリヨウルアルビイの記述を筆写している。

さて、以上の挙例を証として、講義稿Ⅱの本文は、野必大(『本朝食鑑』)、益軒、玄達、その他、多くの漢書の引用を

含めて、宝暦七年十月から宝暦十三年七月すぎまでの六年の期間に書かれたものとしたい。筆者は、蘭山が『物類品隲』をただちに入手したと考えるからである。

しかし、入手にしろ閲読にしろ、あとになってもできると言われれば、否定はできないので、そう考える場合には、どこまで下げればよいかについて、述べておく。大森文庫蔵の『本草記聞』、すなわち大森本は蘭山の講義本としてもっとも古い原書定本の系統に属し、「（略）夫幸有蘭山先生者受業於松岡氏之門而復授之予矣（略）終為本草綱目記聞二十一巻（略）明和辛卯季秋甲辰平安中山玄又書于玄玄堂」という「叙」（第一冊）をもつ。明和辛卯季秋甲辰は明和八年九月七日。その「篤耨香」（第三冊）では、「和産ナシ紅毛ヨリ来ルテレメンテイナト云油アリコレニ當ル説アリ（略）」と、「膽八香」では、「ポルトガルノ油ト云（俗ポヲホト云ナリ）ポルトガルハ番國《ママ》ノ中ノ国名ナリポルトガルヨリ来ルヲ、リヨヲレイヒ（ヲ、リヨハ油ノコトナリヲレイヒハ實ノコトナリ）ト云油ノコトナリ（略）」と、『本草綱目草稿』と同じく、『物類品隲』の説を項目の本文としている（注9）。そこで、講義稿Ⅱの傍書の執筆について、明和八年九月という下限の年次が出てくる。

ところで、講義稿Ⅱの「水精」は『物類品隲』を「品石英ト一物二種ナリ石英ハ大小皆六面如削――ハ顆塊定形ナシ貝原――大小皆六角ト云ハ石英ヲ指ニ似タリ日向上近江中」と引用するが、大森本でも、「一物二種」の説が採用され、「水精二物アリ六角ニナルガ石英ナリ形サダマラヌガ水精ナリ（略）」（第二冊）と述べられている。しかし、「明和庚寅秋八月九日蘭山識」という識語を末尾にもつ「蘭山先生有答木世粛水精之説」を見ると、「水精石英異称同質也」と最初に述べながら、結論では、「我邦古来多産及造器者皆有稜角者也則其為異称同質者不亦穏乎」（『本草記聞』第一冊、奥一〇、杏雨書屋蔵）と明らかな疑問を呈している。「水精之説」は奥一〇本が属する書定訳説本にはじめて掲載されるが、それも本文ではなく、補説（「補云」）に出るので、書定訳説本に先行する原書定本の系統（三本）である大森本、杏四一四五本（『本草記聞』十四冊）には、見えない（注10）。講義稿Ⅱにも、出ていない。したがって、前引の『物類品隲』からの書き込みの下限はさらに一年遡って、明和七年八月になる。

平賀源内に関連して、もう一つ述べれば、講義稿Ⅱの「鼡」（獣之三）についての紙片（三六〇番）の「火鼡」の項に、「和産ナシ異国ニ産南方火州ノ産ニシテ常ニ火中ニ居ル鼡ナリ毛ヲ取布ニ織リ汚レハ焼テ潔シ故ニ火浣布ト云近来江戸ニテ平賀氏石絨ヲ以テ造ルモノハ真ニ非」と見える。蘭山が源内の製作を知るのは、おそらく、『火浣布畧説』（明和二年八月刊）による。講義稿Ⅱの本文の「火鼡」には、「火中ノハ富士浅間ノイワウノアル処ニアリイワウ子ズミト云」と書かれ、さらに、「火浣布ハ石麻ニテ作ル布乎（略）丹州深尾峠ノヲンジヤクハ山東通志の温石ナリ（略）コレニテ織タルナリ（略）間ニ薬家ニイシワタトテアリ——ノコト竹取ノ翁ノ物語ニ出　イタチノ皮モ火ニハヤケヌモノナリ」とある。それだけに、『啓蒙』でもなお、源内の火浣布にふれて、「玩物ニシテ無用ノ品ナリ」と評しているのが興味を呼ぶ。ともあれ、明和二年は参考とすべき年次である。

さて、筆者は、『本草綱目草稿』は全体として宝暦十三年七月までに、すなわち蘭山の「河原町時代」の最初の十年のあいだに、ひとまず完成されたものと考える。

二　『本草綱目草稿』の仏法僧

まず、講義稿ⅠAの「慈烏」を読む。「慈烏カラス　ハシボソ　雅音亜平声同鴉　カラス　サトガラス　孝□烏ハ母ニ食ヲク、メカヘスモノナリ□名アリ　鴉烏ヤマカラス」とある。「名アリ」は、慈烏に孝烏の名があるを言う。次項の「烏鴉」は「烏鴉ハシブトカラス　老雅」。講義稿ⅠBには、「慈烏」も「烏鴉」もない。

ここで注意すべきは、『本草綱目』の「集解」が挙げる、慈烏、鴉烏、燕烏、山烏の四種の烏のうち、鴉烏をヤマカラスに当て、山烏に言及しないことである。先にふれたように、『大和本草』は山烏を「筑紫ノ山烏ニアリ」として、その「形色」を記述する。蘭山は当然それを知っているわけだから、山烏について、態度は保留されているとみるべきであろう。そこには、漢名をどう訓むかという問題が方言の採集にからんで、存在する。

講義稿Ⅱには、山烏が出る。当初の本文と推定される記述を引けば、「慈烏カラス　サトカラス〔漢名、略〕山烏　觜赤　ヤマカラス　先年賀州ニ出」（注11）。そして、「山烏」から線を引いて、『大和本草』の「山烏」の後半を写している。冒頭の大は『大和本草』の略号。「大筑シノ山島ニアリ大如鵲背ト腹ト緑色首ハ黒咽ノ下碧色ハシ足紅ナリ尾微長シ」。「慈烏」の記述としては、二種の引用文のあとに（注12）、「市中ニ多ヲルカラスナリ反哺ノ孝アリトテ孝烏〔略〕孝鳥〔略〕ノ名アリ」とある。「烏鴉」は五行にわたり、「ハシブトカラス　カマ《ママ》カラス〔漢名、和訓、略〕大又山カラス深山カラスアリ――ハシ大性貪慈烏ヨリ大ナリ」。最後の文はやはり『大和本草』の引用（「烏」）。以下、墨と朱で書き込まれた傍書が縦横にあるので、それによって、蘭山の山烏をめぐる見解の変遷を整理し、講義本の系統と関連させながら、段階を追って述べてゆきたい。

まず、第一段階を画するのは、山烏が加賀に現れたことである。蘭山はなんらかの機会に知識をえて（「觜赤」）、『本草綱目』の山烏であると判定し（「時珍曰〔略〕似鴉烏而小赤觜穴居者山烏也」）、さらに、それが地元の言葉でヤマカラスと呼ばれていることを知って、益軒を引用したのであろう。しかし、筆者の知る限り、加賀の山烏は講義本にはいっさい姿を見せない。ちなみに、漢名の山烏はベニハシガラス（紅嘴山鴉）であり、和名の山烏（ヤマガラス）はブッポウソウである。

第二の段階は引用文に加えられた二つの書き込みである。すなわち、「大如鵲」の右に短く線を引いて書き入れられた「ハト」と、「尾微長シ」に付された「黒」（注13）。これは新しい知見であり、加賀ではなく、他から来たものであろう。手がかりは原書定本の「慈烏」の文にある。まず、年記のある大森本を、甚だしい虫食い本で、判読できない箇所もあるが、引く。「山烏ヤマガラスト云腹□黒シノド□足□大サハト□リ見事□者□キ者ナリ先年宇多テトツタナリ一名ナシ」（第二十冊）。杏四一四五本と神宮文庫本はほぼ同文、「山烏ト《ママ》ヤマガラス腹背色ハ黒シ喉ノ下瑠璃色足ト觜トハ赤シ大サ鳩程アリ見事ナ者ナリ少キ者也先年宇多ニテ取タコト也一名ナシ」（神宮文庫本、第十四冊）。「宇多」は、筆者の見るところ、『松山本草』に「佛法鳥」の図を残した森野賽郭の薬園がある大和の宇陀である。賽郭は宝暦十年、戸田旭山の物産会に「佛法鳥」の雌雄を出品した。会の記録、『文會録』（宝暦十年五月刊）が図と記述を載せるが、図は『松山本草』のものによく似ている。雄はブッポウソウ、雌はジュウイチ（日光ジヒシン）の幼鳥であろう。「大サ鳩ニ似テ身微ク長シ雄ナル者嘴脚並テ朱ク首ヨリ胸前ニ至リ青黒腹下背上及翅本皆濃緑ナリ雙翼ヨリ尾ニ至リ黒色烏羽に比スレバ甚淡シ又両翼中間微ク濃緑羽アリ」。「鳩」と「尾ニ至リ黒色」に注意したいが、原書定本の山鳥の記述が益軒の山烏、賽郭の仏法僧と部分的にしか一致しないことはさらに重要であろう。『文會録』の刊行を、蘭山が知らないはずはないからである。

そこで考えられるのは、蘭山に、たとえば光琳の『鳥類写生帖』にあるような、ブッポウソウの精密な写生図を眼にする機会が、山烏が加賀に出たあとに、あったのではないかということである。それを参照して、宇陀の仏法僧をも、山烏（ヤマガラス）と判定した。ということは、当時一般の見解に反して、仏法僧ではないということである。少なくとも、蘭山は、この時期、原書定本の講義の時期には、山烏が仏法僧であることに疑念を抱いていたのである。筆者はそれについて今日までさまざまに考えあぐねてきたが、『本草綱目草稿』を読むにおよんで、こう決するに至った。

次の段階、第三段階は、「烏鴉」についての紙片（三〇七番）に述べられた見解である。「山ニ多オル市井ニハアマリ不来州ニヨリテ烏鴉多ク慈烏少処アリ京ニテハ慈烏多シ烏鴉ハ慈烏ヨリ大ニシテ嘴尤肥大食ヲ貪コト甚シ又別ニ一種ミヤマカラスアリ深山ナラデハ不居背腹共ニ緑色咽下碧色大サ鴿ノ如觜脚赤色即慈烏集解所謂山烏一名鷃ナルモノ是ナリ倭本草ニハ山烏ヲ山カラストスルモノハ宜カラス山カラスハ烏鴉ナリ」（以上、全文）。「宜カラス」の上に「非ナリ」と朱書があるのは、後述。鴿はドバト、「形鳩ニ同ジクシテ小ナリ」（『啓蒙』禽之二、鴿）。ここで、山烏の和名がミヤマガラスとなるが、この名は『本朝食鑑』（禽部之三「烏鴉」）から採用されたものかもしれない。講義稿Ⅱの「烏鴉」の上欄には、その引用がある。「監大於慈烏而嘴肥大者俗称觜太鴉常棲山中之樹而不出村市一種大似鴽頭青白而赤嘴穴居于深山者称深山鴉」（鴛に「キツ、キ」とあり）（注14）。少なくとも、この段階では、方言の名ではない。「別ニ一種ミヤマカラスアリ」以下の文は奥一〇本にそのまま現れる。奥一〇本は、旧県氏本（『本草記聞』土肥文庫蔵）などとともに、書定訳説本に属するが、この命名は、本文と補説（「補云」）の二つの部分から成る記述について、本文は原書定本、補説は原訳説本に同じであることに由来する。今の場合、「慈烏」は（したがって、山烏は）原書定本の先引の三本の記述に同文で、ヤマガラス説であり、補説はミヤマガラス説なのである。これは内容の矛盾であるが、解決は続く系統の原訳説本に委ねられる。こうして、ミヤマガラスは書定訳説本にはじめて姿を現し、原訳説本、そして、その一本、石田本が完成した安永四年六月から安永七年の間に編集される訳説本に見え、そのあと、一時姿を消すが、増訂訳説本に再び登場し、以後、『啓蒙』までずっと出てくることになる。

第四段階。上にふれたごとく、山烏とミヤマガラスの結びつきは数年で、少なくとも、表には出てこなくなる。講義稿Ⅱでは、「烏鴉」の項目の右の目立った位置に、次のような朱の傍書の見られるのが、その事態に対応している。「チクゼンニハシ太多ハシボソハ少シ　ミヤマカラス　クロ川」（クロ川は細字）。黒川は周防の地名であり、ミヤマカラスという、その地の方言名が採集されたのである。そこで、問題は、山烏が和産の鳥であるとしても、では、何という名で呼ばれているのかというところにあったことがわかる。この方言名は、ずっと遅れて、甲寅本Bの系統にも出るが、そこには、「周防方言ナリ此ハ方言ナリ別ニミ山カラスアリ」（『本草記聞』第十四冊、田中文庫蔵）という注記が加えられている（「烏鴉」）。つまり、ミヤマガラスは山烏の名でもあるから。しかし、先論で原書定本に数えた写本のうち、杏八二七本（『本草綱目記聞』）、物部本（『本草綱目紀聞』、岩瀬文庫蔵）、杏六二八一本（『本草綱目記聞』）の三本に、その後調査しえた三浦梅園資料館蔵の『本草綱目記聞』を加えて（注15）、計四本は、甲寅本Bとは異なって、山烏は原書定本に同文である（「慈烏」）。それは、山烏の和名がヤマガラスに戻ったことを示すものであろう。しかし、杏八二七本、物部本には、「宇多」が出ていないことも合わせて、さらに考える必要があろう。ともあれ、「烏鴉」には、上の朱書と同じ趣旨のことを記載している。「烏鴉　ハシブトカラス　ヤマカラス　ミヤマカラス　周　筑前ニハ烏鴉多クシテ慈烏スクナシ〔略〕」（杏八二七本。周は細字、周防）。今回、以上の四本を一つの系統にまとめて、安永本と命名することにした。いずれも、成立の事情は相当に複雑で、確定は容易ではないが、安永七年（禽之一、蚊母鳥）、安永八年（禽之四、駝鳥、獣之二、騾馬）の年記を記載するので、安永末年の講義を基本とするであろう。なお、安永本には、講義稿Ⅱの傍書と付箋の両者に記載される天明二年（禽之二、白鷴）の年記が見られないことに注意したい。

局面は、次の第五段階で、がらりと変わる。すなわち、一元説の表明である。蘭山はここまで、第二段階より第四段階までは、潜在的な二元説を取っていたが、本稿の最初に述べたように、天明二年春、山烏（ヤマカラス、ミヤマカラス）を仏法僧とする新説を打ち出した。新説は、講義稿Ⅱでは、「博按《ママ》仏法僧」という朱書によって提示された。職博按ズルニ、仏法僧ナリ。それは『大和本草會識』に言う「筑前ニテヤマカラスト云モノ佛法僧ノコトナリ」に相応して、益軒の引用の「筑シノ山島ニアリ」の「シ」の左に朱の線を小さく引いて書き込まれている。しかし、筆者の知る限り、講義本で、この説を記述するものはない。わずかに、富士川文庫蔵の『本草譯説抜萃』の「烏鴉」の上欄に「佛法僧カ」の文字を読んだことがあるのみ。それは、この新説が意外に短命であったからである。

では、新しい見解をもたらした契機は何か。それを確定することはなおできないが、木村蒹葭堂の働きが潜んでいるように思われる。

講義稿Ⅱには、第五の段階と判定される、長文の書き込みがもう一つある。時期は、文字の配置から、「博按仏法僧」にいくらか遅れることがわかる。既述の「ハト」の書き入れがある「大如鵲」の次に、小さい丸を打って、「頭大」の二字を右に書き込み、そこで引用文の左の空白に移って、「大」の字と同じ位置から、「目大青觜大赤黄ヲ帯目左右目郭赤足淡赤爪ウス黒」と書き、もう一度右の行間に移り、下の欄外にまで、「頭頬喉トモニ黒シテ右ノ赤色ヲ以頭頬ノ間ヲ分ツ頸ヨリ背及胸腹皆黒シテ緑光翅高羽黒」と書き込んである。「ハト」の書き入れは時期を異にするので、注意を要するが、ここでは、「ハト」から続けて、大如ハト、頭大、目大青、觜大赤、と読んでゆくこともできる。蘭山が「頭大」をわざわざ右に書いたのも、その連続を意識していたからであろう。実は、この文は蘭山の禽譜の仏法僧の記述の一部と同文である。『蘭山禽譜』の原本はいま所在不明なので、写本の一つである『鳥譜』（東京国立博物館蔵）の「佛法僧（三宝鳥）」から全文を写せば、「高野山叡山又霧島クル孫嶽辺幽深ノ山中ニ栖リ鳴聲佛法僧ト云カ如シト状鳩ニ似テ大ニ目大青色嘴大赤黄帯フ目左右目郭赤足淡赤爪黯頭頬喉トモニ黒シテ右ノ赤色ヲ以頭頬ノ間ヲ分ツ喉下及翅羽ノ端皆郡《ママ》青色色《ママ》頸ヨリ背及胸腹皆黒質ニシテ緑光ヲナス故緑青色ヲ帯フ翅ノ高羽尾黒　或云高山ニ居テ状ヒヘ鳥ニ似テ小ク指前後二ツニ分雄佛法ト鳴ケハ雌随テ僧ト鳴恰一口ニ出カ如シ夜鳴テ晨ニ止ト云」（巻之四）。文を三つに分けて、甲を高野山以下、乙を状鳩以下、丙を或云以下とすると、写本の一つの『蘭山禽譜』（国会図書館伊藤文庫蔵）では乙、甲、丙の順で、動きがある。丙は内容からしても、図に描かれた前趾三、後趾一の鳥と合わない。後年の加筆であろうが、やはり『蘭山禽譜』の写本とされる、蒹葭堂自筆の『蒹葭堂禽譜』（大正十五年刊）の「佛法僧」に、甲、乙、丙の順ですでに出ている。ともあれ、乙は、講義稿Ⅱにある以上、『蘭山禽譜』の原本にもあったと見てまちがいない。禽譜の「佛法僧」の原稿が制作されたのは天明二年の春のころであろう。その契機は、おそらく、蒹葭堂が、賽郭の嗣子森野武貞から入手した仏法僧の剝製（「生状《イケツクリ》」）を衆芳軒に持参したことにあった（注16）。この時、年来の疑念が破れ、「博按仏法僧」という展開が生じた。乙の文はこの剝製の記述なのである。そして、図も描かれ、やがて、禽譜へと纏められることになる。

以上は筆者の推測だが、蒹葭堂が仏法僧の剝製を所蔵していたことは、茅原定の『茅窗漫録』（天保四年刊）に証言がある。「主人大いに喜ひて生状せし仏法僧一羽取り出し見せらる」（上巻）。『蒹葭堂日記』によれば、訪問は享和元年の暮れのことで、年代が遅いけれども。また、小野家旧蔵の蘭山の自筆稿本、『衆芳軒随筆』の「鵺鳥」は雷鳥の説で、そこに「近年浪華木村生白山ノ雌鳥ノ乾腊一隻ヲ得タリコレヲ諦視スルニ（略）」という文が見える（「天明戊申冬十一月十日識」）。雷鳥のことは、早く、講義稿Ⅱの「竹鶏」の付録「杉鶏」が「与松鶏一物　和名来」と師の玄達の説をあげている（松鶏に「一統志ニ不見」と傍書あり）。傍書には、『随筆』の蒹葭堂の標本についての文と同文の朱書もある。そして、『蘭山禽譜』のどの写本でも「佛法僧」と同じ丁の紙面の右側に並んでいるのは「雷鳥」である。その記述の文は精細で、講義稿Ⅱにも『随筆』にも遠い。一丁の成立は、「鵯ノ説」が執筆された天明八年十一月よりさらに遅れるであろう。講義本で言えば、天明本の以後である。そこでは、すでに、蘭山は山烏を仏法僧とは見ていなかった。その事情が、先の丙の文の加筆に関係するように思われる。しかし、それは蘭山の手によるのではあるまい（注17）。

さて、これは山烏には係わらないが、講義稿Ⅱの傍書に、烏鴉の一名の鸒について、「鸒ニ説アリ小尓雅□郭ノ説ハ腹下白センセウカラスナリ珍ノ説ハハシブトナリ」とあるのを、『本草綱目會識』（東京国立博物館蔵）の「烏鴉」（釈名）が写している。『小爾雅』の説は、「腹下白不反哺者謂之鴉烏（略）鴉烏鸒也」（廣烏九）。蘭山が披見したのは、大江玄圃校訂の天明四年正月刊の版本であろう。これは、下に述べる、綱目会識本の講義の期間に入る。綱目会識本はまた、講義稿Ⅱの鵲についての紙片（三〇六番）に、「華人ノ俗説ニ慈烏噪ハ凶アリ鵲噪ハ吉ナリ」をめぐって引用される、朱子の五言絶句をも写している。同じ詩句の引用は、先論で、綱目会識本（一本）に先行させた前会識本の三本にも見られる。そして、山烏については、前会識本が「集解」の四種の鳥にまったく言及しないのに対して、会識本は「集解白脰不詳集解云カラスノ品類不詳」とする。会識本の講義とともに、一元説は明確に否定され、他方、ミヤマガラスは不問に付されたままになる。『本草綱目會識』は文化七年の謄写で、寺尾隆純筆記の原本ではないが、第十五冊の末尾に、天明四年一月から五年四月に至る講義の期間を明記している。「秘説」は天明二年春から三年の後ちにはあえなく破れ去ったのである。講義稿Ⅱには、転回の痕跡はなにも残されていないが、先論に詳しく述べたように、蘭山に検討を迫ったのは、天明三年の春、京都の上加茂で捕獲された山烏であった。蘭山はこの時、生品のブッポウソウをはじめて見たにちがいない。以上、第六段階。

次に、第七の段階として、第三段階の叙述でふれた紙片（三〇七番）の「非ナリ」の朱書について。これは山烏のヤマガラス説をしりぞけ、ミヤマガラス説を推進するための傍書である。講義本では、まず、増訂訳説本に現れる（「烏鴉」）。そして、そこには、仏法僧はいまだ姿を現していない。仏法僧が出るのは、天明本（天明八年以降の成立）である。次に、天明本の一、『本草綱目紀聞』（大東急記念文庫蔵）の「烏鴉」の一部を引用しておく。「一種ミヤマガラスト云アリ深山ニ居ル美キ鳥ナリ背腹共ニ黒色ニ緑色ノ光アリ咽下碧黒色嘴足共ニ赤シテ朱ノ如シ鳥ノ大サ鳩ホドアリ即慈烏集解ノ山烏ナリ先年上加茂ヘ来ルコトアリ世上ニ是ヲ佛法僧ト云誤ナリ形状ハ似タリ痩タルモノ鳴聲異ナリ大サ鳩《ママ》ノ如ク色ハ山烏ニ同シ倭本草ニ山烏ヲ山カラスト訓ス誤ナリ」（第七冊）。これが、以後、紀州藩本、寛政本、前甲寅本、甲寅本（A、B、C）へ、そして『啓蒙』へと継承されてゆく、山烏と仏法僧の二元説の最初の表明である（注18）。

講義稿Ⅱの傍書のうちで、もっとも年代が下がるのは、「慈烏」に朱書のある「ダケガラス」である。ダケガラスは山烏の一名として、甲寅本のある系統と『啓蒙』に出るからである（注19）。以上をもって、講義稿Ⅱの「慈烏」、「烏鴉」の本文と傍書の読解を終える。

最後に、『本草綱目草稿』第四冊の末尾の覚書の中に、「佛法僧」の文が見える。「鵇脚黄赤　鵇梢勾黒　鵇内黄色背緑腹同　ホロ紺　ホロ付白青《グンゼウ》　風切本白次紺末黒　尾本紺末黒　首黒咽紺　舌末有枝如帚」。これは実物の記述かとも思われるが、筆者はブッポウソウの舌を見たことがないので、何とも言いがたい。図の記述とすれば、たとえば、衆芳軒旧蔵とされる『鳥譜寫生圖巻』（東洋文庫蔵）の「佛法僧」は「鵇ノ梢《うれ》勾リテ黒シ」というところまで正確に描かれている。ただし、この図（未完成）は転写であって、写生の原本ではない（注20）。原図が『堀田禽譜』にあるところから考えれば、蘭山が江戸へ出てから写させたものであろう。上の「佛法僧」の文も年代はずっと下がるはずである。

結論

これは同語反復の恐れもあるが、『本草綱目草稿』は講義のための覚書である。そして、実際に、講義のために使用された。それは、講義稿の本文あるいは傍書が講義本の諸系統の項目本文と対応していることからわかる。かような対応が生まれたのは、これまで述べてきたように、少なくとも、「仏法僧」については、講義稿に書き込まれた、新しい知識が見解の変遷を画しているからである。

ところで、筆者は、結論に立ち至って、こんなことも考えるのである。蒹葭堂の自筆写本、『本草綱目解』（杏雨書屋蔵）は系統としては早いもので、原訳説本に属するが、その「烏鴉」のミヤマガラスの条の行間には、やはり天明八年以降の書き入れであろう、「高野佛法僧同物ニアラス文彩同シコトナレトモ頭觜ノ形違イ鳴聲モ異ナリ山烏ニ充ヘシ」と細字で書き込んである。これによれば、蘭山は山烏すなわちブッポウソウの声を聞いていたのである。仏法僧の鳴声を聞いたか、どうか、それはなお明らかではない。しかし、カール・ポパーの言う unended quest を博物学者としての生涯に具現していた、この介立独行の人は、必ずや、あの神秘と共鳴する生命の鋭い響きに打たれて夜陰の山中に立ちつくしたことがあるにちがいない。

さて、系統と編年については、先論に倣って、講義本に係わる年表を作成し、結論とする。年代は、『物類品隲』が刊行された宝暦十三年七月から『大和本草會識』の講義が終わった天明三年六月まで。実年代の記載は講義本に見える年記を主とした。『本草綱目』の講義本の編年としては、原書定本から安永本までの五の系統である。講義の期間を示す線は、確定できるものを除いて、推定上の最大の幅をとってある。また、天明以後の講義本については、変更がないので、先論の結論を参照されたい。本論による再検討の結果、蘭山の講義本の計八十四部の写本は、書定本を含めて十六の系統に分類されることになる。講義本については、写本一覧にまとめてある。

年表

宝暦十三年癸未（一七六三）七月
『物類品隲』刊

明和五年戊子（一七六八）
獣之二「霊貓」

明和六年己丑（一七六九）
獣之二「山羊」

明和七年庚寅（一七七〇）八月
「水精之説」

明和八年辛卯（一七七一）九月
大森本叙

安永元年壬辰（一七七二）
獣之二「豪猪」

原書定本
大森本
杏四一四五本
神宮文庫本

原訳説本
蒹葭堂本
岩瀬補正本

書定訳説本
〔本文〕
奥一〇本
旧県氏本
和語抄
〔補云〕
杏六三二三本

安永四年乙未（一七七五）六月
『珍綱解説』（石田本）識語

安永七年戊戌（一七七八）
禽之一「蚊母鳥」

安永八年己亥（一七七九）
獣之一「騾」

安永九年庚子（一七八〇）九月
大和本草講義開講

天明二年壬寅（一七八二）
禽之二「白鷴」

天明三年癸卯（一七八三）六月
大和本草講義満会

石田本

安永本
杏六二八一本
梅園資料館本
杏八二七本
物部本

訳説本 編集

（大和会識本A）

写本一覧

系統	略称	表題	冊数	所蔵先	備考
原書定本	大森本	本草記聞	二一	京都府立植物園	明和八年九月
				大森記念文庫	中山玄又叙
	杏四一四五本	本草記聞	一四	杏雨書屋	
	神宮文庫本	本草記聞	一〇	神宮文庫	零本
書定訳説本	奥一〇本	本草記聞	二二	杏雨書屋	
	旧県氏本	本草記聞	二二	東京大学図書館	天明四年写
				土肥文庫	印 県氏蔵書
	和語抄	本草綱目和語抄	二二	東京大学図書館	天明四年写
				鶚軒文庫	零本
	杏六三二二三本	本草綱目譯説	一〇	杏雨書屋	
原訳説本	蒹葭堂本	本草綱目解	二	杏雨書屋	蒹葭堂筆
	岩瀬補正本	補正本草記聞	二〇	西尾市立図書館	弘化三年
				岩瀬文庫	山本錫夫写
	石田本	珍綱解説	一〇	岩瀬文庫	安永四年六月石田熈識語

訳説本

本草譯説	二〇	東京大学図書館	印 賀来氏蔵書
本草譯説	七	東京大学図書館	零本
本草綱目譯説	一	東京大学図書館	零本
		土肥文庫	
本草綱目譯説	二〇	早稲田大学図書館	
新校正本草記聞	二〇	岩瀬文庫	印 濟衆堂蔵
本草綱目譯説	一一	京都大学薬学部図書館	
本草譯説抜萃	一	京都大学医学部	零本（合本）
		富士川文庫	
本草綱目記聞	二〇	大阪府立図書館	三角有儀旧蔵
本草綱目譯説	二〇	杏雨書屋	宇田川榕庵批注
本草綱目譯説	二〇	杏雨書屋	黒川眞頼旧蔵
本草綱目譯説	一九	杏雨書屋	零本
本草綱目譯説	一二	杏雨書屋	
本草綱目譯説	一〇	杏雨書屋	嘉永四年写
本草綱目譯説	八	杏雨書屋	
本草綱目釋説	一五	杏雨書屋	（杏一一七五）
本草譯説	一〇	杏雨書屋	印 黒川眞頼
本草譯説	四	杏雨書屋	零本

		本草譯説	二〇	高知県立牧野植物園牧野文庫	
		本草譯説	一七	牧野文庫	
		新校正本草記聞	二〇	牧野文庫	
安永本	杏六二八一本	本草綱目記聞	一五	杏雨書屋	文政七年写
	梅園資料館本	本草綱目記聞	九	三浦梅園資料館	
	杏八二七本	本草綱目記聞	八	杏雨書屋	
	物部本	本草綱目紀聞	八	岩瀬文庫	題 物部壽斎紀聞
前会識本	中九八七本	本草綱目紀聞	七	杏雨書屋	零本
		本草紀聞	九	牧野文庫	零本
		本草聞書	八	牧野文庫	
綱目会識本		本草綱目會識	一五	東京国立博物館	文化七年写
増訂訳説本		本草綱目譯説	二一	東北大学図書館 狩野文庫	題 増訂本草綱目 譯説
		本草綱目啓蒙	一〇	杏雨書屋	(乾六四七二)
		本草綱目記聞	二〇	京都大学農学部図書館	梅村甚太郎旧蔵
天明本		本草綱目紀聞	二〇	静嘉堂文庫	印 讀杜草堂
		本草綱目紀聞	七	大東急記念文庫	印 芹園図書
紀州藩本		本草綱目記聞	一五	和歌山大学紀州藩文庫	零本
寛政本		本草記聞	二八	京都大学農学部図書館	零本 嘉永二年写

		本草綱目記聞	二五	九州大学図書館	印 衛生館蔵書記
前甲寅本		本草綱目紀聞	一三	杏雨書屋	(中九八六)
		本草綱目紀聞	一五	杏雨書屋	(六五六)
(甲寅本)		本草綱目紀聞	一五	杏雨書屋	零本 木内政章筆
		本草記聞	一〇	国会図書館	零本
				白井文庫	(特一一一七〇七)
甲寅本A		本草紀聞	二六	尾道市立図書館	
		本草綱目紀聞	一五	杏雨書屋	罫 随分書斎
		蘭山口授本草訳言	一	埼玉県立文書館寄託小室家文書	零本
甲寅本B		本草記聞	一五	東京大学図書館田中文庫	
		本草綱目紀聞	五	白井文庫	零本
甲寅本C		本草記聞	一七	富士川文庫	享和元年写

系統	略称	表題	冊数	所蔵先	備考
書定本		本草記聞	一五	狩野文庫	寛政四年写
		本草記聞	一〇	茨城大学菅文庫	弘化三年写
		本草記聞	一	菅文庫	零本 罫 篤古塾

本草記聞	一五	白井文庫	罫 篤古塾
本草記聞	一	国会図書館伊藤文庫	零本
本草記聞	八	東京国立博物館	
本草記聞	八	国立公文書館内閣文庫	罫 篤古塾
蘭山記聞	五	無窮会神習文庫	零本
本草紀聞	一五	大森文庫	印 莵庵文庫
本草記聞	一五	杏雨書屋	罫 南柳軒
本草記聞	一五	杏雨書屋	罫 篤古塾
本草記聞	一五	杏雨書屋	
本草紀聞	一四	杏雨書屋	零本
本草記聞	一三	杏雨書屋	
本草記聞	一〇	杏雨書屋	衛生堂蔵
本草記聞	九	杏雨書屋	文化十二年写
本艸記聞	十五	牧野文庫	零本 文化十三年写
本草記聞	七	牧野文庫	
本艸記聞	六	牧野文庫	零本 文政元年写
本草記聞引	一	牧野文庫	零本
蘭山記聞	八	牧野文庫	罫 尺蠖居蔵版

系統	略称	表題	冊数	所蔵先	備考
系統不明本		本草紀聞	一三	茨城県立歴史館	零本
		本草釋説	六	神習文庫	零本
		本草説譯	九	杏雨書屋	零本 罫 陶雲堂
		本草綱目記聞	二	杏雨書屋	零本
		本草記聞	二	杏雨書屋	零本
		本草會誌	二	牧野文庫	零本 以下の二本は蘭山口述ではない（？）
		本草會誌	二	牧野文庫	零本

注

1 「小野蘭山本草講義本編年攷」、『東アジアの本草と博物学の世界』下、思文閣出版、一九九五年、所収。

2 訳説本は他の系統の写本に異なって、単なる筆録ではなく、公的に（衆芳軒において）編集されたもので、その書式を定めるための稿本も現存する。土肥文庫蔵の『本草綱目譯説』一冊（全十五丁、巻五水之一から巻八石之二まで）。一丁表の第一行に「本草・目―第五巻」、二行に「水之一　天水類一十三―」、三行に「水之二　地水類三十―」と省略して記し、四、五行に「本草・・譯説巻五　蘭山小野先生口授　門人石田熙筆授」と記す。当面不要なところは他にも省略してあり、また本文に打たれたㇾについて、ㇾノ印ハモクタリキリナリ次ハ上ノ行ヘアケテカクナリ」（二丁表上欄）という注意書を付してある。この小冊は、石田熙、岡田麟が蘭山の指導のもとに訳説本を編集してゆく一つの段階を明らかにしている。その成立は、後述するように、安永四年六月以降、安永七年までの期間である。なお、『本草綱目啓蒙』が当初、「啓蒙」ではなく、「訳説」の名で出版される予定であったことも、訳説本の地位を示す事実である。遠藤正治氏の『本草学と洋学―小野蘭山学統の研究』、思文閣出版、二〇〇三年、所収、寛政十二年五月九日付、蘭山の書簡草稿を参照。

3 筆者は源九龍の校訂になる「講義本」を書定本と呼ぶ。この系統は、三知良なる人物の記す「書定本蘭山記聞首」（寛政辛亥冬十一月日至）を巻頭に置き、次に、源九龍による「校本草蘭山記聞引」がある。さらに、「本草記聞引書目録」、「本草記聞総目」が続き、巻之十五の末尾には、跋（堤文熈筆）を付すので、確かに、形式が整っている（写本により、首から跋のいずれか、あるいは全部を欠くものがある）。また、本論の末尾に付した写本一覧に明らかなように、書定本の流布は訳説本に匹敵する。しかし、木村蒹葭堂の有名な「誓盟状」（天明四年三月）に見える厳格な「規制」に鑑みても、かような流布本が寛政三年に近いころの講義本であるとは考えられない。事実、禽部の内容を検すると、見解はきわめて古い段階にある。ほぼ二十余年前、明和年中にさかのぼる講義本に書定本の原型と判定される写本群がある。筆者の先論では、これを原書定本と命名した。したがって、こちらは編年の対象となるが、書定本は対象にはならない。上の本文で十四の系統のうち十三について編年上の地位を定めたとして、数が一つ減っているのはそのためである。

4 杏A一一七本は表に「源九龍本」とあるが、『杏雨書屋圖書假目録』（昭和十一年）で確認したところ、『本草綱目紀聞』（長松堂写、六五六）と判明した。この写本は前甲寅本に属する（すなわち、「阿月渾子」は旧説）。したがって、書定本は計五部になる。

5 「十月十九日」を「十一月十九日」とする写本がある。尾道市立図書館蔵『本草紀聞』、田中文庫蔵『本草記聞』。年月日の記載があるのは、白井文庫蔵本を含めた、以上の三部である。

6 この系統の『大和本草』の講義本を大和会識本と呼ぶが、これは、さらにA、Bの二系統に分かれる。先論の注六、注二三、注二五、注二九、参照。

7 『本草綱目草稿』全四冊の構成、および講義稿ⅠA、ⅠB、Ⅱの命名は磯野直秀氏の「小野蘭山の『本草綱目草稿』」『参考書誌研究』第六十四号、二〇〇六年三月、による。その表1「『本草綱目草稿』の本文構成」にまとめがある。『草稿』の引用は、《国会図書館ホームページ「描かれた動物・植物　江戸時代の博物誌」『本草綱目草稿』(**http://www.ndl.go.jp/nature/thum/054-01.html**)》による。

8 「篤耨香」の丁、右下隅に膽八香の木について、「豊後シラキ□白色大木アリ　シラキ九□ヅクノコト　モウガシサツマ」の記載がある。

9 原書定本に属する杏四一四五本、神宮文庫本には、平賀源内の名が出る。「篤耨香　知レス近年源内ノ説抔ニテメ《(ママ)》ンテイナト云者ニ當ルト〔略〕付録膽八香　是モ源内ノ説テハホルトガルノ油トス〔略〕」(神宮文庫本、第七冊)。

10 残る一本の神宮文庫本は草之四(巻之十一)までの十巻を欠くので、不明。

11 慈烏の和名が他にも記入されているなかに、「ハシボソ」の朱書があるのは、この名はすでに講義稿ⅠAに出ているから、単なる書き落としの書き入れである。

12 引用の一は、松岡玄達の遺著『食療正要』の禽部(第三冊)の「慈烏」から。「正要ハシ大《(ママ)》ト並気羶臭食店偽為鳧肉供客」。二は『塵史』(宋王得臣撰)。「安陸有念仏鳥小於鸜鵒色青黒言一切諸佛」。蘭山披見の版本は不明。なお、講義稿Ⅱの「烏鴉」には、『大和本草』に並んでさらに二つ、玄達の引用がある。まず、「正要山烏一名ハシ太慈烏中間亦雑群薬餌用之臘月捕者為良」。次いで、「用売和方中ニシマヅ石ト云ハハシブトカラスノ黒ヤキナリ臘月者用ヘシ」(『用薬須知續編』巻之二)。『食療正要』の刊行は明和六年九月だから、一連の引用文はこの年月から安永五年一月ころまでの執筆であろう。

13 前引、『啓蒙』の「慈烏」のミヤマガラスの条にも、「尾微長シテ黒シ」とある。

14 『本朝食鑑』の引用はもう一つある。「監最多臊羶之気妄不可食止治病則忍之可食宜炙食不煮食」(「烏鴉」気味)。こちらは『啓蒙』

にも引用あり。

15　梅園資料館本は、資料館の浜田晃氏によれば、三浦梅園の筆ではない。仮に天明初年の写本とすれば、梅園の眼にふれたかもしれないが、入手の年次等は不明。梅園の弟子で、蘭山に入門した人に、賀来惟知、字千里、号有軒、通称太庵（賀来佐一郎と睦三郎すなわち飛霞の父）がある。入門は梅園の逝去（寛政元年）後とされる。この人は梅園の後嗣黄鶴とも往来があった。後考に俟つ。小野精一『三浦梅園書簡集』第一書房、一九四三年、『賀来飛霞関係資料調査報告書』大分県安心院町教育委員会、一九八六年、参照。

16　剝製という語について、以下、参照。「維新以前には我國に剝製品標本なるものなく唯皮を丸剝きにして腹部に木綿を挿入し置きしに止まり隨て剝製なる語など原よりなかりき。明治の初に於て伊藤圭介翁は之に剝製の二字を當てられしに初まり當今にては通用語となるに至れり。」（「田中芳男君七六展覧會別品解説」《ママ》、『田中芳男傳』一九八三年、所収）

17　蒹葭堂は早く宝暦元年に、松岡玄達の高弟津島如蘭に入門したとされ、宝暦十年、如蘭の弟子戸田旭山の物産会に出品している（『文會録』）。出品者には、田村元雄、平賀源内の名も見える（源内の跋文あり）。元雄は宝暦九年十月、宇陀の森野賽郭宅に逗留したこともある。賽郭の出品の仏法鳥は、後年の文だが、佐藤成裕の『飼籠鳥』（文化五年序、東京国立博物館蔵）に、「森野賽郭翁か飼つる雌雄の形状委しく文會録に出せり〔略〕」（巻十四「念佛鳥」）とあるので、生品であったかもしれない。また、賽郭の嗣子森野武貞は明和七年十月、仏法僧の実物を江戸に持参し、田村元雄が仏法鳥と鑑定したという（上田三平『増補改定日本薬園史の研究』渡辺書店、一九七二年、所収、植村左源次の書状を参照）。同じ年の八月、蘭山は蒹葭堂に答えて「水精之説」を著している。蘭山と蒹葭堂の交際は、『蒹葭堂日記』に初出の安永八年四月の以前に始まっていたはずである。同年九月には、蘭山の講義に出席した。仏法僧が問題になった天明二年には、四月十日に上京し、その夜に面談、十二日、十五日は蘭山宅で中食をとったことがわかる。翌三年三月二十七日には、蘭山が大坂に下り、蒹葭堂を訪問した。森野藤介の名は『日記』の天明五年五月の条に見える。すなわち、藤助武貞である。ともあれ、『蘭山禽譜』の原本が公開されれば、少なくとも「雷鳥、佛法僧」の一丁については、成立の事情が明らかになるはずである。

18　蘭山の二元説は、小原良貴、山本亡羊らの直弟子の世代から、次第に、山鳥はカラスの類、仏法僧はハトの類という見解をとるようになる。『栗本瑞見冩生圖譜』（杏雨書屋蔵、第二巻）の「佛法僧又三宝鳥」がことさらハトを思わせるように描かれているのに対して、次図の「山烏」は、おもしろいことに、『蘭山禽譜』（原本）の系統の図譜に転写されてきた「仏法僧」の図である。それは、功罪相半ばするとはいえ、「仏法僧」は山烏であって、仏法僧ではないという確認なのである。やがて、明治に入ると、一元説（山烏＝ブッポウソウ＝仏法僧）が台頭し、仏法僧はハトの類という見解は顧みられなくなる。やはり『蘭山禽譜』の系統である水谷豊文の『水谷禽譜』（杏雨書屋蔵、研一九〇二）の「佛法僧」（第五冊）に、「田中先生云ブツホウソウハカラスノ類ナリ」という付箋があるのは、その局面をよく示している。田中芳男編『錦窠翁耋筵誌』（明治二十三年）の「念佛鳥」（巻二）を参照。

19　なお、『啓蒙』に出る「クマノカラス」の傍書あり。「形小ツ子ノ烏中ニ□鳥ヤニトリテハトヲトルヲトリトス此ヲ入テヲケバハト安ンジテ□」（「慈烏」）。他に、「慈烏」の上欄に、コガラス（クロ川）、ミサキガラス（ミト）、谷ガラス（タカマツ）、カワクロ（ツワノ）、セグロ（同）の朱書、嚵鳥カハカラスの墨書、カワクマ（ナンブ　目ノ処白シ）の朱書あり。括弧内は細字を表す。

20　拙論「仏法僧鳥考（承前）」、『人文論叢』四五号、一九九七年、参照。

小野蘭山と『本草綱目啓蒙』

米田該典

小野蘭山は多くの著作を残しているが、代表作を挙げるとなると、『本草綱目啓蒙』になるだろう。これは小野蘭山が自らが行った講義というか口述は『本草綱目』に記載の品物についてであったようで、その筆録を孫の蕙畝や井口楽三が整理して一書としたことであった。講義録である。成立の経緯は丹波元簡の序に記すとおりである。さらに丹波元堅は『蘭山先生伝』において「其孫職孝筆記所講説　為本草綱目啓蒙四十八巻蓋先生畢生之心力、半寓于此・・・」とあるように、立派な所であることは万人の認めるところであろう。此を評して、我が国の本草学上において、これほどの著述は先ず無い・・・というのが共通した評価であると信じている。

我が国においても、『本草綱目』のように過去の文典を集め、それらを考証した著作は少なくない。『本草綱目』が従来の説をそのまま受け継いだ訳ではなく、自説を表に出した書で、革新の書と評価されるが、やはり、『神農本草経』以来の勅撰本草書の流れに則ったことであった。その根底にあるのは、中国は薬物の産地であって、漢代以来、薬物は自らの国で産する事を主とし、必要なら周辺国からも集めて来ることを常としてきたことがある。それゆえ、薬物の供給事情に大きな変動はなく、基本的な情報の上に新たな情報を積み重ねることが許された。しかし、我が国における薬物の供給は当初から中国からの輸入に依存し、薬物知識そのものが、薬物の付帯情報の範囲であって、本草書の記文の正否、正誤等を詮索する事など到底できるものではなかった。

それ故、国産の薬物についての知識と輸入薬物についての知識の較差に大きな違いがあるのは避けられない。我が国の本草学の水準の問題ではない。

そのことを顕著に表したのが、『本草綱目啓蒙』であると筆者は信じている。

その例を香木類の記載に見てみようと思う。

『本草綱目』の巻三四木部、『本草綱目啓蒙』の巻三〇には、共に香木類三五種が記載されていて、其の項目に異同は無く、附註の記載も項目に準拠している。

木之一香木類三五種

柏　桂　月桂　沈香　檀香　樟　櫰香　薫陸香乳香　質汗　□糖香結殺附　樟脳　胡桐涙　松　箘桂　木蘭　蜜香　降眞香　釣障　必栗香　没藥　安息香　篤褥香膽八香附　阿魏　返魂香兜木　香附　杉丹樫木皮附　天竺桂

辛夷　丁香　楠　烏藥研薬附　香脂　騏麟竭　蘇合香　龍脳香元慈勒附　蘆會

現在香料として利用されている香木類は古来我が国に産したことはなく、全て輸入に依存してきた。同時に、中国においても産した事はないとまではいわないが、実用された物を産した例はほとんどない。ただ、ここに挙げた香木類三五種には我々に身近な柏、松、楠などの類も含まれているが、大半は国産はなく輸入物である。この点では明代の中国にあっても変わりはない。

そこで、自らは香木類を化学的な立場から検討してきた経験に鑑みて、香木類の記文から『本草綱目啓蒙』の記載の今日的評価を試みる事とした。香木として沈香を取り上げ、類縁のものについても両書の記載を試みた。

先ず沈香のことを取り上げたい。沈香は古来諸説があり、成分化学、植物学にしろいわゆる科学的に研究を始めてみたものの、正直スタートからつまずいたものである。小生が記憶する限りにおいて、沈香の植物標本がもたらされた公式記録はほとんどなく、生木に至ってはもたらされたことなど無いのではないだろうか。まして実地調査の記録も見あたらなかったことから、全く不明のはずである。しかし、世上には沈香について諸説が氾濫していて、互いに真っ向から反対するような見解も少なくない。その事情が少なくとも大きく変化したのが、江戸時代末期であった。そこで、『本草綱目啓蒙』の記事を検証したのだが、正直なところ、その正否さえ議論ができるほどに、沈香についての情報がなかった。戦後の生薬の知識人を集めて行われた正倉院薬物の調査記録が昭和三十年に刊行された『正倉院薬物』であって、その中に沈香の記事がある。実物を眼前にして筆が鈍ったとはいわないが、極めて簡潔に実情を記したに止まり、具体的な記載はない。そんなこともあって、いささか気にはなっていた。平成六年から行った第二次薬物調査において、筆者は香木類の研究経験から正倉院の香や香材を一括して調査をする任を与えられた。従来、正倉院薬物を史的に評価するとき、参考にしてきた書は『唐本草』(『新修本草』)であった。これは唐の時代に書かれた本草書であって、従来の漢薬の枠を超えて、かなり広汎に薬物を収載しており、参考になったことである。しかし、香木類は外国から来ることは記されているが、それ以上の事は伝聞でしかない。そこで、欧州列強を始め中国が東南アジア諸国との交易を拡大した明の時代の書物に、根拠を求めた。明の時代の本草書となれば、『本草綱目』とするのは衆目の一致するところである。それは間違いなく検討した。しかし、そこに書かれていたのは、中国伝統の古本草書の記事を経年的に収載し、集解として自らの経験を表記しているに過ぎなかった。それを拡大して、『本草綱目啓蒙』は『本草綱目』の解釈本であって、時代が違うとの思い込みで、『本草綱目啓蒙』の記事を検討するまでには至らなかった。というのは言い訳で、『啓蒙』の記載が焼き直しという当初抱いていた評価が誤りであることに気付いた。結論から言えば、とても比較するまでもないことが判明した。

即ち、『本草綱目』の記文は、その頃の中国の市場における沈香の状況を詳細に記載している。『本草綱目啓蒙』の特徴は、著者である小野蘭山が自ら見て、触れてきた動植物などを基原とする薬物については詳細に記載があるが、そうでないときでも市場における生薬の記載が精緻を極めていることである。まさに、沈香がそれに該当することが解った。

先ずは、沈香についてである

沈香　通名［一名］遠秀卿輟耕録　悪揭嚕金光明経梵名、

和産ナシ廣東新語ニ日本ヨリ出ト云ハ誤ナリ蛮舶來ノ者唐山へ傳ヘシコトナルベシ唐山ニテモ南方熱國ナラザレバ生ゼズ嶺南ノ地ヲ離レ南ニ瓊州アリ其内ニ黎ト云地アリ又黎母トモ云其民深山中ニ居中國ノ人物ト異ニシテ男女モ別レ難シト云コノ地ニ産スル沈香上品ナリ其木ハ冬青ノ如シト云然レドモコノ木全身皆香トナルニ非ズ香ノ木ニ結スルコト人ノ癰疽ヲ発スルが如ク木ノ病ナリ故ニ香ノ結スル木ハ必其葉夏ニテモ黄色ヲナシ枯タルガ如シ其香ハ或ハ枝幹或ハ根株ニソノ木ノ脂一處ニ聚リ凝結シテナル者ナリ既香ヲ至テ上科トス唐山ニテコレヲ生結広東新語ト云然蕪レドモ此香ハ百ニ一二ナシト云又木ヲ伐テ三四十年モ捐オキタルニ香ヲ結スルアリ是ヲ死結同上ト云生結ニツグ総テ木古くナラザレバ結セザル者アリ又木古クナラズ数十年ニシテ香ヲ結スルアリコレヲ速香同上ト云集解生結ノ説ハ是ニ非ズ凡ソ沈香味辛ナル者ヲ上トス甘ナル者コレニツグ酸ナル者至テ下品ナリ脂多シテ潤アリ木重シテ白木ヲ孕セザル者良ナリ沈香（真木ノ處處ニ結スル者故必白木雑レリコレヲシラタト云未ダ香トナラザル者ナリ故ニ其白キトコロヲ刮リ去木重シテ水ニ沈ムシヲ上トス故ニ沈香ト名ク上品ノ者ト雖ドモ少シニテモ白木雑レバ水ニ入テ沈マズ唐山ニテハ嶺南ノ産ヲ上品トシ蛮國ノ産ヲ下品トス然レドモ嶺南ノ産ハ本邦ニ來ラズ只交趾邊羅國等ノ産ノミ來ルコノ丙ニテハ交趾ヲ上トスコレニ黒赤ノ二種アリ赤キ者ヲ赤油様ト云黒キ者ヲ真盤様ト云共ニ上品ナリ皆木堅シテ實ス暹羅ハ黒白相雑リ泥土多ク附リ是死結ナルベシ香氣ハ良ナリ故ニコレヲ交趾ノ次トス占城ノ産ハ下品ナリ形暹羅ニ似テ香気少シ又大泥ト称スルアリ即蛮國ノ名ナリコノ品色黒ク堅實ニ

シテ交趾ニ似タレドモ香氣至テ少シ故ニ下品トス又ボタト称スルアリ至テ下品ニシテ只佛前ノ焼香等ニ用ユ又偽物ニハ煮ゴミト称スルアリ沈香ノ煎汁ヲ用ヒ他木ヲ煮タル者ナリ大和本草ニ和俗ニ伽羅ト構スル者ヲ以テ沈香ノ上品トス甚誤ナリ擁腕タルトコロノ香氣ニ於テハサモアルベシ藥用ニ於テハ大ニ異ナリモト沈香奇南香ハ同木ヨリ生レドモ其香トナルニ至テハ別ナリ黎ノ地深山ニ高サ二三尺モアル大蟻封ノ下ヲ掘バ其内に奇南香アリ又木立死シテ其モト存スル者ニ大蟻穴居シ其糞木ヲ漬シ年久クシテ奇南香ヲ結スト云然ル時ハ蟻ニ因テ香ノ結スル者ハ奇南香ナリ自然ニ結スル者ハ沈香ナリ騏驎竭ト紫鉚トノ如シ本ハ同木ノ香ナレドモ藥性ニ於テハ相反ス奇南香ハ升シ沈香ハ降スコレニ拠テ見レハ奇南香ヲ沈香ノ上品トスル者ハ甚誤ナリ物理小職ニ沈香奇南同類自分陰陽蘆頣曰沈牝也味苦性利其香含藏焼更芳烈陰体陽用也奇南牡也味辣舌麻木其香忽発而性能閉二便陽体陰用也ト云又本草彙言ニモ牝牡ノ詳ニ辯ス廣東新語伽楠與沈香並生沈香質堅伽楠軟味辣有脂嚼之粘歯麻舌其木上升故老人佩之少便溺ト云リ唐山ニテハ奇南香ハ蛮國ノ産ヲ上品トシ嶺南ノ産ヲ下品トシ沈杳ト相反ス故ニ廣東新語ニ嶺南ノ者ヲ土伽楠ト云奇南香ノコトハ稲先生ノ集別に詳ナリ

奇南香 物理小識［一名］奇藍通雅　伽楠広東新語　伽南香海語　加藍香瀛涯勝覧
伽藍香同上　奇南香東洋西考　糴楠偃曝談余　棋楠物理小識

上記の記事中にあって右線を附した部分は現在でも諸説が入り乱れる部分である。しかし、筆者の経験から読んだ時、その示顕に驚いている。

まず結香のことでは、今なお不明の事が多い。しかし、蘭山が指摘するようなアリによる食害によって、材内に結香することは現実に確認した事である。現在では人為的に蟻害と同様の効果を期待してドリルによって穴を空け、数年放置するときその部分を中心にして結香することを確認した。この方法は、さらに小刀などによる材部の切傷によってもその部分から順次結香することを確認している。近年急激に拡がりつつある沈香の栽培において、広く採用されている結香法である。このことは沈香の結香は何らかの傷が与えられたときの癒傷行動によって樹脂や芳香成分を作り出す事を明らかにすることが出来たからである。

以前にはインドの研究者によって何らかの細菌に感染した後に、結香するとの見解も提出されたことがある。そのときは否定も肯定もされなかったが、現在ではこれも癒傷作用で説明出来る。

ところで、自然で百に一、二が結香すると記載されているが、この数字の妥当性を頭から否定できない。比較的多くの樹数が感染して結香するインドシナ半島でも一〇パーセントには達しない。やや環境の悪い所では二、三パーセントの確率であった経験がある。ジンコウジュの株数は少なくない。森林によっては香木の全株が・・・としたいほどに群生する事もある。それでも、結香する株数となると極端に少ないことから、実際の採取は、きわめて効率が悪い。

現在は効率を上げて、生産性を高める実験が進められている。

次に稍太い線を附した部分は、現在では異論がある部分であろう。しかし、筆者としては否定はしないで、むしろ肯定したい部分でもある。

香道の分野では、沈香を香りの性質から六国《りっこく》と呼ぶ六分類をすることが常である。。それらは伽羅、羅国、真那蛮、真名賀、寸門多羅、佐曽羅、である。これらは地名であると考定されているが、伽羅だけはどうも地名ではないようで、六国のことは香の研究の末席に連なる身にあっても今なお苦悩している課題である。伽羅はベトナム中部の占城《チャンパ》の国からもたらされる沈香であると認識されていたようで、香気が豊かな事から、日本では広く好まれた沈香の一種である。

香道では伽羅を別格において香をたしなんできた。その伽羅に多大の関心を寄せたのが、徳川家康であって、将軍在任まもなく伽羅が輸入されないことを憂れいて、占城の主に伽羅の入手を依頼した文書が残されている程である。その消息に応じたかどうかは解らないが、その頃には、伽羅とは名付けられてはいたが、どうも香りがちがう香木がもたらされた事である。そこで、これを新伽羅として六国に加えて七国の分類法を、としたが、それもやがて来なくなったのであろう、七国の分類は一時の事で終わったようである。沈香の研究中にあっても、今なお新伽羅の検体に出会ってはいない。

蘭山と新伽羅の頃では一五〇年余の時間差があるので、同一に論じられないだろうが、蘭山の記文の背景を考える動きであると思う。

そして、蘭山は大和本草を引いて、香と薬では同一物でも評価が異なることを説いている。正倉院に薬物が献納された七五六年、香と薬は明らかに区分され、鑑真和上が渡来した七五三年頃の記録として引用される「和上東征傳」の記文でも区分されている。しかし、七八六年の正倉院の記録には香薬として合体された文言が記されている。

一物であっても、香と薬では効能効果において同一とは限らないとの記文を残している。化学的に伽羅を評価すれば、沈香に比べて精油分は多く、それを構成する香気成分は、はるかに多数になっている。それだけ、嗅覚には複雑な刺激をもたらし、余韻は強烈かもしれない。しかし、沈香の薬効は鎮静効果にある。その面では伽羅が効果が強いとは言えず、むしろ弱くなっているかもしれない。このあたりを実験でフォローしたいとは思うが、材料が高価なことで躊躇するのではなくて、ここ二〇年程は出所来歴の確かな伽羅や沈香までも、入手が叶わなくなっている。

次に、『本草綱目啓蒙』には沈香と類縁するものとして、「蜜香」を挙げている。綱目では本草書の記文を引用して稍長文であるが、啓蒙では次のように述べるに留めている。

蜜香〔茗〕木蜜香　香譜　草部ノ木香モ蜜香ト名クルニヨリテ木字を冠ス

集解諸説紛紛タリ古ヨリシキミト訓ズルハ甚誤ナリ本経蓬原ニ一種曰蜜香與沈香大抵相類故綱目釈名沈水香蜜香

二者並称但其性直者母論大小皆是沈水若形如木耳者俗名將軍帽即是蜜香其力稍遜僅能辟悪去邪氣戸疰一切不正之氣而温脾煖胃納氣帰元之力不如沈香一也ト云是ニヨレバ沈香ト同物ト見ルベシ

蜜香の名は中国においては古く、一九〇年の『南方草木状』にその名を見ることが出来る。

本稿では現在でも実態が解明されたとは言えない香木として沈香を取り上げたが、啓蒙の記文を検証したとき、その正確さに驚いている。輸入材であるにも関わらずである。中国の本草書を順次辿ったとき、現在の経験からすれば香材に関しては正確な情報は多くはない。その時々には正確であったのだろうが、香材が日中共に輸入に依存する以上、時々刻々と変化する社会情勢に影響され、それらは断片的なものとなってしまったのだろうと思う。その結果もたらされたものの、個々に評価も受けることなく混交して蓄積されたのだろう。

それだけに、蘭山がどのようにして情報を入手していたかを知りたいと思うのだが、どうもよくは解らない。『本草綱目啓蒙』の前身は『本草記聞』であるとするのが一般的である。これも蘭山の講義をそのまま記録したものである。ただ、両者を較べたとき、啓蒙の方が取っつきやすいように思えるのは、校訂を重ねたことでの情報量の増加かもしれない。

『本草綱目啓蒙』は幾度か版を重ねている。第一版は文化三年のことであって、文化十二年には再刻版ができ、第三版は弘化元年に刊行されている。現代においても活字版として相次いで刊行されている。

此の経験を元に、現在、香木など中国においても輸入に依存する各条の品々の記文の検証を目的に、各条における記文の再点検を始めた。その例として紫鉚を挙げておこう。

啓蒙には次のように記載されている。

紫鉚　一名　尚田丹石薬爾雅　紫草茸本経逢原

紫鉚ハ木ノ脂ナリ眞蝋波斯等ノ國麒麟竭脂名ヲ出ス木ニ蟻多ク集リ土ヲ捷ビ樹に堆シ住ニ因テ出ル脂ナリ唐山ヨリ交趾ノ産ヲ渡ス紫梗ト書シ来ルヲ長崎ニテ櫃ニ改メ入時花没薬ト名ヲ易テ四方ニ出スコレ先例ナリ故ニ今薬舗ニ花没薬ト唱ヘ売買ノ没薬ノ品ニ非ズ其形潤サ七八分長サ一二寸圓木ヲ二ツニ破タル形ノ如シ内ノ横ニスタチテ小圓扁ノ子並ピ入タルガ如シ新ニ渡リタル時ハ茶色ニシテ光リアリ折ハ白斑アリ年ヲ経レハ漸ク赤黒ク次第ニ黒クナリテ光リナシ唐山ヨリコノ紫鉚汁ヲ以テ綿ヲ染タルヲ渡スコレヲシヤウエンジト云草綿ヲ七八寸ノ大サニ薄ク圓ニシテ染タルアリ又三寸許ノ大ナルモアリ輪ト云又微大ナルヲ中輪ト云皆紫紅色ナリ湯ニ浸シ汁ヲ絞リ器ニ入重湯ニテ煎ジ乾シ色ヲ濃シテ畫工紅色ヲ彩スルノ具トス下品ノ者ハ微黒ヲ帯花布ノ用トスコレ紬ノ説ノ胡臙脂宗奭ノ説ノ綿緸赦ナリ一名調脂芥子園畫傳口脂本草必読紫梗綿通雅

是は我が国における紫鉚の事情を明快に解説している。ここにもあるように没薬とは全く関係はないのだが、後世の著書の中では没薬に含めて議論されていることがある。明らかに誤りである。

さらに紅花色素のカーサミンを主体とする綿臙脂が出回っていたとの記述に出会うことがあるが、経験内では紅花から得た綿臙脂に出会ったことはない。それは昭和のある時期まで、綿臙脂が流通していて、今では各地の資料館、美術館に保存されるような稀少なものになっているが、ある領域の画家達は依然として珍重し、利用している。筆者も啓蒙の記述のような状況は、乏しいながらも経験していた。

なお、紫鉚は紫鉱と同義であって、正倉院には種々薬帳に記載され、原物が伝えられている薬物である。調査を行った限りでは紫鉱中にはラックカイガラムシの死骸が含まれ、色素成分であるラッカイン酸は豊富に含まれていて、現在も使用には耐えるであろう。ただ、現在薬用としてはシェラックと呼ばれる蝋部分を目的に輸入され、工業などへの利用も含めて、繁用されるものである。

産地については中国、タイ、ベトナムからインドまで広汎で、ラックカイガラムシはそれらの地域に広く分布している。虫種は一種であるとされている。しかし、ラッカイン酸の組成は地域特異性があるようで、調査員の一人であった、水野瑞夫は正倉院の紫鉚はインドに産するものでなかったかと報告している。

その一方で、各地に産する紫鉚を用いて、同一条件で染色を行った時、仕上がりの色調の違いは少なくなく、正直頭を抱えている。今後の研究課題である。

ところで、小野蘭山の没年一八一〇年は、浪華の蘭学者・緒方洪庵の生年でもある。蘭山の活動した十八世紀後半は江戸、上方には多くの蘭方医が活躍していた時期で、蘭学台頭の時期であった。宇田川榛齋を初めとする宇田川一族や坪井信道らは蘭医学の普及を図かり、門弟達の教育にあたっていた。一方で宇田川榕菴は菩陀尼経を著して西洋植物学を導入し、欧州の植物学知識の紹介に努めている。その当時蘭方医達は治療を行うのに必要な蘭薬の入手が叶わず、多くは漢方薬の代用で切り抜けていた。その例証が緒方洪庵が残した薬箱であり、著作物である。洪庵が蘭薬を入手し、施療に実用し得たのは一八五〇年代後半であって、日本の開国がもたらした結果である。それに応じて使用の薬箱も小型化し、そのときの薬箱が残されている。一人の人間が二つも薬箱を残すのは数多い事ではない。

洪庵の前半生に愛用した薬箱には多くの漢方薬が入っている。しかし、それらは蘭方の施療で用いるべく用意したことで、そこには十分な薬物知識に裏付けられた代用法の開発結果である。そんな情報の蓄積を担ったのは蘭山達十八世紀後半に活躍した本草家であった。それだけに『本草綱目啓蒙』にも蘭薬知識の影響は少なくない。

例えば、我が国の漢方医がほとんど使う事はなかったが、初期の蘭方医が案外汎用した薬物に芫青がある。芫青は帯芫青とも呼ばれ、我が国では斑蝥（斑猫）、葛上亭上、地膽等の項で類縁する事が述べられているが、効能などについての記載はない。あるのは博物学的知識である。しかし、それは蘭山の専門領域であれば当然のことであって、その各項目においては、蛮舶来 蛮船 等の表現でそれらの薬物への関心を明らかにしている。

蘭山が活躍した時は、未だ漢方薬全盛の時代である。しかし、十九世紀に花開く蘭方の時代へ間違いない歩みを示しているが、この領域だけで見るならば西洋薬物が席巻した時期にあっては、薬物の事情の変化に対応することなく、無力となったといわざるを得ない。しかし、本稿で取り上げた香や彩色原料などに示した見識の高さは、現在にあっても評価すべきことがらであって、さらなる検討のよりどころとしたい書冊である。

蘭山にとって『秘伝花鏡』は何だったのか
―特に耐寒性の弱い植物に関しての視点から―

坂﨑信之

国の内外を問わず、未知の植物にたいしては何時の時代も強い憧れがあり、導入して栽培し、精しく観察してみたい、何かに役立てたいという思いは多くの人々に共通のものであろう。

外国産有用植物の情報は、植物の導入を促し、多くの成果をもたらした。我が国の鎖国の時代にあっても、海外の植物を導入し栽培に成功した代表的な例として、チョウセンニンジンがあげられるであろう。飢饉を救うことになったイモ類はもちろん、野菜・果物など、草花では、アサガオは磯野[1]によると古く十世紀初期という昔に薬種として導入されたが、江戸の園芸で「変化朝顔」へと発展したのであった。

今回、蘭山の記念誌に一文を草するにあたり、江戸時代に著された中国の『花鏡』について、蘭山と『花鏡』の出会い、伝来とその持つ意義、その受容などについて考察を試みた。また、『花鏡』と蘭山の『花鏡記聞』に記載されている植物については比較資料を作成した。〔別項の資料〕

現在、日本各地に広く植えられている花木・公園樹・街路樹の多くも先輩が苦心して導入し、改良を重ねて残してくれた成果である。我々は先人の遺産の恩恵に浴するのみでなく、更に一歩進めなくてはならない。

海外からの植物導入にあたっての大きな課題の一つは植物が日本の環境にどの程度適応できるかどうかである。特に「耐寒性」の問題の克服が成功の鍵となる場合も多い。今回、江戸時代中期に船載されてきた『花鏡』に記した様々な植物に関する当時の情報の内から、耐寒性、寒さへの対策、越冬法についての当時の状況を調べてみた。歴史を素直に振り返り、現在を冷静に見つめることが、将来を占う手がかりとなると思うからである。

小野蘭山と『花鏡』の出会い

小野蘭山（一七二九―一八一〇）について、白井光太郎[2]が蘭山先生年譜の中で「少ヨリ本草名物ノ学ヲ好ミ年甫メテ十一陳扶揺ガ秘伝花鏡ヲ得テ愛読措カズ遂ニ其全部ヲ手写セリト云フ」と述べている。僅か十一歳で中国の書『花鏡』を愛読し、全巻を手写したことは、子供の頃から知らず知らずのうちに植物の特徴、その原産地や栽培・利用・観賞など様々な面から広く植物を見る目を養い、博物学者としての基礎を備えるに役だった。『花鏡』が和刻される安永二年（一七七三）までは、舶来の『花鏡』[3]しかなかったことを考えると、蘭山は貴重な輸入書で学ぶ幸運に恵まれたともいえる。（以下、引用に際しての仮名使いは原文のままとし、漢字は原則として新漢字に改めた。）【『花鏡』の概要については磯野[1]一六三頁参照】

『花鏡』が日本に渡る享保四年（一七一九）よりさらに百年以上前の慶長十二年（一六〇七）林羅山（道春）は長崎で李時珍著『本草綱目』を入手、徳川家康に献上している。『本草綱目』は個々の植物の来歴や性質を記すと同時に、植物体とその部分についての味や毒の有無、更には薬効が詳しく記され、これが江戸時代の薬草に関する知識の元になった。【『本草綱目』の概要については磯野[1]一〇二―一〇三頁参照】

いっぽう『花鏡』は植物の来歴や性質は勿論、栽培・繁殖、観賞などに重点があり、薬種としての説明は簡単である。『本草綱目』が「医薬」に重点を置いたのに比して、「園芸」に重きを置いたと見なせる。『花鏡』（秘伝花鏡）の研究は蘭山の仕事に博物学的な見解を拡げるに大いに役立ったことであろう。蘭山にとって『花鏡』は原点だったと考えられる。

『花鏡』の我が国への伝来とその持つ意義

『花鏡』[3]は著者の序に「康熙戊辰桂月 西湖䈰(花)隠翁 陳淏子漫題」とあるから、清の康熙二十七年(一六八八)初秋に記されたことが解る。日本では元禄初年に相当する。それが、日本に渡ったのは三十年程後のこと、享保四年(一七一九)九月長崎へ『花鏡』(秘伝花鏡)三部がほかの本草書と共に渡った。更に、享保二十年(一七三五)十一月『花鏡』一〇部ほか多数が舶載されてきた。「園芸熱の高まりからであろう。」と磯野[1]は述べている。また、宝暦四年(一七五四)にも長崎にもたらされている。

中国で出版されてから約八十五年後、安永二年(一七七三)の春に清・陳扶揺著・平賀源内校正『重刻 秘伝花鏡』の和刻本六巻[4](以下『和刻本』と略す)が、はじめて刊行された。中国では『花鏡』とされたのに、我が国では『秘伝花鏡』と題された。実は中国の『花鏡』は、確かに表紙は『花鏡』とあるが、目次では「秘伝花鏡」となっている。例えば「秘伝花鏡巻之三 花木類攷」と書かれている。従って、日本での重刻で『秘伝花鏡』となっても不思議ではない。ただ、東京大学教授邑田 仁氏によると、当時既に、世阿弥元清による能の理論書『花鏡 カキョウ』応永三十一年(一四二四)があった。それと区別する為に『秘伝花鏡』と名付けた、とも考えられるという。或いは販売策として、「秘伝」即ち《読んだ方にのみ教える特別の奥義が書いてある本》というタイトルを付けるという平賀源内の斬新なアイデアでは?などとも思われる。いずれにしても、出版の八十五年後に和刻されたということは、その書に余程の価値を源内が認めたに違いない。なお、文政十二年(一八二九)補刻版[5]では『重刻 秘伝花鏡』から「重刻」の文字が消えて『秘伝花鏡』となった。

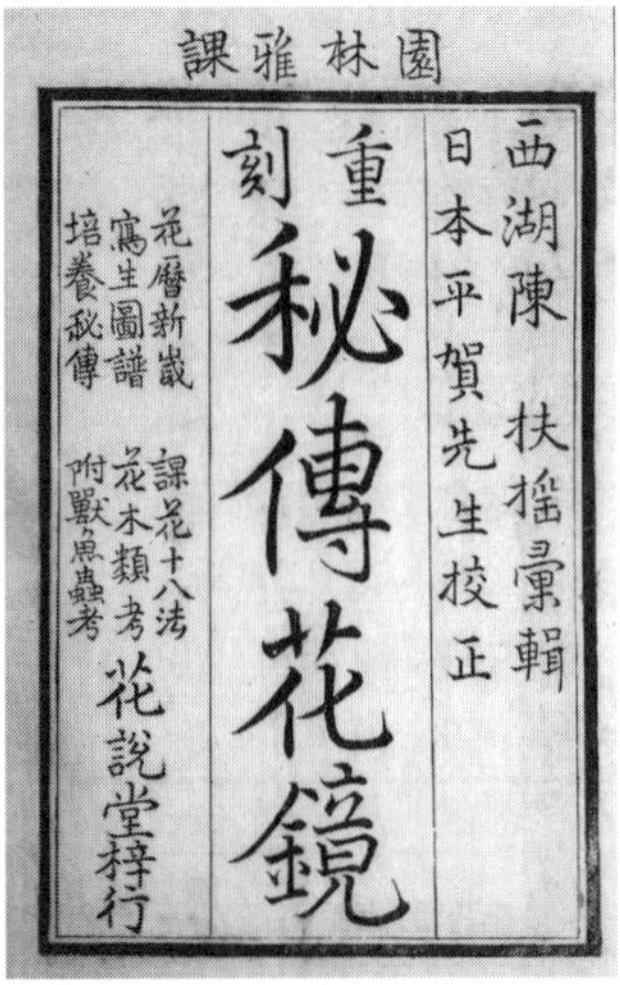

写真1：『重刻 秘伝花鏡』見返し

『花鏡』と平賀源内校正『重刻 秘伝花鏡』との比較

中国の『花鏡』と平賀源内校正『和刻本』とを比較してみよう。今回検討した『和刻本』は安永二年（一七七三）の故に、蘭山が参考にしたものと同じと考えられる。①内容全体としては殆ど同じと見なせること、②『和刻本』は植物名に平賀源内の知る限りと思われるが、和名（片仮名）が追加されたこと。③返り点、送りがな、必要に応じてルビを振って、漢文を読みやすくしたこと。例えば、「種植位置法」では「種植位置ノ法」と送り仮名、また「ニワノツクリヤウ」とルビをつけて、一般の人々の理解を助ける仕組みがこの本の普及に役立ったのであろう。

『花鏡』と『和刻本』には六巻の内、各論の第三〜六巻（第六巻は動物）には始めに目次がある。目次と本論の植物名を検討すると、多少の違いがある。例を「目次」→「本論見出」で示す。

植物名の変更：葡萄→蒲萄、千歳藟→千歳虆、玉蕊花→玉蘂花、無風獨搖→獨搖草 など

単語（花など）の追加：合歓→合歓花、梔子→梔子花、罌粟→罌粟花、紫→紫艸 など

単語（花）の削除：射干花→射干、葛花→葛、水仙花→水仙 など

以上のような変更は『花鏡』と『和刻本』に共通である。従って、漢字で印刻された部分は、『和刻本』は『花鏡』のまま忠実に版刻されたと思われる。

蘭山初期の出版物『花彙』に影響を与えた『花鏡』の存在

蘭山は宝暦三年（一七五三）二十五歳で学塾衆芳軒を開いた。その後、同じ松岡玄達門下の島田充房との共著で『花彙』(6)を刊行する。島田充房がその草部巻一・二を、続く草部巻三・四及び木部は文章・図を蘭山が担当した。図は葉の表裏を独特の白黒に使い分ける画法が高く評価された。蘭山は宝暦九〜十三年頃、即ち三十一〜三十五歳頃にこの仕事に当った。蘭山としては初めて広く世に問う著書に取り組んだことになる。

明和二年（一七六五）出版の『花彙』について、遠藤は[7]「名物的考証はなく薬用にもほとんど触れず、もっぱら産地・生態・形態などを述べ、本草書というより博物誌となっている。しかし植物の配列には規則がなく、蘭山の分類に関する無頓着さもよく表している。（二六一頁）」と的確な指摘をしている。蘭山は『花彙』で観賞価値、繁殖、越冬法など園芸的な面にも言及し、『花鏡』から強い影響を受けたことが認められる。

さて、『花彙』木部最初に出てくるので最も目立つ「留求子花《リウキウシクハ》」（シクンシ）に注目しよう。『花鏡』に「三月開花五出。一簇一二十葩。初淡紅。久則深紅色。軽盈若海棠。作架植之蔓延似錦。」とある。『花彙』では「夏ニ入テ花ヲヒラク満架錦綺《ニシキ》ヲ訝ルソノ花五弁長茎ニシテ形チ神仙《カイドウ》ニ似タリ大サ寸許一簇《ヒトフサ》数十花淡紅色《モモイロ》久シキ時ハ色ヲ漆テ深紅色トナル」とし、この両文を読み比べると『花彙』の説明は殆ど『花鏡』の翻訳に近い。また、図を見ると、画かれた花はシクンシの花とは全く異なる。多分、『花鏡』の説明に従った海棠（カイドウ）の花との合成図である。そのことは、例えば、後日画かれた飯沼慾斎『草木図説 木部』[8]の正しいシクンシの図と比較すれば直ちに判明する。

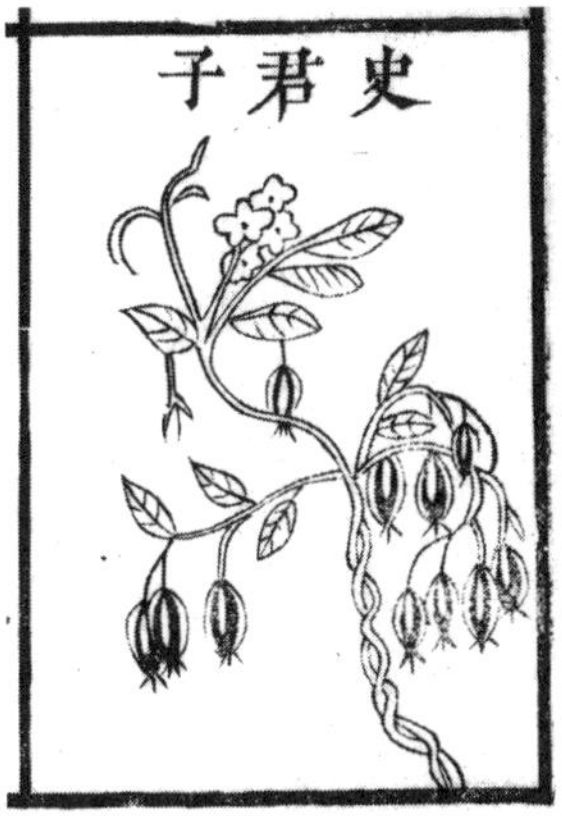

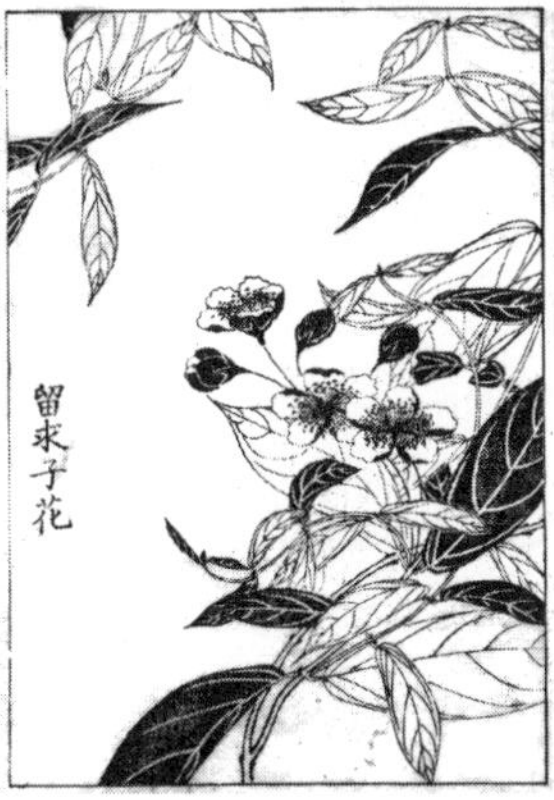

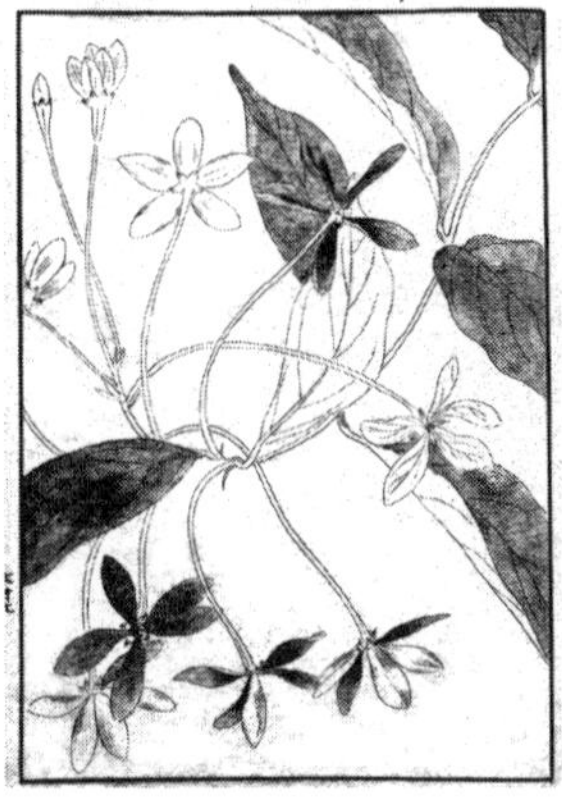

写真 2（上）:『和刻本』の史君子。
写真 3（中）:『花彙』の留求子花。
写真 4（下）:『草木図説』のシクンシ。

蘭山は『花鏡』と『和刻本』をどのように理解し、弟子達に教えたか

「蘭山は『花鏡』の内容をどのように受け止め、理解し、その考えを温め、後年になって弟子達に講義をしたか」について検証してみたい。

宝暦十三年（一七六三）迄に執筆された『花彙』の記載よりもほぼ二十年後の天明二年（一七八二）に講述した『花鏡』の記載が、むしろ後退しているような印象を受けるのは何故だろうか？

『花彙』の執筆から約十年後に『和刻本』安永二年（一七七三）が出る。蘭山は安永九年（一七八〇）貝原益軒（篤信）著『大和本草』の講義を行うことで、改めて自身の知識・経験を重ね合わせ確かめ考える機会となったと思われる。

『花鏡』の講述は、磯野[1]によると『大和本草』の講義の二年後の天明二年（一七八二）三月四日、学塾衆芳軒で開始、その年十二月九日に終了とある。寺尾隆純の講義筆録が『秘伝花鏡会識』[9]の名で伝わる。『花鏡』が世に出てから約百年後のことである。

その講述を記録したものは、前述『秘伝花鏡会識』の外に、『秘伝花鏡記聞』[10]（一七八二）、『蘭山先生秘伝花鏡訳』[11]、『秘伝花鏡蘭山記聞　全』[12]、『秘伝花鏡記聞　全』[13]がある。これらは、同じ講義内容を複数の弟子が筆写したもの、或いは更なる写本と思われ、全体構成は殆ど同じであるが、濁点、欠落、表現など細かい部分で記述は微妙に異なる。特に『秘伝花鏡記聞　全』[13]は和名が片仮名である以外はほとんど漢文調で記している。

同じ蘭山の講述を記録した筈でも、かなり違う例を資料別に比較してみよう。「佛桑花（ブッソウゲ）」の中で、花色に関する条を例にあげる。

『秘伝花鏡会識』では「近年深紅花者舶来シ――木槿花ニ似テ大ク深紅色也花白青色者和ニ未来」
『秘伝花鏡記聞』では「黄花ノモノ先年舶来ス――白青色ノモノハ未来」

『蘭山先生秘伝花鏡訳』では「花白青色者和未来黄花者前年来ル」
『秘伝花鏡蘭山記聞　全』では「黄花ノモノ先年舶来ス——白青色ノモノハ未来」
『秘伝花鏡記聞　全』では「花白青色本邦未見黄花者古伝来云」

『秘伝花鏡会識』のみは花色が「深紅花」で、それ以外は全て「黄花」と違いが目立つ。『秘伝花鏡蘭山記聞　全』は『秘伝花鏡記聞』を写したもの、『秘伝花鏡記聞　全』は後年『蘭山先生秘伝花鏡訳』を台本として編集し直したものと考えられるが、これらの資料の引用に際しては、記述内容について比較検討が必要であることが解る。この場合、著者の見解としては、『花鏡』では「佛桑花」の花色について「花色殷紅。…………。有深紅粉紅。黄白青色数種。」とあり、琉球では代表的方言として「アカバナ」という赤色一重のものが古くから広く栽培されていたことから『会識』の説をとりたい。「黄花ノモノ」は代表的方言として「ユーナ（右納）」という同属の琉球自生種、オオハマボウを指していると も考えられる。

従って、これらを比較して補うのは有意義である。（前述一連の書について、記録や写本の総合代表として『記聞』と略す）

蘭山は講述にあたり、『花鏡』と『和刻本』の両者は勿論、講述の中にあるほかの資料、自分の見聞した経験などを総合して弟子の質問に答えている。植物名に関しては、基本的には原本である『花鏡』によっている。そして『和刻本』に掲載された和名については、正しいと考えるものはそのまま受け入れ、違うと思うものは「非ナリ」とし、その理由と自分の見解を述べた。弟子との質疑応答もあったであろう。その際、知らない、解らないものはハッキリと「未詳」「不詳」としている。

蘭山は、若さの致す勇み足とはいうものの、前述のように『花彙』で苦肉の策として実在しない合成図を掲載したことには悔悟の念に駆られたに違いない。その強い反省に立ってであろう、天明二年五十四歳の円熟した蘭山は『記聞』

で記すように「史君子」の形態について「長葉両対スル斗也」とのみ述べ、花については述べた形跡がない。それこそが『花彙』より後退している印象を受ける原因であろう。知らないことは不詳・未詳とし、伝聞は「ト云」と表現し、情報はその出所を示す。もちろん小野蘭山『本草綱目啓蒙』[14]享和三〜文化三（二）年（一八〇三〜一八〇六（五））（以下『啓蒙』と略す）でも同様である。【『啓蒙』の概要については磯野[1]四二七頁参照】

なお、『記聞』での植物の配列順やその内容の記載順は『花鏡』及び『和刻本』とほぼ同じである。『記聞』の内容の特徴は、前述のように『花鏡』の記載にとらわれずに講述したことである。

①漢字名の後に和名を記し『和刻本』の正誤を判断し、解説をする。更に『花鏡』に記載されていない事項も彼の知見や正しいと思う文献の引用として情報を記す。
②中国名と同じ場合は「通名」とし、其の後に情報を記す。「枇杷」「芙蓉」など約二八種。
③解らぬものは「未詳」「不詳」とし、関連があると考える場合は意見や事項を記す。約二八種。
④日本と同じ種類と判断した場合には、ただ和名のみを記し、或いは説明はほかに譲った。例えば、「枳椇　ケンポナシ」、「檉柳　ギヨリウ綱目ニ出ツ」、「馬兜鈴　ムマノス、」、このような例は約三五種ある。

①の例として、目次と本文で表現する文字が違う場合は、前記したように、『花鏡』『和刻本』の目次では「葡萄」、本文では「蒲萄　オホヱビ」とあるが、『記聞』では「蒲萄　フトウ通名　古名ヱビ或ヱビカツラ此ニオホヱビト訓ス非ナリ」とするに止め、『和刻本』のそれ以外の記述には一切触れず、「白名水晶ハ和産也――又常ノ蒲萄ノ熟シテ紫ニ成ルハ紫蒲萄也和名クロブトウ　江戸ニ多シ京ニモ間々アリ　黄色ノモノ未目撃　純緑ノモエギ色ニシテ透明ナルモノ即今京ニ多キモノ是也――」などと、当時のブドウについての江戸や京都での情報を細述している。

また、「落花生」の項では、『花鏡』『和刻本』の記載に「葉桠開小白花。花落於地。根即生実。」とあるに対して、『記聞』では「通名漢種ヲ栽往々アリ長崎ニ栽ト云ヘリ――京ニハ栽ルモノアレドモ兎角実ヲ生スル事罕ナリ――葉間毎ニ花ヲツケ濃黄色枯萎スレドモ落花スモノ別ニ花茎ノ本ヨリ白篛《シロネ》（蒻）ヲ生シ引テ土中ニ入莢子ヲ結フ――葉間白花ニアラス花地ニ落チテ生実トハ杜撰甚也」と述べ、葉間につき落ちてしまう花の色は白でなく黄色、また、花茎の本にできる白篛が地中にもぐり込んで莢をつけるのであり、花が落ちて根に豆ができるのではない、と観察によって得た正しい知識を説き、誤りを指摘し、かつ当時京都では実入りが良くないことも述べている。

蘭山の講述『記聞』の後、現代に至るまでの『花鏡』関連の資料について

『花鏡』に「金絲桃 一名桃金嬢」とあるが、蘭山は『花彙』で「挑金嬢《テウキンゼウ》 ビヤウヤナギ 秘伝花鏡」と、ビヨウヤナギとしての説明をしている。『記聞』では「金絲桃」の項で『和刻本』に記載の和名について「ビヤウヤナキノ訓非也」とし、その理由として『花鏡』の説明内容が「此書ニ云ル形状ヲ考フルニ花似桃而大其色更赭云々又八九月実熟青紺若牛乳状其味甘云々如此状ノ物日本未目撃」と述べ、ビヨウヤナギとは内容が全く違う為に同名異物であるとしている。

蘭山晩年の頃と思われるが、小野蘭山鑑定『本草綱目和名鍼線』(15)（年代不詳）にも「テンニンクハ 金絲桃 花鏡（及び）ビヤウヤナギ 金絲桃 三才図会」とし、ここでも『花鏡』にある「金絲桃一名桃金嬢」に関しては同名二種があることを示している。また百百俊道誌『蘭山先生十品考』(16)寛政十年（一七九八）では「金絲桃テンニンクハ与金絲海棠同名」とし『花鏡』の説明内容を紹介している。

蘭山没後のものとして、弟子の山本亡羊（世孺）述『秘伝花鏡記聞』(17)文政七〜八年（一八二四〜五）は小野職博（蘭山）述・寺尾顕融記『秘伝花鏡記聞』(10)と表題は同じだが別物である。例えば、上記『花鏡』の「金絲桃一名桃金嬢」について新しい詳細情報を入手できた山本亡羊は「テンニンクハ（テンニンカ）」について「漢種ナリ寒ヲ畏ル冬ハ土窖ニ入レサレ

ハ枯ル　ビヤウヤナギモ金絲桃ト云同名ナリ」と詳しく説明し、時代の流れによって判明した事実を記している。また、蘭山の弟子である水谷豊文の『物品識名』[18]文化六年（一八〇九）では「テンニンクワ　金絲桃　花鏡」と「ビヤウヤナギ金絲桃　広東新語」の両者の記載を見ることができる。

蘭山没後約三〇年に出版された、孫の小野職孝（蕙畝）著『秘伝花鏡彙解』[19]天保十年（一八三九）は、『記聞』に『啓蒙』に記載された事項や新しい情報を追加し、丁寧に整理したものである。夾竹桃の項で「元舶来ノ時ハ桱柳ト倶ニ来ル其比ハ寒気ヲ恐ルト云今ハ然ラズ」とあるのは『記聞』の記述と比較して興味深い（後述「夾竹桃」参照）。

その後、長年にわたって『花鏡』に関する文献記録は見当たらない。

杉本行夫訳編『秘伝花鏡』[20]は現代語訳である。昭和十九年（一九四四）、第二次世界大戦の最中の出版で、紙質は悪いが、よくぞ出版できた思う。訳著者が凡例で述べているように、総論部である第一巻花暦新栽、第二巻課花十八法、（附録）花間日課・花居款設・花園自供・第六巻養禽鳥法・養獣畜法・養鱗介法・養昆虫法の部分を全訳し、かつ順序も改編してある。各論の部分は省いて抄訳し、適宜文章中に割り込ませている。その一部は後で引用する。従ってこの資料には、各論の詳細についての記載はない。

塚本洋太郎「秘伝花鏡小考」[21]（一九九五）は、『秘伝花鏡』著作の時代的背景及びその内容、日本の園芸文化との関わりについて概説し、一部の花木については詳しく論じている。

紫茉莉（オシロイバナ）について『花鏡』の原文は「紫茉莉。一名状元紅。本不甚高。但婆娑而蔓衍易生。葉似蔓菁。秋深開花。似茉莉而色紅紫。清晨放花。午後則斂。其艶不久。而香亦不及茉莉。故不為世重。結実頗繁。春間下子即生。」とある。これについて蘭山は『記聞』で「皆夕ニ開テ朝ニ萎ムモノ――――、条下ニ蔓衍ト云フ是ハ藤蔓ト云事ニアラス但繁茂スル事ト見ルベシ」としている。オシロイバナが夕方に開花して朝に萎むという事実を蘭山は把握していたので、それは否定した。しかし、蔓衍という表現は蔓になるという意味ではなく、よく生育して拡がる意味に解し、紫茉莉はオシロイバナと理解した。しかし、塚本は「紫茉莉の説明を見ると、時に蔓を生じやすいこと、マツリカに似て紅紫色であること、清晨（朝）に花を咲かせることはいずれもオシロイバナにはない性質で、――――、花色も赤、黄が混っていて、絶対に紫を帯びず、つるも出ないことで、*Mirabilis jalapa*（坂﨑注：オシロイバナ）の学名は与えられないことがわかる。」と紫茉莉はオシロイバナではないと強調している（「秘伝花鏡小考」[21]二五三頁）。だが、何に充てるかについては記していない。

『花鏡』の著作環境と内容のユニークさ

『花鏡』の著者、陳淏子（一六一二〜?）は「浙江省杭州の人で、文才を抱きながら不遇にして久しく南京に僑居し、晩年帰郷して西湖の畔に隠れ、園芸を楽しんで此の書を編したという。[20]」

以上から、陳淏子は江蘇省の南京や浙江省の杭州を中心とする地帯に住み、交通の便を考えると、諸地方の情報の入手にも恵まれていたに違いない。彼の活動していた地方の冬の寒さは、夏冬の温度差が大きくフライパンの底といわれる南京の場合なら京都や関東北部、杭州やその近郊の西湖なら九州南部辺りとほぼ同じと見られる。いっぽう、積雪について全く触れていないのは、其の地ではほとんど降雪がないと思われる。柑橘について精しい記述が見られることから、彼の住んでいた同じ浙江省の南部、温州などの情報は手に取るように入手できたと考えられる。しかし、更に南（嶺南）のいわゆる亜熱帯・熱帯植物については、運ばれてきた果実などを実見したであろうが、生きた植物に接することは殆どなかったと思われる。それが、耐寒性や越冬方法には触れることが少ない理由であろう。

「まとまった動植物百科事典」として発刊された『花鏡』が世に与えた影響は大きい。そして『和刻本』が日本で広く取り入れられた要因は次の項目にあると思う。（ここでは、動物に関しては論じないことにする）

①今までなかった新しい「花の百科事典」で、合計二九五種に上る草木や花が説明してある。

②接木や取木などの繁殖や庭木の手入れ法など記述が具体的で、実際に利用できた。
③著者の植物を巡る環境が、日本の中南部の気候とよく似ている為に、植物の栽培に関して、記述を日本に当てはめて利用することができた。

『花鏡』の総論編には、霜害対策について「培壅可否法」の項で具体的に述べている。『支那園芸 秘伝花鏡』[20]（四四頁）から引用しよう。（現代仮名遣いと現代風に変更）
「凡そ果樹は花の盛んな時に霜に逢えば実らない。それ故、あらかじめ園中に多く枯草や牛馬の乾糞を貯えて置いて、煙をだす為にくすべる備えが必要である。雨があがって北風が寒く厳しい天候に逢えば、そんな夜は必ず霜があるから、此の時に火を放って熅（ウズミビ）をこしらえて、花に少し煙の気を得させて、霜威を免れさせることができれば、果実は保つことができる。鉢植え花などになると気を受けるのに限りがあり、全く良土で培養するのに頼るだけであるから、一層油断してはならぬ。（後略）」

『花鏡』が発刊された当時日本では知られていなかった種類

『花鏡』に示された植物は日本にも同じ種類がある場合、或いは既に導入されていたもの、或いは全く知られていない種類など、その内容は広汎に渡っている。中には明治期まで全く知られていなかった亜熱帯・熱帯産の植物も記載されている。例を次に挙げよう。
『花鏡』に記載してある植物名で、特に寒さに弱いと思われる種類であっても耐寒性や越冬法については触れていないものが多い。例えば、チョウジ、ビンロウ、キワタ、ココヤシ、ゴレンシ、パラミツ、マンゴスチン、コショウ、モダマなど多数ある。これらの花、種子、果実やその他利用部分には接したであろうが、原著者が生きた植物には触れていないと考えられる。生きた植物に関する情報を得たとしても、実見したものでなく、不確実或いは不明の為に記載しなかったと考えられる。なお、熱帯原産でも暖帯では一年草として取り扱うことのできるものは耐寒性が余り問題にならないので、これもほとんど触れられていない。

例えば、『花鏡』にある「落葵」は『記聞』も共に「ツルムラサキ」としている。熱帯では多年草だが、温帯では一年草として取り扱われる。前者には耐寒性についての記載はなく、『記聞』では「蒔テ生ス不経年」とし、越冬できない事を示している。

『花鏡』にある「揚搖子」は現在のゴレンシ（果樹）で『中国高等植物図鑑』[22]には「揚桃」、『和漢三才図会』『啓蒙』には「五歛子」とある。『記聞』は「楊搖子」については単に「不詳」とのみ記している。水分が多くて皮が軟らかい果実は船で運ぶ事は困難であったと思われる。明治十三年に果実が渡来したのが最初であろう。蘭山の孫弟子にあたり、小石川植物園にいた賀来飛霞は『東遊備忘録』[23]に明治十三年一月十六日伊藤圭介が西洋料理に此の品があり、植物園に持参した果実の全体と断面の図と記録を残している。伊藤圭介は「初見の果実につき、中国から来た張氏に教えを乞うた」と記している。伊藤圭介さえ知らなかったゴレンシは明治以前には導入されていなかったと考えられる。

『花鏡』の「波羅蜜」（パラミツ）は「其甘如蜜」とあり、『和漢三才図会』には幻の美果のように記されている。『記聞』で「波羅蜜」は「不詳 嶺南ノ産ナルヨシ」とある。続けて、『広東新語』から引用し「樹枝ニ疪ヲ付ル時ハ直ニ生スルナリ故ニ一名刀生果トモ云ヘリ」と既に当時、果樹の幹に刀で傷を付けて果実を成らせる手法が行われていた、という情報を伝えた。これは、今日の「環状剥皮」に類する方法で、熱帯では今日でも行われている。今まで未知の新しい手法のあることを伝えたことで『花鏡』を越える例である。パラミツは台湾に明治末年に導入された。（上原『樹木大図説Ⅰ』[24]九〇五頁）

『花鏡』の「都念子」（マンゴスチン）には「子如小軟柿。外紫内赤。無核。頭上有四葉如柿蔕。食必捻其蔕。故又名倒捻子。味甚甘美。」とある。果実は柿のようで、外側は紫色、内は赤色で種子は（殆ど）ない。柿の蔕（へた）のように硬い四個の萼があり、蔕の部分と下の部分を持って捻ると簡単に中身が取り出せる。大変甘く美味しいとは、果物の女王と呼ばれるこの果実を食べた人だから書ける表現で興味深い。『記聞』では「未詳」とある。大正八年に台湾に入った。（石井『園芸大辞典５』[25]二〇六六頁）

第二次大戦後では私の知る限り、一九六〇年にその名の記載がある。当時、熱帯植物に経験の深い専門家であった故玉利幸次郎教授の努力によって導入された。マンゴスチンの生育には高温が必要である。（『大阪市立大学理学部附属植物園植物目録』[26]）

『花鏡』及び『記聞』に記載されている植物の中で寒さに弱い種類への対策

本稿では当時の「花の百科事典」である『花鏡』の中で、耐寒性が弱い種類の特性、その越冬の手法などに関連する植物に注目したい。

『花鏡』の著者、陳淏子は南京や杭州を中心とする地帯に住んでいたことは前述した。いっぽう蘭山は、京都を中心に生活し、近畿から関東に渡る広い地域に採薬旅行をして生きた植物達を実見したが、亜熱帯の植物が見られる九州の西南部海岸などには行ってはいない。そのことは、講義録の『記聞』からも読み取ることができ、冬の寒さや植物の越冬に関する知識は京都が中心と考えられる。従って、陳淏子と比べるとやや寒い地帯と考えてよい。

熱帯・亜熱帯原産の種類は寒さに弱いものが多いが、その程度は様々である。極めて弱い種類もあり、僅かな防寒を施すことで越冬可能のものもある。経験のない種類については、実物を入手・栽培し、試行錯誤を重ねて我々の財産とせねばならない。その際、原産地や他所での栽培の情報は大変参考になる。ここでは、『花鏡』或いは『記聞』の中に寒さへの対策が記してある種類のみを取りあげ、その内容を検討した。

『花鏡』にある「菖蒲」の項には「霜降後須収蔵密室。或以缸蓋之。至春後始出。不見風雪。歳久不分。便細密可愛。」とあり、冬に保護が必要であることを述べている。しかし、これらは観賞の為の園芸的取り扱いについて述べたもので、一般的な耐寒性や越冬手法とは考えにくい。また、この種類について『花彙』『記聞』『啓蒙』では、共に耐寒性や越冬法については述べていない。よって「菖蒲」についての記載は割愛した。

『花鏡』の中で耐寒性に弱い種類について、どのような記載があり、蘭山の講義ではどのように述べていたかを比較し、日本への導入植物に関して先人の取り組み、考え方を検証してみよう。

学塾衆芳軒での『花鏡』の講述は『花彙』の出版より約二〇年後のことである。従って、後の検討の項では『花彙』[6]を先順とした。また『啓蒙』[14]の記載も参考とした。

以下に示す表では、資料の内、両方或いはどちらかで、各論の説明の中に耐寒性、防寒法について記載のある種類のみを抽出した。『記聞』の記述は『秘伝花鏡記聞』[10]に『秘伝花鏡会識』[9]『蘭山先生秘伝花鏡訳』[11]『秘伝花鏡蘭山記聞　全』[12]『秘伝花鏡記聞　全』[13]及び陳淏子 輯・伊欽恒 校注『花鏡』（修正版）[27]で補ったので、前記の書籍の記述のままではないことを断っておく。

以下の表の中で植物名の下のカナ名は著者が適当と考える現代植物和名を記す。この表では『花鏡』『和刻本』は原文のままの字体とするのを原則とした。

植物名	『花鏡』『和刻本』にある記述	『記聞』の記述
①夾竹桃　キョウチクトウ	性悪濕而畏寒。十月中即宜置向陽處。以避霜雪。最喜者肥不可缺壅。冬逢和暖日微以水潤之。但水多。則恐氷凍而死。	性寒気ヲ恐ル、物也今ハ京ニモ保護スルコトヲ覚エタリ能ク保育ス樹木者ハ丈余ニ及小ナルハ一尺寒気ヲ畏レテ萎槁シ易ク冬月早ク暖処ニ収テ寒ヲ避ヘシ
②貼梗海棠　カラボケ？	頗畏寒。宜避霜雪。亦有四季花者。	京師上賀茂ノ社前ニ一株アリ （耐寒性及び対策についての記載なし）
③佛桑花　ブッソウゲ	今北地亦有之。皆自南方移植者。但易凍死。逢冬須密藏之。	深紅花（黄花）ノモノ先年舶来ス今往々種ヲ益ス （耐寒性及び対策についての記載なし）
④橘　ミカン類	性畏霜雪。至冬以河泥犬糞壅其根。以為來年之益。稲草裹其幹。則不凍死。若在閩粤則不然也。	（耐寒性及び対策についての記載なし）
⑤火石榴　ヒメザクロ	大抵盆種土少力薄。更不耐寒。逢冬必須収蔵房簷之下。庶不凍壊。	朝鮮サクロ （耐寒性及び対策についての記載なし）
⑥橄欖　カンラン	生嶺南及閩廣諸州郡。 （耐寒性及び対策についての記載なし）	和産ナシ長崎ノ崇福寺又ハ薩州等ニアリ実ヲ結ブ京師ニモ稀ニ小木来ル至テ寒ヲ畏ル霜前窖蔵シ保護ヲ謹ト雖トモ霜威ヲ畏レテ篤萎ス実生スレトモ枯易シ
⑦茘枝　レイシ	但性不耐寒。最難培植。纔經繁霜。枝葉立萎。必待三春再發。	和産ナシ中華嶺南八閩ノ暖地ニ産ス （耐寒性及び対策についての記載なし）
⑧龍眼　リュウガン	其性畏寒。白露後方可摘。茘枝有後方熟。故俗呼為茘奴。	漢種栽ルモノ薩州ニアリ喬木ナルト云リ （耐寒性及び対策についての記載なし）
⑨真珠蘭　チャラン	性宜陰湿。又最畏寒。霜降後須同建蘭茉莉。一様入窖収藏。	（耐寒性及び対策についての記載なし）
⑩茉莉　マツリカ	至冬。即當加土壅根。霜降後須藏暖處。晴明後方可出。	（耐寒性及び対策についての記載なし）
⑪蒲萄　葡萄　ブドウ	十月終葉落後。去根一歩許。掘一大坑収捲其枝條悉埋之。――。因其性不耐寒。不埋恐凍死耳。――。若歴歳久而幹老者。只須穰草覆之。南方則不必坑矣。	（耐寒性及び対策についての記載なし）

⑫史君子　シクンシ	（耐寒性及び対策についての記載なし）	駿州ノ官園ニハ毎年実ヲ結ブヨシ京大阪ニテハ保護シテモ寒ヲ懼レテ兎角花実出難シ八幡ノ薬園ニモ大ナルモノアレドモ花実少ナシ
⑬紫茉莉　オシロイバナ	（耐寒性及び対策についての記載なし）	ヲシロイバナ　京地ニ栽ルモノハ舊根枯死ス九州辺暖地ニテハ年ヲ經テモ根カレスト云ヘリ
⑭玉簇（不詳）	性最畏寒。遇氷則花葉倶萎。植之者。必十月中。藏向陽室内。	不詳・未詳
⑮甌蘭（不詳）	冬月當藏暖處。經霜雪。恐凍傷其蕋。然較建蘭入窖。則不必也。	ハクリノ訓非ナリ　和産ナシ（耐寒性及び対策についての記載なし）
⑯建蘭　スルガラン	春不出。無霜雪冷風之患　夏不日。最忌炎蒸烈日　秋不乾。多澆肥水或豆汁　冬不濕。宜藏煖室或土坑内	建蘭ハ今盆ニ供メ愛スル蘭花也福建ヨリ出ス故ニ建字ヲ冠ラシム（耐寒性及び対策についての記載なし）
⑰水仙　スイセン	――。如不起土。冬月必須遮護。使不見霜雪。遇日即開晒之。――。	（耐寒性及び対策についての記載なし）
⑱長春花　キンセンカ	若冬能保護。霜雪不侵。其葉不壊。則老幹来春仍開不絶。	キンセンクハ　即金盞草也（耐寒性及び対策についての記載なし）
⑲青鸞花　ペチュニア	冬須藏向日之所。若土燥。則以冷茶稍潤其根。来春自茂。	不詳・不詳（耐寒性及び対策についての記載なし）
⑳素馨花　ソケイ　オオバナソケイ	性畏寒。喜肥并残茶。不結實。自霜降後即當護其根。來年便可分栽。	和産ナシ（耐寒性及び対策についての記載なし）
㉑芭蕉　バナナ	種法。将至霜降。葉萎黄後。即用稲艸褁（裹）幹。來春芽發時。分取根邊小株。――	実名甘露味極甜美云々暖国ニハ花実能育ス寒國ニテハ稀也中華ニモ嶺南ニテ専ラ食用スルト云ヘリ
㉒美人蕉　ヒメバショウ	冬初放向陽處。或掘坑埋之。如土乾燥則潤以冷茶。	ヒメバセウ・雛ハセウ　琉球ヨリ苗来ル至テ寒ヲ恐ル、モノニシテ枯易シ

表に関しての検討

① 夾竹桃（キョウチクトウ〈現代名　以下同じ〉）‥

『花彙』では「半年紅《ハンネンコウ》　夾竹桃」とし、防寒策としては「性寒ヲ畏ル霜前屋下ニ収ムベシ或ハ樹陰ニ移シ植テ亦自ラ年ヲ経ベシ」と『花鏡』に添った説明である。「半年紅」は『閩書南産志』【この概要については磯野[1]一一二頁参照】からの引用である。

『記聞』では読みを記していない。「四十年前ニ檉柳ト共ニ舶来」としている。逆算すると寛保二年（一七四二）年頃に導入されたことになる。磯野[28]は寛保年間（一七四一～四三）ギョリュウを記していて、この頃かもしれない。白井[29]によると享保九年（一七二四）長崎に来たとある。蘭山は「舶来先単葉ノモノ来リ年ヲ経テ又重葉ノ物渡ルト云リ今ハ単弁ノ物少シ共ニ実ヲ結」としている。私の経験では、単弁の系統は果実を結び種子ができるが、重弁（八重）では果実を見たことがない。また、濃桃色重弁の系統は単弁の物に較べてやや耐寒性に優れている。十年に一度の低温に曝されると寒害の程度に差が出る。植木屋は耐寒性に優れ、成長の早いものが利益を生むからこれを好む。結果、重弁の系統が多く生産されてきたし、今でも同じである。今日、公園などで濃桃色重弁のキョウチクトウが多いのはそのような理由であろう。また、蘭山は『花彙』と『記聞』で「取木方法」について述べているが、『花鏡』では竹筒を使った取木法が述べられており、それをほぼ引用し竹筒を竹皮（または単に器と記す）の利用に変えたと思われる。

『啓蒙』には「鳳仙」の項にあるが、耐寒性についてはふれていない。

② 貼梗海棠（ヒボケ・カンボケ）‥

『花彙』に記載がない。

『記聞』は「カラボケ・ヒボケ」としている。当時既に中国産の種類が導入されていたことを示す。また「木瓜ニ先テ開ク実ヲ生スルコト少ナシ――又早咲ヲ上元香ト云紺珠花開ク事正月ニアリ故ニ名ク上加茂ノ社前ニ一株アリ」としている。当時はまだ珍しかったのであろうか？『花鏡』に「頗畏寒」とあるのは疑問である。元来ボケの仲間は耐寒性は強い。蘭山の「紺珠花開ク事正月ニアリ」と記す極早咲き系統では冬に保護しないと、花が傷んでしまうことをいうのか、鉢植えの場合は冬の乾燥から守る必要があることをいうのであろう。

『啓蒙』では「木瓜」の項に「貼幹海棠」としているが、耐寒性には触れていない。

③ 佛桑花（ブッソウゲ）‥

『花彙』は「照殿紅《セウデンコウ》　佛桑苍」とし、防寒対策としては「甚ハダ寒ヲ畏ル冬時密蔵シテ早ク霜雪ヲ避クベシ」と、最も耐寒性に弱いとある。ここでの「照殿紅」の名は『閩書南産志』によるとしている。

『記聞』は「佛桑」とし読みはない。蘭山が耐寒性、防寒に触れていないのは、当時、京都では努力して防寒しても越冬は困難であったと思われる。

『啓蒙』は「扶桑」とし「甚寒ヲ畏ル初冬ヨリ土窖《ムロノ》中ニ入初夏ニ至テ出ス」とあり、より簡潔な表現である。

④ 橘（ミカン類）‥

『花彙』はこの種の一つ「花柑《クハカン》　ブシユカン」があり、「南煖ノ地コレアリ」としているが、耐寒性や対策には触れていない。

『記聞』は「カウシ類ノ物名也」としている。柑橘類は常緑で、暖帯南部～亜熱帯原産と思われる。蘭山は当時、既にミカン類が暖地で生産されていることは述べているが、それらの越冬については触れていない。『花鏡』には多くの種類が取り扱われている。冬季の寒さによって地下部からの水の補給が少なく、常緑の地上部からの蒸散とのバランスが崩れ、また低温による直接の凍害がある。それを防ぐのに、地表部を土や落ち葉などで覆い、地下部を低温と乾燥から保護すること、また稲藁など（菰）を幹に巻いて防寒するのは有効であることを述べている。現代では、冬にソテツ（九州南端～琉球原産）の茎に藁巻きを施すのは、日本庭園の冬の景観の一つとなっている。

『啓蒙』は「柑」の項に「ミカン類ノ総名ナリ品類多シ皆暖地ノ産ニシテ寒国ニハ育シ難シ」の記載があるが、特に冬の手当などには触れていない。

⑤ 火石榴（ヒメザクロ）：

『花彙』は「火石榴《クハセキリウ》」とし、耐寒性や対策には触れていない。

『記聞』は「朝鮮サクロ」で「石榴（ザクロ）」の矮性種としている。植物的には耐寒性に問題はないであろう。『花鏡』によると、中国では鉢植えが流行したようである。地植えの物は根が深く入っていて、地表からの寒気が伝わり難いのだが、鉢植え品はそれに較べて土が少なく、かつ鉢の周囲全体から冷え込んでくるので寒さと乾燥の為に傷みやすい。そのことを述べているのかと思う。

『啓蒙』は「安石榴」の項に「火石榴」の記載があるが、耐寒性には触れていない。

⑥ 橄欖（カンラン）：

『花彙』は「翠顆《スイクハ》 橄欖《カンラン》」『行厨集』（出典）とし、「（京では？）四五年ヲ経テ適々寒ニ傷ラレテ未ダソノ花実ヲ見ルニ及ハズ惜ムニ堪タリ」とあるが、防寒策に触れていない。

『記聞』は「橄欖」とし読みはない。『花鏡』に耐寒性について述べていないのは、嶺南（中国南部）の産で原著者の住む地域では見なかったと思われる。蘭山が『花彙』でも触れているが、長崎の崇福寺にあったという。また、鹿児島県では出水、山川、種子島に大木があった、が何れも枯れた。種子島にある国立医薬品食品衛生研究所 種子島薬用植物栽培試験場では場長であった香月茂樹氏の努力で、かつて種子島にあったが、今は枯れた古木の実生苗が育ち実をつけている。先年、その種子から指宿の岡村隼人氏の処で苗を養成、長崎に持ち込み、滝川忠明氏の努力で二〇〇五年春に定植した。場所は蘭山も指摘する長崎の崇福寺竹林院の跡である。ここは山の中腹に位置し、日当たりがよく周囲は林に囲まれていて、冬は温暖と思われる。崇福寺の住職も全面協力、カンランは順調に生育し、定植後五年経った二〇一〇年は樹高五メートル以上、目通り径約七センチある。植えた三本の二本に果実が結実している（滝川氏によれば、昨年より開花・結実したという）。いわば、江戸時代の昔の場所への再現に成功したといえよう。『記聞』では「京師ニモ稀ニ小木来ル至テ寒ヲ畏ル霜前窖蔵シ保護ヲ謹ト雖トモ霜威ヲ畏レテ篤萎ス実生スレトモ枯易シ」とある。長崎には古くから中国人が料理の材料に漬け物を持ち込んでいたと思われる。磯野[20]によれば、宝暦九年（一七五九）漢種の種子が到来している。ちなみに、カンランを誤ってオリーブとする場合がある。

『啓蒙』の「橄欖」の項に「寒地ニテハ枯レ易シ」とのみある。

⑦　茘枝（レイシ）：

『花彙』には記載がない。

『記聞』は「茘枝」とし読みはない。『花鏡』に耐寒性については次項の龍眼と共に寒さに弱く、冬の寒さで傷むとしている。但し、窖《アナグラ》に入れなければ枯死するとは記されていない。伊豆熱川のバナナワニ園では戸外に大木がある。温泉の影響もあり、無霜と思われる。但し、結実は見られないという。花期が丁度梅雨で、雨の為に受粉が妨げられるのも一因であろう。

『啓蒙』の「茘枝」の項に「和産ナシ船来多シコレハ嶺南八閩ノ産ニシテ北地ニハナシ龍眼茘枝共ニ寒ヲ畏レドモ茘枝ハ殊ニ甚シ」とあるが、防寒対策には触れていない。

⑧　龍眼（リュウガン）：

『花彙』には記載がない。

『記聞』では「通名也」とし読みはない。『花鏡』の記述でも、茘枝よりもやや耐寒性が優れていると考えられる。現在では長崎の野母崎でも殆ど無霜に近い場所では生育し、結実する。但し、冬には多少傷む。万治二年（一六五九）薩摩藩が薩摩半島の南、山川の温暖地に山川薬園を設け、リュウガンを植えた。現在、そこには樹齢三〇〇年と称するリュウガンが県指定天然記念物として保護されている。対岸の大隅半島にある旧薩摩藩の薬園跡、国指定の史跡「佐多旧薬園」は「龍眼山」とも称し、リュウガン、レイシほかが保護、栽培されている。

『啓蒙』の「龍眼」の項に「龍眼モ南国ノ産ニシテ八閩広東ニ多シ北地ニハ育セズ」とあるのみで、防寒対策には触れていない。

⑨ 真珠蘭（チャラン）：

『花彙』は「金粟蘭《キンゾクラン》　チヤラン」とし、防寒対策としては「甚ハダ寒ヲ畏ル保護ヲ謹ザレバ萎槁《カル》シヤスシ」とあり、霜雪からの保護が必要と述べているのは正しい。この種類は当時、すでに日本で栽培されていた。「金粟蘭」は「致富奇書」の引用とある。

『記聞』では「チヤラン」としている。冬季の防寒については述べていない。現在の中国名は「金粟蘭（珠蘭）」『中国高等植物図鑑』[22]。ちなみにチャランはセンリョウ科でラン科植物ではない。

『啓蒙』にはこの名を見ない。

⑩ 茉莉（マツリカ）：

『花彙』は「暗麝《アンジヤ》　茉莉　モリンクハ」とし、防寒対策としては「尤モ寒ヲ畏ル冝（宜）シク霜後暖處ニ収蔵スヘシ」とある。

「暗麝」は『花鏡』に記される「東坡名曰暗麝」からの引用であろう。

『記聞』では「茉莉」とし読みはない。防寒対策は示していない。

『啓蒙』「茉莉」の項に「茉莉　モウリンクハ　薩州、モレン花、モリ花　三名ミナ唐音ノ転ナリ」と指摘し「霜雪ヲ畏ル秋後土窖ニ蔵メ護養スベシ」と防寒法を述べている。

⑪ 蒲萄（ブドウ）：

『花彙』には記載がない。

『記聞』の『和刻本』への見解は既に述べた。防寒対策は示していない。

『啓蒙』では「葡萄」の項には「葡萄ハ棚ヲ作リ栽ユ年久シキ者ハ実ヲ結ブ事多シ其穂長ク下垂ス」と栽培に触れるが防寒対策は示していない。

『花鏡』『和刻本』では、寒さによって枝が枯死するので、株から少し離れた所に大きな穴を掘り、蔓の枝を捲いて埋める。[9~13]もし埋めなかったら凍死する。幹が太い者は沢山の草で覆う。南方では不必要とある。これらは冬の寒さと乾燥の厳しい場所での越冬対策である。

⑫ 史君子（シクンシ）：

『花彙』は「留求子花《リウキウシクハ》　使君子」とし、防寒策は「性寒ヲ畏テ長大ナラズ」とのみ述べているのは、伝聞を想わせる。当時、越冬には相当な対策が必要であった筈。「留求子」は『南方草木状』[30]からの引用である。花の図は実物を写していないことは前述のとおり。

『記聞』では「通名漢種アリ和産トテハナシ」とし読みはない。越冬に関しての記述は、多少はニュアンスが違うが大同小異で「駿州ノ官園ニハ毎年実ヲ結ブヨシ京大阪ニテハ保護シテモ寒ヲ懼レテ兎角花実出難シ八幡ノ薬園ニモ大ナルモノアレドモ花実少ナシ」とあり、冬の保護の手法は述べていない。

『啓蒙』「使君子」の項に「享保年中清種ヲ伝テ駿州ノ官園ニ栽ラル今ハ花戸ニモ多シ然レドモ甚寒気ヲ畏ル故ニ冬月土窖《ムロ》中ニ入レ善養フテ本大ナルモノハ花ヲ開ク実ヲ結ベドモ熟シ難シ駿州尾州紀州等ノ暖地ニテハ年々多ク花実ヲナス」と詳しく述べているが、その情報には疑問がある。越冬については、冬の間土窖に入れなければならないと明記し、逆に京都に於ける記述は削除されている。これは、京都では結局枯死した結果を受けての削除であろう。『記聞』の後約二十年間にわたる観察や情報の入手によって変更されたことが解る。

⑬ 紫茉莉（オシロイバナ）：

『花彙』は「火炭母草《クハタンボサウ》　オシロヒバナ」とし、一般には一年草の扱いであるから防寒対策の記載はない。ただ「秋深テ苗スナハチ枯萎ス」とある。「火炭母草」について引用資料の記載はないが『本草綱目』の引用であろう。

『記聞』では「ヲシロイハナ・オシロイハナ」とある。「九州辺暖地ニテハ年ヲ経テモ根カレスト云ヘリ」とは正しい情報である。九州または南西諸島の無霜に近い海岸地帯では地下部は越冬する。なお、「実ノ大サ胡椒ノ如クニシテ微大黒色ニシテ皺アリ硬シ是ヲ割レハ内白粉アリ故ニオシロヒ花ト云」と和名の命名の経緯について述べている。

『啓蒙』にはこの名を見ない。

⑭　玉簇（不詳）：

『記聞』では「未詳」としている。現在中国で「珊瑚櫻」とされる物なら「フユサンゴ」。冬季、南向きの軒下に置く程度で越冬可能と思う。「玉簇」をこの種に当てることは疑問である。ブラジル原産とされるこの種類が当時中国に既にあったのか否かは疑問である。

『花彙』『啓蒙』共にこの名を見ない。

⑮　甌蘭（不詳）：

『記聞』では「ハクリノ訓非也」とし読みはない。『花鏡』(3)『和刻本』(4)では「一名報春先。多生南浙。陰地山谷間。」と記してあるが、いわゆる報春蘭ではないようである。建蘭よりは耐寒性に優れているとある。建蘭は亜熱帯の福建省の原産とされる故、それよりも北部にある暖帯南部原産の甌蘭がより耐寒性が強いことは納得できる。春蘭に近いものだが香りが良くて、蘭山はシュンランに当てるのは誤りとする。浙江省の南部に甌江が流れ、この地域を指すと考えたい。今日「中国春蘭」とされるものと思われる。

『花彙』『啓蒙』では共にこの名を見ない。

⑯　建蘭（スルガラン）：

『花彙』にこの名を見ない。

『記聞』では「建蘭（ケンラン）の名の由来、及び類似種」の記述があるが、耐寒性や防寒には 触れていない。

『啓蒙』にはこの名を見ない。
⑰　水仙　通名（スイセン）‥
『花彙』にこの名を見ない。

『記聞』では耐寒性や防寒には触れていない。

『啓蒙』耐寒性などについての記載はない。
⑱　長春花（キンセンカ）‥
『花彙』にこの名を見ない。

『記聞』では「キンセン花本綱隰草部金盞草也」と記すが、耐寒性や防寒には触れていない。

『啓蒙』には「金盞草　キンセンクハ」とあり、長春菊の名はあるが長春花の名は見ない。また耐寒性などについての記載はない。
⑲　青鸞花（ペチュニア）‥
『花彙』にこの名を見ない。

『記聞』では「不詳・不明」とあるのみである。

『啓蒙』にはこの名を見ない。
⑳　素馨花（ソケイ）‥
『花彙』にこの名を見ない。

『記聞』では読みはない。『秘伝花鏡記聞』には「和産ナシ本美人ノ名也」とのみ記し、理解に苦しむに対し『蘭山先生秘伝花鏡訳』では「和産ナシ素馨ハ美人ノ名ナリ此草此人ヲ葬リシ処ヨリ生ス故以名ク」とより解りやすく記してある。

『啓蒙』には「茉莉」の附録として「素馨」が記載され「和産ナシ琉球種薩州ニアリト云」とのみあり、防寒については言及がない。

㉑ 芭蕉（バナナ）：
『花彙』には記載がない。

『記聞』では「通名也」として読みはない。『花鏡』では葉が黄変した後、仮茎に藁を巻き保護するとある。従って、種子島でも生産できる「シマバナナ」系統、即ち耐寒性の強い食用バナナを指すと思われる。日本の西南部で普通な「バショウ」と理解するなら、防寒の必要はない。蘭山は「水蕉トハ尋常ノ芭蕉ヲ云ヘリ色白ク黄ヲ帯シテ蝋色ノ如シ故ニ水蕉ト云ヘリ」とこの場合の「芭蕉」は「バナナ」を意味し、通常の「バショウ」とは区別している、と解釈できる。

『啓蒙』の「甘蕉」の項に「元来和産ナク南方ノモノ故ニ寒ヲ畏ル」として「芭蕉」の名の使用を避けている。「甘蕉」はバナナを意味することが解る。

㉒ 美人蕉（ヒメバショウ）：
『花彙』では「紅蕉苍《コウシヤウクハ》 ヒジンシヤウ」「夏茂リ冬枯ル性最モ寒ヲ畏ル旧根《フルネ》ヨリ生ス：俗美人蕉ト名ツク」とあり、冬には地上部が枯死するが、春になると地下部から新芽が出ることを示唆している。（この部は島田充房筆と思われ、図は良くない）
『記聞』では「通名也」とあり「至テ寒ヲ恐ル、モノニシテ枯易シ」とのみで、具体的な越冬策には触れていない。現在、鹿児島県の南部海岸地帯では露地で越冬し、開花に至る。
『啓蒙』の「甘蕉」の項の終わりに「紅蕉和名モ美人蕉ト云一名ヒメバセウ琉球ヨリ来ル――秋ノ末ヨリ土窖ニ入ザレバ枯レ易シ」と防寒策を述べている。

次に『花鏡』に書かれた「防寒や越冬の対策」の部分をまとめてみよう。防寒処置を記している部分があり、種類それぞれの耐寒性を確かめた上、丁寧に解説している。それは次のように整理できる。現在の知識と比べるとやや難があると思われる部分もあるが、概ね合理的である。

①暖かい所に置いて霜や雪を避ける　キョウチクトウ　カラボケ？　スイセン

②暖かい所に植え、又、穴を掘り枝や地下茎を埋める　キンセンカ　ペチュニア

③根際に土寄せ、土盛りをし、又は藁で幹を包む　ブドウ　ヒメバショウ

④部屋の中や軒下に置き凍るを防ぐ　ミカン（柑橘）類　ソケイ　バナナ

⑤暖かい所に入れる　ヒメザクロ

⑥窖（アナグラ）に収め防寒する　歐蘭

⑦寒さに逢わぬように気密な蔵に入れる　チャラン　マツリカ　建蘭（スルガラン）　ブッソウゲ

蘭山が天明二年（一七八二）弟子に講述した際は今までの知識・思考のまとめができる機会でもあったであろう。若い頃にも関わった『花鏡』を再度検討する事によって、耐寒性の弱い種類の扱いに関する表現の方法について教訓を得たと思う。京都という冬にかなり低温となる地に住み、九州などの暖帯南部や無霜地帯については殆ど経験のない蘭山である。その防寒策には、伝聞が多く、自信を持って具体的に述べたのはほとんど「夾竹桃」と「橄欖」に限られることになった。

蘭山の『花鏡』講述のまとめとして

蘭山は試行錯誤をくり返した後、より注意深くなった。自ら実物に接し、体験して知っていることと、努力して集め得た各種の植物の文献情報や知識・伝聞をできるだけ正確に弟子に伝えるべく努力した。また、多くの情報を整理・洞察し、批判を加えながら取捨選択し、たゆまず日々追求する態度、努力する前向きの姿勢を次の世代に伝えた、と強く感じた。それが多くの優れた弟子を育てたことに繋がったと思うのである。

今まで述べた一連の『記聞』、即ち『秘伝花鏡会識』『秘伝花鏡記聞』『蘭山先生秘伝花鏡訳』『秘伝花鏡蘭山記聞 全』『秘伝花鏡記聞 全』など、弟子達が記録したと思われるものはその題名から、中国の『花鏡』を翻訳し解説した記録と考えるのは誤りである。『花鏡』の漢文体をやさしく翻訳・解説したものではない。

『記聞』は『花鏡』に記した植物配列、即ち「巻之三 花木類考」「巻之四 藤蔓類考」「巻之五 花草類考」の順に従って種類をとりあげている。従って記載の順として、一応は樹木・花木、ツル植物、花草類、というようなグループ分けはあるが、便宜上そのように並べただけである。例えば、承知の上でツル植物でないヤマブキやユキヤナギ、チシャ、ヒオウギなど多くをツル植物の項の順で取り扱い「ツル植物でない」と断っている。蘭山はそれぞれの種類について『花鏡』の内容を検討し、批判し、意見を講述し、それらの植物に関連する資料を紹介している。例えば、『花鏡』の萎茢（アマドコロ）の項に「葉狭而長。表白裏青（葉の表が白、裏が青）」とあるのは『本草綱目』に書かれた誤りをそのまま受けて書いたもので「表青裏（裡）白」と正しく直すべしと述べる。

このような事実に反する記載があることを示し、事実・実物に目を向けずに文献やその孫引きに頼る危険性を指摘している。また、弟子の質問に対しての即答と考えられる所では、当該する植物項目とは関係のない事項にも対応している記述が随所に見られる。突然の質問への蘭山の回答をそのまま記録したと思われ、講述の現場に触れるようで微笑ましく興味深い。

以上の経緯もあって、この講述は個々の植物によって、論述に濃淡があり、解りきったと思われる植物では省略するなど、全体としてはまとまったものとはいえない。

蘭山の『秘伝花鏡』の講述の際に弟子（弟子達）によって筆記された『記聞』は印行されなかった。その理由を考えると、『秘伝花鏡会識』(9)の文末に「右　平安蘭山小野先生所口授秘而不許他見　尾胤筆記」とあり、当事者のみの知識としてその内容は秘密のベールに包まれていたと思われること。『記聞』の内容には様々な情報が籠められているけれども、まだ整理されたものではなかったこと。それらが一連の『記聞』が刊行されなかった理由と思われる。しかし、これら『記聞』の情報は約二十年後に完成した『啓蒙』に引き継がれ、また『啓蒙』の項目に含まれなかった事項は、その後山本亡羊や水谷豊文などの弟子達に引き継がれ、生かされることになったといえる。

蘭山は長く生きて、多年にわたる研究の集大成である『啓蒙』の出版物を眼前にできたことは満足だったに違いない。

最後に、資料の提供や多大な協力・助言を戴いた東京大学大学院理学系研究科附属植物園の邑田　仁園長、摂南大学薬学部附属薬用植物園・邑田裕子氏には格別のお世話になりました。また、遠藤正治、香月茂樹、岡村隼人、滝川忠明、桜田通雄の各氏に厚くお礼を申し上げます。なお貴重な資料を閲覧させて戴いた武田科学振興財団 杏雨書屋、賀來睦三郎氏に謝意を表します。

資料（本文の掲載順）

（1）磯野直秀『日本博物誌年表』（二〇〇二）平凡社

（2）白井光太郎「東洋博物学ノ泰斗小野蘭山先生ノ百年記念遺物展覧会ニ就テ」植物学雑誌第二三巻第二六四号　明治四十二年一月二十日（一九〇九）

（3）清 陳淏子撰『花鏡』康熙二十七年（一六八八）杏雨書屋蔵

（4）平賀源内校正『重刻 秘伝花鏡』安永二年（一七七三）皇都書林　東都書林

（5）平賀源内校正『秘伝花鏡』文政十二年補刻（一八二九）皇都書林　合梓　東京大学大学院理学系研究科附属植物園蔵

（6）小野蘭山・島田充房（奥山春季解説）『花彙・上下』（昭和五十二年（一九七七）八坂書房
原著：明和二年（一七六五）（写真は版本東京大学大学院理学系研究科附属植物園蔵による）

（7）遠藤正治『本草学と洋学―小野蘭山学統の研究―』平成十五年（二〇〇三）思文閣

（8）飯沼慾齊著『草木図説 木部』稿本（写本）東京大学大学院理学系研究科附属植物園蔵

（9）小野職博（蘭山）述・寺尾隆純記『秘伝花鏡会識』天明六年（一七八六）杏雨書屋蔵

（10）小野職博（蘭山）述・寺尾顕融記『秘伝花鏡記聞』天明二年（一七八二）国会図書館蔵

（11）小野蘭山（著）『蘭山先生秘伝花鏡訳』二巻（文化四年頃の写本?）国会図書館蔵

（12）小野蘭山（著）『秘伝花鏡蘭山記聞 全』東京大学大学院理学系研究科附属植物園蔵

（13）小野蘭山（著）『秘伝花鏡記聞 全』東京大学総合図書館蔵（旧田中芳男蔵書）

（14）杉本つとむ編著『小野蘭山 本草綱目啓蒙―本文・研究・索引―』昭和四十九年（一九七四）
原著：享和三年（一八〇三）～文化三年（一八〇六）早稲田大学出版部

（15）小野蘭山鑑定『本草綱目和名鍼線《ワミョウシンセン》』写本　年代不詳　杏雨書屋蔵

（16）百百俊道誌『蘭山先生十品考』寛政十年（一七九八）大阪府立図書館蔵

（17）山本世孺（亡羊）述『秘伝花鏡記聞』文政七～八年（一八二四～五）杏雨書屋蔵

(18) 水谷豊文著・名古屋市蓬左文庫編『物品識名(文化六年(一八〇九))』昭和五十七年(一九八二)名古屋叢書 第一九巻 名古屋市教育委員会
(19) 小野職孝(蕙畝)著『秘伝花鏡彙解』(四巻)天保十年(一八三九) 杏雨書屋蔵
(20) 杉本行夫訳註『支那園芸 秘伝花鏡』昭和十九年(一九四四)
(21) 塚本洋太郎「秘伝花鏡小考」山田慶兒編『東アジアの本草と博物学の世界 上』二三三〜二七二頁(一九九五)思文閣出版
(22) 中国科学院北京植物研究所主編『中国高等植物図鑑』(一九七二〜一九八三)及び『中国植物志』中国科学院中国植物志編輯委員会 科学出版社
(23) 賀来飛霞『東遊備忘録 第十一号』(稿本)明治十二〜十三年(一八七九〜八〇)大分県歴史博物館蔵
(24) 上原敬二『樹木大図説』昭和三十六年(一九六一)有明書房
(25) 石井勇義編『園芸大辞典 第五巻』昭和三十年(一九五五)誠文堂新光社
(26) 大阪市立大学理学部附属植物園『大阪市立大学理学部附属植物園植物目録』(一九六〇)
(27) 陳淏子輯・伊欽恒校注『花鏡』(修正版)農業出版社(一九八〇)
(28) 磯野直秀『明治前園芸植物渡来年表』(二〇〇七)慶應義塾大学日吉紀要・自然科学
(29) 白井光太郎『植物渡来考』昭和四年(一九二九)岡書院
(30) 中国科学院昆明植物研究所編『南方草木状考補』(一九九一)一二四〜一二六頁 云南民俗出版社

蘭山の視点

—『本草綱目啓蒙』の植物解説について—

邑田　仁
邑田裕子

近年、地球上の生物環境の悪化に伴い、生物多様性がますます注目されるようになってきた。日本産植物についての多様性の研究とその成果は、今や世界のトップレベルに達していることは間違いない。しかも、明治初年には科学的な論文は皆無だったのだから、西洋における分類学の歴史の半分ほどの時間で、著しい成果をあげてきたことになる。その原動力は、西洋文化が入って来る前に行なわれた、日本独自の情報の積み重ねであったとも言われる。我々が現在でも親しんでいる、いわゆる『牧野日本植物図鑑』の歴史を振り返る時、最近の改訂版の洗練された記述よりも、かえって初版（牧野 一九四〇）の記述に興味深い点を見いだすとともに、その記述が飯沼慾斎の『草木図説』を経て小野蘭山の『本草綱目啓蒙』（以下『啓蒙』と略す。）に遡ることに驚くことがしばしばある。もちろん蘭山より以前にも日本独自の情報の積み重ねはあったが、蘭山は、当時としては高いレベルにあった中国の李時珍の『本草綱目』に学ぶとともに、それを好敵手として、自分の発見能力を試し、『本草綱目』を我が国なりに改訂することに喜びを感じていたのではないかと思われる。その結果、見方によってはとりとめも無いが、活きた情報にあふれた『啓蒙』が完成したのであろう。『啓蒙』については先人達がいろいろな方面から論じているが（杉本 一九七四、佐藤 一九八六・一九八七・一九八九、木村 一九九一・一九九五、高橋 一九九五、遠藤 二〇〇三）、本稿では、主に『啓蒙』の植物記述に例をとり、蘭山の意欲的な視点のいくつかについて触れてみたい。

『啓蒙』を読むにあたっては、『本草綱目』が本草書、つまり薬物書であることと、『啓蒙』がその講義録の形をとっていることを理解しておくことが必要であると思われる。まず、『本草綱目』は薬物書であるので、各項目は薬の名前となっている（ところが、黄連、芍薬、牡丹などのように薬物名と植物名が一見同じである場合には、植物名であると誤解されやすいし、事実蘭山は直接植物の説明をしていることも多い）。したがって、ひとつの項目の下に複数の基原植物（現在では、ある生薬の原料となる植物を基原植物と呼んでいる）が一緒に含められているのは自然なことである。たとえば、近代的な生薬学においても「黄連」は「オウレン（植物種名）およびその他同属植物」というように規定されることが多かったし、現在はもう少し範囲を狭くとり、数種に限定する考え方が多くなっているものの、最新の第十五改正日本薬局方でも「オウレン *Coptis japonica* Makino, *Coptis chinensis* Franchet, *Coptis deltoidea* C.Y. Cheng et Hsiao 又は *Coptis teeta* Wallich（Ranunculaceae）の根をほとんど除いた根茎である」と規定されている。木村陽二郎（一九九五）は『啓蒙』の項目について「むしろ属を示している」としているが、そのような分類学的な意味でとらえるべき問題ではないと考えられる。

『啓蒙』の項目が『本草綱目』の配列順に並んでいることについて、生物学としては不自然な分類を受け入れたにすぎない、というような意味のいろいろな批判があるが、講義録という形式からしては当然のことであったと見られる。『啓蒙』では簡略になっている薬の内容や使い方については、『本草綱目』を参照することが前提となっていただろうし、他の人の講義や書物の内容について、『啓蒙』でより詳しく調べたりするためにも、同じ順番に記載することは大変重要なことであったろう。生物の分類体系も索引もない時代において、本草の書として最も普及していた『本草綱目』の配列そのものが学問のスタンダードであり、その順番を覚えることが薬を覚える一つであったかもしれない。従って、この配列を『啓蒙』に用いることは、必要な項目を発見しやすくするために、また、他の書物とのクロスリファレンスとしても重要なことであったと考えられる。

「虎掌、天南星」（巻一三草之六）について

テンナンショウ属 *Arisaema* は、現在では、中国に約八〇種、日本に約五〇種があると考えられるようになっている。両国間で厳密に同一種と考えられるものは、コウライテンナンショウ、ムサシアブミ、マイヅルテンナンショウの三種にすぎない。しかし、どちらの国でも十九世紀にはまだ、このような多様性についての認識はなかったので、日本国内に『本草綱目』の種があるものと仮定して、その名前を当てはめたと考えられる。

蘭山以前にテンナンショウ属についてそれなりに記述しているのは貝原益軒の『大和本草』（貝原 一七〇九）である。「天南星」について「本草ニモ二種アリトシルセリ」として、『本草綱目』の認識と対応させようとしていることが感じられるが、そのうちの一種には福岡県出身の益軒がよく知っているムサシアブミを当てはめ、それ以外のテンナンショウ類があいまいに他の一種とされているようである。

蘭山自身が関与した著作物として、『啓蒙』に先立つ『花彙』（小野・島田 一七六五）には「虎掌、天南星」の名は使われておらず、「蛇頭草」として出て来る。その図は実物に忠実であり、京都周辺の竹やぶなどに多い関西型のオオマムシグサを写生したものかと思われる。「蛇頭草」の名は『本草綱目』にある「五月開花似蛇頭」という記述から由来しているのかもしれない。このほか、『本草綱目』に名が出て来る「由跋」と「斑杖」という二種が登場する。

『花彙』の記述は基本的に『本草綱目』の集解にある「（蘇）頌曰」の記述を要約したものである。そこでは、「蛇頭草」の葉の分裂様式について「独茎上有葉如爪、五六出分布」を「五六葉分布シテ爪ノ如シ」と訳している。「如爪」は「虎掌」の名からの連想もあると思われるが、これを「鳥足状葉」と解釈しているようで、付図は「鳥足状葉」をもつ植物である。「由跋」はムサシアブミとされているが、『本草綱目』からはその根拠となる記述が読み取れず、むしろ『大和本草』の解釈に従っているように思われる。「斑杖」は「蛇頭草」の偽茎に紫斑があるものとされているが、こちらも『本草綱目』の記述からそのような根拠は読み取れない。それにもかかわらず、このように「蛇頭草」と「斑杖」が区別さ

れたことが、その後の日本産テンナンショウ属の分類に長く尾を引くことになるのである。

『啓蒙』の記述は『花彙』に比べてはるかに詳しく具体的になっている。ここでは「虎掌」と「天南星」が分離され、『花彙』の「蛇頭草」に相当する「天南星」が子イモを作らないのに対して、「虎掌」は子イモを多数作るとしてウラシマソウに当てられている。「天南星」については、オリジナルな記述として、大小二葉があること、仏炎苞に縦筋があること、花序付属体の形状など、西洋の分類学で捉えられる記載事項がたいてい記述されている。「斑杖」については、ただ偽茎に紫斑があることだけが違うとされている。なお、「由跋」はムサシアブミではなく、「天南星」の幼株という解釈に変っている。

この後に編纂された飯沼慾斎の『草木図説』でも「天南星」の記載は基本的に『啓蒙』の記載の写しであった。ただし慾斎はそれに加えて、小葉が鳥足状に並ぶこと、テンナンショウ類が雄雌異株であることを記述している。そして、「天南星」と「斑杖」の区別点として、偽茎の斑とともに、小葉の鋸歯の有無が異なっている点を上げている。慾斎の時代にはリンネの分類体系が渡来し、性表現に敏感になったことが考えられる。鋸歯に注目したのは、慾斎のオリジナルであろう。しかし、**Thunberg**（1794）により記載された ***Arum serratum***（現在のカントウマムシグサに相当し serratum は鋸歯があるという意味）のことが、一八二三年に来日したシーボルトにより『Flora Japonica』（Thunberg 1784）とともに紹介された可能性がないとはいえない（『草木図説』稿本ではリンネが記載した ***Arum dracunculus*** と ***Arum dracontium*** しか言及していない）。

その後、牧野富太郎（Makino 1901 など）、中井猛之進（Nakai 1937 など）を経て現在に至るまで、名前こそ変るものの、「天南星（蛇頭草）」と「斑杖」から出発したテンナンショウとマムシグサという類似した対立種についての議論は続いている（邑田・大橋二〇〇九）。

「蘹香」（巻二二菜之二）について

表題の「蘹香」に続いて「クレノヲモ、　ウイキヤウ　〔一名〕草蘹香　時楽　加音草」内容は「春宿根ヨリ苗ヲ生ズ。又旧茎ヨリモ出。葉互生ス。形至テ細ク茵蔯蒿ノ葉ニ似テ、長ク糸ノ如シ。故ニ時珍、糸葉ト云。茎ト共ニ白色ヲ帯テ香気アリ。苗高サ六七尺、茎円ニシテ粗シ。一根叢生ス。夏ニ入テ枝上ゴトニ花ヲ開ク。数百聚リテ傘ノ如シ。花ハ砕小五弁黄色。南柴胡ノ花ニ似タリ。後実ヲ結ブ。亦相似テ、長サ二分許、細稜アリ。熟シテ苗枯。茎ノ本ハ枯ズ。年ヲ積テ愈繁茂ス。其子薬用ニ入。地ニ下シテ生ジ易シ。」と植物の説明が始まり、葉の出方、葉の形状、葉と茎の色と香、茎の特徴、花と果実の形態、地上部の上部は果実が熟すと枯れるが株の下部は枯れずに残ること、多年に渡って繁茂すること、子（果実）を薬用にすること、「地に下して生じ易し」と発芽がよいことを書いている。ここまではセリ科のウイキョウ *Foeniculum vulgare* という植物の記述と見られる。

続けて「一種大茴香アリ。一名、舶茴香　八角茴香　角茴香　蛮産ニシテ和産ナシ。」更に大茴香の果実の説明を続け、「甚莽草《シキミ》実ニ似タリ。故ニ今多クコレヲ以テ偽リ売ル。宜ク撰ブベシ。莽草実ハ形同ケレドモ臭気アリテ毒多シ。蛮書ニ八角茴香ノ彩画アリ。草本ニシテ葉モ莽草葉ト異ナリ。」と述べている。これはシキミ科シキミ属のトウシキミの果実（料理に使う八角）について記述し、同属で日本産のシキミと比べたものと見られる。シキミの項目（一三巻草之六）にも同様にシキミが有毒であることが強調されており、蘭山が実用について特に注意を払っていたことが窺える。「蛮書ニ八角茴香ノ彩画アリ。草本ニシテ葉モ莽草葉ト異ナリ。」という記述については、真の八角茴香（トウシキミ *Illicium verum* シキミ科）は草本ではないし、その葉はシキミの葉とも似ているので、少し合点がいかないが、岩崎灌園の『本草図譜』にある「八角茴香」の図（北村他　一九八八による）がワインマン著『Phytanthoza-Iconographia』（Weinmann 1736-1748）の Anisum stellatum（スターアニス。これは生薬名であり植物名ではない）の図の写しとみられることを考慮すると、多分蘭山のいう「蛮書」はワインマンのことであり（蘭山が旧蔵したというワインマンの模写図が現存する　松田　二〇一〇）、この記述はワインマンのスターアニスの図（図1）に基づくものではないかと思われる。アニス *Pimpinella anisum* はエジプトやギリシャなどが原産の植物で、アネトールを主成分とする精油を含み、紀元前からよく用いられた。ワインマンはそれについてよく知っていたはずで、この花をつけた枝を Anisum anis（アニス、これも生薬名）として図示している。それと同じページに、アニスの植物体に八角（トウシキミの果実）を付けたようなおかしな図があり、スターアニスとされている。後者はヨーロッパに果実だけが導入されていたと推定され、ワインマンは茎や葉を見たことがなかったので、このような空想上の合成による図が出来上がったのであろう。蘭山も果実しか見たことがなかったので、ワインマンの図を頼りにする以外になかったのであろう。岩崎灌園は『本草図譜』で、「八角茴香」にスターアニスの図を写し、果実の中に種子のように見えるものを描き加えている。そして、それに続く「蒔蘿」のほうにアニスの図を写している。

『啓蒙』ではさらに続けて「舶茴香ト蘹香トハ形状大小同ジカラザレドモ、効能同ジ。故ニ此条ニ混ジ入。大小茴香ノ分別三（等）アリ。蘹香ヲ小茴香トシ、舶茴香ヲ大茴香トスルコト附方中ニ見エタリ。又次ノ条蒔蘿ヲ小茴香ト云フニ対スレバ此条ヲ大茴香トス。又時珍ノ説ニ、寧夏ヨリ出者ヲ大茴香トシ、他処小者ヲ小茴香ト云。是本条ニ大小ノ分チアルヲ云フ。然レドモ角茴香ヲ大茴香トスルコト普通ナリ。」書いている。ここでは小茴香と大茴香についての三通りの考え方を示すとともに、本質的に植物の異なるウイキョウと、トウシキミ（舶茴香、八角茴香、角茴香）をあてる大

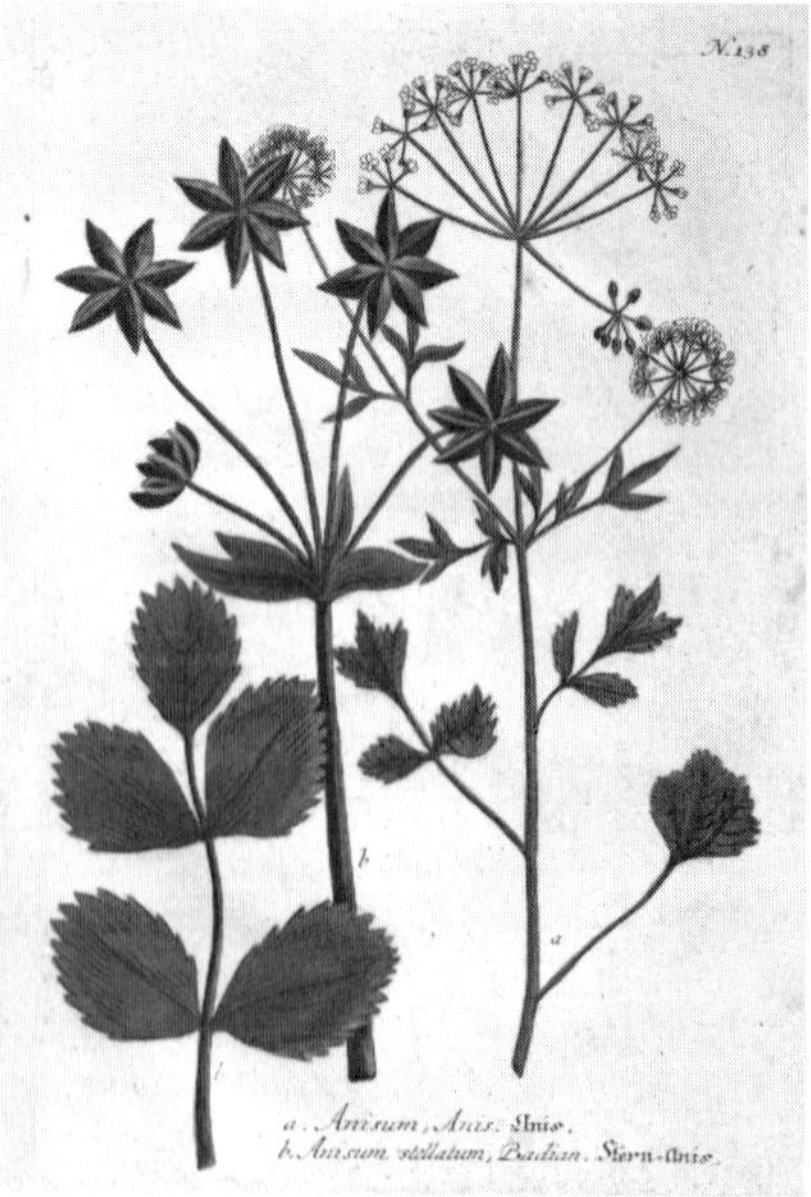

図1：ワインマン著『Phytanthoza-Iconographia』の Anisum stellatum（左）

茴香について比較して述べている。「船茴香ト蘹香トハ形状大小同ジカラザレドモ、効能同ジ。故ニ此条ニ混ジ入」という説明は、現在でも（生薬の「茴香」という時はウイキョウのみを指すが）「ウイキョウ油」というアネトールを主成分とする精油の基原植物としてウイキョウとトウシキミ（ダイウイキョウ）の両方を指すことと一致しており、蘭山の説明は大変興味深く読むことができる。

「蒔蘿」（巻二三菜之一）**について**

表題に続けて、「詳ナラズ。〔一名〕時美中　蒔蘆　イノンドサウヲ蒔蘿ニ充ル説ハ穏ナラズ。」として、続けてウイキョウと比較しつつイノンドの形態や性質、薬効などを説明し「漢名詳ナラズ」としている。『秘伝花鏡』の「小茴香」について平賀源内はイノンドとしている（平賀 一七七三）。しかし『秘伝花鏡記聞』において蘭山はそれをウイキョウとし、イノンドの訓は非ナリとしている。『秘伝花鏡』の植物は少なくともイノンドではなくヒメウイキョウに近いものと思われる（邑田他 二〇一〇）。しかし現在はほぼ蒔蘿（小茴香）はイノンドと思われている。ウイキョウとイノンド（別名ディル）*Anethum graveolens* は非常に似た植物である。しかし『啓蒙』では、ウイキョウが多年草で大きくなるのに対し、イノンドは秋に発芽して冬を越して開花、結実して、夏にはすべて枯れる越年草であることが的確に書かれており、実際に栽培した情報に基づいたものと見られる。

「蘹香」の項で述べている、ウイキョウとイノンドについての大茴香、小茴香という呼び方は現在でもたまに見受けられる。しかし、寧夏より出る物を大茴香、他処の小さい物を小茴香というという話は現在は聞かない。

「胡椒」（巻二八果之四）**について**

胡椒はコショウとして現在では香辛料として有名であるが、元は正倉院薬物（柴田 二〇〇〇）にも出てくる薬物で、インド原産で古くから洋の東西を問わず記録、使用されてきているものである。『啓蒙』では表題に続いて「通名　エノミゴシヤウ　〔一名〕……」と書いた後「和産ナシ。紅毛ヨリ舶来ス」と書き、続いて、唐山（中国）にも南方の諸国から来ると『広東新語』からの引用を書き、実が円く梧桐子（アオギリの種子）よりも小さく、色が黒く皺がある。生の果実は青く蒸し乾かすと黒くなると製法を書き、『朱氏雑記』からの引用とする。これらのことから現在でいう黒胡椒を指していると考えられる。我国に来るものは蒸してあるので、種を播いても発芽しない。内に白仁があって、味が辛く香りがある。これは蔓草の果実で、木類ではないという点は『本草綱目』に詳しいと書き、紅毛の図を見ると土蔓藤《フウトウカヅラ》の葉によく似ていると続けている。梧桐子は丸薬の大きさの基準として使われていた。

ここで話は「今花戸ニテ、コシヤウノ木ト云アリ。小木ニシテ葉ハ瑞香《ヂンテウゲ》葉ニ異ナラズ。春枝梢ニ四弁ノ白花ヲヒラク。形亦瑞香花ニオナジ。後円実ヲムスブ。初青ク、熟シテ赤シ。味辛ケレドモ胡椒ノ味ト同ジカラズシテ毒アル。曝乾スレバ皮ニ皺アリテ胡椒ニ似タリ。故ニ誤テ胡椒ノ木ト云。コレ白瑞香ナリ。」と現在のジンチョウゲ科コショウノキの説明を詳しくし、果実の味は辛いがその味は違い、毒があるので、間違ってはいけないと注意している。続けて、同じジンチョウゲ科に甲州でオニシバリと呼ばれるものがあり、これも花戸（植木屋）では胡椒ノ木と誤って呼ぶという説明の後に、植物の記述を続け、黄花で円い実をむすび、夏に熟して赤くなる。故に越後でナツボウズと呼ぶと説明し、胡椒の類ではないと断っている。次いで、花戸がフウトウカヅ（ズ）ラを誤って胡椒と云うがこれは蒟醤《キンマ》の一種で、下品、その仁には辛味がなく、香りはヒハツに似て、決して胡椒ではないとしている。

次いでまた本来の胡椒の話に戻り、「舶来ニ色白キ胡椒アリ。皮ヲ去タルモノノ如クミユレドモ別ニ一種ナリ。通雅ニ玉椒トイヒ、朱氏雑記白椒トイフ。蛮語ウイツテペープル。ウイツテハ白色ナリ。ツネノ胡椒ヲ、スワルトペープルト云。スワルトハ黒色ナリ。」として白胡椒が出てくる。黒い方を「ツネノ胡椒」と言っており、当時は黒胡椒が普通だったのだろう。ここでは白胡椒について黒胡椒の皮を剥いたもののように見えるが別の一種であるとしている。それはある意味では正しく、ある意味では間違っている。白胡椒と黒胡椒は果実の熟したものと未熟との違いに加えて製法が異なり、白胡椒は皮を剝いてあるので、同一物とは言えないが、植物として別の一種と考える事は間違いである。しかし黒胡椒の皮をむいたというものではなく、熟した果実を収穫するか水につけた後乾燥し、皮を剝くので、製法から考えれば別の一種とも言えるであろう。またオランダ語による名称も紹介し、白と黒を説明している。

最後には寒中に墨をする時に胡椒水で墨をすると凍らないと紹介している。

コショウノキ、オニシバリ、フウトウカズラなどの説明が加えられているが、それはコショウノキという植物が花戸にあって、コショウと間違えたりすると大変であると言うことで、そのことを詳しく説明しているし、フウトウカズラは同じコショウ属で植物が似ているが、別物であるとしている。胡椒はやはり貴重で高価であったので、偽物を使う事も起きていたのではないだろうか。コショウノキやオニシバリは毒があり、フウトウカズラは辛味がなく香りがよくないと注意している。

「木蘭」「辛夷」（巻三〇木之二）について

「木蘭」は表題に続いて「モクレンゲ　シモクレン」と和名があり、〔一名〕が続く。この植物は中国原産で、「庭院ニ多ク栽、叢生ス。木高サ八九尺、葉大ニシテ柿葉ノ如ク、末広シ。長サ七八寸、光沢アリ。」と続き、葉が大きいことを除けば、花の状態など現在のモクレンの特徴が妥当な記述で述べられている。最後に〔釈名〕として混乱しやすい名前について解説が書かれている。

「辛夷」は「ヤマアララギ和名鈔　コブシハジカミ同上　コブシ　コボウシ越前　コボシ丹波〔一名〕猪心花秘伝花鏡　望春同上　報春花寧波府志」とあり、更に別名が七個ほど続き、ここでは中国のことではなく、日本のコブシについて「コブシハ山中ニ自生アリ。其木高大、枝条繁密、枝梢ゴトニ夏ヨリ蕾生ズ。形筆頭ノ如シ。秋冬ヲ経、葉巳ニ落テ後漸ク大ナリ。白色微褐ノ毛アリ。小桃ノ如シ。故ニ釈名ニ木筆ノ名アリ。二三月ニ至テ未ダ葉アラズシテ先花ヲ開ク。木蘭花ニ似テ、小ク、六弁白色ニシテ紅条アリ。一種浅紅色ナル者アリ。ムラサキコブシト云。」となっている。

その後に玉蘭、日本でいう白木蓮ハクモクレンが書かれている。

次いで、「一名オホコボシ丹波、イトマキザクラ南部。即、辛夷ノ一種ナリ。樹ノ高サ二三丈、仲春花ヲ開ク。大サ木蘭花ノ如シ。形モ相似テ、コブシヨリ大ナリ。香気多シ。色白シテ微緑ヲ帯。花謝シテ後新葉ヲ生ズ。辛夷品類皆然リ」とある。北村四郎は飯沼慾斎『草木図説・木部』(北村 一九七七)、岩崎灌園『本草図譜』(北村他 一九九〇)の解説で『啓蒙』のこの部分を前のハクモクレンの記載の続きと解釈している。また水谷豊文は『水谷豊文先生著本草綱目記聞三(一八三二年頃)』(以下『水谷本草』と略す)(水谷 二〇〇七)でハクモクレンの図を描いて「ハクモクレン　オホコボシ丹波　イトマキザクラ南部　タウチザクラ津軽　玉蘭」とし、葉の説明をして、その後はほぼ蘭山の『啓蒙』の「樹高二三丈」以下をそのまま続けている。しかし、『啓蒙』のこの部分は、タムシバについて述べていると考えられる。木の高さが二三丈で、花の大きさがコブシより大きく、香気が強く、花が終わってから葉が開くなどの特徴はまさにタムシバを指している。

しかし、蘭山の時代はタムシバの名はまだ文献に現れていないようで、水谷豊文の一八一〇年の『木曽採薬記』になってタムシバが出ており(古事類苑)、水谷豊文『物品識名拾遺』(水谷 一八二五)には「タムシバ、コブシ木曽」と出ている(「コブシ辛夷」は『物品識名』(水谷 一八〇九)に既に出ている)。前述の『水谷本草』の雑木の処にタムシバの葉と花の図と説明がある。一枚の図は葉のついた枝の印葉図、次の図は開き初めと開花した花と「タムシバ濃州洞戸　タノシバ　クブシ木曽田立　コブシ木曽野尻　濃州神渕　南洞　尾州　ハカンザウ　ギフ　葉味甘　故名　木曽ニテ此花ノ開ヲ見テ苗代ヲ下スト云」の説明、もう一枚の図にはつぼみと開きかけの花と「有馬ニアリ」の文字が書いてある。水谷豊文はタムシバを認識していたにもかかわらず、前述のハクモクレンのところでなぜ続きにタムシバのことを書いているのかは疑問であるが、『啓蒙』に引きずられたのかもしれない。伊藤圭介の『日本産物志美濃 下』（伊藤 一八七六）にはタムシバの名前があり、その説明は『水谷本草』の説明に更に付け加えた物で、図は『水谷本草』の三枚の図を合成したものである。飯沼慾斎『草木図説・木部』ではタムシバについてはふれていない。

蘭山は、タムシバという名前こそ示さなかったがその存在を知っていて、詳しく記載していたのである。現在でも岐阜県や長野県などで、タムシバを探すときに地元の人にタムシバはどこにあるかと聞いてもあまり良い答えは得られないが、山の上の方にある高さの低いコブシはありますかと聞くと教えてくれる。またイトマキザクラ、タウチザクラは現在でもタムシバの別名として各地で農作業との関係が言われている。

『啓蒙』では最後にシデコブシについて記載している。「一種シデコブシアリ。一名、ヒメコブシ、木ノ高サ二三尺或ハ丈許ニ至ル。」ととても小さいものがあることを示している。それに続けて、花の形態が詳しく記載され、名前の由来、白花、紫紅花のものがあると記しているが、産地に関しては記していない。

日本において辛夷は、『本草和名』（九一八）でヤマアララギ、『大和本草』でコブシとされ、『啓蒙』もそれに従っている。蘭山は『秘伝花鏡記聞』（小野 一七八二）においては辛夷にシデコブシをあてている。水谷豊文は『水谷本草』で「シデコブシ　ヒメコブシ　清明前後花ヲ開ク　細弁曲リ乱故シデコブシト呼ブ　木高四五尺或丈余ニ至ル」その後に果実の詳しい説明をしているが、産地については書いていない。飯沼慾斎『草木図説・木部』ではコブシ、ヤマモクレン辛夷とし、シデコブシは「亦往々山中ニ自生ス」としている。蘭山の弟子であった賀来有軒を父とし、山本亡羊を師とする賀来飛霞が、伊藤圭介と明治に入って著した『小石川植物園草木図説』（伊藤 一八八一）第一巻にシデコブシの記載が詳しく「信州、濃州等山中ニ自生多シ、庭際ニモ亦移シ栽ユ、落葉灌木ニシテ、高サ七八尺或丈餘ニ至ル、此株ノ傍ニ科條（ヒコバエ）多シ」に続いて植物の記載を余す事なく書き、加藤竹斎による植物図は雄蕊、雌蕊の拡大図も付いている。自生地が美濃、三河、南信濃に限定されるシデコブシを蘭山は栽培によって詳しく観察していたと考えられ、記述にあるシデコブシの大きさはとても小さい。自生地では『小石川植物園草木図説』に書いている大きさであるが、時には高木になるものもある。

『牧野日本植物図鑑』（牧野 一九四〇）ではシデコブシについて「元来中国原産の植物で、昔、日本に伝えられたものだが、本州中部に野生しているところがある」と記している。牧野はその後『牧野植物混混録』（牧野 一九四七）で、この説が大間違いだったことを認め、図鑑も訂正せねばならないと書いているが、実際は二度の大改訂においても訂正されることがなく、『新牧野植物図鑑』（大橋他 二〇〇八）でようやく訂正された。なお、北村四郎は『草木図説・木部』の解説で、「本種は誤って中国原産と云われていたが、中国には産しない。欲斎が書いているように、東海地区の西部に野生する。」と書いている。

コブシ、タムシバ、シデコブシはどの種類も中国には分布しない種類である。そこで中国の本草書『本草綱目』や『秘伝花鏡』にある辛夷の基原植物の記載は前項の木蘭（モクレン）を指していると見られる。しかし、現在の中国では「望春」や「報春花」などの花蕾を使用するとしている。これらは日本のコブシやタムシバに似た中国産の植物である。現在の日本の生薬ではコブシ、タムシバは非常に品質の良い代表的な基原植物として取り上げられている。

「烏薬」（巻三〇木之一）について

『本草綱目』と『啓蒙』では一致する記述がほとんど無いほどに異なっている。『啓蒙』では薬効についての記載が無いことは他の種類と同様であるが、薬用部位、生薬の形態や良否、植物の生態などについては『本草綱目』に比べて格段に詳しく記載している。表題に続いて「通名」とし、「漢渡二品アリ。棒様トククリ様トナリ。ククリ様ト呼者ハ根形天門冬ノ如ク大ニシテ両頭尖リ中間豊ナリ。是、集解ニ形如連珠ト云者ナリ。新根ニシテ薬用上品トス。又木根ノ形ノ如クニシテ連珠ヲナサザル者アリ。是ヲ棒様ト呼。旧根ニシテ薬用ニ良ナラズ。唐山ニテ天台ノ烏薬ヲ名産トス。略シテ台烏ト云。他所ノ産ハ土烏薬ト云。」として生薬の説明をしている。次いで「享保年中、漢種二品渡ル。天台烏薬ト衡州烏薬トナリ。伝ヘ栽テ今花戸ニ多シ。」とし、基原植物としてのテンダイウヤク（クスノキ科）とコウシュウウヤク（ツヅラフジ科）があることを述べている。

テンダイウヤクについては「天台ノ烏薬ハ木ノ高サ八九尺、多ク叢生ス。一二尺ノ小木モ能花ヲ生ズ。」とし、続けて植物の葉の形、花の開く時期、色、大きさと続き、果実について「後円子ヲ結ブ。秋ニ至リ熟シテ赤色、大サ南天《ナンテン》燭子ノ如シ。後ニ漸ク黒色ニ変ズ。地ニ下シテ生ジ易シ。油ヲ搾リ燈ニ用ユベシ。臭気アリ。此根和州ノ宇多、城州ノ八幡ニ多ク栽テ四方ニ貨ス。新鮮ニシテ佳ナリ。」と果実の熟していく様子、発芽の良さ、栽培地、新鮮な根が良品であることなどを説明している。テンダイウヤクは現在、静岡県、京都府南部、大阪府、和歌山県、奈良県、九州に野生化している。蘭山が栽培の記述をしている八幡に接している摂南大学薬学部の校内の竹林や近隣の雑木林の中には野生状態で生育している。鳥が果実を運ぶので、薬用植物園内にも芽生えを見つけることが多々ある。和歌山県新宮市では徐福伝説の元になっている。『大和本草』には見られないのは渡来年代によると思われるが、平賀源内の『物類品隲』（平賀一七六三）には享保中に官園に植えたと記述している。

続けて衡州ノ烏薬の説明をし、「其根堅硬ニシテ香気少シ。下品ナリ。近来肥後ヨリ和産ヲ出ス。薩州ニテイソヤマダケト云琉球ニテハマハシカラキト云。」とし、そして葉、花の形を述べ「天台ノ烏薬ニ似タリ。」更に「古説ニハ、ウコンバナヲ以テ天台烏薬トス。然レドモ漢種ニ異ナリ。」としている。

「厚朴」（巻三一 木之二）について

「厚朴」は約一二五〇年前に納められた正倉院薬物の一つであるが、その基原植物について最近まで定説がなかった。『啓蒙』では表題に続けて「詳ナラズ　〔一名〕淡伯」などが続いて、「舶来ニ数品アリ。皮厚ク紫褐色ニシテ潤ヒ、味苦辛ナルヲ撰ブベシ。是、紫油厚朴ナリ。皮薄ク味苦甘ナル者ハ、山厚朴ニシテ下品ナリ。本草原始ニ、肉厚色紫、油潤者佳、故俗紫油厚朴ト呼、山厚朴肉薄而色淡、用ニ堪ズト云リ。コノ外数品アリ。皆真ニ非ズ。和名鈔ニ厚朴ヲホホノカハト訓ズ。故ニ今モ、ホホノ木ノ皮ヲ和ノ厚朴トスレドモ非ナリ。舶来ニモコノ皮ヲ雑ユ。然レドモホホノ皮ハ味酸シテ苦辛ナラズ。時珍ノ説ニ五六月開細花ト云トキハ、ホホノキノ花大サ尺ニ近キ者ト異ナリ。又葉如蘗葉ト云トキハ、ホホノ木ノ葉ノ長サ尺余ナルニ異ナリ。

〔附録〕浮爛羅勒　ホホガシハノキ和名鈔　ホホノキ　深山ニ多シ。大木ナリ。葉ハ槲《ハハソ》葉ノ如ニシテ、鋸歯ナク、長サ一尺余、枝梢ニ簇互生ス。夏月、上ニ一花ヲ開ク。形玉蘭花《ハクモクレン》ニ似テ、大サ尺ニ近シテ香気多シ。花中ニ紫心アリ。マタ玉蘭ニ似テ、大ナリ。花謝シテ心中紅子ヲ吐ク。万年青《ヲモト》子ノ如シ。年久シキ者ハ樹皮厚シテ舶来ノ厚朴ニ似タリ。然レドモ酸味アリテ嘔ヲ発シ易シ。故ニ用ユル者炒炙ス。即、商州厚朴ニシテ真ニ非ズ。」とある。

現在の「厚朴」の基原植物はモクレン科の植物とされ、日本の薬局方には ***Magnolia officinalis, M. officinalis* var. *biloba*, *M. obovata*** が収載されている。しかし、蘭山はホオノキの特徴を確認したうえでホオノキは真の「厚朴」ではないと指摘したわけである。長年にわたり正倉院薬物の「厚朴」の基原植物を追求していた柴田承二、米田該典、水野瑞夫らは、歴代の本草書にある記述の調査、薬物の横断切片の形態学的比較や化学成分の比較などに基づき、二〇〇八年になって、正倉院薬物の「厚朴」をクルミ科の黄杞 ***Engelhardtia roxburghiana*** であると同定し報告した（柴田・米田二〇〇八、指田他二〇〇九）。その中で、「時珍ノ説ニ　又葉如蘗」つまり、キハダ属の葉に似ているという記述が、***Engelhardtia*** とよく一致すると指摘した。その一方で「葉如蘗」という表現は稲生若水の和刻本『新校正本草綱目』（一七一三〜一七一四）と蘭山の『啓蒙』のみにあり、『本草綱目』の原本や注釈書などを含む歴代の本草書には「槲（ハハソ或いはカシワ）葉ノ如」と書かれているのと異なっていると指摘している。

これに関連して、興味のある点を発見したので紹介しておきたい。今回『本草綱目金稜初刻本校注』（李二〇〇一）を見たら「槲葉」のところに注記が付いていて、「槲葉：原缺。从（＝従）張本补」と書いてある。オリジナルの字は欠損のため附箋に従って補った、というような意味と思われるが、そうだとすると、この部分は最初は違う文字であった可能性がある。若水と蘭山は、それ以後の学者が見たものとは別の本を見ていて、それには「蘗」の字があったのかもしれない。

『啓蒙』の〔附録〕の部分は植物としてのホオノキを記載し直したものと見られる。『小石川植物園草木図説』の「ホウノキ」には蘭山の後半に出てきている和名、漢名などを踏襲した更に詳しい植物記載が書かれている。

生活史に関する情報について

植物の種子や果実の発芽率がよいかどうかはウイキョウ、イノンド、コショウ、テンダイウヤクなどで（一部は『秘伝花鏡記聞』の時から触れている）記述している。また宿根草であるかどうか、宿根草である場合はどのようにして新しい芽が出てくるかは非常に関心があったと見えてよく記載の中に触れている。またテンナンショウにおける小芋の有無なども注意している。特に、近所に野生が無く、珍しい植物でも積極的に栽培を試みていることが読み取れる（坂崎二〇一〇）。たとえば、フウトウカズラ（キンマ巻一〇草之三）については「京師ニテハ冬月窖《ムロ》ニ入レザレバ枯」「節ゴトニ切レバ皆分チ栽ベシ」などの記述があり、京都で栽培し、茎を伏せて増殖させた経験があることは明らかである。また、モダマ（巻一四上草之七）については種子（豆）が日本に漂着することを述べた後「鮮ナルモノ（豆）ハ夏月地ニ下シテ生ジヤスシ……葉ハ木通葉ニ似テ左右各二ツ、四葉一蒂ニシテ末ニ二鬚アリテモノニマトフ。年久クナレバ左右四ツニシテ八葉一蒂トナル……ハナハダ寒ヲ恐」と記述している。このような生活史を通じての標本が渡来していることは考え難いので、漂流種子を育てた可能性が高いと思われるが、モダマは非常に寒さに弱いので、そのためにはかなり性能のよい温室が必要であり、上記フウトウカズラの記述にある窖《ムロ》がそのような役割を果たしていたとも考えられよう。

植物サイズの記載について

『啓蒙』にある蘭山の植物記載を見ると、サイズが常識から外れた大きさになっているものが少なからず見いだされる。大きすぎるものとして、たとえばキキョウ(三~五尺)、ナルコユリ(長ズレバ一~二尺或ハ四~五尺)、アマドコロ(一~二尺或ハ四~五尺)、天麻(直上四~五尺ニ至リ)、ウド(六~七尺)、天南星(六~七尺)などがある。一尺を約三〇センチとすると、テンナンショウは一・八メートル以上となり、少なくとも日本産のものでは考え難い大きさである。ところが、江戸時代には小尺というおよそ一尺が二五センチほどの単位が存在し、小さな物や、子供などの大きさを測るにはそれが用いられたということで(岩田 一九九四)、それであれば、このテンナンショウの植物体の高さも一五〇センチから一七五センチ位となる。それにしても大きいが、あり得ないことではない。一方、小さすぎるものとしてはキコガンピ(キガンピ?)(小樹ナリ、高サ二~三尺)、常山(コクサギ)(高サ五~六尺或ハ二~三尺)、シデコブシ(二~三尺、或ハ丈許)、テンダイウヤク(高サ八九尺、一二尺の小木モ能花)などがある。こうした矛盾は蘭山がいいかげんであったということではなく、むしろ、講義を聞くものに大きさの変異を強調するためではなかったかと考えられる。つまり、一般に小さいと思われている草本植物については、変異のうちで最大のものを示し、一般に大きいと思われている木本については、花が咲くサイズで最小のものを示したのではないかということである。前述のように、蘭山が栽培に非常に興味をもっていたことを考えると、木本植物であっても鉢植えなどで盆栽のように栽培した場合に開花する最小のサイズをよく知っていたのではないかと思われる。

「通名」について

遠藤はこの記念誌の中で植物の各部位の書き方について詳しく論じ(遠藤 二〇一〇)、蘭山の植物用語が統一されてきているという点など、また和漢の植物名の対応についても見解を述べ「通名」の認識について蘭山の研究の結果としている。「通名」は『花彙』ではまだ見られず、『秘伝花鏡記聞』で約二八種の植物について使っており『秘伝花鏡』の講義で使用したと思われる（坂崎二〇一〇）。『啓蒙』においては「通名」とされる名前が約七〇個（植物関係に限る）にも増えている。これらを見ると、牡丹、芍薬、桔梗、柴胡など漢名が、日本でそのまま植物名として通用している場合に「通名」としているようである。古来の和名があった場合でも、薬の名前と同じ漢名が普及してきた結果と思われる。また江戸時代に入ってきた植物である芙蓉、龍眼、夾竹桃などの名前も「通名」としている。

たとえば「牡丹」（巻一〇草之三）ではまず「ハツカグサ」から六個の和名が続き、その最後に「今は通名」とある。次に「皮〔一名〕丹皮　血櫃」と続き、さらに「花〔一名〕富貴花」から始まり一七個の（漢籍に出て来る）名前が続く。植物に関する記述はほとんどなく、多くの園芸品種があるということと、薬用について根の皮を使用すると言うことや良品についてふれているだけである。同様に「通名」とされているひとつ前の項目「芍薬」でも、薬については長い記述があるが、植物の記述はなく、項目の後半で述べる日本産のヤマシャクヤクに相当する植物に、かえって的確な記述がある。よく知られているものの説明は略し、普及していない知識について重点的に講義するという姿勢の表れかもしれない。水谷豊文の『物品識名』、飯沼慾斎『草木図説』にも「通名」は使われている。

「通名」は明治になって『小石川植物園草木図説』においても、漢名と同じ場合に適用されている。巻一の最初はボタンで始まり、見事な加藤竹斎の植物画と詳細な記載があるが、和名の所に「ボタン　通名」とある。

以上の例で見てきたように様々な視点で蘭山は生き生きと述べている。特に植物の名前と実物を一致させたうえで、さらに薬物との対比を考証する姿勢が明らかである。実用面でも鋭い考察があり、誤認による事故などの危険については度々注意を喚起している。『啓蒙』を読んでいると、いつの間にか引き込まれ、蘭山の時代に生きているような錯覚に落ち入るから不思議である。

謝辞

資料の提供や種々のご助言を頂いた江崎孝三郎氏、遠藤正治氏、坂崎信之氏、松田 清氏に感謝致します。また江戸時代の尺について、多大な資料の提供やご助言を頂きました岩田重雄氏、前田親良氏に御礼申し上げます。なお、『啓蒙』の原文は平凡社の『東洋文庫 本草綱目啓蒙』（一九九一～一九九二）に従い、杉本つとむ『本草綱目啓蒙：本文・研究・索引』（一九七四）によって解釈の妥当性を確認しました。

文献

飯沼慾斎 『草木図説』（草部稿本）
伊藤圭介 一八七六 伊藤圭介『日本産物志美濃 下』文部省
伊藤圭介・賀来飛霞 一八八一 『小石川植物園草木図説』東京大学
岩田重雄 一九九四 「中国・朝鮮・日本の長さ標準―（第1報）300B.C.–A.D.1700―」「計量史研究」一六（一）：四二―五八
遠藤正治 二〇〇三 『本草学と洋学―小野蘭山学統の研究―』思文閣出版
遠藤正治 二〇一〇 「小野蘭山学統の本草学と洋学」『小野蘭山』八坂書房
大橋広好他（編集） 二〇〇八 『新牧野日本植物図鑑』北隆館
小野蘭山 一九九一～一九九二 『本草綱目啓蒙』一～四、東洋文庫五三一、平凡社
小野蘭山・島田充房 一七六五 『花彙』東京大学大学院理学系研究科附属植物園蔵
小野蘭山 一七八二 小野職博（蘭山）述・寺尾顕融記『秘伝花鏡記聞』国会図書館蔵
貝原益軒 一七〇九 『大和本草』東京大学大学院理学系研究科附属植物園蔵
北村四郎（編註） 一九七七 『草木図説・木部』原著者飯沼慾斎 保育社
北村四郎他 一九八八 『本草図譜総合解説 二』原著者岩崎灌園 同朋舎出版

北村四郎他　一九九〇『本草図譜総合解説　三』原著者岩崎灌園　同朋舎出版
木村陽二郎　一九九一「小野蘭山と『本草綱目啓蒙』」小野蘭山『本草綱目啓蒙』、一九―四四　東洋文庫五三一、平凡社
木村陽二郎　一九九五「植物の属と種について」山田慶兒編『東アジアの本草と博物学の世界』上　四三―七一　思文閣出版
坂﨑信之　二〇一〇「蘭山にとって『秘伝花鏡』は何だったのか」『小野蘭山』八坂書房
指田　豊他　二〇〇九「正倉院「厚朴」の基原植物について」『植物研究雑誌』八四：六三―七六
佐藤達策　一九八六、一九八七、一九八九「小野蘭山「本草綱目啓蒙」についての一考察」（その1）『日本大学松戸歯学部、一般教育紀要』No.12, 52–58（1986）、（その2）No.13, 77–84（1987）、（その3）No. 15, 79–82（1989）
柴田承二（監修）二〇〇〇「図説正倉院薬物」中央公論新社
柴田承二・米田該典　二〇〇八「正倉院「厚朴」の原植物について―正倉院薬物材質調査補遺」『正倉院紀要』三〇：二三―二八
杉本つとむ（編著）一九七四『本草綱目啓蒙：本文・研究・索引』早稲田大学出版部
高橋達明　一九九五「小野蘭山本草講義本編年攷」山田慶兒編「東アジアの本草と博物学の世界」下　二六一―二九八　思文閣出版
平賀源内　一七六三『物類品隲』松籟館蔵板　東京大学大学院理学系研究科附属植物園蔵
平賀源内　一七七三　平賀源内校正『重刻秘伝花鏡』皇都書林　東都書林
深根輔仁　九一八『本草和名』
牧野富太郎　一九四〇『牧野日本植物図鑑』北隆館
牧野富太郎　一九四七「シデコブシは日本の特産花木」『牧野植物混混録』二：三五―三六
松田　清　二〇一〇「小野蘭山旧蔵ワインマン『花譜』模写図について」『小野蘭山』八坂書房
水谷豊文　一八〇九『物品識名』名古屋叢書三編　第十九巻　名古屋市蓬左文庫
水谷豊文　一八二五『物品識名拾遺』名古屋叢書三編　第十九巻　名古屋市蓬左文庫
水谷豊文　二〇〇七　杏雨書屋編集『水谷豊文先生著　本草綱目記聞三（一八三一年頃）』武田科学振興財団
邑田　仁・大橋広好　二〇〇九「牧野富太郎とマムシグサの分類」『分類』九：三七―四五

邑田裕子他　二〇一〇「『重刻秘伝花鏡』と蘭山の『記聞』に記載される植物名と現代名の比較」『小野蘭山』八坂書房

李時珍撰、尚志鈞・任何校注　二〇〇一『本草綱目金稜初刻本校注』安徽科学技術出版社

Makino, T. 1901. *Arisaema serratum. In:* Observations on the flora of Japan. Bot. Mag. Tokyo. 15: 128–135.

Nakai, T. 1929. Conspectus specierum Arisaematis Japono-Koreanarum. Bot. Mag. Tokyo 48: 524–540 & 563–572.

Nakai, T. 1937. Iconographia Plantarum Asiae Orientalis 2（2）: 115 – 139.（東亜植物図説第二巻第二集）

Thunberg, C.P. 1784. Flora japonica. Lipsac.

Thunberg, C.P. 1794. Botanical observations on the Flora japonica. Trans. Linn. Soc. 2:326–342.

Weinmann 1736–1748. Phytanthoza-Iconographia

牧野標本館にある蘭山の標本

加藤僖重

東京都八王子市南大沢にある首都大学東京（元東京都立大学）の付置機関である牧野標本館は日本の植物分類学のパイオニア研究者である牧野富太郎博士（一八六二―一九五七）が生涯を通じて蒐集された膨大な標本を末永く保存するための研究機関である。標本点数は現在およそ四七万点余、その中には博士の採集品はもちろんであるが、他の方々が作成された標本も多数ある。その中でも日本の分類学上、重要な標本はシーボルトコレクションであろう（写真1）。

一九六三年十二月、ロシアのセント・ペテルスブルクにあるコマロフ植物学研究所のタカタジャン博士（Dr. A. Takthajan）から創立されて間もない牧野標本館に木製の箱二五個が送られてきた（写真2）。それは江戸時代の文政六年七月六日（陽暦八月十一日）に来日し滞在した六年間に「日本」の事象を精力的に調査研究したドイツ人医師シーボルト（Philipp Franz von Siebold, 1797-1866）の植物蒐集品であった。当時の牧野標本館の責任者であった水島正美博士（一九二五―一九七二）は入手できた二七〇〇点余の腊葉標本に大喜びをされていたが、その後まもなく身体を悪くされたために、長い闘病生活もむなしく、研究成果をほとんど発表されることなく惜しくも亡くなられた。

なぜ、シーボルトコレクションがロシアのセントペテルスブルグ市（旧レニングラード市）にあるコマロフ植物研究所（ロシアアカデミー）から送られてきたのであろう。

シーボルトコレクションと言えば、普通はオランダ国立植物学標本館所蔵のシーボルトコレクションをさすが、シーボルトが標本を配布したり、交換標本に利用したので現在ヨーロッパ各地の博物館はもちろん、日本でも牧野標本館、東京大学の総合研究博物館、茨城県自然博物館なども所蔵しているので、その全様をはっきりさせるのは容易ではない。

オランダ国立植物学標本館が所蔵しているシーボルトコレクションは現在二〇、〇〇〇点ほどあると言われているが、それらは日本の江戸時代のタイムカプセルと言うべきものである。

シーボルトの書斎にはシーボルトの名を不朽のものとした『日本』、『日本動物誌』、『日本植物誌』の基となった川原慶賀の原画をはじめ、私的に日本より持ってきたもの、さらには研究調査のためにオランダの標本館より借り出した標本等が多数あった。肺炎を患ったシーボルトは一八六六年十月十八日亡くなったが、書斎に残されていた彼の様々な資料をロシアの植物学者マキシモヴィッチ（Carl J.Maximowicz, 1827-1881）が手に入れ、レニングラードのコマロフ植物研究所に運んだのであった。マキシモヴィッチは入手した日本産の植物標本を熱心に調べている。牧野標本館に贈られたのはマキシモヴィッチが日本を訪れた期間（一八六〇―一八六四年）に蒐集した多数の標本を調べるべく手元に置いておいたシーボルトの遺品の一部で日本植物研究の基礎資料となった大切な標本であったのである。

実はこのシーボルトコレクション中にはシーボルト自身の標本はもちろん、助手のビュルガー（Heinrich Bürger, 1806？

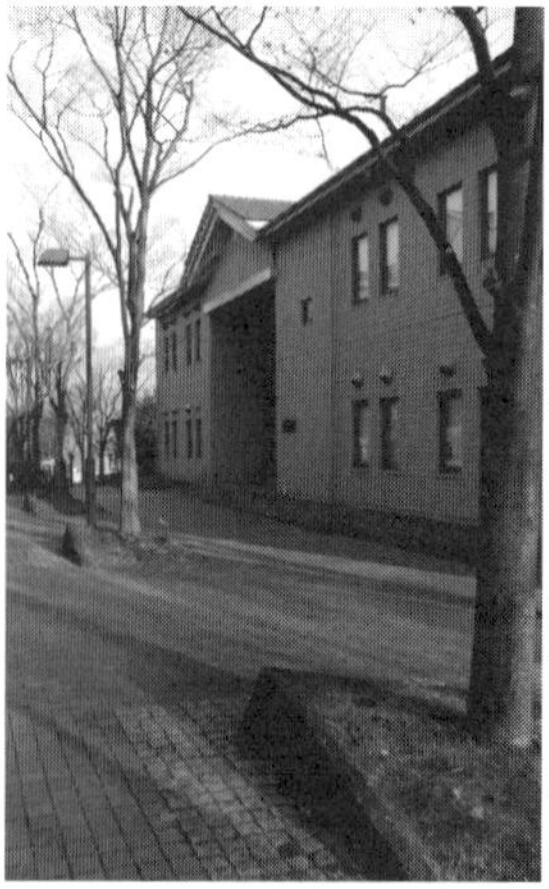

写真１　牧野標本館

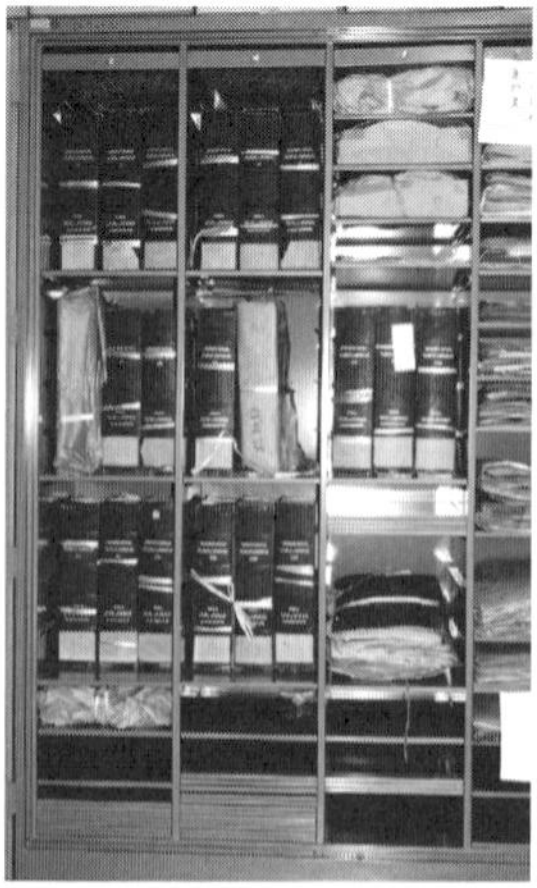

写真２　コマロフ植物研究所から送られてきたシーボルトコレクションと標本箱

-1854）の標本、後任のピエロー（Jacques Pierot, 1812-1841）、テキストール（Carl Julius Textor, 1816-?）、モーニッケ（Otto Gottlieb Johann Mohnike, 1814-1877）、日本人の尾張の博物同好会であった嘗百社主催の水谷助六（一七七九—一八三三）、幹事であった大河内存真（一七九六—一八三三）、実弟の伊藤圭介（一八〇三—一九〇一）、長崎奉行所の通詞であった中山作三郎（一七八五—一八三五）、目付けであった茂伝之進、将軍の侍医であった桂川甫賢（一七九七—一八四四）、さらにマキシモヴィッチの蒐集品と思われるもの、彼の雇員であった須川長之助（一八四二—一九二五）等の標本が含まれている。そこに小野蘭山（一七二九—一八一〇）の標本もあったのである。

私がこのコレクション全二五箱を調べ始めたのは一九九四年であった。一箱一箱、何が入っているかを見極めることは楽しくも緊張することであった。全ての標本を見終えたのは五年後の一九九九年であった。

その課程でいくつかの標本台紙に**O.L.**や**OL.**などの略字が墨筆されているのに気が付いた。最初判らなかったので無視していたが、籾山泰二先生がアリアケスミレと同定された標本に**Ono lansan**と小さな字が記されているのに気が付き、**OL**、**O.L**が小野蘭山の標本であることが判った。

そこであらためて全標本をみなおしてみたところ、以下の一二点が小野蘭山の標本であることに気が付いたのである。

以下に、それらの標本を紹介する。

1　クサボタン　キンポウゲ科（写真3）

標本番号**S0048**。箱Iに収められている。何かから切取られた標本。左下に***Clematis***、右下に**O.L.**とインクで記されている。添付されているコヨリには墨で草本女萎と書かれていた。

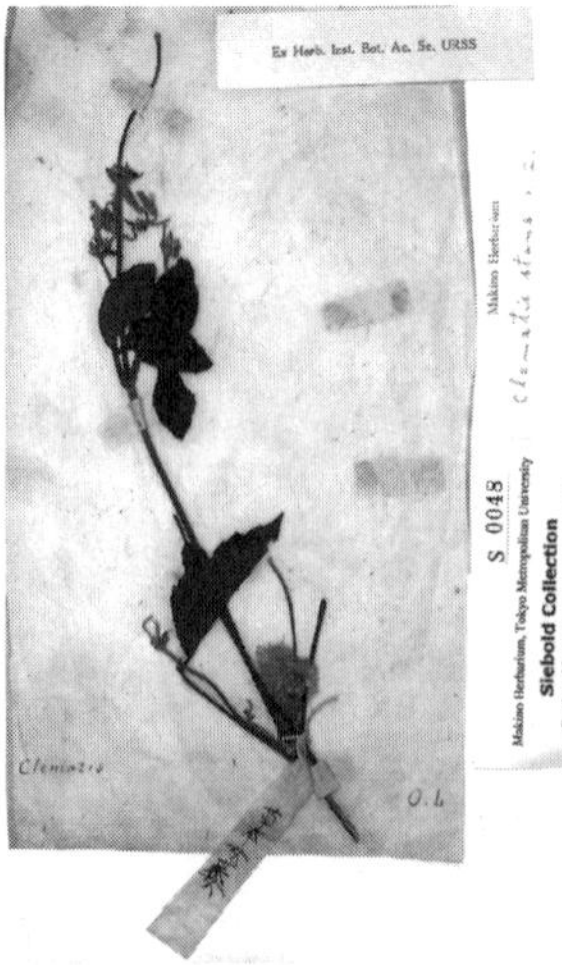

写真3　和紙の台紙右下にO.Lと記されているクサボタンの標本

Clematis stans S.Z. と一九八六年四月に籾山泰一先生（一九〇四―二〇〇〇）が記された同定ラベルが添えられている。籾山泰一先生は在野の方ではあったが、様々な植物群を幅広く勉強されていた方である。

2　ハボタン　アブラナ科（写真4）

標本番号 S0106。箱 II に収められているキャベツの花茎上部分の標本。標本は赤色のテープで和名、学名、漢名など記されたシーボルトのデータペーパー（標本整理紙）とも呼ぶべき紙に貼付されている。さらに、右側に牛肚菘、ヲランダナ、フローツブサウル等と墨筆された細長い短冊、左上には甘藍（カンラン）と墨筆された短冊、さらに *Brassica oleacea* L./Holandana intro./ O.L. とインクで記されているラベルが貼付されている。このラベルの書き手はシーボルトである。Brassica. oleracea L. と記された籾山泰一先生の同定ラベルが添えられている。

なお、この台紙として使用されているデータペーパーとはシーボルトが種類の特徴を整理するため、考案した整理紙で多数の桝目に仕切られている。小さい桝は大きな桝と離して見やすくするための余白の役割をしている。大きな桝は全部で一八あり、縦二列に並べてある。シーボルトは右上から和名、学名、本草学での分類（草、木）、………、左上から植物の漢名（およびそのフリガナ）、食用、有用、薬用、………とそれぞれの枡に特別の意味を持たせた。このハボタンを例にすると、右上の枡から和名、学名、III 番目の枡の C, a は風味のある、VII 番目の 7.7 は畑での栽培、VIII 番目の枡 b は二年草、左上から漢名（フリガナ）を示しているのである。

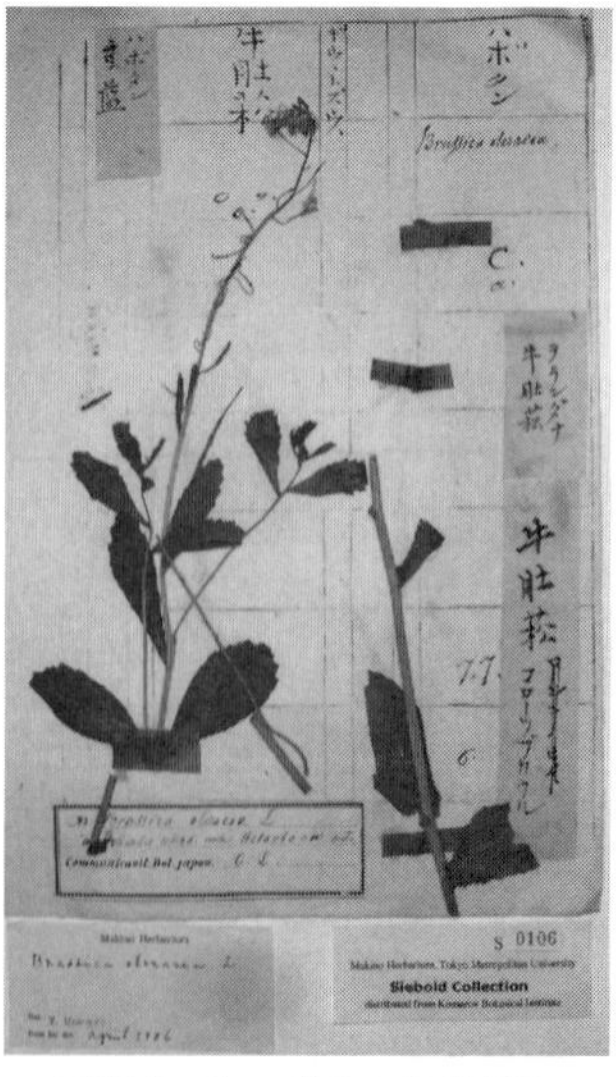

写真4　シーボルト自身がラベルに O.L. と記している標本

3　スマフトリグサ　スミレ科（写真5）

標本番号S0239。箱IIに収められている三つ折りの和紙に包まれたスミレ属（スミレ科）の標本。表に菫菫菜、スマフトリグサと墨で、*Viola sumafutorigusa* / Ono lansan とインクで記されている。中には貧弱な菫類の標本がつつまれていた。アリアケスミレを意味する *Viola albescens* (Nakai) Makino と記された籾山泰一先生の同定ラベルが添えられている。

4　ロウバイ　ロウバイ科（写真6）

標本番号S0412。箱IXに収められている。台紙右下にO.L.とインクで、同じく右側に墨でダンコウバイと記されているが、本標本はロウバイ *Chimonanthus praecox* (L.) Link であった。台紙左下には *Chimonanthus* とインクで記されている。枝に檀香梅と墨筆されたコヨリが付いている。*Chimonanthus fragrans* Lindl. と記された籾山泰一先生の同定ラベルが添えられている。

5　コンギク　キク科（写真7）

標本番号S0915。箱XIIに収められている標本。台紙右下にO.L.と、左下には *Calimeris* とインクで属名が記されている。現在の学名は *Aster ageratoides* Turcz. var. *hortensis* である。馬蘭、

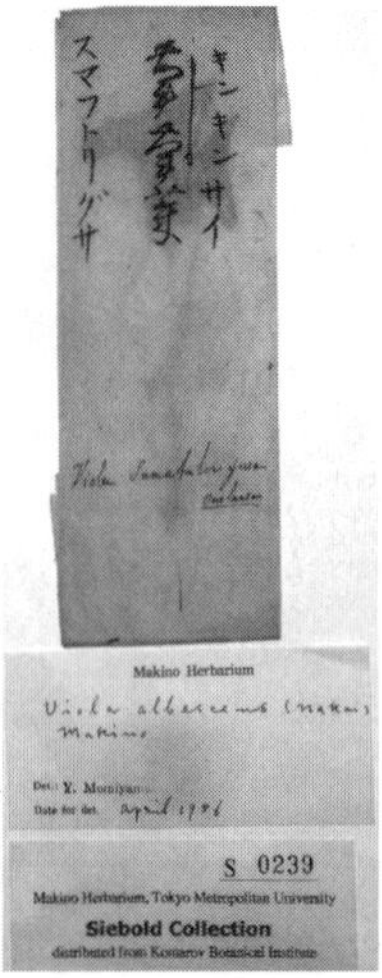

写真5　包み紙に Ono lansan と記された *Viola* sp. の標本

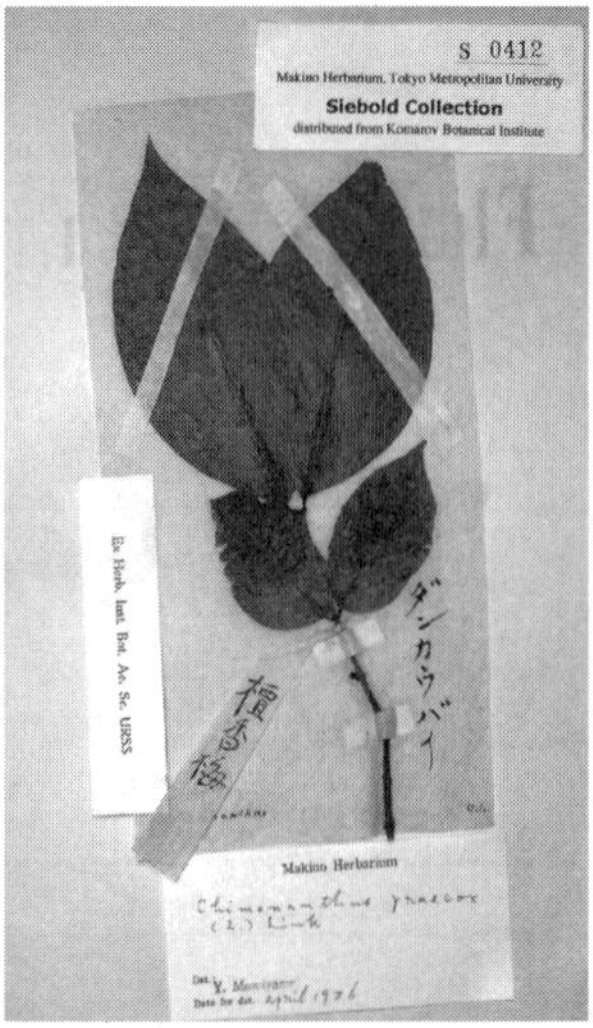

写真6　台紙右下に小さくO.L.と記されているロウバイの標本

コンギクと墨筆されたコヨリが茎に付いていた。

6　ゴマナ　キク科（写真８）

標本番号S0916。箱XIIに収められている。何かから切取られた標本。右下にO.L.、左下にはキク科を意味するComp.とインクで記されている。ゴマナと墨筆されたコヨリが茎に付いている。現在の学名は*Aster glehni* F. Schm.である。

7　イヌヨモギ　キク科（写真９）

標本番号S1020。箱XIIIに収められている。菴□　イヌヨモギ、と墨筆され、その横にキク科を意味するCompos.さらに下にO.L.とインクで記されたコヨリが添付されていた。現在の学名は*Artemisia keiskeana* Miq.である。

8　子ヅミグサ　シソ科（写真10）

標本番号S1396。箱XVIに収められている。二つ折り和紙で表紙に子ヅミグサと墨筆されており、中に切取られた標本が挟まっている。台紙に奥州方言　子ヅミグサと墨筆されて

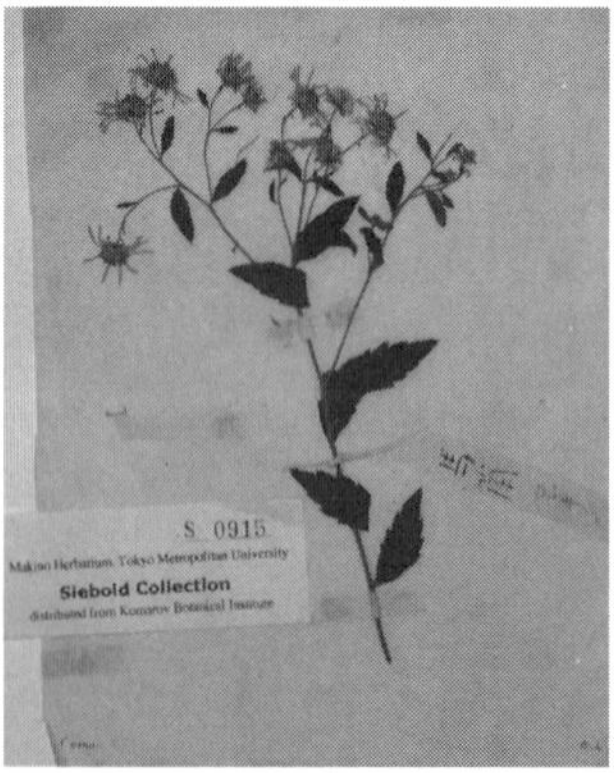

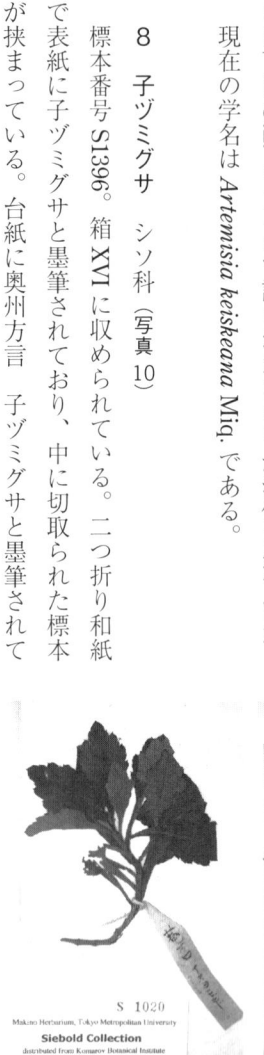

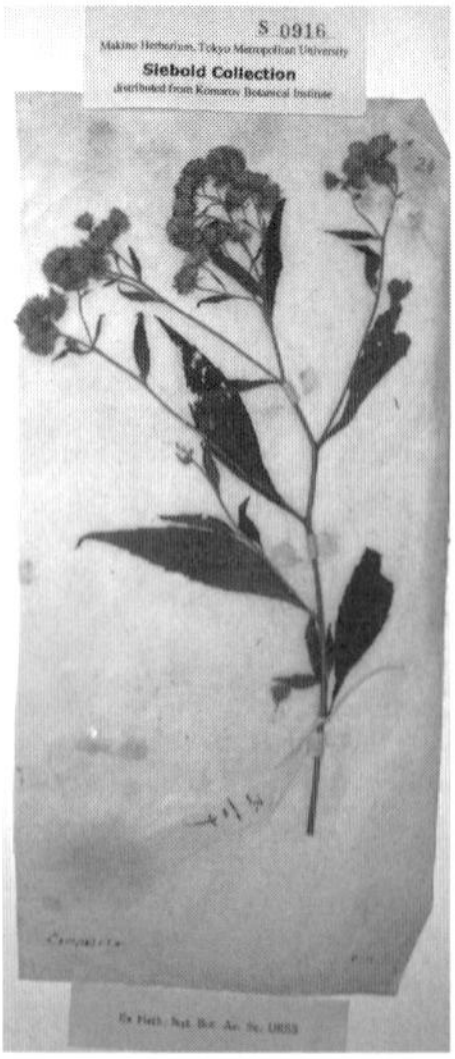

写真７（右）台紙に小さくO.L.と記されたコンギクの標本
写真８（中）台紙右下にO.L.と記されているゴマナの標本
写真９（左）添えられたコヨリにO.L.と記されているイヌヨモギの標本

おり、その横に鉛筆で **ne tsu mi gu sa** と振られている。これを記したのはこのコレクションをシーボルト未亡人より購入したロシアの植物学者マキシモヴィッチである。荊芥と墨筆されたコヨリも付いている。台紙左下にシソ科荊芥を意味する **Labiata Keigai** がインクで記され、さらにその下に学名が鉛筆で *Nepeta tenuifolia* Benth. と記されているが、書き手はマキシモヴィッチである。台紙右下に O.L. とインクで記されている。

本種は中国原産の一年草で、漢方薬として風邪薬として用いられる。

9　ナツトウダイ　トウダイグサ科（写真11）

標本番号 S1529。箱 XVIII に収められている。コヨリには墨で、鹿飛産　大戟　タカトウダイと記されているがナツトウダイの標本。何かから切取られた標本である。左上に小さく33と、下側には *Euphorbia* と属名が記されている。O.L. とは記されていないが同じ形式で数字を書き込まれた標本が幾点もある。それらも蘭山標本の可能性が高いが、詳細は不明である。台紙左下に Conferre Kwawi Tab. 56（『花彙』の五十六図を参照せよ、の意味）とインクで記されている。右下に O.L. とインクで記されている。

Euphorbia pekinensis Rupr. var. *Onoei* (F. S.) Makino と記された籾山泰一先生の同定ラベルが添えられている。

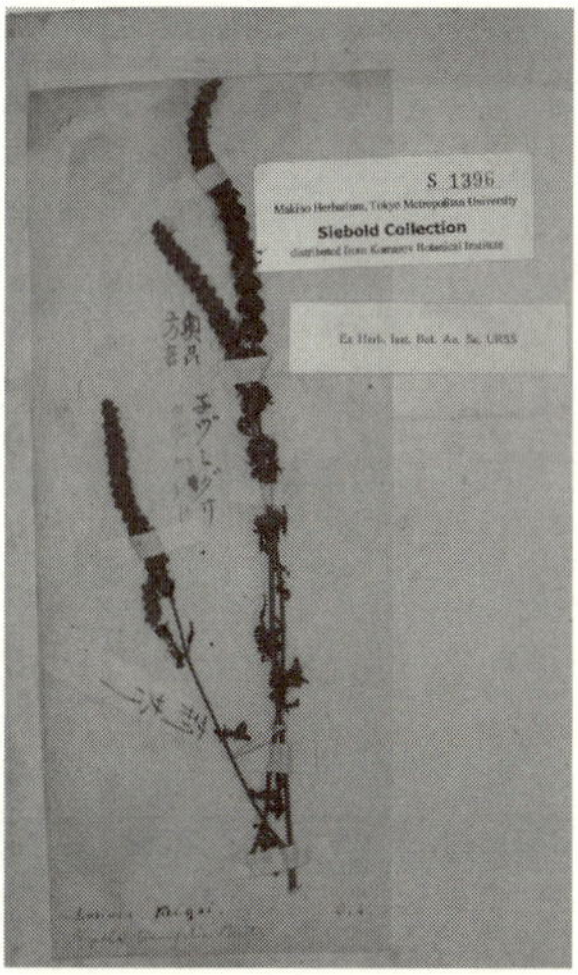

写真10　台紙右下に O.L. と記されている子ヅミグサの標本

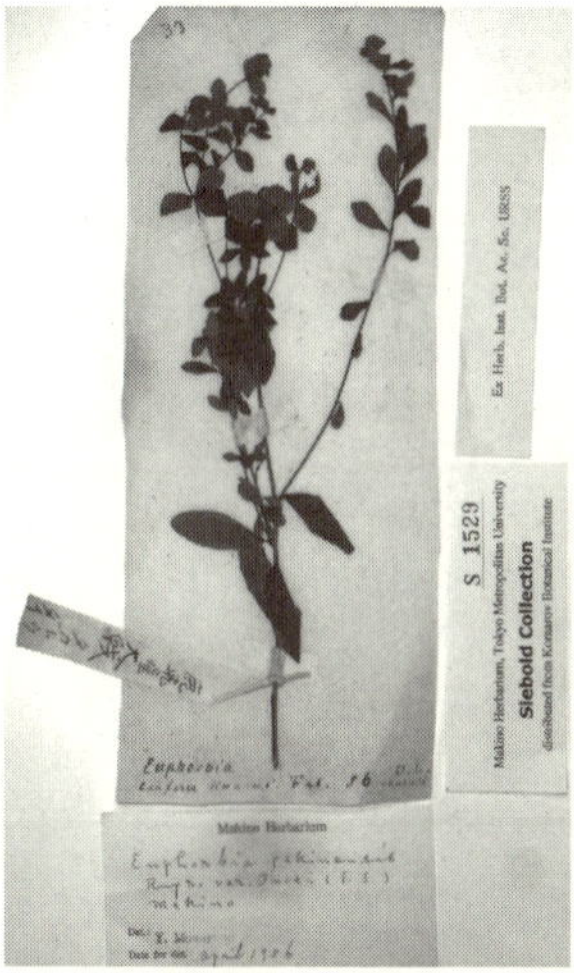

写真11　台紙右下に O.L. と記されたタカトウダイの標本

10　ハルニレ　ニレ科（写真12）

標本番号S1641。箱XIXXに収められている。何かから切取られた標本。左上に小さく25と、下側には*Ulmus*と属名が記され、さらにその下に**Haru nire**とインクで記されている。右下に**O.L.**とインクで記されている。墨で、楡　ハルニレと記されているコヨリも茎についている。現在の学名は*Ulmus Davidiana* Pl. var. *japonica* Nakaiである。

11　中国産のナルコユリ類　ユリ科（写真13）

標本番号S2175。箱XXIIIに収められている。何かから切取られた標本。右上に小さくインクで32と、左下にインクで*Polygonatum*と記されている。右下にインクでO.L.と記されている。墨で漢種黄精と記されたコヨリも茎に付いている。

正確な学名は未詳である。

12　ヒメハッカ　シソ科（写真14）

標本番号S2225。箱XVIに収められている。何かから切取られた標本。標本左脇に墨で、石薄荷と、左下にインクで、シソ科を意味しているラテン語**Labiata**、右下にはインクで**O.L.**と記され

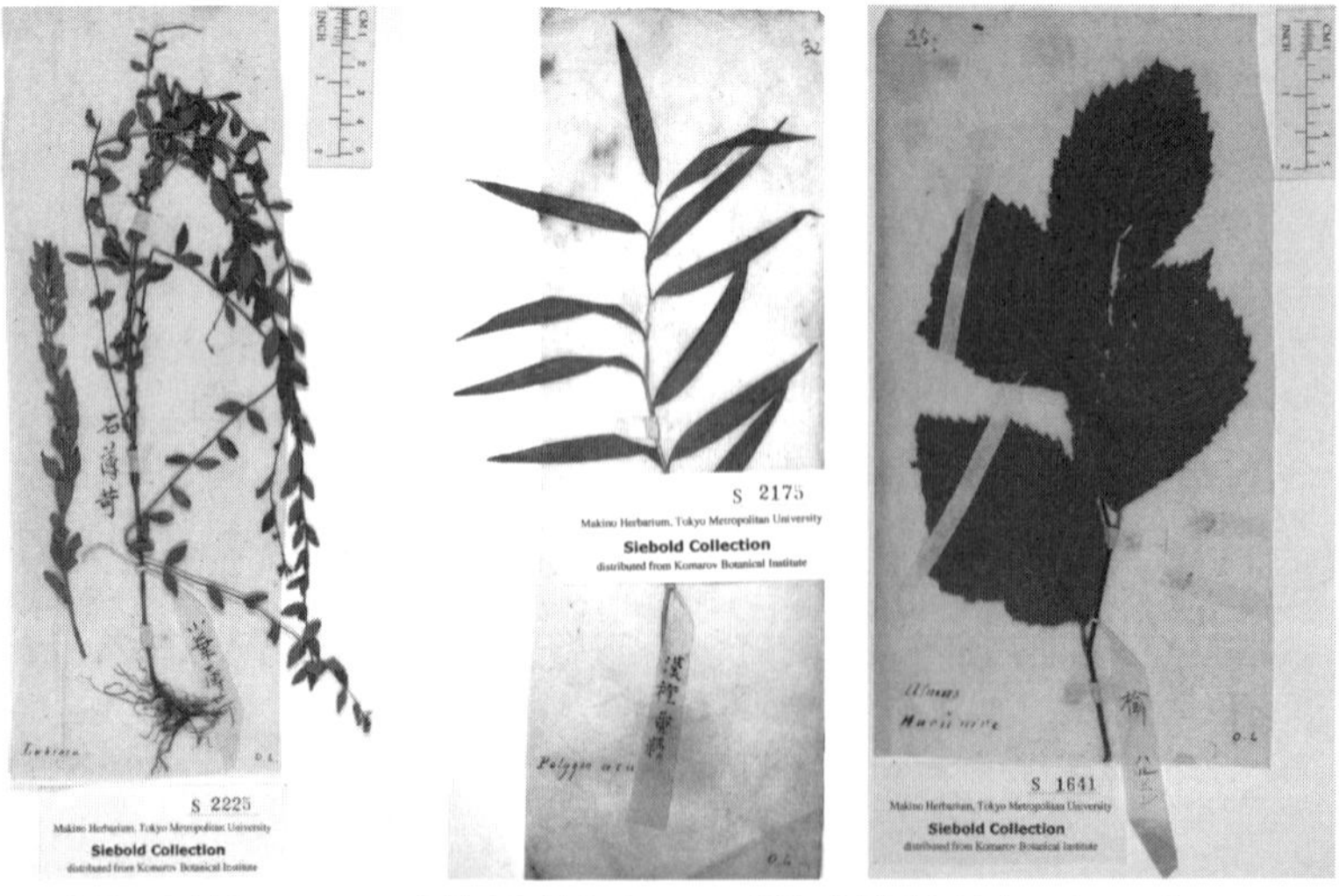

写真12（右）ハルニレ。写真13（中）ナルコユリ類。写真14（左）ヒメハッカ。
いずれも台紙右下にO.L.と記されている

ている。小葉薄荷と墨筆されたコヨリも添えられている。

現在の学名は *Mentha japonica* (Miq.) Makino である。

13　カワミドリ　シソ科（写真15）

標本番号S2234。箱XVIに収められている。何かから切取られた標本。左側に墨でカワミドリ、その下にインクでLophanthus、シソ科を意味しているLabiata、右下にインクでO.L.と記されている。排草香と墨筆されたコヨリも添えられている。

現在の学名は *Agastache rugosa* (Fisch. et Mey.) O. Ktz. である。

牧野標本館で見つけた蘭山標本は以上であるが、O.L.と台紙に書かれた標本はオランダ国立植物学標本館ライデン大学分館（写真16）にもあるので併せて報告したい。

オランダ国立植物学標本館が所蔵している標本の中には未だ整理されず未検討の標本も多々あるが、その中にシーボルト自身の手によってPlantae Japonicaeと記された三つの標本の包み（写真17・18・19）がある。各包みの一番上にシーボルト自身によって記された標本内容を示す説明書きが添付されている。このPlantae Japonicaeは全部で二六〇点の標本からなるが、この中に小野蘭山の標本があった。

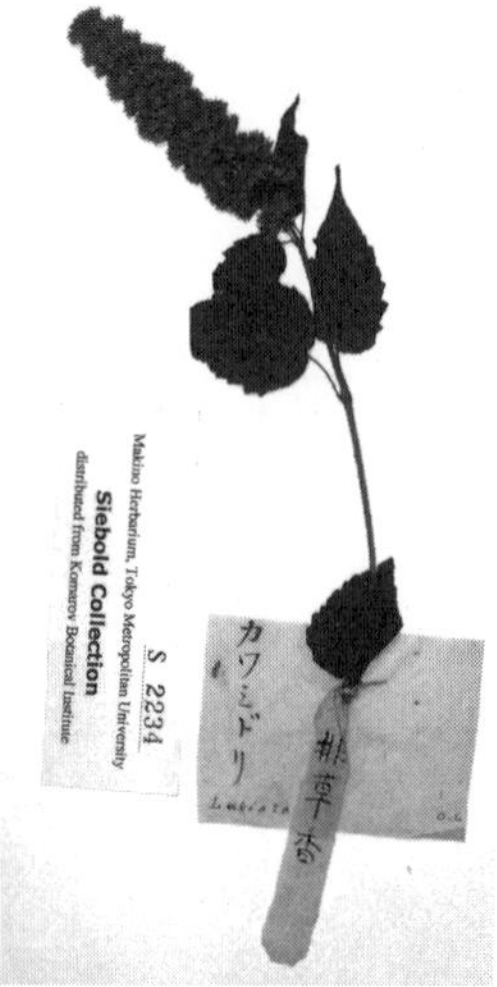

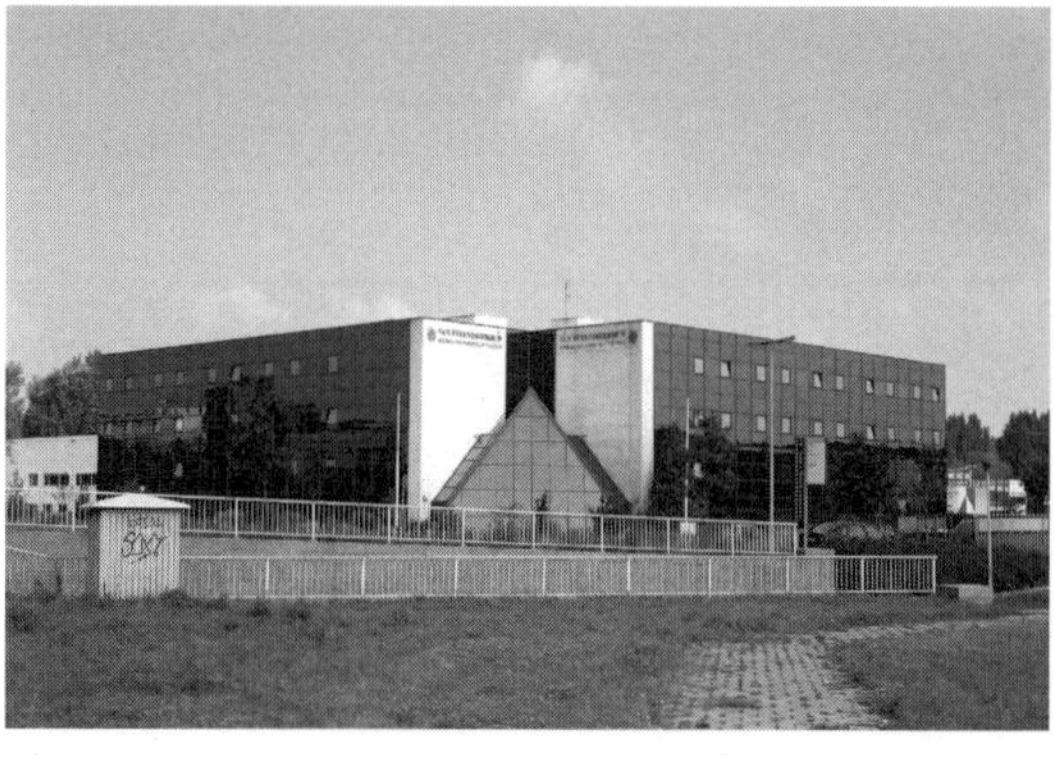

写真15（右）台紙右下にO.L.と記されたカワミドリの標本
写真16（上）オランダ国立植物学標本館ライデン大学分館

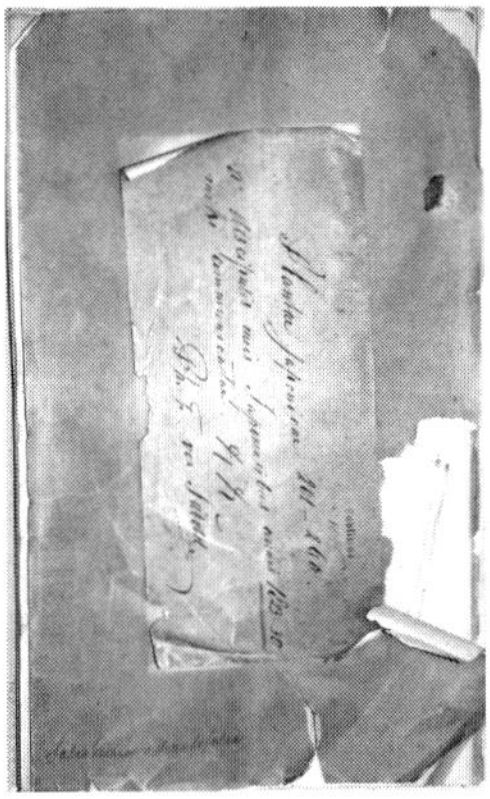

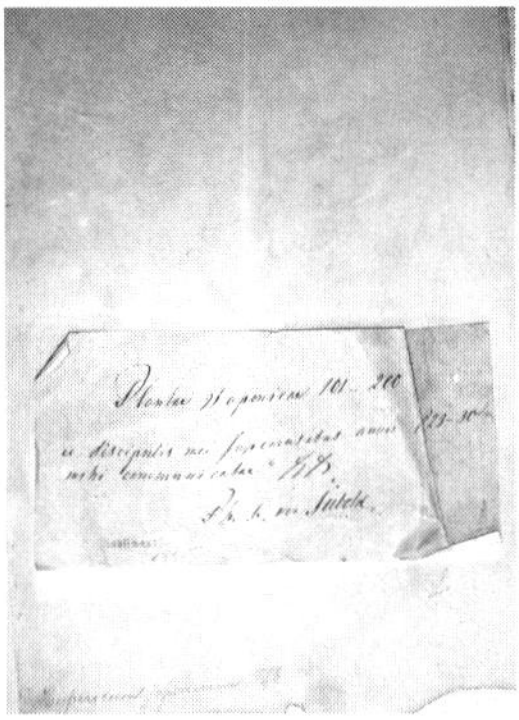

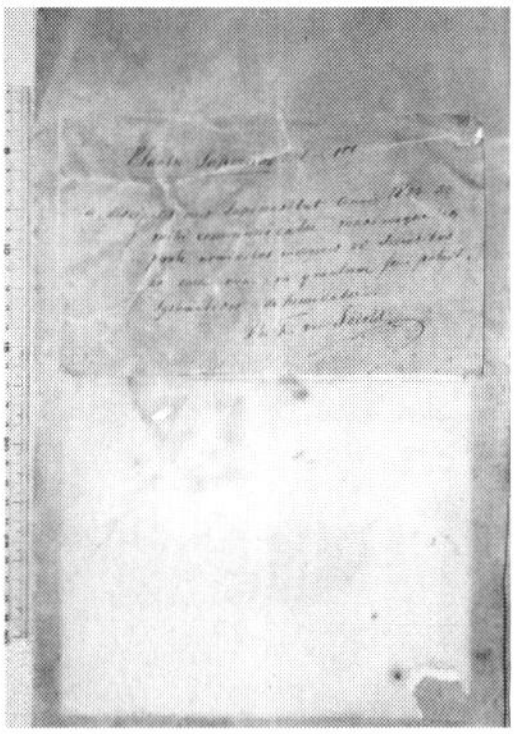

写真 17（右） 1番目の包みに添えられた説明書き Plantae Japonicae 1-100 と記されている。写真 18（中） 2番目の包み（101-200）。写真 19（左） 3番目の包み（201-260）。

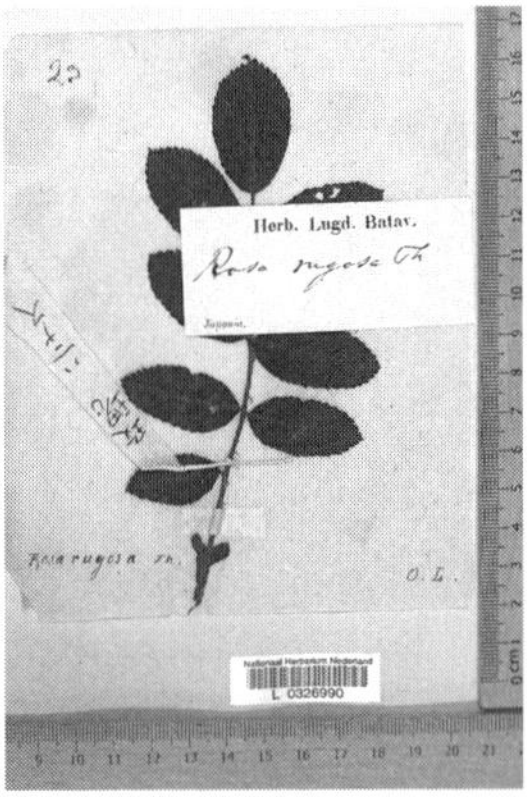

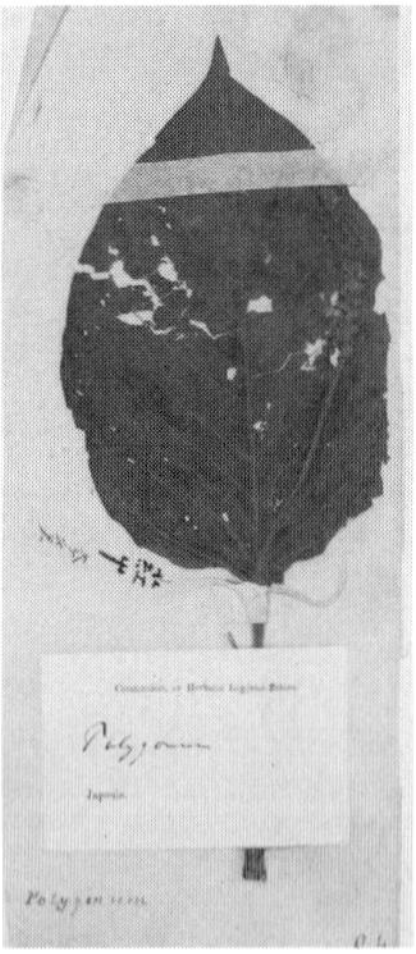

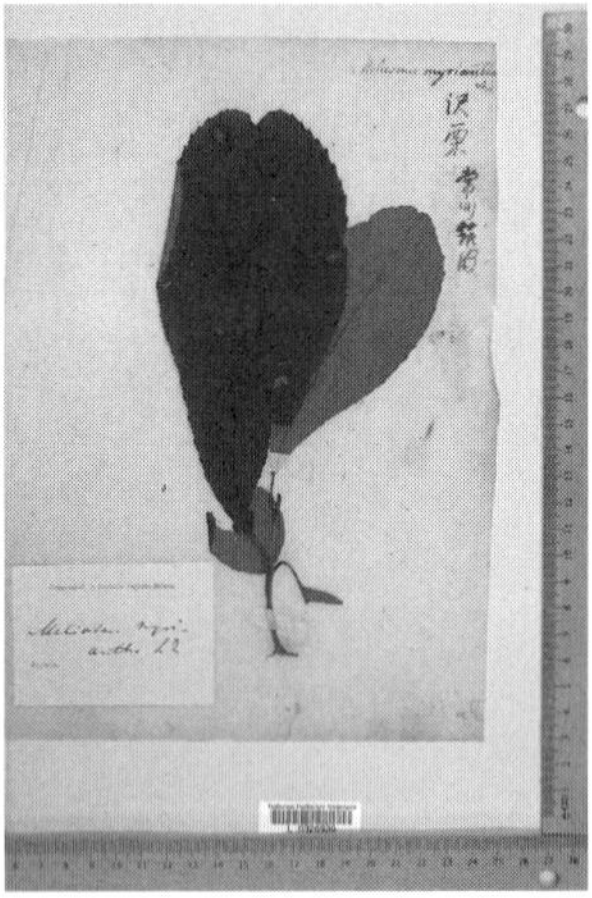

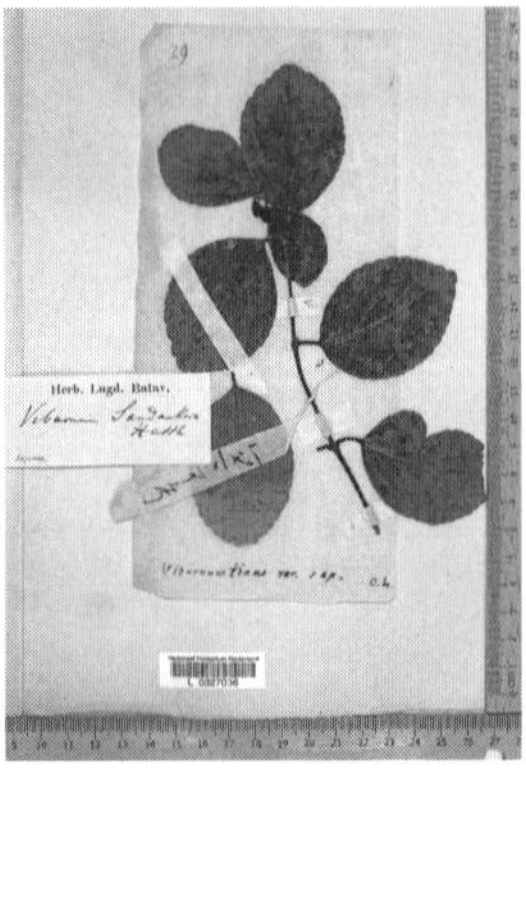

写真 20（右）アワブキ。写真 21（中）オオケタデ。
写真 22（左）ハマナス。写真 23（左下）ゴモジュ。
どれも台紙に O.L. と記されている

標本14　アワブキ（写真20）

標本を整理するために最近貼付されたコード番号はL 0326939である。何かから切り取った標本で、台紙右上に小さく*Meliosma myriantha* S. et Z.、沢栗、常□　筑波、右下にはO.L.と記されている。添えられたラベルには*Meliosma myriantha* S. et *Z.*と記されている。書き手はシーボルトコレクションを精査したミケル（Friedrich Anton Wilhelm Miquel, 1811-1871）である。

標本15　オオケタデ（写真21）

標本コード番号L 0326969。何かから切り取った葉の標本でコヨリに、紅屮　オオケタデと墨筆されている。台紙右下にO.L.と記されている。ミケル筆のラベルには*Polygonum*とだけペン書きされていた。

標本16　ハマナス（写真22）

コード番号L 0326990。何かからの切り取り標本で台紙左上に23と記されている。台紙左下には*Rosa rugosa* Th.、右下にはO.L.と記されている。結び付けられたコヨリには、玫瑰　ハマナスと墨筆されている。ラベルには*Rosa rugosa* Th.と記されている。書き手はミケルである。

標本17　ゴモジュ（写真23）

コード番号L 0327036。何かからの切り取り標本で台紙左上に29と記され、左下には*Viburnum tinno* var. *jap.*と、右下にはO.L.と記されている。結び付けられたコヨリには、レダマ 可考　と墨筆されていた。添えられたミケルのラベルには*Viburnum Sandankwa* Halth とペン書きされていた。現在の学名は*Viburnum suspensum* Lindl.である。

当時、最も高名な本草学者であった小野蘭山は永らく京都で、また晩年は江戸で多数の人々に本草学を講義していたが、文化七年（一八一〇）に死去された。したがってシーボルトが初めて来日した文政六年（一八二三年）にはもうすでに蘭山は亡くなっていたので、上述の標本は当時の日本人博物学者の誰かが持ち続けていたことになり、資料としての植物標本を蒐集し収蔵する習慣が、この時代、日本にすでにあったことを示す貴重な資料であろう。

これらの標本を蘭山の死後も一体誰が所蔵していたのであろうか。可能性としては、

一、江戸にやって来た際に、桂川甫賢、宇田川榕庵ら多くの日本人研究者に会っているが、その時これらの標本を貰い受けた、

二、小野蘭山の弟子であった水谷助六が所蔵していて、彼が大河内存真、伊藤圭介とともに文政九年（一八二六年）二月二十一日（陽暦、三月二十九日）江戸参府旅行中のシーボルトに会った時に贈った、

等が考えられるが、詳細は未だ不明である。

文献

加藤僖重：『牧野標本館所蔵のシーボルトコレクション』思文閣出版　二〇〇三年
加藤僖重：牧野標本館所蔵のシーボルトコレクション中にある小野蘭山作成の標本、「洋学」一二：一七—三八、二〇〇三年
加藤僖重・加藤英寿・木原　章・若林三千男：『牧野標本館所蔵のシーボルトコレクション』CD-ROM版　東京都立大学出版　二〇〇五年

小野蘭山が園芸文化に果たした役割
―植物図譜を中心として―

平野　恵

はじめに

本稿では、小野蘭山の事績が、十九世紀園芸文化に与えた影響を検証する。具体的には、次の三点に焦点をしぼり、いわば、蘭山が播いた種を見つける作業を進めていく。(1)

第一に、蘭山の描いた植物図譜を問題とする。関連分野である美術史では植物図譜の系統だった分析はなく、また植物学史でも後世に与えた影響にまで注目する論考はない。そこで、本稿では十八世紀から十九世紀の分岐点に位置する蘭山の植物図譜を園芸文化的な意味からとらえたい。

第二に、蘭山と江戸文人との交わりを述べる。特に、蘭山門人の谷文晁を中心とするネットワークが、植物に関わる事績をのこした点に注目する。蘭山が、学者だけでなく絵師・書家など専門を異にする人物と交流し、蘭山学統の谷文晁が蘭山同様に植木屋などと親しく交流することで、蘭山の学芸が正統に継承されている部分が少なくないと考えられる。

第三に、十九世紀における蘭山門人や孫弟子ら蘭山学統が、大都市を中心に流行した変化朝顔流行に寄与した点を明らかにする。(2)

1．玄達と蘭山の植物図譜

蘭山の植物図譜の特徴を述べる前提として、師・松岡玄達（恕庵）の著作の特徴を明らかにし、蘭山が関わる前と後で、出板された図譜がどのように変化したかを見ていく。

松岡玄達は、十八世紀に活躍した京の本草学者である。著作は「怡顔斎」を冠するシリーズ、『怡顔斎介品（以下「怡顔斎」省略）』、『桜品』、『梅品』、『菌品』、『蘭品』など、一つの動植物における品種を列挙したものが多い。図をふんだんに使用しているので、読者がその品種をたやすくイメージしやすく、現在でも評価は高い。しかしながら、これらはすべて門人の手によって玄達没後に刊行されたもので、図は玄達のものではない。

玄達の「怡顔斎」シリーズで最も古いのは享保元年（一七一六）の序文がある『桜品』である（刊行は宝暦八年・一七五八）。興味深いのは、凡例に、

一、開花の時候、凡定まりありといへとも土地の寒暖、歳々の順気によりて遅速あれば強て窮《きはめ》がたし。故に今此書の列は、其花木基《もと》一般のもの或は花形の似よりたるものを順々に置。(3)

とあり、これは、後に刊行された花暦、例えば文政十年（一八二七）刊『江戸名所花暦』の凡例にもよく似た文言、

○時候は立春、立夏、立秋、立冬より幾日と定むれとも、その年の寒暖によつて遅速あるへし。(4)

がある。このように『桜品』は、花の名鑑だけではなく、花暦としてもさきがけ的存在であったとわかる。『桜品』における「洛西仁和寺二王門下東側に一株あり」といった京都各所の寺院名とその品種の記し方も、『江戸名所花暦』の「清香庵喜右衛門が庭中に臥龍梅と唱ふる名木あり」などの記事に酷似し、同書の花暦的性格がおのずからうかがえる。

また図を多く載せた理由も、凡例に明言される。

一、童蒙見分安からしめんが為、凡例の奥に花形を図し、并に其所々の文字を植る。且毎品本文の頭に花形を模写す。子供にもわかりやすくするため、茎、萼など各部の名称を示した花形図を掲載し、なおかつ各品種の冒頭にも花の図

を載せたとある。こうしたわかりやすさを第一義とする姿勢は、書物の形態にも特徴的にあらわれている。それは、判型を「中本」という趣味的な書物によくある大きさにし、使用した文章が漢字平仮名交じりの和文体である点である。しかしながら、実は以上挙げた特徴のうち、凡例、図化、判型、文体の四点は、玄達の意志ではなく、狂歌師・芦田（九如館）鈍永の意向で出板物用に再編してからのものである。(5) ただし、本文中の京の桜名所は、玄達執筆分である。このように、怡顔斎シリーズは、関わった門人によってその体裁や内容が異なるという特徴がある。

宝暦十年刊『梅品』も、『桜品』同様に門人によって各品種図が載せられ、玄達が京の梅名所を執筆する。さらに、園芸品種を白梅・紅梅・雑色類という、「色」を基本に区分した点は玄達の意思であり、新しい分類方法である。花を認識するためには、色が重要な要素であり、後には『本草図譜』のような彩色刷りが登場するのであるが、早くからこの点を玄達が意識していたことは、次代への継承という意味で重要である。

明和九年（一七七二）刊『蘭品』では、「中本」という判型の『桜品』『梅品』から、「美濃判」と呼ばれるB5判型へと、ほぼ二倍の大きさになり、挿図も本の判型に合わせて大きくなった。このように、趣味的な書物に多い判型「中本」から、本格的学術書に見られる判型「美濃判」になると同時に、『蘭品』がそれまでの怡顔斎系統本とは異なる特徴を有することになった。それは、『桜品』『梅品』は和文で記されるのに対し、『蘭品』は、学術書の公式語として汎用された漢文を用い、挿図は今までと比べものにならないほど精緻に描かれている点である。絵師は「平安　佐伯博図」（図1）とあり、誰あろう小野蘭山のことである。蘭山の玄達入門は延享元年（一七四四）で、『蘭品』以前の書物には蘭山の名はない。

『蘭品』の内容は、中国書の『秘伝花鏡《ひでんかきょう》』『汝南圃史《じょなんほし》』などの引用が多く、さらに栽培法を記したものが多い。「真珠蘭を養う法」という項では、

達按。此ノ種畏ルコトレ寒ヲ甚シ二於建蘭一ヨリ。冬間失ハ二防護一ヲ即チ萎枯ス。(6)

「達」というのが松岡玄達の意見である。こうした栽培法が紙面の大部分を占め、『梅品』『桜品』が京の花名所を載せ、

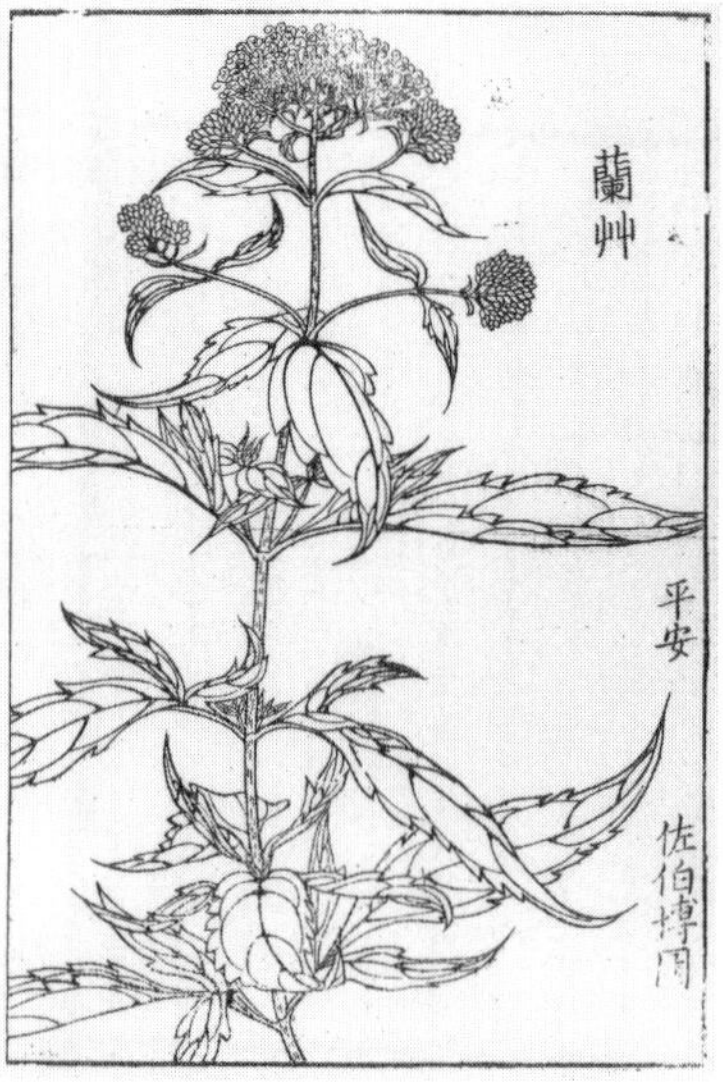

図１　蘭艸（明和９年板『怡顔斎蘭品』国立国会図書館蔵）

園芸に格別興味がない人間をも読者の対象に設定したのに対し、『蘭品』では、あたかも読者層を園芸趣味人に限定したマニュアル本の体裁をなしている。記述に用いた漢文は、特に難解な語を用いることなく平易に記されている。

『蘭品』の形式は、これより前の明和二年に刊行された蘭山の代表作『花彙』との共通点が見られる。それは二つ挙げられ、第一に『花彙』には、園芸に関係深い記事が散見する点である。これ以前の代表的園芸書、元禄十一年（一六九八）刊、貝原益軒『花譜』でも具体的な栽培法は記されていたが、『花譜』刊行時の技術と、蘭山の時代の技術とは、記述内容に雲泥の差がある。一例を述べると、和風温室の記述の有無が挙げられる。『花譜』には専門の温室の記事はなく、土蔵や屋内に入れる程度の内容であったが、『花彙』木之三「百日紅《ヒャクジツコウ》」では、

性最モ寒ヲ畏ル。早ク窖《アナグラ》ニ入テ霜雪ヲ拒グベシ。春時旧幹ヲ以テ寸々切リウフ。[7]

と、「窖」という和風温室を意味する語を登場させる。『花彙』全八冊は、宝暦九年に島田充房が草之一、二を、宝暦十三年に蘭山が草之三、四と木之一～四を完成し、刊行したのは明和二年である。『花彙』における島田充房執筆分には、窖や植物防寒の記事はまったく登場せず、これが登場するのは草之三からであり、蘭山執筆部分に相当する。草之四「玉金（ウコン）」、木之三「暗麝（茉莉）」などに暖所へ収納すべき旨が記され、草之四「瑶《ヨウ》池《チ》絳節《カウセツ》」（サトウキビ）の記事は、さらに詳細である。

春和ノ候《トキ》窖蔵ノ旧幹ヲ以テ節々切テコレヲ暖地ニ蒔レハ毎節ミナ芽ヲ発ス。（中略）性寒ヲ畏ル。霜前根ト杪《コズヘ》トヲ

伐リ去テ窖蔵ス。

通常和風温室は、防寒目的のみを記していたが、ここでは、別の用途（根切り）も記され、ある程度の広さを有す温室の記録として重要であり、またこれが宝暦十三年の時点であるということも、貴重な情報である。

共通点の第二番目は、植物画の描き方である。ともに判型が大きくなって半丁いっぱいに一つの植物を描き、迫力がある画面をなす。『蘭品』は、葉と葉、あるいは葉と花をわざと交差させ、重なり合う図様をもって、また花弁や葉の端をひるがえさせることで、植物の立体感や生命力を表現しようとする意図が見られる。『花彙』ではこれがさらに進み、重なった背後の葉の表面を、墨線で描いた葉脈と輪郭による白色の葉にし、葉の裏面を、白い葉脈が走る黒色の葉にして、強いコントラストを出す。図2の「玉金」などはその好例である。ただし、明らかに葉の表面と思われるのにもかかわらず、黒い葉に表現した半年紅（キョウチクトウ）のような例（図3）なども混在し、葉の表裏面を黒と白で描き分ける規則性が崩れている図もままある。また、『花彙』の植物画は、対象の植物をクローズアップして描いているので、『蘭

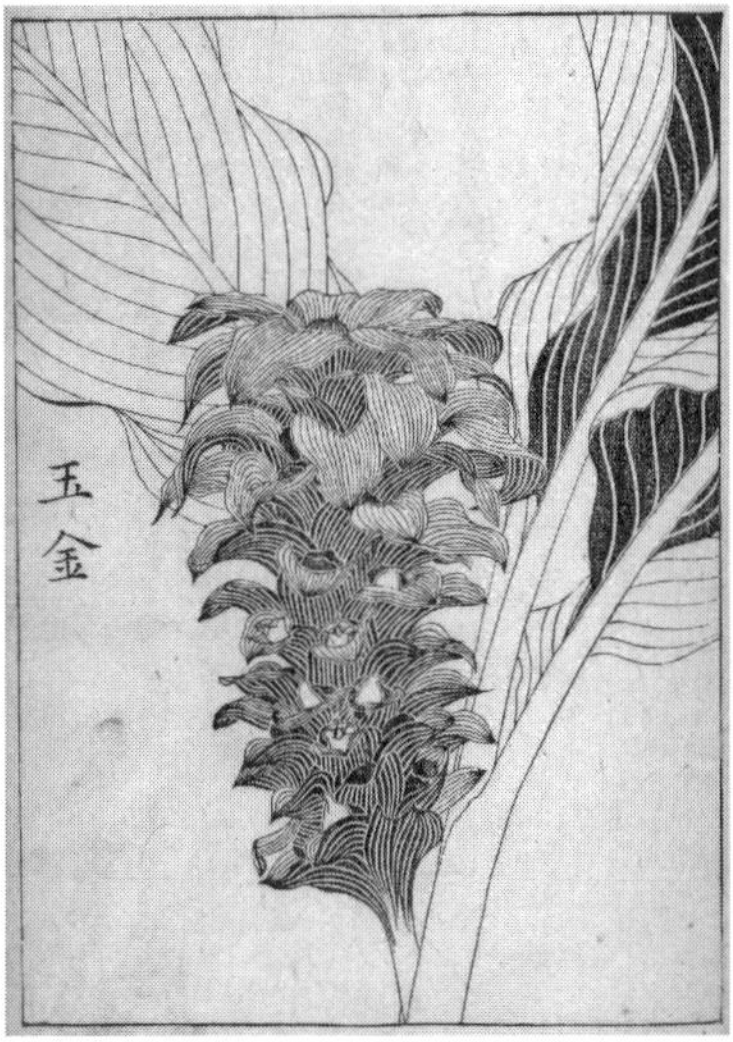

図2　玉金（ウコン）（『花彙』草之四。早稲田大学図書館蔵）

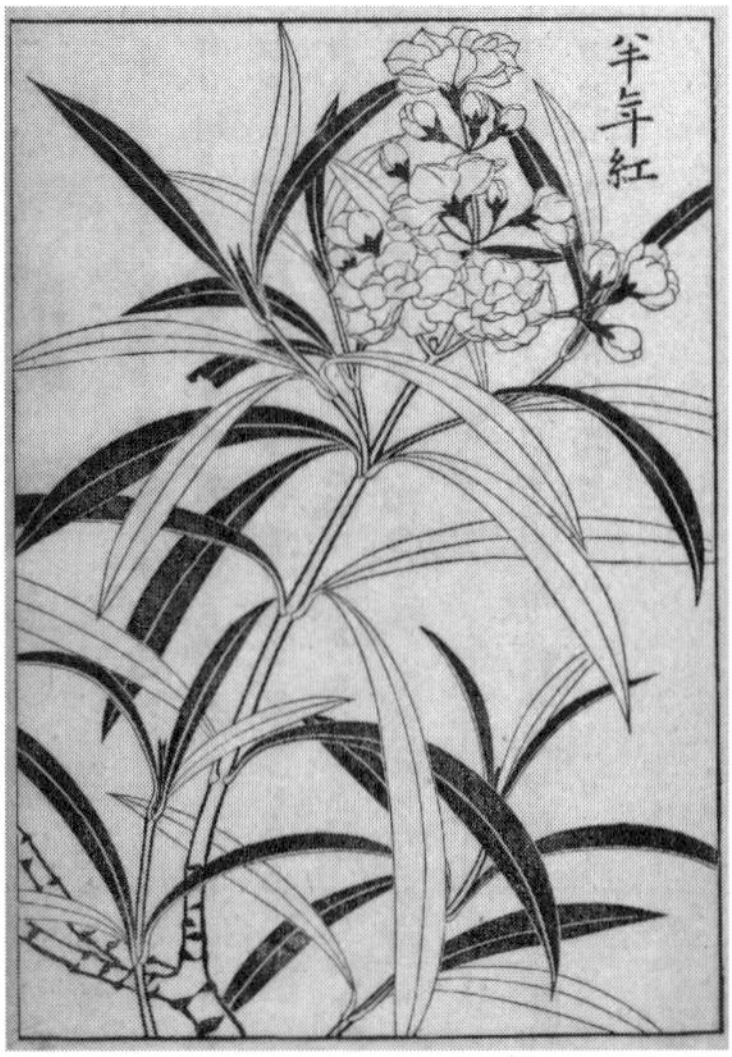

図3　半年紅（『花彙』木之一。早稲田大学図書館蔵）

品』より迫力がある画面になっている。『蘭品』（図1）と『花彙』（図2・3）を並べると、明らかに『花彙』の方が美術的に優れた図である。筆者は未見であるが、享保十三年（一七二八）板の『蘭品』もあり、『蘭品』原図は『花彙』に先んじて描かれたことは明白である。

なお、『花彙』の記述は、『蘭品』とは異なり、漢字片仮名交じりの和文表記を用いる。『蘭品』が漢文であるのは、玄達の原文通りと考えられるが、『花彙』が片仮名の和文体であるのは、蘭山代表作『本草綱目啓蒙』と同じであるので、蘭山の意志であろう。これは、玄達が意図した、平易に記述するという点をさらに一歩進めた点として評価したい。

以上のように、栽培法をわかりやすく解説する玄達の姿勢は蘭山に受け継がれ、また、品種名をただ並べるだけでなく玄達門人によって試みられた図化は、蘭山『花彙』によって美術領域にまで高められた。次節では、この伝統を継承した蘭山門人の絵師、谷文晁周辺を見ていきたい。

2．谷 文晁と園芸

文人画の巨匠、谷文晁が蘭山門人である点は、美術史の年譜では常に外され、文晁と本草学の接点は一般に知られていない。国立国会図書館蔵、谷文晁筆小野蘭山肖像画には、「門人谷文晁沐手敬絵」との落款があり、文晁は確実に蘭山の門人である。文晁描く蘭山肖像画のことは、『蘭山先生卒考』(8)にも、「先師蘭山小野夫子肖像之記」としてその成立の経緯が記され、「此像ハ文化六年己巳ノ春先師八十一歳ノ時江戸ニ在テ門人谷文晁ニ命シテ写サシムル所ナリ」とあり、これによっても蘭山門人であることはわかる。以下では、谷文晁という絵師と植物の関わりを示す史料を提示して、専門が異なる分野においても蘭山の影響が大きかった点を検証していく。

蘭山没後六〇年ほどたった文政七年と翌八年にかけて、江戸の好事家たちが「耽奇会《たんきかい》」という会を開いた。耽奇会の最後、文政八年十一月十三日の記録『耽奇漫録』第二十集には、次の記事がある。

草木花実写生二十巻

装潢して巻とするもの八巻、未だ装せさるもの八巻、藁《（ママ）》のま、なるもの四巻。

先人其寧一花一草得に随て谷写山及其門人武清・朗卿・敬信等に托して真写する所ノ凡二千余種集て廿巻とす。漢名和名は小野蘭山の鑑別なり。奇といふにあらねと今日しも会の終なれはとて出て諸賢の清鑑に呈す。弥花奇草も亦自らに其中に在らんかし。

右海棠庵[9]

出品者である「海棠庵」とは、耽奇会主要メンバーの書家・関思亮である。彼は耽奇会すべてに出席し、このためであろう、会の最後を飾るために自家の所蔵品を提供した。[10]「先人其寧」すなわち思亮の父・其寧が採薬した草花を、「谷写山」すなわち文晁とその門人の喜多武清・朗卿[11]・敬信に写生させた、二〇〇〇余りの種類、二〇巻分に達した書物「草木花実写生」であり、これらの植物の鑑定を蘭山がすべて行ったという。書家・関其寧による植物採集趣味が、絵師・谷文晁に写生を依頼させ、本草学者・小野蘭山が同定を行うという、江戸在住の分野の異なる人物たちが、植物を介してともに作業を行ったのである。

次に挙げる例も文晁の植物画である。蘭山門人・岩崎灌園の彩色植物図譜『本草図譜』巻六十七、果部夷果類の龍眼の項には、中国暖地産であるこの植物の形状を述べたあと、

又本邦にては薩州の南辺山川に栽る者大木にして近年多く実を結ふ。

と、薩摩の大木は近年多く結実するといい、次丁の龍眼の図には、「天保年中薩州より江戸へ来る物」として、実を結んでいない図が描かれる。さらに次の丁には、

同（龍眼）

文晁薩州にて種《う》ゆる所の真図（ふりがなは筆者補）

とあり、実を付ける龍眼（図4）が掲載される。龍眼は、嘉永二年（一八四九）になって初めて江戸近郊にある団子坂の植木屋・森田六三郎の庭で結実し、複数の本草学者に記録される大ニュースであり、この図はそれより以前なので本土のものではない。本図の詞書を文字通り受けとめるならば、未だかつて谷文晁が薩摩に旅行したとの伝は聞いたことがないが、文政～天保年間に文晁が薩摩へ赴いた証拠となる新史料である。あるいは、島津家蔵の龍眼図を文晁が模写し、それをさらに灌園が転写した可能性も考えられる。いずれにせよ龍眼図の存在は、文晁の植物写生の例として、同門である灌園との交流例として、今後検討に値する課題である。

美術史分野では無視されているが、文晁周辺の人物には本草関係者の姿が非常に多く見られる。文晁の実弟の文啓は、本草学者・渋江長伯の門人であり、文晁肖像画の傑作として扱われるのは、天明四年（一七八四）に蘭山に入門した大坂の酒肆で本草学者、木村蒹葭堂像である。以下では、こうした文晁門下による、園芸文化活動を示す史料を紹介したい。

『花彙』刊行から約六〇年後の文政十年（一八二七）刊、増田金太撰『草木奇品かがみ（以下『奇品かがみ』と略）』は、当時「奇品《きひん》」と呼ばれた変異種を集めた図譜である。特に斑入り葉の品が多く描かれ、鮮やかな黒と白のコントラストの表現が多用されている。この描法は、『花彙』の影響を強く受けた結果といってよい。『奇品かがみ』には、文晁はもとより、門下の絵師が多く挿図を担当している。「常葉七草」を図した大岡雲峰は文晁と同門であり、雲峰の門下の関根雲停は、富山藩主・前田利保やその本草グループ「赭鞭会《しゃべんかい》」のために図を多く手掛けた。『奇品かがみ』の影響を強く受けて

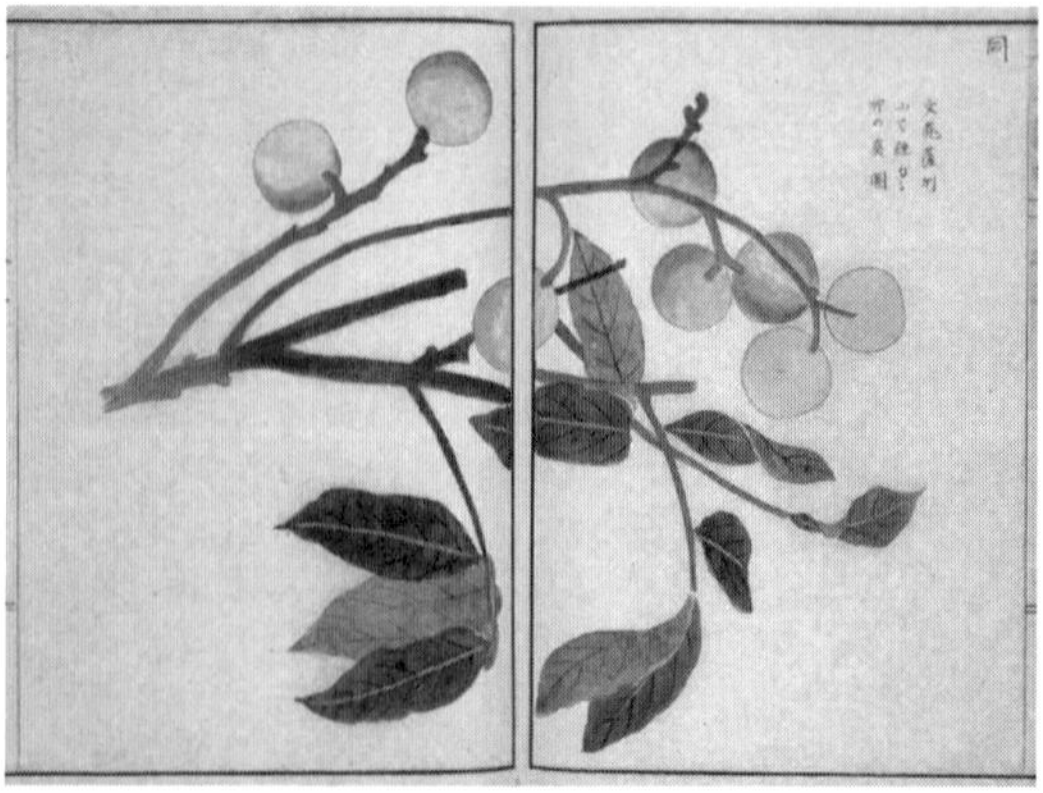

図4　龍眼図（『本草図譜』巻67。国立国会図書館蔵）

斑入り葉のみに限定した『草木錦葉集』などにおいて雲停を起用した水野忠暁も、「逸斎」「水野忠孝」と号して『奇品かがみ』に図を寄せる。文晁門下では鈴木鶩湖、岡田閑林などがおり、石川碩峯、魚屋北渓など当時著名な画家も参加している。こうした面々を見る限り、『奇品かがみ』は、文晁周辺の絵師で固められた贅沢な図譜であるとわかる。これらの絵師たちは、正確な植物知識に裏付けされた描法に長けており、その根本には、文晁自身が植物の「真写」を心がけた姿勢が影響したからと考えられる。

文晁と親しく交際したのは、絵師だけではない。『奇品かがみ』に「すかも弥三郎」として名が載る、巣鴨の植木屋・斎田弥三郎である。絵心があり俳句も嗜み、大田南畝や伊勢長島藩主・増山雪斎と親しく交際した植木屋である。(12) この弥三郎の息子「文潤」は植木屋ではなく画家となったとわかるのが『奇品かがみ』の以下の記事である。

真谷白まんりやう
真谷山人文潤写
すかも弥三郎
画工文潤は此人の男なり。(13)

この部分を改めて見ると、息子「文潤」の画号は、「目賀田文村」「野村文紹」「小林文周」など「文」の字を冠する谷文晁の門下ではないかと疑われる。『奇品かがみ』には、大工棟梁の辻内文福など「文」を冠する者、また植木屋・伊藤伊兵衛六代目など専門絵師でない者も参加していることからも、文潤が文晁門下である可能性は高い。この点は、次に掲げる書簡によっても補強できる。

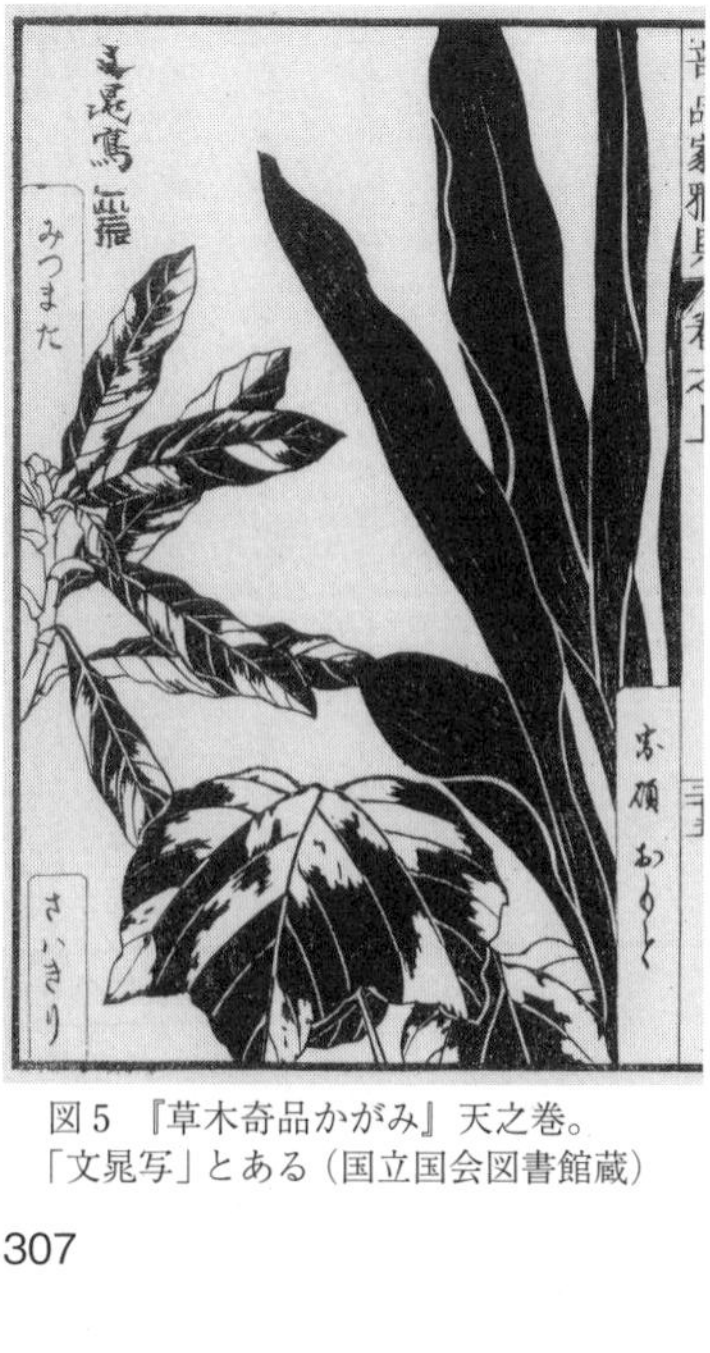

図5 『草木奇品かがみ』天之巻。
「文晁写」とある（国立国会図書館蔵）

如仰炎暑御座候得共、愈御安寧成被下候て一入之由□候。然は
茉莉
名護蘭
花ひら付、為御持被下候尋存し候御礼申候義水之如御座候。
且先比より御内室様余程御不快之由相聞、御加養被成候と存候。可然候。
早々此如候。以上
五月廿二日　谷文晁[14]
二信にて内見□□□可被下候。
群芳園様

本書簡は、文晁が群芳園（弥三郎の園号）に宛てた、花弁が付いた「茉莉」と「名護蘭」持参に対する礼状である。加えて弥三郎の妻の具合の安否を気遣っている。五月二十二日付で、年不明であるが、一介の植木屋に非常に丁寧な文面の書簡を遣わし、深い交際の度合いがわかる興味深い内容となっている。本書簡の存在からしても、弥三郎と文晁の交際は密であり、当然のように画業を志した息子の入門先として文晁が選ばれたのではないだろうか。

3. 蘭山と変化朝顔

本節では、文化・文政年間、弘化・嘉永・安政年間、明治二十年代と、十九世紀に三度の流行期を迎えた、古典園芸植物の代表格である変化朝顔と蘭山の関わりについて述べる。

変化朝顔に積極的に関与した本草学者については、『丁丑朝顔譜』作者・与住秋水《よずみしゅうすい》以外については、断片的な史料しかないことから系統だった論考はない。筆者は、かつて旧著において、蘭山門人・水谷豊文に宛てて、同門の岩崎灌園

と目される人物が、変化朝顔の種子を送った点や、灌園『武江産物志』に花・葉の変異四十六品種の多数の掲載にも注目し、これらのことから、「独自のネットワークを持つ、朝顔栽培の別の担い手として本草学者の存在を意識しなければならないだろう。[15]」と述べたことがある。

しかしながら、本草学者という視点からではなく、蘭山学統という別のカテゴリをもって、蘭山自身、蘭山門人や孫弟子、交流があった文人までも範囲に含めるのであれば、変化朝顔に関与する人物との接点がさらに広がる。以下ではこの点を明らかにする。

まず、享和三年（一八〇三）から文化三年（一八〇六）にわたって出板の蘭山代表作『本草綱目啓蒙』の「牽牛子」には、次のとおり、当時流行し始めた変化朝顔への言及がある。

（前略）花青碧色ノ者ヲ黒丑ト云。又黒牽牛トモ云フ。又白色ノモノヲ白丑ト云。又白牽牛ト云ナリ。葉ノ形皆三尖ニシテ互生シ微毛アリ。品類尤多シ。花皷子《チャルメル》ノ形ヲナシテ五尖アル者ハ尋常ノモノナリ。又五弁筒マテ切レタルモノアリ。又花頭五尖ナルモノヲ桔梗ザキト云。葉モ亦五尖ナリ。其円弁ナル者ヲ梅ザキト云フ。尋常ノ花ノ形ニシテ中ニ小弁アルモノヲ孔雀ト云フ。紫アリ。淡紫アリ。紅アリ。浅紅アリ。間色ナルモノアリ。碧白相間ル者ヲ黒白江南花秘伝花鏡ト云。俗ニマツヤマアサガホト云。又藍色《ルリ》ニシテ紅点ナルモノアリ。又千葉ニシテ間色ナルモノアリ。弁多シテ重シ。故ニ正開スル時ハ茎自ラ折テ実ヲ結ビ難シ。[16]

と、通常の朝顔「花青碧色」のほか、変異種である朝顔に関して詳しく述べる。「白色ノモノ」という色変わりから、「五弁筒マテ切レタルモノ」「桔梗ザキ」「梅ザキ」「孔雀」「黒白江南花」「藍色ニシテ紅点ナルモノ」「千葉ニシテ間色ナルモノ」と、八種の形態が記される。「桔梗咲き」「孔雀」の咲き方を指す名称はその後も使用されており、「黒」と「白」と分別した、通常の青と色変わりの白しか見られない変化の始まった極初期から、咲き方にバリエーションが出始めた時期への過渡期を端的にあらわす史料として位置付けられる。

次に挙げる史料は、蘭山没後もその著作が重宝された例であるが、変化朝顔との関連性が見られたので紹介したい。それは、向島百花園主・佐原菊塢《きくう》が、パトロンである江戸琳派絵師・酒井抱一から差し出された書簡にある、『花彙』の記事である。

拝見致候。花彙二冊御使ひへ持せ上申候。
かるかや一もと持せ上候。何事も明日拝顔と存候。雨天に候も、みな〳〵参上のつもりにて御座候。
二十八日
銀水引早被ㇾ下候。
切ふのすゝきとはかるかやは大損申候
鶯邨(17)
梅屋主人

「鶯邨」とは抱一の画号の一つ、「梅屋主人」は菊塢の別号である。菊塢に「かるかや」一冊と『花彙』二冊を遣わし、さらに雨天でも決行する予定の明日の集まりに言及する。この集まりでおそらく顔を合わせたのが大田南畝（蜀山人）であり、さらに『花彙』の需要が高かった点がうかがわれる史料が、南畝から菊塢に宛てた次の書簡である。

先日ハ参上。段々御馳走ニ相成大酔いたし候。三船落合大連にて騒々敷御座候。先達而之御書物上申候。借用之花彙此間日本橋ニて求メ候間御本ニ巻返上仕候。御落手可ㇾ被ㇾ下候。救荒本草蘭山子書入有ㇾ之本有ㇾ之よしたしか御咄有ㇾ之、これハ何そ御留守中御かり申度候。早々
八月四日
蜀山人(18)
尚いつ此（比カ）御発途ニ候哉承度奉ㇾ存候早々
きく塢主人
花彙二本添

南畝は、先日（七月二十九日か）の宴会の礼を述べたあと、先だって菊塢から『花彙』を借用していたが、このたび購入したので返却する旨を伝える。借用した『花彙』の冊数が、前述の書簡と同じ二冊なので、菊塢が抱一から入手したばかりの『花彙』を南畝がそのまま借用したのであろう。また南畝は、書物の返却ついでに蘭山が書き込みをした『救荒本草』を菊塢が所有していると聞き、さらにその借用依頼をしている。書簡の年代は、文中にいつごろ御発途かと尋ねるくだりがあるので、菊塢が抱一の依頼で、尾形光琳墓碑の調査に京へ出向く直前、文化十三年のことと考えられる。

この文化十三年という年は、江戸における最初の朝顔合が行われた年である。四時庵形影の記す『朝顔叢』序文によると、

> 文月中の九月（ママ）は浅草牛頭天王の別当、大円精舎にこの花ずまひ（花相撲）をぞ催したる(19)

と、浅草大円寺において七月九日に行われたとある。国学者・小山田与清も随筆『擁書漫筆』に、この花合と、同年不忍池で行われた花合について筆が及んでおり、

> 因に云、このひと、せふたとせがほどは、牽牛花合といふことのおこなはれて、京江戸大坂のすき人たち、きほひて奇品をあなぐりもとむることおほかたならず。今茲《ことし》七月《ふみづきの》十九日、浅草御蔵前天王社別当大円寺の牽牛花合、同月廿六日、上野不忍池弁才天社の茶屋の牽牛花合などきこゆ。(20)

と七月十九日（『朝顔叢』と日付が異なる）に蔵前大円寺、次いで同二十六日に不忍池弁天で開催されたと記録する。南畝と与清はこの頃頻繁に交流しており、南畝自身は、文化十四年刊『朝顔叢』と、文政元年刊『丁丑朝顔譜』のそれぞれに序文を寄せるという、朝顔普及に一役買った人物である。この南畝が、朝顔の最初の流行期において、蘭山『花彙』を借用し、さらに購入した点は極めて興味深い。変化朝顔関連の書物に序文を書く予定があり、あらかじめ植物知識を仕入れるために、『花彙』を欲したのではないだろうか。『花彙』返却の書簡の日付は八月四日であり、『擁書漫筆』で判明する不忍池弁天の花合のほぼ一週間後である。このように書物を通して蘭山の価値は高められ、その手段として書物借用が日常的に行われる、文芸ネットワークが大いに有効であった。

これまでは、文化・文政年間における変化朝顔の第一次流行期であったが、弘化・嘉永・安政年間の第二次流行期には、蘭山の孫弟子の世代が活躍する。『奇品かがみ』に遅れること三十年、安政四年（一八五七）刊行の朝顔図譜『都鄙秋興』に、『写山楼之記』著者として谷文晁門の末弟に位置する門人、野村文紹が図している。本名は野村壮右衛門、名を高明、号を文紹・木風子、下谷御具足町（現、台東区上野七丁目）に住み、「在宿一六」つまり、毎月一と六の付く日には画を教えていたと、『安政文雅人名録』、『江戸現在広益諸家人名録』、『文久文雅人名録』の各種人名録に記載がある。

『都鄙秋興』三冊は、入谷の植木屋・成田屋留次郎が、編集・出板した変化朝顔の図譜で、嘉永七年刊『三都一朝』、安政二年刊『両地秋』に続いて出板された成田屋三部作の最後を飾る図譜である。これらの図譜は、江戸における変化朝顔ブームの火付け役となり、図譜の形式そのものも明治以降に影響を与え続けた、観賞価値が高い美麗な図譜である。

最後にもう一人、蘭山学統として、服部雪斎に触れておきたい。雪斎は、関根雲停と並び称される博物画家で、赭鞭会や博覧会事務局のために精緻な図譜をのこし、嘉永三年刊、井口望之編『本草綱目啓蒙図譜』の巻八の挿図を担当して、蘭山の事績を継承した人物でもある。経歴は不明な点が多いが、『写山楼之記』によれば、文晁門人・遠坂文雍の門人とあるので、文晁の孫弟子にあたる。[21] 代表作は『目八譜』や『教草』などが挙げられるが、安政元年刊、雪斎が図を担当した『朝顔三十六花撰』については漏れることが多い。[22]

『朝顔三十六花撰』は、巻の最末尾、編者・万花園出品の朝顔図にある、「雪斎絵」の落款と「文修」の印章により、服部雪斎が担当したのは明らかである。一見して、成田屋留次郎の『三都一朝』『両地秋』『都鄙秋興』によく似た構図を取るが、現存は少なく、成田屋の図譜が明治以降も刷られ続けて粗悪な刷りが多いのに対し、『朝顔三十六花撰』は、状態がよいものが多い。線と刷りが一致しており、精緻な描法を得意とする雪斎らしい仕上がりになっている。雪斎の号「文修」は、斎田弥三郎の息子・文潤と同様、「文」を冠する文晁門下の絵師だという証拠である。文晁自身が植物にひとかたならぬ関心を注いできたので、門下の文紹も孫弟子の雪斎も、ともに変化朝顔図譜を手掛けたのである。

おわりに

以上のとおり、蘭山の足跡を園芸文化からふりかえると、従来いわれている特徴、全国の植物の精査、方言の列挙、採薬の実施、門人の育成など、十九世紀に隆盛した本草・博物学は蘭山から始まったとされる諸点に加えて、精緻な園芸植物の描写及び図譜の板行、江戸文人との交流、古典園芸植物である変化朝顔に対する関心など、学問だけにとどまらない当時の文化的特徴を大いに有している点が改めて判明した。

本稿で美術や園芸の「芸」分野を採り上げた理由は、蘭山の「学問」だけでなく「技芸」も含めた「学芸」の特徴が、すなわち十九世紀本草学史の特徴である点を強調したかったからである。そして、蘭山の学芸に対する姿勢そのものが、現代において価値があることを世の多くの人々に認識してもらいたいと願うばかりである。

註

（1）近年筆者は、遠藤正治『小野蘭山と洋学―小野蘭山学統の研究』（思文閣出版、二〇〇三年）に触発されて蘭山学統について関心を抱き、「十九世紀江戸・東京における採薬対象地域の研究」（『杏雨』十一号、二〇〇八年）において、蘭山学統の採薬地域情報の継承、「本草学者による和風温室『窖』の記録」（洋学史学会『洋学』十四号、二〇〇八年）において、『本草綱目啓蒙』をはじめ蘭山学統の本草学者の主要著作の窖の記録、「小野蘭山学統本草学の継承者としての水戸藩士・木内政章の事績」（地方史研究協議会『地方史研究』三三五号、二〇〇八年）において、木内政章が蘭山学統としての特徴を顕著に有す点などを発表した。

（2）変化朝顔については、拙著『十九世紀日本の園芸文化』（思文閣出版、二〇〇六年）、国立歴史民俗博物館『伝統の朝顔』（一九九九年）、同『伝統の朝顔Ⅱ』（二〇〇〇年）、同『伝統の朝顔Ⅲ』（同年）ほかを参照されたい。

（3）国立国会図書館蔵［特1‐2932］。以下同。

（4）文京ふるさと歴史館蔵。以下同。

（5）西島孜哉「松岡恕庵玄達の著述―没後の出版と九如館鈍永の関与―」（武庫川女子大学日本文学談話会『鳴尾説林』九号、

二〇〇一年）
（6）国立国会図書館蔵［特1－370］。
（7）早稲田大学図書館蔵［ニ14－〇〇七一〇］。
（8）小野三保氏旧蔵。杉本つとむ『小野蘭山本草綱目啓蒙―本文・研究・索引―』（早稲田大学出版部、一九七四年）に影印版所収。
（9）『国立国会図書館蔵　耽奇漫録下』（日本随筆大成・第一期別巻。吉川弘文館、一九九四年）。
（10）会解散の理由は、巻末に、出品が三件のみでようやく探し求めて六件に増加したと山崎美成のいうとおり、品数が集まらないのが原因であった。
（11）前掲（註2）拙著第一章第二節において紹介した「朝顔・蜻蛉図」に揮毫する絵師としてこの朗卿が登場する。絵師としての詳細は不明であるが、大田南畝や石川雅望や馬琴などの文人と交流があった。
（12）前掲（註2）拙著第三章第三節、及び拙稿「植木屋が本草学に果たした役割―尾張花戸・曽吉を中心に―」（慾斎研究会『慾斎研究会だより』一一一号、二〇〇七年）。
（13）国立国会図書館蔵［特1－951］。
（14）東京国立博物館編『画家の手紙（一）』（同館、二〇〇九年）に所収。引用箇所は、筆者が写真版を参照して、同書の翻刻文を一部改めたものである。
（15）前掲（註2）拙著第一章第三節。
（16）前掲（註8）に同。
（17）『墨東外史すみだ』（墨田区、一九六七年）所収。本史料は「向島百花園文書」と称され、同書に「いつの時か三囲神社宮司故永峯光壽氏が写しおかれたものである。原本は勿論焼失、現存しない」とある。
（18）前掲（註17）に同。
（19）架蔵。本史料は外題から「あさかほ叢」と称されることも多いが、本稿では「朝顔叢」の史料名を採用する。国立歴史民俗博物館『〝朝顔図譜〟を読む―あさかほ叢―』（二〇〇八年）に全文翻刻される。

（20）『日本随筆大成』第一期12（吉川弘文館、一九九三年）所収。

（21）『写山楼之記』（『新燕石十種』第三、国書刊行会、一九一三年）による。

（22）服部雪斎についての論考はほとんどなく、展示図録に略歴が載る程度である。まとまったものに、児島薫「服部雪斎　博物図譜の名手」（『幕末・明治の画家たち―文明開化のはざまに』ぺりかん社、一九九二年に所収）があるが、近世における文晁との関わりについては触れていない。

蘭山と花

小笠原左衛門尉亮軒

はじめに

当記念事業会よりお題をいただいた。蘭山の生きた江戸時代「花」と今日でいう「花卉園芸」「いけ花」「花見」など、時として同意語として単に「花」とのみ使われている。そこで蘭山はこれらの語句に対してどのような言葉を用いているかを「重修本草綱目啓蒙」(1)並に「秘伝花鏡記聞」(2)により調べて見た。

「花戸」この語句が一番多用されている。発音は「はなや」であろう。例ば、

〔重・八〕(3) 竜胆　リンダウ　花戸ニ白花モアリ又白花ニシテ外淡紅ナルアリ　ウラベニ　ト云フ　〔重・十〕 漏盧　クログサ　花戸ニテハ　肥後台《ひごたい》ト云　〔秡〕(4) 金雀花　ヱニスダ　ヱニシタ　四月コロ多ク花戸ニ売ル。

又少し戸惑う使用例として「花家」の例もある。

〔重・八〕 硃砂根　マンリヨ　花家ニ多クアリ　花戸ニテ　シキンジヤウ　ト呼紀州ニテ　ヤマシキミ　ト云フ　センリヨ　ト云モノアリ。〔重・十二〕 仙人掌草　サンボテイ　サボテン　サンボテ　イロヘロ　サチラサツポウ　ニヨロリ　覇王樹　仙人掌　花家ニ多シ　寒国ニテハ冬腐リ易シ（中略）大ナルハ丈余ニ及ブ夏花ヲ開ク

次いで「種樹家」発音は「うえきや」であろう。

〔重・十二〕 敗醤　ヲミナヘシ　種樹家ニ多ク黄花ノモノヲ栽ユ即　女郎花　ナリ。〔重・十二〕 甘藍　葉ボタン　種樹家ニ多ク栽ユ　ソノ苗冬ヲ経テ枯レズ（中略）扦挿《さしき》シテ活ヤスシ。〔重・十六〕 菖蒲　セキセウ　石菖　渓

潤水旁ニ生ス或ハ石ニ附テ生ス　平地ニ移シ栽テ繁茂シ易シ（中略）石菖ノ品類甚多シ　大葉ナル者アリ　八葉ナル者アリ　直葉ナル者アリ　両面ナル者アリ　白色ナル者アリ　間道《しますじ》ナル者アリ　小葉ナル者ハ高麗ゼキセウト呼ブ即銭蒲ナリ　本草彙言ニ甚短有一二分者ト云フハ　ビロードセキセウナリ　花戸ニハ鬼ゼキセウ　鎌倉ゼキセウ　アヅマセキセウ　唐セキセウ　琉球セキセウ其餘数品アリ　増　種樹家ニテ名称尤多シ　大ナル者ニ　ダテクラベ　竜門　中ナル者ニ　有栖川　正宗　チウチ　光竜　ミダレガミ　アサギ　マタゼキセウ　小ナル者ニ竜ノヒゲ　カマクラ　カウライセンセウ等アリ其他品類多シ。

最も理解に苦しむ表現は、

〔重・十六〕金星草　ヒトツバ　ウラボシ　金星鳳尾草　金星韋　景天　イキクサ　ベンケイサウ　江州伊吹山ニ自生多シ　人家ニ多ク栽テ瓶花ニ供ス。

とあるが一〇～一五cmのシダであり、園芸品種が多く一部の好事家に前項「石菖」同様園芸品種として発展した種類の一つであるが「人家ニ多ク栽テ瓶花ニ供ス」はどのように解釈すべきであろうか。

さて疑問点は別として、「人家ニ栽ル」とか「瓶花トスベシ」などの語句が散見できるが、瓶花としての利用例など、現在の「いけ花」或いは神仏への供花の説はなく、現在の「生花商」のような業を営むものは当然あったと考えられるが、それが「花戸」「花家」とも少し異るようにも思う。そこで今回のお題「花」の部分を拡大解釈し、当時の「いけ花界」の一端を記し、参考としたい。

江戸前期のいけ花事情

室町期書院建築の発展にともない、それまで神仏の荘厳供花として役割が主体であった「いけ花」は、書院の床に「立花《たてばな》」或いは「抛入《なげいれ》」と称する、権力者の晴の間、晴れの日など人の生活空間に「いけ花」として花をたてることが行われるようになった。

千利休は「茶の湯」の席にいける花を「茶花」とし、京六角堂池坊の僧は代々「立花」をたてることが巧みであり、室町末期には池坊では「立花《りっか》」と呼び、このたて方を発展させた。

実例として、文禄三年（一五九四）九月二十六日、京都の前田利家邸に、秀吉が招かれた席に、池坊専好（初代）、織田有楽斉らが「いけ花」をたてた。この時専好のたてた「砂物《すなもの》」は秀吉より「池坊一代の出来物」と評された。こうして大名邸に於て、貴人を迎えるもてなしの場に「立花」「砂物」は必需品となった。

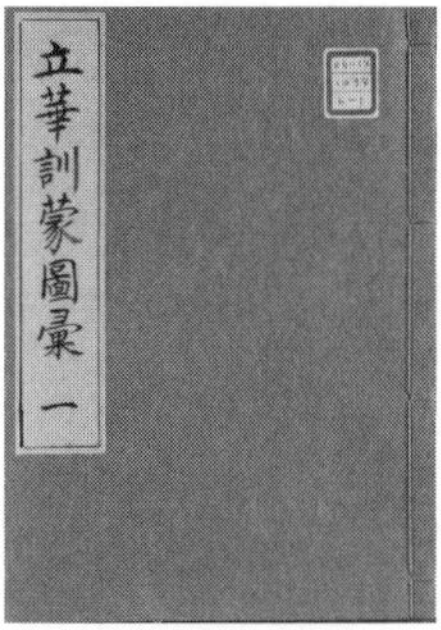

写真1：「立華訓蒙図彙」
上「表紙」、2段目「立花の花型」、3段目「砂物の花型」、4段目「投入の花型」 藤立序、元禄9年、菊屋七郎兵衛刊6冊

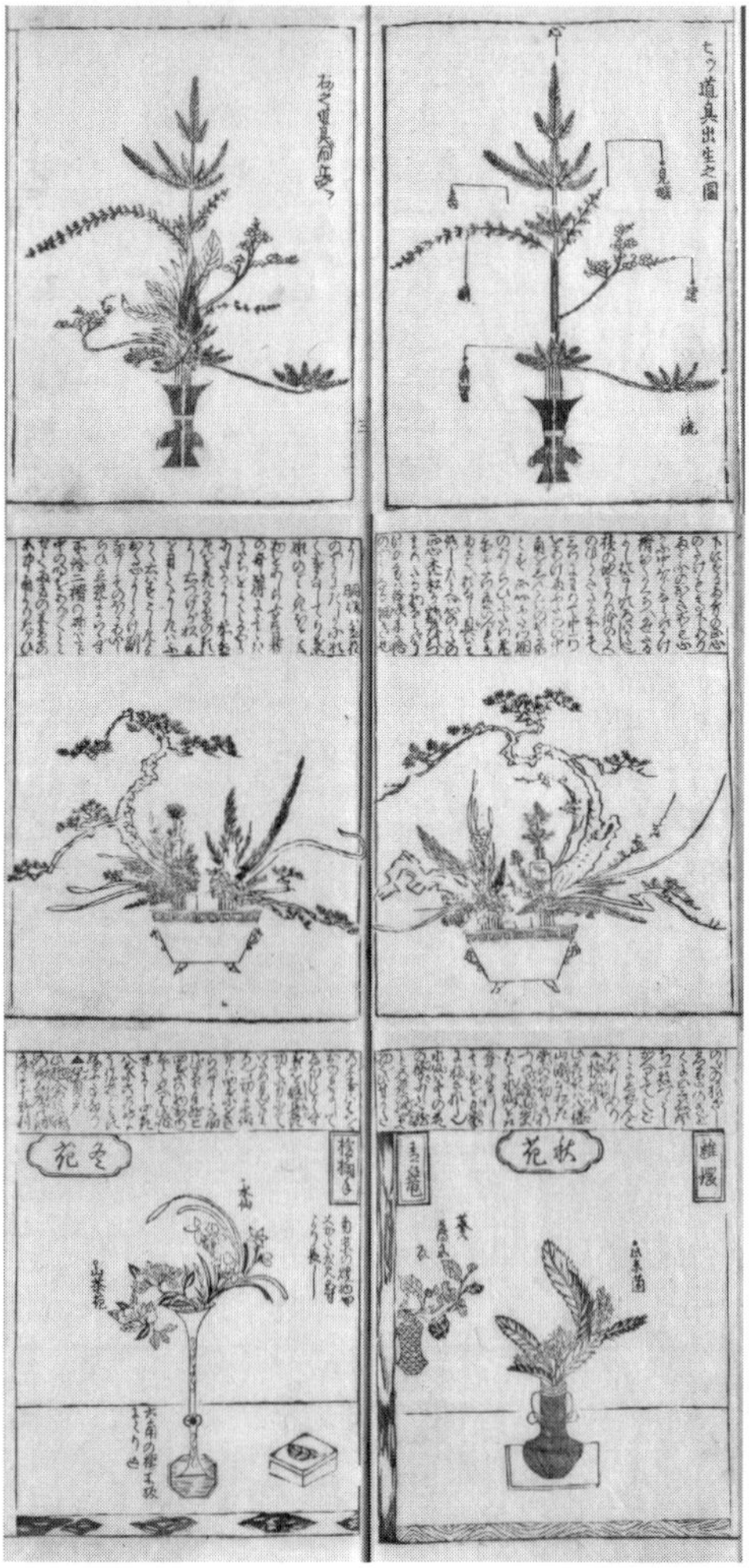

江戸時代に入り、寛永元年（一六二四）後水尾天皇の御時池坊専好（二代）は、宮中七夕会に召され、曼殊院宮・四辻季継とともに、七瓶の花を立てたという。以降宮中行事の一つとして「立花の会」は度々催されるようになり、その都度池坊専好（二代）が招かれ、ご指導的役割を果した。又専好は宮中ばかりでなく、近衛信尋関白（後水尾天皇の弟君、近衛信尹の養嗣子となった）邸などへも招かれ「立花」を立てた。

寛永六年七月「紫衣事件《しえじけん》」[3]に端を発し、後水尾天皇は、中宮和子[4]との間に興子内親王に譲位ここに女帝明正天皇の誕生となり、後水尾天皇は退位、後水尾院となられ、仙洞御所へお移りになったが、「立花の会」は仙洞御所や小御所で開催、宮家、公卿、僧らが御相伴し、法皇自からも「立花」をおたてになられた（写真2）。こうした催事の時の立てられた瓶数は、二五瓶、或いは三〇数瓶に及んだとの記録もある。[5]こうした功により寛永十四年、池坊専好は法橋《ほつきよう》に叙せられた。今日でいう文化功労者に認定された如くである。

上流社会の人々の間で流行し始めた「いけ花」の思想・技術は一子相伝とか師弟相伝など「秘するが花」的な意味相もあって、伝書、口伝によって受け継れて来たが需要の増大と当時の池坊専好の思考によるのか、元和頃から極小量ではあったが、古活字版による「仙伝書《せんでんしょ》」の刊行がなされてはいたが、寛永二十年（一六四三）整版本（写真3）による「いけ花」の伝書「仙伝書」が始めて大量印刷による普及の第一歩となった。

花型図の刊行

寛永の「立花」流行に際し、研究熱心な人達は、名人上手の立てた花型図を画き写し、自分又はその一門の技術向上に役立てる大切な手法の一つであったが、伝書と同じく印刷によって普及せしめることの肝要さを知ったのか「古今立花集」安積韶政編著、寛文十二年、木版手彩色により巻子装で刊行された（写真4）。本書が花型図集の刊行本第一号である。以降「立花図并砂物」猪飼三左衛門著寛文十三年刊（写真5）。当書も木版手彩色、大型線装袋綴本で刊行された。

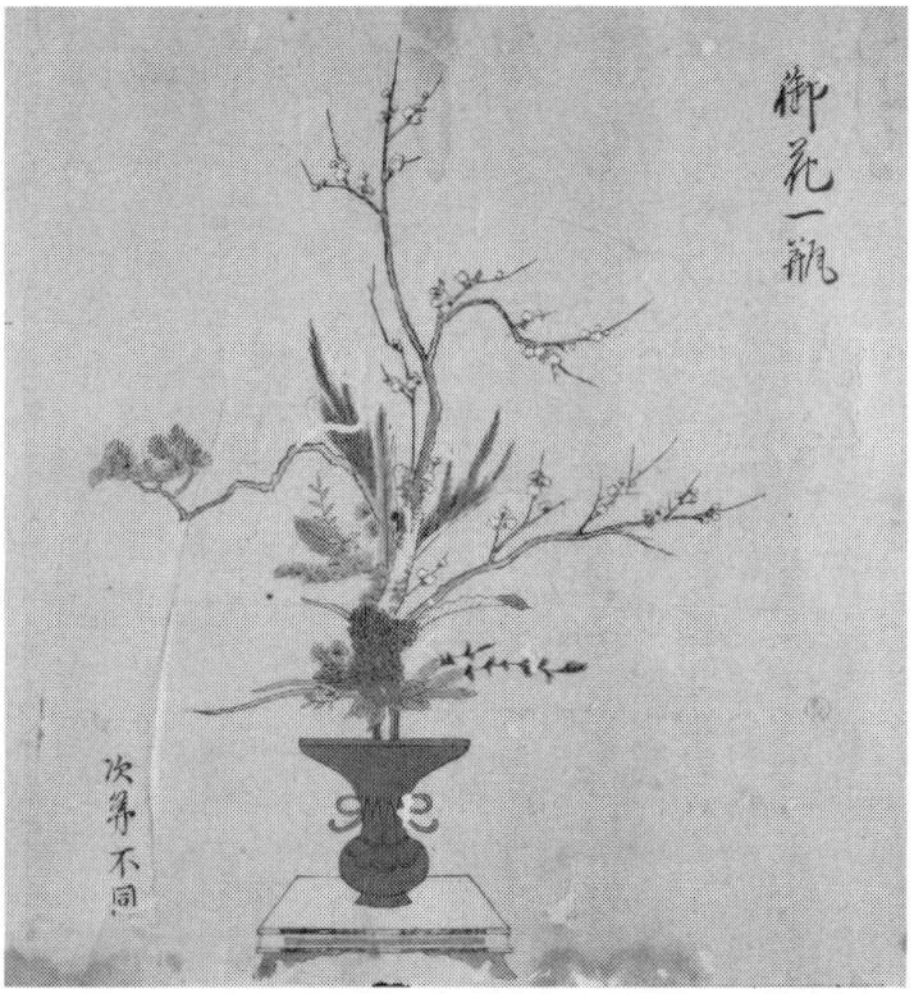

写真 2:「古今立花集」安積韶政序 寛文 12 年(1671)神谷徳兵衛開板、当書の巻頭の立花図、図右上に「御花一瓶」とあり、後水尾天皇自身の作と考えられる。この図のみ花瓶の下敷板がある。

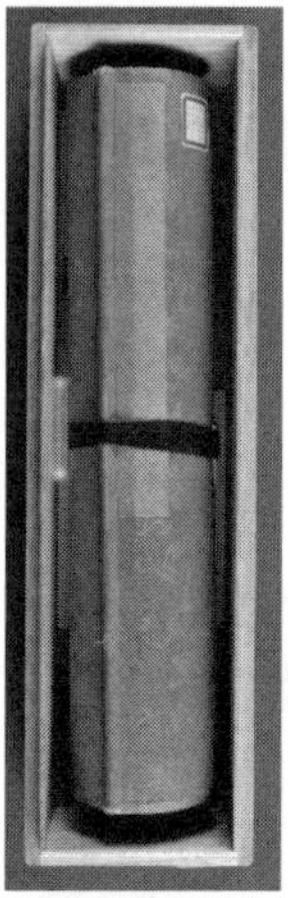

写真 4:「古今立花集」安積韶政編著、寛文 12 年(1672)版、木版手彩色巻子装

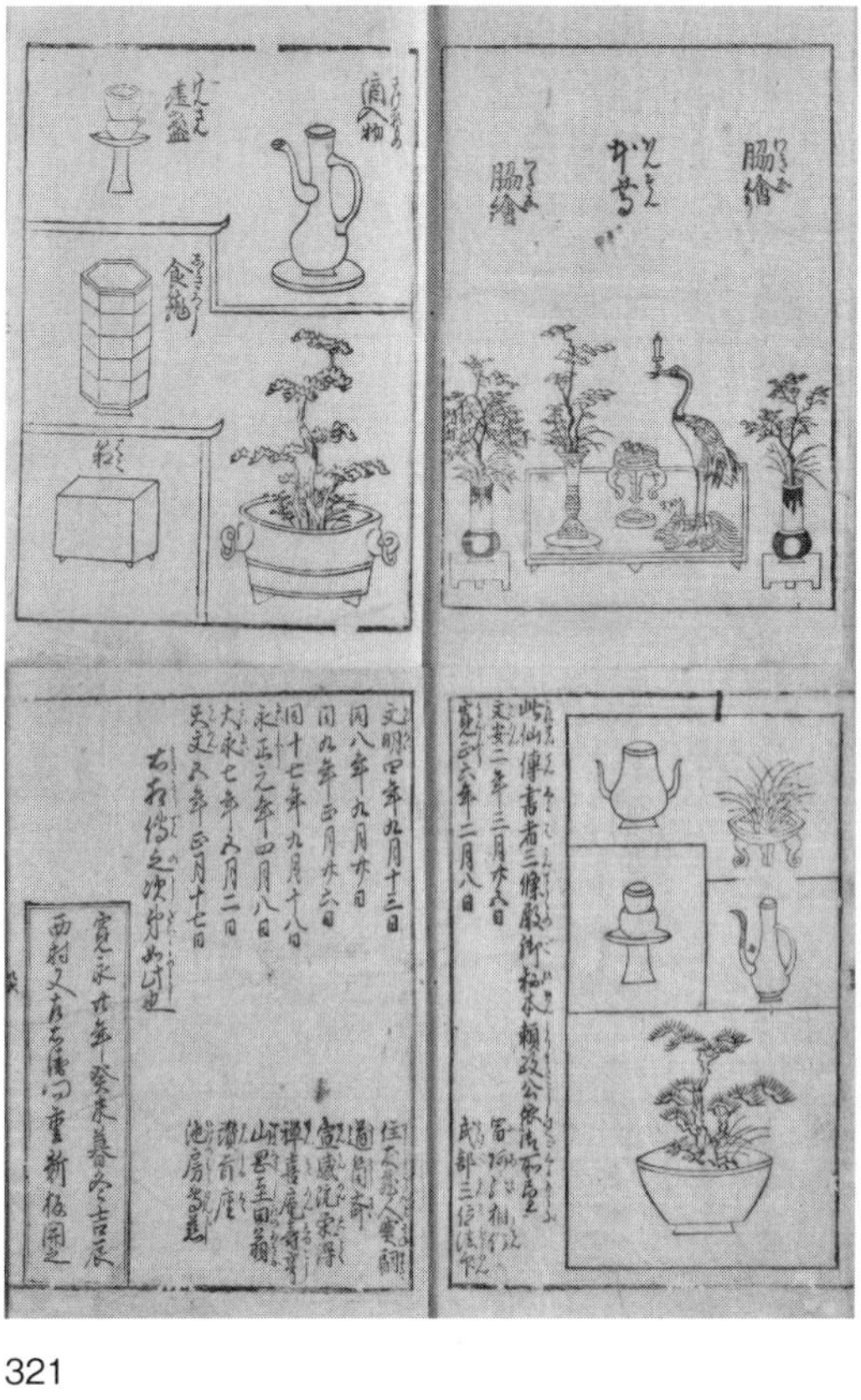

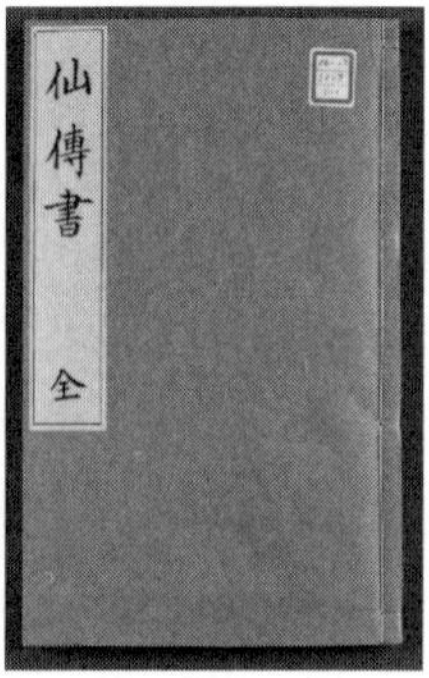

写真 3:「仙伝書」池坊専慈相伝 西村又左衛門版 寛永 20 年(1643)書院飾りの図、相伝ならびに奥附

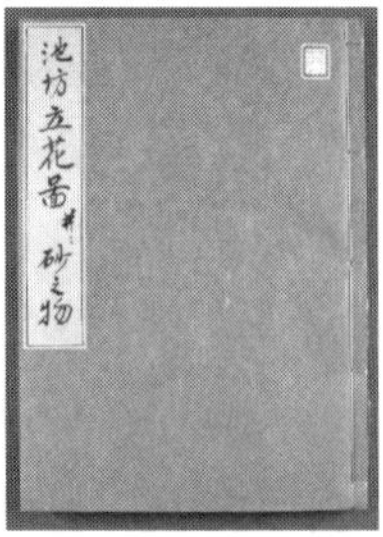

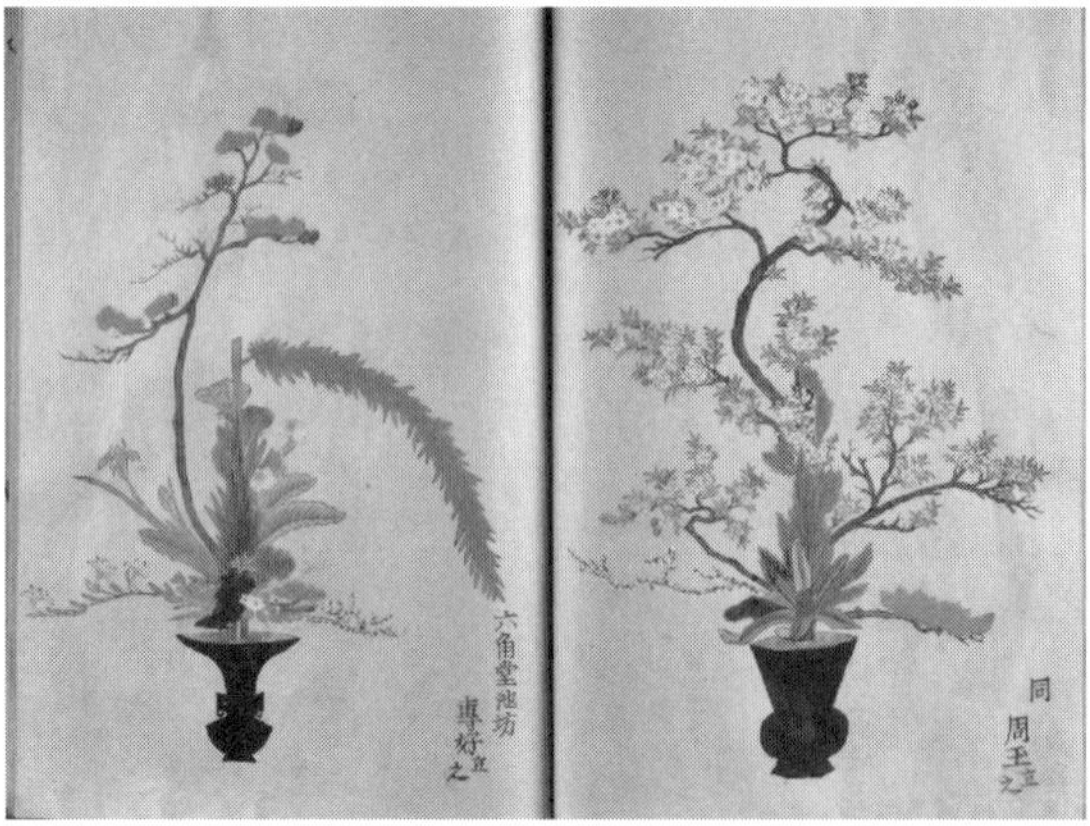

写真5：「立花并砂物」別題「六角堂池坊并門弟立花砂之物図」猪飼三左衛門著、寛文13年版（1673）木版手彩色大型線装袋綴本、1冊、右：表紙、中：高田安立坊周玉、左：六角堂池坊専好（2代）

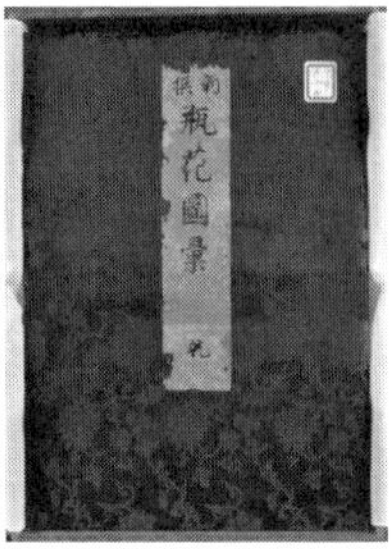

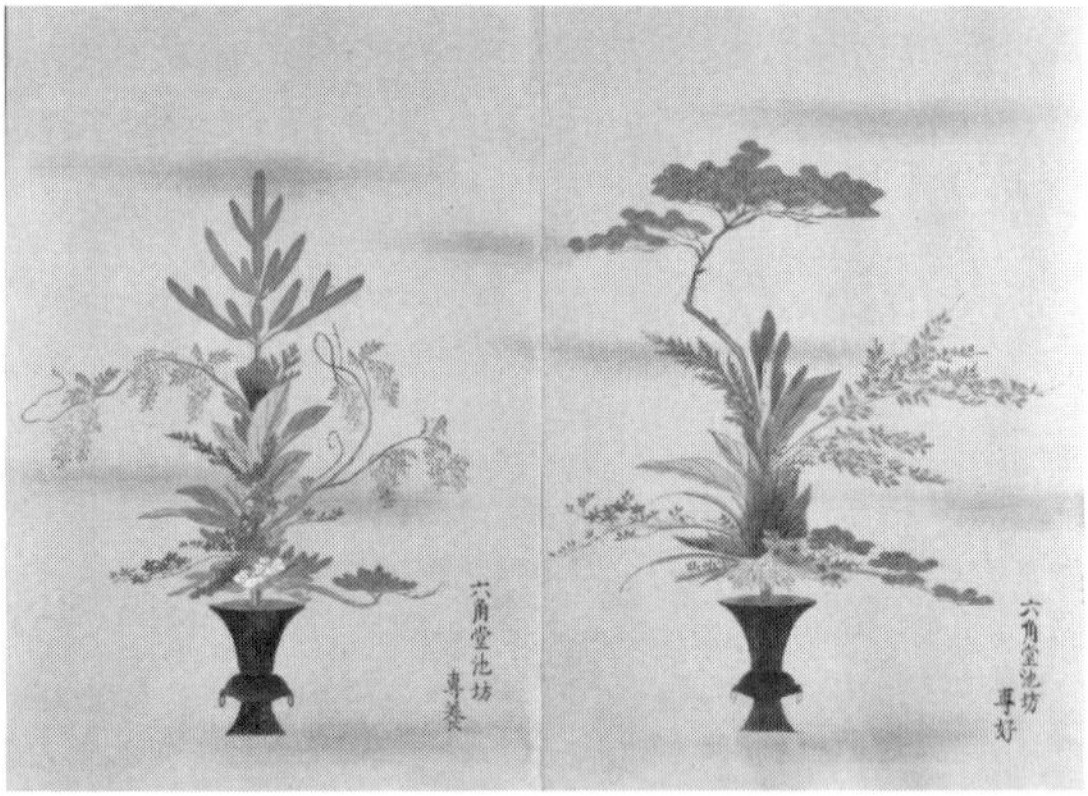

写真6：「新撰瓶花図彙」山中忠左衛著、元禄11年（1698）著者刊折帖二冊、木版手彩色最も美しく仕上げられた花型図本の一書

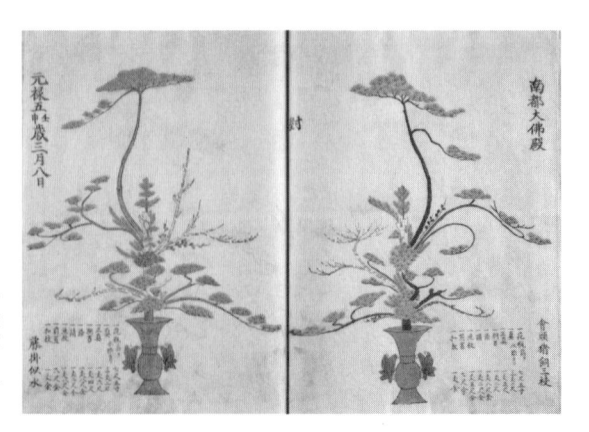

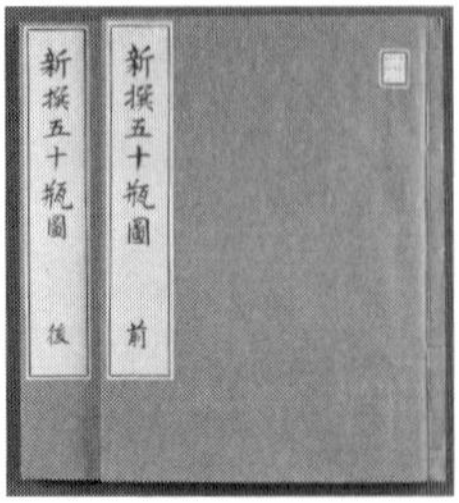

写真7：「池坊立華新撰五十瓶図」猪飼三左衛門著、元禄11年頃、河内屋太助刊、木版手彩色大型線装本2冊、内、南都大仏開眼供養供花、右猪飼三枝、左藤掛似水

これに続き「立花秘伝書」一冊、延宝九年刊、「古今立花大全」五冊、天和三年刊、「立華正導集」四冊、天和四年刊、「立花手曳集《てびきしゅう》」一冊、天和四年刊、「抛入花伝書」三冊、貞享元年刊、「頭書立華指南」四冊、貞享五年刊、「立華時勢粧」八冊、貞享五年刊、「立華訓蒙図彙《りっかきんもうずい》」六冊、元禄九年刊、「新撰瓶花図彙」二冊、元禄十一年刊（写真6）「池坊立華新撰五十瓶図」二冊、元禄頃刊など主なものを列挙した。これらの書物の刊行は、いかにこうした書物の需要が大きかったかの明しとなろう。

イベントへ参加した立花

「池坊立華新撰五十瓶図」には、元禄五年（一六九二）三月八日、戦国時代に焼亡した南都東大寺大仏の再鋳造開眼の法要が厳修された席へ、池坊の高弟猪飼三枝（大仏から見て左方）、藤掛似水（同右方）の両名が一対の巨大立花を奉供し仏前を荘厳した（写真7）。花瓶高さ七尺五寸（二・四メートル）立花は水際《みずきわ》（瓶口）より真（立花の中心に立つ背の高い枝又は幹）三丈二尺（約一〇メートル）である。この巨大な立花、一体どうして花材を現地へ運搬し、どのような手順技法をもって立てたのか。この時の大仏は鎌倉の大仏と同様露座であったから（大仏殿は元禄八年再建）立てるだけでも大変と思うに、風倒を防ぐ手だてはどのようにしたのか私の思考を越えている。この時使用した花瓶は現在の大仏殿内、木製蓮花が立ててあり現存している）

「花道《かどう》」と「生花《しょうか》」の誕生

茶道、花道など我々はすぐ口の端にするが、花道の場合「花道全書」編著者未詳享保二年刊（写真8）が最初に使用された刊行本である。内容は池坊の技術書の一書であり、序跋もなくなぜ「花道」という言葉を使用したかの説は見当らない。

花型では立花と投入花が主流であったが、投入花の中から一定の理論と花型を「生花秘伝野山の錦」木村葛民撰によって享保十五年（一七三〇）が発刊された。続いて立花家の立場から生花の成立過程並に特質を記述した「生花正意・四季之友」（写真9）の刊行により、立花より簡便で庶民的な花型で町衆に受入られ隆盛を見るようになった。

蘭山時代は新流派勃興期

蘭山が本草家の道を歩み始めた延享二年（一七四六）池坊専純は代替り御礼のため江戸へ下り、江戸城本丸黒書院に於て、立花並に砂物を立て将軍家重の上覧に供した。以降池坊は家元代替継目相続の度ごとに江戸へ下り城内に立花を立て将軍上覧のみならず、諸大名にも少なからずいけ花への関心を持たせるに至った。

江戸時代前期は上方中心的であったいけ花界も、新興都市江戸の人々にも受入れられ始めたので上方の生花師達が続々と江戸へ下り移住した。こうした様を「当世垣のぞき」[6]によれば「当世生花《いけばな》の宗匠多く京都より下り或は大坂よりまかりたるなど何流と「宿札《しゆくさつ》」を打ちては江戸繁華に遊人多くそれぞれの門人と成りて、先生々々と呼ぶ」この頃から、池坊の生花《しようか》を基本とし、更に型と理論を展開させた創流が盛んになった。

その魁となったのが播州赤穂生れという、松翁斉千葉竜卜《りゆうぼく》である。彼は最初の著作「源氏活花記」（写真10）を明和二年（一七六五）に刊行、自序の一部に、

「立花も生花《しようか》も元同根なりといへども、立花は巧を尽し即興に至らず　活花《いけばな》はかしかましと捨たる瓢《ひさご》を拾ひ清水を汲て野童の苅たる草種《くさぐさ》をいかすに　甚形生前にまされり　高山に池水あり深谷に大木あり古き井の荵《しのぶ》にかくれ野中の水の草を合せ流れ　松の高根に潜る茨《いばら》あり　且《あした》の釣瓶《つるべ》にからむ蔓《かづら》あり　凢千変万花根茎枝條葉花菓の七重いづれを取　いづれを捨んや　其姿情を見て樂まんに一木一草もむなしからず」

と就べ、池坊の重厚な論理に比べ自由に自然と向き合って一木一草をいけることを良とする。彼は源氏物語にその情趣

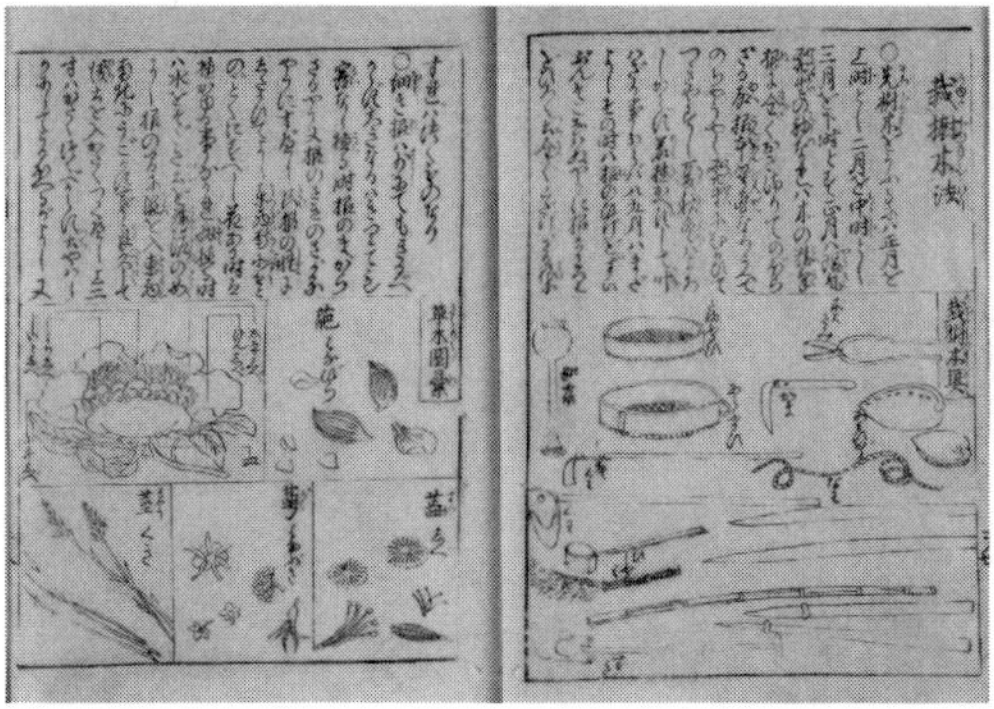

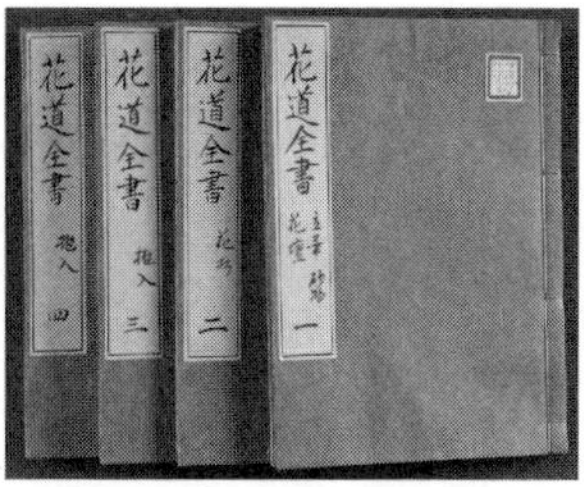

写真8：「花道全書」 編著者未詳、享保2年（1717）、伊丹屋新兵衛他刊四冊、巻一は花材について図入で解説

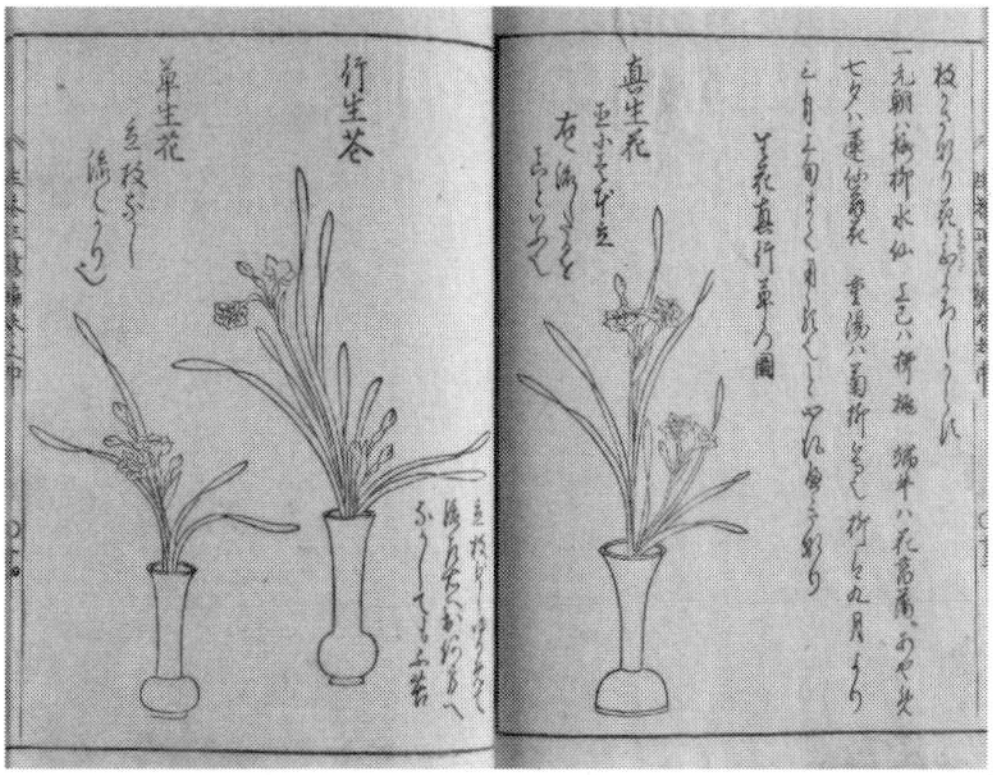

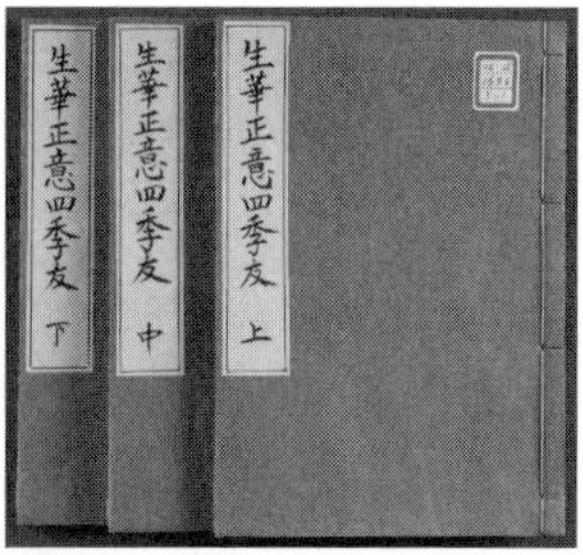

写真9：「生《しよう》花《か》正意・四季之友」 落帽堂暁山著、寛延4年（1751）、西村源六他刊、三冊、中巻生花真行草の花型

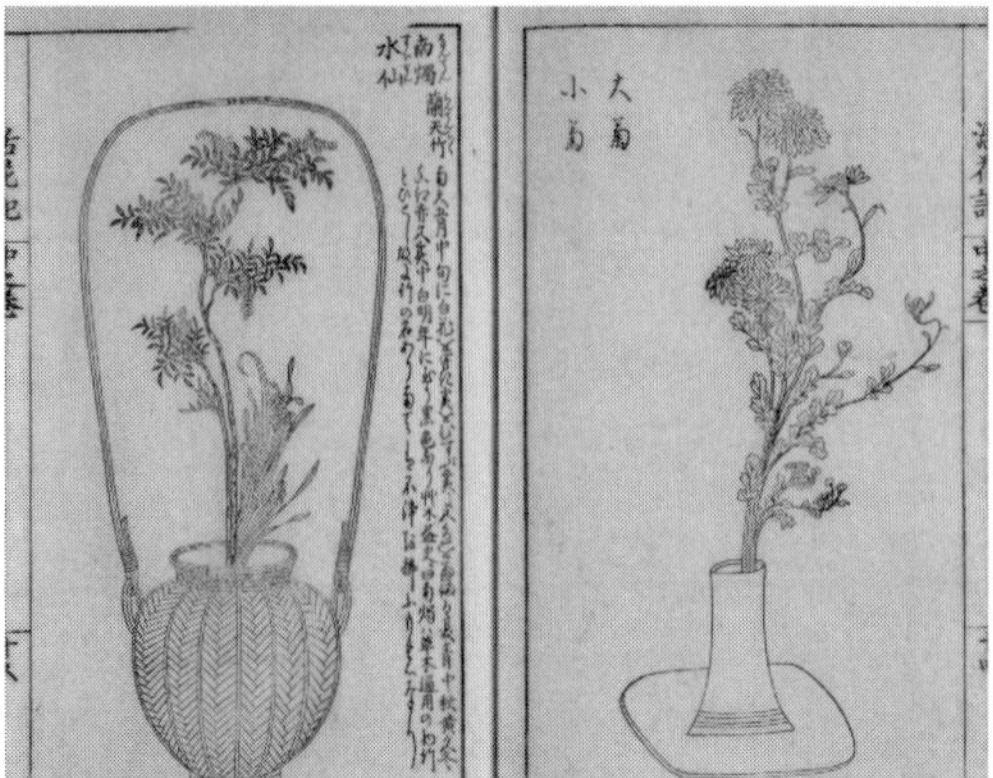

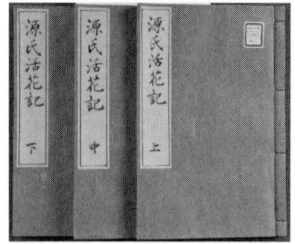

写真10：「源氏活花記」 松翁斉千葉竜《りゆう》卜《ぼく》著、明和2年（1765）、中川藤四郎他刊、3冊

を求め「源氏流」を名乗る。

以後、千家古流　遠州流　庸軒流　入江流　正風流　千家我流などが次々と創流。安永二年（一七七四）には是心軒一露が松月堂古流を開き「甲陽生花百瓶図」を著作刊行（写真11）安永七年（一七七八）「古流四季百瓶」として共に生花《しょうか》花型図とし発表した。この流派の特徴は「生花《しょうか》を五躰に顕す即ち　正花《しょうか》　相令《あしらい》　通用《つうよう》　体《たい》　留《とめ》なりこれを配当し五行を分体す」と「甲陽生花百瓶図」の凢例初頭に記す。

安永四年、継目相続御礼のため江戸へ下った池坊専弘に次年安永五年（一七七六）老中田沼意次は池坊専弘に対し、池坊代々の立花、生花《しょうか》の勝花、優花の花型図を写し差出すよう依頼した。出来あがったのが「関東献上百瓶図」で、「立花巻」「生花巻」各五十瓶が細密かつ美しい図巻となして献上された。その立花巻の控えが架蔵となっているのでその中の一瓶を写真で紹介しておく（写真12）。

続いて文化二年（一八〇五）花楼庵遅水は「東山流・四季賞花集」を刊行東山流の祖となり蘭山没後ではあるが文化九年（一八一二）未生斉一甫が未生《みしょう》流を創流した。

以上列記以外に記録のある流派流名はこれに倍し、如何に蘭山の活躍した時代はいけ花の大流行期であったかを理解していただけると思う。そうしたいけ花界と蘭山との交流の根跡は、本書平野満氏の稿中、鷹取遜庵宛書簡の項参照されたい。

いけ花大流行に便乗と揶揄

いけ花を活けるのは現在ではご婦人が圧倒的に多いが、江戸期では男性が多かった。こうした背景を利用便乗したのが江戸の版元の一つ蔦屋重三郎である。彼は安永三年（一七七四）「一目千本〈華すまひ《はなすもう》〉」紅塵陌人序蔦屋重三郎刊二冊（写真13）、内容は、当時の吉原廓中の現役花魁《おいらん》を、植物に見立て、その花をいけ花風に画き拘主、花魁名を書入れて

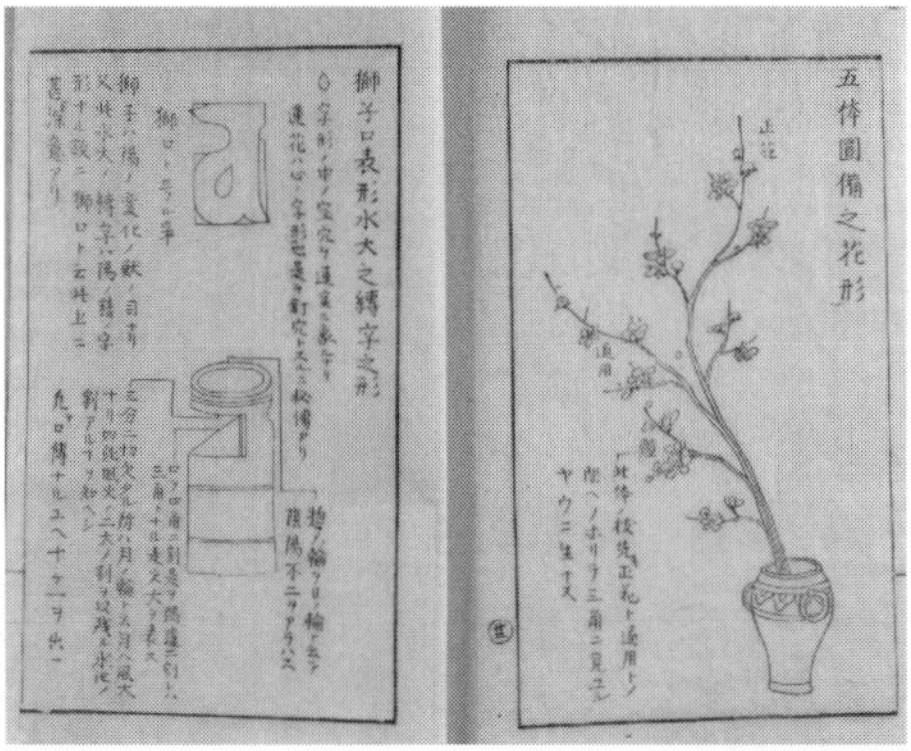

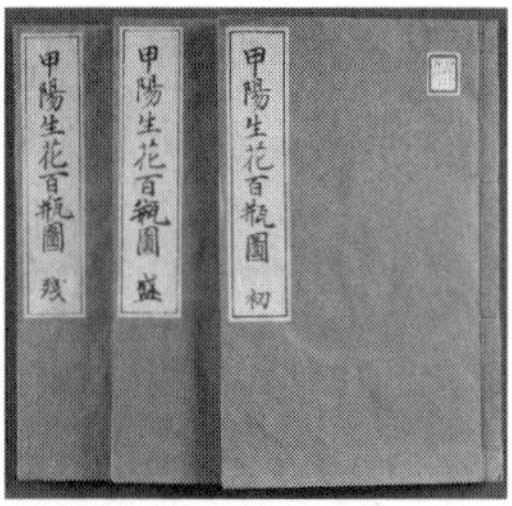

写真 11：「甲陽生花百瓶図」是心軒一露著、安永 2 年、島田関和刊 3 冊

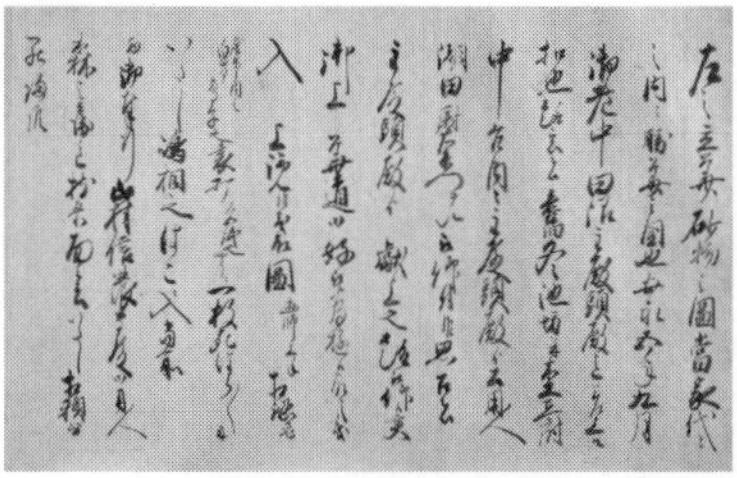

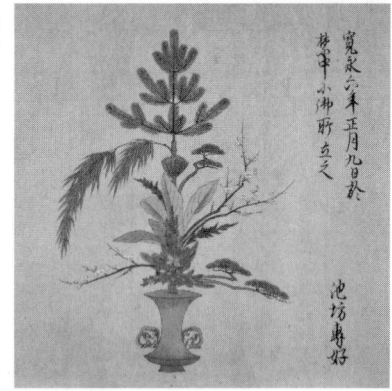

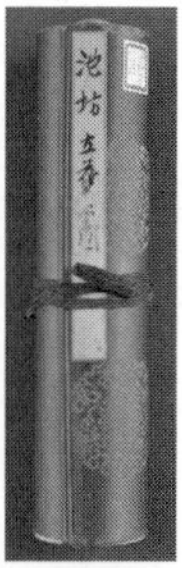

写真 12：「関東献上百瓶図」の内「関東御所望立花五十瓶図巻」献上控本由縁書供、内二代池坊専好花型図

写真 13：「一目千本〈華すまひ〉」紅塵陌人序、安永 3 年、蔦屋重三郎処女出版、2 冊横本

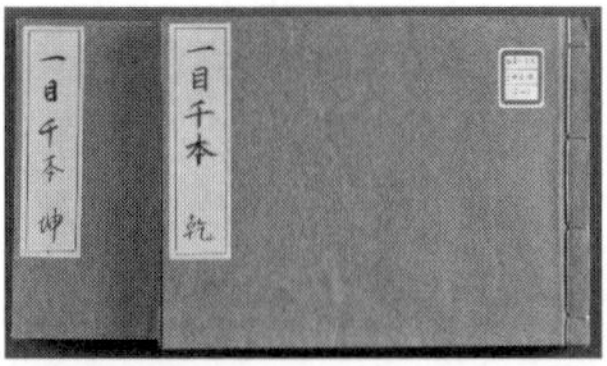

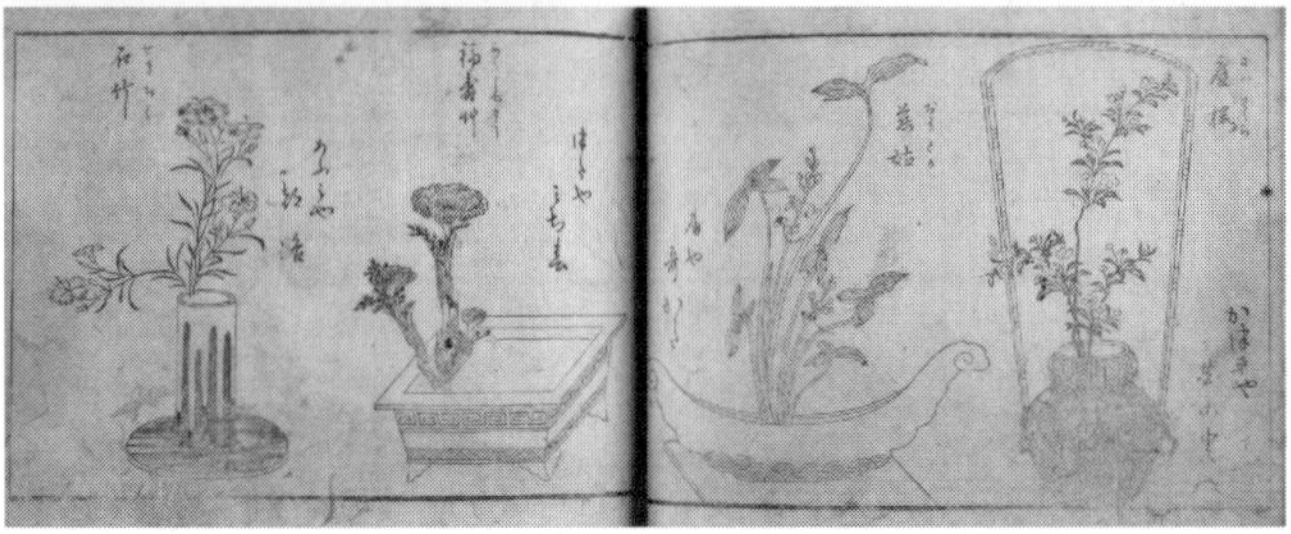

上下二冊として発刊、序の一部を紹介すると、

「（前略）この頃一人の大尽来り戯に此の里の遊君の角力を見まほしきよしを求む　里雀てふもの承り四季の花を名君の姿によそへ　春夏を東とさし秋冬を西と極めて既にすまひをはじめける（中略）扨て遊君四季の花角力とり組が肝心かなめ　勝負は御贔屓の御言葉にござりますればとくと御神妙に御一覧くだされませふ（後略）

くらべ見よ　西と東の　花の雲」

と、この句で結んでいる。

一方揶揄したものに「抛入狂花園」（写真14）がある。いけ花を装って実は身の回りの道具食物などを用いて、その意とするところを面白おかしく表現し、いけ花の隆盛を冷かしているように見える。

（写真の読み下し）

右頁　角力の四本柱の一本に、奉書で刀を包みて懸けた図に、いけ人木むら長之助（行司）

「花勝負《はなしようふ》　花は秋咲く一名角力《すもう》とり草花いたってにぎやかなり　嵐雪が句に　角力とりならぶや秋のからにしき。生方四十八手あり当時苫垣《とまがき》の流《りう》ハまへにつけてみたをさす惣たいにわざあり。」

左図は、枯れ枝に塩花をつけていけ人大もんや田子（塩屋か）

「花しほ　花はあかほよりいづる　いろしろし▲又かんしやくありこれハ

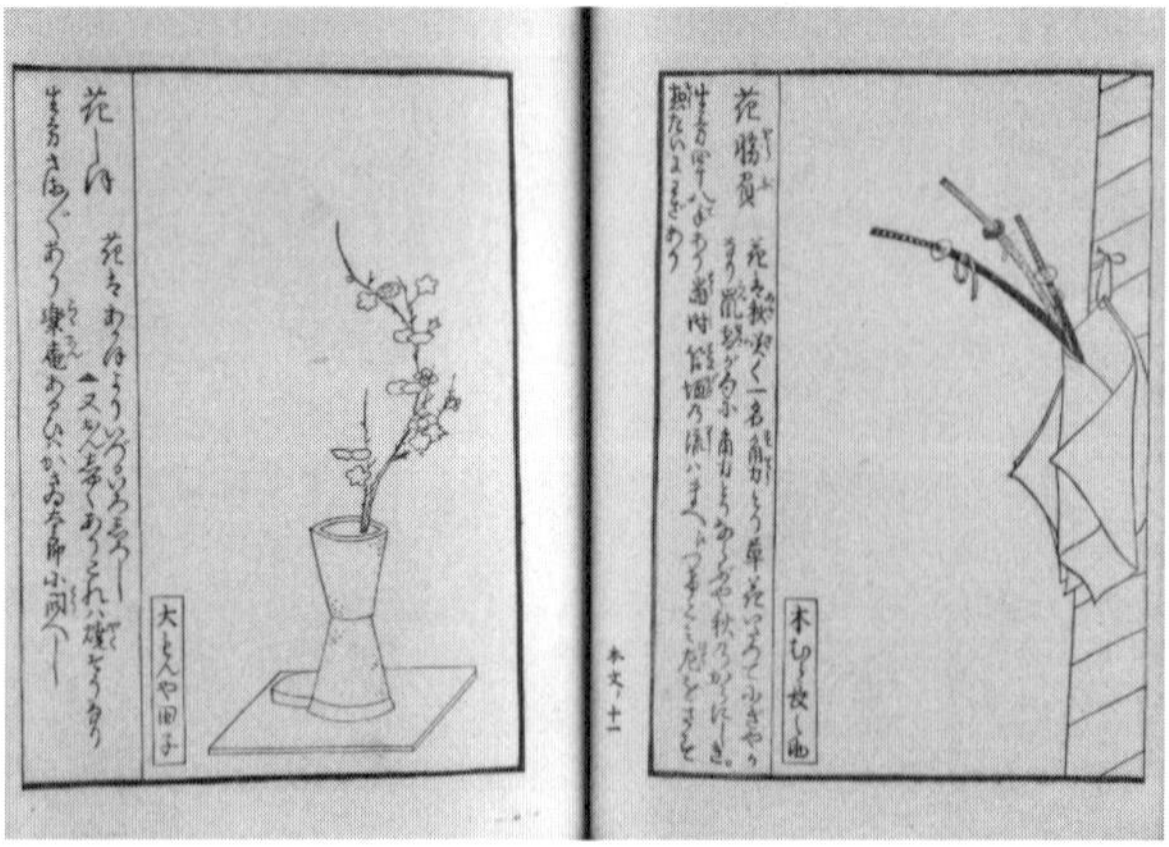

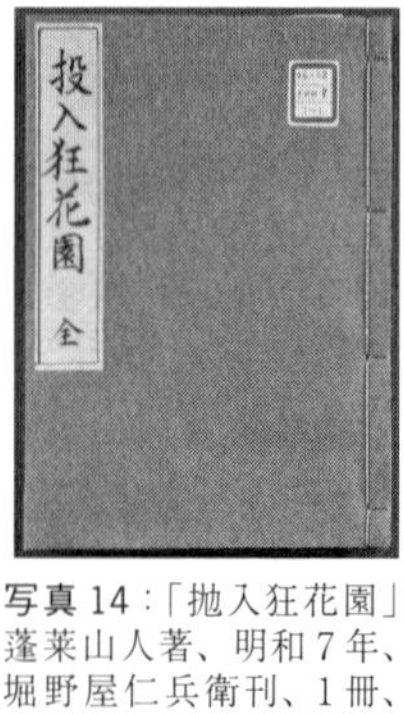

写真14：「抛入狂花園」蓬莱山人著、明和7年、堀野屋仁兵衛刊、1冊、内見開、右：木むら長之助・花勝負図、左：大もんや田子・花しほ図

焼そうなり　生方さまぐ〱あり楽庵あるひハかさゐ大三郎に問べし。」
全三十六図、跋に
「凢生花はその器と其花と馴染合肝要なり　たとへバ鞁《つゞみ》の胴にたんぽゝを生《いけ》たるなんど其器とその花と相対《あいつい》したるを書集の予に端書《はしがき》せよといふ素《もと》よりふつつかなれども求めに應じて筆をとり終に小冊と成す　号《なづけ》て抛入狂花園と云　是知恵に弁舌の花を咲《さか》せんとするは愚《ぐ》のはじめなりといへどまだそこまでも行かす。蓬莱山人」
いかにも江戸の洒落が伝ってくる。

おわりに

蘭山と花、いけ花は直接的な係りは少なかったと思われるが、植物を研究するも、いけ花として芸術性を求めた江戸前期中期の実情の一部を書き連ねた。いけ花の花材の多くは、前期は山野からの採集材を主体に一部人里の栽培草木を加えたものが主流であったが、中期、投入れ、生花《しょうか》が盛んになり、栽培花材の割合が圧倒的に増加したように花型図、伝書から知ることができることから、いけ花と花卉園芸の発達は車の両輪の如くであった。

従って蘭山の使った、花戸、花家の言葉の中に花材を調達した家業の意味も含まれていたと考えたい。

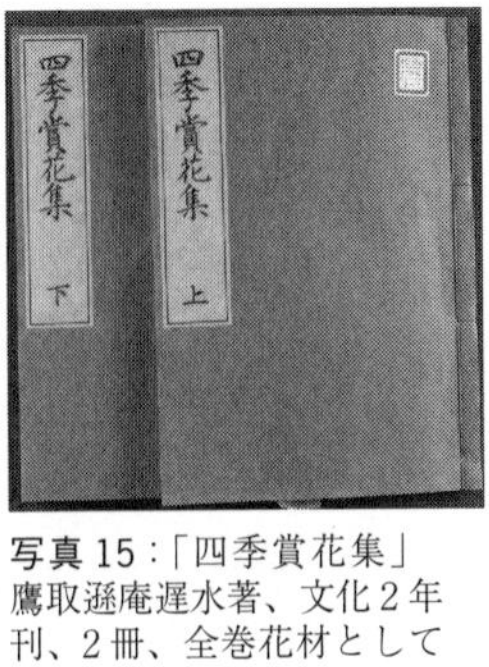

写真15：「四季賞花集」
鷹取遜庵遅水著、文化２年刊、２冊、全巻花材としての草木の解説書二百余種

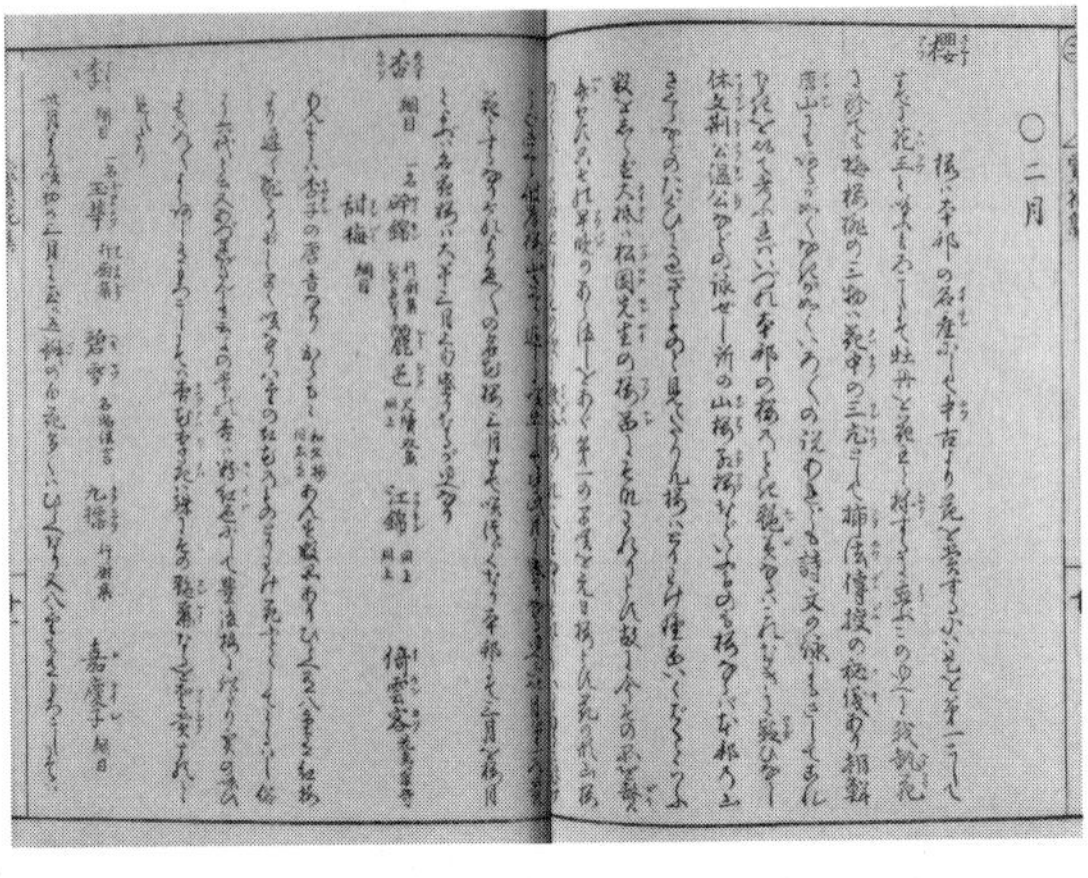

注記

1 『重修本草綱目啓蒙』 小野蘭山口授 小野職考録学古館蔵版 弘化元年刊 三六冊

2 『秘伝花鏡記聞』 小野蘭山口授 小野職考編 天明二年編 写本一冊（写本者未詳）

3 「紫衣《しえ》事件《じけん》」 寛永六年七月大徳寺僧玉室 沢庵らに後水尾天皇が紫の衣を着すを許可（幕府に連絡なく）を出し受けた僧は流罪（僧沢庵は許された後、三代将軍家光の帰衣を受け、品川東海寺創建）

4 「中宮和子」 二代将軍徳川秀忠の娘、後の東福門院

5 「天皇自からも参加、当日の花瓶数記録」「関東御所望立花五十瓶図巻」 中書き入れに、寛永六年閏二月五日二五瓶、同年六月二十七日三五瓶、以上紫宸殿にて立てられた。（このあと紫衣事件が起る）

6 『生花評判・当世垣のぞき』 石浜可燃著 明和三年（一七六六）伏見屋宇兵衛他刊 一冊

参考文献

『日本いけばな文化史』一、いけ花の成立と発展

　同　　　　　　　　　二、江戸文化といけ花 工藤昌伸著 一九九三年 同朋舎刊

『江戸学事典』 江戸学事典編集委員会、一九八四年 好文堂刊

『いけばなの流』 華道家元池坊総務所編、昭和五十九年 日本華道社刊

『刊本花道書年表』 岡田幸三編 昭和四十八年 思文閣刊

『新版日本史年表』 歴史学研究会編 一九八四年 岩波書店刊

『日本博物誌年表』 磯野直秀著 二〇〇二年 平凡社刊

『江戸の園芸・平成のガーデニング』 拙著、一九九九年 小学館刊

『大江戸カルチャーブックス・江戸の花競べ』 拙著、二〇〇八年 青幻舎刊

◎掲載図版はすべて雑花園文庫蔵、小笠原誓写す。

蘭山ときのこ

奥沢康正

はじめに

筆者は本草学では菌類学、中でも菌文化人類学に最も関心を持っている。小野蘭山が衆芳軒で教えた李時珍著『本草綱目』一五九六年（文1）、蘭山の講義内容を門人が筆録した『本草紀聞』一七九一年版（文2）、同一八一五年版（文3）、『本草綱目記聞』一八一九年版（文4）、同一八二四年版（文5）、『本草綱目草稿』（文6）、『本草綱目啓蒙』初版（文7）、『重訂本草綱目啓蒙』四版（文8）の八書に載るきのこ名及び昆虫病原菌（白殭蚕・烏爛蚕・蟬花）の同定とその記載内容の変化を軸に述べる。それに加え「蘭山先生日記」に書き留めたきのこ名（冬虫夏草を含む）を探る。

（一）蘭山が底本とした李時珍著『本草綱目』から

小野蘭山がきのこの修学につとめた原点は『本草綱目』である。この書の菌類の同定を菌類研究者は年来こころみて来た。これ等の報告には地耳（地踏菰）を藍藻類、竹蓐《ちくにく》を植物病原菌メダケノアカゴロモ菌、金桑を桑の赤渋病菌、仙人杖を炭疽病菌の一種、麦奴・粟奴を黒穂病菌などそれぞれ同定している。ここでは特に高等菌類と称される諸種のきのこ、昆虫病原菌につき『本草綱目』の記載と『本草綱目啓蒙』の記載項目を対比する。蘭山は芝栭類（巻24・菜部5）に桑耳・槐耳・楡耳・柳耳・柘耳・楊櫨耳・松茸・麦蕈・玉蕈の九種、虫部（巻35・虫部1）に昆虫病原菌である白殭蚕に加え烏爛蚕一種を追加している。

(二)『本草紀聞』・『本草綱目記聞』・『本草綱目啓蒙』・『重訂本草綱目啓蒙』中の菌類記載の相違点

(『本草記聞』『本草綱目記聞』はほぼ同内容であるので『記聞』、『本草綱目啓蒙』『重訂本草綱目啓蒙』もほぼ同内容であるので『啓蒙』と略記した。( )内は現在の地名)

馬勃:『記聞』に「湿地に生じる」とあるが、『啓蒙』では「路傍の陰地或いは林中に忽然として土上に生じる」と変更されている。

芝:『記聞』に方言にイチネンタケが記載され「伊勢で正月辛盤(元旦に五辛を盛れた盤)の飾に用いる故」と説明されているが、『啓蒙』にイチネンタケの記載はない。

『記聞』にマゴジャクシは「仙台では、小児の痘瘡を撥《のぞ》く故」とあるが『啓蒙』にマゴジャクシは奥州の方言とのみあり、その説明はない。

皀莢蕈:『記聞』に「毒あり食用にならず、薬用と也」とあるが、『啓蒙』に記載はない。

麦蕈:『啓蒙』に「ショウロ、中山(琉球)にても松露(伝信録)」とやや意味が取り難いが、『記聞』に「松露の名、中山伝信録に見えたり、是は日本名を取りて書かれたり」と明解である。

葛花菜:『記聞』に「ジテウダケ、南都(奈良)で仕丁形に似たる故」とあるが、『啓蒙』に説明はない。仕丁形とは雛人形の仕丁に似たという意味か。『記聞』に「秋のシモオコシ(可州)」とあるが、『啓蒙』では「シモコシと云、北国に多し。味脆美にして毒なし」とある。

舵菜:『啓蒙』に「船の舵に生ずる菌なり」とあるが、『記聞』に「船の舵に生じ、梅雨の頃あり。土菌の如く鼠色也」とやや詳細である。

茯苓:『記聞』に「和産は九州より多く出、大坂にて切り乾し、四方に貨売す」とあるが『啓蒙』には「京師の薬舗には江戸・大和・広島・長門・出雲・筑前・薩摩より来る。薩摩を上とす」とあり、産地は詳しくなったが、売買が大坂から京都に変更している。

猪　苓：『記聞』に「和産丹波南部甲斐の林に産す、甚だ肥大にて上品である、薬店にて真の猪苓と呼ぶものは何所の産かわからない」とあるが、『啓蒙』には「根塊広さ一、二寸（三〜六センチ）、長さ二、三寸、凹凸多くして四弁の花が開く。弁尖り茎なし。一根数花、仙台より出るものは花多し。舶来のものにはなし」など特徴の記述に大きな違いがあるが、仙台で産出する猪苓マイタケの記載、猪苓は根塊だけが輸入され、「舶来のものにはなし」とは正鵠をえた記載。

雷　丸：『記聞』・『啓蒙』ともに、和産はあるが薬店で売られているのは全て外国産。初めて遠州金谷にて、舶来産より大きく白く柔い雷丸が採掘されたとし、『記聞』にはこれに続き「乾燥していない故に江戸産物会に出せり」という貴重な説明を加えている。

まとめると一名、方言の数は『啓蒙』では増えるが、『記聞』、『啓蒙』とも記載内容が一部異なり説明に差を見る。『記聞』中にも『啓蒙』にない非常に重要な情報が記載されている。

(三)『本草綱目啓蒙』出版以前の三書に記載されたきのこ名との比較

『本草綱目啓蒙』(一八〇三—一八〇五)以前に出版された『本草綱目』、和書を多く引用している貝原益軒『大和本草』(一七〇九)、全く引用のない松岡恕庵『怡顔斎菌品』(一七六一)の三書からきのこ名を比較する。

『本草綱目』芝(霊芝)の中にきのこ漢名数四一を記載しているが、『本草綱目啓蒙』に採録したきのこ名には一七の漢名数しか載せていない。次いで蘭山が『大和本草』から採録しなかったきのこ名は、ヤマショウロ(山松露)・キンジ(金耳)・イクチ(猪口)・ナメススキ・カノタマ(鹿ノ玉)の五種であった。ただし蘭山が『大和本草』の内容に対し自説を講述し、門人井岡道貞が筆記した『大和本草批正』(文9)には「ヤマショウロは馬勃に似るものなり。また松露の山中に生ずるをヤマショウロと言う。キンジ（金菌）一名キタケは筑前に多い。傘小にして、柄太く黄色なり。本草に菌譜より引用し、黄蕈を載せる是なり。イクチは黄色、山中に多し、傘の表面は淡黄色、キレ（ヒダ）はない。針眼（管孔）多し。粘り強し、油イクチ甚だ多し、毒あるも野人食べる者あり。シロイクチは加州ではシバタケと言う。純白ではない。油イクチよりも色薄く管孔は粗い。『呉菌譜』の黄饅頭である。ナメススキは形小であり柄は長い。カノタマの漢名は無い。形大、毬に似て円く、少しゆがみあり、肉は白く筋あり、粉なし、食用となる」と口述されている。恩師・恕庵の『怡顔斎菌品』に記載されているナメススキ・ササモタセ・カノタマ（鹿玉）・サマツ・マツタケモドキ・虎タケ・黒革タケ・ヌノビキ・ノキウチ（軒ウチ）・上戸ナバ・岡ノスケ・ニラフサ・ヌカモタセ・ワタリタケ・芋タケ・山ダンゴ・ワラビタケ・油イクチ・イクチ・オドリタケ・天狗タケのきのこ名が蘭山の書に見当たらないのは不思議である。『大和本草』・『怡顔斎菌品』にあって蘭山の書にないこれ等のきのこ名の属種の同定はむずかしいが、科の範囲を推定するとモエギタケ科（ナメススキ）・イグチ科（イクチ・油イクチ）・サルノコシカケ科・シメジ科（ヌノビキ・サマツ・マツタケモドキ）・ショウロ科（ヤマショウロ・芋タケ・山ダンゴ）・サンゴハリタケ科（カノタマ・ノキウチ・上戸ナバ）・テングタケ科（天狗タケ）、科の同定も出来ない毒きのこ類（ワタリタケ・オドリタケ）など八科以上の菌類になる。これ等のきのこ名から特にイグチ科、硬質菌、サンゴハリタケ科およびテングタケ科の毒きのこ類については、博学の蘭山も十分に認識するまでに至らなかったと思われる。

日本で初めて著された菌類専門書である『怡顔斎菌品』の多数の和名を蘭山はなぜ採用しなかったのか、その理由を松岡恕庵との関係及び『怡顔斎菌品』の記載内容から再考察してみたい。蘭山は十三歳の時恕庵に師事し本草学を学んだが、その修学期間は恕庵の死により五年に満たなかった。恕庵の没後十五年、私塾衆芳軒開塾から七年を経た蘭山三十二歳の時『怡顔斎菌品』（一七六一）は出版されている。蘭山は恕庵に比べ実践的な自然観察を重要視したため、『怡顔斎菌品』を見た時、余りにも菌譜が稚拙であり、到底きのこを同定出来るような図譜ではなく蘭山は失望して採用しなかったのであろうか。あるいは恕庵もしくは版元との間に何か確執があったのか、その理由が見つからない。『怡顔斎菌品』のきのこ類の項目を見ると恕庵は木蕈類一九種、地蕈類四六種、有名未識類一〇種と三分類に大別し、総数七五種の菌名に説明を加えているが、蘭山はきのこ類を芝栭類として一五種を載せ、その中に同じ仲間と考えた菌名や方言をそれぞれ記している。方言の菌名数を加えるとさらに多く、きのこ名総数は延べ二九七となり『怡顔斎菌品』と比べ四倍近くなる。さらに蘭山は別の巻に茯苓・猪苓・雷丸・白殭蚕・烏爛蚕・蟬花など比較にならないほど多くの菌類が記載されている。両著の最も大きな違いは、蘭山は『本草綱目』を底本にして馬勃を苔類の中に、その他穀類、木類、さらに菜類の中に芝として菌類を記載しているが、恕庵は芝栭類と考えたきのこ（高等菌類）に対してのみ三大分類した菌譜書であること、目的と読者対象が異なり、内容を比較すること自体問題があるとも思われる。それにしても蘭山はなぜ『怡顔斎菌品』から内容を全く引用しなかったのか、一考に価すると思われる。

（四）蘭山がきのこ名を引用した諸書の分野別分類および医薬関係のきのこ名の同定と引用

『本草綱目啓蒙』にきのこ名を引用した五七書の文献を分野別に分類、多い順にならべ、医薬関係のきのこについて同定および一部引用文を記載する。採録したきのこ名のあとに（ ）でくくり現在の名前を挿入した。

①本草書（一六書）：大和本草・本草選・群芳譜・本草原始・秘伝花鏡・証類本草・集験良方・本経逢原・本草涯・野菜博録・救荒野譜・茹草編・授時通考・本草彙言・本草匯・採集月令（郷薬採取月令・朝鮮本か）。

『本草彙言』の茯苓の項に「京都の薬舗には江戸、大和、広島、長門、出雲、筑前、薩摩産があり、薩摩次に長門を上品とする。その鑑別は外皮が白く、実質は赤い。断面に光沢のない茯苓は良くない。また乾燥品あるいは一、二寸（三〜六センチ）に切ったものでは中に必ず腐っているものがありこれは不良品。薬舗の中には外皮は白色、実質は赤色のものがあるが、これも乾燥によって損じた為で用いるべきでない」など産地や薬舗の医薬品販売の良否を示す。『大和本草』の雷丸の項に「大風子を雷丸といい、その油を雷丸の油と言い、薬舗で売られているが、これは誤りである。単に似ているだけで雷丸は乾燥し硬く油性はない。返魂丹などの薬物名に大風子を用いたり、油桐の油を俗に雷丸と呼ぶがいずれも誤りである」と同名異物を示す。

②辞書（一三書）：事物異名・事物紺珠・訓蒙字会・正字通・広東新語・典籍便覧・古文後集・名物方言・和漢三才図会・尺牘双魚・和名鈔・通志略・通雅。

③医書（一一書）：医学彙函・魯府禁方・千金方・東医宝鑑・外台秘要・万病回春・医宗金鑑・保赤全書・種杏仙方・石薬爾雅・本事方。

医書から引用したきのこ名を見ると、『医学彙函』『魯府禁方』から馬庀菌・馬包・灰胞（オニフスベ）、『外台秘要』から黒木耳（クロキクラゲ）、『東医宝鑑』から松耳（マツタケ）、藋蕈の項の白藋蘑は同定不能。『医宗金鑑』『万病回春』『保赤全書』『石薬爾雅』から直殭蚕・死冰・白甘逐・蟻強子・白茍（白殭蚕）を採録。白殭蚕の項に『医宗金鑑』から「死した蚕は真直ぐであること。曲がっているのは不良」と引用。皀莢蕈の項で『本事方』から皀莢樹上蕈を採録、皀莢樹（マメ科サイカチ）に発生するキクラゲまたは菌と記載するも同定不能。『種杏仙方』『外台秘要』から万岑精・更生（茯苓）、『万病回春』から朱苓（猪苓）をそれぞれ採録している。中国医書から採録した一三種は同定できたが、二種は同定できなかった。これらの多くは古典籍の本草書にも古くから記載されているが、蘭山は医書を重点に採録。但し薬効の具体的記載は全くない。古来より医薬品としてよく利用された猪苓の薬物的記載はみられない。蘭山は少なくとも菌類については医書、本草書の薬効記載を重視せず薬舗での購入時の注意をうながすことに重点を置いている。

④随筆・歴史書・思想書・技術書・その他（八書）：清俗（清俗紀聞か）・酉陽雑俎・荘子・輟耕録・天工開物・日本記・音禹（不詳）・行厨集（料理の本か）。

⑤地誌（七書）：八通志・泉州府志・雲南通志・常熟県志・河間府志・説嵩・中山伝信録。

⑥菌書（二書）：呉菌譜・菌譜（陳菌譜か）。

中国蘇州の食用菌類の味覚の等級、毒菌類の解毒法などを解説した呉林息園著『呉菌譜』（一七〇三）から鱅蕈（マツタケ）を採録、『菌譜』から麦丹蕈（ショウロ）を採録している。中国で始めての菌類書といわれる宋代の陳仁玉撰『菌譜』の麦蕈の項の解説に俗名麦丹蕈とあることから、引用した『菌譜』は陳仁玉撰『菌譜』であると言ってよいだろう。菌類専門書からの採録がわずかこの二書にとどまるが、中国での菌類専門書は上記以外、潘之恒撰『（広）菌譜』だけであるから、蘭山の菌類書からの採録が少ないのも宜なるかなと言える。

少し余談となるが、小林義雄氏は『菌類歴史と民俗学』（文10）に明和四年（一七六七）に筆写された『菌譜』があり、「小野蘭山著とされているが所在不明」、また明和三年（一七六六）著者不明の『日光菌譜』は「小野蘭山か岩崎常正の確率が大である。蘭山の著作かとも想像している」と記述するが『日光菌譜』は記載内容から蘭山が著したものではないと考える。

（五）蘭山が採録したきのこの方言

蘭山はきのこの方言名が『本草綱目』のどの菌名に該当するかを考察し、多くの方言名（総数七四）を載せている。表1より方言数は蘭山が記載した菌名総数二六二（和名、漢名の呼称を別とした数は延べ二九七）の二八・二％となる。次に蘭山が採集した方言名の国別記載数（一部地名を含む）を調べた（表2）。その目的は蘭山が採薬に出掛けた地方と関係があるか、門人（江州の柚木の例）からの聞き取りを推測するためでもあった。さらに一つの菌名に対する方言名の数を比べ、その順位を調べ、特に蘭山が関心を持ち知識を深めたと思われる菌類を推測した。

表1及び表2から漢名・和名数を最も多く記載した菌名の順位は馬勃（38）、芝（28）、土菌（22）、玉蕈（21）、桑耳（20）

となった。またきのこの方言を最も多く記載した菌名数の順位は馬勃（16）、玉蕈（10）、芝（9）、桑耳・土菌いずれも（6）であった。玉蕈、馬勃、桑耳、土菌の方言が多いわりに、芝の方言が少ないのは古くから多くの地方で霊芝の菌名が知られていた証ではなかろうか。また馬勃の方言が一番多いのは自然の中でも目立ち易く、また形態的特徴が顕著なため全国的に発見され易く多くの方言が生まれたと考える。

方言中、江州の方言が一番多く、次いで肥前平戸は六の方言、全てメシマコブの方言である。蘭山は平戸の重要な産物と考えたのかもしれない。東北地方では七の方言、福岡地方では七の方言、北陸地方では六の方言、四国全体では八の方言が、京都では五の方言を見、この中にマツタケに対する品質の違いの呼称が三ある。西日本の方言が多いのは蘭山が長く住み続けた京都での私塾衆芳軒が大きく関与していると思われる。以上方言の採集と同時に蘭山は自ら採集もしくは保存可能な標本を見て、特に担子菌中の可食のきのこ、形態的特長を持つ菌類に強い関心をいだき知識を深めたと考える。

表２　「本草綱目啓蒙」に載るきのこの方言の国別記載〔（　）内は方言数、一部地名を含む〕

江州（9）、肥前平戸（6）、京（5）南部・阿州・和州（4）備前・筑後・筑前・勢州・北国（3）、予州・伊州・江戸・雲州・九州・奥州（2）、越前・尾州・河州・讃州・佐州・信州・周防・仙台・土州・豊前・備中・若州・紀州・長州・播州・丹波（1）

表1　菌名数　〔項目中の＊(1)・＊(2)・＊は表のあとの説明を参照〕

項　目	蘭山が仲間としたきのこ和名の数	漢名の数＊(1)	方言の数	方言の国(県別)数	きのこ名の記載総数＊(2)
馬勃	37	6	16	12	38
芝	26	19	9	7	28
木耳	14	9	1	1	15
桑耳	19	12	6	1	20
槐耳	2	2	0	0	3
楡耳	2	2	0	0	3
柳耳	2	2	0	0	3
柘耳	0	1	0	0	2
楊櫨耳	0	1	0	0	2
杉菌	0	1	0	0	2
皁筴蕈	2	2	0	0	3
香蕈	12	10	1	0(記載なし)	13　＊
松茸	7	4	3	1	8
麦蕈	11	6	1	1	12
玉蕈	20	5	10	19	21
葛花菜	15	7	5	4	17
天花蕈	1	1	0	0	2
蘑菰蕈	5	3	0	0	6
雞㙡	10	5	1	1	11
舵菜	1	0	0	0	2
土菌	21	9	6	6	22
竹蓐	7	0	4	3	8
藿菌	7	2	2	2	8
地耳	10	6	3	2	11
茯苓	13	10	1	1	15
豬苓	8	7	2	1	9
雷丸	1	1	0	0	1
白殭蚕	6	5	1	1	7
鳥爛蚕	1	0	1	1	2
蟬花	2	1	1	1	3
総数	262	139	74	65	297

（1）：漢名の数は『本草綱目』または他書の引用文献から採録された漢名数
（2）：漢名と和名の呼び名が同一の場合でも別に記載されている場合は１菌名とした総数
＊：内１名は毒きのこ名（オメキ）でシイタケとの鑑別として記載されている。

（六）蘭山が記載したきのこ名 ―語意と同定―

『本草綱目啓蒙』記載の昆虫病原菌を含むきのこの和名・方言・漢名から現在の和名・学名を同定し、あわせて語源を考察する。蘭山は『本草綱目』の分類に従っているが、苔類（一種）、芝類（一四種）、寓木類（三種）、虫類（二種）に二〇種の大別されたきのこが記載され、さらに一部大別されたきのこと類似のきのこが一文字さげて記載、それぞれに方言・一名・漢名が記載され、菌名延べ総数二九七に達する。ただし蘭山の書だけでは同定不能なきのこも多く、江戸期の本草書、菌類書を参考とした結果、同定可能であったきのこ名三一、筆者が同定したきのこ名五となった。各きのこ和名、漢名は巻数の順に従って記述する。（なお学名の前に記載した和名は現在最も普及している和名を採用した）大別されたきのこ名は［ ］でくくり、大別されたきのこと類似のきのこは一文字下げて〈 〉でくくり、それぞれ同定可能なきのこは丸数字（例：①）で記載した。

◆巻一七　草部十・苔類（大別されたきのこ数一）

［馬勃］：馬勃には和名数三七と漢名数六を載せる。

①オニフスベ（古名・鬼燻）（*Lanopila nipponica*）：ホコリタケ科オニフスベ属。鬼の瘤の意。ふすべとは燻ぶの意、燃やして煙を立たせる、いぶすなどという意味で胞子が煙状に飛ぶ様より。『本草和名』にはじめて馬勃をオニフスベと記載される。川村清一が学名を命名。ヤブダマ・ヤブタマゴ：藪に発生した玉状、卵状から。イシワタ・イシノワタ：触感が石綿または綿状でふんわりとした感覚から。ウマノクソダケ・ウマノホコリダケ：形態より馬の糞にたとえた、または馬のように大きなホコリタケの意。

②ホコリタケ（キツネノチャブクロ）（*Lycoperdon perlatum*）：ホコリタケ科ホコリタケ属。ホコリダチ（『大和本草』）・ホコリダケ：胞子が埃のように舞うことから。ミミツブレ・ミミツブシ・ツンボダケ・メツブシ：胞子が耳

や目に入り聞こえなくなる、見えなくなると想像した。キツネノハイブクロ・キツネノチャブクロ：狐が持つ灰袋、茶袋を想像して。キツネビ：狐火のように薄気味悪さからか。チトメ：オニフスベ・ホコリタケとも古来より血止（止血剤）として使用されたことより。カザブクロ：きのこの外皮が瘡袋状から。カハソノヘ：川獺の屁の意か。カゼノコ・ヂホコリ：胞子が風の子もしくは土埃の様に舞う様より。キツネノヒキチャ・ホウホウダケ・キツネノハイダハラ：いずれも語意不明。

③ツチグリ（*Astraeus hygrometricus*）：ツチグリ科ツチグリ属。ツチガキ・ジガキ・ヤマガキ・ツチグリ：地上から野生の山柿、栗に似た発生より。ツチフグリノオバ：地上からフグリに似た発生より、それに叔母を付加しその近縁のツチグリを含んだ意。メツブシ：ホコリタケの語意参照。

◆巻二四　芝の五・芝類（大別されたきのこ数一五）

[芝]：芝には和名数一三と漢名数一一（表に漢名の一部を略す）を載せる。

①マンネンタケ（*Ganoderma lucidum*）：サルノコシカケ科。マンネンタケは霊芝として中国の古典籍本草書『神農本草経』に記されており、ブクリョウ、チョレイ、ライガンと共に古名・漢名の多いきのこ。カド（イ）デタケ・サイワイダケ・吉祥ダケ：いずれもこのきのこが発生すると大変幸せ（門出・幸い）な出来事がある意より。レイシ・霊芝・紫霊芝・紫達・紫脱：霊が宿るキノコ、カサが暗紫色より。マンネンダケ：普通きのこは腐敗しやすいがこのきのこは保存状態が良ければ永く何十年も原形を保つことより。②マゴジャクシ（*Ganoderma neo-Japonicum*）：マンネンタケ科マンネンタケ属。ヤマノカミノシャクシ・ネコジャクシ：山の神が使う杓子、形態が猫の手まねきの様より。

[木耳]：木耳には和名数五と漢名数八を載せる。類似のきのこ六種を載せる。

③キクラゲ（*Auricularia auricula*）：キクラゲ科キクラゲ属。キノミミ・キクラゲ・木耳菰・菌耳・廣耳・蕑・芷・黒木耳・木楼・木檽：漢字の「木耳」は中国からの用字で、形が耳に似ていることから。大きな広い耳、子実体は乾くと黒色または褐色に変色する様より。元来漢名の多いのは中国の古典的な影響とされる。コウゾダケ、コウゾナバ、アコウナバ：桑・槐《エンジュ》・楮・楡・柳・榆などの樹木上に生えるきのこの集合に冠された。寄生する木により毒ありと記されており現在の和名クロハナビラタケ（*Ionomidotis frondosa*）を推定させるような記載を見る。

〈桑耳〉：桑栭・桑蛾・桑鶏・五鼎芝・桑菌・クワタケ：いずれも桑の木に生えるきのこ。桑鶏：クワの木に発生した鶏のトサカ状からか。桑黄・桑臣・桑上寄生・木麦・桑黄菰・硬菰：桑の木に発生した硬質菌。④メシマコブ（***Phellinus linteus***）：タバコウロコタケ科キコブタケ属。長崎県平戸の女島に野生の桑が多く、この地に寄生する瘤状の形態より。実コブ、実コンブ、花コブ、花コンブ、古コンブ：コンブはいずれも瘤がなまった意か。「薬舗では丹後産は古コンブが多い」と記述。古くから利尿剤に使われている。桑の古木やブナ・シイなどの木に寄生、直径三〇センチの大きさに成長するまで二十〜三十年もの歳月を要すると言われる。中国では「桑黄」と呼ばれてきた。遺伝子解析では桑黄とメシマコブは遺伝子的に相当異なったきのこととされている。なお『大和本草』に記載の桑耳を白井光太郎はナラタケまたはメシマコブ、今井三子はキクラゲ、またはメシマコブと同定している。筆者も同意見。

〈槐耳（エンジュタケ）〉：中国で老齢の槐（エンジュ・古くはエニス）の木に寄生した真菌のカイ栓菌（***Trametes robiniophila***）の説があるが筆者は同定不能。槐檽・槐耳赤鶏

〈榆茸（ニレダケ）〉：榆肉、榆蕈：榆の木に生えるきのこ。記載内容から現在の和名⑤エブリコ（*Laricifomes officinalis*）と推定。その理由は「長崎に来る唐山の人、清商が持ち来る。蝦夷に多く採れる」と記したことより。ただし薬効そのほかきのこの特徴などの記載はない。

〈柳耳（ヤナギタケ）〉：柳樹蕈・柳菰：柳の木に生えるきのこの意か。きのこの和名以外記載なし、同定不能。

〈柘耳（ヤマグワタケ）〉：ヤマグワ（ツゲ）の木に生えるきのこ。和名以外記載なし、同定不能。

〈楊櫨耳（ヤマウツギタケ）〉：和名以外記載なし、同定不能。

［杉菌（スギタケ）］：モエギタケ科スギタケ属スギタケは中～やや大型のきのこ。主に広葉樹の立ち枯れや立ち木の根際、倒木や切り株、埋もれた木材などに束生する。記載内容よりスギタケではなく⑥スギヒラタケ（*Pleurocybella porrigens*）と推定。

［皀莢蕈（サイカチタケ）］：「サイカチの木に発生するキクラゲまたは菌」と記すが同定不能。

［香蕈（シイタケ）］：香菰・香蕈菰・香菌・處蕈・雪蕈：香りのよいきのこ、冬に発生することより。家蕈：栽培が出来るきのこからか。蘭山は簡単な栽培法を記す。⑦シイタケ（*Lentinus Edodes*）を示す。また文中にオメキ：「ブナの木に生えたきのこの特徴を記し喚き、叫び止らず死す」と記載し、⑧ツキヨタケ（*Omphalotus guepiniformis*）を示している。

〈合蕈・稠膏蕈〉：詳ならずとのみ記す。同定不能。

〈松蕈（マツダケ）〉：松耳・松花菌・鎕蕈は⑨マツタケ（Tricholoma matsutake）：キシメジ科キシメジ属。蘭山は京都のマツタケの産地（深草稲荷山、東山粟田、西山松尾、北山上賀茂、嵯峨、山科、丹波）と産地別のマツタケの特徴を詳しく記載（『怡顔斎菌品』にも記載あり）。そのほか形態の違いから、臥釈迦：柄が太く、地を這うように伸び傘が斜め横にねじれて、釈迦が臥せている様より。ウズラダケ：鶉の羽のような色彩から。トラフ：虎の毛皮のような白と褐色の色合いと横紋など、産地と合わせてマツタケの品質を記す。蘭山が引用した『呉菌譜』に「蕈は黄色で味のよいきのこ。良品である青紫粉を帯びた下品であるきのこを青紫蕈」と記している。蘭山はこの青紫を次の玉蕈の項のハツタケと同じ仲間としてマツタケとハツタケを明確に区別して和名をあたえている。一九九九年、スウェーデンのE. DanellらがＤＮＡ解析により近縁種とされていたヨーロッパ産のきのこ（*T. nauseosum*）とマツタケが同一であることを突き止めた。*T. nauseosum* の方がマツタケ（一九二五年）より二十年前（一九〇五年）にすでに学名が付けられていたが、有名な *T. matsutake* を保存名として学名は変更しないとしている。

〈麦蕈（ショウロ）〉：松露・松乳・松菰：松の露が固まって出来た、松が出す乳が固まった、松から出るきのこの意。麦丹蕈・麦ショウロ・栗ショウロ：麦が実る頃に発生する、きのこの表皮が黒く中が黄色で栗に似ていることより。モチショウロ・コメショウロ・ネバリ：白色の柔軟な餅に似ていることより。地臂：語意不詳。ハマショウロ：海辺の松下に発生することより蘭山が記載した麦蕈の項のきのこ名は全て『大和本草』に載るが貝原益軒は麦蕈と松露は別種とするが、蘭山は同種としている。⑩ショウロ（*Rhizopogon rubescens*）と同定。今日のツチダンゴ属（*Elaphomyces*）の記述となるが、個々の和名からツチダンゴの種の同定は不可能。

［玉蕈（シラシメジ）］：現在のシロシメジ（*Tricholoma japonicum*）か。そのほか以下六種のきのこをこの仲間に入れている。ネズミシメジ：ネズミ色のきのこ、現在の和名ネズミシメジ（*Tricholoma virgatum*）か。黄蕈・キシメジ・キダケ・キンタケ：現在の和名キシメジ（*Tricholoma flavovirens*）か。シモダケ：霜が出始めたころに発生するきのこより、現在の和名シモコシ（*Tricholoma auratum*）か。紫蕈・ムラサキシメジ・紫富蕈：現在の和名ムラサキシメジ（*Lepista nuda*）か。ハツダケ・青頭菌・青紫・アイダケ・アイズル・アイズリ・アヤズリ・アオハチ：傘の色が藍色、きのこに傷をつけると青くなるため。マツナバ・マツミミ：松林に発生するきのこよりいずれも⑪ハツタケ（*Lactarius hatsudake*）と同定。

［葛花菜（クズタケ）］：葛蕈、葛乳：葛から発生すると記すが同定不能。ベニタケ、アカダケ、紅菰、朱菰、脂菰、紅菌：きのこの色が紅色からと記載。記載内容だけでは同定不能。ササナバ、ササダケ：笹のある所に発生。現在の

和名ササナバ（*Ramaria campestris*）ではない。同定不能。シモコシ：霜が出る頃に発生する意。北国に多く発生、美味と記すことから前述したシモコシ（*Tricholoma auratum*）か。

[天花蕈（ヒラタケ）]：ブナの木に発生するツキヨタケとの鑑別を簡単に記し、椋の木を用いた栽培法を記す。ヒラタケは春と秋、広葉樹の枯れ木や倒木、切り株に重なり合って群生。歯切れのよい幅広い料理に合う食用きのこ。ヒラタケ科ヒラタケ属⑫ヒラタケ（*Pleurotus ostreatus*）と同定。

[蘑菰蕈（フデタケ）]：ツクリタケとし栽培法を記す。文中から⑬エノキタケ（*Flammulina velutipes*）と同定。ツクリタケ（*Agaricus bisporus*）とは全く異なる。また現在の和名フデタケ（*Xylaria apiculata*）とも異なる。漢名に羊肚菜と記すも蘭山は詳ならずと記す。語意、漢名よりきのこの同定不能。『大和本草』に記載の菰蕈を白井光太郎はヒラタケと同定、南方熊楠はツマミタケ（*Lysurus mokusin*）と同定。小林義雄は『本草綱目』の記述より同じくツマミタケと同定。

[鶏]：鶏塿・鶏菱：語意不詳。蘭山はハリタケ（松毛菌）、ネズミタケ（掃箒菰）と記すが現在の和名ハリタケ（ハリタケ科 Hydnaceae 科としてはあるが属名はない）、ネズミタケとは異なる。但し『本草綱目』、岩崎常正『本草図譜』などを見ると現在の和名ネズミタケ（*Ramaria botrytis*）とも考えられる。また鶏摐はマイタケ別名クモタケとし、大型のきのこで、柄は短く、白色またはイチョウの葉の如く多く重なり食すると僅か香りがあり、塩漬けにして煮て食べると美味と記し、現在の和名⑭マイタケ（*Grifola frondosa*）と同定。但し北国の方言のクリタケを当てているが、現在の和名クリタケ（*Naematoloma sublateritium*）ではない。

[舵菜（カジタケ）]：『本草綱目』『怡顔斎菌品』に載り、江戸期の菌譜にも記載されるが、いずれも記述少なく同定不能。

[土菌（ゴモクタケ）]：土蕈・獐頭蕈・馗厨・歀生芝・朝菌。蘭山はハラタケ科のキツネノカラカサ類のきのこの総称を示しているようだが、今日の和名キツネノカラカサ（*Lepiota cristata*）ではない。このきのこの誤同定は現在で

も多い。仙人帽・キヌガサタケ：仙人が帽子をかぶったような、衣の笠をかぶったような。ヘビキノコ・クチナワノタマゴ：朽ちた縄（蛇の異名）のように曲がり成長する様より。幼菌が蛇の卵に似て。ツユボウ：梅雨に発生することより。キツネノチョウチン：キツネがもつ提灯を想像して。ホシクソ：春田を耕す時に土中から掘り出される、ねずみ色の水晶に似た石に似ているなどからスッポンタケ科キヌガサタケ属の⑮キヌガサタケ（*Dictyophora indusiata*）スッポンタケ科キツネノロウソク属の⑯キツネノエフデ（*Mutinus bambusinus*）及び⑰キツネノロウソク（*Mutinus caninus*）の三種と同定。そのほか鬼蓋・キツネノカラカサ・クチナワノカサ・地芩・アサダケ：狐が持つ唐傘、蛇が持つ傘、朝に発生し一夜でしおれるきのこの意からヒトヨタケ属を示している。蘭山はすべて毒物とするが、市岡智寛著『信陽菌譜』には「ワラタケ＝藁菌＝ゴモクタケ＝土菌之類、生朽藁上食之無害味淡」と記す。

[竹蓐（タケニク）]：タケノクサビラ・タケナバ・竹に寄生したきのこから。スズメノタマゴ・スズメノママ・ズメノイイ・ツバメノママ・スズメノモチ：これ等の和名は『大和本草』『怡顔斎菌品』『和漢三才図会』にも載る。現在の和名メダケノアカゴロモ菌（*Stercostratum corticoides*）と同定されている。

[藋菌（オギタケ）・白藋蘆・蜀格]：語意不詳ではあるが、江戸期の菌譜より現在の和名⑱ナラタケ（*Armillariella mellea*）と同定。ヨシダケ：葦の場所に発生するきのこか。ハリタケ・シカダケ・ウシノシタ：記載内容から針状、鹿、牛の舌の様にざらざらした様よりカノシタ科カノシタ属のきのこまたは現在の和名サンゴハリタケ科サンゴハリタケ属⑲ヤマブシタケ（*Hericium erinaceum*）と同定。

[地耳] クロコ・クロハチ・ウシノカワダケ：黒色の、黒牛の毛皮様から。地皮：地上に密着したようなきのこの様から。ジャクビ・ジャクイ：蛇首か。語意は不明だが記載内容より現在の和名⑳クロカワ（*Boletopsis leucomelas*）またはコウタケ（*Sarcodon aspratus*）と同定。蘭山はそのほか地踏采・紗羅請・皮滑蹋・地屈聯の四つの漢名を載せる。

◆巻三三　木部の四・寓木類（大別されたきのこ数四）

[茯苓]：①ヒダナシタケ目ブクリョウ（*Wolfiporia cocos*）。マツホド（松塊）、マツホヤ、ホヤ：松の根に出来たホドイモ（土芋）を想像して。前漢初頭の馬王堆漢墓より出土した医書に茯霊と記載され、古来瘀血、婦人病、寄生虫駆除剤として用いられてきた。蘭山は漢名七（表に漢名を略す）、和名四を記し、茯苓の採り方、茯苓突きとその道具につき詳細に述べ薬舗での産地 品質など、そのほか白茯苓、ワラビ茯苓などを記述する。通常子実体を見つけるのは困難で筆者も採集経験がない。球状の菌核のみが見つかることが多い。菌核の外層をほとんど取り除いたものを生薬（日本薬局方に記載）で茯苓という。利尿、鎮静作用等がある。サルノコシカケ科。アカマツ、クロマツ等のマツ属の根に寄生する。

[猪苓]：地下のゴツゴツとした菌核がイノシシの糞に見えることから。ナツマイタケ、ハギホドの和名のほか漢名六の名を挙げて、チョレイとチョレイマイタケの形態的特徴、発生地を記す。猪苓は古くより利尿作用があり、排尿困難、浮腫などによく利用される。『本草綱目』には挿図と共に詳細に記載されている。和名は②チョレイマイタケ（猪苓舞茸）（*Grifola umbellata*）、この菌核をチョレイと言う。

[雷丸]：③ライガン（*Polyporus mylittae*）「和産の発生はみられるが薬舗では和産なく多くは中国から輸入されている」と記し、これにつき形態的特長、そのほか雷丸とは全く意味の異る大風子、油桐については『大和本草』から引用している。雷丸は正倉院宝物北倉の薬物中に原形のまま数個現存する。

巻三五　虫部・卵生類（大別されたきのこ数二）

[白殭蚕]：①ビャッキョウサン（*Beauveria bassiana*）とは蚕が死に、ミイラのように白く、殭とは硬くなって朽ちな

いことから。古くから中国で薬物として利用され『重修政和経史証類備用本草』にも載る。他の昆虫が持っているカビが蚕の体内に寄生し発病する。硬化病（菌類）の名がついた。

［烏爛蚕］：蚕がミイラのように硬く黒くなって死ぬ蚕の硬化病（菌類）。②黒殭蚕（*Metarhizium anisopliae*）と同定。

タリコ：語意不詳。「江州ではタリコと称し、薬舗の白殭蚕にこの物が雑入していることがあり、よく選びこれを捨てる」と記載。

◆巻三七　虫部三・化生類（大別されたきのこ数二）

［蟬花］：セミの幼虫から発生した子実体が花状から、①ツクツクボウシタケ（*Isaria sinclarri*）と同定。

［セミタケ］：セミの幼虫から発生したきのこの意。記載内容より②セミタケ（*Cordyceps sobolifera*）と同定。セミノキ：セミから枝が出ている意からか。

（七）「蘭山先生日記」からきのこ名・冬虫夏草名を探る

明治四十二年蘭山先生百年記念展覧会に出展された、『先生公勤日記』と同一記録「蘭山先生日記」からきのこと冬虫夏草の記載を採録した。寛政十二年（一八〇〇）三月十五日の条に「先日御城へ差出しておいた長持二棹の産物が医学館へ送り返されてきたので、すぐに受取りにいくと言うと、大胡孫眼その他三品は城に留め置かれた」と記録。蘭山は『本草綱目啓蒙』芝栭類・桑耳の説明文に「桑樹に生えるメシマコブはサルノコシカケ（胡孫眼）であり硬菰と言う」と述べるが、大胡孫眼は非常に大きな俗にサルノコシカケ（硬質菌）、ヒダナシタケ目サルノコシカケ属と筆者は同定。享和二年（一八〇二）九月二十九日の条に医学館本館で薬品会があり小野蘭山が薬品鑑定に立会っている。当日の出品物の産物目録一七四二種中に江州産冬虫夏草（属種不明）の出品が記録されている。文化元年（一八〇四）八月十三日から駿州・勢州・志州へ十月十三日迄の採薬旅行時九月二日の条に久能山神領で松茸、重菰の記載がある。重菰はマイタケ（*Grifola frondosa*）。九月十日の条で岡崎付近の獄大明神に詣でるが、「本社まで一六町（一七五〇メートル）上る。この山にマツタケが多い。土地の人の話ではおよそ山の八、九合目にあり、それより上にも下にも発生しない。マツタケが無くても他のキノコがある。今日採集しても翌日はもう発生する。柔土と白土が雑ざっている場所にある」と発生環境と菌類の土壌発生条件を記載。この山は岡崎宿の前の藤川宿近くの一畑山薬師寺のある山と推測。次いで文化元年（一八〇四）十月十九日の条に医学館本館での薬品会では八三二品の内、蘭山が出物した九品と一鉢の出物目録中に〝城州下鴨の蟬花〟の記載があり、同年十月二十二日の条に「早朝献上物を医学館に出す。今日大手前会始まる。目録一〇品の内一品に〝京下鴨の蟬花〟」の記載より京都の下賀茂神社境内に発生した蟬花の標本は江戸城詰めの医師達に大いに関心をいだかせたのではなかろうか。漢名よりツクツクボウシタケ（*Isaria sinclairii*）と同定。また同時に医学館内で虫譜（『千虫譜』原本一八一一年完成）を著し書中にオサムシタケを写生した栗本丹洲（一七五六—一八三四）と薬品鑑定を通じ交流していた蘭山はオサムシタケの標本を見て冬虫夏草の知識を深めていたかもしれない。

（八）稿を終えるにあたり　—菌類分類学の現状—

今日DNA分析をもとにした分類が、形態・生態学・顕微鏡所見による分類からはるかかけ離れ、分子系統学との相補的研究により地下に発生し生涯地上に露出しないツチダンゴが地上で傘と柄を持ったイグチに近い系統群とされ、形態的に全く異なるキヌガサタケ、ヒメツチグリ属がホウキタケ属と同系統群と解明され、DNA分析によるきのこの分類は驚異的発展をとげている。旧分類学の知識しか持たない私にとって唯々目をみはるばかりであると同時に、小野蘭山がタイムトンネルを通り今日のDNA分析による分類を見れば唖然とし、腰を抜かされるであろう。だとしても本草学者・博物学者として遺した業績は不滅であり、蘭山をはじめ多くの先達があってこそ今日の菌分類学があるのだと確信している。

参考引用文献（ただし蘭山口述の書は著者名を省いた）

1. 李時珍「本草綱目」〔江西本の和刻書〕
2. 「本草記聞十五巻」〔杏1166〕（一七九一）門人筆録　序南柳軒写本　杏雨書屋蔵
3. 「本草記聞十五巻」〔杏6243〕（一八一五）門人録　源九郎編定　杏雨書屋蔵
4. 「本草綱目記聞残三十九巻」〔杏6284〕（一八一九）門人　木内政章直筆稿本　杏雨書屋蔵
5. 「本草綱目記聞五十二巻」〔杏6281〕欠巻第一・第四（一八二四）門人録　杏雨書屋蔵
6. 小野蘭山著自筆「本草綱目草稿」四冊〔WB9-10〕国会図書館蔵
7. 「本草綱目啓蒙四十八巻」〔杏6289〕（一八〇三—〇六）小野氏衆芳軒刊本　杏雨書屋蔵
8. 「重訂本草綱目啓蒙」第四版（一八四七）正宗敦夫編纂　日本古典全集刊行会（一九二九）
9. 「大和本草批正」天の巻・第六　井岡道貞筆記益軒全集刊行部（一九一一）
10. 小林義雄「菌類歴史と民俗学」廣川書店（一九八三）
11. 藪内清訳注「天工開物」平凡社　東洋文庫（一九六九）
12. 遠藤正治「本草学と洋学—小野蘭山学統の研究」思文閣出版（二〇〇三）
13. 奥沢康正「小野蘭山ときのこ」啓迪二十七号（二〇〇九）

小野蘭山とスミレ

山田直樹

はじめに

春いち早く咲くスミレは、可憐な花姿から誰にも親しまれ、古くは万葉集に須美禮、都保須美禮の名で詠まれている。本草書の初出は『本草和名』（延喜十八年 九一八、深根輔仁勅撰）で、「菫汁、一名菫葵、一名荁 和名須美禮」と記され、以降殆どの本草書に記載されている。[1~6]

小野職博（蘭山）著『本草綱目啓蒙』（以下『啓蒙』と表記する）享和三年～文化二年（一八〇三～一八〇五）にもスミレに関する記載がある。

『啓蒙』は、江戸における『本草綱目』（以下『綱目』と表記する）の講義を門人たちが筆記し、孫の職孝が整理したものに蘭山自身が手を加えたもので、江戸時代最大の本草学者である蘭山の本草学の集大成であるとともに日本的本草学の一つの到達点をなす代表書として高く評価されている。[7]

「日本のスミレ」を研究している筆者は、これまでに主な本草家の著書に見るスミレに関する報告をしてきた。[8]

蘭山とスミレに関する報告は、これまでに北村四郎著『本草の植物』[9]で『綱目』に記載されている各植物の解説のなかで『啓蒙』のスミレを記している他にないようである。

本稿では、『啓蒙』を基本的な資料として、蘭山の著書、講義の筆記録や日本の主な本草書とくに江戸時代初期に移入された『綱目』以降の諸書にスミレがどのように記載されているのかを検討し、蘭山はどのようにスミレを認識していたのか考察した。

日本の主な本草書に見るスミレ

（1）本草学の伝来から『本草綱目』の渡来まで

日本の本草学は、五世紀から六世紀に中国本草学の伝来から始まり、中国や朝鮮経由で本草書や医書が輸入された。大和朝廷の時代に梁の陶弘景『神農本草経集注』に始まり、平安時代初期に唐の蘇敬らの『新修本草』が導入され、以降中国の各時代の本草書が相次いで移入された。

延喜十八年（九一八）に深根輔仁勅撰『本草和名』が著された。本書は『新修本草』所載の薬物などの漢名に和名を当てた「和漢薬名辞典」といえる。「菫」に和名「須美礼」が当てられている。これが漢名にスミレの名を当てた最初である。次いで承平五年（九三五）源順撰『倭名類聚抄』が著された。

鎌倉時代の弘安七年（一二八四）惟宗具俊《これむねともとし》撰『本草色葉抄』は、『大観本草』を中心に漢名和名を対応させたものであり、「菫烏頭」と記されている。(10)

移入された本草書のうち、明代一五九六年に李時珍（東壁）の『本草綱目』が渡来前まで、中国宋代一一〇〇年頃唐慎微らによって著された『証類本草』が日本の本草の基本的な資料であった。(11)

（2）『本草綱目』渡来以後の本草書

江戸時代前期、慶長十二年（一六〇七）に林羅山は、『綱目』（金陵本）を長崎で入手し、駿府の徳川家康に献上した。本書は、近世日本の本草学・博物学の発展に大きな影響を与えた。(12)

寛永七年（一六三〇）林羅山は、『綱目』をもとに『多識編』を著し、翌年『新刊多識編』（一名『古今和名本草并異名』）が出版された。「紫花地丁《シクワチテイ》」に和名は無く、「菫」に「須美礼《スミレ》」の和名が附されている。

『綱目』の影響は、江戸時代を通じて時代背景の基にいろいろな分野の本草関係書、食療（食物）、救荒、園芸書、百科事典などが著作・出版されるようになった。とくに、日本の本草の博物学化を促した(12)。

江戸時代前期は、多くの食療（物）本草書が出版された。曲直瀬道三（一五〇七〜一五九四）編『宜禁本草』（江戸初期版本）、寛永六年（一六三九、著者不記）に「菫菜《スミレ》」。日本の食物本草の流れに先鞭をつけた書である(13)。元禄十年（一六九七）人見必大（〜一七〇二）著『本朝食鑑』は、食療本草の集大成である。

江戸時代中期、一七世紀末から一八世紀初頭にかけて元禄時代を中心に、商品経済の急成長が進み泰平の世となった。庶民の生活も安定してきて、文学、絵画、古典研究や自然科学が発展し、そのなかで園芸の発達も興った。

園芸書では、元禄八年（一六九五）江戸染井の植木屋、伊藤伊兵衛三之丞『花壇地錦抄』に始まる「地錦抄」シリーズが出版された。なかでも享保十八年（一七三三）伊藤伊兵衛政武『地錦抄附録』は、スミレの図を伴い具体的な名称が示された最初の著である。元禄十二年（一六九九）伊藤伊兵衛政武『艸花絵前集』の図は、有茎種で、托葉は粗い鋸歯が認め、タチツボスミレ *Viola grypoceras* A. Gray と同定できるほど正確に描かれている。

また百科事典として、江戸時代初期の寛文六年（一六六六）に中村惕斎編纂『訓蒙図彙』が著され「菫菜《きんさい・すみれ》」の名で図示。正徳三年（一七一三）寺島良安『和漢三才図会』は、本邦初の図入り百科事典である。

元禄十一年（一六八九）岡本抱一著『公益本草大成』（別名『和語本草綱目』）は、総目録に「紫花地丁《スミレ》」とフリガナが附されている。「紫花地丁」に「スミレ」の和名が附された初めてのものである。本文には和名は無く、「菫《キン・ノセリ》」と記されている。

十八世紀は、日本本草の博物学化時代の始まりである。

宝永六年（一七〇九）貝原益軒著『大和本草』、続いて正徳五年（一七一五）に『同附録』・『大和本草諸品図』が刊行された。

本書には「紫花地丁《コマヒキクサ・スミレ》」と記されているが、『諸品図』の図は、「菫《スミレ》」の名でノジスミレらしき無茎種である。

『大和本草』の刊行は、日本の本草学が薬物学から博物学への転機となった。

第八代将軍吉宗の江戸時代中期、商品経済の発展の一方で幕府財政が逼迫した時代である。またこの時期疫病の大流行・大干ばつ、さらに「享保の大飢饉」（一七三二）が起こり、諸藩も困窮していた。このため実学重視と殖産興業政策がとられ、高価な人参栽培の国産化、薬園の拡大と新設、諸国へ採薬使の派遣、救荒作物の研究であり、これら関連した本草研究が始まった。

丹羽正伯（一六九一～一七五六）は、師の稲生若水（一六五五～一七一五）没によって三六二巻で未完となっていた『庶物類纂』を吉宗の命によって編纂を継続し、延享四年（一七四七）に全一〇五四巻が完成した。さらに正伯は、編纂事業の機会を利用して全国の各藩領の天産物の調査をさせた報告を纏めて『諸国産物帳』を編纂した。

正徳二年（一七二六）若水の弟子、松岡恕庵（一六六八～一七四六）著『用薬須知』正・続編には、紫花地丁、朝鮮スミレ・カクレガサ。本草学者によるスミレの名称を具体的に示した最初の書である。

一方で江戸期にはたびたび大飢饉が起き、多くの救荒書が著された。

享保元年（一七一六）松岡恕庵は、『救荒本草』・『救荒野譜』を和刻。本草学者による本格的な救荒書である。「菫々菜」、「匙頭菜」は、明・周定王朱橚『救荒本草』（一四〇六）が初出である。建部清庵は、明和八年（一七七一）『民間備荒録』、天保四年（一八三三）に『備荒草木図』を著した。ノジスミレらしき無茎種が図示されている。

さらに吉宗は、幕府財政の改善のために、享保五年（一七二〇）洋書の解禁を行った。これによってオランダから、植物学、天文学、医学などあらゆる分野の西洋の知識が入ってきた。

その事業のひとつが、オランダ本草学（博物学）の研究で、野呂元丈（一六九三～一七六一）『阿蘭陀本草和解』寛保二年（一七四二）～寛延三年（一七五〇）八巻が成った。本書は『ドドネウス草木譜』(14)（『ドドネウス』と表記する）から百余種の植物を選び抄訳したものである。

この時期、宝暦三年（一七五三）小野職博（蘭山）二五歳、京都河原町通りで私塾「衆芳軒」を開き『本草綱目』の講義をはじめる。多くの講義の筆記録が残っている。[15]

江戸時代後期、寛政十一年（一七九九）蘭山は幕府の招聘で江戸へ赴任。「医学館」で本草学の講義と「医学館薬園」の整備・充実のためである。二年後の享和元年（一八〇一）から六次にわたる「諸国採薬」の調査を行っている。

享和三年（一八〇三）〜文化三年（一八〇六）小野蘭山『本草綱目啓蒙』は、『綱目』とは異なり薬効、薬方には極く簡単に記すにとどまり、自然物の名称、産地、形態 方言など詳細に述べたもので、多年の文献・資料の調査と実地での観察に基づく自然物知識の集大成である。[12]

文化六年（一八〇九）、水谷豊文（一七七九〜一八三三）著『物品識名』、『同拾遺』（一八二五）は、これまでの本草書と異なり和名を優先する点で画期的である。豊文は蘭山門下で、尾張の本草学同好会「嘗百社」の指導者であった。

一九世紀初頭、文化八年（一八一一）に「蛮書和解御用所」が設けられて、西洋博物学の導入が進んだ。

天保元年（一八三〇）岩崎灌園（一七八六〜一八四二）著『本草図譜』は、江戸期最大の彩色植物図譜で、スミレの種類もこれまでになく多い。「泰西《をらんだ》の書物印忙《うへいんまん》に載るすみれの図」としてパンジーが、『ウェインマン』[17]から転写されている。

同じ頃、水谷豊文著『本草綱目記聞』は、植物図は精確で全種類同定可能であり、現在と比較しても遜色ない。「スミレサイシン荁」に見るように印葉図を採用していることも特徴である。所載されているスミレの種類も最多である。

また物産会（薬品会）は、江戸（医学館薬品会、赭鞭会）、大阪、京都（山本読書会物産会）、尾張（薬品会・物産会、嘗百社）など各地で催され、とくに江戸時代後期から幕末にかけては活発に開催されて専門学者の交流も盛んになった。さらに専門家以外の庶民にも公開された物産会もあり、博物学の知見は飛躍的に発展した。[18]

幕末には、西洋博物学から西洋植物学へと理解が進み、天保五年（一八三四）宇田川榕菴著『植学啓原』は、西洋の純粋植物学を体系的に紹介。文政十二年（一八二九）豊文の弟子、伊藤圭介著『泰西本草名疏』は、チュンベリー『日本植物誌』**Flora Japonica**[20] の翻訳本で、リンネの二四綱分類体系（雌雄蕊分類）および二名法（学名）を詳細に解説。飯沼慾斎著『草木図説』草部は、安政三年（一八五六）～文久二年（一八六二）は、リンネの二四綱分類体系による日本で初めての西洋科学的植物図譜である。タチスミレに ***Viola canina* L.** の学名を附す。彼らはいずれも蘭山の学統である。[7]（表1）

蘭山が鑑定した本草書

蘭山は、蘭学者とも交流があり、『草稿』、『啓蒙』や『諸国採薬記』など随所に蘭語やラテン語の植物名が見られる。とくに日本の本草学（博物学）に大きな影響を与えた『ドドネウス』[14] と『キニホフ植物印葉図譜』（『キニホフ』と表記する）第二版[20] の両西洋書の和漢名の鑑定を行っている。

1　『キニホフ』（一七六二年刊、第二版）伊藤圭介所蔵

（1）江馬蘭斎『本草千草』二冊（扉）江馬元恭 蘭斎自筆、和蘭陀原語 小野蘭山草名 對照（岩瀬一四四—八〇）

『キニホフ』の墨筆写本で、四種類のスミレ全てが転写されて、蘭山が鑑定した紙片が貼付されている。

九百八二　紫花地丁　スモトリバナ　Viola（原書）*Viola tricolor*（*V. montana lutea grandiflora*）
九百八二　菫菜　コマノツメ　Viola（原書）***Viola odorata***
九百八四　紫花地丁　スミレ　Viola（原書）***Viola montana***
九百八五　紫花地丁　スモトリバナ　Viola（原書）***Viola tricolor***

2　『ドドネウス』

Ghemeijne oft Blauwe Violetten（*Viola odorata* L.）、Dobbele Violetten（*Viola odorata double*）、Wilde Violetten zonder reuck（*Viola syruestris inodora*）、Penseen oft drij-verwighe violette（*Viola tricolor* L.）、Recht opstaende-

表1　日本の主な本草書に記載されたスミレ

西暦	和　暦	書　　名	著・編者	スミレの名称
898	昌泰年中	新撰字鏡	昌　住	菫　□□及葵 烏頭
918	延喜十八年	本草和名	深江輔仁	菫　菫葵、苣、須美礼
935	承平五年	倭名類聚抄	源　順	菫菜（スミレ）
1284	弘安七年	本草色葉抄	惟宗具俊	菫　烏頭
1629	寛永六年	宜禁本草	著者不明	菫菜（スミレ）
1631	寛永八年	［新刊］多識編	林羅山（道春）	紫花地丁（和名無し）、菫（須美礼スミレ）
1637	寛永十四年	本草綱目　和刻		紫花地丁（和名無し）、菫（スミレ、ノセリ）
1666	寛文六年	訓蒙図彙	中村惕斎	菫菜（きんさい、すみれ）
1689	元禄二年	和語本草綱目	岡本抱一	紫花地丁［総目録（スミレ）、本文和名無し］菫（キン）
1697	元禄十七年	本朝食鑑	人見必大	芹（セリ）、［附録］菫菜
1699	元禄十二年	艸花絵前集	伊藤三之丞伊兵衛	図：菫草（すみれくさ）
1709	宝永六年	大和本草・同諸品図（1715 正徳五年）	貝原篤信（益軒）	紫花地丁（コマヒキクサ、スミレ）、図：菫（スミレ）
1712	正徳二年	用薬須知	松岡玄達（恕庵）	紫花地丁、朝鮮スミレ、カクレガサ
1713	正徳三年	和漢三才図会	寺島良安	紫花地丁（しくハちてう）、匙頭菜、菫（すみれ、すまふくさ）
1716	享保元年	救荒本草・救荒野譜　和刻	松岡恕庵	匙頭菜、菫々菜（和名なし）
1723	享保八年	東莠南畝讖（*）	毘留舎耶谷	苣、鹿蹄、菫草、菫、朝鮮菫、紫苣花、黄苣花、白苣花
1733	享保十八年	庶物類纂（*）	丹羽正伯	完。編纂始まる（1699）
1733	享保十八年	地錦抄附録	伊藤伊兵衛政武	南部細辛、大菫草 図：大すみれぐさ（えぞすみれ草）、なんぶさいしん
1742	寛保二年	阿蘭陀本草和解（*）	野呂玄丈	ヒヨラッテン（阿蘭陀名）・ヒヨラア（ラテン名）、紫花地丁（漢名）・ツボスミレ（和名）
1757	宝暦七年	講義録 I（本草綱目草稿）	小野職博（蘭山）	—
1783	天明三年	講義録 II（本草綱目草稿）	小野蘭山	紫花地丁、菫
1755	宝暦五年	画本野山草	橘　保国	すみれ草、三国草、大すみれ、菫菜、箭頭草。富貴すみれ、かくれみの、つぼすみれ。図：菫
1763	宝暦十三年	物類品隲	平賀源内	紫花地丁、胡菫草
1799	寛政十一年	［校正］救荒本草・救荒野譜並同補遺	小野蘭山	匙頭菜（紫背ノスミレ、深山スミレ）、菫々菜（紫花地丁）
1801	享和元年	常野採薬記（~1805 諸国採薬記）（*）	小野蘭山	匙頭菜（紫背ノスミレ）、胡菫草（エゾスミレ）、苣（スミレザイシン）
1803	享和三年	本草綱目啓蒙	小野蘭山	紫花地丁、コマノツメ（総称）、ツボスミレ（菫菜）、キスミレ、叡山スミレ（胡菫草）、紫背ノスミレ（匙頭菜）
1809	文化六年	物品識名・同拾遺（1825）	水谷豊文（助六）	ツボスミレ（菫菜一種）、ヱゾスミレ・カクレミノ（胡菫草）、ミヤマスミレ（匙頭菜）、スミレ・スモトリクサ（紫花地丁）、スミレサイシン（苣）、タチスミレ（菫々菜スミレ一種）、コテウスミレ（菫菜スミレ一種）
1830	天保元年	本草図譜	岩崎灌園	紫花地丁、つぼすみれ、みやますみれ、亀甲すみれ、きすみれ、ひめふき、えぞすみれ、あふひすみれ、つるすみれ、物印忙に載するもの
1830	天保元年	本草綱目紀聞（*）	水谷豊文	ノスミレ、紫花地丁、サトスミレ、ツボスミレ、ヤブスミレ、胡蝶スミレ、黄スミレ、円葉ノスミレ、タチスミレ、スミレサイシン
1856	安永三年	草木図説（草部）	飯沼慾斎	スミレ（スモトリバナ 地丁）、蝦夷産スミレ、オホスミレ（スミレサイシン 苣）、カクレガサ（エゾスミレ 胡菫菜）、タチスミレ、ツボスミレ（コマノツメ 菫菜）、黄花ノコマノツメ

注）最初の刊行年または成稿年（*稿本）

Penseen（*Viola assurgent* = *Viola toricolor* L.）とオランダ語名で五種類（四種一品種）が図示されている。
（1）『遠西濁度涅烏斯草木譜』松平定信によって企てられた翻訳事業。蘭山は曾昌啓と共に和漢名鑑定に携わった。本書は完訳されたが、『遠西草木譜』二十一冊（早稲田大学図書館蔵）Het Eerste Deel と附録だけが残っており、スミレが記載されている Het Tweede Deel Het sestet boeck（第二編第六冊）は残っていない。[21]
（2）『遠西鐸度涅烏私物品考名疏』（京兆　小野蘭山先生鑒定　東都　榕菴　宇榕　編）文化十二年（一八一五）（岩瀬一二一—一二五）
菫菜　コマノツメ又ツボスミレ　又マルバノスミレ、菫菜類　ツルスミレ、菫菜　タチスミレ
（3）『ドド子ウス名訳』（美濃江馬春齢自筆）天保十四年（一八四三）（岩瀬三七—八四）
スミレの記載なし
（4）『蘭山・亡羊二先生ドドネウス題名』（山本榕室　筆跡）天保十五（弘化元）年（一八四四）（岩瀬二七—三八）
菫菜　コマノツメ三品　蔓生菫菜　ツボスミレ二品
3『東莠南畝識』毘留舎耶谷著（三冊）享保八年（一七二三）から寛延十三年（一七四八年頃）[22]
江戸中期一八世紀前半まで図譜は極めて少ないが、本書は美しい彩色図譜であり、図は形態の特徴をよく捕えている。本書は、著者が墨書した品名に、蘭山が朱筆で補訂しているが、何時なのか分かっていない。
第一冊 01-011 左頁：有茎種「苣」には、蘭山の朱筆による鑑定はない。同 01-028 右頁：「鹿蹄」に対して、蘭山は、菫菜ノ属ヒナブキ」と朱筆。同 01-028 左頁：「菫草」に「紫花地丁　スモトリバナ」朱筆と記入。
第二冊 02-015 右頁：スミレ類だけのページで、五種類の図が描かれている。ほぼ中央の「菫」に、蘭山は「紫花地丁　スミレ」と朱筆。○「朝鮮菫」に「胡菫艸」と記す。朱の○は蘭山が品名を良としたものと思われる。「紫苣花」は「菫菜　コマノツメ」、「白苣花」に「菫菜　コマノツメ」、「黄苣花」に「黄花菫菜　キスミレ」と朱筆し

ている。

本書は、無茎種に「菫」を当て、有茎種には「荁」を当てているが、この時代、「荁」は特定の種類スミレサイシンとするのが一般的である。

4 『大和本草批正』（井岡冽筆記、成稿年不詳[23]）

蘭山の江戸での講義録で、益軒の『大和本草』にある「紫花地丁」に「若水曰、この別號菫々菜と云。故に國俗菫菜をすみれとあやまり稱す。菫菜は別なり。」を、「【若水云々】菫菫菜は救荒にみゆ。・・・・菫のみと云ふときは、すみれなり。菜字を添えればこまのつめなり。」と、明確に区別している。

蘭山作成のスミレ標本

蘭山は、多くの標本を作成しているが、筆者の知る限りこれまでに確認されているスミレの標本はただ一点で、牧野標本館所蔵のシーボルト植物コレクションの木箱Ⅱに納められている。[24]

標本は、標本番号MAKS0239、三つ折りの薄い和紙に挟まれて標本台紙に貼ってある（写真）。

標本の横には「スミレ草」と反転した文字が透けて見える。和紙の表には、漢名「菫菫菜」、フリガナ「キンキンサイ」、和名「スマフトリグサ」と墨で記されている。その下に *Viola sumafutorigusa* Ono lansan とインクで記されている。

Ono lansan とは小野蘭山のことであり、漢名、フリガナおよび和

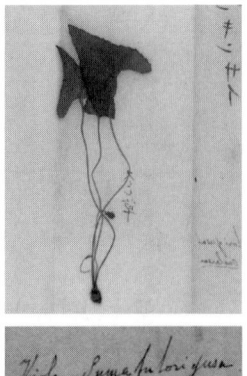

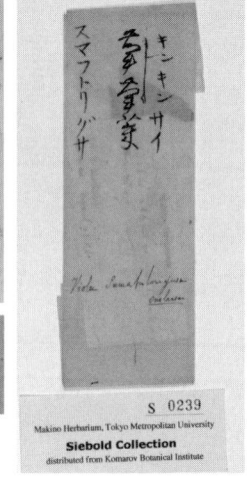

写真：小野蘭山採集のスミレの標本（牧野標本館所蔵）

名は蘭山の筆跡と思われる。[25] *Viola sumafutoriguisa* Ono lansan は、シーボルトの筆跡で、学名が分からないとき仮の学名に日本語を用いることがある。

標本の下方に貼ってある Makino Herbarium のラベルに *Viola albescence* (Nakai) Makino と手書きされ学名[26]は、籾山泰二の同定である。この学名は当時のアリアケスミレに当てられた学名で、現在は *V. betonicifolia* Sm. var. *albescens* (Nakai) F. Maek. et Hashimoto[27] が通用している。

写真から、葉は長三角形~三角形で葉脚の基部が張りだすこと、葉柄は無翼で葉身よりも長いことから日陰地に生育するヒメスミレ *V. confusa* Benth. ssp. *nagasakiensis* (W. Becker) F. Maek. et Hashimoto[27] と同定した。

蘭山の採薬記

蘭山が、幕府の招聘で江戸へ下ったのは寛政十一年（一七九六）三月、七一歳古稀の翌年、医学館の医官として本草学を講義するためと附属薬園の管理・充実であった。

幕命による採薬旅行は、蘭山七十三歳、享和元年に第一回の常陸下野・日光諸山採薬に始まり、七十七歳文化二年最後の採薬旅行となった上州榛名山、妙義山、武州三峯山採薬の六回にわたって行われている（表2）。以下に採薬記と観察したスミレの採集日、場所および種類を示した。

（一）常野採薬記：四月一一日、筑波山（胡菫草エイザンスミレ、菫スミレザ《ママ》イシン、匙頭菜　紫背ノスミレ）。

（二）甲駿豆相採薬記：八月三〇日、富士山（菫スミレザイシン）。

（三）紀州採薬記：スミレ記載なし。

（四）房総常州採薬記：四月一五日、杉室山大雄院山中（胡菫草エイザンスミレ）。

（五）房総常州採薬記八月二五日、龍爪山（胡菫艸ヱイザンスミレ、菫スミレザイシン）、九月二四日、朝熊山（スミレサイシン）。

（六）上州妙義山并武州三峰山採薬記：スミレ記載なし。

六次にわたる採薬記で記録されたスミレは、胡菫草エイザンスミレ、萓スミレザイシン、匙頭菜 紫背ノスミレの三種類だけである。そこで、蘭山の採薬地を各県の「植物誌」から確認し、現在の種名を検討した結果、胡菫草エイザンスミレは、全てエイザンスミレでヒゴスミレは無い。萓スミレザイシンは、全てナガバノスミレサイシン、匙頭菜 紫背ノスミレは、シハイスミレまたはフモトスミレと同定した。(17)

『本草綱目啓蒙』のスミレ

スミレ類は、紫花地丁（巻十二草部湿草類下）、菫（巻二十二菜部菫辛類）および胡菫草（巻十七雑草類）が記載されている。

紫花地丁：和名は記されていないが、スミレとしている。「葉長ク叢生ス（中略）深紫色又浅紫色白花ノモノアリ葉形花色ト地ニ因ッテ各異ナリ一種円葉ノ者アリ」と記して、「葉長ク叢生ス」は種としてのスミレ *V. mandshurica* の特徴であり、スミレを含めて花色、葉形、産地によっていろいろな無茎種があること、さらに「又数品アリ　草生藤生ノ異アリ」と形態を示して「総シテ　コマノツメト云フ」と、有茎種を「コマノツメ」と称している。また「古歌ニツボスミレト云フ　コレ菫菜ナリ」、「又一種

表2 「諸国採薬記」のスミレ

採薬記	期間	採集地	記録種
常野採薬記	享和元年（1801） 4月7日～5月18日	筑波山～日光	胡菫草エイザンスミレ、萓スミレザイシン、匙頭菜 紫背ノスミレ
甲駿豆相採薬記	〃 元年（1801） 8月22日～10月3日	甲斐・駿河・伊豆・相模	萓スミレザイシン
紀州採薬記	〃 二年（1802） 2月22日～5月29日	和歌山・熊野／木曾路	スミレの記載なし
房総常州採薬記	〃 三年（1803） 3月18日～4月22日	房総、常陸	胡菫艸
駿州勢州採薬記	文化元年（1804） 8月13日～10月13日	東海道・伊勢路／木曾路	胡菫艸エイザンスミレ、萓スミレザイシン
上州妙義山并武州三峰山採薬記	〃 二年（1804） 5月16日～6月6日	榛名山・妙義山・三峰山一帯	スミレの記載なし

注）遠藤正治『本草学と洋学』88頁（2003、思文閣）参照

黄花ノモノヲキスミレト云フ　即菫菜ノ一種ナリ」と記しているように、有茎種を「菫菜」（コマノツメ）の名で総称している。キスミレについて「加州白山和州芳野等ニ産ス　葉形圓カニシテ尖リ鋸歯アリテ光澤ナリ　花ハ黄色五瓣ノ中一瓣紫黒色ニシテ光アリ」と詳述している。この記載と現在の自生地の状況から、白山産はオオバキスミレ ***V. brevis-tipulata***、芳野（奈良県）産はキバナノコマノツメ ***V. biflora*** と同定できる。

さらに種の例として、叡山スミレ（胡菫草）、紫背ノスミレ（匙頭菜）を挙げている。

以上のように紫花地丁（スミレ）を代表としてスミレ属には多くの種類があることを説明している。

菫：『綱目』の「早芹」に対して和名をハタケゼリとし、又「恭説ノ菫菜ハ圓葉ノ紫花地丁《スミレ》ナリコマノツメト呼ブ数品アリ葉圓ニシテ尖リ蕺菜葉ノ如クニシテ鋸歯アリ又圓ニシテ尖ラサル者アリ・・・・・又蔓生ノ者アリコレニモ圓葉長葉ノ品アリ花ハ皆淡紫色ナリ・・・」と記して、「菫」はスミレ類であることも示している。そして「葉圓ニシテ尖リ・・・鋸歯アリ」は普通にみられるタチツボスミレ ***V. grypoceras***、「圓ニシテ尖ラサル者」はニョイスミレ ***V. verecunda*** を示す。「蔓生ノ者アリ・・・花ハ皆淡紫色ナリ・・」はタチツボスミレ類に当たる。

胡菫草：ヱゾスミレ、エイザンスミレ、サツマスミレ、カクレガサ、・・・・など別名や方言を示し、「・・・・夏已後葉ノ形變シテ兩岐トナル」とエイザンスミレ ***V. eizanensis*** の特徴である花後に出る葉が三分裂するという変化の記述はこれまでに無く、蘭山自ら観察したことが分かる。

まとめ

小野蘭山はスミレに関してどのように認識していたのかを検討した。

スミレには多く種類があるが、『啓蒙』以前の本草家が著した本草書には二、三種類と少なく説明も極めて簡略である。図も本草家自らが描いたものは益軒『大和本草諸品図』にあるが種類までは特定できない。これに対して、花戸（植木屋）

が著した園芸書は、簡単であるが種名や品名の特徴をよく捕えており、さらに簡明な説明がそれを補っている。しかし何れも本草書と同様に一、二種類と少ない。

『啓蒙』は、殆どの本草書と同じように図はないが、詳しい形態や産地の記述、蘭山が鑑定した諸書の図などから、種類を特定することが出来る。

『啓蒙』は、紫花地丁《スミレ》、ツボスミレ（菫菜）、キスミレ、紫背ノスミレ（匙頭菜）、エイザンスミレ（胡菫草）とこれまでの本草書に比して多い。

紫花地丁のもとにスミレ属とその多様性に関する詳細な記述は、蘭山が初めてである。

スミレ類は地上に茎があるかないかで、無茎種と有茎種に二大別できる。このグループ分けは、初心者がスミレ類を理解する上で大変便利な分類法として用いられている。

『啓蒙』には「紫花地丁を葉が細長いスミレに代表される無茎種、丸葉も含む。菫菜をコマノツメと総称する有茎種で、細長い葉も含む」と、すでに現在と同じグループ分けをしているのは、蘭山の慧眼である。

以上のように、蘭山のスミレに関する認識はこれまでの本草家に比して極めて深いものがあった。

なお、『啓蒙』以後の岩崎灌園著『本草図譜』、水谷豊文著『本草綱目記聞』など一気に種類が多くなるとともに彩色の美麗な博物図譜が著されたが、種類の説明だけでスミレ属に関する詳細な記述は無い。飯沼慾斎著『草木図説』は、『啓蒙』と同じようにスミレ属を説明し、無茎種と有茎種に二大別している。さらに花の構造（雄しべ・雌しべ）について拡大図や構造図まで描いて詳細な記述をしているのは画期的である。

謝辞

本稿の執筆にあたり、多岐にわたりご教示いただきました遠藤正治先生に深謝いたします。

参考文献と注

（1）岡西為人『本草概説』（一九七七、創元社）
（2）上野益三『日本博物学誌』（一九七三、平凡社）
（3）磯野直秀『日本博物誌年表』（二〇〇二、平凡社）
（4）木村陽二郎『江戸期のナチュラリスト朝日選書』（一九八八、朝日新聞社）
（5）木村陽二郎『日本自然誌の成立―蘭学と本草学―自然選書』（一九七四、中央公論社）
（6）遠藤正治『本草学と洋学』（二〇〇三、思文閣出版）、矢部一郎『江戸の本草―薬物学と博物学―』（一九八四、サイエンス社）、以上、全般的な文献。
（7）遠藤正治：日本的本草学の展開（一）―小野蘭山の学統―、『日中実学史研究』一一一～一三五、抜刷（一九九一、思文閣出版）
（8）山田直樹：飯沼慾斎『草木図説』のスミレ―タチスミレを例に―、慾斎研究会だより、一〇八号、二～八（二〇〇六）、飯沼慾斎『草木図説』のスミレ―慾斎のスミレに関する認識について―、同、一一四号、一～八（二〇〇七）。古書に見るすみれ（三）中村惕斎『訓蒙図彙』すみれニュース（日本スミレ同好会　名古屋市）、二～五、六一号（一九九一）、同（四）岩崎灌園『本草図譜』のすみれ、一三～一五、六二号（一九九二）、同（五）岩崎灌園『本草図譜』のすみれ（その二）、一一～一三、六三号（一九九二）ほか
（9）北村四郎『北村四郎選集Ⅱ・本草の植物』（一九八五、平凡社）
（10）石原明解題『本草色葉抄』六一五～六三一（一九六七、内閣文庫）
（11）上野益三『博物学の時代』近世江戸時代の初期、一二～一六（一九九〇、八坂書房）
（12）矢部一郎「伝統的本草家と洋学系本草家」、伊東俊太郎・村上陽一郎共編『講座科学史4　日本科学史の射程』一九六～三一八（一九八九、培風館）

(13) 吉井始子編・上野益三監修『食物本草本大成』第一巻 序一〜三二（一九八〇、臨川書店）

(14) ドドネウス（R. Dodonaeus 1517-1585）Cruydt-boeck、2nd ed.（1618, Leuden）、3rd ed.（1644, Antwerpen）

(15) 石田熙・岡田麟『本草綱目訳説』（一七七五〜一七八〇）（岩瀬 三四—五〇）、物部壽斎『本草綱目記聞』（岩瀬 一三—九六）

(16) 本項は、『房総常州採薬記』を除く諸国採薬記は、浅見恵・安田健『近世歴史資料集成 第Ⅱ期、第Ⅶ巻 採薬志（二）』（一九九六、科学書院 東京）に基づいた。 常野採薬記：鈴木昌友ら『茨城県植物誌』（一九八一、茨城県植物誌刊行会）、甲駿豆相採薬記：杉本順一『静岡県植物誌』（一九八四、第一法規出版株式会社）、房総常州採薬記：末中哲夫・遠藤正治：蘭山先生日記（三）実学史研究 Ⅶ 二三一〜二三八 一九九一（思文閣出版）、田籠 博：小野蘭山の「採薬記」について—『房総常州採薬記』の紹介をかねて、島大国文 二五号一〜一一、（一九九七）、房総常州採薬記：杉本順一『静岡県植物誌』（一九八四第一法規出版株式会社）、伊藤武夫『三重県植物誌』（一九三二、三重県植物誌発行所）。

(17) ウェインマン（J. W. Weinman 1685-1741）Taalyk register der bloemdragende gewassen（1736-48）蘭語版。木村陽二郎解説『美花図譜ウェインマン［植物図集選］』九一〜一〇九（一九九一、八坂書房）

(18) 磯野直秀「薬品会・物産会年表（増訂版）」慶応義塾大学日吉紀要（自然科学）第二九号、五五〜六五（二〇〇一）（抜刷）

(19) チュンベリー（C. P. Thunberg）『日本植物誌』（Flora Japonica, Lipsiae, 1784）

(20) キニホフ（J. H. Kniphof 1704-1765）Botanica in originali seu Herbarium vivum…,（1757-1764）

(21) 杉本つとむ 19楽翁、松平定信と翻訳『西洋本草書』—R・ドドネウス『遠西濁度涅烏斯草木譜』翻訳事情—三三八〜三六〇『江戸洋学事情』（一九九〇、八坂書房）。
翻訳事業に用いられた原本『ドドネウス』蘭語版 第二版（一六一八）早稲田大学図書館蔵〈請求番号KS-304〉に載っているスミレ Dobbele Violetten（*Viola odorata double*）図の横に「ツボスミレ菫菜 蘇恭説」と墨書きした紙片が貼付されているが、筆跡および蘇敬を蘇恭と表記されていることなどから、蘭山と推察する。

(22) 磯野直秀『東莠南畝識』18世紀前半の動植物図譜 慶応義塾大学日吉紀要（自然科学）第一八号、六一〜六八（一九九五）（抜刷）、『東莠南畝識』毘留舎耶谷著 国会図書館〈請求記号：特—二一七〉三冊は、国会図書館ホームページ「描かれた動物・植

物―江戸時代の博物誌」http://www.ndl.go.jp/nature/index.html中の『東莠南畝識』で全画像が公開されている。

（23）益軒會編纂『益軒全集・巻六』（一九一一、益軒全集刊行部）

（24）牧野標本館：シーボルト標本データーベース http://ameba.i.hosei.ac.jp/sbweb/index.html、加藤僖重「牧野標本館所蔵のシーボルトコレクション中にある小野蘭山の標本」『洋学』X 一七～三八（二〇〇一、八坂書房）

（25）加藤僖重先生私信 二〇〇九年八月二十四日

（26）牧野富太郎『原色野外植物図譜』第一巻 二五、図一〇二（一九三二、誠文堂）しろばなすみれ［学名］*Viola albescens* Makino

（27）前川文夫・橋本保：植物研究雑誌四三（六）一六一～一六三（一九六八）

論文編　Ⅲ

蘭山と東西文化交流

小野蘭山とシーボルト

山口隆男

シーボルトは島田充房・小野蘭山共著の『花彙』を日本植物の研究に活用している。『花彙』は草部と木部からなっていて、それぞれ四冊で構成されている。全部では八冊本である。各冊には二五種の植物が含まれており、計二〇〇種が扱われている。一ページ大の木版図があり、その裏側に解説文が印刷されている。島田充房（雍南）は草部の最初の二冊を執筆したが、草部の残り二冊と木部四冊は小野蘭山が担当した。充房が分担した草部二冊は一七五九年に刊行された。蘭山担当の六冊が加わった八冊本の刊行は一七六五年である。蘭山にとって最初の刊本であった。『花彙』は図が美しく正確で、それぞれの植物の特色がよく示されている。図を見るだけでどのような植物なのか理解できる便利な植物図鑑である。シーボルトにとって好都合なことに、桂川甫賢が解説文のオランダ語訳を贈呈してくれた。シーボルトに対して甫賢は極めて親切で、植物写生画、動物写生画、標本類、書籍など自然史に関連するいろいろな物を贈っている。『花彙』のオランダ語訳はシーボルトにとっては有り難いものであった。そのお陰で『花彙』を十分に活用することができたからである。

大河内存真寄贈の『花彙』

シーボルトが活用した『花彙』は購入したものではない。尾張の藩医の大河内存真からの贈り物であった。大河内存真は伊藤圭介の実兄で、尾張の偉大な自然史研究者水谷助六の門人である。シーボルトは一八二六年の江戸参府の時に宮で彼らに会っている。シーボルトの『江戸参府旅行記』の三月二九日の記録には助六と一緒に大河内存真、伊藤圭介も宮に来ていたことが記されている。『花彙』を貰ったことまではシーボルトは記録していない。存真贈呈の『花彙（華彙）』はオランダのライデン市にある国立植物標本館ライデン大学分館の図書室に保存されている。大森実（一九八二）は存真の『花彙』は明和二年（一七六五）に刊行された版であると報告している。［図1上］に草部第二分冊の表紙を示しているが、「シーボルト様江進上之分」と記された紙が付けられている。同様な紙片は草部第四、木部第二、四分冊にもある。草部と木部の第一分冊には書簡が貼り込まれている［図1中］。存真の名前が記されているが、日付は無い。書簡は達筆な漢文で記されているので、読み辛い。なぜか墨ではなく、青色の絵の具で記入されている。獨協大学の飯島一彦（二〇〇一）は木部第一冊の書簡を現代語に訳して紹介した。「シーボルト様　あなた様のお国の草木をどうかお贈り下さいますように、お頼み申し上げます。どうぞ何とかして（そちらも当方も）自由には（振る舞い）できない事情ではございますけれども、このように（私がいたしましたように）あなた様のお国の本草の書物に押し葉をお添えになられましては、もし（当方に）遠くから送り下されますならば、必ず大いなる幸せと感激すると思い申し上げるのでございます。存真　重敦　子厚」。飯島は極めて丁寧な書き方をしているが、存真が対等な自然史研究者の立場に立って、シーボルトに自然史関連の書物、標本交換を求めたものであると解説している。そして、宮で初めて接する時に手渡そうと準備していたもので、実際に渡したのであろうと述べている。この書簡にシーボルトは紙片を添えて「Ab Amico Ookootsi Sonsin te Mia en Owari, arboris」と書いている［図1下］。「尾張―宮の我が友大河内存真から。木部」という意味である。

草部第一冊に含まれる書簡は達筆なことに加えて、字が薄くなっている箇所もあって読みにくい。木部第一冊の書簡とは内容が異なっていて、『花彙』八冊を贈る事情が説明されている。存真は初めて会うシーボルトに何を贈ろうかと迷ったのではないだろうか。そして、図が優れている『花彙』ならシーボルトが喜ぶだろうと思いついたのであろう。

存真はシーボルトに書籍と標本を所望した。飯島が述べているように、存真は『花彙』だけではなく、植物の標本類も同時にシーボルトに贈っていたと思われる。国立植物標本館ライデン大学分館には存真から贈られた植物標本類がいろいろとある。とりわけシダ類が豊富である（山口、二〇〇三）。なお、存真は贈った『花彙』の説明文に朱字でところどころに訂正を加えている。多くの場合植物の説明ではなく、漢字名に関したものである。たとえば、イトザクラについて「今案イトザクラ漢名未詳。垂絲海棠ニ充ルハ非ナリ。近来漢種舶来スル中垂絲海棠ト云モノアリ」と漢字名を垂絲海棠としていたが、それは誤りと修正されている。存真は木之四の最後に「右正誤スル所大抵小野蘭山先生ノ説ニ据ノミ　存真識」と書いている。蘭山は日本産動植物の情報の蓄積に努め、中国産の植物と日本産の植物が同一かどうかを考察し、絶えず修正を行っていた。存真は蘭山の後年の著作類に準拠して『花彙』に修正を加えて、その上でシーボルトに贈ったのである。刊本をそのまま渡すのではなく、そういうことをきちんと行ってから贈呈したのであった。

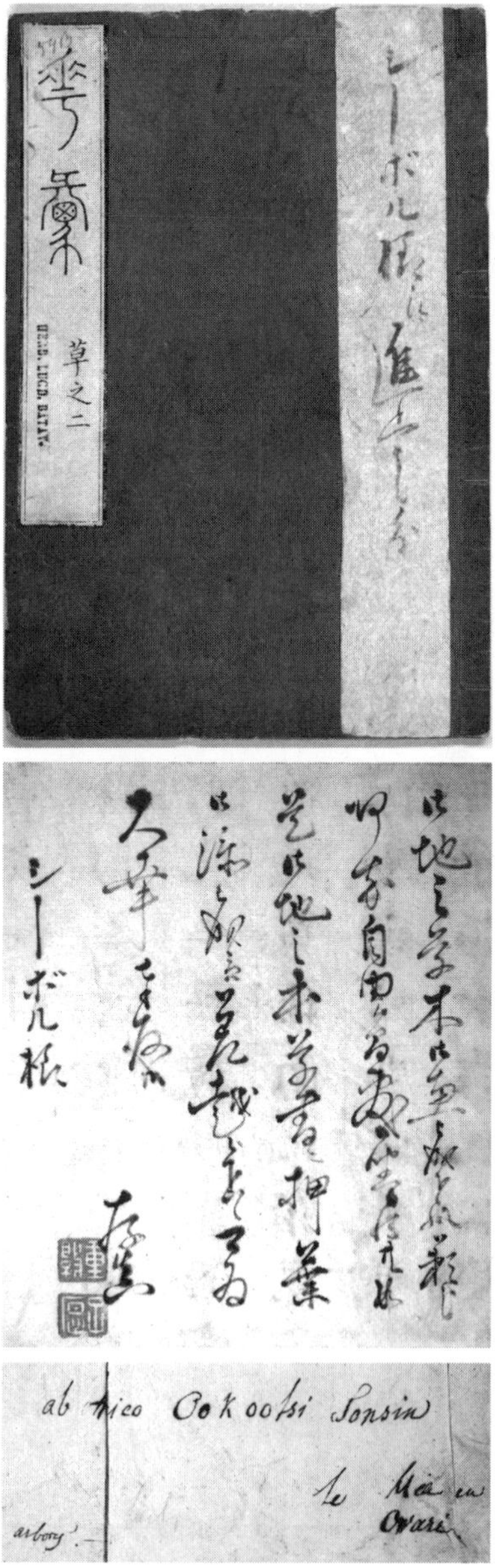

図1・上：草部第2分冊の表紙。「シーボル様江進上之分」と記された紙片がある。中：木部第4分冊に貼り込まれている存真の書簡。下：シーボルトの書き入れ。

シーボルトは存真個人にヨーロッパの植物学書とか標本を贈ることはしていない。しかし、存真と仲が良かった弟の伊藤圭介は一八二七年に長崎へ行き、シーボルトと親しく接して植物分類学について学んだ。圭介はシーボルトからツュンベリーの「Flora Japonica」を貰い、ジャワ産の植物の標本なども貰っている。

甫賢贈呈の「花彙訳文」

桂川甫賢のオランダ語訳文はドイツのボッフムにあるルール大学に現在は保存されている。Sieboldiana 整理番号は二九四である。甫賢は美しい筆体でオランダ語をかなり自由に書くことができた。一九三四年にベルリンにあった日本研究所が所有していたシーボルト関連の文書類が日本に貸し出されたが、この訳文も含まれていた。文書類は日本人専門家諸氏によって調査研究され、成果は「シーボルト研究」と題された報告書によって一九三八年に発表されている。甫賢の「花彙訳文」の調査を分担したのは大島蘭三郎であった。訳文のタイトルは「**Qua Ji of Versaameling van Planten en Gewassen**（クワイあるいは草木の集成）」である［図2］。訳文には二ページの序文があり、甫賢がオランダ語に訳した事情が述べられている。大島は序文の原文と全訳を紹介している。その一部を抜き出してみると「宝暦九年、西紀一七五九年に『花彙』という本草学の著作が雍南と蘭山によって著された。この著書の中に於いてこの有名なる本草学者は（植物の）種類、（その生育の）時期、場所等を取扱い、更に図をも添え、それ迄あったこの種の本より知り得たことより、一層精密な考えを形成することが出来た。併し、尚、これは小冊である為に内科医、外科医にとって非常に有益である

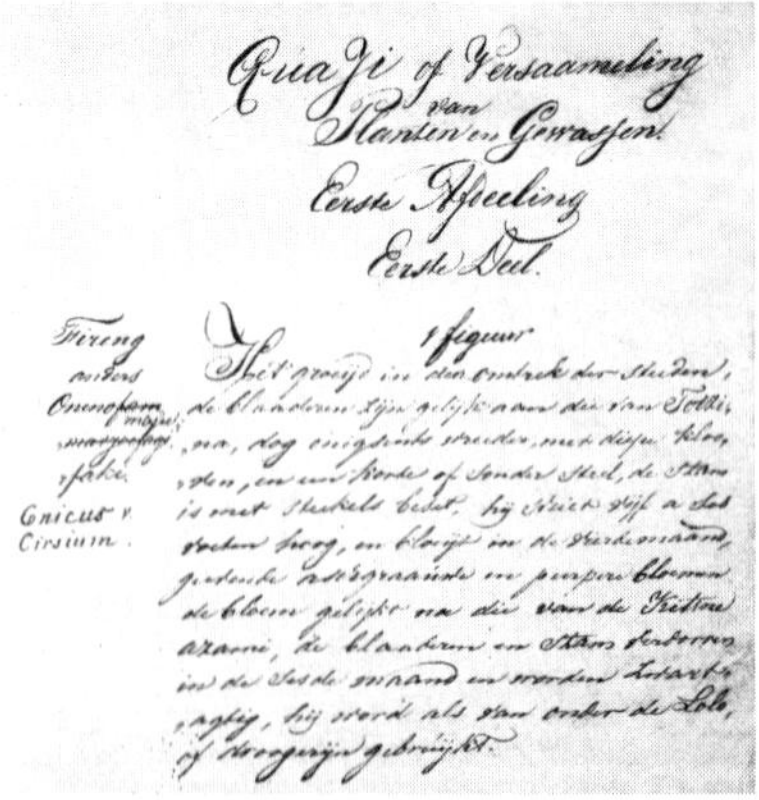
Qua Ji of Versaameling
van
Planten en Gewassen.
Eerste Afdeeling
Eerste Deel.
Cnicus v.
Circium.

図 2：桂川甫賢の「花彙訳文」の最初の部分。草部第一冊の最初にあるヒレン（ヒレアザミ）の解説が訳されている。甫賢は「Qua ji of Versaameling van Planten en Gewassen. Eerste Afdeeling Eerste Deel」と表題を美しく書いている。甫賢は欄外に和名をローマ字で示しているが、その下にシーボルトが *Cnicus* v. *Circium* と属名を記入している。

というには未だ力も説明も及んでいない。天明年間の或時、館長チッチング氏は通詞をしてこの本を和蘭語に翻訳せしめ、書かしめた。併し私の考えるところではその通詞は第八巻を訳さず、その上二三の物を落し、又和名を誤って書いている。それ故この訳は不完全であるので、私は自己の短才をも省みず、如上の誤りを正し、チッチング氏が見逃したすべてのことを増補し、我々のよく知っている蘭名はこれを附加することにした。私がこのことをなそうとしたのは、一つには私が一層和蘭語に通じる様にとの心算と、今一つには同時にチッチング氏の始めた計画を完成せんが為であった」である。

大鳥は次のように解説をしている「序文より次の二つのことが知られる。第一に本論文は宝暦九年に雍南、蘭山が著はせる『花彙』を翻訳せるものであること。第二には本論文は、天明年間に時の蘭館長チッチングの命により通詞が『花彙』を翻訳したが、誤訳・疎漏が多かった為に桂川甫賢がこれを改訂増補せんとして企画せるものであること。従って、シーボルトの課題の下に彼に提出せる他の門弟の論文とは全く趣きを異にする。換言すれば本論文は元来シーボルトに提出せんが為に著されたものではない。即ち本論文の奥書に「**Aan De Wel Ed: Heer Dr: von Siebold von zijn Goede Vriend 1826 Dr: K. R. W. Botanicus**」［図3］とあるのより推して、シーボルトが文政九年に参府せる際に、偶々甫賢が手交したものであろう。」「その訳文の流暢、闊達なることはシーボルトに提出せる他の論文中、その比を見ないのであって、チッチングの依頼にて某通詞の行った翻訳と比する時は格段の相違が存したであろう。訳者の序言中にある甫賢の言と思い合わせて、甫賢の和蘭語に対する造詣と自信の深き程をよく窺える。更にその筆跡の見事なるを見ては何人と雖も賛辞を惜しまぬであろう。シーボルトは自身の日本の植物に関する著述の内で、屡々甫賢の名を記して、その業績を引

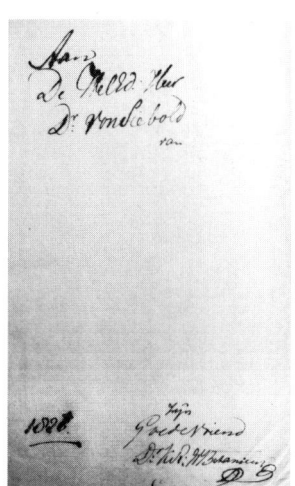

図3：「花彙訳文」の最後に記されている甫賢の献辞。

用しているが本論文が如何にシーボルトに用いられたかは明瞭ではない。シーボルトは本書に収録された草木二〇〇品中、最初の一〇品の和名の下に学名と覚しきものを付記している。これによって彼が本論文により何物かを獲たろうとのことは想像されるが、それ以上の具体的なことは不明である。以上のことを結論的にいえば本論文は我が『花彙』を桂川甫賢が自発的に蘭訳したものであって、その間にシーボルトの意志は少しも介在してをらない。この点シーボルトへ提出された他の蘭語論文とは大いに趣きを異にしている。又その蘭文は筆跡といい翻訳といい出色のものであるといえる。惜しいことには本論文がシーボルトの日本研究に如何程の貢献をなしたかが不明なことである。」チッチングは一七七九―一七八四にかけて出島の商館長を勤め、桂川甫周とも交際があった。甫賢は彼が翻訳を依頼した事情を祖父の甫周から聞いていたのであろう。

甫賢の「花彙訳文」は和本の体裁に製本されている。ただし左開きである。表紙は青黒色で亀甲模様が型押しされており、縦は二七・三cm、横一九・〇cmである。序文二ページ。本文は五五丁である。なぜそのようなことをしたのか理由は不明であるが、甫賢は黒いインクの他に赤いインクも使用していた。序文は全文赤インクで記されている。本文では和名の書き間違いの訂正を赤インクでもしている。しかし、それだけではない。七〇、九二、一二七、一二八、一八〇―二〇〇番、合計二五種の記述文は全文赤いインクである。一七九も一部分を除いて赤インクで記述されている。甫賢は赤インクを使用した理由について何も述べていない。一方、大鳥が述べているように、最初の一―一〇番についてはシーボルトが種名あるいは属名を記入している。しかし、それ以外には彼は何も書き入れをしていない。従って、大鳥が実際にシーボルトによって活用されたのかどうか疑問に思ったのは当然であった。翻訳を行い、それを美麗な体裁に整えるまでには甫賢は多くの時間を費したに違いない。シーボルトの書き入れは最初の一〇種以外には全く無い。折角の甫賢の好意が報われなかったみたいに見える。しかし、そうではなかった。シーボルトは日本植物の研究に活用したのである。

興味深いのは、甫賢が訳文に種名あるいは属名を加筆していたことである。合計三八種についてそのようなことをしている。全部で二〇〇種の草木が記述されているから、記入されたものはごく一部である。しかし、どのようにして甫賢は学名を知ることができたのであろうか。たとえば一六七番目のアオキには ***Aucuba Japonica* Th.** と書き入れている［図4］。また、一七八番サザンカには ***Camellia Sasanqua*** と書いている。どちらの場合も、ツュンベリーが命名した種である。学名についての確かな知識が無いとそうした書き込みはできない。木村陽二郎（一九八一）は、ツュンベリーが一七八四年に刊行した『**Flora Japonica**（日本植物誌）』をシーボルトが日本に初めてもたらし、江戸参府の際に持参していた。甫賢は江戸の長崎屋でそれを見たと述べている。甫賢はシーボルトと接して学名に関した知見を充実させ、ツュンベリーがアオキ、サザンカなどを新種として記載していたことなどを知って、自分が贈呈する「花彙訳文」に学名を記入したのである。

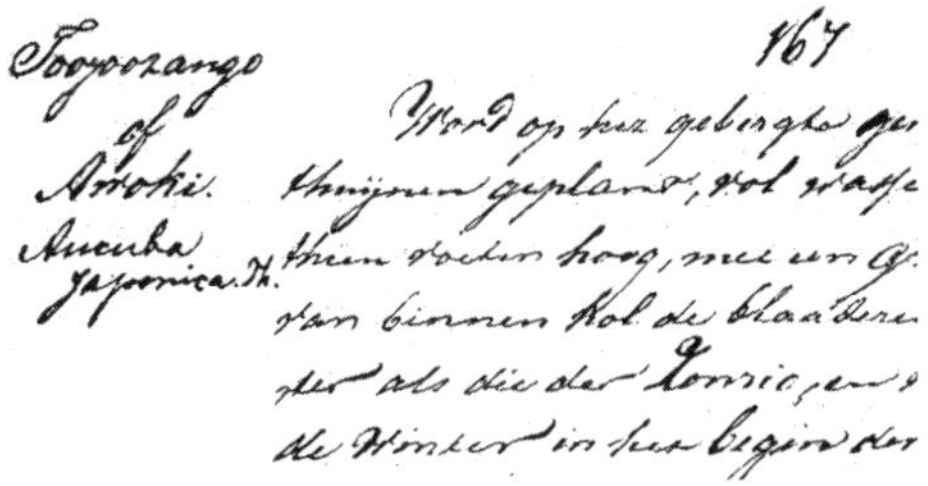

図4：花彙第167番のアオキの訳文。甫賢は欄外に『花彙』に示されている植物名「トウヨウサンゴ」「アヲキ」をローマ字で示し、その下に *Aucuba japonica* Th. と学名を書き入れている。

シーボルトが甫賢の「花彙訳文」を活用したことはシーボルトが自ら刊行した『**Flora Japonica**（フローラ・ヤポニカ、日本植物誌）』の記述を調べれば明らかである。大鳥蘭三郎が調査をもっと入念に行わなかったのは残念である。シーボルトが甫賢の好意を決して無駄にしなかったことを知ることができたはずであった。

彼の『**Flora Japonica**』では分類学的な記述はツッカリーニがラテン語、植物民族学的記述はシーボルトがフランス語で行った。シーボルトが書いたものは瀬倉・大場（一九九六）によって訳されている。『花彙』で紹介された草木のなかで、シーボルトの『**Flora Japonica**』でも扱われた植物は二六である。うち三種についてシーボルトは『花彙』を引用している。第一〇七番目に扱われているモミに関したシーボルトの記述には小野蘭山に触れた箇所がある。「高名な植物学者の小野蘭山は彼の『花彙』という著作の中で、この植物を真っ直ぐで非常にすらりとした高木として描いているが、大和、山城の山地にもまた下野でも、よくあると書いている。」この箇所は『花彙』のモミの説明文「大和下野地方山中ニ多シ。京師天台山ニ一株アリ」とある箇所からの引用である。甫賢は「Wood op het gebergte van de landschappen Jamato, Zimotske, en op de berg Fijeizan bij Miaco gevonden」と産地を述べている。シーボルトは『Flora Japonica』において「Le célèbre botaniste Onolanzan le désigne dans son ouvrage Kwa-i comme un arbre droit et très élancé, qui doit croître fréquemment dans les montagnes de Jamato et Jamasiro aussi bien qu'à Simotsuki.」と書いている。下野の地名を甫賢は「Zimotske」と表記しているが、シーボルトは「Simotsuki」に改めている。甫賢はなぜかローマ字表記をする場合に「シ」と「ジ」をどちらも「zi」に「セ」を「ze」というふうに書いていた。シーボルトには自分なりの表記法があった。小野蘭山は現在の表記では「Ono Ranzan」であるが、シーボルトは「Onolanzan」としている。また、甫賢は『花彙』を「Qua Ji」と表記したが、シーボルトは「Kwa-i」と書いた。

第六七番目のゴンズイ、第七六番目のムベについては『花彙』を引用したことは述べられていない。しかし、産地などの情報は『花彙』に準拠している。ゴンズイについてシーボルトは「ゴンズイは高さ三・三から三・九メートルの、ちょうどヨーロッパのミツバウツギにそっくりな低木で、日本全国で見られるがとりわけ大和、河内といった地方でよく見られ、亜高山帯の谷間の森で繁茂している（瀬倉・大場（一九九六））。」と書いている。『花彙』には「処々コレアリ和河地方最モ多ク産ス。樹高丈余枝條四散シテ臭梧桐（クサギ）ノ如シ。」とある。ムベの場合、シーボルトは「野生の状態では、この植物はかなり高い山地の斜面や、そうしたところにある溝の縁などに生えている。本州の大和、近江の地方で見かける植物と言われている（瀬倉・大場（一九九六））。」と述べているが、『花彙』には「江和地方深山中多ク産ス」とある。

シーボルトには対象の植物の日本における分布を知ることは容易ではなかった。どういうところに生育しているのか、

『花彙』に記述がある場合に引用したのである。甫賢の「花彙訳文」を細かく調べて、三植物については産地に関した具体的な情報があったから引用したのであった。他の植物では引用していないのは、シーボルトが欲しいと思った産地などの情報が記されていなかったためである。なお、シーボルトの『Flora Japonica』には甫賢その人について触れた箇所がある。第一一〇番目のエゾマツに関したもので、「蝦夷および樺太に自生するこの高木は、珍しい木として江戸の大名屋敷の庭で栽培されている。我々は、江戸滞在中に他の珍しい植物とともにこの木の花のついた一枝を得たが、これは御典医の桂川甫賢によるものである」と述べている。甫賢から貰ったエゾマツの枝は標本にされてライデンにもたらされ、『Flora Japonica』において新種として紹介されたのであった。

『花彙』の活用

大河内存真から贈られた『花彙』はシーボルトにとって重要な日本植物研究資料になった。シーボルトは描かれ、記述されている植物は何かを特定しようと努力した。『花彙』の図版が優れているとしても、どういう種を描いたものかすぐに判るとは限らない。類似の種がいくつかある植物の場合には慎重に作業を進める必要がある。シーボルトは『花彙』の図と標本との対比を行った。彼が参照した標本は圭介、存真から贈られたものであった。圭介、存真の標本の場合、多くが、二つ折りにした紙に挟まれている。表紙にあたる部分には和名がカタカナで記されている。シーボルトはカタカナを読むことができた。『花彙』では漢字名が示されているが、それにはカタカナのルビがある。また、他に和名もカタカナで示されていることが多い。シーボルトは同じ和名が記されている圭介あるいは存真から貰った標本と『花彙』の図を比較した。『花彙』の図版と標本とが同じ種に属していると確信した場合には標本にKw. と小さく書き入れ、『花彙』における番号を書き加えた。加筆された標本は国立植物標本館ライデン大学分館で合計一一点［図5］、首都大学の牧野標本館において二一点見つかっている。牧野標本館にはシーボルトが持っていた日本人作成の未整理の標本類が多数所蔵されている（加藤、二〇〇三）。加藤信重は精力的にそれらについて調査を行っているが、『花彙』関連の標本も二編の論文によって紹介した（加藤、一九九七、一九九八）。なお、ライデン大学分館、牧野標本館にはシーボルトがO. L.と書き入れた小野蘭山自身が作成したと思われる標本が少数ではあるが保存されている（加藤、二〇〇五）。

その一方でシーボルトは贈られた『花彙』に学名を記入した。自分自身で書き入れた場合と彼の助手に書き入れさせた場合とがある。小さな白い紙を貼り付けて、それに記入したのである［図6］。残念なことに、シーボルトは『花彙』を破壊するようなことも行っている。せっかく存真が贈ってくれたのに、合計一七図版が切り取られてしまっている。たとえば、木之四の場合には一八一（ミヤマシキミ）、一八三（ニワウメ）、一八五（スモモ）、一九二（ハマナス）の四図版が無くなっている。シーボルトは自分が貰った標本帖類に対しても同様な切り取りを行っていた（加藤、二〇〇六）。入手した日本産植物標本、関連する写生画、資料類をそれぞれの植物グループごとにまとめて保存しようと考えたのであった。しかし、途中でその作業を打ち切ったので、標本帖とか図譜を破壊した結果だけが残ってしまった。切り取られた一七図版の中の二図版（一二のナゴランと九二のマンネンスギ）は国立植物標本館ライデン大学分館の通常標本の

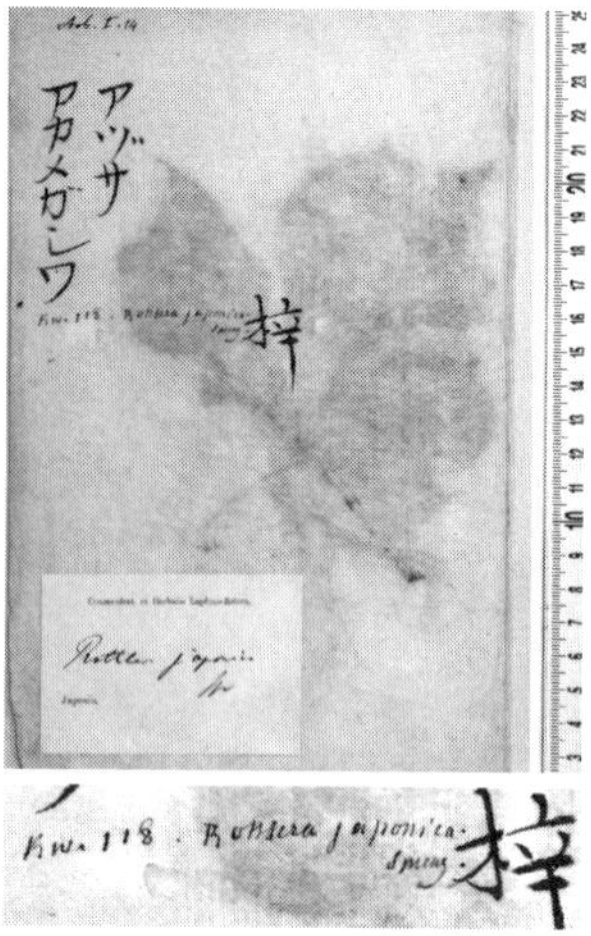

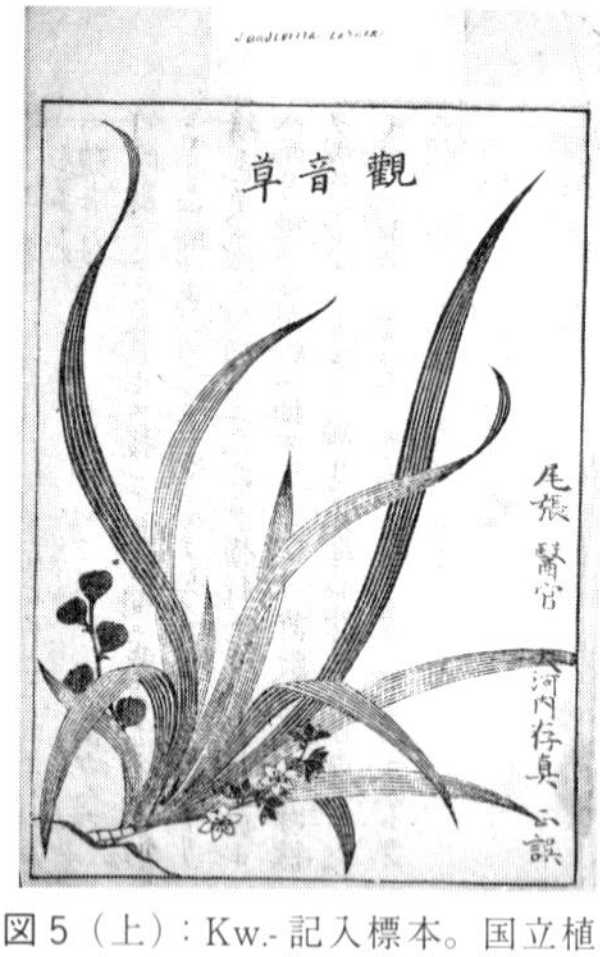

図5（上）：Kw.- 記入標本。国立植物標本館ライデン大学分館にある伊藤圭介作成のアカメガシワ標本（標本番号 L-0326992）。圭介はアヅサ、アカメガシワと植物名を左上に書いているが、その下にシーボルトが小さく Kw. 118 ***Rottlera japonica*** Spreng. と学名を記入している。その部分を拡大して（中）に示している。

図6（下）：花彙草部第4冊、76番の観音草（キチジョウソウ）。右下に「尾張 医官 大河内存真 正誤」と存真が書き入れている。枠外上に白い小紙片が貼ってあり、シーボルトが *Sanseviera carnea* と学名を記入している。

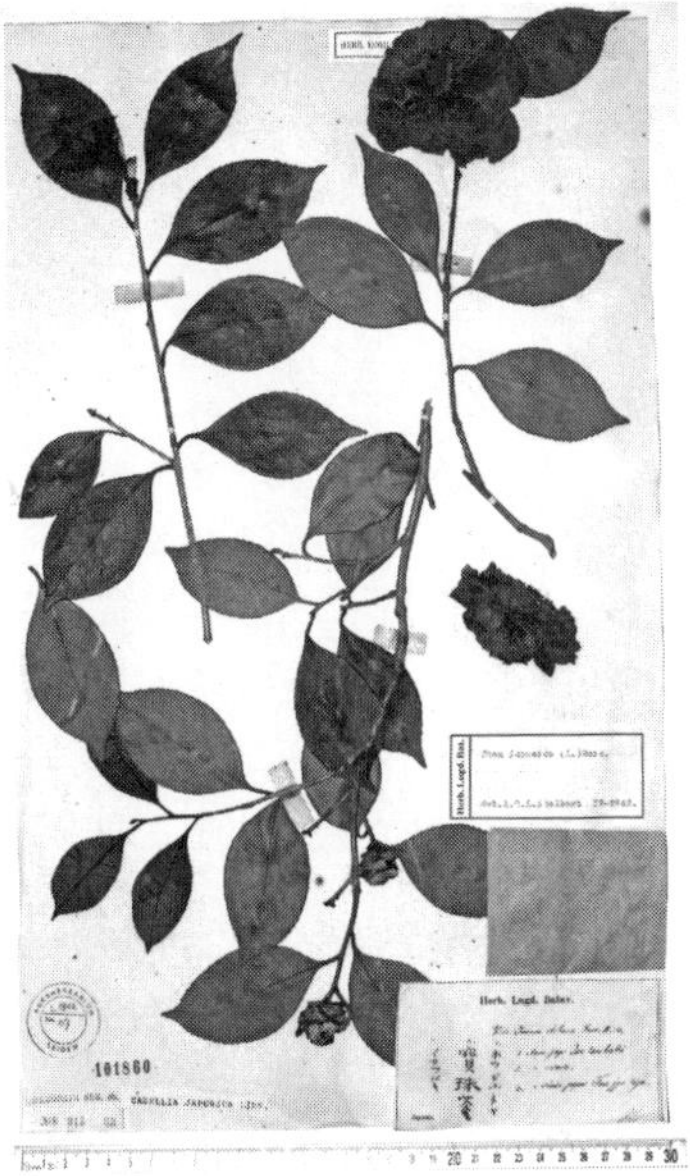

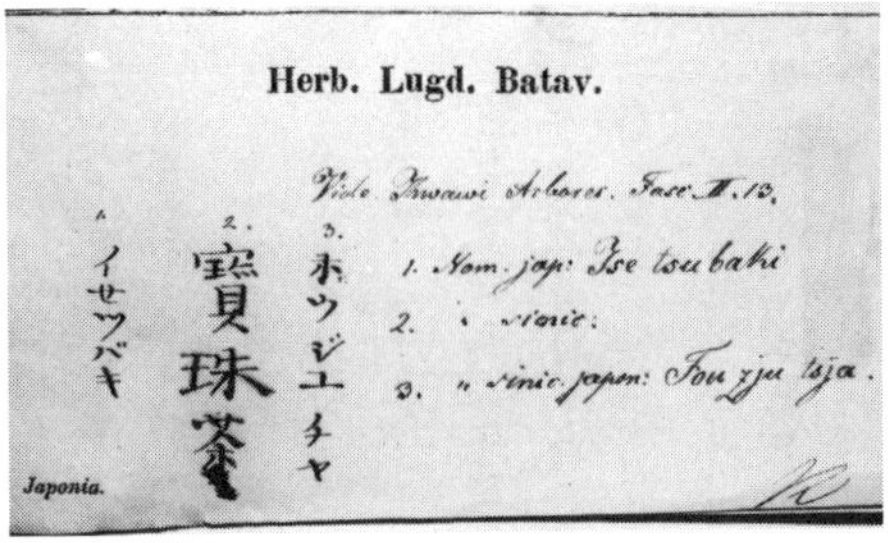

図7・左：ツバキの標本（標本番号L-0422449）。右下にSchultesがラベルを貼り込んでいる。右：ラベルの拡大。一番上の行にVide Kwawi Arbores Fasc. II 13（花彙木部第2冊、13番目を参照）とある。その下に1. Nom. Jap：（和名）としてIse tsubaki、3, Nom sinic, Japon：（和風漢字名）としてFou zju tsjaと記されている。また、花彙に示されている宝珠茶【ホウジュチャ】とイセツバキの名前が左横に示されている。採集者はK（伊藤圭介）とされている。

中に組み込まれている。しかし、残りの一五図版は行方不明である。

『花彙』を活用したのはシーボルトだけではなかった。シーボルトの助手を務め、後にライデン大学教授になったホフマン（J. J. Hoffmann）は植物標本館の植物学者のシュルテス（H. Schultes）と共に日本、中国産の植物の和名と中国名に関した研究を行った（石山、一九八七a&b）。彼らが一八六四年に発表した新増補版には合計六三〇の植物がリストされている。学名をアルファベット順に示して、和名、中国名（漢字名）を紹介した。参照した標本類には和名を記入したラベルを添えた［図7］。『花彙』は彼らの引用文献の一つであった。合計七二の植物については花彙が出典の一つになっている。シーボルトが花彙に学名を記入していたから、彼らには利用しやすかった。もっとも、シュルテスは自分なりに調べて、記入されている学名が不適切と思えた場合には別の名前を使用した。

シーボルトが一八四五年に刊行した『シーボルト蒐集日本図書目録』には小野蘭山の著作『本草綱目啓蒙』『本草啓蒙名疏』『飲膳摘要』『広参説』が含まれている。これらはライデン大学図書館の貴重書室にある。なお、『本草綱目啓蒙』は完本ではなく、最初の九巻五冊だけである。蘭山の著作ではないが、彼が訓点、和名を加筆した『通史昆虫艸木略』もライデン大学図書館にある。『飲膳摘要』はイロハ順に日常的な食べ物を示し、簡単にそれらの効用を説明した小冊子である。シーボルトは高野長英に依頼して、オランダ語に翻訳させている。これらの著作類にはシーボルトの書き入れのようなものは全く見られない。『飲膳摘要』の訳文にも書き込みは無い。書き入れが無いから全く利用しなかったと結論することはできない。しかし、それらの著作は結局のところあまり活用されなかったように思われる。『飲膳摘要』の場合にしても翻訳を依頼したものの、大島蘭三郎が述べているように、シーボルトの研究にどれだけ役に立ったのか、不明である。

謝辞：九州大学総合博物館の宮崎克則氏は自分自身でルール大学で撮影した甫賢の『花彙』訳文の画像を提供してくださった。そのお陰で、甫賢が赤いインクを使用していたことなど意外な事実を知ることができた。石山禎一氏はホフマン・シュルテス論文のコピーを下さった。氏の好意によって、『花彙』がさらに活用されたことを知ることができた。

引用文献

Hoffmann, J. & H. Schultes : 1864 : *Noms indigènes d'un choix de plantes du Japon et de la Chine, Déterminés d'après les echantillons de l'herbier des Pays-bas à Leyde.* : E. J. Brill, Leiden, the Netherlands.

飯島一彦：二〇〇一：オランダ国立植物標本館所蔵「華彙」に添付された大河内存真のシーボルト宛書簡について：獨協大学・マテシス・ウニウエルサリス：三（一）：一一―一七

石山禎一：一九八七―a：J・ホフマン、H・シュルテス共著「日本及び中国植物の土名録」―ライデン国立腊葉館所蔵の植物標本

に拠る―（新増補版・ライデン、E・J・ブリル一八六四年）（一）：科学医学資料研究、№一五八

石山禎一：一九八七―b：J・ホフマン、H・シュルテス共著「日本及び中国植物の土名録」―ライデン国立腊葉館所蔵の植物標本に拠る―（新増補版・ライデン、E・J・ブリル一八六四年）（二）：科学医学資料研究、№一六〇

加藤僖重：一九九七：ライデン国立植物標本館および牧野標本館に所蔵されている『花彙』関連の標本について：獨協大学諸学研究：一（二）：八六―一四五

加藤僖重：一九九八：ライデン国立植物標本館および牧野標本館に所蔵されている『花彙』関連の標本について（二）：獨協大学諸学研究：二（一）：六六―九五

加藤僖重：二〇〇三：『牧野標本館所蔵のシーボルト標本』：思文閣出版

加藤僖重：二〇〇五：オランダ国立植物標本館ライデン大学分館所蔵の Plantae Japonicae について：獨協大学情報センター　情報科学研究　第二三号：二一―四〇

加藤僖重：二〇〇六：シーボルトコレクションに見られる切り取られた標本：獨協大学情報センター　情報科学研究　第二四号：一―一四

木村陽二郎：一九八一：『シーボルトと日本の植物』：恒和出版

緒方富雄・大鳥蘭三郎・大久保利謙・箭内健次：一九三八：門人がシーボルトに提供したる蘭語論文の研究：日独文化協会編：『シーボルト研究』：六一―二七四：岩波書店

大森　実：一九八二：シーボルト研究の現状と新資料について：シーボルト研究（法政大学フォン・シーボルト研究会会誌）創刊号：一―三一

シーボルト原著：大場秀章監修解説・瀬倉正克訳：一九九六：『シーボルト 日本の植物』：八坂書房

島田充房・小野蘭山原著：奥山春季解説：一九七七：『花彙』：復刻版（上下）：八坂書房

山口隆男：二〇〇三：シーボルトはどのように植物標本を収集したのか―標本調査によって判明したこと―：CALANUS（熊本大学合津マリンステーション報）特別号5：三一―九〇

小野蘭山学統の本草学と洋学

遠藤正治

江戸後期、東アジアの伝統的本草学から西洋の近代的植物学への転換がはかられた際、小野蘭山とその学統が中心的な役割をはたしたのはなぜであろうか。

蘭山はかならずしも蘭学とは関わっていなかったとされるが、蘭山学統の水谷豊文・伊藤圭介・宇田川榕菴および飯沼慾斎らはいかに西洋植物学を受容したのであろうか。蘭山の没後二百年に際して、あらためて蘭山およびその学統の本草学と洋学の内的関連について検討を試みたい。

一、小野蘭山の本草学と洋学

小野蘭山の『本草綱目啓蒙』四十八巻（一八〇三〜〇六年刊）は、李時珍の『本草綱目』の注釈研究、啓蒙書の形式をとっているが、蘭山の本草学の集大成が示されてあり、日本的本草学の一つの到達点をなしている。諸品の分類は『本草綱目』に従っているが、和文で書かれた内容は『綱目』とは別物であり、独自の新鮮な見解に貫かれている。薬効・薬方にはほとんど触れず、動植鉱物の生態や形態に関する記事が中心である。また、『啓蒙』の新鮮さは和名・方言の徹底した採集に示されているとされる。

このような積極的な評価の反面、『啓蒙』が『綱目』の体系に全く無批判であり、中国にない日本産品について記載をする試みをしなかったという限界が指摘されている。たしかに、本草学を否定し、いかに西洋植物学を受容したかという側面からは、『啓蒙』の意義はほとんど見えてこない。

天明四年（一七八四）木村蒹葭堂が蘭山の内門に入門を許されたとき誓盟状を提出したが、それには、蘭山の講義を秘伝として口外しないことが求められていた（資料編・口絵12「誓盟状」参照）。講義の内容を秘伝とした初期の蘭山の閉鎖的立場と『啓蒙』刊行時の蘭山の開放的な立場とは明らか矛盾する。蘭山の本草学のあり方がいずれかの時点で大きく転換をとげていたはずである。そのことを裏付ける資料が磯野直秀・間島由美子両氏によって発見された。[1] それによると、

「教授之義、四十歳迄ハ右先師之説を相守居候処、追々当地ニ不限、他国よりも新ニ品物等多相出て、古和産之不詳之者も今ハ真物沢山ニ有之もあり、又薬品新渡もあり、唐種類も多く渡りて、古薬品之不知リシ者も今ハ明白ニ成たるもあり、又新渡之書物も数多有之候而、古漢名之不知者も今ハ的当之名も多く相成りて、古説之通りニ而ハ不相合事も有之候」「凡本艸之学ハ右之通、品物も追々相出、名目も追々相知れて、日新之業なれは、今より以後も歳ヲ逐而改正もあるへき事なれは、他ノ学業とハ違ひ、古の伝来ノ通りを永く相守ル事は成難事也」（資料編・口絵13「小野蘭山寛政七年書簡下書」参照）

四十歳までは先師松岡恕庵の説をかたく守っていたが、その後和漢の品物が多彩にあらわれ、文献も多く舶来して、旧説のままではいかないこと、秘伝の有害なことを悟り、本草学が伝承の学ではなく、日新の学であるという立場に立つに至ったことを述懐している。

律令制度の時期、典薬寮で陶弘景の『本草経集注』が教科書に採用されて以来、わが国の本草教育は、唐代の『新修本草』、宋代の『証類本草』そして明代の『本草綱目』などもっぱら中国本草書が教科書とされた。累層的構造をもった中国本草書によって日本の自然物との比較・同定が日本の本草学のテーマとなった。蘭山は、中国本草書や師説の矛盾を認識し、師説を絶対視せず、つねに日新の学として発展的にとらえようとしたのである。この立場は晩年まで一貫している。

それは、幕府医学館内の居宅が類焼した後、「日新而又日新」なる標語をかかげ、新居を日新楼と称したことからもよく窺える。

出版された『啓蒙』をみるかぎり、西洋薬物に関わる洋名の採取は番紅花・野菊・含生草・胡荽・胡椒・胆八香・芫菁・蛇角・豪猪などの項に散見されるだけで、あまり系統的に採取したとは見えない。しかし、蘭山自筆の『本草綱目草稿』（国立国会図書館所蔵）には、約一九〇種の洋名が記載されている。龍脳―ホル子イル　カンフル、樟脳―カンフラ　カンラウテンアハン　カンフル、野菊―カモメリ　ホロウリス　カモメイリ　イ、スル　クルイト、半夏―カナウベンクルイトなどである。これらの洋名は、カスパル流外科書類から採集されたものが多いが、うち約六〇種は『阿蘭陀草花鏡図』またはその類書から引用されたものである。『阿蘭陀草花鏡図』は一六六〇～七〇年代に長崎でなされたドイツ人薬剤師ヘック（Gottfried Haeck）およびブラウン（F. Braun）による薬草調査の成果を伝えたものである。[2]『本草綱目草稿』にはまた、ラテン語・ポルトガル語・オランダ語の簡単な植物用語の収集を試みたメモがある（口絵14参照）。『本草綱目草稿』は蘭山の関心が西洋本草にも向けられていたことをよく物語っている。

蘭山の業績のうち、その学統が西洋植物学を受容する上でもっとも強い影響を与えたのは、『啓蒙』にみられる独自な植物の記載法と用語法であろう。『啓蒙』の記載法は、植物を薬物としてだけでなく、生きた個体としてとらえ、おおむね茎・葉からはじまり、花・実、あるいは根にいたる順序で、全体と各部位を客観的に表現しようとするもので、また、成長による形態の変化にも注目した。

中国本草の博物的記載が蘇頌等の『本草図経』や李時珍の『本草綱目』などによって詳しくなったとされるが、依然として、植物の生物としての認識はなく、おおむね断片的で、譬えによる相対表現から脱していない。その点で、『啓蒙』の記載法は、本草から植物研究への道を開く大きな転換を画するものであった。

『啓蒙』の記載は、簡潔で洗練された和文（漢文の読み下し調）が特徴である。柴胡の例を挙げる。

葉ハ麦門冬葉ニ似テ、短ク、ウスク、竪条多シ、又稍潤クシテ箬竹葉ニ似タル者アリ、皆茎ニ紫条アリ、秋ニ至テ長サ二三尺、葉互生ス、形漸ク短小ニナリ、葉間ゴトニ枝叉ヲ分チ小花ヲ開キ、攅簇スルコト芹ノ花ノ如ク、黄色ニシテ茴香花ノ形ノ如シ、実モ茴香ニ似て、小シ

『啓蒙』の記載法の特徴を用語の上からみると、茎については、その、苗高、円茎・方茎あるいは稜の有無、枝・椏・薹・葶・稈などを区別し、節・刺・毛の有無などに注意が払われている。比較的表現が豊かである。

葉については、互生・対生（両対）あるいは叢生など葉序、鋸歯の有無、梢葉・脚葉、潤葉・細葉・円葉・円尖・楕長楕などの葉形、単葉（ヒトエ）・重葉（ヤエ）・千葉などの別、毛茸・糙渋（ザラツキ）、皺多・皺紋など形質を記載する。

花については、単弁・重弁・千弁・筒弁あるいは筒子・穂など花形や花色を記載するが、生殖部としての認識はなく雄蘂・雌蘂の区別はない。花ずいの語はなく、蘂あるいは心として記載されている。

果実については、子あるいは実、角・莢（さや）の形態が記載される。

根については、宿根や鬚根の有無などが記載される。

これらの植物用語の個々は、その起源をたどると、多くは中国本草書や園芸書に由来するものであるが、『啓蒙』において、系統化され繁用されているのである。

『啓蒙』の記載法は、すでに島田充房・小野蘭山共著『花彙』（一七六五年刊）の蘭山担当部分、草部後半二巻と木部四巻において見られる。しかし、『花彙』の段階の表現や用語はまだ生硬であり、『啓蒙』にいたるまでに表現法にかなりの紆余曲折があったものと思われる。

『花彙』はまた、日本的な立体的本草図の表現法を採用した。葉の裏面を黒く塗りつぶし、葉脈を白く浮き立たせ、葉の表面は白で葉脈を黒く描く立体感あふれる表現法であった。こうした表現法も『啓蒙』の系統的記載法とあわせて、西洋植物学の受容を準備することになるのである。

『啓蒙』は『本草綱目』に載る漢名の植物にたいして、日本の植物がいかに対応するかを示すために、いくつもの類縁の植物を和名で列挙する方法をとった。

もし、『綱目』の植物と日本の植物とが同一であれば問題は比較的単純であるが、実際はおおむね異質であったので、こうした記載には大きな矛盾があった。植物の数では、『啓蒙』は『綱目』に従って植物約一千百種を扱うが、日本の植物群はこれよりはるかに多彩であった。生きた植物の輸入や比較が困難な時代であり、おもに書物や薬物、植物の部分的知識などから同定しなければならないという限界があった。『啓蒙』があつかった漢名と和名の植物の対比には数々の矛盾が含まれていたのである。

『綱目』には、和漢にない植物も多く含まれていた。一方、和漢に共通すると見て、漢名・和名の共通するものを、蘭山は「通名」と記した。甘草・黄耆・黄連・黄芩・柴胡・当帰・藁本・白芷・牡丹・芍薬・菊などである。「通名」の認識は、蘭山が漢名と和名の矛盾を深く追究した裏返しともいえよう。

二、水谷豊文の『物品識名』と『啓蒙』

水谷豊文は尾張藩士であったが本草を好み、蘭山の門人浅野春道について本草を学び、寛政期に京都時代の蘭山に入門している。文化二年（一八〇五）御下屋敷御薬園御用を命ぜられ、御薬園奉行浅井貞庵（尾張医学館々主）のもとで本草を調査し、尾張・美濃・木曾・近江などの藩領を中心に三河・伊勢・南紀・大和などまで広く採薬した。

豊文は、実地研究と情報収集力ですぐれた博物家として知られるようになり、医家・儒者・農園芸家で質問に来ない者はなかったとされるほどになった。岩崎灌園も交流した一人であり、幕府徒士で採薬地が江戸・関東周辺に限られた灌園に、中部地方の豊富な植物情報を提供した。主著『本草図譜』の内容が、豊文の助力で格段に豊かになったことはあまり知られていない。(3)

豊文の『物品識名』（正編二巻一八〇九年刊、拾遺二巻一八二五年刊）は、和産品から漢名を検索する名彙で、約四〇〇〇種の品物、うち植物は約二六五〇種を収載している。『啓蒙』の出版に刺激されてつくられた書であり、収載品物は、『啓蒙』所載の漢名・和名をもとに、豊文の集めた藩内外の品名を加えたものであり、和名のイロハ引きとし、その配列を工夫して属・種の段階に近い分類法を採用した。

豊文の意図の一つは、和名を挙げた品物にたいして、いかに漢名が無いか、あるいは不明であるかを知らしめることであり、かならずしも和名中心主義を意図したものではなかったが、『物品識名』は、検査の捷径として版を重ね、尾張だけでなく、全国に広く流布し、幕末の本草家の必携書として活用された。また、『物品識名』の和名を主（正名）として漢名を副とする記載法が、漢名と和名との矛盾を緩和させものとして、西洋植物学の受容過程で大きな役割を果たすことになるのである。

三、伊藤圭介の『泰西本草名疏』の構造

伊藤圭介は、七歳から医学修業をはじめ、実父西山玄道および兄大河内存真に漢方を学び、その余暇水谷豊文について本草学を修め、豊文にしたがって父・兄とともに尾・三・勢・志・濃・信など諸州に採薬した。十八歳で町医を開業するが、翌年京都に遊学し藤林普山について蘭学を学び、帰郷後吉雄常三に入門し、蘭方に転学した。文政九年（一八二六）参府途上のシーボルトに豊文や兄存真とともに会見。シーボルトのすすめで長崎に遊学、シーボルトに師事し植物を研究した。

『泰西本草名疏』二巻・附録（一八二九年刊）は長崎遊学の成果であり、わが国にはじめてリンネの分類体系と命名法とを紹介した書として高く評価される。

『名疏』は蘭方内科の創始をめぐる薬用植物の国際比較という必要性から生まれたものである。題言にあるように、

圭介は先行する西洋薬物書の翻訳を「強牽差譌」ときびしく批判し、蘭書の翻訳にあたる者が本草を研究せず、また本草家が漢名の当否だけを議論して西学を研究することがなかったことをもっとも不満とした。

ところが、『名疏』二巻は、シーボルトが圭介に与えたツュンベリーの『日本植物誌』（Thunberg, *Flora Japonica*, 1784）を抄訳したものであるため、圭介がめざした蘭方と漢方の薬用植物の比較という面ではきわめて不備な作品となった。しかし、ツュンベリー、シーボルトなど来日外国人による日本の植物研究と、わが国の本草研究、とくに蘭山学統によってなされた日本の植物研究とが対照されるという貴重な成果となった。

『名疏』二巻は、ツュンベリーの『日本植物誌』所載の日本植物八一一種のうち、六七〇種の学名についてシーボルトが校訂し、別に一六種をシーボルトが補い、アルファベット順に配列し、それぞれに和名を考定して一部に漢名を補った。和名の考定はおもに水谷豊文の『物品識名』に拠っている。この作業は圭介とシーボルトの共同研究によってなされたので、二人の共著とも言える。

圭介がわが国ではじめてリンネの分類法を体系的に紹介したのは、この『名疏』二巻ではなく、附録下巻の「二十四綱解」においてである。「二十四綱解」は、従来、暗黙のうちにシーボルトから学んだものと見なされ、その由来の追究はほとんどなされていない。しかし、シーボルトより教えられたと断定する根拠はない。

事実、「二十四綱解」は、シーボルト直伝ではなく、ショメールが原典であることが確認できる。(4) ショメールの百科事典には各種の版があるが、シャルモによる『家政百科事典』オランダ語増補第二版（M. Noel Chomel en J.A.de Chalmot; *Algemeen huishoudelijk-, natuur-, zedekundig- en konst-woorden- boek*; 7deel, Leyden, 1768-77 of 1778）が原典であり、その植物学項（Planten-kunde）を圭介は訳述したのである。

ショメールの植物学項は、リンネの『植物哲学』初版本（*Philosophia Botanica*, 1751）および『植物の属』第六版（*Genera Plantarum*, 1764）の二書を底本とし、オランダ・レーワルデンの園芸家クノープ（J. H. Knoop）によるオランダ語抄訳であった。クノープのオランダ語訳を介して、リンネの植物学の大系が概説されていたのである。綱・目・類（属）・種のほか雄蘂・花絲・絲頭・花粉・雌蘂・實礎・子牀・雄花・雌花・雄雌両全花などは、クノープのオランダ語名から圭介が創案した訳語であり、もとはリンネのラテン語名につながるものであった。

圭介は長崎遊学途上の日記『瓊浦游紀』に、「林那私本艸二十四綱」を訳したと記している。圭介の修学時代の写本の中に、植物学項を写した「叔墨兒林氏二十四綱説」（『錦窠翁遺書』）が存在する。これがまさに「林那私本艸二十四綱」にほかならない。シーボルトに就く前に、圭介はすでにショメールの植物学項の翻訳を試みていたことになる。

圭介は長崎遊学の三ヶ月前、文政十年（一八二七）五月、江戸に出て宇田川榕菴に入門した。その際圭介は榕菴からこのショメールの植物学項を教えられたはずである。帰郷のとき『家政百科事典』を持たなかった圭介は、宇田川家本の写本を入手し、それを長崎へ持参したのである。

圭介は、植物学項を訳してリンネの植物体系を学び、新しい植物用語を創案して「二十四綱解」をまとめ上げたわけであるが、植物学項の全文は訳述せず、二十四綱法の理解に必要な後半部のみにとどめた。前半部は、植物学の歴史や用語体系を解説した重要な内容を含むが、なぜか訳述することはなかった。

四、宇田川榕菴の『植学啓原』はいかに訳述されたか

宇田川榕菴は、大垣藩医江沢養樹の長男で、津山藩医宇田川榛斎の養子となり、漢方を玄随の弟子能條保菴に学び、本草学を井岡元泉に学ぶ。元泉は津山藩医兼侍講で、諱は冽、字は元泉、通称道貞、号は桜仙。小野蘭山の高弟で、蘭山の死後その墓誌を撰したことで知られる（資料編・口絵21『蘭山小野先生墓誌銘』参照）。

榕菴は、養父榛斎が『設色草木譜』（ウェインマンの『植物図譜』）を借り出し、岩崎灌園・花戸群芳園斎田弥三郎らを招いて、名物の当否を議論した席につらなった。

オランダ語の学習に志ざし、馬場佐十郎、吉雄常三らに学んだ。ショメールの『家政百科事典』を読んではじめて西洋に植学（植物学）のあることを知る。

文政五（一八二二）年『西説菩多尼訶経』一冊を刊行し、わが国で初めて西洋植物分類学の概要を紹介した。

文政九（一八二六）年二月津山藩奥勤め医師となり、同年三月江戸参府のシーボルトに桂川甫賢らと会見、腊葉標本を贈り、シーボルトからバスターの『科学の楽しみ』を、のちスプレンゲルの『植物学入門』を贈られる。同年十一月阿蘭陀書籍和解御用手伝となり、ショメールの『家政百科事典』の翻訳に参加する。

『植学啓原』三巻（一八三四年刊）は、リンネの植物分類法のほか植物生理や植物化学におよぶわが国最初の西洋植物学書である。この書において紹介された植物用語は『泰西本草名疏』を発展させたものでより広範で体系立っており、その大きな影響は今日の植物用語にまで及んでいる。

『植学啓原』がいかなる西洋書から訳述されたか、榕菴自身は、衆説を折衷したと述べるのみで明らかにしていないが、大方は、榕菴がシーボルトから贈られたシュプレンゲルのドイツ語本『植物学入門』（C.J.Sprengel, *Anleitung zur Kenntniss der Gewächse*, 1817-1818）によってまとめられたとする説が信じられている。[5] しかし、『植学啓原』にはもっぱらオランダ語の音訳のみが散見され、ドイツ語の音訳は見えないので、『植物学入門』とは矛盾する。

われわれの調査で、『植学啓原』の原典は一書に特定できないが、植物分類用語については、『泰西本草名疏』「二十四綱解」と同様、おもにショメールのオランダ語版の植物学項に拠っていることが確かめられた。[6] ショメールの植物学項は、前述のようにリンネの『植物哲学』初版本および『植物の属』第六版にもとづくもので、クノープによるオランダ語訳の過程で若干改変を受けるが、根、幹・茎、支え、葉、花、果実および二十四綱法の順序で概説される。『植学啓原』もほぼこれに準拠した構成になっている。榕菴は、本文を漢文で書き、植物用語も漢字で表現した。訳述に際しては、東西の植物用語の比較・対照がなされ、それには既存の本草書類が使われたはずである。本草書の典拠は挙げられていないが、蘭山の『本草綱目啓蒙』を精査して翻訳にのぞんだことが訳語の特徴からよく窺われる。以下に、『植学啓原』の訳語の性格を『啓蒙』の用語を転用した部分を中心に見ておこう。

〔根〕『啓原』は、Pen-Wortel（Radix Ensiformis）を直根、Vezel-Wortel（Radicula）を鬚と訳したが、直根・鬚は『啓蒙』からの転用である。『啓原』には球根類（塊茎など）の分類があるが、『啓蒙』にはその概念はない。

〔幹・茎〕『啓原』は、Halm（Culumus）を稈、Bloei-Steng（Scapus）を葶（トウ）と訳したが、稈・葶は『啓蒙』からの転用である。『啓原』では花梗の詳しい分類があるが、『啓蒙』にはない。『啓原』は Blad-Steel（Petiolus）を葉柄、Doorn（Spina）を刺と訳したが、本草書には葉の葉身と葉柄を区別する認識はない。『啓蒙』莛草の項などに散見される「葉ノ柄（ジク）」からとったものであろう。刺は本草書でよく用いられた語である。

〔葉〕『啓原』は、Wortel-Blad（Radicale）を脚葉（モトハ）、Tak-Blad（Rameum）を梢葉（スエハ）と訳した。脚葉は今日の根生葉に相当する。『啓蒙』の脚葉（モトバ）・梢葉（スエノハ）の転用である。『啓原』は複葉の概念について詳しく訳しているが、『啓蒙』では、「一茎三枝五葉」「一蒂三葉」など葉のまとまりの認識はあるが、複葉の概念までには至っていない。

葉序について、『啓原』は、Tegen malkanderen overstaande（Opposita）を対生、Beurtwijze（Alternata）を互生と訳した。対生・互生は『啓蒙』からの転用であろう。むろん対生・互生は中国本草書に由来する語である。中国本草書では、対生は、多くは両対・相対とも記され、互生の使用は希である。『啓蒙』は対生（両対）・互生および叢生を対句として慣用的に用いた。

葉形について、『啓原』は、Rond（Orbiculatum）を圓、Elliptisch（Ellipticum）を堕圓、Gezaagt（Serratum）を粗鋸歯、Fijn gezaagt（Serrulatum）を細鋸歯、Veerswijze gedeelt（Pinnatifidum）を花叉（今日では羽状中裂）と訳した。圓・堕圓・粗鋸歯・細鋸歯・花叉は『啓蒙』からの転用である。しかし、蛋形 Eijrond（Ovatum）、鈹針 Lansenformig（Lanceolatum）、

犂頭Speer- of Piekformig（Hastatum）、心臓様Hartformig（Cordatum）、箭Pijlformig（Sagittatum）、芋葉Schildformig（Peltatum）など精密な幾何学的形態の分類は『啓蒙』にはない。

葉面について、『啓原』は、Wolagtig（Lanatum）を毛茸、Rouw（Scabrum）を糙沙、Rimpelig（Rugosum）を多皺、Gestippeld（Punctatum）を斑點と訳した。毛茸・糙沙・多皺・斑點はそれぞれ『啓蒙』の毛茸・糙渋・皺多・斑から転用したものであろう。

〔花〕蕚はBloemkelk（Calyx）の訳であり、本草用語からの転用である。『啓原』は、リンネに従い、蕚を常蕚・繖蕚・葇荑・苞・穎・蘚帽・蕈笠の七種に分けている。常蕚は今日の蕚に近く、繖蕚は総苞、葇荑は尾状花序、苞は仏炎包、穎は穎、蘚帽は蘚帽、蕈笠は傘にあたる。『啓蒙』ではこうした分類はなく、苞を除いて榕菴の創案にもとづく訳である。花頭はBloem-Krans（Corolla）の訳であり、今日の花冠にあたる。『啓原』では、筒子（筒状花冠）・蛾形（蝶形花冠）・唇花（唇形花序）・假面花（仮面状花冠）・漏斗（漏斗形花冠）・鐘（鐘形花冠）・皿（高坏形花冠）・瞿麦（ナデシコ形花冠）・十字（十字形花冠）・薔薇（バラ形花冠）などおもにツルヌフォールによる花冠の分類が紹介されているが、『啓蒙』にはこうした花冠の分類はない。ただし、筒子は『啓蒙』の用語である。

本草学では花の生殖器官としての認識が皆無である。『啓蒙』では、花ずいについてはその姿を記載するが、雌雄の区別はなく、蘂、蘂、心（花心）などと表現している。ずいには正字の蕊のほか蘂、蘂など異体字を混用している。『啓原』は『泰西本草名疏』とほぼ同じ部分を訳したはずであるが訳語を、雄蘂→鬚蘂、花絲→紼、絲頭→葯、實礎→卵巣、雌蘂→心蘂などと改めている。師弟で訳語が異なるのは、榕菴がすでに『菩多尼訶経』において鬚蘂・心蘂・葯などの用語を発表していたことと関連しよう。

〔果実〕『啓原』は、Vrugt（Fructus）を實（今日の果実）、Zaad（Semen）を種子、Zaad-huis（Pericarpium）を子室（今日の果皮）と訳した。實および種子は『啓蒙』の実・子からの転用であろう。本草用語では、実・子の区別は明確ではなく、子室（果皮）の概念もない。『啓原』は、リンネに従って、子室を蒴（蒴果）・角（長角果）・莢（豆果）・萕葖（袋果）・核果・膚果（ナシ状果）・跋加（漿果）・檜果（球果）の八種に分類した。うち角と蒴とは『啓蒙』でサヤとして用いられた用語の転用であるが、他の六種は榕菴の創案になる訳語と思われる。

種子の内部構造について、『啓原』は仁（胚乳および胚）・薏（胚）の訳語を示した。仁・薏は『啓蒙』からの転用であろう。とくに薏は『啓蒙』連実の「内ニ青芽アリ、コレヲ薏ト云」とあるのに拠ったのであろう。

『啓原』の用語二一〇種のうち、『啓蒙』の用語から転用したものはおよそ四〇数種を数える。これらが、『啓原』の訳語をつくる基礎になったことは明らかである。しかし、本草学では植物の生き物としての認識が希薄で、生殖の概念も欠けていた。本草学とリンネの体系の用語による対比は両者の質的な相違を認識させるに十分であった。このことが榕菴の本草批判の重要な根拠にもなったものと思われる。

五、飯沼慾斎の『草木図説』の構造

飯沼慾斎は、美濃大垣の町医で、蘭山が紀伊採薬の帰途大垣に立ち寄ったとき入門したと伝えられる。蘭山の江戸衆芳軒時代の門人ということになるが、養父飯沼長顕および伯父斎内長興も蘭山の門人という環境に育った。宇田川榛斎について蘭学を学び、蘭方に転学し、のち三男の興斎を榕菴の養嗣子とした。また伊藤圭介とは、蘭書の貸し借りがあり、ともに伊吹山・孤野山などの採薬を行うなど親しく交流した。

榕菴により『植学啓原』が、圭介より『泰西本草名疏』が訳述され、西洋植物学の紹介がなされたが、実際にその方法を適用して、多彩な和産および舶来植物を分類・解明する者がないとして、老いをかえりみず奮然と筆を起こして成ったのが『草木図説』草部二十巻（一八五六〜六二年刊）であった。『草木図説』は、リンネの分類法にもとづいてわが国の植物を分類し、観察・図記した最初の植物図譜であり、江戸期の本草・博物学の一つの到達点を示す成果で、海外の研究者からもその科学性を高く評価された。

『草木図説』の構造的性格がいかなるものか、三つの側面から見ておこう。

●a．慾斎はいかにリンネの分類法を受容したか。

慾斎は、ショメール、オスカンプ、ハウトゥインなどの蘭書によってリンネの分類法を学び日本の植物の同定を試みたと理解されているが、これら蘭書の利用はおおむね『草木図説』の起筆後であった。『草木図説』の起筆にもっとも大きな影響をあたえたのは、『泰西本草名疏』と『植学啓原』であったものと思われる。『草木図説』で用いられた植物用語を、これらの二書の用語と比較し、今日の用語と対比してみると、著しい近親性が認められる（第1表参照）。植物用語の『本草綱目啓蒙』から『泰西本草名疏』『植学啓原』『草木図説』を経て今日にいたる発展過程がよく理解できよう。

『草木図説』における引用書名は、あからさまには『泰西本草名疏』を挙げていないが、春鼈氏・春氏（ツュンベリー）あるいは西勃氏（シーボルト）は『泰西本草名疏』を指すので、『泰西本草名疏』の実質的引用度数は、草部で二九四、木部で一五一の計四四五を数える。引用度数ではハウトゥインを凌ぎ第一位である。

『草木図説』に記載された植物は草部一二〇五種、木部五九七種の計一八〇二種であるが、その大半は学名が同定されていない。学名が同定されたのは七六五種にすぎない。その同定された学名の約六割四四五種は『泰西本草名疏』に拠っている。『泰西本草名疏』はツュンベリーの『日本植物誌』を改訂した書であるから、『草木図説』の学名の大半はツュンベリーに起源があることになる。これをシーボルトと圭介が改訂し、さらに慾斎が批判的に改訂した。つまり、『草木図説』は来日外国人による日本の植物研究の成果を同定の主要な手本にしたと言えよう。

●b．なぜ和名中心主義か

『草木図説』は、植物の標名をカタカナ表記の和名で統一し、これに対する学名あるいはオランダ名を決めることを記述の中心においた。植物の一部に漢名を添えたが、一名にとどめ、名物学的考証を排した。

和名を中心にした理由は、植物の同定の際、『泰西本草名疏』を第一の手本とし、その学名と和名の記載法をも受け入れためであろう。『泰西本草名疏』はおもに『物品識名』の標名からとったので、『草木図説』は『泰西本草名疏』をつうじて『物品識名』のカタカナ表記の和名を掲げることになったのであろう。

しかし、これら三書間の標名の関係はそれほど単純ではない。いま三書間の標名（和漢名）の親近度（＝和漢名の一致数／『泰西本草名疏』利用植物四四五種）を求めてみると、『泰西本草名疏』―『物品識名』間の近親度、および『泰西本草名疏』―『草木図説』間の親近度は、それぞれ八二％で等しい。これに対して、『草木図説』―『物品識名』関の親近度は八六％である。このことから、慾斎が標名を定める際、『泰西本草名疏』だけでなく、直接に『物品識名』を見て批判的に利用していたことがわかる。

『草木図説』の一部標名に、通名（和漢通名）を掲げた。芭蕉・桔梗・午時花など、草部で一八例、木部で四例みられる。通名はすでに蘭山の『啓蒙』にはじまり、『物品識名』で用いられたもので、『草木図説』においても和漢名の矛盾の認識が深められたことがわかる。

●c．西洋流なのになぜ蘭山か

「余素より繪の事を解せず。然れども之を画工に託すれば、吾が意を竭くすを得ざらんことを恐る、故に自ら写して之を製す」（草木図説前篇引・原漢文）と、慾斎は絵の素人であることを自覚しながらも、あえて自分で植物を描くことにこだわった。

植物の表現においては、西洋の植物図譜の精緻な銅版図法にならうことも可能であったが、慾斎は伝統的な木版出版を選び、島田充房・小野蘭山共著『花彙』の木版表現法にならった。『花彙』の蘭山担当部分草部巻三・四、木部巻一〜四の図は葉の裏面を黒く塗りつぶし、葉脈を白く浮き立たせ、葉の表面は白で葉脈を黒く描いたが、『草木図説』はこれを逆転させ、葉の表面を黒く塗りつぶし、葉脈を白く浮き立たせ、葉の裏面は白で葉脈を黒く描く方法をとった。

慾斎が蘭山から受け継いだ手法は図の描写法のとどまらず記文にもおよんだ。「啓蒙所説頗密」「啓蒙形状ヲ詳説」などとして『啓蒙』を引用した。引用数は草部で九五、木部で二一の計一一六を数える。これは『泰西本草名疏』、ハウトゥイン、ドドネウスについで多く、宇田川榛斎・榕菴の『新訂増補和蘭薬鏡』など和書の引用数を凌いでいる。

『草木図説』は、蘭山の和文の簡潔で洗練された文体を手本とし、『啓蒙』の茎・葉から花・実・根にいたる系統的記載法をもとに、西洋植物学の精密な記載法を組み合わせる方法をとった。慾斎にとって『啓蒙』は、旧式な本草書として否定すべき対象ではなく、まさに植物学への道を開く貴重な手がかりとなったのである。

まとめ

江戸後期の西洋植物学の受容に関わる『物品識名』『泰西本草名疏』『植学啓原』および『草木図説』について、これまでその内的関連はあまり明らかにされていない。蘭山の『本草綱目啓蒙』と『花彙』に示された独自の記載法や植物用語、図表現がこれらの書にいかに影響したかの分析をこころみ、これらの書の内的関連性が解明できた。これにより蘭山とその学統による本草学から植物学への転換過程の一端が明らかになった。

＊　＊

本稿をまとめるに際して、磯野直秀先生から数々のご訂正とご助言をいただいた。末尾ながら御礼申し上げます。

参考文献

（1）磯野直秀・間島由美子「小野蘭山の『本草綱目草稿』（『本草綱目』講義用覚え書）」『参考書誌研究』第六四号、二〇〇六年。
（2）ミヒェル・ヴォルフガング「シーボルト記念館所蔵の『阿蘭陀草花鏡図』とその背景について」『鳴滝紀要』第一七号、二〇〇七年。
（3）拙稿『本草学と洋学―小野蘭山学統の研究―』、二〇〇三年。
（4）拙稿「宇田川榛斎訳述・同榕菴校補『遠西医方名物考』―宇田川家の本草学と洋学―」『近世歴史資料集成』第Ⅴ期第Ⅺ巻日本科学技術古典籍資料 薬物学篇［2］解説、二〇〇八年。
（5）木村陽二郎『シーボルトと日本の植物―東西交流の源泉―』、一九八一年。
（6）拙稿「『泰西本草名疏』から『植学啓原』へ―近代的植物用語はいかに創案されたか―」『伊藤圭介日記』第十五集、二〇〇九年。

表1　『本草綱目啓蒙』から『草木図説』にいたる植物用語の比較

番号	本草綱目啓蒙	泰西本草名疏	植学啓原	草木図説	リンネのラテン名	クノープの蘭名	英　名	分類学用語
	1．根							
1	根	根	根	根	Radix	Wortel	root	根
2	直根		直根	直根	Fusiformis	Pen-Wortel	tap root	主根
3	鬚、鬚根		鬚	鬚根	Radicula, Fiblosa	Vezel-Wortelen	fibrous root	ひげ根
	2．幹茎・支え							
4	茎	茎	茎	茎	Caulis	Steng	stem	茎
5	稈		稈	稈	Culmus	Halm	culm	稈
6	葶		葶	葶	Scapus	Bloei-Steel	scape	花茎
7	葉ノ柄		葉柄	葉柄	Petiolus	Blad-Steel	petiole	葉柄
8	細鬚		巻鬚	巻鬚	Cirrhus, Capreolus	Baard	cirrus	巻ひげ
9	刺		刺	刺	Spina	Doorn	spine	とげ
	3．葉							
10	葉	葉	葉	葉	Folium	Bladen	leaf	葉
11	脈		葉脉	葉脈	Vanæ Foliorum		nerve, vein	葉脈
12			羊歯葉	鰭様	Pinnatum	Geveert Blad	pinnate leaf	羽状複葉
13			重羊歯葉	重鰭様	Bipinnatifidum	Dubbeld Geveert Blad	bipinnate	二回羽状複葉
14	脚葉		脚葉	脚葉	Radicale	Wortel-Blad	radical leaf	根生葉
15	梢葉		梢葉	梢葉	Rameum	Tak-Blad		
16	対生、相対、両対		對生	對生、両對	Opposita	Tegen malkanderen overstande	opposite	対生
17	互生		互生	互生	Alternata	Beurtwijze	alternate	互生
18	正円、円葉		圓	圓	Orbiculatum	Rond	circular	円形
19	橢		堕圓	橢圓	Ellipticum	Elliptisch	elliptical	楕円形
20			鈹針	披針状	Lanceolatum	Lansenformig	lancelate	披針状
21			細針	細針	Acerosum	Naaldformig	needle	針状
22			心蔵様	心臓状	Cordatum	Hartformig	cordate	心臓形の
23	矢鏃		箭	（剪刀ノ状）	Sagittatum	Pijlformig	sagittate	矢尻形の
24	鋸歯、粗鋸歯		粗鋸歯	鋸歯、粗鋸歯	Serratum	Gezaagt	serrate	鋸歯状
25	細鋸歯		細鋸歯	細鋸歯	Serrulatum	Fijn gezaagt	serrulate	細鋸歯状
26			掌状	掌状、掌様	Palmatum	Handpalm	palmate	掌状
27	花叉		花叉	花叉	Pinnatifidum	Veerswijze gedeelt	pinnately cleft	羽状中裂
28	毛茸		毛茸	毛茸	Lanatum	Wolagtig	woolly	羊毛状の
29	糙渋		糙沙	糙渋、糙沙	Scabrum	Rouw	scabrous	粗面の
30	皺多		多皺	皺縮	Rugosum	Rimpelig	rugose	しわの多い

4．花

31	花	花	花	花	Flos	Bloem	flower	花
32	蕚	蕚	常蕚	蕚	Calyx	Kelk	calyx	蕚
33			茱萸、猫		Amentum, Fulus	Katje, Kattes-teertje	ament, catkin	尾状花序
34	苞		苞	苞	Spatha	Bloei-Hoos	spathe	仏炎包
35			花頭	花頭	Corolla	Bloem-Krans	corolla	花冠
36	弁	瓣	花瓣	花瓣、葩	Petula	Bloem-Blad	petal	花弁
37	筒子、筒弁	小筒花、筒様	筒子、子花	筒子、筒様	Corollula tubulata	Pijpbloemtjes	tubular	筒状花冠
38		蛾形	蛾形	蛾形	Flores papilionacei	Vlinder-Bloemen	papilionaceous	蝶形花冠
39		旗瓣	旗瓣	旗瓣	Vexillum	Vaan	standard	旗弁
40		翼瓣	両翼	両翼	Alæ	Vleugel-Bladen	wing petal	翼弁、側弁
41		龍骨	龍骨	龍骨	Carina	Kiel	keel petal	竜骨弁、舟弁
42		唇花、唇様	唇花	開口様、唇花	Flores Labiati	Gelipte, Lip-Bloemen	labiate, bilabiate	唇形花冠
43	蕋、蘂	雄蘂	鬚蕋、雄蕋	雄蕊	Stamen, Stamina	Helmstijltje	stamen	雄ずい
44		花絲	鈽	茎	Filamentum	Stijltje, Draatje	filament	花糸
45		絲頭	葯	葯	Anthera, Apex	Helmtje	anther	葯
46		花粉	花粉	粉	Pollen, Farina	Stuifmeel	pollen	花粉
47	心	雌蘂	心蕋	雌蕊	Pistillum	Stampertje	pistil	雌ずい
48		花柱	花柱	柱、杵	Stylus	Stijl, Bloem-Stijl	style	花柱
49		柱頭	柱頭	雌蘂頭	Stigma	Merk, Bloem-Merk	stigma	柱頭
50		實礎	卵巣	實礎	Germen	Vrugt-Beginzel	ovary	子房
51		雄花	雄花	雄性花	Masculus, Mas	Mannelijke Bloemen	male flower	雄花
52		雌花	雌花	雌性花	Femina	Vrouwelijke Bloemen	female flower	雌花
53		雄雌両全花	雄雌花	全花	Hermaphrodita	Tweeslagtige Bloemen	hermaphrodite	両性花
54		複花	聚成花	聚成花	Flores compositi	Zaamengestelde Bloemen	capitulum	頭状花序

5．果実

55	実		實	實	Fructus	vrugt	fruit	果実
56	子	種子	種子	種子	Semen	zaad	seed	種子
57		子室	子室	子室	Pericarpium	Zaad-Huis, Zaad-Dekzel	pericarp	果皮
58			蒴	蒴	Capsula	Zaad-Capsel	capsule	蒴果
59		小角	短角	短角	Silicula	Kleine Hauw	silicle	短角果
60	角	長角	角	長角	Siliqua	Hauw	silique	長角果
61	莢		莢	莢	Legumen	Peul	legume	莢、豆果

明治期日本人植物学者とC・J・マキシモーヴィチ

竹中梨紗

はじめに

本稿はC・J・マクシモーヴィチ（C. J. Maximowicz, К. И. Максимович）と明治期日本人植物学者達の書簡交流の変遷とその内容について、ロシア科学アカデミー文書館サンクトペテルブルク分館所蔵資料を用いて、次の二点を明らかにすることを目的とする。ひとつは、明治中期（一八八〇年代からマクシモーヴィチが死去する一八九一年まで）にマクシモーヴィチと日本人植物学者の書簡交流が始まる経緯と全体像を概括し、その特徴を指摘することである。もうひとつは、この書簡交流の初期において伊藤圭介・篤太郎がマクシモーヴィチへ著書や本草書を送付する経緯、それら和書の概要および特徴を整理し、十九世紀後半に本草書がロシアへ伝播する過程の一端を解明することである。

マクシモーヴィチは一八二七年ロシア中部ツーラに誕生した。一八四四年ドルパト大学に入学し、植物学教授ブンゲ（A. Bunge, 1803-1890）のもとで植物学を学ぶ。一八五二年からその死に至るまでサンクトペテルブルク帝室植物園標本室に奉職した。その間、一八五三年にはディアナ号にて世界一周探検、その途中下船し、第一回アムール探検（〜一八五七年）を敢行した。一八六〇年に来日し、日本各地で植物採集を行い、一八六四年に帰国した。一八七〇年代以降は科学アカデミー植物学博物館長を兼任し、日本植物誌研究に力を注いだ。晩年の一〇年間は中央アジア研究に没頭し、一八九一年死去した（写真1）。

マクシモーヴィチをめぐる日露植物学交流史研究には、もっとも早いものとしてE. Bretschneider（1898）の著作がある。同書はマクシモーヴィチの探検経路、交流のあった採集家や植物学者の情報、採品や論文の目録を掲げた豊富な情報源として、近年に至るまで基本的文献となってきた。一方、日本では、マクシモーヴィチとその日本での協力者、須川長之助（一八四二—一九二五年、植物採集家）との交流を明らかにした井上幸三（一九八一）の研究がある。(1)

　マクシモーヴィチにおける本草学の受容に関しては、重要な論考として、加藤僖重（二〇〇三）とT・A・チェルナーヤ（二〇〇八）の研究が挙げられる。前者はロシア科学アカデミー・コマロフ植物学研究所旧蔵首都大学東京牧野標本館所蔵シーボルトコレクション、後者は同研究所所蔵シーボルト日本植物図譜コレクションに基づく詳細かつ総合的なシーボルト研究である。マクシモーヴィチは両コレクションをシーボルト未亡人から入手し、研究に用いた。こうした経緯により、シーボルトコレクションの分析は、シーボルト研究であると同時に、シーボルト（一七九六—一八六六年）が日本の本草学者と交流するなかで得た学術的成果を、マクシモーヴィチがどのように利用したのかを解明することにつながった。

　Грубов. В. И., Бородина-Грабовская. А. Е.（2001）「C・J・マクシモーヴィチと日本人植物学者の日本植物誌共同研究」は、マクシモーヴィチをめぐる日露植物学交流を主たるテーマに掲げた唯一の論考である。筆者の一人、グルボフスカヤは標本資料と文献資料双方を用いて、マクシモーヴィチの日本探検の軌跡や日本人植物学者との交流を精緻に分析し

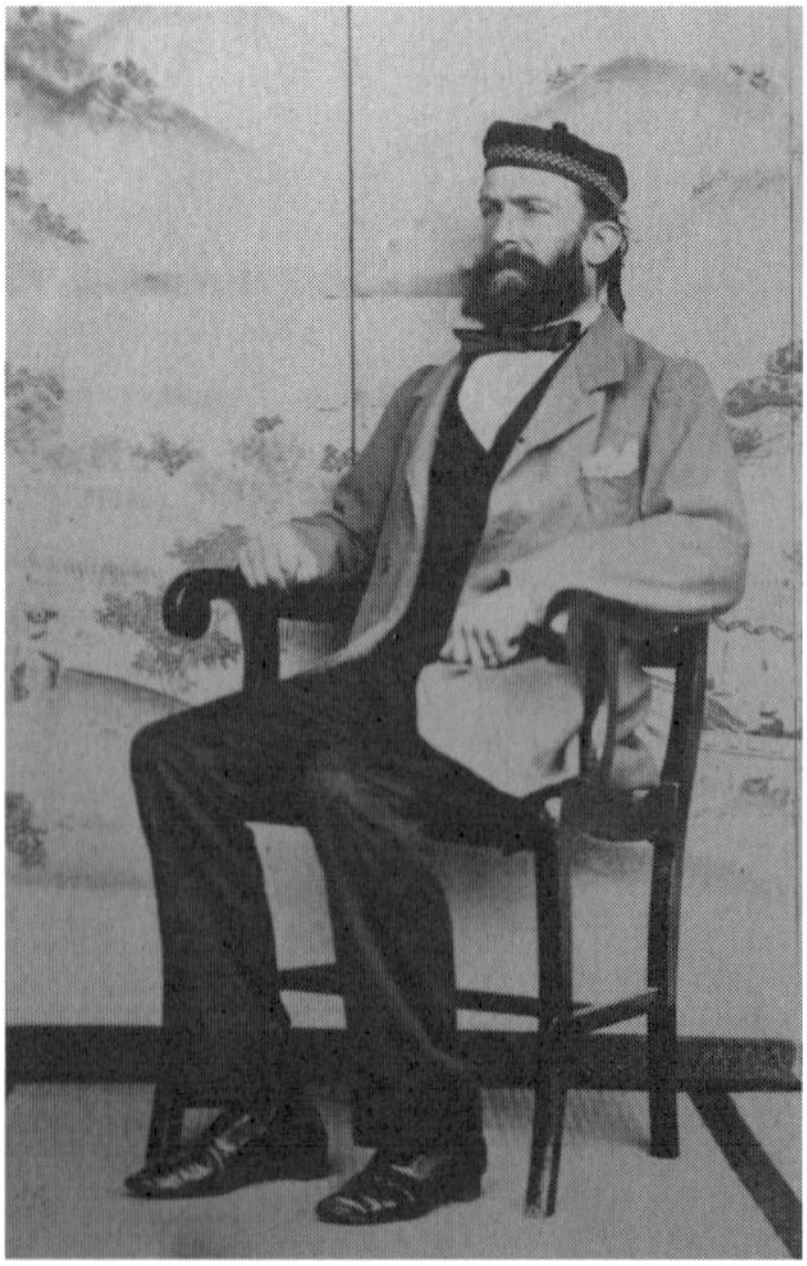

写真1：来日時（1860～64年）マクシモーヴィチ肖像 ロシア科学アカデミー・コマロフ植物学研究所植物学博物館所蔵

ている。ただ、博物学的本草学から近代植物学の成立へ至る日本植物学史に対する視点が欠如している。

このような研究進展にともない、ロシア科学アカデミー文書館サンクトペテルブルク分館所蔵C・J・マクシモーヴィチ関係文書（以下、「C・J・マクシモーヴィチ関係文書」と略記）も部分的には研究されてきた。しかしながら、その全容について包括的な研究は為されたことはなく、架蔵されている史料を入念に分析した研究がないのが実情である。マクシモーヴィチ研究では標本資料研究にくらべ、手稿をはじめとする基礎的文献の研究が後れを取ってきたことは否めない。これまでに採集標本ラベルに附されたメモや学術刊行文献の記載から、植物標本の学名、採集者及び採集地、採集年月日、一部の引用文献等が指摘されてきたが、そうした成果を補完し、発展させる文献学的研究が待たれている。

第一節　C・J・マクシモーヴィチをめぐる日露学術書簡交流

書簡交流の概要

C・J・マクシモーヴィチ関係文書C・J・マクシモーヴィチ宛書簡目録には、七名の日本人が登録されている。その概要をまとめたものが【表1】である。なお、本稿で利用したC・J・マクシモーヴィチ宛日本人書簡一点ずつの書誌情報を【附表】として文末に掲げた。

【表1】から、明治期の日本植物学の中枢を担う人材がマクシモーヴィチに書簡を送っていたことは分かる。一八八〇年代初頭には揺籃期にあった本邦の植物学において、伊藤圭介と矢田部良吉はすでに指導的役割を果たしていた人物である。次に、そこへ加わるのが留学組である。宮部金吾（一八六〇―一九五一年、札幌農学校教授）は米国留学を控えた明治十七（一八八四）年、夏期北海道採集旅行で得た植物標本の鑑定を依頼するため、マクシモーヴィチに書簡を送り始めた。ドイツに留学中であった松村任三（一八五六―一九二八年、帝国大学教授）は日本から持参した腊葉標本の売却や鑑定をマ

【表1】C. J. マクシモーヴィチ宛日本人書簡概要（総計28通）

	典拠資料 分類番号			発信者【 】内は執筆者	数量	体裁	言語	発信地	発信年月日	備考
	fond	opis'	dela							
1	82	2	29	矢田部良吉	6通	11 leaves	英語	東京	明治16-24（1883-1891）年	封筒なし
2	82	2	30	伊藤圭介・【篤太郎】	1通	2 leaves	英語	東京	明治16（1883）年	封筒なし
3	82	2	31	伊藤篤太郎	3通	9 leaves	英語	東京、Cambridge（UK）	明治15-20（1882-1887）年	封筒なし
4	82	2	40	松村任三	4通	7 leaves	英語	Wurzburg, Heidelberg	明治19-20（1886-1887）年	封筒なし
5	82	2	41	宮部金吾	10通	26 leaves	英語	札幌、Cambridge, Berlin, Paris	明治18-22（1885-1889）年	封筒なし
6	82	2	56	田代安定	1通	2 leaves	仏語	東京	明治18（1885）年	封筒なし
7	82	2	57	田代安定・【徳田佐一郎】	1通	6 leaves	英語	東京	明治19（1886）年	封筒なし
8	82	2	59	徳田佐一郎	1通	3 leaves	英語	Paris	明治22（1889）年	封筒なし
9	82	2	74	田代安定・【徳田佐一郎】	1通	4 leaves	英語／日本語	横浜	明治24（1891）年	伊藤圭介直筆書簡同封

ロシア科学アカデミー文書館サンクトペテルブルク分館所蔵
C.J. マクシモーヴィチ関係文書より平成21年8月筆者作成

クシモーヴィチに依頼している。(2) 帰国後、彼らは、それぞれの母校、札幌農学校と東京大学に復職し、黎明期の日本植物学を支えていく。(3) 伊藤篤太郎（一八六八―一九四一年、東北帝大講師）は明治二十（一八八七）年の一点が英国からの便りである。

さらに、興味深いのは、明治中期の園芸博覧会と輸出園芸に深く関与した田代安定（一八五七―一九二八年、台湾総督府民政局殖産局技師）と徳田佐一郎（不明―一九二七年、株式会社横浜植木商会取締役）が差出人に加わっていることである。田代は青年期に鹿児島藩で普通学とフランス語の教養を身につけ、内務省博物館掛（博物館が内務省から農商務省に移るのにともない、明治十四年に農商務省御雇へ異動）では尾張本草学の末裔である田中芳男（一八三八―一九一六年、博物学者）を師として植物学を学んだ学究肌の官吏であった。たとえば、明治十二（一八七九）年、横須賀造船所御雇仏国人サヴァチェにその著書『日本植物名彙』A. Franchet & Lud. Savatier, Enumeratio Plantarum in Japonia sponte crescentium（1875-1879）について質疑するなど（田代安定、一八九三）、「泰西」の植物学を貪欲に吸収しようとしている。そんな田代にマクシモーヴィチと知り合う契機をもたらしたのが、明治十七（一八八四）年五月に開催されたサンクトペテルブルク万国園芸博覧会であった。後進を育てたい、という田中芳男の意向をうけて、田代はサンクトペテルブルク万国園芸博覧会事務官に任命されたのである。このときの随行員が徳田佐一郎であった。こうして同年三月、田代と徳田はロシアへと旅発った。（田代安定、一八九三：太政官、一八八四）サンクトペテルブルクでは会期中のみならず、閉場後の六月から九月に至る三ヶ月あまりもマクシモーヴィチのもとで共同研究をおこない、田代と徳田はマクシモーヴィチと親交を深めた。二人がこの共同研究に割く時間を確保できたのはマクシモーヴィチが田代と徳田の帰国を延期する請願書を認めたからであった。（田代安定、一八八四）この事実はマクシモーヴィチの両名に対する信頼を物語っていよう。こうした信頼関係を背景に、明治十八（一八八五）年、マクシモーヴィチと田代との書簡交流がはじまった。前年末に帰国した田代が早速、マクシモーヴィチに書簡を送ったのである。しかし、田代は明治十九（一八八六）年に農商務省を辞した後、南西諸島出張や南洋航海と頻繁に日本を離れるようになり、代わって、徳田が田代の動向を伝え始めた。（一八八六年九月二十九日付田代安定・徳田佐一郎書簡）

書簡交流の始まり—C・J・マクシモーヴィチと伊藤圭介・矢田部良吉

本項では、マクシモーヴィチをめぐる日露学術書簡交流がどのように開始されたのかを見ていきたい。マクシモーヴィチと交流した最初の日本人植物学者は伊藤圭介（一八〇三—一九〇一年、東京大学員外教授）である、と伝えられている。マクシモーヴィチ誕生百年記念祭において代読された伊藤篤太郎「露国植物学者マキシモヴヰッチ氏ヲ想フ」には、以下のように記されている。（宮部金吾、一九二八、八八頁）

今ヲ距ル六十六年前、即チ一八六二年（文久二年）陰暦ノ八月、マ氏ガ横浜滞在中の事デアリマス。（中略）ロシヤノ植物学者ガ横浜へ渡来シ、植物ヲ調査シテ居ルコトヲ傳聞シ、八月、山内六三郎ト言フ人ヲ介シテ彼ノロシヤ人ニ本邦産植物ノ腊葉ヲ送ツテ鑑定ヲ乞ハレマシタ。コノロシヤ人コソ、マキシモウヰッチ氏デアッタノデアリマス。コノ腊葉ハマ氏ノ鑑定ヲ経テ、九月山内氏カラ翁へ帰ツテ来タノデアリマス。

文久二（一八六二）年旧暦閏八月、伊藤圭介は山内六三郎（提雲、一八三八―一九二三年）を介して横浜に居るマクシモーヴィチに腊葉標本の鑑定を依頼して、その回答を得た。この事実を裏付ける史料として、伊藤篤太郎は同年九月五日付伊藤圭介宛山内六三郎書簡とマクシモーヴィチの鑑定箋が付けられた腊葉標本を提示している。本資料は未見であるが、その前年より番書調所（文久二年六月より洋書調所と改称）に出役していた伊藤圭介の日記文久二年五月十七日条には「一、横浜へコローシヲン之事、山内へ添書遣ス、此節オロシヤ本草家来居候由ニ付、押葉少々泰西本草」（圭介文書研究会編、一九九五、九四頁）という記載が見られる。

マクシモーヴィチは万延元（一八六〇）年に函館へ入り、文久二年は日本各地に採集旅行に出掛けている。シュレンク（L. von Schrenck, 1826-1894, ロシア科学アカデミー人類学民族学博物館館長）宛マクシモーヴィチ書簡の発信をみると、マクシモーヴィチは文久二年三月に長崎、同年九月には横浜に滞在している。彼が横浜へ向け、長崎を発ったのは同年三月三十日である。（Bretschneider, 1981, p.592）したがって、五月、八月ともに、マクシモーヴィチは横浜で伊藤圭介の書簡を受け取ることが可能であり、マクシモーヴィチと日本人植物学者の交流が開始されたのは、文久二年であったと考えられる。

マクシモーヴィチがロシアへ帰国した後、日本人植物学者との交流は、遅くとも一八八〇年代には再開された。(4) 初期の通信者は、ともに東京大学教授であった、伊藤圭介と矢田部良吉（一八五一―一九〇〇年、東京大学初代植物学教授）である。

C・J・マクシモーヴィチ関係文書には、伊藤圭介が実質的に関わっていると判断されるマクシモーヴィチ宛書簡が、四点保管されている。その内訳は、差出人が伊藤篤太郎と連名の書簡一点（筆跡は伊藤篤太郎）、伊藤圭介の意向が反映されていると推定される伊藤篤太郎書簡二点、伊藤圭介・篤太郎連名の書簡を同封した徳田佐一郎・田代安定連名書簡一点である。そのうち、もっとも早い時期に送付されたのが、明治十五（一八八二）年五月二十六日付に伊藤篤太郎が認めた以下の書簡である。

〔1r〕

Dear Sir

I have pleasure to send you the works on Natural history (5 volumes) which handmade by my hand. These works are the congratulate books of the birthday of my grandfather Ito Keisuke, already you know.

同書簡には「これらの著作は、既にご存知の、わが祖父、伊藤圭介の生誕を祝い、刊行された本である。」とあり、伊藤圭介とマクシモーヴィチの間には以前から交流があったことが示唆されている。ここで伊藤篤太郎が寄贈している本草書は、時期と内容から判断すると、伊藤圭介の生誕を祝って催された耋筵会の出品目録、伊藤篤太郎編纂『錦窠翁耋筵誌』（明治十五年）ではないかと考えられる。ただし、冊数は五冊ではなく、四冊であり、初巻をのぞく、第二巻、第三巻、第三編索引は明治二十三（一八九〇）年に田中芳男が編輯している。したがって、この時点で、マクシモーヴィチへ送付したとすれば、伊藤篤太郎の草稿であったと推定される。

一方、矢田部良吉発信のマクシモーヴィチ宛書簡は、C・J・マクシモーヴィチ関係文書に六点存在する。以下に示したのが、その最初の一点、矢田部が明治十六（一八八三）年三月十六日に起文した書簡の冒頭である。[5]

〔1r〕

Dr.C.J.Maximowicz,

Dear Sir,

Through the kindness of Mr.Hanabusa, Japanese minister of St.Petersburg, I take the liberty to address you the following few lines. For a number of years I have been acquainted with your excellent works on the plants of Japan, and hence been desired to have all your (botanical) works thus far published in the botanical library of our university. I have sent orders to European book-stores and obtained a few

〔1 v〕

books, many are still wanting.

I shall be very much obliged to you if you will be so kind as to let me know where I can obtain a complete set of your excellent works on botany.

〔（　）内は本文上部に追記されていた箇所を筆者が補った。〕

「駐サンクトペテルブルク花房日本公使のご厚意を通じまして、勝手ながら貴殿に以下の数行を認めさせていただきます。」と挨拶文が記されており、矢田部がマクシモーヴィチに宛てた最初の書簡である。

矢田部とマクシモーヴィチの仲介にあたったのは、花房義質駐露公使（一八四二―一九一七年）であった。花房は明治十六年三月十日に「露西亜国駐劄特命全権公使」に任命され（太政官、一八八三）、同年五月十二日にサンクトペテルブルクへ赴任することとなった。駐露公使に任命された当夜、花房は築地で催された「米国留学生懇親会」で矢田部と顔を合わせ、赴任先でマクシモーヴィチに書簡を届けることを依頼される。（矢田部良吉、一八八三、七一頁）そして、横浜から花房が渡航する前日にあたる三月十六日、矢田部は花房に初めてのマクシモーヴィチ宛書簡を託した。[6]（矢田部良吉、一八八三、七七頁）

では、三者の接点はどこにあるのだろうか。花房がマクシモーヴィチと知り合った時期は不明である。[7] 次に、花房と矢田部の関係に目を移すと、首都大学東京図書情報センター所蔵花房義質関係文書には、次のような一節を含む、花房義質宛加藤弘之書簡（明治十三年三月二十五日付）が収録されている。「新教授矢田部良吉ヨリ彼ノ動植物採集之儀御依頼ニ及置候処」（花房義質、一九九六）とは、当時、代理公使として朝鮮国に駐在していた花房に、矢田部が同地の植物採集を依頼していたことを示す。花房は依頼通り、「数種御持還之上本部（法理文学部）ヨリ寄贈」（（　）内筆者）した。この採品を受け取った東京大学法理学部綜理加藤弘之が礼状を送った、というのが書簡の趣旨である。以上のことから、矢田部は明治十六年以前から花房と交流があり、すでに植物学への協力に一定の理解を得ていたからこそ、花房の公使任命六日後に書簡を託す、という迅速な行動が可能となった、と考えられる。

上述のとおり、伊藤圭介と矢田部良吉は同じ大学に勤務しながら、別経路からマクシモーヴィチと文通するようになった。しかし、その文通開始時期は東京植物学会の設立時期（明治十五年）と重なっており、両者ともに黎明期の日本植物学発展のために「東亜植物の父」マクシモーヴィチに指導を仰ぐようになったとみてよいだろう。

書簡交流の特徴―C・J・マクシモーヴィチと田代安定・徳田佐一郎

次に【グラフ1】に、マクシモーヴィチ宛日本人書簡数の推移を示した。【グラフ1】からは次の二点の傾向が認められる。第一に、明治二十（一八八七）年に最大値八点を記録し、ついで二十二（一八八九）年の五点が続いていること、第二に、明治十七（一八八四）年から明治二十（一八八七）年にかけて着実に書簡数が増加していることである。明治二十年および同二十二年に書簡数が多くなった一因は、明治十九（一八八六）年九月から

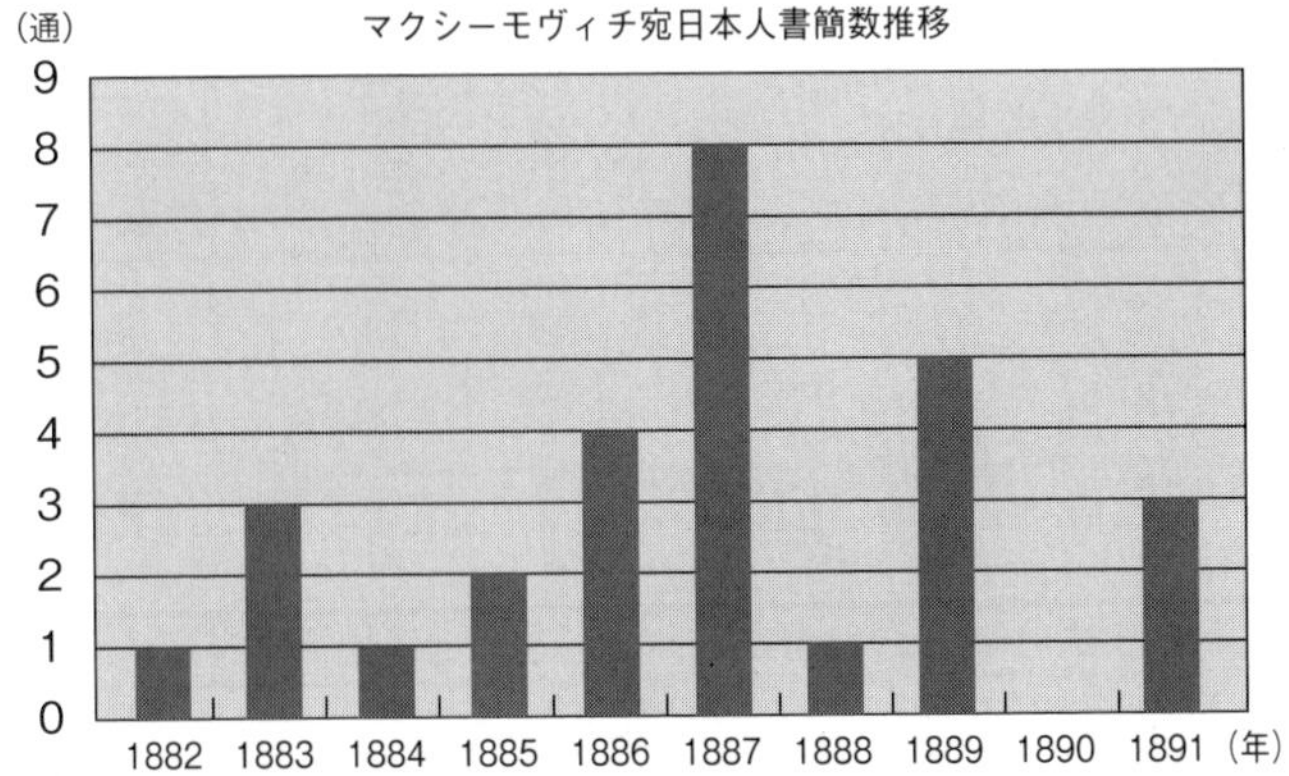

【グラフ1】ロシア科学アカデミー文書館サンクトペテルブルク分館所蔵C. J. マクシモーヴィチ関係文書より平成21年8月筆者作成

の宮部金吾の留学にある。明治二十年、学位論文「千島植物誌」'The flora of the Kurile Islands'（1890）. Memoirs of the Boston Society of Natural Histoy Vol. 4, no. 7. Boston Society of Natural History の執筆にあたり、宮部は書簡を通じてマクシモーヴィチの助言を得ていた。マクシモーヴィチの側も、明治二十（一八八七）年五月に北海道地方の採集家の紹介を宮部に依頼したほか、矢田部良吉（一八八六年八月十四日付）と徳田佐一郎（一八八六年九月二十九日付）に宮部の標本不着について重ねて確かめており、宮部が研究対象とした日本北辺の植物に対する強い関心が伺われる。[8] 明治二十二年は、米国からの帰途、宮部金吾が欧州を経てロシアへ足を延ばし、マクシモーヴィチと面会した年である。宮部は米国留学の期間を短縮し、欧州の日本植物コレクションの閲覧と日本植物学の権威マクシモーヴィチに会う道を選んだ。そこで、マクシモーヴィチと確実に会うことができるよう、直前まで書簡を頻繁に送り、訪露日程を調整したのである。

第二点に関しては、明治十七（一八八四）年五月に開催されたサンクトペテルブルク万国園芸博覧会が転機となった。同博覧会事務官田代、徳田両名は以下のような経緯で矢田部良吉からマクシモーヴィチに紹介を受けた。すなわち、矢田部は横浜から出発する田代と徳田を見送った後、東京大学出品物に関して事務官田代と協議するよう、マクシモーヴィチに書簡にて要望した。（一八八四年四月十九日付）そして、矢田部の指示通り、サンクトペテルブルク到着の翌々日、五月七日には田代は徳田とともに、花房公使に伴われ、帝室植物園「シャルタンボタニカ」に赴き、マクシモーヴィチと「博覧會ノ事務取扱上ノ事ヲ談議」している（花房義質、一八八三―一八八五：田代安定、一八八四）。その結果、東京大学はその出品物に対し、同博覧会を主催したロシア帝国園芸協会より中金牌一個を贈られている。それを示す褒賞状が**【写真2】**である。[9]

そして、田代と徳田がマクシモーヴィチをめぐる日露学術交流に加わることによって、日本人植物学者間でマクシモーヴィチに関わる情報を共有しようとする動きが見られるようになる。田代と徳田の参入以後、田代、徳田、宮部、矢田部の書簡には、互いの動向や伝言をマクシモーヴィチに報告する文面が並び、そのなかには田中芳男や牧野富太郎の名もみられる。（一八八七年七月十三日付矢田部良吉書簡：一八八六年九月二十九日付田代安定・徳田佐一郎書簡）たとえば、パリ滞在中の宮部金吾は、パリ万国博覧会のため、再び渡欧していた徳田佐一郎と互いの情報を交換し、マクシモーヴィチに報告している。（一八八九年七月二十六日付宮部金吾書簡：一八八九年十二月十五日付徳田佐一郎書簡）

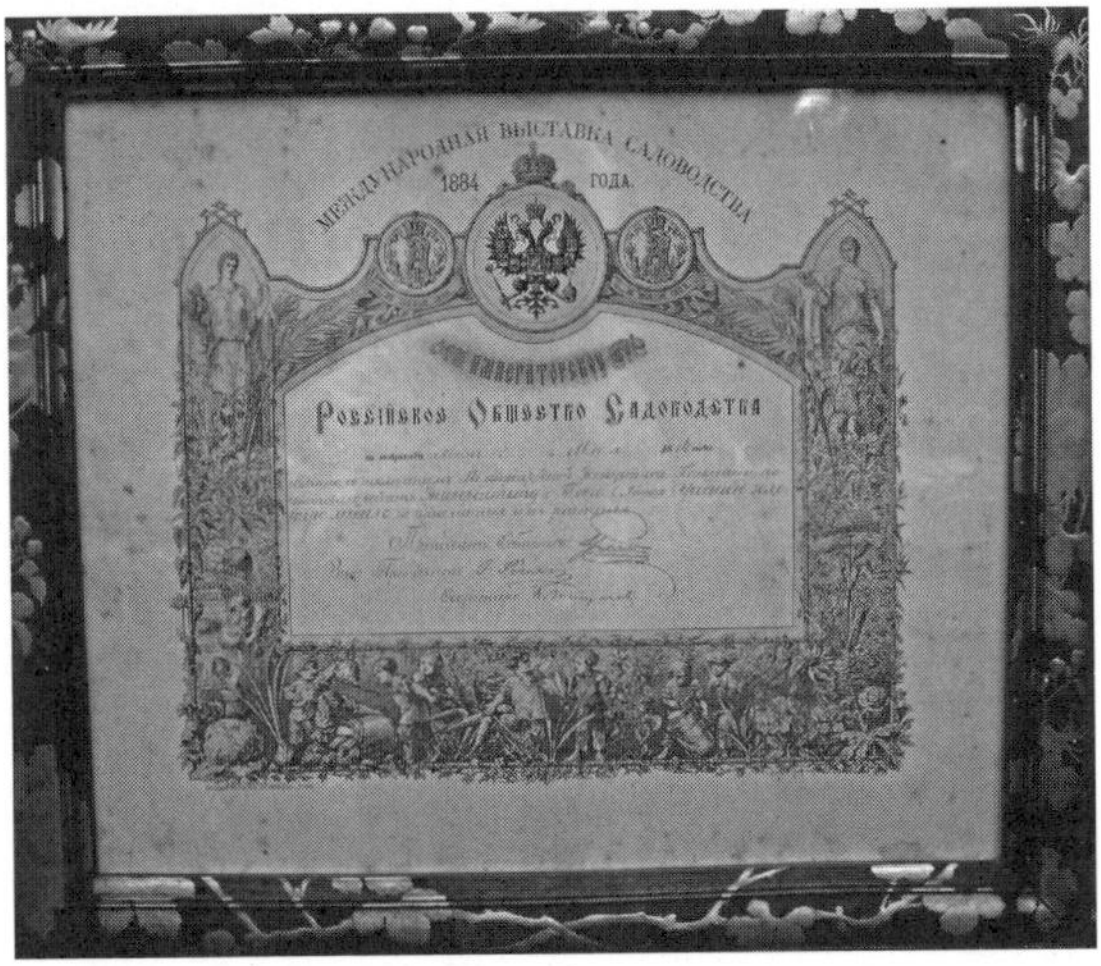

写真2：明治十七（一八八四）年サンクトペテルブルク万国園芸博覧会出品に関するロシア帝国園芸協会より東京大学に対する褒賞状。東京大学大学院理学系研究科附属植物園蔵

ここで参照すべき点は、当時の日本園芸界の動向である。日本の園芸界では「アカデミック」派の日本園芸会と「実業派」の前田正名率いる大日本園芸会の間に分裂が生じていた。[10]（『読売新聞』一八八九年十二月二十三日付朝刊）このふたつの団体のうち、マクシモーヴィチをめぐる日露学術交流には「アカデミック」派の園芸実業家と植物学者が集い、同交流はさながら日本園芸会の縮図の様相を呈していた。実際、日本園芸会創設（明治二十二年）にあたっては、花房義質が会長、田中芳男が副会長に就任し、松村任三、牧野富太郎が会員に名を連ねている。さらに、同会刊行の『日本園芸会雑誌』（明治二十二年創刊）には田代や徳田が会員として記事を執筆していた。たとえば、田代は同雑誌に「ウケユリ」を「諸国ノ園芸家ニ示シ評セシメ若シ彼ノ好愛ニ應ス可キ品タラハ将来我カ輸出植物中ノ一ニ充ンモノヲ」という目的をもって、サンクトペテルブルク万国園芸博覧会に出品したことを報告している。（田代安定、一八九〇、二一—六頁）一方、明治二十二（一八八九）年パリ滞在中の徳田はマクシモーヴィチに万国博覧

会におけるユリの人気を以下のように伝えた。*Lilium auratum* var. Parkmani has flowered in the garden of Exhibition perfectly well and was much amused by the visitors both amateurs and merchants as nouvelle & beauty.（一八八九年十二月十五日付）同時に、同書簡で徳田はヤマユリの園芸品種の鑑定をマクシモーヴィチに乞うている。これは翌年『日本園芸会雑誌』に「佛国園芸社会ノ模様」と題して同品種に関する情報を投稿するためであった。徳田は万国博覧会や園芸共進会から、あるいは、ベルサイユの園芸総集会が発行する雑誌から得た情報を、マクシモーヴィチから受けた分類学的な助言によって検証し、欧州の園芸事情を日本の園芸界に伝えようとしたのである。（徳田佐一郎、一八九〇、七―九頁）

第二節　伊藤圭介・篤太郎とC・J・マクシモーヴィチの書簡交流
―明治中期ロシアにおける本草書の伝播

本草書のロシア伝播

ロシアにおける日本学の研究蓄積は豊富であるが、日本からロシアへの本草書伝播、その受容に関してはいまだ不明な点が多く残されている。ところが、国文学研究資料館電子資料館欧州所在日本古書総合目録に所収されている本草書を確認しただけでも、多くの本草書がロシアへ渡っていることがわかる。本節では、第一節で指摘した初期の交流のうち、伊藤圭介・篤太郎とマクシモーヴィチの書簡交流に着目し、ロシアへの本草書伝播の一端を検証する。

初期のC・J・マクシモーヴィチ宛伊藤圭介・篤太郎書簡は一八八二年五月二十六日付、一八八三年七月十日付、一八八三年七月二十一日付の三点が確認される。三点に共通する特徴は、書籍のやり取りが話題の中心になっていることである。従来のマクシモーヴィチ研究では、書簡の交流はもっぱら腊葉標本の交換や鑑定が目的とみなされ、書籍のやり取りについては充分に検討されてこなかった。しかし、マクシモーヴィチとの交流においても、日本人植物学者にとって洋書収集は重要な目的のひとつであった。矢田部良吉はマクシモーヴィチに宛てた初めての書簡で、東京大学に所蔵のない、最新の、マクシモーヴィチ著書の購入方法をたずねており、伊藤圭介・篤太郎もマクシモーヴィチ著書の他、欧米の書籍の交換入手を要望した。そして、これらの洋書と交換で本草書や伊藤圭介の著書がロシアへ送られたことも、あまり知られていない。

伊藤圭介・篤太郎がマクシモーヴィチに送付予定として列挙した書籍のリストは下記の通りである。（【表2・3】参照）

三点の書簡の内容を比較すると、以下のような事実が判明した。第一に、一八八二年五月二十六日付および翌年七月二十一日付書簡には同様の記載がある。すなわち、両書簡とも『水族写真』と『小石川植物園草木図説』の特徴について同様の解説をし、この二冊を送付予定としている。[11] 一八八二年五月二十六日から七月二十一日の間にすでに和書が送られ、マクシモーヴィチがそれらを受領していたとすれば、その概要を同年七月二十一日付書簡で再度説明する必要はなく、伊藤圭介・篤太郎の側が同一の和書を二度送ったとは考え難い。ゆえに、これらの和書は実際には七月二十一日以降に送られたと考えられる。第二に、一八八三年七月十日付と同年七月二十一日付の書簡には全く同一の和書が送付予定リストに列挙されている。そして、いずれの書簡でも、当時来日中であったポリャコフ博士（Poliakoff, Иван Семенович Поляков, 1845-1887, 帝室科学アカデミー動物学博物館館長）[12] の仲介によって書籍が送られる予定だと記されている。伊藤圭介・篤太郎はマクシモーヴィチに送る和書と腊葉標本[13] を梱包した箱を準備したものの、その送付方法に難儀していた。そこへ偶然に来日したポリャコフの助力によって、マクシモーヴィチへこの箱を送付することが可能になったのである。十一日ときわめて短期間に、同一の書籍を同一の人物を通じて二度送る必要性は小さい。したがって、【表3】に示した和書は一八八二年七月十日から同年七月二十一日にかけて一度だけ送られたものとみられる。以上の二点をまとめると、一八八二年五月二十六日付で和書二十八冊、一八八三年七月二十一日前後に九十七冊、合計百二十五冊がポリャコフを通じて伊藤圭介・篤太郎からマクシモーヴィチへ送られたと考えられる。

【表 2】1882 年 5 月 26 日付伊藤圭介・篤太郎より C. J. マクシモーヴィチへ送付予定の本草書リスト

資料番号	典拠資料分類番号			書名（ローマ字表記は伊藤圭介および篤太郎による英文タイトル）	冊数	筆編者	刊行年	出版地
	fond	opis'	dela					
1	82	2	31	『日本産物志（近江部）』 Nihon sanbutsu-shi/Description des productions celebres du Japon. Province Ohmi	2 冊（各冊上・下に分冊）	伊藤圭介 Ito Keisuke	明治 6（1873）年	文部省
2	82	2	31	『日本産物志（武蔵部）』 Do. Province Musashi	2 冊	伊藤圭介 K.Ito	明治 6（1874）年	文部省
3	82	2	31	『日本山海名産図会』 San-kai-meisan-dsuye/Description of representation des Prodections celebres, terrestres et maritimes	5 冊	木邨孔恭編／蔀関月画	寛政 11（1799）年	大阪 塩屋卯兵衛
4	82	2	31	『草木奇品家雅見』 Somoku-kihin-kagami/Traite des arbres erades herbes a feuilles ornees	3 冊	種樹家金太編／大岡雲峰画	文政 10（1827）年	東都
5	82	2	31	『物品識名』 Buppin-sikimei/Lexicon sinico-Japonic-de hitonat	2 冊	水谷豊文著	文化 6（1809）年	名古屋 永楽屋東四郎
6	82	2	31	『物品識名拾遺』 Buppin-sikimei-jus-yi/Do supplement egalement undeux volumes	2 冊	水谷豊文著	文政 8（1825）年	名古屋 永楽屋東四郎
7	82	2	31	『都鄙秋興』 Tohishu-kio/a Cyclopedia on Pharbitis triloba Miq.	3 冊	幸良弼著／野村文紹画	安政 4（1857）年	江戸　成田屋留次郎
8	82	2	31	『両地秋』　Riou-chi-shui	1 冊	成田屋留次郎著	安政 2（1855）年	江戸 成田屋留次郎
9	82	2	31	『三都一朝』 Santo-it-cho	3 冊	成田屋留次郎著／田崎草雲画	嘉永 7（1854）年	江戸 成田屋留次郎
10	82	2	31	『長生草』 Cho-sei-sou/Encyclopedia of Dendrobium moniliforme	1 冊	秋尾亭主人著・画	天保 6（1835）年	郡芳園
11	82	2	31	『日本植物図説』 Nihon-shokubutsu-zusetsu/Description des plantes Japonaises encore inconnues	2 冊	伊藤圭介著／伊藤譲編	明治 7（1874）年	名古屋 花繞書屋
12	82	2	31	『小石川植物草木目録』 Koishikawa-shoku-butsuyen-somokumokuroku/Catalogue of Plants in Koishikawa. Botanical Garden.	2 冊	伊藤圭介編	明治 10-13（1877-1880）年	東京大学理学部
					全28 冊			

ロシア科学アカデミー文書館サンクトペテルブルク分館所蔵 C. J. マクシモーヴィチ関係文書
C. J. マクシモーヴィチ宛伊藤篤太郎書簡 1882 年 5 月 26 日付より平成 21 年 7 月筆者作成

【表3】1883年7月10日付伊藤圭介・篤太郎よりC. J. マクシモーヴィチへ送付予定の本草書リスト

資料番号	典拠資料分類番号			書名（ローマ字表記は伊藤圭介および篤太郎による英文タイトル）	冊数	筆編者	刊行年（実際の刊行年と異同がある場合は書簡記載の刊行年を【 】内に示した）	出版地
	fond	opis'	dela					
1	82	2	30	『重訂本草綱目啓蒙』Honzokomoku Keimo	48巻 20冊	小野蘭山著 Ono Ranzan／小野識孝録／井口楽三訂	弘化4（1847）年	大阪　岸和田邸学白鶴園版
2	82	2	30	『本草綱目啓蒙図譜』Honzokomoku Keimo Dsufu/Illustrations of Honzokomokukeimo	4冊	井口望之著	嘉永2（1849）年【1848年】	大阪　岸和田邸学蔵版
3	82	2	30	『草木錦葉集』Treatise on beautiful-leaved Plants	8冊	水野忠暁著／大岡雲峯・関根雲停画	文政12（1829）年【1828年】	江戸　須原屋茂兵衛等
4	82	2	30	『成形図説』Sis gio dsu setsu	30冊	曽占春・白尾国柱	文化1（1804）年	薩摩府学
5	82	2	30	『草木性譜』Somoku seifu	3冊	清原重臣著／水谷豊文等画	文政10（1827）年【1823年序】	尾張　永楽屋東四郎
6	82	2	30	『有毒草木図説』Yuudoku/Illustrations and Descriptions of Poisonous Plants	2冊	清原重臣著／男重校	文政10（1827）年	名古屋 菱屋藤兵衛／尾張 永楽屋東四郎／大阪 北大五街書房 前川源七郎
7	82	2	30	『菌譜』Kimfu or Collections of Japanese Fungus	4冊	坂本浩然 Sakamoto Konen	天保6（1835）年	紀伊
8	82	2	30	『雲根志』Unkonshi/Treatise on Japanese minerals	17冊	木内石亭	安永2～享和1（1773-1801）年	大阪 高橋平助／江戸 須原屋茂兵衛［ほか］
9	82	2	30	『水族写真』	6冊（2冊×3部）	奥倉辰行編 Ohkura Tatsuyuki	安政2（1855）年	
10	82	2	30	『小石川植物園草木図説』Koishikawa Shokubutsuyen Somoku Dsusetsu/Illstrations and descriptions of plants in Koishikawa botanical garden	3冊	伊藤圭介 Ito Keisuke	明治14-19（1881-1886）年	東京　丸善
					全97冊			

ロシア科学アカデミー文書館サンクトペテルブルク分館所蔵 C. J. マクシモーヴィチ関係文書
C. J. マクシモーヴィチ宛伊藤圭介・篤太郎書簡1883年7月10日付より平成21年7月筆者作成

ロシアへ伝播した和書の特徴

次に、伊藤圭介・篤太郎がマクシモーヴィチへ送った和書にはどのような特徴が見られるのかを検討する。上述の【表2・3】を総合すると、傾向は三点に絞られる。第一に、送り主である伊藤圭介の著書、伊藤圭介が学んだ尾張の博物学的本草書および小野蘭山の著書で半数近くを占める。第二に、図譜、第三に、園芸書がそれぞれ三分の一あまりを占める。

伊藤圭介・篤太郎の書簡がマクシモーヴィチをめぐる日露学術交流の初期に送られたことを鑑みると、明治十七（一八八四）年以降、交流の幅が増した時には、すでにマクシモーヴィチはこうした本草書および圭介の著書を入手していたことになる。田代安定や徳田佐一郎がマクシモーヴィチに日本産植物の学名を取り調べる際、マクシモーヴィチが所有していた和書が日本産植物に関する共通認識の形成に寄与したことは想像に難くない。というのも、当時の欧州における日本植物学研究では、和名と学名を照合するため、日本の本草書、とりわけ図譜が注目されていたからである。[14] しかも、マクシモーヴィチが上記のような特徴をもつ和書を伊藤圭介・篤太郎から受け取っていたならば、そのうち、尾張本草学については尾張本草学を受け継ぐ田中芳男を師とした田代が、園芸書については輸出向け日本産園芸植物の情報を収集していた徳田が精通しており、マクシモーヴィチがそれらの和書を参考とする場合には役立ったであろう。

では、マクシモーヴィチは、こうした和書をどのように活用したのであろうか。管見の限り、今回のサンクトペテルブルク調査では伊藤圭介・篤太郎の書簡に記載された和書は確認できていない。[15] 他方、ロシア科学アカデミー・コマロフ植物学研究所図書室では、T・A・チェルナーヤ女史のご厚意により、同図書室に収蔵された小野蘭山・島田充房『花彙』（宝暦九年―明和二年）や阿部喜任『草木育種』（天保七年）などを閲覧することができた。とくに、前者には、その筆跡からマクシモーヴィチが『花彙』に掲載された植物の学名と和名を講究した結果を書き込んだと判断される書込みが、ほぼ全頁に遺されていたことは特筆に価する。従来、「［マクシモーヴィチは］日本文化には関心があまりなかったようで、岩崎灌園の『本草図譜』は入手していながら引用はほとんどしていない。」（北村、一九八八、一一二頁、〔 〕内は筆者）といわれてきたが、マクシモーヴィチにおける本草書受容に関する通説を再検討する必要性があろう。

おわりに

マクシモーヴィチと日本人植物学者の一八八〇年代初期の書簡交流は、伊藤圭介と矢田部良吉からの経路に二分されていたが、田代安定と徳田佐一郎が初めてマクシモーヴィチをロシアへ訪ねて以降、日本人植物学者同士の情報共有による連携協力が進展する。その契機を作ったのは、明治十七（一八八四）年サンクトペテルブルク万国園芸博覧会に田代安定を派遣した田中芳男であり、その実際的な手筈を整えた矢田部良吉であった。同博覧会で、田代と徳田は、欧州における熱帯植物と日本の園芸品種の高い人気を目の当りにし、マクシモーヴィチから教えを受けた「泰西」の分類学的知識を生かし、田代は熱帯植物による殖産事業に更に力を注ぎ、徳田は日本産園芸植物による日欧貿易に携わるようになる。そして、両者の活動の周辺には大学に属する植物学者たちとのネットワークが広がっており、互いが連携してマクシモーヴィチと交流を深めていった。このように、明治中期日本におけるマクシモーヴィチを通じた植物分類学の受容は、黎明期の日本植物学のみならず輸出園芸の分野にも関わっていたのである。また、マクシモーヴィチと日本人植物学者の書簡交流の目的は腊葉標本の交換・鑑定にとどまらず、書籍の交換にも及んだ。明治十五年から十六年にかけて、伊藤圭介・篤太郎は洋書収集を進めるため、マクシモーヴィチとの書簡交流のなかで、洋書との交換対象として本草書および自著をロシアへ送ることを提案した。その中には園芸書、図譜、尾張の本草書が多く含まれていた。マクシモーヴィチは本邦の本草図譜を研究しようとしていた形跡を残しており、マクシモーヴィチにおける、こうした博物学的本草図譜の受容について再検討が必要である。

以上の考察から、幕末本草学と近代の植物分類学的知識の双方に通じた黎明期の日本人植物学者との書簡交流がマクシモーヴィチの日本植物誌研究の深化を助け、一方、そのマクシモーヴィチを通じて揺籃期にあった日本植物分類学の近代化と分類学的知識の輸出園芸への応用が進展していった、と考えられる。

最後に、植物学者マクシモーヴィチが日本産植物の園芸上の価値を考慮していたことを示す、彼の論説の一節を紹介して本稿を締めくくることにしたい。「欧州の庭園や公園において極東アジア、特に日本の植物が、引き続き人気を誇っていることを受け、ロシア国内でも、こうした植物に対する関心が高まっており、極東の植物をロシアで繁殖させるために、その植生と環境条件に関する情報がもとめられている。」(К.И.Максимович, 1883, стр.1.) マクシモーヴィチの日本植物誌研究は、こうした日本産植物をめぐるロシア園芸界からの要請に応えるという側面も有していたのである。

付言

本研究に当たっては、財団法人武田科学振興財団二〇〇八年度杏雨書屋研究奨励が交付されたことを記し、感謝の意を表す。

参考文献

磯野直秀（二〇〇一年）「日本博物学史覚え書X」『慶應義塾大学日吉紀要・自然科学』№二九　一八—四〇頁
伊藤篤太郎（一八八三年）『明治十六年　伊藤篤太郎ヨリ露国マクシモウヰッチ氏所送　腊葉　黒摺　全』（内題「明治十六年一八七六〔ママ〕　伊藤篤太郎ヨリ露人マキシモーヴキッチ氏へ所贈　腊葉図　全」）内題右上　伊藤篤太郎記　印章　右下　伊藤篤太郎記　十九歳　和装　国立国会図書館古典籍資料室所蔵
井上幸三（一九八一年）『マクシモービチと須川長之助：日露交流史の人物』岩手植物の会
井上幸三（一九九六年）『マクシモヴィッチと須川長之助：日露植物学会の交流史』岩手植物の会
遠藤正治（二〇〇三年）『本草学と洋学　小野蘭山学統の研究』思文閣出版

加藤信重（二〇〇三年）『牧野標本館のシーボルトコレクション』東京都立大学出版会
北村四郎（一九八八年十一月）「マクシモヴィチとフランセー」『植物分類、地理』第三九巻第四―六号　一〇七―一一六頁
圭介文書研究会編（二〇〇一年）『伊藤圭介日記』第7集：明治七年　名古屋市東山植物園
同　　（二〇〇一年）『伊藤圭介日記』第八集：文久二年三月―八月　名古屋市東山植物園
T・A・チェルナーヤ（二〇〇八年）大場秀章　監修・執筆『シーボルト日本植物図譜コレクション』小学館
田代安定（一八九〇年）「「ウケユリ」の説」『日本園芸会雑誌』第一六号　二―六頁
田代安定（一八九三年）『田代安定履歴書』手稿　未製本　沖縄県立図書館郷土資料室所蔵天野鉄夫文庫所蔵
田代安定（一八八四年）『露都園芸博覧会行復命書』　手稿　未製本　一丁および最終丁に田代安定蔵書印　沖縄県立図書館郷土資料室所蔵天野鉄夫文庫所蔵
太政官（一八八三年）「花房義質ヲ露西亜国駐箚特命全権公使ニ任ス」（明治十六年三月十日）『詔勅録　明治十六年』　国立公文書館所蔵
太政官（一八八四年）「准判任御用掛田代安定外一名露国園芸博覧会へ派遣ノ件」（明治十七年二月八日）『公文録　明治十七年』国立公文書館所蔵
徳田佐一郎（一八九〇年）「在佛徳田氏の通信」『日本園芸会雑誌』第一六号　七―九頁
長久保片雲（一九九七年）『世界的植物学者　松村任三の生涯』暁印書館
花房義質（一八八三―一八八五年）『駐露公使花房義質日誌』手稿　官用常用日記簿三冊　明治十六年五月十四日―明治十八年末　サンクトペテルブルク　北海道大学スラブ研究センター図書室所蔵
花房義質（一九九六年）『花房義房関係文書』マイクロフィルム　複製　北泉社
松崎直枝（一九三一年）「田代先生の事ども」『あらた』二一号　四一頁
宮部金吾（一九二八年）「カール・ヨハン・マキシモヴィッチ氏誕生百年記念会報告」『札幌博物学会会報』第一〇巻第一号別刷　八七―八九―九一頁

宮部金吾（一九九六年）『伝記・宮部金吾　宮部金吾』宮部金吾博士記念出版刊行会編　大空社

矢田部良吉（一八八三年）『当用日記簿　明治十六年』手稿　明治十六年一月一日—十二月三十一日　国立科学博物館新宿分館図書室所蔵

E. Bretschneider（1898）. History of European Botanical Discoveries in China band I & II. London. Sampson Law, Marston

E. Bretschneider（1981）. History of European Botanical Discoveries in China band I & II. Zentral-Antiquariat der Deutschen Demokratischen Republik, Reprint of the 1898 ed. London.

Грубов.В.И., Бородина-Грабовская. А. Е. (2001). 'Сотрудничество К.И.Максимовича с японскими ботаническами в изучении флоры Японии' «Ботанический журнал» Т. 86. №9 стр.148-153.

К.И.Максимович, (1883). «Очерк растительности восточной Азии, преимущественно Маньчжурии и Японии». СПб.

ロシア科学アカデミー文書館サンクトペテルブルク分館 C.J. マクシモーヴィチ関係文書 fond 82 opis' 2 dela 29, 30, 31, 40, 41, 57, 59, 73, 74.

(Endnotes)

1　井上氏は須川長之助研究者として知られるが、当時ソ連科学アカデミー所蔵のマクシモヴィッチの日記（C・J・マクシモーヴィチ関係文書）を抄訳ながら紹介するなど、マクシモヴィッチ研究にも多大な貢献を成した。井上幸三『マクシモヴィッチと須川長之助：日露植物学会の交流史』平成八年　井上史の研究を契機として、長之助研究は現在も基礎史料調査の整備が進行している。「名誉町民須川長之助顕彰会だより」、岩手大学農業教育資料館「須川長之助翁記念」文庫、同大学ミュージアム植物標本室ＤＢ「須川長之助採集の植物標本」等を参照。

2　詳細は長久保片雲（一九九七）を参照。

3　高知県立牧野植物園牧野文庫所蔵牧野富太郎宛マクシモーヴィチ書簡（明治二十三年二月二十二日付）や「Maximowicz 氏よりの植物の手紙」（内題「Maximowicz 氏ノ答　Collection of T.Makino」）によって、牧野富太郎（一八六二—一九五八年、帝国大学理科大学講師）とマクシモーヴィチの書簡交流はよく知られているが、マクシモーヴィチ関係文書には牧野からの書簡は見当たらない。また、書簡の中には田中芳男の名前が度々挙がっているが、田中自身の書簡は所蔵されていない。こうしたマクシモーヴィチ関係文書の限界を認めたうえで、従来、本邦では牧野富太郎を中心としてマクシモーヴィチをめぐる日露学術交流が語られてきたことを鑑みたとき、本文書の分析を通じて、マクシモーヴィチ研究を相対化することが可能になると思われる。

4　前述したマクシモーヴィチ誕生百年記念祭の伊藤篤太郎の報告文は、明治十三（一八八〇）年にマクシモーヴィチから伊藤圭介へ届いた返信に言及している。マクシモーヴィチ帰国後の交流再開にも、伊藤圭介が先導的役割を果たしていたと予測される。

5　マクシモーヴィチは大半の書簡の一丁上部に返信日を記載している。明治十六（一八八三）年三月二十五日付矢田部書簡にも、**21. V. 83**と書き込みがあり、マクシモーヴィチが同年五月二十一日付で矢田部に返信したことがわかる。

6　矢田部は三月十六日付の日記に、この書状の写しを残しており、その内容は**C.J.** マクシモーヴィチ関係文書マクシモーヴィチ宛矢田部良吉書簡（一八八三年三月十六日付）と完全に一致する。

7　三年間のロシア駐在生活を記録した『駐露公使花房義質日誌』（北海道大学スラブ研究センター図書室所蔵）と『明治十七年露都滞在日記』（外務省外交資料館所蔵花房義質関係文書）には、赴任後の花房の行動のみが記されている。花房は明治六年から同八年にかけてもサンクトペテルブルクに出張しており、明治十六年以前からマクシモーヴィチと面識があった可能性もある。『明治八年ペテルブルク在勤中巡見記』（外務省外交資料館所蔵花房義質関係文書）

8　実際には、一八八六年七月七日付で宮部は北海道地方の植物標本を送り済みであった。

9　菜園の子供たちが描かれた表彰状には次のように記されている。「一八八四年万国園芸博覧会 ロシア帝国園芸協会は一八八四年五月大会にて国際審査委員会の決議に従い、東京大学（日本）に対し、その植物出品を賞して中金牌を贈呈することを決定した」上部にはロシア帝国の紋章「双頭の鷲」が掲げられ、その両脇にロシア帝国園芸協会設立年（一八五八年六月二十五日）と同協会が主催した初めての万国園芸博覧会開催年（一八六九年五月十四日）が記されている。下部には同協会総裁グレイ（Грей）、同協会副総裁レーゲル（Э.Регель）、事務官タタリポフ（Татарипов）の署名がみえる。なお、『読売新聞』一八八五年一月十四日付朝刊では金牌授与の理由として「植物図四十三種」の出品が挙ずている。「……東京大学より植物園にて調製せし植物図四十三種を出品せしに今般同会【サンクトペテルブルク万国園芸博覧会】より東京大学へ中金牌一個を贈与されたり」【 】内筆者。

10 一八八〇年代末になると輸出園芸の振興のため、官民、産学の別を超え、「園芸界の大同団結」が叫ばれはじめ、この分裂は解消に向かった。『読売新聞』一八八九年十二月二十三日付朝刊。

11 ただし、五月二十六日付書簡では、伊藤圭介・篤太郎はこれら二冊を表2に示した二十八冊には含めず、別に挙げている。また『水族写真 鯛部』は、書簡における説明文から安政二年刊の図譜部ではないかとみられる。詳細は磯野直秀（二〇〇一）を参照。『小石川植物園草木図説』巻三は一八八六年刊行のため、送付したものは草稿と推察される。

12 帝室ロシア地学協会の派遣により、シベリアから欧露までロシア各地を探検、採集家として活躍した。一八八一年には動物学の学位を取得し、同年、動物学・人類学調査のため、サハリン探検に赴いた。その先で来日を果たし、一八八五年にロシアへ帰国した。

13 この同梱された腊葉標本と関連する史料とみられるのが、加藤僖重氏のご教示による、伊藤篤太郎『明治十六年 伊藤篤太郎ヨリ露国マクシモウヰッチ氏所送 腊葉 黒摺 全』（一八八三）である。同書の二丁に『明治十六年我国横浜へ来レル露国博物学者ホリアコフへ託シテ露国セントペテルブルグ府植物学者マキシモヴィッチ氏へ贈ル腊葉図』と記載されている。

14 『花彙』などを引用したフランシェ、サヴァチェの『日本植物目録』A. Franchet, L. Savatier,（1875-79）. Enumeratio Plantarum in Japonia sponte crescentium の事例がよく知られている。

15 国文学研究資料館電子資料館欧州所在日本古書総合目録によれば、ロシア科学アカデミー東洋学研究所サンクトペテルブルク支部には伊藤圭介旧蔵本の『草木錦葉集』や『草木奇品家雅見』が収蔵されている、とある。今後の課題として伊藤圭介・篤太郎からマクシモーヴィチ宛に送られたものである可能性を検証したい。

82	2	41	宮部金吾よりC. J. マクシモーヴィチ宛書簡	205 × 135mm 2折判 1 leaf ペン書	英文	Berlin	1889年7月18日	
82	2	41	宮部金吾よりC. J. マクシモーヴィチ宛書簡	205 × 135mm 2折判 1 leaf ペン書	英文	Paris	1889年7月26日	
82	2	56	田代安定よりC. J. マクシモーヴィチ宛書簡	205 × 135mm 2折判 1 leaf ペン書	仏文	東京	1885年3月25日	
82	2	57	田代安定・【徳田佐一郎】よりC. J. マクシモーヴィチ宛書簡	205 × 165mm 2折判 6 leaves ペン書	英文	東京	1886年9月29日	
82	2	59	徳田佐一郎よりC. J. マクシモーヴィチ宛書簡	205 × 115mm 2折判 1 leaves ペン書	英文	Paris	1889年12月15日	
82	2	74	田代安定・【徳田佐一郎】よりC. J. マクシモーヴィチ宛書簡	4 leaves（名刺 93 × 48mm 1 leaf 筆書封筒 185 × 70mm 和紙、包み紙 357 × 219 ペン書 1 leaf, 490 × 340mm 絹地 絵画 筆書）	英文	横浜中村町21番地（株式会社横浜植木商会 Gardeners' Association）	1891年6月22日	

ロシア科学アカデミー文書館サンクトペテルブルク分館所蔵
C. J. マクシモーヴィチ関係文書より平成21年8月筆者作成

82	2	40	松村任三より C. J. マクシモーヴィチ宛書簡	107 × 69mm 2 折判 2 leaves ペン書	英文	Wurzburg	1887 年 1 月 4 日	白紙含む。書簡上部に、マクシモーヴィチ書込みあり
82	2	40	松村任三より C. J. マクシモーヴィチ宛書簡	205 × 135mm 2 折判 2 leaves ペン書	英文	Heidelberg	1887 年 6 月 28 日	白紙含む。書簡上部に、マクシモーヴィチ書込みあり。エンボス加工印章付き便箋
82	2	40	松村任三より C. J. マクシモーヴィチ宛書簡	170 × 110mm 2 折判 2 leaves ペン書	英文	Heidelberg	1887 年 7 月 6 日	書簡下部に、鑑定結果についてマクシモーヴィチ書込み
82	2	41	宮部金吾より C. J. マクシモーヴィチ宛書簡	205 × 135mm 2 折判 4 leaves ペン書	英文	札幌	1885 年 11 月 9 日	
82	2	41	宮部金吾より C. J. マクシモーヴィチ宛書簡	205 × 135mm 2 折判 2 leaves ペン書	英文	札幌	1886 年 7 月 7 日	白紙含む
82	2	41	宮部金吾より C. J. マクシモーヴィチ宛書簡	180 × 115mm 2 折判 2 leaves ペン書	英文	Cambridge Mass.	1887 年 4 月 21 日	書簡上部に、返信に関するマクシモーヴィチの書込みあり
82	2	41	宮部金吾より C. J. マクシモーヴィチ宛書簡	3 leaves (205 × 135mm 2 折判 2 leaves 87 × 135mm 1 leaf) ペン書	英文	Cambridge (Harvard Univ.)	1887 年 6 月 25 日	本文に宮部が鑑定を依頼した植物目録の訂正、書簡上部に返信に関するマクシモーヴィチの書込みあり
82	2	41	宮部金吾より C. J. マクシモーヴィチ宛書簡	230 × 125mm 2 折判 2 leaves ペン書	英文	Cambridge Mass.	1887 年 9 月 20 日	書簡上部に、返信に関するマクシモーヴィチの書込みあり
82	2	41	宮部金吾より C. J. マクシモーヴィチ宛書簡	205 × 135mm 2 折判 3 leaves ペン書	英文	Cambridge (Harvard Univ.)	1888 年 4 月 30 日	
82	2	41	宮部金吾より C. J. マクシモーヴィチ宛書簡	205 × 135mm 2 折判 6 leaves ペン書	英文	Cambridge (Harvard Univ.)	1889 年 1 月 27 日	書簡上部に、1889 年 3 月 19 日返信の旨、マクシモーヴィチの書込みあり
82	2	41	宮部金吾より C. J. マクシモーヴィチ宛書簡	205 × 135mm 2 折判 1 leaf ペン書	英文	Berlin	1889 年 6 月 25 日	白紙含む

【附表】ロシア科学アカデミー文書館サンクトペテルブルク分館所蔵
C. J. マクシモーヴィチ関係文書 C. J. マクシモーヴィチ宛日本人植物学者書簡目録

fond（大分類；文書群）	opis'（中分類；目録）	dela（小分類；ファイル）	標目【 】内が執筆者	形状（全て手稿）	言語	発信地	発信日	備考
82	2	29	矢田部良吉より C. J. マクシモーヴィチ宛書簡	225 × 140mm 2 折判 2 leaves 東京大学便箋 横罫線入 ペン書	英文	東京	1883 年 3 月 16 日（25 日に訂正線）	書簡上部に、1883 年 5 月 21 日返信の旨、マクシモーヴィチ書込み
82	2	29	矢田部良吉より C. J. マクシモーヴィチ宛書簡	225 × 140mm 2 折判 2 leaves 東京大学便箋 横罫線入 ペン書	英文	東京	1884 年 4 月 19 日（20 日に訂正線）	
82	2	29	矢田部良吉より C. J. マクシモーヴィチ宛書簡	205 × 135mm 2 折判 2 leaves ペン書	英文	東京	1886 年 8 月 14 日	書簡上部に、1886 年 11 月 5 日返信の旨、マクシモーヴィチ書込み
82	2	29	矢田部良吉より C. J. マクシモーヴィチ宛書簡	205 × 135mm 2 折判 2 leaves ペン書	英文	東京	1887 年 7 月 13 日	書簡上部に、マクシモーヴィチ書込み
82	2	29	矢田部良吉より C. J. マクシモーヴィチ宛書簡	205 × 135mm 2 折判 2 leaves ペン書	英文	東京	1891 年 2 月 2 日	白紙含む
82	2	29	矢田部良吉より C. J. マクシモーヴィチ宛書簡	205 × 135mm 2 折判 2 leaves ペン書	英文	東京	1891 年 3 月 31 日	
82	2	31	伊藤篤太郎より C. J. マクシモーヴィチ宛書簡	180 × 115mm 2 折判 3 leaves ペン書	英文	東京 本郷 真砂町 14 番地	1882 年 5 月 26 日	書簡左上部にマクシモーヴィチ書込み
82	2	30	伊藤圭介・【篤太郎】より C. J. マクシモーヴィチ宛書簡	205 × 135mm 2 折判 2 leaves ペン書	英文	東京	1883 年 7 月 10 日	
82	2	31	伊藤圭介・【篤太郎】より C. J. マクシモーヴィチ宛書簡	205 × 135mm 2 折判 4 leaves ペン書	英文	東京 本郷 真砂町 14 番地	1883 年 7 月 21 日	
82	2	31	伊藤圭介・【篤太郎】より C. J. マクシモーヴィチ宛書簡	205 × 135mm 2 折判 2 leaves ペン書	英文	Cambridge UK	1887 年 9 月 15 日	Union Society Cambridge のエンボス加工のある便箋
82	2	40	松村任三より C. J. マクシモーヴィチ宛書簡	205 × 135mm 2 折判 2 leaves ペン書	英文	Wurzburg	1886 年 8 月 5 日	書簡上部に、マクシモーヴィチ書込みあり

資料編　Ⅰ

翻刻・解説

資料を通して見る蘭山の足跡

磯野直秀編

●資料の配列はおおむね作成年の順とし、それぞれ全文を翻刻、解説を付した。
●翻刻文には、句読点・振仮名（現代仮名遣いによる片仮名）・濁点を付した。本文中の片仮名・平仮名の使い分けは原本のまま、本文の（　）内は原本の割注、［　］内は編者の注記・補記、■は未解読の字である。

●「範塾規」（『聞見謾録』［小野職孝編、国会図書館、W一一九―N一七］所収）

祖父蘭山之範塾軌

要用等有之致他行（注1）候節者《ハ》、朝飯後より午刻迄之内ニ可相済候事。

　但シ手間取候用事ニ候とも午刻迄ニ致帰塾候而《テ》、翌朝ニ而も又々可致他行候。

　或者用事手間取候抔《ナド》と申立、及午後候事、決而可為無用候事。

儒家并療治家杯江致出席候者（注2）、其品々之申立ニより、不限昼夜、他行之事ハ可為格別候事（注3）。

　但シ夜会他行候者、戌刻限（注4）ニ帰塾可及之事。

採薬或名所見物等他出候者、篤実なる人同伴於有之者《ハ》、可致許容事。

　但シ壱人として遠方他行之事、決而可為無用候。

右之條々堅相守、可為勤学第一者也。

衆芳軒

（注1）「他行」＝外出
（注2）「儒家并療治家杯江致出席」＝儒学や医学の講述に出席する
（注3）「格別」＝特例扱い
（注4）「戌刻」＝午後八時頃

［解説］

「範塾軌」とは見慣れない語だが、「範軌」＝「規則」である。したがって、「塾則」との意味だが、内容は寄宿生の外出規則。いつ頃の制定かは不明だが、江戸出府後の自宅は狭いので、衆芳軒の京都時代だろう。衆芳軒の規則はほかに知られていない。

『聞見謾録』から転写されたらしいほぼ同内容の文が『小野蘭山百年祭記録』（年譜、資料3）にもあるが、こちらは「節塾軌」の題である。じつは『聞見謾録』の第一字目は職孝が書き損なったらしく、胡粉らしいものを塗って修正しているのだが、書き直した字が読みにくく、「節」と読んだらしい。しかし、筆の運びから「節」ではなく、ここでは「範」と読んでおく。なお、『蘭山誌』（年譜、資料12）にも、「蘭山塾規」の題で「範塾軌」の読み下し文が収められている。

［参考文献］　磯野直秀・間島由美子、小野蘭山寛政七年書簡下書：付「範塾規」、参考書誌研究、六三号

●「蒹葭堂誓盟状」（木村蒹葭堂自筆、天明四年甲辰三月付、国会図書館、WB九―九）↓口絵

誓盟状

一　今般以恩恵蒙内門御許容、本草秘説別伝等御伝授可被成下旨、本望至極奉存候。自今御学業他伝之義、勿論生涯不相忘師恩、粗略之義仕《ツカマツリ》間敷《マジク》候。因而《ヨッテ》誓約如左。

一　外門御規制者《ハ》不及申、今般御改正有之候内門規制、終身堅相守可申候事。

一　本草諸書御講業之記録、他見之義不及申、雖《イエドモ》内門中、私ニ貸借仕間敷候。若《モシ》所存有之、本草之学相止メ候へ者《バ》、入門已来書写記録皆々返納可仕候事。

一　名物之書刊行之義、猥ニ仕間敷候。無　拠《ヨンドコロナク》刊行可仕候得者、御窺之上ニて御許容之後、刊行可仕候事。

一　名物称呼愚勘私考有之候者、其説御窺之上、同社友へも其沙汰可仕候事。

一　学業成就之上、執心之者有之候得者、如此誓約候以伝授可仕候。別伝秘説之義者、仮令《タトエ》雖父子兄弟、猥伝授仕間敷候事。

一　御校本之義、以別段誓紙相願、御許容之上、拝借可仕候事。

右誓約之条、堅く相守可申候。若違犯仕候得者、可蒙何等之御勘気候、仍而《ヨッテ》誓約如件《クダン》。

木村吉右衛門

（花押）

天明甲辰三月

蘭山先生

函丈

［解説］

浪華の著名人木村蒹葭堂も蘭山の門下であった。『蒹葭堂日記』（↓年譜、資料5）によると、蒹葭堂は安永八年（一七七九）四月二十五日に上京して蘭山を訪問し、同年九月三〜二十五日の京都滞在中には、蘭山の『本草綱目』および『大和本草』会読に出席している。これから推察すると、四月の訪問のときが初対面で、同時に入門した可能性があるが、断定的なことは言えない。

やがて天明四年［一七八四］、蒹葭堂は蘭山の内門の弟子となることを許され、そのときに差し出した誓約状が本資料である（注1）。「外門」は一般の弟子、「内門」は上級の弟子で、現代風に言えば、前者が学部段階、後者が大学院段階となるだろうか。なお、この「誓盟状」を誤って蘭山への「入門状」とする記述が少なくない。

「誓盟状」に記された規則はさほど難解な文ではないので、一々詳しく解説しないが、非常に厳しい。第三項―講書の筆記などを部外者に見せないのは勿論、内門のあいだでも許可なく貸借しない、また本草学から離れる際は、筆記録などを全部返却する：第四項―本草書を刊行する際は、必ず師の許しを得る：第六項―秘伝は親兄弟にもみだりに伝授しない：第七項―校本（蘭山の未刊著作や、講義用の覚え書？）を拝借する場合は誓紙を出し、許可を得る、等々と記されている。

本資料に他の学派に関する条項は無いが、門人村松標左衛門に宛てた享和三年（一八〇三）六月の書簡（注2）には、「他流の書は反《カエッ》て疑惑の基にて御座候間、御被見御無用」と記されている。おそらく、上記の誓約や他学派に対する見方、一言でいえば閉鎖性は、当時の学者・学派に共通して広く存在した保守的側面に違いない。

一方、後出の「小野蘭山寛政七年書簡下書」には、薬に用いる動植鉱物については秘伝を造らないとする。また、寛政十年（一七九八）十二月付の村松標左衛門宛書簡で、内門は「金銀ヲ以テ相許候事ニテハ無御座候」と記している。ともに、当時としては、先進的な方針と評価してよい。

蘭山は、保守性と先進性の両面を併せ持っていたのであろう。

なお、右記「寛政七年書簡」には、蘭山の父と兄が松岡玄達に師事していた折の講義録や秘伝が自家にあったので、蘭山の勉学に役立った旨が記述されているが、この誓約状と矛盾するようにも思える。すでに玄達は亡くなっていたから、利用しても支障は無かったということか。

（注1）間島由美子、木村蒹葭堂自筆「誓盟状」、鴨東通信、五五号、思文閣出版。
（注2）村松標左衛門宛書簡については、本書「小野蘭山書簡集」の該当項を参照。

●「天明ノ京都大火」（小野蘭山著『衆芳軒随筆』［国会図書館、W三九一―N二八（一一）］所収）、

遠藤正治・幸田正孝・磯野直秀読解

＊原文は無題なので、「天明ノ京都大火」とした。原文は漢文で、しかも訂正・追加が込み入った難文である。それを現代仮名遣いによる片仮名交じりの読み下し文とし、読みやすいように段落を設けた。

茲歳《コトシ》正月、京師東南ノ民屋ニ火有リ。時ニ颶風狂舞シ、遂ニ五橋［五条橋］ヲ踰《コ》エ、西北ニ連日又タ至リ、朝市、古寺名勝、烏有トナル。一ニ空虚(?)。蓋シ、騄子［騄耳《リヨクジ》？＝天下の名馬］モ巣ニ帰ル能《アタ》ワズト云ウ。余、巳《ハナハダ》狼狽シ、北村ノ後ニ移リ、城南ノ吉田生［門人吉田立仙］ニ寓ス。

生ニ二楼有リ。其ノ西ナルモノハ、又タ路ハ東山ニ対シ、前ニ野鴨ノ長江［鴨川］ヲ帯シ、而《シカ》シテ欄ニ倚リ、夏風襟ニ納ム。後ニ毘盧《ビル》ノ大堂［大仏殿］ヲ負イ、而シテ窓ヲ開ケバ秋月、屋ニ在リ。

南ハ則チ園林ニ臨ミ、四季ノ花竹紅翠、目ヲ奪ウ。北ハ則チ城市六橋［六条橋］ノ行人、男女袂ヲ連ネルヲ瞻《ミ》ル。四山ヲ仰望スレバ、頂腹ノ梵宇［寺院］・神宮・塔閣ノ観［景色］、歴々［次々に並ぶ］トシテ目ニ在リ。又雪フリ、霜葉無キ時、徳色［特色か］有リ。此レ、亦タ以ッテ京南ノ勝地ヲ眺ムルニ足ルカナ。因ッテ戯レニ［楼を］題シテ眺南ト曰ウ。

火後、従学ノ士、四方ニ離散スル者、衆《オオ》シ。而シテ幸ニ少閑ヲ得、又タ所職［帯びている職］ニ依ルノ恵ヲ得ルヲ喜ブ。全テ四十年来嘗テ写ス所ノ図書ヲ、楼上ニ遂《スス》メテ一々修飾ヲ加エ、諧線(?)ヲ施シ、截訂ヲ施ス。無慮大都［オオヨソ］数簏［簏＝本箱］、中冬ニ至リテ竣《オエ》ル。偶《タマタマ》霜雪ノ頭ニ上《ノボ》ルヲ驚キ、兼ネテ健忘ノ日々、甚シキヲ懼《オソ》ル。則チ斯ニ管窺ノ陋説ヲ嘗《ココロ》ム所ヲ録シ、漫《ソゾロ》ニ見ル所ニ随ッテ之ヲ筆ニシ、名ヅケテ南楼随筆ト曰ウ。将ニ以ッテ児輩ニ暁示［はっき

り知らせる」シ、且ツ以ッテ窮郷ノ士、笈ヲ負ウ能ワザル者ニ告ゲントスルノミ。
時ニ、十一月廿六日　蘭山識ス
天明戊申之冬　朽匏子

［解説］

天明八戊申年（一七八八）一月三十日未明、京都の南東から出火し、丸二日にわたって都を焼き尽して、ようやく二月二日に鎮火した。この大火は江戸時代の京都で最大といわれ、一四二四町・三万七千軒が焼失、禁裏や二条城なども類焼した。河原町の衆芳軒も焼け落ちたが、蘭山（六十歳）は、火難を免れた門人吉田立仙宅に世話になった。その屋敷は都の南部、鞘屋町《さやまち》大仏正面下ルにあって、二つの楼閣があり、眺めも中々のものだったことが、右の文からわかる。蘭山はその南楼を仮の住まいとしたらしい。

弟子たちの大半は火災によって離散し、講義も行なえなかったが、皮肉なことに蘭山は久々の少閑を得た。そこで、「四十年来嘗テ写ス所ノ図書」を整理したという。右の文には触れていないが、大火の際に多くの弟子たちが馳せ参じて、衆芳軒にあった山のごとき資料類を安全な場所に持ち出してくれたのに違いない。

中冬（十一月）には、その整理も一段落し、蘭山は随筆の筆を取った。随筆といっても、世間一般の随筆ではなく、動植鉱物にわたる小論集である。右の文によると『南楼随筆』と名付ける予定だったらしいが、現存するものは三部に分かれている。大半の稿の末尾に書き上げた日付が記されているので、月日順に「書名・項目数・執筆期間・所蔵先」を記すと、次のようになる。ただし、項目数は、単なる書抜きや後年に追加した一項を除き、蘭山がこの折に執筆した小論の数である。

（一）『衆芳軒随筆』、六項、天明八年十一月十日～二十六日：稿本、国会図書館

（二）『水火魚禽考書』、八項、同年十一月二十六日～?：稿本、東洋文庫
（三）『南楼随筆』、一七項、同年十一月二十八日～十二月二十五日：稿本、東洋文庫［ほかに文化五年（一八〇八）の追加項一件あり］

ここに取り上げた京都大火の文は、（一）の最後に置かれている。次項に引用した「薬石」は（二）に含まれている。より詳しい構成・内容・引用は、「小野蘭山の随筆」（磯野直秀、慶應義塾大学日吉紀要・自然科学、三四号、二〇〇三年）を参照されたい。

●「薬石」（小野蘭山著『水火魚禽考書』［東洋文庫、三Jａろ―80］所収）の後半部

国々ニ志アル人アリテ尋求メバ、石薬ニ限ラズ、凡百ノ薬物モ蛮華ノ舶来ヲ待ズシテ、本邦産スル所ノ品ニテ足ル様ニモナルベシ。惟《タダ》、ソノ人ノ乏シキヲ嘆ズベキコトナリ。余、壮年ヨリ本艸ノ学ヲ教授ス。今ニ至ルマデ、四方之士、吾ガ門ニ遊ブモノ多カラズト為《ナサ》ズ。然レドモ、帰国ノ後、相続テ学習スルモノ僅ニ什ノ一［十分ノ一］ニ及バズ。皆言フ、帰後友ナクシテ果サズト。是、皆世ニ阿《オモネ》リ、利ヲ貪《ムサボ》ルノ輩ニシテ、其志ナキノ甚シキ、固《モト》ヨリ責ルニタラザルモノナリ。夫レ志アルモノハ、親シク天下ヲ周遊シ、極西ノ国ヨリ蝦夷ニ独歩スルモノモアリ、豈《ア》ニ友ノ有無ヲ論ゼンヤ。凡ソ、今ノ人、善ニ与《クミ》スルモノ少シ。故ニ古語ニモ、志道友少、又水清無魚・人清無友、ト云ヘリ。

余、幼ヨリ多病ニシテ門ヲ出《イデ》ズ故、竹馬ノ友ナシ。長ジテ松岡先生ノ席ニ連ルコト数年、ソノ徒百有余人ナレドモ、一ノ親友ナシ。今衰老ニ及テモ、亦然リ。故ニ、ソノ見聞スルトコロ極メテ寡陋ニシテ、先生万分ノ一ヲ窺《ウカガウ》コトアタハズト雖《イエ》ドモ、懇請ニヨリテ借シテ教授ヲナス。

今、帰郷ノ学生、モシ志アリテ、ソノ国々ノ山野河海ヲ跋渉シテ薬物ヲ尋求メ、其真偽ヲ弁識シ、ソノ国ニ何等ノ真ノ薬品アルコトヲ明ニシ、外船ヲタノマズンバ、コレモ亦、五金ノ外、ソノ国ノ宝ト云ベシ。コレヲ用テ蒼生ヲ寿域ニ躋《ノボ》サバ、亦民ノ父母タル人ニハ忠行ノ一事トモナルベシ。昔ヨリ京師浪華ノ薬舗ニハ、品ノ悪シキ薬物ヲ田舎下シト称シ貯ヘ置ク時ハ、ソノ国々ヘ運送スル薬ニハ不正ノ品モ多カルベシ。ソノ国々ニ正シキ薬物アルヲ知ラズシテ、外船不正ノ薬ヲ尊ビ用テ民命ヲアヤマルモノノ、誠ニ頑愚ノ為《ワ》ザナルカナ。

薬ヲ正シ、真偽ヲ弁ズル者ハ医家ノ急務ナリ。猶、工人ノソノ器ヲ利スルガ如シ。而《シカ》シテ今ノ人、ソノ好ム所ニ於テハ、友ヲ問ハズシテ自《ミズカラ》走リ、ソノ急務ニ於テハ、反《ヨコシマ》ニ、或《アルイハ》友ナシト言ヒ、或ハ閑ヲ得ズト言テ、肯《アエ》テ学バザルモノ多シ。誠ニ顔厚《ママ》ノ至リト云ベシ。

十一月廿六日識

［解説］

前資料に記されているように、天明八年（一七八八）、京都大火で衆芳軒を失った蘭山が、門下吉田立仙宅に世話になっているときに筆を取った随筆のうち、『水火魚禽考書』に含まれる。この書には「薬石」と題した文が二点収められているが、その第二の文で『日本書紀』や『延喜式』所収の鉱物について述べた後にこの文が続く。蘭山が、気概と孤独さ、弟子への批判をふと漏らした珍しい一文である。

「多カラズト為ズ」（＝多い）とか、「志道友少」（道を志せば友少なし）、「蒼生ヲ寿域ニ躋サバ」（人々を幸せにすればなど、あまり見慣れない表現が出てくるが、それほど難解ではないだろう。

［参考文献］前節に挙げた「小野蘭山の随筆」を参照されたい。

●「小野蘭山寛政七年書簡下書」（国会図書館、WB九—一〇）➡口絵

＊わかりやすいように段落をつけ、それぞれの段に番号を付した。

① 名物之事ハ前々より儒家面々ニ被考置れ候も、専門之人ハ無之、物産吟味之事ハ稲《トウ》先生より之事と相見へ申候。是ハ貴国ニ仕官なれば、其時代年号等ハ其御地ニ而《テ》、明ニ相知れ可申候。元来貝原、稲、松岡三先生ハ皆伊藤家ニ而同友之事なれば、互ニ相談も可有之事也（注1）。

② 本艸之学ハ稲先生より先師へ伝わり候由。即、物故之節も封し遺して先師へ被伝候書付も有之候よし、嘗而《カッテ》聞及べり。貝原先生ハ稲先生より先達而《サキダチテ》物故せられし故、貝原先生より先師へ伝はると云事ハ無之事ニ候。

③ 先師之業ハ甚洪大ニして、企及べき事ニ非ず。儒書神書より有職医学本艸ニ至迄皆々講習有ざる事なし。治療之事ハ一円無之候。晩年ニ至而ハ、只儒書神書本艸のミ講会有之候。本艸会読ハ四九之夜のミニ候。先生、家ハ右之通繁業故、山野へ書生を召連レ品物を教之暇なし。依之、執心之人々、自《ミズカラ》山野ニ出、品物ヲ採来りて尋候事也。然トモ雑艸木ニ至迄も、漢名ニハ切紙折紙等之秘事有之候而、容易ニハ不被相伝事ニ候。因而《ヨッテ》、年数ヲ歴ざれバ、業を成就候事相成がたし。

④ 不佞ハ晩年ニ及て業を受ル事只五ヶ年ニして先生物故せられし故、僅綱目会読一終するのミなり。然ル処、幸ニ先《サキ》達而《ダチテ》亡父伊勢守二十余年之間、先師ニ相従、業ヲ受シ故、綱目数遍《ママ》［編］之会志も有之、又切紙折紙等之秘説も大抵伝置候上、又亡兄越後守亦先師ニ相従、業を受事十余年ニして、写本等共も大抵伝置候ニ付、不佞是等ニ依て相考、先師万分之一も可会得処ニも相成候処、不佞壮年之比《コロ》より四方之書生懇望ニ付、不得已《ヤムヲエズ》して会読を始め、春秋ニハ山野ニ罷出、艸木を採り、虫石を尋ね、従《シタガウ》者ニ示し、品物を見習ハしむ。

⑤ 教授之義、四十歳迄ハ右先師之説を相守居申候処、追々当地ニ不限、他国よりも新ニ品物等多相出て、古《イニシエ》和産之不詳之者も今ハ真物沢山ニ有之もあり、又薬品新渡もあり、唐種《カラダネ》類も多く渡りて、古薬品之不知リシ者も今ハ明白ニ成たるもあり、又新渡之書物も数多有之候而、古漢名之不知者も今ハ的当之名も多く相成りて、古説之通りニ而ハ不相合事も有之候。依て疑問之人々、日々ニ多く相成り、右之言訣、殆迷惑ニ及べり。此時ニ当りて堅く先説を守れバ、却而猶々謬《アヤマリ》之訾《ソシリ》を免ざるニ似たり。故、日夜博く尋ね深く考て、古《イニシヘ》之穏ならざりし事共を改め、今の的当せる名目を採りて世に弘め来れり。

⑥ 因《ヨッテ》、古極秘之事も今ハ尋常之事に相成処も多シ。是敢て我説を振んが為ニも非ず、又漫ニ博識を衒《テラ》ハんが為ニも非ず。実に時勢之然ら令《シ》むる所ニして、不得已《ヤムヲエザル》なり。然とも考証なき漢名を伝へず、正拠なき和名方言を云ハず。世上ニハ、証拠もなき和漢名を弁じ、■漫ニ名付て博識之名ヲむさぼる人も古来多し。於我門は、最深く戒慎すべき事也。

⑦ 凡本艸之学ハ右之通、品物も追々相出、名目も追々相知れて、日新之業なれば、今より以後も、歳ヲ逐而《オイテ》改正もあるべき事なれは、他ノ学業とハ違ひ、古の伝来ノ通りを永く相守ル事ハ成難事也。

⑧ 且《カツ》又、薬品ハ固《モトヨリ》治療之具にして、人命之預り系《カカワ》る処なれバ、口授秘訣等有之候而《テ》品物明白ならざれバ、却テ病人を誤り治する之害もあるべくして、甚不仁なる事ならずや。故、我門ニ而ハ、薬品之伝授を言《イワ》ず、只品物[を]明白ニして真偽を弁別し、病ヲ治セ令《シム》るを第一とす。然とも其詳説ハ、会席上ニ而ハ、不可弁尽事多し。且又、治療之害ニ不相成品ニ於てハ、少々秘説も有之なり。

右、此度御不審ニ付、由来等を荒々書記する事然り。

寛政七年五月廿四日

（注1）たしかに稲生《いのう》（稲《とう》）若水《じゃくすい》は伊藤仁斎に、松岡玄達は伊藤仁斎・伊藤東涯に師事したが、貝原益軒は仁斎と交流しなかった。一方、益軒と若水は親しい間柄だった。

［解説］

この「小野蘭山寛政七年書簡下書」は、蘭山の子孫から国会図書館に寄贈された『本草綱目草稿』（WB九―一〇：『本草綱目』講義用覚え書）中から、同館古典籍課（当時）の間島由美子氏が発見したものである。

宛名が記されていないが、①の二行目に「貴国に仕官」とあり、ここは稲生若水について記しているので、「貴国」は若水が仕えた加賀藩を指し、書簡の相手も同藩に住むとわかる。また、内容から、かなり親しい門人らしい。この二点から推定すると、蘭山の書簡が少なくとも一三通も残っている能登国の門下、村松標左衛門の可能性が高い。その標左衛門が、本草学の系譜や蘭山の指導方針について質問を寄せ、それに対しての返書と思われる。

本資料には、墨筆・朱筆で訂正・追加がいたる所に記されており、走り書き的な部分もあって、とても読みにくい。また、段落も無いが、翻刻では幾つかの段落を付け、判りやすくした。以下、その段落ごとに概要を記す。

①「名物の事」、いわゆる名物学は、漢名や古典の和名が現今のどの品にあたるかの考証で、古くは儒学者（たとえば、『多識編』を出版した林　羅山）が携わってきたが、動植鉱物を扱う専門家は稲生《いのう》若水（稲《とう》　若水）に始まり、同時代に貝原益軒や、松岡玄達が出た。

②蘭山が師事した松岡玄達は若水の弟子であり、若水が没したときに、秘伝も玄達に伝えられた。

③玄達は博識で、儒学・神道・有識故実・医学・本草学の広い範囲にわたって教えたが、治療は行なわなかった。本草については会読を四・九の日の夜に行なったが、多忙なために弟子を野外に連れ出して実地教育を行なう暇が無かった。そこで弟子たちは自分で山野に出て採集し、不明な種類は持ち帰って玄達に質問するのが常だったが、漢

名は秘伝として容易には教えてもらえなかった。

④ ★松岡玄達の講書についての記述は、従来乏しかったので注目される。
蘭山は玄達晩年の弟子で、「業を受ル事只五ヶ年」で玄達が没し、『本草綱目』の会読を一周受けただけに終わった。幸い、父（職茂）が二〇余年、兄（職秀）が十数年、ともに玄達に学んでいたので、本草書や講義の筆記、秘伝の教えなどが小野家にあった。蘭山はそれを基にして、独学で本草を学び、学塾（衆芳軒）を開いたのだが、会読だけでなく、春秋は野外に出て、草木や虫・石などの実地指導を行なってきた。
★玄達に師事した「五ヶ年」が実質五年ならば、入門したのは寛保元年（一七四一）で蘭山十三歳、足掛け五年ならば寛保二年、蘭山十四歳のときとなるが、寛保元年には玄達門人の蔵書を写している（↓年譜）ので、おそらく十三歳の入門だろう。
★蘭山の父が玄達の弟子だったことは「蘭山小野先生小伝」（↓資料編、後出）にも記されているが、「二十余年」にも及んだこと、兄も十数年学んだ弟子だったことは新知見である。

⑤ ★本節および⑧から、蘭山が師松岡玄達とは異なった姿勢で門人に接したことが明らかである。
四十歳の頃（明和五年＝一七六八）までは、師の玄達の教えをそのまま弟子に伝授していたが、その頃には和産すると判明した品や、海外から新渡の薬物・薬草・書物も多くなり、新しい知見が増えた。そこで、先説に固執せず、以前の誤りを正し、自分の考察を述べるようになった。

⑥ 新説を立てるのは、自己を目立たせる、あるいは博識を誇るためではない。十分な考証なしに和名・漢名を定めてはならない。

⑦ 動植鉱物についての知識は日進月歩であり、他の学問とは異なって旧説にこだわってはならない。

⑧ 病気の治療に用いる動植鉱物の種類を間違えれば、効果が無いだけでなく、害になる場合もある。したがって、薬

材となる品に関しては詳しく教えて真偽を判断できるようにし、秘伝などを設けない。もっとも、講義の席上では説明しきれないこともあるし、治療の害にならない種類については秘説とする場合もある。

★この⑧を含めて、書簡に記された蘭山の教育方針は、天明四年（一七八四）に提出された「蒹葭堂誓盟状」の厳しい内容とかなり異なる印象を受ける。

［参考文献］磯野直秀・間島由美子、小野蘭山寛政七年書簡下書／付「範塾規」、参考書誌研究、六三号

●「長谷川有義宛寛政十二年五月九日付蘭山書簡草稿」（『蘭山先生日記』［白井光太郎写、国会図書館、特一―三六四九］所収）

訳説校合之義、浅田玄啓追々故障有之候上、所労相成候、右此節ハ先《マズ》快方有と申上候。岡村春益も于今所労ニ付、旧冬ヨリ懈怠がちに而《テ》、出来難相成候ニ付、大手ヨリも度々多紀氏へ御催促ニ依り、多紀氏も此度火急ニ仕立候而追々上木之御積ニ候処、是迄の清書人甚疎懶之人ニ而、相認候清書甚悪敷《アシク》、再校セざれば入用相成がたく、御無益之事ニ付、以後ハ刑部清書可致候由、大手ヨリも御噂ニ付、多紀氏ヨリ被申付。訳説考正之名も相止メ、此方の弁書ヲ差出候様子ニ致候て、啓蒙と名ヲ改申。名前ノ所ハ只浅田岡田［岡村か］を筆者として、刑部名も書人可申趣ニ相成候間、孫長谷川何々と書入差出候処、長谷川ノ処ハ先《マズハ》無字ニ為掘［彫？］置可申候。内々孫養子ニ仕候趣ニ可致候間、先京都へ早速申遣し、御所向相済候上、小野ノ字を書人可申候段、多紀氏直々刑部へ被申渡候。此義も先頃刑部を被召寄、蘭山義珍敷《メズラシク》御召出之処、一代切にてハ甚可惜事ニ付、刑部致出精相続可申候旨、大手ニ而も御噂有之候趣ニ而、段々懇ニ御勧め有之候上、又々右之通被申付候間、何分宜敷御取繕被成、御願可被下候。相済候ハバ早速御申越可被下候。右之段、得御意度《タク》、

如此御座候也。

中五月九日、民部へ遣艸稿

［解説］

これは蘭山から実子長谷川有義（民部）へ宛てた書簡の草稿で、寛政十二年（一八〇〇）五月九日付。『本草綱目啓蒙』作成の過程と、有義の子・蘭山の孫の長谷川佐一郎（刑部、のちの小野職孝）が蘭山後継者となった事情についての重要な資料である。

白井光太郎教授が蘭山の日記に挟まっていた草稿を見付け、『蘭山先生日記』の該当個所に写し取った。しかし、草稿はそれ以降に失われてしまったので、白井が写した全文を再掲した（注1）。

文章はややわかりにくいが、『啓蒙』出版の件が幕府若年寄堀田正敦《まさあつ》（正敦役宅の地名「大手」と記す）の発案らしいこと、翻刻文の一行目に「旧冬」とあるので、前年の寛政十一年冬には作業が進められていたこと、指示は「正敦→多紀氏（医学館主多紀元簡）→蘭山」と伝えられていることなどが、うかがえる。

内容は、①浅田玄啓・岡村春益が所労などのため、編集が進んでいない、②原稿の清書に誤りが多いので、清書人を蘭山孫の刑部（長谷川佐一郎）に変え、刊本には刑部の名も加える（注2）、③書名は「訳説考正」から「啓蒙」に改める（注3）、④せっかく蘭山を江戸に召し出したのに一代で絶えるのは惜しいから、佐一郎を孫養子として後を継がせたらどうかと堀田正敦が勧めるので、有義もそのように取計らってほしい、の四点である。

（注1）この草稿は、末永・遠藤報文および『本草学と洋学』（年譜、資料14・22）にも翻刻されている。

（注2）『本草綱目啓蒙』初版・巻一〜九の各巻冒頭は、「蘭山小野先生口授／門人 岡村春益聖典 録／孫 小野職孝士徳 校閲」で、

浅田の名は無く、同・巻一〇～四八の各巻冒頭は「蘭山小野先生口授／孫小野職孝士徳録」になり、岡村の名も消える。
（注3）蘭山の講義筆記の一つである『本草綱目訳説』は、蘭山とその門下が安永四～九年（一七七五～八〇）頃に編集した可能性が指摘されている（↓年譜、一七八〇条、資料28）。最初の書名『本草綱目訳説考正』は、上記『訳説』本の補訂版という意味だったと考えられる。

●「多紀元簡上申書、寛政十二年十一月」（富士川游、小野蘭山先生ト医学館、植物学雑誌、一二六九号）

京都物産者
小野蘭山

右蘭山義、去《サル》未［寛政十一年］三月京都ヨリ被召下、於医学館講書被仰付候。以後、一《ヒトツキ》月ニ、十二日宛出席仕、本草綱目講業、甚ダ出精仕候。御手充《テアテ》ヲモ被下置候義ニ付、別段奉申上候モ奉恐入候得共、老人之義、遠国ヨリ罷出、殊ニ一席モ無懈怠、誠ニ皆勤ニ御座候間、何卒《ナニトゾ》可罷成義ニ御座候ハゞ、薄キ御品ニテモ当暮御褒美被下置候様仕度《ツカマツリタク》、奉願候　以上。

［解説］
これは医学館主多紀元簡の上申書で、寛政十二年（一八〇〇）十一月の提出と富士川が記している。
これから蘭山が月に十二日も、医学館で『本草綱目』を講義していたことがわかる。しかも寛政十一年（一七九九）の開講以来一日も休まずに皆勤であるので、本来の手当（三〇人扶持）は受けているけれども、それとは別にこの暮に、多少なりとも褒賞を与えてほしいとの上申である。

この上申は認められ、寛政十二年暮には白銀七枚を与えられた。そして、以後も年末に白銀七枚の褒賞が恒例となった（江戸大火で講義ができなかった文化三年〔一八〇六〕だけは、褒賞なし）。

●「蘭山小野先生小伝」（平井宗七郎敬義著、山本亡羊編『蘭山先生生卒考』〔国会図書館、W三四六―N七〕所収）

先生、姓ハ佐伯、氏ハ小野、諱ハ職博《モトヒロ》、字ハ以文、蘭山又朽匏子《キュウホウシ》ト号ス。俗称喜内、後号ヲ以テ行ハレ、遂ニ蘭山ヲ通称トス。

父ヲ職茂ト云、其系、中務卿有明親王十八世ノ孫ナリ。世《ヨヨ》、朝〔朝廷〕ニ仕フ。主殿大允《トノモダイジョウ》兼伊勢守ニ任ズ。別号ヲ識意斎ト云。恕菴松岡先生ノ門ニ遊ンデ神学及本草ヲ学ベリ。其宅初梨木町、後京極十念寺横町へ移リ、又塔之段桜木町へ転ズ。元文元年丙辰八月二十二日、家ニ卒ス。京極今出川ノ北、蓮台山阿弥陀寺ニ葬ル。法名ヲ無量光院秋月浄照居士ト号ス。

母ハ伊藤氏（注1）、二男子アリ。長ヲ職秀ト云、従四位上ニ叙シ、越後守ニ任ズ。父ノ家督ヲ襲《ツ》グ。

次男ハ先生ナリ。享保十四年己酉八月廿一日、桜木町ニ生ル。幼ヨリ記憶強ク、典籍ヲ好ム。延享元年甲子、先生歳十六、業ヲ恕菴先生ニ受ク（注2）。然レドモ僅ニ学ブ事一歳半許《バカリ》ニシテ、同三年丙寅七月十一日、恕菴先生逝ス。爾来独学苦修シテ道大ニ進ム。

同年、侍婢、一男子ヲ生。則婢ヲ出シ、後、終身娶ラズ。其男子ハ長谷川氏ノ養子トナル。名ハ有義、民部ト称ス。後、越後掾《ジョウ》ニ任ズ。有義ニ一男子アリ。名ハ職孝《モトタカ》、字ハ士徳、蕙畝《ケイホ》ト号ス。後ニ先生ノ嗣トナル。

宝暦三年癸酉、先生歳二十五、仕進ノ意ヲ絶、居ヲ河原町蛭子《エビス》川ノ北ニ仮テ（家主ノ名、亀屋喜平）書ヲ講ジ、採薬ノ外、戸ヲ出《イデ》ズ。学業既ニ成テ、名四方ニ顕レ、本草ヲ学ブ者、星ノ如クニ馳《ハセ》、雲ノ如クニ集リ、争テ業ヲ門下ニ受、又宅ヲ同町蛭子川ノ南ニ移ス（家主同人）。天明戊申［八年］京都大火ノ後、鞘《サヤ》屋町大仏正面下ル町ニ住ス（家主ハ門人吉田立仙）。又、東洞院《トウイン》丸太町下ル町へ移ル（家主ハ門人下村球二）。又、間《アイ》ノ町丸太町下ル町へ移ル（家主ハ門人中山玄又《ゲンユウ》）。

寛政元年己酉、先生歳六十一、秋八月、六秩ノ賀ヲ祝ス。自作ノ詩、

濁酒酌生辰、寿章邂逅新、徒驚書未就、已作杖郷人

寛政十年戊午、先生歳七十、春三月廿一日、門人等東山端寮ニ筵ヲ開、七秩ノ賀ヲ祝ス。其筵ニ会スル者八十余人ナリ。自作ノ詩、

曽言多病質、何得寿長年、幸喜蓬蒿裏、更逢杖国筵

コノ時、先生草木十種ノ新考ヲ撰ブ。門人見寿院法眼《ホウゲン》百々《ドド》俊道、摸写シテ上木シ、一冊子トス。題シテ十品考ト云。

同年冬十月、台命ニヨツテ東都ニ召ル。然レドモ老年寒気ノ節大儀ニ思召サレ、来春暖和ノ時節下向スベキ旨、京都町奉行ヨリ申伝ラル（掛リノ役人、砂川金左衛門）。同十一年春三月十一日（卯刻）、京ヲ発シ江戸ニ赴ク。門人等、日岡、大津、或《アルイハ》膳所《ゼゼ》辺迄送ル。吉田立仙ハ東都迄陪従ス。同廿八日江戸ニ着、居ヲ医学館ノ西隅ニ賜ヒ、月俸三十人口、銀一歳毎ニ四十枚ヲ賜。命ジテ医学館ニ於テ本草ヲ講ジ、医学ノ子弟ヲ教授セシム。

享和元年辛酉夏四月、命ニ因テ常陸筑波山、下野《シモツケ》日光ノ諸山ニ薬ヲ採ル。四月七日ニ宅ヲ発シ、五月十八日ニ帰ル。常野採薬志一巻ヲ著ス。同二年壬戌春、又命ジテ諸州ニ薬ヲ採シム。其御触書ニ曰、

此度採薬為御用、小野蘭山儀、当二月下旬江戸出立、東海道筋、大津、伏見、淀ヨリ紀州迄被遣候、伊勢路ヨリ大和路、宇陀、三輪、多武峯、初瀬、金剛山、生駒《イコマ》山、奈良、城州稲荷山、京都清水、比叡山、鞍馬山、大悲山、貴《キ》布禰《ブネ》、清滝川筋、愛宕《アタゴ》山等ニテ致採薬候間、右ヶ所ニテ差支無之様可致候、右之趣、山城国中へ可相触者也。

ト云々。

同五月六日、先生京都ニ着ク。門人等伏見へ出迎フ。同十日京ヲ発シ、岐蘇《キソ》路ヲ経テ、六月ノ初江戸ニ帰ル。採薬志一巻ヲ著ス。

同年、本草綱日啓蒙四十八巻ヲ著ス。御老中、若年寄及太夫、士、并《ナラビニ》門生等助資テ、同三年二月刻成（注3）。文化元年甲子秋、飲膳摘要一巻ヲ著ス。小生（敬義）上木ス。

文化五年戊辰、先生歳八十、三月廿一日、門人等自宅日新楼（注4）ニ於テ、八秩ノ賀ヲ祝ス。其筵ニ会スル者百余人、自作ノ詩、

東来倏忽《タチマチ》十星霜、遅日新楼酔寿觴、三万六千虧八九、猶思徒仮数年長

コノ時、先生、耋筵小牘《テツエンシヨウトク》一巻ヲ著ス。門人等上木ス。

同［文化］七年庚午春正月、広参《コウジン》説一巻ヲ著ス。同正月廿三日、医学館会初ナリ。其日北風烈シク吹、翌廿四日ニ至リ寒気至テ強シ。黄昏ノ頃ヨリ先生微《スコシ》ク感冒ノ気味アリ。同廿五日ハ自宅ノ会初ナリ。先生例ノ如ク席ニ出テ甘草ノ条ヲ読初メラル。同廿六日病追追重リ、同廿七日ノ暁、終《ツイ》ニ卒ス。寿八十有二。

同廿九日（卯刻）江戸浅草誓願寺塔中《タッチユウ》向接院（注5）ニ葬ル。法名、救法院殿顕玄道意居士（注6）ト号ス。但シ、表向ノ死去披露ハ三月四日亥下刻ナリ。表向ノ葬式ハ同八日午時也。墓誌ノ銘ハ門人井岡大臧冽《レツ》元泉撰ス。墓表ハ多紀安長丹波元簡撰ス。屋代太郎源弘賢書ス。

同四月五日、家督ヲ孫職孝ニ命ゼラレ、月俸十五口ヲ賜ヒ、本草御用向可相勤旨被仰渡云々。文化九年壬申三月十三日、長谷川越後掾安部有義卒ス、寿六十六（注7）。同十四日、東山真如堂中法輪院ニ葬ル。法名、養心院実光祐仙ト号ス（有義ハ先生ノ息也。塔之段毘沙門町ニ住ス）。

文化十年癸酉春

平安門人　平井宗七郎源敬義　謹誌

（注1）これは誤伝で、伊藤氏は父の前妻。兄職秀・姉八尾・蘭山三人の母は後妻の殿村氏である。
（注2）松岡玄達に入門したのは、おそらく寛保元年（一七四一）、十三歳のとき。↓資料編「小野蘭山寛政七年書簡下書」
（注3）『本草綱目啓蒙』の完成は文化二年十二月。
（注4）日新楼は、江戸大火後に建てられた新居を指す。
（注5）塔中は、向接院ではなく、迎接院《コウジョウイン》。
（注6）法名は、救法院殿顕玄道意居士ではなく、救法院殿顕現道意居士が正しい。
（注7）安部有義の享年は、六十七。

［解説］

小野蘭山が没してから三年後に記された小伝で、筆者平井は京都の本草家、名は敬義、通称宗七郎、号紫泉・梩斎。

この小伝は同種の資料のなかでもっとも詳しく、今後も最重要資料として使われるだろうが、数か所に誤りがあるので、その個所に注を付して訂正した。俸給の額や刊本の出版年などの細部についても誤解を招く記述があるので、年譜を参照していただきたい。

本資料は『蘭山先生生卒考』に含まれるが、ここでは小野家旧蔵の『生卒考』を底本とした。この小野家本は、編者山本亡羊の原本を山本家で写して小野家に寄贈したもので、信頼性の高い資料と考えられるからである。ただし、底本は濁点・振仮名が無く、改行もしないので読みにくい。この翻刻は、その点を配慮して作成した。

なお、多紀元簡の「墓表」、井岡 冽の「墓誌銘」、『［重訂］本草綱目啓蒙』に所載されている多紀元堅の「小野蘭山先生伝」（いずれも漢文）が、平凡社版『本草綱目啓蒙』第四巻に収められている。ただし、「墓表」と「先生伝」は衆芳軒の創設地を誤っているので、注意を要する。

小野蘭山書簡集

平野　満
幸田正孝　編

この書簡集には編者が知り得た小野蘭山書簡のすべてを収めた。翻字には幸田正孝と平野満があたり、編集その他全般は平野が担当した。文責は平野にある。

凡例

一、はじめに名宛て人の略伝、書簡の所蔵者（出典）一覧を付した（[　] 内は請求番号）。できる限り書簡原本からの翻刻に努めたが、影印で紹介されたもの、活字として紹介されたもの、あるいは複写物によったものも少なくない。御海容を願う。それらについては典拠を示した。

一、書簡は名宛て人別にあいうえお順に並べ、名宛て人が同じものは年月の古いものから、年未詳のものは月日の順に配列し、通し番号を付した。

一、書簡が書かれた背景や内容を読み取るためには註が不可欠だが、紙幅の関係で一切省略した。いずれ、註を付した形で提供できる機会が得られることを願っている。

翻刻にあたっては次のような措置を施した。

一、書簡の書かれた年は内容から判断し、[　] を付して示した。

一、書簡の文章は原文どおりであるが、漢字は原則として現行字体を用いた。

一、〆・ゟなどの合字は開いてシテ・ヨリなどとした。

一、句読点は編者が施した。

一、判読できなかった文字は□とし、虫損などにより判読不能な文字は□《ムシ》とした。

所蔵者（機関）の方々には大変お世話になった。改めて御礼申し上げます。なお、本書簡集に収録できなかった蘭山書簡も多数残っていると思われる。所在をお知らせいただければ幸いである。

名宛て人の略歴

赤尾三覃・正恕（書簡1）『救荒本草紀聞』写本七冊（杏雨書屋蔵［杏二二九〇］）に「小野職博口授　門人赤尾正恕筆録」とあり、蘭山門人であったことが証される。経歴は未詳。書簡中に「毎々御丁寧預訪問誠被入念候御事御座候」とあり、赤尾氏が蘭山のもとを度々訪問していることがわかる。また、「御家厳様よりも御加筆之趣示教、尚又宜様御致意可被下候」から、蘭山は赤尾三覃の父とも知己の関係にあったこともわかる。生没年未詳。

井岡大造（書簡2）名は冽、字は元泉、はじめ大造のち道貞と称す。桜仙と号す。江戸住吉町に住し、美作津山藩主三代にわたり藩医・侍読として仕えた。蘭山門人。父友仙（友僊）は岩永（英）玄浩の門人。享和元年（一八〇一）、蘭山の採薬に従い、『常毛採薬録』を残した。ほかに『挨穴資蒙』『毛詩名物質疑』『大和本草批正』などがある。門人には谷元圭がいる。宇田川榕庵の本草の師としても知られる。天保八年（一八三七）没、六十歳。

大冢源作（書簡3）未詳。

大槻玄沢（書簡4）名は茂質。字は子煥。磐水と号す。玄沢は通称。奥州一関の田村藩医大槻玄梁の子。一関藩医建部清庵について医学を学び、江戸に出て杉田玄白について蘭方医学を、前野良沢について蘭語学を修めた。長崎に遊学して長崎通詞本木良永（蘭皐）から蘭語および蘭方医学について学んだ。長崎から江戸に帰り、一関藩医から江戸住みの仙台藩医になる。主たる編著書に『蘭学階梯』『重訂解体新書』など多数。玄沢の塾芝蘭堂からは多くの優秀な蘭学者が輩出した。文政十年（一八二七）没、七十一歳。

小原源三郎（書簡5・6）名は良貴。通称政之助、のち源三郎。桃洞と号す。医を吉益東洞に、本草を小野蘭山に学ぶ。

紀州藩は寛政四年（一七九二）四月に医学館を創設、併設した本草局の医官に小原良貴を登用して主管させた。寛政七年（一七九五）三月には藩命によって熊野山中に採薬。享和元年（一八〇一）、蘭山の常野採薬に同行した。享和二年の紀州採薬には、那智から参加している。文化十一年（一八一四）には、藩命によって熊野および日高郡に採薬した。編著書に『桃洞遺筆』『南海介譜』『南海魚譜』『南海禽譜』『紀伊続風土記』『本草余纂』などがある。文政八年（一八二五）没、八十歳。

北嶋其祐（書簡7） 未詳。

木村吉右衛門（書簡8〜12） 大坂の酒造家で、屋号を坪井屋といった。名は孔恭、字は世粛、蒹葭堂と号す。吉右衛門は通称。詩・画・茶・本草などさまざまな学芸の世界に遊び、当時の同好や知識人と幅広い交友を結んだ。動植鉱物の標本や和漢書の収集家としても知られる。本草を津島恒之進（松岡恕庵の門人）に、のち小野蘭山に学んだ。『なぎさの玉』『一角纂考』などの編著書がある。享和二年（一八〇二）没す、六十二歳。

木村周安（書簡13〜19）・**木村良哲**（書簡20）・**木村良朔**（書簡21・22） 木村周安は備後府中の人。『蒹葭堂日記』天明九年二月二日に「備後府中　門人歌人也　木村中平　弟周安書状持参始逢」とみえ、周安の兄中平は歌人であった。誰の門人かは未詳。良哲は周安の血縁者だろう。良朔は良哲の男で、年未詳四月下旬に没す。

小石元俊・小石元瑞（書簡23〜32） 元俊は大坂（のち京都）の開業医。名は道、字は有素、元俊は通称。大愚と号す。淡輪元潜・永富独嘯庵に医学を、皆川淇園に漢学を学ぶ。杉田玄白・大槻玄沢と交流し蘭方医学を習得した。とくに解剖学の重要性を認めて数度の解剖を行なった。衛生堂（大坂）のち究理堂（京都）を経営して多くの門人を育てた。

元瑞は元俊の男。名は龍。檉園また秋岳、のち拙翁と号す。江戸に出て杉田玄白に蘭方医学を学び、大槻玄沢や宇田川玄随らと親しく交流した。京都に帰り父元俊の究理堂を継ぎ、医療および門人教育にたずさわった。小石家の医学は漢蘭折衷医法であった。

河野養元（書簡33） 未詳。

鷹取遜庵（書簡34・35）筑前の医師。千葉一流挿花を学ぶ。花楼庵遅木と号し、生花東山流挿花の祖となる。挿花用の草木を各月ごとに分けて解説した『［東山流］四季賞花集』二巻（文化二年［一八〇五］序刊）の著書がある。生没年未詳。

高橋仙益（書簡36）名は政順。字は順徳また徳郷。通称は仙益。済庵また謙斎と号す。医者・漢詩人。大和郡山藩医並河宗方の男。同藩医高橋政勝の養嗣子となり、天明六年（一七八六）郡山藩医を継いだ。のち京都に遊学し、中西深斎に医学を、小野蘭山に本草学を、皆川淇園に詩賦を学んだ。寛政七年（一七九五）から三年間、江戸藩邸詰、のち帰国して文政七年（一八二四）侍医に任ぜられた。詩文・書にも長じた。編著書に、『済菴詩集』『調神社歳旦詩集』などがある。天保五年（一八三四）没。七十歳。

竹中清五郎・横尾忠兵衛（書簡37）未詳。

谷川順瑞（書簡38）名は士逸。通称は順端・端斎・丹斎など。谷川士清の男。和学者として知られる。伊勢国安濃郡洞津の人で代々の医家。父の跡を承けて医を業とし、和歌をよくした。『蒹葭堂日記』安永八年（一七七九）二月十九日に谷川順端の名がみえる。生年未詳、文化八年（一八一一）没。

寺尾隆喬（書簡39）医家寺尾家の第二代。のち一安と称し、顕融と号す。延岡藩所属の町医師で京都在住の初代良調（良調）の嫡子。隆喬は天明二年（一七八二）には京都所司代の医官であったが、のち笠間藩医となる。寛政二年（一七九〇）十二月六日隠居し、同月七日に一安と改名。弟隆純とともに蘭山門人として、蘭山講義録の筆録を残した。寛政十一年（一七九九）三月二十七日、江戸に下る途中の蘭山を玉川の六郷橋を渡った辺りで出迎えている。生没年、未詳。

中島玄台（書簡40）大坂堂島の中島玄同の血縁者か。『蒹葭堂日記』安永九年五月十五日に中島玄同が訪問したことを記し、「堂島南中町二丁目中島玄同」の注記がある。詳細は不明。

名倉文助（書簡41）未詳。

萩野透元（玄広）（書簡42〜46）荒川寿庵の弟。宝暦七（一七五七）年、土佐藩の江戸藩邸奥向医師萩野家の養子となる。『蒹葭堂日記』天明六年三月八日に「土州萩野玄広透元事」とみえるから、これ以前に透元を玄広に改めたか。土佐から京都に出て、天明二年二月頃いったん土佐に帰り、翌天明二年（一七八二）三月ごろ江戸に出て、天明八年頃土佐へ帰国した。生没年、未詳。

長谷川有義（**民部**）（書簡47）　小野蘭山の実子で長谷川家の養子となる。幼名は佐一郎。名は有義。通称は民部。蘭山の享和元年（一八〇一）の常野採薬、甲駿豆相採薬、翌二年の紀州採薬に同行した。のち、蘭山の跡を継いだ小野職孝（蕙畝）は有義の男で、蘭山の嫡孫にあたる。

原　養浩（書簡48）　未詳。

平井宗七郎（書簡49）　京都の人。名は敬義。字は子方。通称は宗七郎。紫泉また樫斎《ていさい》と号す。古義堂で漢学を、また小野蘭山について本草を修める。京都の学芸研究会「以文会」の同盟員であった。『古今類聚薬名考』『品物図纂』などの著書がある。文化十年春に「蘭山小野先生小伝」を著した。文政十二年（一八二九）四月十七日没、五十八歳。

増田玄益（書簡50・51）　増田坦庵の兄か。

増田坦庵（**玄喬**）（書簡52〜63）　伊勢国津の西町の人。増田以節の子。坦庵は号。玄喬また心節とも称した。寛政二年（一七九〇）五月十一日蘭山の書状を紹介として、門人（書生）五人を同伴して大坂の木村蒹葭堂を訪ねている（『蒹葭堂日記』）。蘭山が江戸に下る途路、寛政十一年三月十四日には、伊勢の亀山に出迎え庄野まで同伴して同宿、翌日別れている。また、享和二年（一八〇二）四月廿八日蘭山が紀州採薬からの帰路、津を通りかかった際に出迎え、やはり仁柿に同宿し翌日別れている（『蘭山日記』）。

三浦玄純（書簡64・65）　松田氏の男として北河内に生まれる。のち三浦懐仙の養子となる。鈴木蘭園・小野蘭山に本草を学ぶ。名は義徳、字は季行また子行。玄純は通称。蘭阪・酔古堂などを号した。『名物手摭古小識』『爾雅名物小識』『蘭阪随筆』などの著書がある。天保十四年十一月十五日没、七十九歳（異説あり）。

宮地郁蔵（書簡66・67） 明和五年土佐郡小高阪村（高知市）に宮地五右衛門の五男として生まれる。名は維則、字は叔義。郁蔵は通称。はじめ父について学び、桑名原澄に医学を学ぶ。天明七年（一七九一）京都に上り、小野蘭山に本草学を、岩垣竜渓に儒学を学ぶ。寛政三年（一七九一）帰郷して北奉公人町で医を業とする。寛政六年（一七九四）から享和三年（一八〇三）まで江戸に住し、各地を旅して植物を採集した。享和元年に蘭山の常野採薬と甲駿豆相採薬に同行し、『常毛採薬録』（享和三年成）を著した。文政五年（一八二二）十月五日没、五十五歳。

村松標左衛門（書簡68〜81） 能登羽咋郡町居村の大百姓で代々伊兵衛を襲名した。標左衛門は村松家の第三代。名は信、字は紀風また修平。尚志軒・樵耕斎と号した。標左衛門は通称。蘭山門人として本草学を学ぶ。蘭山没後は京都の蘭山門人山本亡羊に師事し「読書室物産会」に出品した。享和三年に薬種業（芳山堂）を開業、文政十一年には京都・大坂・江戸を取次所として出店を設けた（分家に引き継がれる）。加賀藩家老村井氏に抜擢され、加賀藩植物主附として出仕し、加賀藩の殖産に力を尽くした。著書に『救荒本草啓蒙』『尚志軒夜話』『村松家訓』『農業開奮志』『馬療木鐸大全』などがある。標左衛門の作成した『腊葉集（押し葉帳）』二十二冊が残る。天保十二年十一月八日没、七十九歳（異説あり）。

物部主鈴（書簡82） 姓は物部氏また武邑氏、後には武部氏を称した。名は維則、字は景行。医を開業してからの通称を修齢・主令・主鈴といい、後には剃髪して寿斎と称す。檉《てい》庵と号す。鷹司家に仕えて京都烏丸五条之北に、のち東洞院高辻之北に住んだ。小野蘭山門人。『月省録』『本草綱目紀聞』（題簽は「物部寿斎紀聞」）『本草備要記聞』などの編著書がある。門人に『古方薬品考』の著者内藤剛甫がいる。天保十一年七月十二日没、八十二歳。

屋代太郎（書簡83） 名は弘賢、通称は太郎、輪池と号す。和学者として知られ、故実・和歌・書など幅広い分野に業績を残した。幕府の右筆として『古今要覧稿』の編纂にあたった。本書のうち本草にかかわるものとして、物産部門の編纂には蘭山門人の岩崎灌園や岡村尚謙が手伝いとして参画した。弘賢は蔵書家としても知られ、その文庫を不忍文庫といった。この蔵書はその後阿波藩主蜂須賀氏の阿波文庫に収められた。天保十二年（一八四一）閏正月十八日没、八十四歳。

山本逸記（書簡84）美濃の人。館《たち》氏ともいった。京都に出て蘭山及び浅井図南に師事し、三十歳のとき郷里に帰り医を開業。のちまた京都に出て小野家の師弟を教授し、傍ら医を業とした。享和二年（一八〇二）松江藩に招聘され、同四年十二月松江藩に出仕した。山本氏の書院を存済館といった。これはのちに藩立医学校とされ、逸記の子安良（鶚寮）、孫良臣（簡斎）が館主を継いだ。安良は荻野元凱の門人。良臣は山本亡羊の門人で、蘭山の孫弟子にあたる。良臣の門人に松原新之助がいる。生没年未詳。

柚木常盤（書簡85）近江蒲生郡国迫村（滋賀県日野町迫）の眼科医柚木惟郷の男で家業を継いだ。幼名を常盤太郎。名は季穀、常盤は通称。字は南畝、江州花農と称す。小野蘭山門人で、同門の木村蒹葭堂や山本亡羊らと交流した。『夏草冬虫図』（享和元年［一八〇一］刊）、『雑草譜』の著書がある。柚木は小野蘭山と木村蒹葭堂に冬虫夏草一箱を贈った。『夏草冬虫図』には、蘭山と蒹葭堂からの礼状が刻されている。ここに収めた書簡がそれである。文化六年（一八〇九）六月二十四日没、四十七歳。

吉田意専（書簡86）未詳。

老キ安公居士（書簡87）未詳。

書簡所蔵者（出典）一覧（［　］内は請求番号）

1 雑花園文庫（小笠原亮軒氏）
2 都立中央図書館 渡辺刀水旧蔵［渡三八五］
3 早稲田大学附属図書館　南大曹旧蔵名家書翰集［チ〇六–〇三八九〇–二二九］
4 今治市河野美術館［一七–三七］（掛幅）。岩崎鐵志・遠藤正治「小野蘭山の大槻玄沢宛等書状五通」（『実学史研究』XI（一九九九年、思文閣出版）による
5 大阪歴史博物館（旧大阪市立博物館）［歴史四二二八］

6　平野架蔵
7　『京都の医学史』（一九八〇年、思文閣出版）一二一五頁掲載の図版による。図版不鮮明のため、読めない文字が多くなった。また、誤読も多いと思われるがお許し願いたい。
8　大阪歴史博物館［歴史四二二九］（『木村蒹葭堂―なにわ知の巨人―』［二〇〇三年、思文閣出版］）九三頁
9　瀧川義一・佐藤卓彌『木村蒹葭堂資料集』（蒼土舎、一九八八年）による
10　弥富浜雄『名家書翰集抄』（大正七年六月）七一～二頁による
11　中尾堅一郎氏。混沌会・木村蒹葭堂顕彰会編『木村蒹葭堂来翰集　先人旧交書牘』（二〇〇四年、中尾松泉堂書店）四～六頁による
12　早稲田大学図書館［ヌ〇五―〇五九八六―一二］
13～22　所蔵者不明。複写物による
23～32　究理堂文庫（小石秀夫氏）蔵
33　早稲田大学図書館　南大曹旧蔵名家書翰［チ〇六―〇三八九〇―一七四―六］
34　杏雨書屋［阿知波一三〇六］京都府立総合資料館『京都の医学史展』図録、一九七五年四月、「図版番号80」による
35　天理図書館『洋学者自稿本集』〈天理図書館善本叢書〉和書之部　第八十巻［一九八六年、雄松堂］一四七～九頁の写真版による
36　杏雨書屋［坂本九一］『杏雨書屋所蔵書簡集　二』（二〇〇六年、杏雨書屋）による
37　早稲田大学附蔵図書館　南大曹旧蔵名家書翰［チ〇六―〇三八九〇―一二九―三］
38　杏雨書屋［坂本九六］。『杏雨書屋所蔵書簡集　二』による
39　杏雨書屋［乾々斎六五八六―一三六］。『杏雨書屋所蔵書簡集　二』による
40　松永祥輔氏
41　究理堂文庫（小石秀夫氏）蔵
42　雑花園文庫（小笠原亮軒氏）蔵
43　今治市河野美術館［一七―四〇］（掛幅）。岩崎鐵志・遠藤正治「小野蘭山の大槻玄沢宛等書状五通」による
44　平野架蔵
45　『近世諸家書簡集』日本書誌学大系63（北野 克編、一九九一年、青裳堂書店）による
46　今治市河野美術館［一七―四一］（掛幅）。岩崎鐵志・遠藤正治「小野蘭山の大槻玄沢宛等書状五通」による
47　白井光太郎筆写『蘭山日記』（国立国会図書館［特一―三六四九］）寛政十二年六月一日の条に、「日記ノ間ニ挿ミアリシ書簡草稿」

として筆写される
48　雑花園文庫（小笠原亮軒氏）蔵
49　今治市河野美術館［一七一一五五］（掛幅）。岩﨑鐵志・遠藤正治「小野蘭山の大槻玄沢宛等書状五通」による
50〜63　『小野蘭山書簡集』国立国会図書館、［寄別一一－四八］（旧［特七－七四四］）
64〜65　枚方市立中央図書館市史資料室　三浦家文書
66　雑花園文庫（小笠原亮軒氏）蔵
67　高知市立市民図書館〈中城文庫〉
68　『小野蘭山寛政七年書簡下書』国立国会図書館［WB九－一〇］
69〜73・75〜81　白井光太郎「小野蘭山翁の書牘に就て」（『植物学雑誌』第二十六巻第三百六号（明治四十五年六月）、のち『白井光太郎著作集』第一冊（春陽堂、一九三三年）による
74　『本草名家真跡』国立国会図書館［寄別一〇－五四］（旧［特一－三〇七二］）
82　田中祐尾氏
83　『本草名家真跡』国立国会図書館［寄別一〇－三］（旧［特一－三〇七四］）
84　今治市河野美術館［一七－三八］（掛幅）。岩﨑鐵志・遠藤正治「小野蘭山の大槻玄沢宛等書状五通」による
85　『夏草冬虫図』西尾市岩瀬文庫［寅二四九］
86　雑花園文庫（小笠原亮軒氏）
87　『近世名家書翰集』（大東急記念文庫善本叢刊　近世篇九、一九七八年）による
88　都立中央図書館　渡辺刀水旧蔵［渡九七八］
89　早稲田大学図書館　南大曹旧蔵名家書翰［チ〇六－〇三八九〇－二八〇－一二］
90　『本草名家真跡』国立国会図書館［寄別一〇－五四］（旧［特一－三〇七二］）

所蔵（機関）者の方々には大変お世話になった。改めて御礼申し上げます。なお、『植物学雑誌』第二六九号（明治四十二年六月二十日発行）所収の「小野蘭山先生百年紀年展覧会陳列品目録」に記載されている書簡で所在不明ものも多い。その他にも本書簡集に収録できなかった蘭山書簡も多数残っていると思われる。所在をお知らせいただければ幸いである。

1

赤尾三覃宛（［天明元年］七月十九日附）

五月廿五日及閏月十三日廿六日御加書等、此間到来致敬誦候。若来諭当年暑気別而酷、且久旱ニ而秋暑殊難堪御座候。足下弥御壮健御療用御繁被成候条、欣然之至御座候。当地不佞無恙罷在候。御休意可被下候。毎々御丁寧預訪問、誠被入念候御事御座候。御家厳様よりも御加筆之趣、忝奉存候。尚又宜様御致意可被下候。紫茅一嚢御恵投、忝致敬収候。早速致賞味候。足下御繁用之由、御再遊も難被成候条被仰遣、御尤之御事、誠残心之至御座候。随分産物等御取被成次第、無御遠慮為登可成候。右為御返答、艸々□□如斯御座候。随分御自愛御勤業可被成候。余事期後音候。以上。

七月十九日　小野記内

赤尾三覃様

几下

追言、加藤氏ハ無御隙御勤業之趣被仰聞、珍重之至御座候。以上。

2

井岡大造宛（年未詳十二月二十九日附）

「井岡大造様　小野蘭山」（封筒上書き）

如来書甚寒之節、愈御壮実御勤被成珍重之至御座候。然に御歳杪御賀儀魚価金一方御恵贈、辱致祝納候。誠御丁寧之至御座候。尚期面謝候。且又□《ムシ》部方へも朱提壱封被遣□《ムシ》被入御念候事ニ御座候。只今他出いたし候間、為御報艸々如此御座候。以上。

十二月廿九日

3

大冢源作宛（年未詳五月十六日附）

如来章薄暑之節、弥御壮実御凌被成、珍重之至ニ候。当方無恙罷在候。御休意可被下候。然は為御見舞松露類一篭恵投、忝致敬収候。誠被入御念候事ニ御座候。右件為御答、艸々如此御座候。以上。

五月十六日　小野蘭山

大冢源作様

左右

尚々、旧冬寒中之御状、先達而致遠着候。被入御念候事ニ候。其念書へ調印一御恵贈、忝致収入候。染筆も調置候間、当便ニ差出申候間、御収入可被成候。且又、御紙面縷々致承知候。以上。

4

大槻玄沢宛（［寛政十二年］正月二十七日附）

「大槻玄沢様　小野蘭山」（端裏書）

尚々□□□□被遣致拝見候。大手ニ而ハ未た御沙汰無御座候。此ハ鱣魚之類ニて御座候。以上。

華章致拝披候。如来諭風故寒気互返り候。益御壮勇御凌被成珍重之至奉存候。然ハ昨日は預御枉駕候処、何等之風情無之候処、御懇切之御挨拶痛入候事ニ御座候。且又ヨンストンス拝見之事等ニ付、不佞閑日御尋被成候。昨日入御覧候品々、近日御城へ差出申候ニ付、右支度ニ打懸日暮居申候間、来月六日七日頃御枉駕被下候様仕度候。左様ニ御心得可被下候。右件為御答、草々如此御座候。以上。

廿七日

尚々、愚孫御伝言忝被入御念候事御座候。以上。

5

小原源三郎宛（年未詳正月廿五日附）

如来書、新歳之慶万国同祝。先以愈御壮実ニ御迎春被成候条、珍重之至ニ御座候。当方無恙致加年候。御休意可被下候。右年首并為後賀、草々如此御座候。尚期永日之時候。謹言。

小野蘭山

正月廿五日

小原源三郎様

左右

尚々、春寒尚甚候。御自愛御凌可被成候。為御賀儀方金一枚御恵贈、忝致祝納候。毎々入御念候事ニ御座候。旧年寒中之御状被遣、昨日致延着候。御丁寧之至ニ御座候。前便返書は先達而差出置申候間、左様御心得可被下候。当便御問書加朱及返呈候。

6

小原源三郎宛（年未詳七月十二日附）〔口絵15〕

前月中旬之御状、此間相達候。如来書暑中例年より酷烈ニ御座候処、愈以御壮実ニ御凌被成候条、珍重之至ニ御座候。当方無恙罷在候。御休意可被下候。然は、綱目中御不審書并押葉被遣、一覧之上加朱致返呈候。御収入可被成候。此節秋暑尚甚御座候。御自玉御凌可被成候、以上。

小野蘭山

七月十二日

小原源三郎様

左右

7

北嶋其祐宛（年未詳十二月十六日附）

如来教盛寒之節、弥御壮勇御凌被成候条、欣喜之至御座候。当方不佞事、無恙罷在候。然ハ御紙面之趣、委曲致承知候。御丁寧之至御座候。此度被任幸便十五巻一冊被遣候条、慥致収入候。□□□□□□候間、追々□隙見合、少宛ニても相拵候ハ、可申候。十四巻之例、可被候旨致承知候。且又十四巻之内、御不審一冊被遣、則加朱及返呈候。御収入可被成候。先達而□氏へ之御状を違翰□□、且又初巻一冊ハ入□候処、返事不□候ニ付、不佞より其節可申聞候間、致承知置候。入来之節、早々可被伝達候。右件為御□、艸々如斯御座候。

小野蘭山

巌之既望

小嶋玄祐様

左右

8

木村吉右衛門宛（年未詳五月十六日附）

如来示軽暑相催候処、弥御壮勇御凌被成、珍重之至御座候。当方無恙罷在候。然ハ文珠貝之事御尋被遣候。丹後にハ鏡貝之事ニ而御座候。筑前のハ、ミルカイ《貝》ノ短小なる者ニ而御座候。此余他説未及伝聞候。瑞貝はもん之事無覚悟候。此介は若州地方へ被仰遣候へハ相調可申候。併、瑞貝之名計ニ而ハ相知レ申間敷候。又小者ハ先達而土州よりも見セニ参り申候と覚申候。把柳ニ包被遣、即加朱及返呈候。御収入可被成候。琉球黄桜ハ漢名未考得候。迎春花之属と相見へ申候。不遠御上京之御□も御座候条御待可申候。是は内より御家内鼠咬傷ニても有之条、気之毒御事御座候。指当り奇方も相覚不申候。食療正要ニ多被載候。又生鮒肉ニテ指ヲ巻候得ハ早治候様ニ申人有之。即此間も経験有之由承候。御試可被成候。右件為御報、艸々如此御座候。以上。

小野蘭山

五月十六日

木村吉右衛門様

左右

9

木村吉右衛門宛（［天明年間］六月十一日附）

如来翰御疎遠打過候。暑気日増候処、弥御壮勇御凌被成候条、珍重之至候。当方無恙罷在候。然は御紙面入御念候事ニて候。去月末ニハ庄介趣下江帰京之節御書付御遣候趣、一覧大抵申聞置候得共、追々手本を取遣候ハねハ難相知品とも、御座候。何れ追々取集可持参申付置候。且又ケンメイ艸、羊乳根ニ充候。ツルカキ等未及聞見候。キトウタイも同断ニ候。若沢漆より艸立大なる故、木トウダイト名付候事ニ候哉、相知不申候。ベンガラ菊之事御尋被遣候。文段ニ而ハ従前おうがら類ニ相見申候。未及明考候。右件艸答不一。

六月十一日　小野蘭山

木村吉右衛門様

　左右

10

木村吉右衛門宛（［寛政十一年以降］七月二十九日附）

廿七日御翰相達候。如来示秋暑難凌候処、弥御壮勇御凌被成候条、珍重之至奉存候。然は御旅行前御紛冗之由致承知候。稲益生へ御伝言、早速相達申候。且又、大明ガン《ママ》ノ外、和ニ龍眼と申木は未だ見当リ不申候。先年、天仙果ヲ当地茌《ママ》戸にて龍眼と呼候て有之候。甚杜撰の事ニ奉存候。阿州・泉州等の龍眼は未聞及申候。右件為御答、艸々如此ニ御座候。尚来月御上京之上に可得後語候。以上。

七月廿九日　小野蘭山

木村吉右衛門様

　左右

11

木村吉右衛門宛（年未詳八月二十一日附）

望日御柬致敬誦候。若来教秋暑未尽候処、弥無御障御凌被成、珍重之至御座候。然ハ綱目二本御返投、慥致収入候。又一本指下し申候間、御緩看可被成候。

一、漢渡骨砕補一包被遣候。是真物ニ御座候。サル生姜等、古説ハ皆不穏事御座候。和産未目撃候。且山脇氏水蛸蜴機散等薬名、何書ニ出候哉、未見当不申候事御座候。

此間被遣候艸木一包、此便ニ致返呈候。御収入可被成候。短日取紛及艸答候。以上。

八月廿一日　小野記内

木村吉右衛門様

　左右

12

木村吉右衛門宛（年未詳七月十一日附）

六□《ムシ》御翰相達候。秋□《ムシ》威漸易凌相成候。弥御壮□《ムシ》御凌被成□《ムシ》条、珍重之至御座候。当方無恙罷在候。然は王孫ハ先年より当地□《ムシ》山ニも有之候。ツクバネ艸と申候。数年□《ムシ》前より王孫ニ充申候。的当被存候。此度本艸書一本御許借被下□《ムシ》致落掌候。暫相留置可申候。艸介二品被遣、即加朱致返呈候。御収入可被成候。綱目八仙子之事、未考得候。土州白介ハ阿州ニテ、モチ介と申候。雪介及富士介とハ別ニ而御座候。右件々為御答、艸々如此御座候。以上。

七月十一日　小野蘭山

木村吉右衛門様
　左右

13

木村周安宛（［享和二年］六月七日附）

如来書改年之慶、万国同祝。先以愈御壮実御迎春被成候条、珍重之至御座候。当方無恙致加年候。御休意可被下候。然ハ為御賀儀、白柿一匣御恵贈忝致祝納候。右乍延引為後賀、艸々如此御座候。謹言。

六月七日　小野蘭山

木村周安様
　左右

尚々、拙者義二月下旬より紀州熊野路採薬御用被仰付、夫より太《ママ》和路・京都・木曽路採薬　御用相勤、前月廿九日致帰着候。此度之御書状は留守中ニ相届き有之候故、御答及遅引候。以上。

14

木村周安宛（［文化二年］六月二日附）

如来書改歳之慶、万国同祝申納候。先以弥御壮実ニ御迎陽被成候条、珍重之至ニ御座候。当方無恙致加年候。御休意可被下候。然ハ例之通白柿一曲御贈恵、忝致祝納候。且又、馬尾蜂一棒御恵被下、是亦忝候。馬尾所化之由、并蝉花共、土人之説委曲御記被下致承知候。本艸ニハ此事相出不申候。又啓蒙義追々出来。当年中ニハ全部相揃可申候。右為御答、艸々如此御座候。時下向暑日甚候。御自玉御凌可被成候。以上。

六月二日　小野蘭山

木村周安様
　左右

15

木村周安宛（年未詳二月廿日附）

如来示、改歳万福。先以弥御壮勇御重歳被成候条、欣幸之至御座候。当方無恙致加年候。御休意可被下候。然は為御賀儀白柿一箱御敬収、忝致祝納候。右為御報、艸々如此御座候。謹言。

二月廿日　小野蘭山

木村周安様
　左右

尚々、御加筆御丁寧之至御座候。染筆等之義致承知候。以上。

16

木村周安宛（年未詳三月二十八日附）

如来教改歳万福、先以弥御壮勇御重歳被成候条、珍重之至御座候。当方無恙致加年候。御休意可被下候。為御賀儀白柿一包御恵投、忝致祝納候。右件為御報、艸々如此御座候。尚期後喜候。謹言。

三月廿八日　小野蘭山

木村周安様

左右

副案

御加筆御丁寧之至御座候。然は一昨年御頼被遣候一行物、両紙相認置候故、此便ニ差下し申候。御収入可被下候。以上。

17

木村周安宛（年未詳五月十六日附）

前月十一日之御状相達候。如来書梅天之節、愈御壮勇御凌被成候条、珍重之至御座候。当方無恙罷有候。御休意可被下候。御紙面被入御念候事御座候。然ハ白柿一箱御恵贈、忝致敬収候。且又、雲根志夜光石之事被仰遣候。貴説之通可然候。彼書杜撰多有之、可為拠書ニ而は無御座候。右件為御答、艸々如此御座候。以上。

五月十六日　小野蘭山

木村周安様

左右

18

木村周安宛（年未詳七月十二日附）

如来示尓来御疎遠打過候。酷暑中弥御壮勇御凌被成、珍重之至御座候。当方無恙罷在候。然ハ染筆御謝言御丁寧之至御座候。不佞義、近年格別奔明之義も無之候。家所健順義ハ帰国已来一向書通も無之、安否不致承知候。此度白柿一箱被掛御意忝致敬収候。毎々名産預御恵贈致珍賞候。右件為御答、如此御座候。以上。

七月十二日　小野蘭山

木村周安様

左右

19

木村周安宛（年未詳九月二十一日附）

前月十八日御翰到来。先以弥無御障御勤被成候条、欣然之至御座候。当方無恙罷在候。御休意可被下候。然ハ為中元御賀儀、東城深龍一包御恵投忝致敬収候。精製一入致珍賞候。時候凉気日増候。随分御自玉御勤可被成候。以上。

九月廿一日　小野記内

木村周安様

左右

追言、先書遅く相達候。此間返書小橋屋へ頼遣し置申候。
一、サンゴシユ一名イヌタラヤウ、漢名未詳。
倭本艸ノ珊瑚ハ今センリヨ又センリヤウと呼。
八丈艸ハ漢名鹹艸。ヤツデノ木ハ金剛纂。
花シホハ繖子塩。
外ニ艸木弐包被遣、即加朱及返呈ニ申候。以上。

20

木村良哲宛（年未詳六月十一日附）

猶々麁果一箱任見来、致進上候。於御霊供は可参候。
以上。

華牘忝致拝見候。如仰暑気日邪御座候処、弥御壮健御凌可被成候。然は令嗣良朔殿春来篤病、四月下旬御死去候由為御知被下、愓驚之至御座候。さそ御愁傷奉察候。併気数不得已事御座候間、随分御自愛可被成候。縷々御謝伺御丁寧之至御座候。右為御答吊、如斯御座候。謹言。

六月十一日　小野記内

木村良哲様

左右

21

木村良朔宛（年未詳二月七日附）

芳墨致敬誦候。若来諭歳首之賀御同事、目出申納候。先以弥御壮健御超歳被成候条、欣然之至御座候。当家無恙致加年候。御休念可被下候。然ハ為御祝儀、朱提一嚢御恵贈、忝致敬収候。誠遠方被入御念候御事御座候。且、羽中山焼薬石御恵投、是又忝致敬受候。会志も御繕校可被成御志之由、御奇特之御義候。新考等追々書付可入御覧候。

落霜紅　梅モドキ

珍珠傘　カラタチバナ

右二条、此度相改申候間為御知申候。

広東新語

鶴頂蘭　琉球産　鶴蘭　和名

花彙後編之内、福州府志ノ鶴蘭を充置候得共、不穏候故相改申候。

同書

翡翠蘭　カキツバタ

右新考、只今存出候分書付致進上候。尚期永陽之時候。以上。

二月七日　小野紀内

木村良朔様

22 **木村良朔**宛（年未詳五月二十五日附）

芳牘致敬誦候。如来言暑気已酷御座候処、弥無御障被成御凌候条、珍重之至御座候。当処無恙罷有候。御休意可被下候。然ハ先便ニ貴地里程等御尋申入候処、委細御記被遣忝候。不佞も近年中ニハ御近辺迄も罷越申度相心掛居候。貴宅御尋可申候由、楽候。其節ハ乍御面動《ママ》御頼可申入候。

一、浅黄さくら 花葉被遣致一覧候。樺とハ大ニ異ニ御座候。信州産樺葉ハ致進呈候。御収入可被成候。

知母花　淡碧色也。

覇王樹　効能見当り不申候。和俗ニ、席等ニ油付タルヲ擦去也。尚又、見出候ハヽ、為御知可申候。

雹砂一袋御恵贈、忝致敬収候。殊上品ニ而一入致賞玩候。別紙綱目御不審条々、加愚見致返呈候。御収入可被成候。

右件為草答、如斯御座候。以上。

五月廿五日　小野記内

木村良朔様

左右

追言、近来新考も無御座、尚期後音之時候。以上。

23 **小石元俊**宛（年不明七月四日附）

為中元御祝儀白金弐両御恵贈忝慥致敬収候。尚、期面謝候。以上。

七月四日　小野蘭山

小石元俊様

24 **小石元俊・小石元瑞**宛
（［寛政十二年以降］正月二十五日附）

如来書新年之慶万国同祝。先以愈御壮実御迎春被成候条、珍重之至御座候。当方弊家無恙致加年候。御休意可被下候。右件為後賀、艸々如此御座候。謹言。

正月廿五日　小野蘭山

小石元俊様
小石元瑞様

左右

尚々、為御賀儀金一方御恵贈、忝致祝納候。於当地大鷲を取候事御聞及被成候由被仰遣候得とも、一向承及不申候。尚又、聞合可申候。当月は火災有之候得とも、少々程隔□□《ムシ》宜敷候間悦申候。佐州より出候無名魚ハ石州より出候と同事ニ而、和名ニ而候。別ニ漢名ハ無御座候。蝲蛄ハ奥州之産、サリガニニ充申候。此品も稀ニ頭ニ石有之候故、今ヲクリカンキリニ当候説有之候。ヲクリカンキリハ、ダグマ蝦ノ頭ノ石と申伝へ候。別ニ而御座候。旧年ハ預御書翰、忝御寧之至御座候。其節御問書一冊被遣候得とも、折節公私多忙未一覧不申候。尚閑暇見合跡より加朱御返し可申入候間、此の御状早速相達可申候。且又、当館薬品会之時、赭魁と有之品、当地本艸家之説ニ而ワンジユニ充被申候。未詳候。ワンジユハ京ノ花戸ニも多有之候。会之節ニ出申候ハ何方より被差出候歟相知レ不申候故、取寄候事相成がたく候。又、津田氏書状之義致承知候。以上。

25

小石元俊・小石元瑞宛（年未詳正月十九日附）

如来書改歳之慶万里同祝。先以愈御壮健御重歳被成候条、珍重之至ニ候。当方無恙致加年候。御休意可被下候。右件為後賀、艸々如此御座候。謹言。

正月十九日　小野蘭山

小石元俊様
小石元瑞様
左右

尚々、御加筆被入御念候御事ニ御座候。為御賀儀、金一方御恵贈辱致祝納候。且又、鶉及蚯蚓之事御尋被遣候。是ハ貴地一条通金屋九兵衛所持ニ而御座候。不佞ハ所蔵不申候。偽蚯蚓ハ先達而相返候由ニ御座候。且又、十三日之御状も相達候。毎々御丁寧御事御座候。問書二冊之内、先壱冊出来候故、此度致返呈候。御収入可被成候。以上。

26

小石元瑞宛（［寛政十一年以降］六月二十日附）

前月晦日之御状相達候。如来書其節大暑御座候処、愈御全家御壮実御凌被成候条、珍重之至御座候。当方無恙罷在候。御休意可被下候。右為御報、艸々如此御座候。時下秋暑尚甚御座候。御自玉御凌可被成候。以上。

六月廿日　小野蘭山

小石元瑞様
左右

尚々、御家君様も前月十一日御帰宅被成候条、珍重ニ候。此度は繁用打過、不得貴意残心不少候。且又、此度御伝言忝候。宜敷御致意可被下候。先達而差出申候返書相届申候由、致承知候。津田氏より之書状慥致収入候。此度返書一札申入候。又、四月六日之御状も相達申候。与州《ママ》より来候由、鳥の図一枚被遣、致熟看候。鴇《ノガン》之説宜御座候。先達而御頼被置候染筆之義、当年　御用多相勤罷居候故、及延引候。此度生写御所望之由、被仰聞候得とも右之仕合故、先御断申入候。又御不審一書被遣、加朱致返呈候。御収入可被成候。余事期後音候。以上。

27

小石元瑞宛（［文化三年］十月二十九日附）

尚々、当方所書之事、只今は神田佐久間町ニ而ハ無御座候間、左様御心得可被下候。且又、キナ〳〵ノ事、和産は未た考当無御座候。以上。

本月十八日御状相達候。如来教寒冷日増候処、愈御壮実ニ御勤被成候条、珍重之至ニ候。当方幸無恙罷在候。御休意可被下候。然ハ先頃染筆差上セ申候処、御謝言御丁寧之至ニ候。右件為御答、艸々如此御座候。以上。

十月廿九日　　小野蘭山

小石元瑞様

　左右

尚々、御家厳様事、春来御老病ニ而今以御平臥之条、気之毒之至ニ候。一円不承及は、及御無音候。随分御保護可為専一候。

又、先達而啓蒙再板御納申し候。御両所より方金一枚御恵投候条、去ル二月ニ相届候由ニ御座候。千万御親切之至、忝候。右乍延引御礼申入候。

獣屎一包被遣候。膳所古屋上ニ相住居申候由、御尋被遣候。是類諸方ニ有之候。皆々黄貂《テン》之品類ニ而御座候。何れも糞ニ麝気有之候者も有之候而、香狸之考有之候人々も御座候得とも、香狸は和産無御座候。何分形状得と不及目撃、則名相分れ難申候。

且又、当地平三郎蛮産ノキナ〳〵ヲ大梅モドキに相充候由、御尋被遣候。大梅モドキノ名ハ未聞及不申候。乍併御記し被遣候形状ニ而ハ、ツル梅モドキノ事と相見申候。然ともキナ〳〵ハ木本ニ而、葉ハ桜ノ葉ニ似テ毛アリ。花ハ石榴花ノ如、巴旦杏ニ似タル実ヲ生し候由、蛮書ニ有之候趣、当地蛮学家ノ説ニ御座候得は、大ニ致相違候事ニ御座候。賽珊瑚之名ハ洗雲集ニ出候間、和名ニ而御座候故、今ハ取用不申事ニ候。

別紙薬七品御尋被遣候。皆々相知れ不申候。此度貴地御所書被遣、慥致収入候。同姓も宜可申入候旨相頼候。以上。

28

小石元瑞宛（〔文化五年〕正月二十八日附）

如来書、改年之慶万国同祝申納候。先以春寒之節、弥御壮実ニ御重歳被成候条、珍重之至ニ御座候。当方無恙致加年候。御休意可被下候。為御賀儀、金一方御恵贈忝致祝納候。右為後賀、艸々如此御座候。尚、期後慶候。謹言。

正月廿八日　　小野蘭山

小石元瑞様

左右

尚々、御親父様より御加筆之条、入御念忝候。尚又、宜敷御致意可被下候。新説之義被仰遣候。野菊ヲ、カモメイリと訓候事、先師之比より之事ニ候処、紅毛之画譜等相考候処、カモメイリハ野菊とハ格別之品ニ相見へ申候得は、野菊之事ニ致候ハ不宜候。尤蛮ノカモメイリ、漢名不詳候。和産も不穏也。追而相考可申候。此段当年より相弘申候。且又、染筆之義、多用ニ而出来申難及延引ニ候故、先達而認置候を尋出し、二札進上申候。尚又、閑暇之節相認、可進申候。以上。

29

小石元瑞宛（〔文化五年〕八月二十八日附）

七月廿七日之御状致延着候。秋令日甚御座候処、愈御壮健御勤被成、珍重之至ニ候。当方無恙罷在候。然ハ不佞寿筵之義御聞及候付、為御賀儀方金壱封御恵投、忝致祝納候。且又、為染筆御所望絹地二幅被遣、早速相認可進候処、公私繁用ニ付、乍延引相調置候間、任幸便差上セ申候。御収入可被成候。最早衰極、手顫不任心底候得とも差出し申候。右為御祝儀、別封御恵被下、誠御丁寧之至ニ御座候。右件々為御答、艸々如此御座候。謹言。

八月廿八日　　小野蘭山

小石元瑞様

左右

尚々、同姓義御加筆被下入御念候事候。御紙面之趣申達申候。且又小牘壱冊落手候由、致承知候。御礼被仰遣、赧顔之至ニ候。以上。

30

小石元瑞宛（年未詳正月二十日附）

如来書新年之慶万国同祝。先以愈御壮実ニ御重齢被成候条、珍重之至ニ候。当方無恙致加年候。御休意可被下候。右件為後賀、艸々如此御座候。謹言。

正月廿日　　　　　　　　　　　　　　小野蘭山

小石元瑞様

左右

尚々、為御賀儀黄金一方御恵送、忝致祝納候。御同姓より御添書之由、入御念候事ニ候。尚又、宜御致意可被下候。且又、酒石と凝水石難分候由、是ハ以味相別り可申候。乍併、是等番料之事故、弊家ニてハ詳弁難申候。尚、番《ママ》学家ニて御聞合被成可然事ニ候。餘事期後慶之時候。以上。

31

小石元瑞宛（年未詳二月十一日附）

如来書改歳之慶、御同事御目出度申納候。先以愈御全家御壮実ニ御迎陽被成候条、珍重之至ニ御座候。当方蔽家無恙致加年候。御休意可被下候。為御賀儀方銀二枚御恵贈、忝致祝納候。右為後賀、艸々如斯御座候。尚期永陽之時候。謹言。

二月十一日　　　　　　　　　　　　　小野蘭山

小石元瑞様

左右

尚々、御添書御丁寧之至ニ御座候。御親父様よりも御加筆之由、入御念候事ニ御座候。尚又、宜御致意可被下候。且又、酒石壱蛤被遣致一覧候。弥相違無之候間、左様ニ御心得可被成候。以上。

32

小石元瑞宛（年未詳正月二十八日附）

如来書、改歳之慶万里同風。先以愈御壮実ニ御加齢被成候条、珍重之至ニ御座候。当方無恙致加年候。御休意可被下候。然は為年首御賀義、金一方御恵贈忝致祝納候。誠毎々御丁寧之至ニ御座候。右為御報如此御座候。尚期後音候。謹言。

正月廿八日　　　　　　　　　　　　　小野蘭山

小石元瑞様

左右

尚々、御家君様御加筆之条、忝候。尚又、宜御致意可被下候。新考之義は啓蒙へ追々書加申候。時下余寒、御自玉御凌可被成候。且又、只今御宿所之事、御序之節御書記し可被遣候。以上。

33

河野養元宛（［寛政十一年］九月八日附）

七月廿八日之御状相達候。如来書、其節秋暑ニ候処、愈御壮実御凌被成候条、珍重之至御座候。当方無恙罷在候。御休意可被下候。然は此度御扶持頂戴等之事ニ付、為御歓預御書簡忝候。誠御丁寧之至御座候。右件為御報、艸々如此御座候。時下秋凉日増候。随分御自玉御凌可被成候。謹言。

九月八日　小野蘭山

河野養元様

左右

尚々、七月廿八日於御納戸構御目見被 仰付、難有仕合御座候。乍序為御知申入候。以上。

34

鷹取遜庵宛（年未詳三月十四日附）

如来翰改歳之慶万里同風、芽出度申納候。先以愈御壮実御迎春被成候条、珍重之至御座候。当方不佞無恙致加年候。御休意可被下候。右為年甫後賀、艸々如斯御座候。猶、期永陽之時候。謹言。

三月十四日　小野蘭山

鷹取孫《ママ》庵様

左右

尚々、為御賀儀朱提壱封御恵投、忝致祝納候。誠毎々御丁寧之至御座候。当春ハ勤仕ニ付、御安静候御考可被成□□□□返答候。随分御自玉御凌可被成候。以上。

35

鷹取遜庵宛（年未詳十月二十四日附）

前月廿一日之御状相達候。如来教其節冷気候処、愈御壮実珍重之至御座候。当方無恙罷在候。御休意可被下候。然は、御紙面縷々被入御念候事御座候。夏已来御眼疾之条、乍併近来御快復之由、珍重之至御座候。随分御保護可被成候。右件為御報、艸々如此御座候。時下向寒之折角、御凌可被成候。以上。

十月廿四日　小野蘭山

鷹取遜庵様

左右

尚々、頃日御釣被成候由、蝦虎壱箱御恵贈、忝致敬収、早速致珍賞候。当地ニ而ハ甚珍物、別而忝候。以上。

36

高橋仙益宛（年未詳二月十八日附）

尚々、余寒之節、随分御自玉御凌被成候。御加墨縷々致承知候。以上。

如来書新歳之慶、御同事目出度申納候。先以弥御壮勇御重歳被成候条、珍重之至御座候。当方無恙致加年候。

御休意可被下候。右件、為後賀艸々如此御座候。尚期永陽之時候。頓首。

二月十八日　小野蘭山

高橋仙益様

左右

37

竹中清五郎・横尾忠兵衛宛（年未詳十二月五日附）

「竹中清五郎様

横尾忠兵衛様　小野蘭山」（端裏書）

御手紙致拝見候。厳寒之節、愈御壮勇御勤被成奉珍重候。然は昨日恵畝御伺申上候処、御丁寧ニ被仰聞奉畏候。

一　木葉壱包為持被遣、拝見仕候。

大の方はハ、ソ、又カシワとも申候。漢名槲。小の方、二種御座候。木、丈餘ニ及候方ハ小《コ》バ、ソと申候。即槲ノ一種ニ而御座候。高さ一二尺位迄ニ相成候品は小《コ》ナラと申候。漢名孛落樹と申候。右二種、葉の大さ同事ニ御座候間、木之大小之事御尋被遣候様可然奉存候。

右之段為御報、草々如此御座候。以上。

臘月初五

38

谷川順端宛（年未詳正月二十五日附）

如来翰新年萬福、先以弥御壮健被成御重歳候条、珍重之至御座候。当方無恙致加年候。御休意可被下候。右為年始後賀、艸々如斯御座候。猶期永陽之時候。謹言。

正月廿五日　小野蘭山

谷川順端様

左右

39

寺尾隆喬宛（年未詳十二月二十八日附）

尚々、賤業無暇相暮申候。持病は久々相起り不申候故大慶候間、御安意可被下候。以上。

如来教厳寒相成候処、弥御壮健御勤被成、珍重之至御座候。当方無恙罷在候間、御休意可被下候。然は当年ハ追々御故障之御事とも有之候条、伊藤刑部殿御噂ニ而委曲致承知候。氣之毒之至御座候。其上久々前方之条、乍併此節ハ御出勤被成候条、珍重之至御座候。寒候随分御自愛可被成候。為御見舞、魚價金一方御恵贈忝致敬収候。誠御丁寧之至御座候。右件為御答、艸々如此御座候。以上。

十二月廿八日　小野蘭山

寺尾隆喬様

左右

尚々、御紙面之趣御丁寧之至御座候。此書状乍御面動《ママ》香月生へ御達し可被下候。以上。

40

中島玄台宛（年未詳四月朔日附）

尚々、景岳全書之中、大日艸之名有之候由、御尋被遣候。本書不致所持候間、追而相考御報可申入候。以上。

閏月廿八日之御翰相達候。然は十三日無御滞帰着被成候条、珍重之至御座候。薄暑相催候。弥御壮勇御凌、珍重ニ候。当方無恙罷有候。御紙面入御念候事御座候。誠暫時之御遊学、残心不少候。右件為御答、艸々如此御座候。以上。

四月朔　　小野蘭山

中島玄台様

左右

41

名倉文助宛（年未詳二月十五日附）

旧臘十六日之御状も相達候。寒中之御見舞之義被入念候事御座候。乍略一紙之御報申入候。以上。

如来書改歳之慶、万国同祝。先以愈御壮実御迎陽被成候条、珍重之至御座候。当方無恙致加年候。御休意可被下候。右年内後賀、艸々如斯御座候。尚、期永日之時候。謹言。

二月十五日　　小野蘭山

名倉文助様

左右

42

萩野透元宛（〔天明五年以前〕四月十二日附）

尚々、山家五□□及御其□□恵被下忝候。以上。

二月廿八日御翰、当月十一日相達候。夏暑日加候処、弥御壮実御凌被成珍重之至御座候。当方無恙罷有候。御休意可被下候。然は留物一箱、先達而八日相達候。押葉一封・御不審一紙、皆々加朱及返呈候。□処へ被遣候御包弐ツ、早速相届申候。真夏枯艸、此間至急便ニ差下し申候。飛廉ハ当年収置、進呈可申候。此備五品御恵忝候。先達而十二月五日御翰、正月廿一日相達候。ワタリ川青苔等御恵投、忝早速致珍賞候。其節御不審一紙、此便ニ致返呈候。御収入可被成候。花餅御不審、久々留置申候。後音之節可致返呈候。品物五種加朱申候。

十二月廿二日御書翰、当月九日ニ相達候。品物及御

不審書被遣、加朱及返呈候。加賀馬脳ハ所持無御座候。小石ハ玉屋ニ多有之由、北国か東国か産所難分候。何分取寄差下し可申候。
今日江州村治右京方へ被遣御包一ツ相達し申候。相預り置申候。本人も当春二月晦日致病死候由、親父玄中より申来候。右之御包相届ケ可申候哉、又貴家へ御帰し可申候哉。今一応御左右承度候。右件為御答、艸々如此御座候。以上
四月十二日　小野蘭山
萩野透元様
左右

尚々、御加筆被入御念候事御座候、押葉及御不審書等被遣、加朱及返呈候。以上。

43

萩野透元宛（［天明五年以前］四月二十四日附）

三月廿三日御翰、此間相達候。先以薄暑之節、弥御壮健御凌被成候条、欣幸之至御座候。当方無恙罷有候。御休意可被下候、然は此度改軌ニ付、内門之義、都講を以得貴意候処、御領掌被成、縷々御謝言御丁寧事御座候。右件為御報、早々如此御座候。以上。
四月廿四日　小野蘭山
萩野透元様
左右

44

萩野透元宛（［天明五年以前］十月四日附）〔口絵16〕

如来教霜威日盛御座候処、弥御壮実御凌被成候条、珍重之至御座候。当方無恙罷在候。御休意可被下候。然は来三月頃、関東御越被成候条、御苦労之至御座候。其節ハ御立寄可被成候条、御待可申候。此度押葉一包・小箱壱包・御不審一書等被遣、即加朱及返呈候。御収入可被成候。白花ウツホ艸種御恵被下、慥致収入候。膏□石之事致承知候。此節短日甚取紛居申候。猶次便迄ニ尋出可致進呈候。大レイシノ種少々進呈候。当時桑名氏逗留、日々被致出席候。右件為御答、艸々如此御座候。猶春来、必御立寄御待可申候。以上。
十月四日　小野蘭山
萩野透元様
左右

45

萩野玄広宛（［天明六年以降］三月二十七日附）

尚々御端書之趣、委曲致承知候。春暖日催候条、随時御自愛可被成候。以上。

如来牘新春万福、先以弥御壮適御重歳被成候条、珍重之至御座候。当方無恙致加年候。御休意可被下候。然は為御賀儀方金一枚御恵贈、忝致祝納候。誠毎々御丁寧之至御座候。右件為御答、艸々如斯御座候。尚期永陽之時候。謹言。

三月廿七日　　　　　　　　　　小野蘭山

萩野玄広様

左右

46

萩野玄広宛（[天明六年以前]十一月二十五日附）

六月十一日従東都被遣候御状、此間相達候。如来書其節大暑ニ御座候処、愈御壮勇御凌被成候条、珍重之至御座候。当方幸無恙罷有候。御休神可被下候。然は御紙面縷々被入御念候御事御座候。荒川氏も久々御所方御座候由、此間御状御持参ニて始て得御意候。先達て指出置申候品々之義、委曲被仰遣候趣承知候。且又珠牧竹氏之義、委細被仰遣候。さそ珍敷事共ニも可有之候。猶来歳御立寄之節、御物語承度候。兼て御頼被置候、近江之馬刀も取寄セ置申候。其節進上可申候。右件々為御報、艸々如此御座候。当時厳寒随時御自愛御勤可被成候、以上

十一月廿五日　　　　　　　　　　小野蘭山

萩野玄広様

左右

47

長谷川有義宛（申［寛政十二年］五月九日附）

訳説校合之義、浅田玄哲追々故障有之候上、所労相成候。右此節ハ先快方有と申上候。岡村春益も于今所労ニ付、旧冬ヨリ懈怠かちニ而、出来難相成候ニ付、大手ヨリも度々多紀氏へ御催促ニ依リ、多紀氏も此度火急ニ仕立候而、追々上木之御積ニ候處、是迄の清書人甚疎懶之人ニ而、相認候清書甚悪敷、再校セされは入用相成かたく、御無益之事ニ付、以後ハ刑部清書可致候由、大手ヨリも御噂ニ付、多紀氏より被申付、訳説考正之名も相止メ、此方の弁書ヲ差出候様子ニ致候て、啓蒙と名ヲ改申、名前ノ所ハ只浅田・岡田を筆者として、刑部名も書入可申趣ニ相成候間、孫長谷川何々と書入差出候處、長谷川ノ処ハ先無字ニ為掘置可申候。内々孫養子ニ仕候趣ニ可致候間、先京都へ早速申遣し、御所向相済候上、小野ノ字を書入可申候段、多紀氏直ニ刑部へ被申渡候。此義も先頃刑部を被召寄、蘭山義珍敷御召出之処、一代切にてハ甚可惜事

ニ付、刑部致出精相續可申候旨、大手ニ而も御噂有之候趣ニ而、段々懇ニ御勧め有之候上、又々右之通被申付候間、何分宜敷御取繕被成、御願可被下候。相済候ハヽ、早速御申越可被下候。右之段得御意度、如此御座候也。

申五月九日民部へ遣艸禾蒿

48

原 養浩宛（年未詳十一月二日附）

八月廿四日御翰先達而到来、先以弥御壮健御凌被成候条、珍重之至御座候、当方不佞此節無恙罷有候。御休意可被下候。然は痘科鍵薬名御尋被遣、即加筆及返呈候。御収入可被成候。時候向寒、随分御自愛可被成候。以上。

十一月二日　　小野蘭山

原養浩様

左右

尚々、当秋大病久々平臥候。此節漸々致快復候。依之、山野へは一向相出不申候。以上。

49

平井宗七郎宛（年未詳正月二十八日附）

尚々、時候御凌可被成候。以上。

如来書、新年御慶万国同祝、先以愈御壮実御迎春被成候条、珍重至御座候。当方無恙致加年候。御休意可被下候。旧年ハ何方も寒気甚敷、尓今余寒退兼候。然は先達御噂之椰子図之事、池田へ申遣候処、最早相枯候由、残念之至御座候。此度、右之図被遣候。御一覧之上、御返呈承入可被下候。且又、草木之品被遣候。ケイマ木ハ、バクチノ木と肥前にて申候。俗名不詳。五モウ樹ハ胡麻塩ヤナギヲ植付ル者ニテ、土欒樹ニテ御座候。ウラベニ草ハ雪下類ニて可有之候。花実之形状、後便ご記可被遣候。右件々為御報、如此御座候。尚、期永日之時候。謹言。

正月廿八日　　小野蘭山

平井宗七郎様

左右

50

増田玄益宛（年未詳六月十八日附）

呈一書候。穐暑猶盛御座候処、弥御壮勇御凌被成候哉。当方事無恙罷在候。御休意可被下候。然ハ先日被遣候押葉及八種画譜写等、一々書入致返呈候。御収入可被成候。黒モセ之事致承知候。豆ハスと被仰遣候木ハ当地ニ而ハ初春瓶花ニ用候者ニ而、豆藤と申候。淡黄花、成穂致下垂申候。実もハスニ似たる事ハ一切無御座候。左様御心得可被成候。右件為可得貴意、如此御座候。以上。
六月十八日　小野蘭山
増田玄益様
左右

51

増田玄益宛（年未詳八月十日附）

秋冷之節、弥御壮健御凌可被成、珍重至御座候。夏中ハ御所労之由、此節御快復候哉。不佞も盆前より宿疾差起候得とも、此間致全快候。御安意可被下候。此度押葉被遣、則加朱及返呈候。御収入可被成候。
其内、
海中産小魚一　海ギヾ
ヤドウカ　海牛《ウミスヽメ》ノ雄也
海中小魚　未詳
小蝦　一
右四包ハ御恵被下候由、忝致収納候。然ハ先達而被遣置候綱目中、御不審両本可致返呈候由、即御戻し申候間、御収入可被成候。岡田氏聞書御調被成候由、委曲致承知候。御不審ハ御尋可被遣候。右件為貴報、艸々如此御座候。以上。
八月十日　小野蘭山
増田玄益様
左右

52

増田坦庵宛（［寛政十年］十月十日附）

前月下旬之御状、先頃相達候。如来書霜威日盛候處、愈御壮実御凌被成、珍重之至御座候。当方無恙罷在候。御休意可被下候。然は御紙面之趣、御丁寧御事御座候。且又、冬虫夏艸之事、薬用之品之由諸書ニ有之候得とも、何分当時持渡数少候故被用間敷候。右件及御答、艸々如此御座候。時下御自玉御凌可被成候。以上。
十月十日　小野蘭山
増田坦庵様
左右

尚々、不佞義此度御用ニ付出府可仕候旨、当月五日ニ於御奉行所御奉書之趣被仰渡候。尤、出府之義ハ来春暖和ニ相成候而可罷下候由ニ而御座候得とも、何角支度等甚取紛罷居申候。乍序風聴申候。以上。

53

増田坦庵宛（〔寛政十一年〕四月六日附）

呈一書候、時分柄朝夕不順之気候之処、愈御壮実御凌可被成、珍重之至御座候。不佞無恙前月廿八日当境へ致到着、勿論山川無滞相越申候間、御休意可被下候。誠先日は路上迄御出迎被下、殊御贈儀等御丁寧之至御座候。不佞、着後当月二日於医学館講書可仕候旨被仰渡候。其後五日医学館新御長屋へ相移り申候。其夜、五人扶持并壱ケ年ニ金廿五両被下候旨被仰渡候。右為御風聴、艸々如此御座候。時下随分御自玉御凌可被致候。尚、期後音之時候。以上。

四月六日　　小野蘭山

増田坦庵様

　左右

尚々、御同姓様へも宜敷御致意可被下候。桜井氏へ別ニ不出状候間、御面会之節、宜敷御頼申入候。長良氏へも御頼申入候。以上。

54

増田坦庵宛（〔享和元年〕三月二十八日附）

三月二日之御状相達候。先以愈御壮実御凌被成、珍重之至御座候。当地無異罷有候。御休意可被下候。然は鷹森・小島両士、久居ニ而ハ無御座候由、委曲致承知候。不佞義、此度近国採薬被仰付、来月築《ママ》波山・足尾山・加波山・日光山辺を廻り申候。即七日致発足、大抵三十日之積りニ御座候。右之段、乍序御噂申入候。以上。

三月廿八日　　小野蘭山

増田坦庵様

　左右

尚々、御不審一紙加朱御返し申候。且又、先便町飛脚より被遣候御状ハ相達し申候。其節返書差出置申候。又、幾坂氏へ遣申候返書、乍御面動《ママ》御届させ可被下候。以上。

55

増田坦庵宛（〔享和元年〕七月四日附）

前月七日之御状相達候。如来書其節大暑候処、愈御壮実御凌被成候条、珍重之至御座候。当方無恙罷在候。御休意可被下候。然ハ初夏七日より当地発足、常野両国山々相廻り申候処、畿内之山とハ相違ニ而、珍卉も有之候。献上之品目差下し申候。御収入可被成候。此度押葉及御不審書被遣、即加朱及返呈候。御収入可被成候。右件為御答、艸々如此御座候。残炎尚甚御座候。御自玉御凌可被成候。以上。

七月四日　　小野蘭山

増田坦庵様
左右

56
増田坦庵宛（［享和三年］七月十七日附）

前月十七日之御状相達候。如来書、其節大暑ニ御座候処、愈御壮実ニ御凌被成候条、珍重之至ニ御座候。当方無恙罷在候。御休意可被下候。然は、当春も三月十八日より房総常三州相廻り、四月廿二日無難致帰宅候。右件為御報、艸々如此御座候。尓来御繁冗之由、秋暑中随分御自玉御凌可被成候。以上。

七月十七日　小野蘭山

増田坦庵様
左右

尚々、乍御世話此書状為御達可被下候。不佞義、五月三日　御城え御召出、以後御医師同様御礼等相勤可申旨、牧野備前守殿被仰渡。格ハ小普請上席之由ニ御座候。冥加至極難有仕合ニ御座候。乍序御風聴申候。以上。

57
増田玄喬宛（年未詳三月十三日附）

芳椿致敬披候。如来教向暖之節、弥無御障御凌被成候条、珍重之至御座候。当方無恙罷有候。御休意可被下候。然ハ御不審条々両紙被遣候。即加愚管致返呈候。御収入可被成候。一紙ニ御書被遣候海蟹螯甚大、奇品ニ而御座候。シユモクザメハ双髻鯊也。饒魚、天狗魚、朱ザメ等、漢名未詳也。北枕も同断ニ而御座候。併此魚河豚之種類ニ而御座候。右件為御答、艸々如此御座候。以上。

三月十三日　小野記内

増田玄喬様
左右

58
増田坦庵宛（年未詳四月四日附）

尚々御家君様より御加筆之条、忝候。尚又、宜敷御致意可被下候。以上。

前月廿三日御翰相達候。如来示和煖之節、弥御壮勇御凌被成、珍重之至御座候。当方無恙罷有候。然ハ此節採艸之候候得とも、何分多雨不果行候。丹後海ナスビハ形長茄ノ如ク候。漢名不詳。此度一物為御上被成候得とも、腐候て形状難分候。フルワラジとも相見へ不申候。右、舶来防風ニ黒色尺許者有之候由、未見候。可為偽物候。庭際ニ種候艸之由、シダと呼候条、形状御記し被遣候得とも難分候。尚、押葉ニ而も御見セ可被成候。且又、落花生種子御入用之由、少々致進呈候。御蒔可被成候。猶又、別紙御記被遣候蟹ハ、ツマジロと申候。漢名不詳。イモホウヅキハ螺類ノ卵ノ様ニ相見へ申候。漢名不詳。今一種小者ハ、アナシヤコト播州ニ而申候。此内ノ介ハ、カイコ介と申候。漢名不詳。右件為御報、艸々如此ニ候、以上。

四月四日　小野蘭山

増田坦庵様

左右

59

増田坦庵宛（年未詳四月二十日附）

十一日之御状此間相達候。先以愈御壮勇御凌被成候条、珍重之至ニ御座候。当方無恙罷有候。御休神可被下候。然は先頃は去十二月朔日能州塵浜と申所ニ而、加州之人打落し候由、類蛇一箇門生中より差登申候。致一覧候而相返し申候処、其後所々へ相見セ申候由、併観場ニハ相出し不申候。形状ハ常蛇ニして首少大く、尾形竪ニ扁く有鱗候て琉球ノ海蛇《エラブウナギ》ニ似たる者ニ而御座候。加州よりハ螣蛇《タツ》なるへしと申来候得とも、愚意ニハ螣蛇上天する時海蛇ヲ巻上ケタル事と被存候。然ルヲ皆川氏等好奇人々龍類と申触候。当地ニ而も専致沙汰候事ニ御座候。甚敷杜撰ニ而御座候。右件為御答、艸々如此御座候。以上。

四月廿日　小野蘭山

増田坦庵様

左右

尚々、何方も不順ニ候。随分御自重御凌可被成候。御同姓様より御加筆、忝候。尚又宜敷御致意可被成候。以上。

60

増田坦庵宛（年未詳九月七日附）

先月廿二日之御状相達候。如来書、秋涼日甚御座候処、愈御壮実御凌被成候条、珍重之至御座候。然は鬯之事御尋被遣候。如経路詰註醸以鬯艸、又詩経大雅註鬯香艸也之文有之候得とも、易震卦註鬯香酒と云、周礼鬯人註鬯醸秬為酒と有之候得は、為酒名之説宜敷御座候。仍而正字通之説ニ拠テ、艸之名ニ為説は不取事ニ御座候。曰鬯酒名、醸秬為酒、和以鬱金。鬱金香艸也。状如蘭十葉、為貫百二十貫、為築梼取汁合黒黍米、煮而醸之秬為百艸之華、鬱為百艸之英、其気芬香調鬯故、謂之鬯々合醸秬鬱而成主秬言、則為秬鬯而鬱言則為鬱鬯、或抛礼記鬱合鬯蕭合黍稷之文、遂謂鬯亦香艸、則是一物非也。旧註引増韻、鬯香艸埤雅、鬯艸名先鄭小毛、所謂鬯香艸築而煮之為鬯並失考正。

右件為御報、艸々如此御座候。時下御自愛可被成候。以上。

九月七日　　小野蘭山

増田坦庵様

左右

61

増田坦庵宛（年未詳十月十五日附）

前月後六日之御状相達候。如来言秋冷日過候処、弥御壮勇御凌被成候条、珍重之至御座候。当方幸無恙罷在候。御休意可被下候。然は押葉九包被遣、即加朱及返呈候。御収入可被成候。且又、貴地之加保浦小判魚一尾御恵贈忝致敬収候。御近辺ニハ珍敷御座候由、一入可致珍賞候。又、馬オヒ虫ハ漢名蚪螞蚱ニ而御座候。

右件為御答、艸々如此御座候。時下御自玉御凌可被成候。以上。

十月望　　小野蘭山

増田坦庵様

左右

尚々、御同姓様御伝声之由、忝候。尚又、宜敷御致意可被下候。以上。

62

増田坦庵宛（年未詳十一月二十一日附）

如来書霜威日盛候処、愈御壮勇御凌被成候条、珍重之至不過之候。当方無恙罷在候。御休意可被下候。然ハ乾魚二頭御同苗様より御恵被下候由、忝致敬収候。此内、形円方ハ虎頭鯊《サヾヘワリ》、形扁方ハ星ザメニ而、漢名斑鯊之属ニ而御座候。早速去肉乾置申候。右御礼答旁、艸々如此御座候。時下御自愛可被成候。以上。

十一月廿一日　　小野蘭山

増田坦庵様

左右

63

増田坦庵宛（年未詳十二月十六日附）

尚々、魚一留置申候。以上。

如来書甚寒之節、愈御壮勇御勤被成候条、珍重之至御座候。当方幸無恙罷在候。御休意可被下候。御同姓様よりも御加筆之条忝候。尚又、宜敷御致意可被下候。

右件為御報、艸々如此御座候。以上。

十二月十六日　　小野蘭山

増田坦庵様

左右

尚々、本月七日之御状も相達候。海魚一尾被遣、致熟看候。方言海ウゴロと呼候由、致承知候。此魚ハ菰ウヲと申伝候。漢名無御座候。且又、稲子著述之庶物類纂近々増補ニ而、千有余巻も有之候様承及申候。綱目ノ別集之通りニ引書ノ全文を相集候故、巻数多く相成候得とも、合冊多く候旨承及申候。以上。

64

三浦玄純宛（〔享和二年〕六月七日附）

如来書改年之慶、万国同祝。先以愈御壮実御迎陽被成候条、珍重之至御座候。当方無恙致加年候。御休意可被下候。少々乍延引、為後賀艸々如此御座候。謹言。

六月七日　小野蘭山

三浦玄純様

左右

尚々、去年御状以来御不敬ニ御座候条、驚入候。此節ハ御快復珍重之至御座候。拙者義、二月下旬より紀州熊野路採薬御用被仰付、夫より大和路京都、木曽路採薬御用相勤、前月廿九日ニ致帰宅候。右御状ハ留守中ニ相達有之候故、御答及遅引《ママ》候。以上。

65

三浦玄純宛（年未詳七月二十一日附）

前月中旬之御状致□《ムシ》着候。如来書、其節□□《ムシ》処、愈御壮実□□《ムシ》被成候条珍重之至御座候。当方無恙罷在候。御休意可被下候。右件、為御□《ムシ》艸々如此御座候。此節秋気□□《ムシ》候。御自愛御凌可被成候。以上。

七月廿一日　小野蘭山

□□《ムシ》純様

左右

66

宮地郁蔵宛（〔文化三年〕九月二十八日附）

五月十一日之御状致延着候。先以其節向暑御座候処、弥御壮実ニ被成御凌候条、珍重至御座候。当方無恙罷在候。御休意可被下候。然は季春火災之義御伝聞ニ付、御弔被仰遣忝候。此度は焼失之品数多候。誠生涯之大厄ニ御座候得とも、家内一統無怪我相免候。乍此上致大慶候事ニ候。焼失之所も小庫ハ相残候故、一々焼尽ニは無御座候。火後は彼是混雑、甚致迷惑候。此節漸普請頗落成ニ付致安堵候。此度ハ当館地所へ被相移候ニ付、私宅も其御地面中ニ相構申候。因、所書致相違候間、左様ニ御心得可被下候。右件為御答、艸々如此御座候。以上。

九月廿八日

小野蘭山

宮地郁蔵様

左右

尚々如御書近年甚御疎濶打過候。兼々御噂のミ申居候事ニ候。去年ハ能州標左衛門も致参府、御噂申居候。足下御帰国以来、御本業致御繁冗之由、珍重之至ニ候。就夫、御看書も無御座候条致承知候。時下御自玉御凌可被成候。

67

宮地郁蔵宛（年未詳三月二日附）

尚々、岩増へ被遣候御状、早速相達し申候。以上。

別書致敬披候。去歳四月末より東北国御経歴被成、冬ニ至而江府へ御帰被成候条、遠路御無難珍重之至御座候。且御経歴次第も委曲御記し被遣致承知、可羨事ニ御座候。乍併於奥州相田・福井・内山等、皆々間違候条、気之毒御事御座候。路傍ニ而御取被成候押葉、追而御上せ可被成候条致承知候。此度種物四包御恵被下、早速相下し申候。祈生出之事ニ御座候。梅核珍敷候。是亦相植申候。右件為御報艸々、如此御座候。尚期後便之時候。以上。

三月二日

小野蘭山

宮地郁藏様

68

［村松標左衛門］宛（寛政七年五月二十四日附）

名物之事ハ前々より儒家面々ニ被考置れ候も、専門之人ハ無之、物産吟味之事ハ稲先生より之事と相見へ申候。是ハ貴国ニ仕官なれは、其時代年号等ハ其御地ニ而、明ニ相知れ可申候。元来、貝原、稲、松岡、三先生ハ皆伊藤家ニ而同友之事なれは、互に相談も可有之事也。本艸之学ハ稲先生より先師へ伝わり候由、即、物故之節も封し遺して先師へ被伝候書付も有之候よし、嘗而聞及へり。貝原先生ハ稲先生より先達而物故せられし故、貝原先生より先師へ伝はると云事ハ無之事ニ候。

先師之業ハ甚洪大ニして、企及へき事ニ非す。儒書神書より有職医学本艸ニ至迄、皆々講習有さる事なし。治療之事ハ一円無之候。晩年ニ至而ハ、只儒書神書本艸のミ講会有之候。本艸会読ハ四九之夜のミニ候。先生家ハ右之通繁業故、山野へ書生を召連レ品物を教之暇なし。依之、執心之人々ハ自山野ニ出、品物ヲ採来りて尋候事也。然トモ雑艸木ニ至迄も、漢名ニハ切紙折紙等之秘事有之候而、容易ニハ不被相伝事ニ候。因而年数ヲ歴されハ、業を成就候事相成かたし。不佞ハ晩年ニ及て業を受ル事只五ケ年ニして、先生物故せられし故、僅綱目会読一終するのミなり。然ル処、幸ニ先達而より亡父伊勢守二十余年之間、先師ニ相従、業ヲ受シ故、綱目数遍之会志も有之、又切紙折紙等之秘説も大抵伝置候上、又亡兄越後守亦先師ニ相従、業を受事十余年ニして、写本等共も大抵伝置候ニ付、不佞是等ニ依て相考、先師万分之一も可会得様ニも相成候処、不佞壮年之頃より四方之書生懇望ニ付、不得已して会読を始め、春秋ニハ山野ニ罷出、艸木を採り、虫石を尋ね、従者ニ示し、品物を見習ハしむ。教授之義、四十歳迄ハ右先師之説を相守居申候処、追々当地ニ不限、他国よりも新ニ品物等多相出て、古和産之不詳之者も今ハ真物沢山ニ有之もあり、又薬品新渡もあり、唐種類も多く渡りて、古薬品之不知リシ者も今ハ明白ニ成たるもあり。又新渡之書物も数多有之候而、古漢名之不知者も今ハ的当之名も多く相成りて、古説之通りニ而ハ不相合事も有之候。依て疑問之人々日々ニ多く相成り、右之言訣、殆迷惑ニ及へり。此時ニ当りて堅く先説を守れハ、却而猶々謬之眥を免ざるニ似たり。故、日夜博く尋ね深く考て、古之穏ならざりし事共を改め、今の的当せる名目を採りて世ニ弘め来れり。因、古極秘之事も今ハ尋常之事ニ相成処も多シ。是敢て我説を振んか為ニも非す、又漫ニ博識を衒ハんか為ニも非す。実に時勢之然ら令むる所ニして、不得已なり。然とも考証なき漢名を伝へす、正拠なき和名方言を云ハす。世上ニハ、証拠もなき和漢名を弁集ニ記漫ニ名付て博識之名ヲむさほる人も古来多し。於我門は、最深く戒慎すへき事也。凡本艸之学ハ右之通、品物も追々相出、名目も追々相知れて、日新之業なれは、今より以後も、歳ヲ逐而、改正もあるへき事なれは、他ノ学業とハ違ひ、古の伝来ノ通りを永く相守ル事ハ成難事也。且又、薬品ハ固、治療之具にして、人命之預り系る処なれハ、口授秘訣等有之候而、品物明白ならされハ、却て病人を誤り治する之害もあるへくして、甚不仁なる事ならすや。故、我門ニ而ハ、薬品ノ伝授ヲ言す。只品物明白ニして真偽を弁別し、病ヲ治セ令るを第一とす。然とも其詳説ハ会席上ニ而ハ不可弁尽事とも多し。且又、治療之害ニ不相成品ニ於てハ、少々秘説も有之なり。

右、此度御不審ニ付、由来等を荒々書記する事然り。

寛政七年五月廿四日

69
村松標左衛門宛（［寛政十年］二月二日附）

旧臘廿七日之御状相達候。先以改年之慶四海同祝、愈御壮実御迎春可被成、珍重之至に御座候。当方無恙致加年候。御休意可被成候。誠旧冬は御上京被成、得寛談、大慶之至に御座候。御逗留短、残心不少候。御紙面入御念候事に御座候。就は御国産福浦之黒のり壱袋御恵贈致敬収候。早速致賞味候処、若州辺之産には大優り申候。甚珍賞候。右件為御報、艸々如此に御座候。尚期後嘉之時候。謹言。

二月二日　　小野蘭山

村松標左衛門様

左右

尚々不佞義、当年古稀に相成候に付、乍麁末此壱包致進呈候。誠に相祝申候印迄に御座候間、御叱留可被下候。拝。

70
村松標左衛門宛（［寛政十年］十二月二日附）

九月廿九日御状相達候。如来翰其節冬気相催候処、愈御壮実御凌被成、珍重之至御座候。当方無恙罷有候。御休意可被下候。然は先達之返書致延着候条、承知致候。来春は数度海辺へも御出、貝類も御拾集可被下候条、忝候。此度鯖◯腸壱桶御恵贈、辱致敬収、早速致珍賞候。押葉一本・品物一曲等被遣、一覧之上加書及返呈候。御収入可被成候。別紙被仰遣候種子之義、致承知候。当年少々修造に付、艸木移植候に付、相枯候も多有之候故、種子も致少候。仍而有合申候致品《ママ》進上申候。御収入可被下候。且又、内門之義被仰遣候。此義は綱目会読壱周相済候人に許申候事、家法に而御座候。遠国之人は、我意なく数年被相勤候得ば、会読一周に準し而相許候。必竟数年修練に依而相許候事に候。金銀を以相許候事に而は無御座候間、左様に御心得可被成候。右件為御答、艸々如此御座候。時下大寒、随時御自愛御凌可被成候。

十二月初二　　小野蘭山

村松標左衛門様

不佞此度御用に付東都へ可罷下候由、御奉書之趣、十月五日に被仰候。依而来春暖和に相成候得ば出府申候。就夫、支度傍甚繁多罷暮居申候。

71
村松標左衛門宛（［寛政十一年二月］十一日附）

押葉一本及曲物壱個等被遣、則一覧之上、致加書及返呈候。御収入可被成候。且又東行之義は先便返書に申

進候通、来月は当地致発足候。門弟之義も先便申上候通、当地には高足者も無御座候。加州津田宇内は、御近国之事御座候間、此方へ御尋被成可宜候。本人只今は随分斎と改申候。金沢下堤町に而御座候。又細葉蓼五実一包御送被下忝候。拝。

十一日

標左衛門様

72

村松標左衛門宛（［寛政十二年］十二月附）

二日之御状相達候。先以其節甚寒に候処、愈御壮実御凌被成候条、珍重之至に御座候。当方無恙罷在候。御休意可被下候。此度為御見舞、白金一封御恵贈之処敬収候。従去歳毎々預御書柬、度々御音信被下、何分於当所御用多相勤め、別而当春より尚更繁多罷成候故、不能返書、品物も追々御遣被成候得共、数多くして不能一覧候。此度先一箱御返申候。残品は追々閑隙之節、致一覧御返し可申候。於当所も、毎々申越し居候得共、何分繁問及無音候。尚期来陽嘉信之時候。拝。

十二月　小野蘭山

村松標左衛門様

左右　（酉二月十四日著《ママ》）

73

村松標左衛門宛（［享和三年］二月一日附）

副　章

春寒之節、弥御壮健珍重之至御座候。昨秋は幸採薬御用も無之候に付、御出府御待申居候処、御家内御故障有之候而無其義候由、残心不少候。当年も来月は房総野州之方へ罷出申候。此度、独脚蜂之由一箇恵被下忝候。委曲に御書付被下候。独脚蜂之類と相見へ申候。貝類壱箱被遣、一覧之上書加御返申上候。御収入可被成候。此内朱篆を加置候品は、重而御拾得之節御恵被下度候。先達而より御預り置申候内大箱壱ツ、此度御返し申候。改年留置候故、蛙或朽腐之品多御座候故、甚者は相弃申候間、左様御心得可被成候。右件為御答、艸々如此御座候。時下御自玉御凌可被成候。拝。

二月昼日　蘭　山

村松標左衛門様

左右

74

村松標左衛門宛（［享和三年］六月二十七日附）

尚々種子物御書付之中、有合之艸も有之候得とも、此節花開候。未結実候得は実熟候節追々進可申候。以上。

前月五日之御状相達候。如来書其節暑気ニ候処、弥御壮実ニ御凌被成候条、珍重之至御座候。当方無恙罷在候。御休意可被下候。然は先便差立候大箱等御入手被成候条致承知候。独脚蜂真物ハ相出不申候。海兎等之義御承知被下忝候。此度銀二十・大チクサ二品、御恵被下忝候。ヲヒキ介も留置申候。忝候。外ニ能州方言壱冊被遣忝候。此度大箱之中、薬品・介類・艸木押葉等被遣、一覧之上加朱申候。薬品之内宜候品ハ加朱不申候間、左様ニ御心得可被成候。且又福浦ワカメ御恵被下、早速致賞味、忝候。又啓蒙御入用之由、一部此間左一《ママ》より差出候様申付候、御収入可被成候。次本出板ハ火急ニハ出来申兼候。出来次第差出可申候。本艸学急務ハ採薬宜候。又、書物も追々出板も有之候由承及候得とも、所詮他流之書ハ反而疑惑之基ニ而御座候間、御披見御無用ニ被存候。此度も朱〇付候品も有之候。御余分御座候ハヽ、御恵被下度候。介品総数ハ大抵千有余種可有之候。唐山ニ而も千余品有之候由、広東新語ニ相出申候。此便に介壱箇進上申候。貴地ニも可有之候得共、当年採薬之節拾申候。総州銚子浦ニテ、バヾ介と呼、常州鹿島見目浦ニテ、ウバ介ト呼。両浦賤民屋上ニ並へ、瓦ノ代ニ用候。甚潔白ニして見事成物ニ而御座候。種子類御所望之由、当時有合候三品進上申候。皆八月ニ御蒔可被成候。右件為御答、艸々如此御座候。時下秋暑甚候御自玉御凌可被成候。以上。

六月廿七日　　小野蘭山

村松標左衛門様

左右

尚々、土州家中宮地郁蔵と申医人久々致京学、於当地而出精之人ニ而御座候。此節致帰国候序ニ、北国廻加越名山心懸、即今日当地致発足候。品ニ依、貴地へも相廻候ハヽ、貴宅へも御尋申度候由ニ付、委細所書も遣し置申候。若右之人御尋申候ハヽ、何か御尋被成、御相談被成可然候事ニ御座候。乍序得御意候。以上。

75

村松標左衛門宛（［文化三年］二月十五日附）

副言

異蜂一箇箱共御恵投忝致敬収候。歌仙貝之事、揃兼候間、追便之節差出可申候。種子類書付被遣候。当時有合之品少々進上申候。当年旅行之義、奥州辺之積に候得共、啓蒙に取紛候間、未治定無御座候。此度押葉等一箱遣書《ママ》加御返し申候、御収入可被成候。其内、葉不

全或は節葉のみにて花なく難弁之品は書加不申候。尚
期後音候。拜。

十五日　　　　蘭　山

（上書之写）

能州町居村

村松標左衛門様　　　小野蘭山

返書

〆　鳥越町より

二月十八日発（三月廿五日著《ママ》）

76

村松標左衛門宛（［文化三年］三月二十一日附）

尚々啓蒙之義旧冬に至て剞劂相揃候処、此度板木皆為烏有、同姓も甚致傷心候事に御座候。

正月十一日之御状致敬披候。先以御家内御揃御壮実之由珍重之至に御座候。然は去秋は珍敷御参府にて緩々得御意、大慶之至に御座候。乍併御逗留数少、残念不少候。御帰路御無難に閏月十八日に御帰宅之条、大慶之至に候。宇都宮辺より雨降、越後地方迄晴天一日も無御座候由、可為御難渋。夫故、御採薬難出来候由、誠御残念之事に御座候。此度押葉等一箱被遣、一覧之上加朱及返呈候。御収入可被成候。且又金毛狗脊・大寄居虫・殻及木葉石・黄独子・羅望子等御恵被下忝致敬収候。外に御不審一策被遣、加朱御返し申候。御収入可被成候。塩之義御礼被成候処、赤穂同様之由、致承知候。当年採薬之義奥州仙台南部之内相願候処、当時遠国之採薬之願相叶不申候旨、若年寄より仰渡、甚残念之義御座候。右に付近国にても相願可申所存に御座候。当月四日当地大風大火にて、南之海浜大木戸田町と申処より、北野外浅草辺迄焼抜申候。依而医学館は土蔵迄も為灰燼申候。蔽宅も同節小蔵のみ相残申候。右に付、時服・器物・書籍・写本類・珍蔵産物等多分為烏有。誠生涯之大厄難にて御座候。此節、他家致寓居不自由無此上事共に御座候。乍併右焼失之節上下一人も無怪我相遁申候。致大慶候。右之仕合故、近国之採薬も出来不申、返す〳〵も残念之事に御座候。勿論堂上方御染筆も皆々致焼失候に付、不能進呈候。尚又京師へ申遣、取得次第追而進上可申候。左様に御心得可被下候。右件爲御答、艸々如此に御座候。時下御自玉御凌可被成候。拜。

廿一日　　　　蘭　山

標左衛門様

（文化三丙寅九月晦日著《ママ》）

77

村松標左衛門宛（［文化五年］七月六日附）

五月廿九日之御状相達候。其節霖天不順に御座候處、弥御壮実御凌被成候條、珍重之至に候。当方無恙罷在候。御休意可被下候。然は旧冬相認候返書相届候由、致承知候。御紙面数々御丁寧之至に候。且又四月十一日相認候返書も五月に御届候而、当春之賀筵に付御祝被下、酒肴料黄金一方御恵投、忝幾久致祝納候。誠に入御念候事厚謝申候。小牘上木于今出来不申候。出来次第進呈可申候。介類之事致吟味候処、兎角余慶無御座候。僅乍数品取出申候分、進上申候。御収入可被成候。尚又追々可致吟味候。此度木実・化石・天狗の爪二箇・刺鯖壱苞等御恵贈、忝致敬収候。介類並種子類何成共御恵投可被下候条、忝候。追々相考御頼可申入候。且又、天狗爪産所委細に御書被下別而忝候。此度品物壱箱被遣、一覧之上加書及返呈候。御収入可被成候。地耳御考之由、壱包被遣候品は川のり類と相見へ申候。地耳には不穏被存候。此品御恵之由に候故、留置申候。又、亀類之図一葉為御見相成候。是は加州にてウーカメと呼候由承及候。即、海和尚《ヤサバ》の類にて御座候。将又染筆一葉御所望之条、致承知候。後便迄相認置可申上候。先達相預り置申候御問書も未遂検察候。追々相考可進候。佐市義も前月十五日に無滞致帰宅申上候。右件之為御答、艸々如此に御座候。時下暑気暴烈難堪候。随時御自玉御凌可被成候。拝。

七月初六　小野蘭山

78

村松標左衛門宛（［文化五年］十二月附）

十五日之御状相達候。如来示甚寒之節愈御壮実に御凌被成候条、珍重之至に候。当方無恙罷在候。御休意可被下候。然は五月及七月之両書、中秋十六日相達候条致承知候。此度品物一箱被遣、一覧書加致返呈候。御収入可被成候。且又、富木浦小介弐箱御恵被下忝慥収入候。先達而相預り置候御問書、加朱申置候故、此便に差立候。御収入可被成候。此度被遣候御問書は相預り置申候。跡より加朱御返可申候。又ミナシ介之義致承知候、乍併此節は尋常の品類も皆々余慶無之候故、進呈申難候。尚致吟味、取得候節進し可申候。此間土州宮地郁蔵より便り有之、足下之事も尋来り申候。即其状差下し申候。御覧可被成候。右件之為御答、如此御座候。尚期来陽嘉音之時候拝。

十二月　　　　　　　　　　　　小野蘭山
村松標左衛門様
　　左右

79

村松標左衛門宛（［文化五年］四月十一日附）

当地も春来甚不順之気候に候。然は去年度御不審書被遣候、一は先便御返申候、一は相預り置申候。此度も品物壱箱被遣候得共、当年は不佞年賀に候、門生中被開筵候に付、前後大に致混雑不得寸隙候。漸此節得少閑候故、一覧加朱申候、依而御問書は未及一覧候、尚閑暇見合追々相考可進候。貴地産品之義、御丁寧に被仰遣忝候。追々相考御頼可申入候。此節は天狗之爪申受度候。先達而御恵之内介之事も跡より御頼可申入候。且又此度御入用之介類御書付被遣致承知候。乍併一々は所持無之候、其内少々は所持之品有之候間、跡より致吟味可進上候。此節右之取紛にて点検も致がたく候。尤、此度老筵《ママ》小牘と申出致著述新考等少々相弘申候。追付上木出来次第可致進上候。余事期後音候。拜。

　　四月十一日　　　　　　蘭　山

標左衛門様

　尚々、此度之御書状等は先後十六日に相届申候得共取紛にて返書及延引候。（五月十五日著《ママ》）

80

村松標左衛門宛（年未詳二月十一日附）

如来書改歳之御慶、万里同祝。先以愈御壮実御迎陽被成候条、珍重之至に御座候。当方無恙致加年候。御休致意可被下候。為御年玉、黒のり一紙御恵贈辱致祝納候。右為後賀、艸々如斯御座候。尚期永得候。謹言。

　　二月十一日　　　　　　小野蘭山

村松標左衛門様

81

村松標左衛門宛（年未詳六月二十五日附）

五月廿七日之御状致延着候。先以其節御壮実御凌被成候条、珍重之至に候。当方無恙罷在候。御休意可被下候。就は去臘廿日之返書及当三月廿八日返書等相届候條、致承知候。此度品物壱箱被遣、一覧加朱致返呈候。御収入可被成候。問書一本被遣、相預置申候。尚閑暇見合御答可申入候。且又救荒本草紀聞御◯《ママ》候に付、御見せ被成度候条、致承知候。御遣し可被成候。右件為御報、艸々如此に御座候。時下秋暑甚候。御自玉御凌可被成候。拜。

六月廿五日

村松標左衛門様　　小野蘭山

左右

尚々貴地名産刺鯖三刺御恵投、先達而相届申、慥致収入候。誠に毎歳入御念之事に御座候。拝。

（八月十九日著《ママ》）

82

物部主鈴宛（年未詳小五日附）

「物部主鈴様　　小野蘭山」（端裏書）

霉雨、弥御壮勇珍重之至御座候。然ハ為五日御賀儀、白宝一封御恵贈被下致祝納候。尚期御面謝之時候。且又、夏枯草及牛膝等御恵被下、忝致承収候。虫介三□被遣、即書加及返呈候。御収入可被成候。明日御不参之条、致承知候。御丁寧之至御座候。以上。

小五日

83

屋代太郎宛（年未詳九月十六日附）

「屋代太郎様　　小野蘭山」（端裏書）

以手紙得貴意候。尓来御疎濶打過候。秋霄涼気弥増候処、弥御壮勇御勤仕候条、奉珍重候。然は、此度名疏之義段々預御世話、御入銀之義被仰出候条、千万難有奉存候。猶又、松之丞殿えも御参会之節、宜敷御礼被仰入度奉存候。右件御礼申展度、艸々如此御座候。以上。

九月十六日

尚々、黒粉薬致一覧候処、小星相見へ申候得は、水銀入候品と相見へ申候。此ニ被下候序、御答申入候。以上。

84

山本逸記宛（［文化三年］六月二十六日附）

三月廿五日之御状之趣延着候。先以弥御壮実ニ御清成、珍重至御座候。当方無恙罷在候。御休意可被下候。然ハ当地大火之義御伝聞ニ付、御尋被下置候。先便ニ申上候通、此度ハ弊居類焼のミならす、焼失之品類多候。誠生涯之大厄ニて御座候得とも、家内之者共迄皆々無難ニ相遁れ、怪我人も無之、乍此上の趣、大慶之事ニ御座候間、御安意可被下候。有為御答、草々如此御座候。此節酷暑、御自重御凌可被成候。以上。

六月廿六日　　小野蘭山

山本逸記様

尚々、此度医学館新橋通、秋田侯中屋敷へ被移候ニ付、此節彼地面ニて私宅普請中ハ暫本条横網町、牧野大和守長屋ニ罷居申候。

85

柚木常盤宛（［享和元年以前］十二月九日附）

夏草冬虫異品数々壱箱御恵被下、辱可為家珍候。

十二月九日　　小野蘭山

柚木常盤様

左右

86

吉田意専宛（年月日未詳）

「吉田意専様　　小野蘭山」（封筒上書き）

如来教厳寒之節、弥御壮実御凌被成、珍重之至御座候。然は為時候御見舞、見事之鯽魚□二尾御恵贈、忝致敬収候。尚期面謝候。以上。

□刻

87

老キ安公居士宛（年未詳七月二十四日附）

尚々、此御返事ニ申候キ翁痛候御様子可被仰聞候。何とそ来月中少々凉相成候ハヽ、罷出可得御意候。以上。

去廿三日御手翰、貴宅御袋様妃八百女何も御揃御無事、珍重宜様ニ御申通可被下候。廿四日安老キ翁より ノ代筆花翰、遂一致薫覧候処、当月始より脚ノ痛甲迄十分ニ腫、外治無御間断候へ共いまだ痛止不申、一歩も難成候由。先年も左様之事有之。御持病之義ニ御座候。泄瀉も御座候へ共、古田玄好かゝられ、人参一分宛御入被成候ニ付、段々快ク御座候由、役七殿より委曲被申聞、先々致安堵候。然共、食餌進かね申候由、当年ハ別而残暑つよきゆへ、拙老なとも常食にてハ無御座候而こまり申候。今少涼々敷罷成候ハヽ、食も進、腫も引、十分快復可被成と察知申候。程近候ハヽ、罷出御様子をも見申度事ニ候へ共、いかにいたし候ても遠方、其上拙老も于今行歩不自由ニ御座候故、不能其義候。さそ芳室様右膳殿夫婦、芳孫男女御苦身ニ可被思召と存候。追付御快御成被成候ハん間、御心安被思召候へと、いか様も〳〵宜御申通可被下候。老キ翁へ直ニ御返事可申入候へ共、それてハ又御答ノ別書も被仰付候へハ、御病中ノ御苦悩、世話ニも罷成候と存、貴様へ委細申達候間、此段被仰通可被下候。以下ハ用事一々申上候。備牧戯銕拙序ノ中、〇六国四将ト有之事、六国ハ蘓秦佩六国印常之通ニて御座候。四将ハ唐王忠嗣佩四将印ト事類全書ニ出テ申候。〇采菊子大早引泉、此一段ハ無用ニ可仕候。拙老貼紙ノ通ニてもよく可有御座哉。〇閣老執政ハ重複ニ御座候段、御尤ノ御事ニ御座候。拙所存ハ、中山閣老執政暇事刀砞。閣老ヲハ上へ付、下ハ三字ノ句二ツニ仕候。それニても文体不宜候ハヽ、貼紙ノ通相改可申候。○某忠某孝是々非々ノ義、曽而無之事ニ御座候段、御尤ニ御座候。是ハ拙者所存ハ蒙求標題ノ上ヲ申候。名下各標双字ト書キ申候ハヽ、王戎ノ名ノ下ニ簡要ノ二字ヲ標シ申候。以下、皆其意ニて御座候。直筆公白不取顔情ト申候も李瀚標題ノ書体ヲ申候。其下、閣老手之□□《ムシ》是々非々等ノ語ハ閣老ノ睡鉄ニ彼標題を被彫候意ヲ述へ申候。将俾人々以下ハ此ノ睡鉄をよむ人賢察之域へ升ル益有ル事を述へ申候。其用心較諸厳子以下ハ、此睡鉄ハ厳子ノ製作よりハ勝レタル事ヲ申候。択其人佳者鐫之ト申七字ハ戯鉄跋ノ内ノ語ニて御座候。此一節、老キ翁御病中加之、拙老文字ノ排布悪敷御座候間、御覧分ケ不被成候と存候故、此度改削仕、草稿懸御目申候。老キ翁御病中ニて御覧も御六ケ敷可有御座候間、貴様熟覧被成、一々咄シニ被成、是ニても聞へかたく候ハヽ、又々改メ可申候ト存候。○結綰ノ訂之于老キ安子云ト申七字、除中様ニと被仰越候。なる程、応命省略可仕候。林下乏書等九字ハ拙老ノ本分ノ事にて御座候間、是ハそのまゝ指置キ申度候。

一、睡鉄ノ貴序御贈被下、数回熟読申候処、文字体

88

裁、字々懿実、初段泉石風雲即物寓懐、二段文武教訓公退篆刻万物情状無所進出寸鉄之間矣筆端即万鈞之身、三段不与世人争伎能而其意即所寓温潤比名體物比刀使府下士子傚賢鑑饗餐而日進孝悌備他日棟梁之用哉。士君子之議論當如是々々、四段自謙老矣而倚杖以覩、府下人物之盛好ケ結綰即力、珍重々々。此一篇手前へ申請、四来禅客学習申候ためニ致度候間、返璧不仕候。睡鉄ノ初紙も留置候。依田氏ノ書状返璧。

此度指遣候改正一両論も御覧被成、又々思召寄貼紙候ハヽ、近日浄写指遣可申候。伊藤氏も来月末御帰駕可有御座候ハヽ、此御返事見申候而早速浄写可仕候。睡鉄ノ全書ハもはや見申ニ及不申候。役七殿被写候にて、大抵様子知レ申候。何事も申残候。脚ノ御痛御養生専要ニ御座候。腫物ニハ毒食ヲかたく忌申様ニ承及候。此処第一ニ御座候。芳室様、右膳殿御夫婦ニも此段申遣し候と御申通可被下候。頓首不宣。

七月廿四日　　蘭山

老キ安公居士

宛名未詳（［文化五年］六月二十日附）

如来書晴益申候。弥御壮勇奉珍重候。然は実名之事御

尋被下候。薬名ニは此名相覚へ不申候。尚又相考候而見当候ハヽ、可申上候。艸々、不一。
六月廿日　　蘭　山
尚々、此間十五日佐市無難ニ罷帰候所、大慶ニ候。以上。
貴答

89

宛名未詳（年未詳二月二十八日附）

如来教、新歳万福。先以弥御壮勇御重歳被成候条、珍重之至御座候。当方無恙致加年候。御休意可被下候。右為御賀、艸々如斯御座候。謹言
二月廿八日　　小野蘭山

90

宛名未詳（年未詳六月二十一日附）

「回章　　小野蘭山」（封筒上書き）
如来書酷暑ニ御座候処、益御安康御凌被成奉珍重候。然ハ為御見舞海鮮一折三尾御恵贈、忝致敬収候。尚、期面謝候。以上。
六月廿一日

資料編

Ⅱ

編集資料

小野蘭山門人録

遠藤正治編

京都衆芳軒　蘭山は宝暦三（一七五三）年二十五歳で京都河原町に開塾して以来、文化七（一八一〇）年八十二歳で江戸に亡くなるまで五十八年間にわたり本草学を講授した。その家塾を衆芳軒と称したが、衆芳軒は京都と江戸で転々とし、つごう七回住所を変えている。はじめ河原町蛭子川の北（中京区夷川通河原町上ル）に開塾、のち同町蛭子川の南（同下ル）に転居、天明八（一七八八）年一月京都大火で類焼するまでの三十五年間講書した。そのころ「学業既に成て名四方に顕れ、本草を学ぶ者星の如くに馳、雲の如くに集り、争て業を門に受」という（平井「蘭山小野先生小傳」）。大火後、鞘屋町大仏正面下ル町（東区正面通鞘町下ル）に転居。ついで三本木町（中京区東洞院丸太町下ル）に転居、寛政元（一七八九）年頃まで講書。さらに大津町西側（中京区間之町丸太町下ル）に移り、寛政十一（一七九九）年三月江戸へ下るまでの十年間本草を講義した。

幕府医学館と江戸衆芳軒　寛政十一年四月幕命により江戸に出て医学館講書を命ぜられる。蘭山が講義した医学館ははじめ神田佐久間町にあったが、文化三年大火に焼失し、以後は新橋通りに移る。蘭山は医学館での講義のほか私宅において開塾することを許されている。すなわち江戸衆芳軒である。江戸衆芳軒は神田佐久間町医学館構内の西隅（一説に東隅）にあったとされる。新橋通り医学館の時代には構内ではなく、鳥越にあったものと推定される。なお、蘭山の後継者小野職孝ものち衆芳軒の名で開塾している。

出典　蘭山の門人は、八十歳の賀筵のときすでに千人に達していたと伝えられる。いま、蘭山の門人録が失われているので、その全容は不明である。ここでは、『蘭山先生日記』や蘭山の門人たちの残した資料（山本亡羊の読書室資料など）を主なる典拠として門人録の作成を試みた。門人としての根拠の確定しない人物も参考のために、（　）付けで示した。

門人の分類　蘭山の門人は、①京都衆芳軒の門人、②医学館学生、③江戸衆芳軒の門人、④採薬・旅行時の入門者の四種類に分類できる。ここでは、便宜的にA京都衆芳軒の時代、B医学館・江戸衆芳軒の時代に分けた。また、『本草綱目』会読一周を済んだ者が内門に進学する制度もみられるので、内門進学が判明する者についてはそれを示した。なお、大名や旗本の会に招かれて講義しているので、これも参考のためC大名・旗本の会として挙げた。

A．京都衆芳軒（宝暦三～寛政十一年）

番号	門人名	名・字・通称・号	略歴	出典
1	浅野春道	栗亭、思済堂	明和六年尾張一宮浅野に生。少壮にして京都香川氏に医学を学び、小野蘭山に本草を学ぶ。長崎に遊ぶ。町医から藩医奥医師に登る。天保十一年正月三日没、年七十二。門人に水谷豊文、三村玄澄ら。	『蘭山先生日記』、吉川芳秋『医学・洋学・本草学者の研究』
2	姉小路玉振		寛政十一年詩経草木多識会に出品。	『寛政己未夏詩経草木多識会品目』
3	安堵泰安		寛政九年蘭山の比叡山採薬に同道。	木内政章筆録『本草綱目記聞』
4	飯沼長顕	幼名富十郎、六蔵、字君微、称龍夫（初代）、屋号桐亭	宝暦五年美濃大垣に生。京都の福井楓亭、椿林に入門。寛政七年賀川家に入門。蘭山に入門。大垣俵町に開業。文化十二年十一月十七日没、年六十一。	「慾斎養父桐亭飯沼先生墓碑文」
5	石田熈		安永四年頃、小野蘭山口授『本草綱目訳説』を筆記。『珍綱解説』。	高橋達明「小野蘭山本草講義本編年攷」山田慶兒編『東アジアの本草と博物学の世界』下
6	上田元孝		聖護院宮侍医、法眼	山本章夫・復一『山本氏家譜』

7	宇治田泰亮	初称仙叔のち泰亮、諱郁、字子文	久留米藩医宇治田守助仙叔の男。京都に遊学し、中西深斎、小野蘭山に学ぶ。天明五年久留米藩御医師に列し十人扶持。文化十一年没。著書『古方薬説』（小野蘭山鑑定）寛政七年刊。子は山本亡羊門人宇治田雲嶂。	「有馬文庫　御家中累系譜」巻二八、「宇治田家系」
8	内海蘭溪	名道永、通称仁右衛門、号蘭溪、屋号鞍屋	元文四年生。筑前福岡博多呉服町の薬舗。薬園をひらき草木を栽培。写生図譜をつくり蘭山に質す。寛政十二年薬園を官園とし、薬園掛となり三人扶持を給される。文政二年三月没、年八十一。『本草正画譜』。	長野菊次郎報『植物学雑誌』第一一二
9	（宇野忠恕）		栗太郡大門村の人。	『蘭山先生日記』、『蒹葭堂日記』
10	（大窪太兵衛）	初称山本九十九、通称多九郎のち太兵衛、号光風、薜茘庵	天明二年大久保多四郎の後をうけ俸十口、馬廻に列す。植物を好み、水谷豊文、柴田洞元らと集会、毎月十七日自宅に本草会を開く。文政七年二月十八日没、年六十二。伊藤圭介が「亦一の博物家」と評した。嗣は大窪昌章。	『蘭山先生日記』
11	太田肥後守	本姓源、名庭之、字士若、号紫水、藍街	安永七年介寿院法印碩安の男として生。文化六年典薬寮医師に補せられ、同八年典薬大属。文政三年肥後守。天保十三年権医博士。間之町夷川北に開業。嘉永四年二月三日没、年七十四。『三搐方雋』『新撰預薬録』『痘科方雋』『方帰』。	山本榕室『読書室蔵書画目録』
12	太田豊年	名豊年、通称正輔、号浦安、合歓舎、蘆の屋	明和四年阿波名東郡沖洲村の庄屋の家に生。始め小原春造に、のち京都に出て小野蘭山に本草学を学ぶ。さらに永井精古、大江広海、本居宣長、同大平に国学、和歌を学ぶ。天保五年二月四日没、年六十八。『紐鏡の心』。	『阿波人物志』
13	岡田　麟		安永四年頃、小野蘭山口授『本草綱目訳説』を筆記。	高橋達明「小野蘭山本草講義本編年攷」山田慶兒編『東アジアの本草と博物学の世界』下

番号	氏名	名・字・号	経歴	典拠
14	（小川廉治）	諱守中、字誠甫、通称廉治、廉次、号敬所、進徳斎	宝暦十三年小川圭斎の長男として名古屋に生。父は尾張藩老中志水家の学塾時習館の学頭。天明六年廉治もこの職を継ぐ。はじめ蘭学を野村立栄に学び、長崎に遊び、さらに江戸に遊学、宇田川榛斎、吉田長叔に入門。長叔の『蘭学鏡原』の校訂に参画。また京都に上り辻蘭室に入門。吉雄常三を自邸に泊め、浅井貞庵にすすめて尾張藩医に挙げさせた。文政六年四月九日没、年六十一。	『蘭山先生日記』
15	奥道逸	名之基、字士譲、通称道逸、号劣斎	安永九年奥道栄の子として山城八幡に生。京都に出て賀川玄悦（三代）に産科を学ぶ。蘭山に本草を学び、寛政九年比叡山採薬に同行。享和三年山脇東門に内科を学ぶ。冨小路御池南に開業。発啼術、双全術などを発明。入門者千人。法橋のち法眼。天保六年九月四日没、年五十六。『達生園産科外述秘録』『産科内術』『女科漫筆』『回生鉤胞秘訣』。	『寛政己未夏詩経草木多識会品目』、木内政章筆録『本草綱目記聞』
16	小原春造	初称俊悦、諱就正、通称春造、号峒山	宝暦十二年京都の医師小原玄住の二男として生。父について医学を修め、小野蘭山に本草学を学ぶ。寛政七年徳島藩医師学問所講主、薬草・物産調査、物産志御用となり、『阿波産志』の編纂にあたる。文政五年十一月十四日没、年六十一。門人に乾純水ら。	山本章夫・復一『山本氏家譜』、福島義一『阿波藩撰博物誌阿波産志の研究』、一九九〇
17	小原桃洞	名良貴、通称政之助のち源三郎、号桃洞	延享三年生。吉益東洞に医を学ぶ。和歌山藩医となり、寛政四年医学館本草局を主宰。享和二年蘭山の紀州採薬に同行。文政八年七月十一日没、年八十。『桃洞遺筆』『南海禽譜』『南海魚譜』『南海介譜』。門人に畔田翠山ら。	『紀州採薬記』
18	賀来太庵	惟知、驥、民吉、字千里、通称太菴、泰菴、三郎治、号有軒、清江廬一、馬城山人	明和五年生。十七歳で三浦梅園に入門。寛政五年京都に出小野蘭山に入門。豊後高田に開業。文化十四年三月四日没、年四十七。子に佐之・飛霞兄弟。	「賀来千里墓碑」

19	堅田絨蔵	初称鈴木氏、名馮、絨造、字君翼、号独得	延享三年武蔵国に生。幼時堅田氏の養子となる。長じて京都に出、雨宮氏より学資の提供を受け儒医となり、蘭山について本草学を学ぶ。文化九年一月二十八日没、年六十七。『算定度量衡』『痘疹要訣校』『木鐸集本草部』『万病回春名物考』。	『京都名家墳墓録』
20	加藤慶元	名政道、字弘甫、通称慶元、号大東	明和元年尾張藩医杏庵の子として生。医術を浅井南溟に学ぶ。天明三年京都に出、三角法眼に医学を学び、小野蘭山に本草学を学ぶ。天明八年尾張藩侍医となるが、寛政元年十月十六日没、年二十六。	吉川芳秋『医学・洋学・本草学者の研究』
21	木内政章	名政章、通称玄節、字伯斐	常陸久慈郡小目村の医家に生。天明四年原南陽に医学を学ぶ。寛政九年上京、荻野元凱、蘭山に入門。文政五年水戸藩に仕える。天保四年没、年六十五。『奇方録』『草木形状録』『常陸物産誌』。蘭山口授『本草綱目記聞』を筆録。	蘭山口授・政章筆録『本草綱目記聞』
22	木原日光軒	卯右衛門か	寛政十一年詩経草木多識会に出品。	『寛政己未夏詩経草木多識会品目』
23	木村蒹葭堂	名孔恭、字世粛、通称坪井屋吉右衛門、号巽斎、蒹葭堂	元文元年生。代々大坂で酒造業を営む。本草を津島恕庵に学ぶ。安永八年小野蘭山に入門、天明四年内門に進む。画を鶴亭や池大雅に学ぶ、儒学を片山北海に学ぶ、典籍書画、博物標本を収集し、同好者の中心となる。寛政二年伊勢長島領に隠退。享和二年一月二十五日没、年六十七。『蒹葭堂日記』『蒹葭堂雑録』。	「誓盟状」、『蒹葭堂日記』
24	木村周安			「小野蘭山の木村周安宛六月七日付書簡」
25	木村良朔			「小野蘭山の木村良朔宛二月七日付書簡」
26	（木村良哲）			「小野蘭山の木村良哲宛六月十一日付書簡」

27	駒井修輔	諱善政、字徳甫、幼名多郎吉、周輔	宝暦元年生。小林芳秋に医を学ぶ、安永十年賀川家入門。近江栗太郡大萱村（大津市北大萱町）に開業。天保五年七月二十日没、年八十四。『淡海秘録』	『蘭山先生日記』
28	（駒井正作）	正策	近江駒沢の人。淡水社社員。	『蘭山先生日記』
29	（斎内長興）	初称飯沼清吉、名長興、中貞	延享三年飯沼長義の長男として生。亀山藩医斎内見李に養子、七〇石を給う。文政二年八月二十五日没、年七十四。飯沼慾斎の伯父。	『蘭山先生日記』
30	（斎内李長）	李兆か	伊勢亀山藩医。斎内長興の孫。明治四年七月七日没。	『蘭山先生日記』
31	坂 元慎	字元脩、通称元慎	小野蘭山に本草学を学ぶ。加賀藩国老村井長世屋漏堂に仕え、御手医師。文政四年四月十五日没、年七十。『名物捷径』『本草類方』『草木譜目録』『三国名物志』。	磯野直秀「日本博物学史覚え書一〇」『慶應大学日吉紀要』二九号
32	桜井柳碩	名令慶、字子恵、号柳碩	安永二年生。伊勢津藩医。寛政三年荻野元凱に入門。子二代柳碩は山本読書室門人。	『蘭山先生日記』
33	（佐藤玄修）	玄脩	亀山藩医。	『蘭山先生日記』
34	篠本玄昌		寛政九年蘭山の比叡山採薬に同道。	木内政章写『本草綱目記聞』
35	下村球二		寛政元年（一七八九）頃まで三本木町（中京区東洞院丸太町下ル）の衆芳軒の家主。蘭山門人。	平井敬義「蘭山小野先生小伝」
36	高野昌碩	名世龍、字子隠、通称文助、号昌碩、陸沈、千比呂	宝暦十年常陸久慈郡太田村に生。木内政章の従兄。寛政四年荻野元凱、蘭山に入門。蘭山の「本草記聞」を写す。水戸藩医となるが、立原翠軒門下となり民政に尽力、のち郡奉行。享和二年没、年四十三。	木内政章筆録『本草綱目記聞』
37	高橋仙益	名政順、字徳卿、通称仙益、号済庵、謙斎	明和二年大和郡山藩医並河宗方の男として生。京都に遊学し中西深斎に医学を、蘭山に本草学を、皆川淇園に儒学を学ぶ。詩文をよくした。天保五年没、年七十。	「小野蘭山の高橋仙益宛二月十八日付書簡」『杏雨』第九号

38	（武山 巌）	名玄節、恒徳、字子固、通称巌、号赤壁、松柏軒	宝暦六年生。岐阜矢島町の医家、家の壁のほとんどを赤壁に塗ったので、赤壁医者と呼ばれ名声あり、漢詩を好んだ。文政五年五月二十三日没、年六十七。横井忠恕の従弟。	『蘭山先生日記』
39	田辺屋宇兵衛		寛政九年蘭山の比叡山採薬に同道。	木内政章筆録『本草綱目記聞』
40	津田 煥	名煥、字君若、右内、宇内、号随分斎	加賀医員。寛政四年荻野元凱に入門。寛政九年蘭山の比叡山採薬に同道。	山本榕室『読書室蔵書画目録』、木内政章写『本草綱目記聞』
41	寺尾隆喬	一安、号顥融	天明四年日向延岡藩の町医寺尾良調の長男として生。蘭山門人、蘭山口授『秘傳花鏡記聞』（天明二）を筆録。	「寺尾家略系譜」平野満「寺尾（隆喬）顥融・隆純兄弟の小野蘭山講義録筆録と隆純養子雲仙の大槻玄沢入門」
42	寺尾隆純	胤、不羨	寺尾隆喬の弟。隆喬を継ぐ。蘭山門人。笠間藩出仕、文政十一年五月七日没。蘭山口授『大和本草會識』を筆録。	「寺尾家略系譜」平野満「寺尾（隆喬）顥融・隆純兄弟の小野蘭山講義録筆録と隆純養子雲仙の大槻玄沢入門」
43	百々俊道	本姓越智、字仁傑、通称見寿院、号識名園、三仏斎	明和八年典医百々俊亮の長男として生。蘭山に学ぶ、虚弱多病のため家は弟俊徳がつぐ。文化七年百々物産会を開く。文政元年十月二十日没、年四十八。	山本章夫・復一『山本氏家譜』、蘭山『十品考』
44	（鳥羽万七郎）	名希聡、字叡父、通称万七郎、号石隠、台麓	元文四年近江に生。山水画に長じた、木村蒹葭堂と交流、読書室物産会に出品。文政六年十月十七日没、年八十五。	『蒹葭堂日記』
45	内藤剛甫	名尚賢、（良蔵）、字剛甫、通称主馬、号魯斎、菊溪、朱蕉園	物部寿斎から本草を学ぶ。易学を伝え医を業とする、天保二年堺町夷川北の自宅で内藤朱焦園薬品会を開く。弘化三年九月二十八日没、年六十四。『古方薬品考』、門人に杉山恭蔵、山澄静安ら。	山本章夫・復一『山本氏家譜』、『榕室叢抄』巻一三
46	永田玄恕		寛政九年蘭山の比叡山採薬に同道。	木内政章筆録『本草綱目記聞』

47	仲村樓亭		寛政十一年詩経草木多識会に出品。	『寛政己未夏詩経草木多識会品目』
48	中山玄又	玄玄堂	大津町西側（間之町丸太町下ル町）時代の衆芳軒の家主。蘭山門人。『本草記聞』に明和八年叙を記す。	平井敬義「蘭山小野先生小伝」、高橋達明「小野蘭山本草講義本編年攷」山田慶兒編『東アジアの本草と博物学の世界』下
49	長良洞彦	名承芳、字子軌、通称洞彦、号顧斎、十金堂	延享三年伊勢津の医家に生。はじめ奥田三角に師事。宝暦十一年十六歳で古義堂に入塾、塾頭となる。吉益東洞に入門、蘭山に入門し本草学を学ぶ。安永二年伊勢津藩医となり儒員を兼ねる。寛政九年禄百五十石儒員上席となる。古銭収集家として著名となる。文化三年八月二日没、年六十一。『校定傷寒論附註』。	山本榕室『読書室蔵書画目録』
50	（萩野透元）	玄廣	土佐の人。	「小野蘭山の萩野透元宛四月廿四日付書簡」『実学史研究XI』
51	林 玄仙		名古屋の人。	『蘭山先生日記』
52	春木煥光	本姓度会、初名根光、のち煥光、字子培、堯章、元麿、通称三郎五郎、隼人、舜象、号椿堂、象軒、榊亭、柳亭、三友堂、琴堂	安永六年伊勢田中中世古春木房光の長男として生。外宮権禰宜、職務の傍ら小野蘭山に本草学を学び、後園に薬草を栽培研究。天保十四年二月三日没、年六十七。『詩経名物訓解』『七十二候鳥獣蟲魚草木略解』『春木煥光日記』。	浅野松洞『続三重先賢伝』、『宇治山田市史』下巻
53	平井周啓		伊勢菰野の人	『蘭山先生日記』
54	平井宗七郎	名敬義、通称宗七郎、字子方、号紫泉、樫斎	古義堂に学び、文雅家・物産家として知られた。下立売堀川西に住した。文化十年春「蘭山小野先生小伝」を著。文政十二年四月十七日没、年五十八。	平井敬義「蘭山小野先生小伝」

55	福井棣園	名晋、字貞吉、通称平九郎、号棣園	天明二年典医福井榕亭の長男として生。文化十二年近江守に任、文政十二年近江守、天保四年玄蕃権助、天保十四年典薬少允。頼山陽と交遊、詩文をよくした。嘉永二年五月十日没、年六十七。	山本章夫・復一『山本氏家譜』
56	藤井重啓	名重啓、字子迪	京都の人。彦根藩士。藩命により琵琶湖、余呉湖の魚介類を調査。『湖魚図譜』『同余湖部』（『湖註産物図譜』）。	
57	増田以節	心酔斎、号担庵、玄喬	伊勢津藩医。寛政三荻野元凱に入門、蘭山に本草学を学ぶ。小石檉園門人。子は増田泰珉。	山本榕室『読書室蔵書画目録』、『勢志二州採薬記』、『蒹葭堂日記』
58	三浦義徳	名義徳、通称玄純、字季行、子行、号蘭阪、酔古堂	河内交野郡坂村の人。天保十四年十一月十五日没、年七十九。『名物摭古小識』。	『名物摭古小識』序
59	水谷助六	幼名為吉のち武之丞、名豊文、字士献のち伯献、通称助六、号鉤致堂、有斐軒	安永八年尾張藩士水谷友之右衛門覚夢の男として生。寛政七、八年ころ浅野春道について本草学を学び、春道の紹介によって蘭山に入門。野村立栄に蘭学を学ぶ。馬廻組禄二百石。文化二年御薬園御用。天保四年三月二十日没、年五十五。『物品識名』『同拾遺』『本草綱目記聞』。門人に大河内存真・伊藤圭介・吉田雀巣庵ら。	山本章夫・復一『山本氏家譜』
60	水野皓山	名広業、字士勤、通称源之進、号観生堂、陶隠子	父は名春孝字蘇大号頌容園通称常安加賀の人。京都に出て医を業とする。山科氏の門人。皓山は安永六年生。蘭山に本草学を学び、山本逸記に従う。浅井氏に医学を学ぶ。はじめ柳馬場蛸薬師南のち冨小路錦小路の北に居、文化十年皓山物産会、養寿館物産会を開いたのをはじめ物産会を主催。弘化三年二月一日没、年七十。『皓山伊吹採薬記』『雞窓随筆』『皓山傷寒論講解』『皓山日記』、門人に山澄甫庵、平田景順ら。	山本章夫・復一『山本氏家譜』、山本榕室『榕室叢抄』巻一三、遠藤「水野皓山と山本読書室」『日本医史学雑誌』第三〇巻二号、二四〇～二四二、一九八四

61	三谷公器	名公器、（次郎次）、裕吉、字樸、号笙洲、見龍軒	安永四年生。近江東浅井郡八木浜（びわ町）の人、衆芳軒都講。鳥獣の解剖を度々おこなった。享和二年荻野元凱に入門、元凱門人らの男屍解剖に参加。『解体発蒙』を著。江馬蘭斎の蘭書を閲しその説を聴く。文政六年没、年四十九。蘭山の『本草綱目啓蒙』の後序を著。	『寛政己未夏詩経草木多識会品目』、和気惟亨「解体発蒙序」、『近江東浅井郡志』
62	宮地郁蔵	名維則、字叔義	明和五年土佐郡小高坂村（高知市）に宮地介石五右衛門の五男として生。十七歳で医を桑原原澄に学び、二十歳で京都に出て蘭山に学ぶ。儒学を岩垣龍渓に学ぶ。帰国して北奉公人町に医を開業。のち江戸に出、蘭山の日光採薬に同行。文政五年十月七日没、年五十五。『常毛採薬録』『西帰録』『登富嶽紀』『消閑録』『名物指掌』など。	『蘭山先生日記』、『高知県人名事典』
63	村松標左衛門	字紀風、通称標左衛門、号尚志軒、樵畊斎	宝暦十二年能登羽咋郡町居村に生。高二〇〇石の豪農。青年時代蘭山に入門、三年間琢磨。帰郷後、薬園を開き、薬種を製造・販売。加賀藩の産物方植物主付。天保十二年十一月八日没、年七十九。『村松家訓』『救荒本草啓蒙』『腊葉帖』。	寛政十一年村松標左衛門宛小野蘭山書翰、「大父墓誌并遺戒」、清水隆久「『村松家訓』解題」
64	物部寿斎	名維則、字景行、通称主鈴、脩齢、号百山、寿斎、樫菴	別称武部維則。宝暦九年生。小野蘭山に本草学を学ぶ。烏丸五条北に医を開業。天保十一年七月十二日没、年八十二。蘭山口授『本草備要記図』を筆記。門人に内藤剛甫。	山本章夫・復一『山本氏家譜』、『榕室叢抄』巻一三
65	山科享庵	字耀卿、孝安、元晃、号三島、仙寿院法眼	典医、御幸町二条北に児科開業。	山本章夫・復一『山本氏家譜』
66	山中甚作	字子標、諱明海、通称甚作、号芳山	宝暦五年伊勢山田今在町の醸酒屋広真の子として生。家業繁昌し冨鉅万と称せられる。本草学を好み、小野蘭山に愛顧を受け、西園に薬草を栽培。林崎文庫執事。異石数千品を収集。文化四年九月十日没、年五十三。墓碑は蘭山が撰文。『明海視聴録』。	『宇治山田市史』下巻

67	山本逸記	名良克、字礼夫、号逸記、彰経、葆斎	寛保三年生。美濃の人。京都に出て蘭山および浅井図南に師事。三十歳のとき郷里に帰り医を開業。のち京都に出て小野家の子弟を教授、傍ら医を業とした。享和二年松江藩主松平治郷に招聘され、同四年松江藩に禄仕。一〇人扶持、表医師に列し、居宅を与えられ書院とした。この書院を存済館と称し、のち藩立医学校となる。文政四年一月二十九日没、年七十八。『穴法記聞』『黄帝内経抄略』。門人に水野皓山。子は山本安良、孫は山本良臣。	田籠博「松江藩医学校教授山本家の事跡」『島大言語文化』第六号、「小野蘭山の山本逸記宛文化三年六月廿六日付書簡」『実学史研究XI』
68	山本亡羊	幼名本三郎、名世孺、字仲直、通称永吉、号亡羊	安永七年儒医山本封山の次男として生。父に儒・医学を学び、寛政五年六月二日蘭山に入門。同六年十一月二十五日内門に進む。医業のかたわら儒学、医学、本草学を講義。家塾を山本読書室と称し、毎年読書室物産会を開催。蘭山なきあと京都本草学派の主導者。安政六年十一月二十七日没、年八十二。『懐中食性』『洛医彙講』『医学字林』『格致類編』『百品考』。子に榕室、章夫ら、門人千数百人。	山本章夫・復一『山本氏家譜』
69	柚木常盤	幼名常盤太郎、諱秀穀、秀俊、通称常磐	宝暦十三年柚木惟郷の長男として生。蒲生郡下迫村の眼科医。江村北海に儒学を、蘭山に本草学を学ぶ。小草細虫を好玩。文化六年六月二十四日没、年四十七。『雑草譜』『夏草冬虫之図』『細蟲譜』。門人に吉川雅局。	山本亡羊写『雑草譜』、『夏草冬虫之図』、末中・遠藤「実学開創期における京滋地域の民間医の動態―本草・眼科医家柚木家の系譜を通じて―」『実学史研究Ⅳ』、奥沢・杉山「柚木常盤と冬虫夏草」『冬虫夏草』No.一八
70	（横井忠恕）		岐阜車町の医家。	『蘭山先生日記』

71	吉田意専	為仙、諱誉、字子翼、通称意専、号南涯	宝暦二年生。鹿児島の人。天明七年二十歳にして中西深斎に医を学び、小野蘭山に本草を学ぶ。安永五年賀川家に入門。麩屋町夷川南に開業。従学者数百人、諄々教授して老いて不倦。文政八年十二月二十二日没、年七十四。娘は女流画家詩人・大倉袖蘭。	『蘭山先生日記』、『京都名家墳墓録』
72	吉田九一郎			山本章夫・復一『山本氏家譜』
73	吉田立仙		天明八年一月京都大火後、鞘屋町大仏正面下ル町の衆芳軒の家主、蘭山門人。	平井敬義「蘭山小野先生小伝」
74	（渡辺順庵）		大垣の人。	『蘭山先生日記』

B．幕府医学館・江戸衆芳軒（寛政十一～文化七年）

75	浅井東市		伊勢山田の人。文化元年九月駿州勢州志州採薬の際蘭山に入門。	『蘭山先生日記』
76	浅田玄哲		『本草綱目啓蒙』の初期の校閲者。多紀家門人浅田元哲か。	『蘭山先生日記』
77	飯沼慾斎	名守之のち長順、幼名本平、二之助のち専吾、通称龍夫（二代）、号慾斎	天明三年伊勢亀山に生。享和二年蘭山の美濃赤坂採薬に随行。飯沼長顕に養子。大垣俵町に開業。宇田川榛斎に蘭方を学ぶ。慶応元年閏五月五日没、年八十三。『草木図説』。三男は宇田川榕菴の養嗣子興斎。	『蘭山先生日記』、宇田川興斎「飯沼慾斎翁略伝」
78	維純			『耋筵小牘』
79	維章			『耋筵小牘』
80	井岡元泉	名大造、諱冽、字元泉、通称道貞、号桜仙	安永七年生。津山藩医兼侍講。蘭山の日光採薬に同行。天保八年十一月十四日没、年六十。『常野採薬録』『毛詩名物質疑』『本草弁惑』他。	『耋筵小牘』、山本章夫・復一『山本氏家譜』、「桜仙井岡君墓碣銘」
81	惟明			『耋筵小牘』

82	岩崎灌園	名常正、通称源蔵、号灌園、東溪、又玄堂	天明六年生。幕府御家人。文化六年蘭山に入門。屋代弘賢の『古今要覧』の編集に参加。自宅又玄堂に開塾、本草学を講じる。九段に薬園を開設。天保十三年一月二十九日没、年五十七。『本草図譜』。門人に阿部櫟斎・岡村尚謙ら。	山本章夫・復一『山本氏家譜』
83	内山覚仲		加賀藩医、医学講師兼本草学領国出産薬品点検。蘭化翁の生徒。享和三年蘭山の房総常採薬に随行、『常房総採薬録』。	『常房総三州採薬録』
84	岡村春益	名聖與、春誉	『本草綱目啓蒙』の校閲者。	『蘭山先生日記』
85	奥正勉			『耋筵小牘』
86	小野職孝	幼名佐一郎、諱職孝、字士徳、通称刑部、号蕙畝、芳斎	安永三年長谷川有義の次男として生。父有義は蘭山の子。寛政十一年蘭山とともに出府、蘭山に付き添い助手役を果たす。蘭山の諸国採薬に同行。その著述を校訂。蘭山没後物産御用、医学館講書。多紀元簡に入門し医学を学び、医学館調合役。小石川養生所出役。御番医師、奥医師詰御医師などを歴任。また医学館薬園預。嘉永五年七月三日没、年七十九。『救荒本草啓蒙』『救荒野譜啓蒙』『和漢日用方物略』。子に職實、孫に職愨。	『蕙畝日記』、遠藤正治『本草学と洋学』
87	加藤元貞	玄貞	江戸町医、本郷金助町に開業。蘭山の日光採薬に同行。	『蘭山先生日記』
88	釜屋数馬	名興正、字菫卿、通称数馬、号南陵、鼎湖	慶徳息雅の男。伊勢山田下中之郷町釜谷正富の養嗣子となり、内宮権禰宜正四位上に進む。若くして京都に遊学、江村北海に儒学を学び、また医学を学ぶ。文化元年九月駿州勢州志州採薬の際蘭山に入門。本草を好み後園に薬草を栽培。文化九年二月二十三日没、年六十四。	『蘭山先生日記』
89	季博			『耋筵小牘』
90	行忠			『耋筵小牘』
91	玄桃			『耋筵小牘』

番号	名	字・号等	略歴	出典
92	将			『耋筵小牘』
93	詳儀			『耋筵小牘』
94	成績			『耋筵小牘』
95	政徳			『耋筵小牘』
96	善景			『耋筵小牘』
97	泰一			『耋筵小牘』
98	大年			『耋筵小牘』
99	若斐			『耋筵小牘』
100	多紀元堅	幼名鋼之進、名安叔、字亦柔、号茝庭、三松	寛政七年多紀元簡の五男として生。家督は兄の元胤が継ぎ、別家をたてる。天保二年医学館講師書。天保七年奥医師、法眼、のち法印。父の学風をついで医籍善本の収集、校訂、復刻につとめる。安政四年二月十四日没、年六十三。『傷寒論述義』『金匱要略述義』『素問紹識』『薬治通義』。門人に渋江抽斎、森立之、小島宝素ら。	多紀元堅「小野蘭山先生伝」『重訂本草綱目啓蒙』
101	忠則			『耋筵小牘』
102	谷 文晁	名字文晁、通称文五郎、号写山楼、画学斎	宝暦十三年江戸に生。父を継いで田安家に仕え、用人から大御番から普請奉行にまで取り立てられる。加藤文麓に狩野派を渡辺玄対に中国画を学ぶ。寛政四年松平定信付となる。翌五年定信の江戸湾巡航に随行。寛政八年定信の命で『集古十種』の編纂のため西上、大坂で木村蒹葭堂を訪れる。江戸画壇の中心的位置を占める。天保十一年十二月十四日没、年七十八。「木村蒹葭堂像」「彦山真景図」『本朝画纂』『画学叢書』他。	谷文晁筆「蘭山翁画像」

103	道砥			『鼇筵小牘』
104	土岐新甫	新甫、通称養伯、孔安	安永三年美濃赤坂に生。小野蘭山および渋江長伯に本草学を学び、諸国を採薬、奇人といわれた。寛政十一年渋江長伯に従い蝦夷地を探検。『東蝦夷物産誌』、『豆州志稿』。信州飯田の市岡智寛は土岐のすすめにより『信陽菌譜』をつくる。	谷澤尚一「土岐新甫と小林東鴻」『傳記』第四輯、青木歳幸「信州の本草学と市岡家」『江戸時代の好奇心―信州飯田・市岡家の本草学と多彩な教養―』
105	中村求馬亮		甲斐川口宿の人。享和元年蘭山の甲駿豆相採薬の際入門。	『蘭山先生日記』
106	繁哲			『鼇筵小牘』
107	廣井宗悦		幕府医官廣井宗儒の子、蘭山の常野採薬に同行。	『蘭山先生日記』
108	古橋随碩		日光の人。享和元年日光採薬の際蘭山に入門。	『蘭山先生日記』
109	方恒			『鼇筵小牘』
110	細井叔達	名徇、洵、順、字叔達、号東陽、香祖軒、紫髯	越前福井藩医。多紀元簡に医学を学ぶ。幼にして蘭山に本草学を学ぶ。かたわら相法を石竜斎に、声律を南谿に修める、画をよくした。致仕後京阪に来住し著名士と交遊。嘉永五年二月二十二日没。『回診備要』『本草精義』『製薬録』『傷寒薬量考』『詩経名物図解』。	『越前人物志』、『回診備要』序跋、『福井県医学史二』
111	本郷大膳		享和元年蘭山の甲駿豆相採薬に同行。	『蘭山先生日記』
112	三浦岩蔵		甲斐川口宿の人。享和元年甲駿豆相採薬の際入門。	『蘭山先生日記』
113	三木癸巳郎		伊勢山田の人、文化元年九月駿州勢州志州採薬の際蘭山に入門。	『蘭山先生日記』
114	山田大路文平	本姓辻氏、名百千、字弗措、文平、号訥斎	伊勢山田の人、江戸に遊学し杉田玄白に師事。山田に開業、古方・蘭方をよくした。文化元年九月駿州勢州志州採薬の際蘭山に入門。文化七年十二月二十四日没、年五十五。	『蘭山先生日記』

115	山田貞石	諱譲、字叔退、通称貞石、号雙樹	寛政三年尾張に生。享和三年十三歳で江戸に赴き、蘭山に学ぶこと三年。天保六年尾張藩寄合医師のち奥医師格。天保十一年十一月二十九日没、年五十。	吉川芳秋『医学・洋学・本草学者の研究』
116	山中療病院		日光山医師。享和元年日光採薬の際蘭山に入門。	『蘭山先生日記』
117	山本泰玄		掛川藩太田備中守侍医。享和元年蘭山の日光採薬に同行。	『蘭山先生日記』
118	有慶			『耋筵小牘』
119	由之			『耋筵小牘』
120	豫			『耋筵小牘』
121	吉田正恭	名正恭、正三、字和三、通称九市、銕之助、号魯鈍斎	安永四年生。徳川田安家の侍臣。長崎大通詞の門人。松平定信の『遠西独度涅烏斯草木譜』翻訳事業に石井庄助の原訳の修定にあたり、三十八年を費やす。西洋博物学に精しく赭鞭会に出席。『字説管見』『本草和品攷』『和産石類譜』。	『耋筵小牘』、杉本つとむ『早稲田大学蔵資料影印叢書洋学篇第一六巻遠西独度涅烏斯草木譜V』
122	渡辺寿真		享和元年蘭山の甲駿豆相採薬に同行。	『蘭山先生日記』

C. 大名・旗本の会（寛政十一～文化七年）

1	堀田正敦	名村由、武良由、正敦、幼名藤八郎、字臨卿、号水月	宝暦八年仙台藩主伊達宗村の八男として生。近江堅田藩主堀田正富に養子。天明七年堅田藩主。寛政二年幕府若年寄となり、老中松平定信を補佐。摂津守。文政九年下野佐野へ転封。天保三年致仕。小野蘭山を医学館に招聘。屋代弘賢、林述斎、大槻玄沢、谷文晁ら学者・文人と親交。天保三年六月十六日没、年七十五。『観文禽譜』。	『蘭山先生日記』
2	酒井忠道	名忠道、幼名徳太郎、字恕誨、号白鷺。	安永六年生。寛政二年姫路藩主、雅楽頭、主計頭、備前守。詩歌、書、故実、茶道等諸芸に通じた。天保八年七月二十三日没、年六十一。『酒井忠道侯文集』。	『蘭山先生日記』

3	市橋長昭	名長昭、幼名詔之助、字世懋、号格南、此君軒、黄雪、星峯、黄雪園、檀春園、檀春斎	安永二年生。天明五年近江仁正寺藩主、下総守。寛政八年幕府大番頭。藩校日新館を設立。池田冠山らと風月社を結成。蔵書家として知られる。文化十一年十月八日没、年四十二。『花譜』『続花譜』『又続花譜』。	『蘭山先生日記』
4	溝口直侯	名直侯、幼名亀次郎、通称恵三郎	安永七年生。天明六年越後新発田藩主、出雲守。臣永山道修を介して小野蘭山に本草を質問。享和二年八月二十九日没、年二十五。『蘭山問目留簿問』。	『蘭山先生日記』、福井久蔵『諸大名の学術と文芸の研究』上
5	増山正賢	名正賢、選、幼名勇之丞、千之丞、字君選、号雪斎、玉淵、玉園、玉瀾、灌園、蕉亭、長州、愚山、石顛道人、巣丘山人、雪旅、松秀園、括嚢小隠	宝暦四年生。安永五年伊勢長島藩主、河内守。天明五年藩校を創設。木村蒹葭堂らをまねく。享和元年致仕。書画に優れた。文政二年一月二十九日没、年六十六。『松秀園書談』『煎茶式』『草花写生図』『虫豸帖』『長州鳥譜』『描法画帖』。	『蘭山先生日記』
6	松平治郷	名治好、治郷、幼名鶴太郎、号斗門、蘭室、笠沢、大円庵、未央庵、雪翁、宗納、一閑子、一々斎、不昧、陶斎尚古老人	寛延四年生。明和四年出雲松江藩主。家老朝日丹波茂保の補佐により、治水、新田開発、殖産事業をなす。文化三年致仕。茶道石州流不昧派を興す。文政元年四月二十四日没、年六十八。『古今名物類聚』『茶礎』。	『蘭山先生日記』
7	馬場大助	名克昌、字仲達、通称大助、大佐、号資生、資生圃、	天明五年生。文化九年家督を継ぎ、旗本二千石。天保十年筑前守。安政四年西之丸御留守居。文久二年隠居。設楽貞丈に本草学を学び、増山雪斎に絵画を習う。舶来植物に興味を持ち自邸の庭に栽培。赭鞭会同人。明治元年九月十日没、年八十四。『群英類聚図譜』『資生圃草木未詳品図説』『舶上花譜』。	『蘭山先生日記』

蘭山の著作

磯野直秀編

蘭山の主要な著作を以下にまとめた。配列はほぼ成稿年・刊行年順で、成稿年未詳の著作などは最後に置いた。著者名を記さないのは蘭山単独の著作、「刊」と記さないのは筆写本、冊・巻数を示さないのは不分巻本。なお、蘭山の書簡、他人の著作に蘭山が和名だけを付したもの、蘭山著とされるが明らかに間違いである著作、門下による講義筆録（参考文献2・8・11に詳述）は除いた。《 》は参考文献番号（稿末）、［ ］は角書《つのがき》である。

◎『**志雅堂印譜**』、宝暦四年（一七五四）成、蘭山自身が彫った印の集録。印文「高山長水」「衆芳軒」「佐博之印」「蘭山居士」などの印を含む《1》。現在、所在不明となっている。

◎『**花彙**《かい》』、小野蘭山・島田充房著、明和二年（一七六五）刊、八巻（草四巻・木四巻）：草一・二は島田充房著、それ以外は蘭山著（↓口絵）。草一〇〇点・木一〇〇点で、草三以降の画は蘭山筆。葉の裏を黒く表現したのは新機軸である。天保十四年（一八四三）刊の山本亡羊校『［新校正］花彙』がある。初版の版木を用いて、草木名の約四分の一を亡羊が修正している。また、明治六年（一八七三）にサヴァチェ（P. Savatier）が刊行した仏訳（図を欠く）がある。

◎『**怡顔斎**《いがんさい》**蘭譜**』、松岡玄達著・小野蘭山画、安永元年（一七七二）刊。「蘭」の名がつく植物三一品の図説だが、真のランは少数。

◎『**本草綱目訳説**』、蘭山口述、石田 熈・岡田 麟編、安永四年〜九年（一七七五〜八〇）頃成：『本草綱目』講義録。成

立事情の詳細は不明だが、蘭山が校閲して作成した衆芳軒公認本の可能性が高いので、著作に入れた。写本で流布《2》。
◎『**昆虫艸木略**』、宋・鄭樵著、天明五年（一七八五）刊、一巻：訓点・和名は蘭山による。衆芳軒蔵板。
◎『**衆芳軒随筆**』、天明八年（一七八八）成：仮称『蘭山随筆』の第一。動植物などの小編六点《3》。
◎『**水火魚禽考書**』、天明八年（一七八八）成：仮称『蘭山随筆』の第二。植物・鉱物などの小編八点ほか《3》。
◎『**南楼随筆**』、天明八年（一七八八）成：仮称『蘭山随筆』の第三。動植物などの小編一七点ほか。蘭山は以上三件の随筆を『南楼随筆』の名でまとめるつもりだったらしいが、果さなかった《3》。↓資料編「天明ノ京都大火」
◎『**本草記聞**』（蘭山記聞）、源九龍編、寛政三年（一七九一）成：明和年間（一七六四～七一）頃の蘭山『本草綱目』講義録を元に編集したらしい。蘭山は関与しないが、講義録写本として広く流布したので、リストに入れた《2》。
◎『**十品考**』、寛政十年（一七九八）刊：古稀の祝いにあたって門下に与えた稿本を刊行。植物一〇品の新説。
◎『**[校正] 救荒本草・救荒野譜並同補遺**』、松岡玄達校・小野蘭山補、寛政十一年（一七九九）刊：明の周定王朱橚撰『救荒本草』一四巻・王磐撰『救荒野譜』一巻・姚可成補『救荒野譜補遺』一巻を、師の玄達が享保元年（一七一六）に刊行したが、その和刻本版木が天明八年（一七八八）の京都大火で焼失したので、書肆長松堂の頼みで再刻した。補遺一冊は、玄達の和刻本に欠けていた果部の記文を蘭山が補ったもの。
◎『**博物名譜**』、享和元年（一八〇一）頃成？、三冊：動植物名の方言・異名辞典。第一冊は虫類・禽類・獣類、第二冊は魚類・介類、第三冊は草類・木類で、いずれもイロハ順に配列する。計一万一二六〇項《4》。
◎『**常野採薬記**』（遊毛記）、享和元年（一八〇一）成：同年四～五月の常陸・野州採薬の記録。
◎『**甲駿豆相採薬記**』（富士採薬記）、享和元年（一八〇一）成：同年八～十月の甲斐・駿河・伊豆・相模採薬の記録。
◎『**紀州採薬記**』、享和二年（一八〇二）成：同年二～五月の紀伊・木曾採薬の記録。
◎『**房総常州採薬記**』、享和三年（一八〇三）成：同年三～四月の房総・常陸採薬の記録。

◎『駿州勢州採薬記』（伊勢採薬記）、文化元年（一八〇四）成：同年八～十月の駿河・伊勢・木曾採薬の記録。

◎『上州妙義山并武州三峯山採薬記』（上州武州採秦記）、文化二年（一八〇五）成：同年五～六月の上野・武蔵採薬の記録。

◎『朽《きゅう》匏子《ほうし》格物徴』、享和三年（一八〇三）成、二〇巻：内容未詳。明治四十二年（一九〇九）の蘭山百年紀念会の時点で、すでに行方不明だった《1》。成立年は文献5所収の年表、巻数は文献1による（注1）。

◎『本草綱目啓蒙』、江戸での『本草綱目』講義を基に編集。本書には四種類の版がある（↓口絵）。

●初版『本草綱目啓蒙』、四八巻二七冊、小野職孝校、享和三年（一八〇三）～文化二年（一八〇五）刊：文化三年の江戸大火で、版木が焼失。

●再版『本草綱目啓蒙』、四八巻二七冊、小野職孝校、文化八年（一八一一）～文政十二年（一八二九）？刊：天保五年（一八三四）の江戸大火で版木が焼失。

●三版『［重修］本草綱目啓蒙』、三五巻三六冊、梯《かけはし》南洋増訂、弘化元年（一八四四）刊：木活字本、増補した記事が少なくない。

●四版『［重訂］本草綱目啓蒙』、四八巻二〇冊、井口望之訂、弘化四年（一八四七）刊：岸和田藩の援助で出版された。

◎『倭朝禽類異名』、享和三年（一八〇三）成：将軍家斉の命で作成した禽類名辞典。イロハ順に禽類名を配列し、標準的和名には異名・方言を、異名・方言には標準的和名を記す。計一〇八一項。「倭朝」を冠するが、約一割は当時渡来していた外国産の禽類。

◎『飲膳摘要』、小野職孝著・小野蘭山審訂、文化元年（一八〇四）刊：食品五一七品をイロハ順に配列して、気味・効能などを記す。簡潔なので広く用いられ、文化三年本（平井宗七郎の跋を載せる）・補遺版・増補版もある。衆芳軒蔵板で、著者は職孝であるが、しばしば蘭山著と誤伝される。蘭山没後に職孝が補遺版と増補版を刊行した。

◎『耋筵《てつえん》小牘《しょうとく》』、文化五年（一八〇八）刊：蘭山八十歳の祝い（耋筵）に弟子に与えた稿本を刊行。植物一〇品の新説と三品の小論を記し、付録に蘭山が宝暦三年（一七五三）に作った「花鑑《はなかがみ》」（桜三〇品を詠み込んだ和歌二一首）と、兄弟子だった浅井図南《となん》の「花錦」（桜三三品を詠んだ長歌、宝暦四年作）を添える。

◎『衆芳軒雑録』、文化五年（一八〇八）成、一〇巻：内容未詳。明治四十二年（一九〇九）の蘭山百年紀念会の時には、すでに行方不明となっていた《1》。

◎『広参説《こうじん》』、文化七年（一八一〇）刊：正体不明だった広東人参の考証。蘭山の絶筆で、没する直前まで校正していた。

◎『蘭山日記』（小野蘭山公勤日記、蘭山先生日記）、三冊：江戸に向かって京都を離れた寛政十一年（一七九九）三月十一日から、没する少し前の文化元年（一八一〇）正月二日までの公務関係日録。採薬の詳細も記録されている。原本『小野蘭山公勤日記』と白井光太郎《みつ》写『蘭山先生日記』は、ともに国会図書館蔵《6》。↓口絵

◎『本草綱目草稿』（本草講義備忘録《8》）、四冊：『本草綱目』所収順に動植鉱物の漢名・和名・方言・形状などを記した講義用覚え書（↓口絵）。原本は国会図書館蔵。覚え書は宝暦七年十月に書き上げた分（仮称Ⅰ）と、後に作成し直して天明三年（一七八三）頃までに完成し、最晩年まで追加・訂正を続けたと思われる新稿（仮称Ⅱ）から成るが、講義の都合からか、ⅠとⅡが入れ混じって複雑な構成となっている《7》。

●成稿年未詳の著作

◎『蘭山禽譜』、成稿年未詳、二巻、天之巻「水禽」一三四品および地之巻「山林鳥」一七五品、計三〇九品の図説《8、9》：原本はいま行方不明だが、東大総合図書館本『禽譜』（T八六―一七七、禽類三〇五品）が原本にもっとも近い転写本と思われる。東京国立博物館蔵『鳥譜』も同本だが、三〇品ほどが欠けている。国会図書館蔵『蘭山禽譜』

は地之巻のみ。木村蒹葭堂の通称『蒹葭堂禽譜』も転写本の一つである。水谷豊文著『水谷禽譜』も六割ほどが『蘭山禽譜』の転写。また、薩摩藩の曽占春著とされる『成形図説・羽族部』（東京国立博物館蔵）も六割が『蘭山禽譜』と同図だが、両者の相互関係はまだ解明されていない《10》。

◎『**蘭山魚譜**』、成稿年未詳：幕医栗本丹洲の魚介譜などから転写したらしい魚類図説で、原本は所在不明。国会図書館蔵写本の後書に「蘭山小野先生所輯魚譜三巻」と記す。

◎『**諸蟹譜**《かいふ》』、成稿年未詳：栗本丹洲編『蟹譜』（高松藩主松平頼恭《よりたか》編『衆鱗図』由来の四八点を含む約八〇点のカニ類図譜）を転写した図説。衆芳軒旧蔵の原本が東洋文庫に所蔵されている。このほかにも、同文庫には衆芳軒旧蔵の『魚譜』『異魚譜』『諸鳥譜』などがあり、蘭山自筆の資料も含まれる《4》が、おそらく編集は蘭山没後で、大半は小野職孝によると思われる。

◎『**花彙続編**』、成稿年未詳、三冊：内容未詳。明治四十二年（一九〇九）の蘭山百年紀念会《8》までは小野家に保存されていたが、現在は行方がわからない。

◎『**花草百種図説**』、成稿年未詳、二冊：内容未詳。記文は蘭山、図は画家石田幽汀。明治四十二年（一九〇九）の蘭山百年紀念会までは小野家に所蔵されていた《9》が、いま所在不明である。

◎『**薬名考**』（小野蘭山先生薬名考）、成稿年未詳：『傷寒論』『金匱《き》要略』『千金方』などの諸医書に出る薬物の和名・良否・産地・製法・貯蔵法などを記す。蘭山著とされるが、蘭山の序文や跋文は無い。

◎『**薬性知源**』、成稿年未詳：作用が似ている薬物二～数品を挙げ、薬効の相違点を記す。蘭山の序文や跋文は無い。蘭山著とされている《11》が、内容が薬効に偏っており、別人の著作の可能性もある。

◎『**衆芳軒漫録**』、成稿年未詳、京都府立植物園大森記念文庫蔵（自筆本）。

◎『**松軒愚筆**』、成稿年・内容未詳（注2）：明治四十二年の蘭山百年紀念会までに行方不明になっていた《1》。

◎『本草綱目弁誤』、五二巻：成稿年・内容未詳：明治四十二年の蘭山百年紀年会までに行方不明になっていた《1》。

●関連資料

◎『蘭山先生摘録集』、蘭山の著作ではないが、蘭山が若年の頃（寛保二年～寛延元年、一七四二～四八、十四～二十歳）に手写した『紀録彙編』『義軒日抄』『蟹譜』『錦繍万花谷』『重刻嶺南衛生方』『日食方物』『本艸綱目物目和名』『日用雑字』など一九冊を集める。杏雨書屋蔵。

◎『蘭山七種』、寺尾元長編：蘭山の講述筆記五点（『爾雅草木鳥獣部記聞』『救荒本草救荒野譜記聞』『秘伝花鏡記聞』『大和本草訳説・大和本草附録弁諸品図訳説』『詩経名物弁解記聞』）と著作二点（『十品考』、『耋筵小牘』）の転写であり、天保七年（一八三六）の序を持つ。杏雨書屋蔵。

◎『小野家系図《おのけけいず》』、小野家編：小野職秀（蘭山の兄）の元稿に、蘭山の子孫が追記したらしい。蘭山の父母・兄姉などの詳細な記録。国会図書館蔵。

◎『小野蘭山百年祭記録』、小野家編、二冊：明治四十二年（一九〇九）の蘭山百年紀念会の記録で、「未出品目録」（三六点）が参考になる。国会図書館蔵。

◎『衆芳軒書籍目録』、小野家編、大正四年（一九一五）成：蘭山関係は転写本を含めて計五〇点だが、うち四四点は蘭山自筆本。蘭山が十代に手写した漢書も一〇点を超える。国会図書館蔵。

（注1）文献5は書名を『攷匏子格物致徴』とするが、『近代著述目録続編』や『近代著述目録後編』《12》、白井光太郎《1》には「致」

の字が無い。

（注2）『近代著述目録続編』と『近代著述目録後編』《12》は蘭山の著作として『松軒随筆』（六巻）を挙げるが、これが『松軒愚筆』と同本か別本かは明らかではない。

参考文献

《1》白井光太郎、東洋博物学の泰斗小野蘭山先生の百年紀念遺物展覧会について、植物学雑誌、二六四号／蘭山先生と同時の博物家について、植物学雑誌、二六九号：ともに白井光太郎著作集一（科学書院）に所収。

《2》高橋達明、小野蘭山本草講義本編年攷、東アジアの本草と博物学の世界、下巻、思文閣出版。

《3》磯野直秀、小野蘭山の随筆、慶應義塾大学日吉紀要・自然科学、三四号。

《4》渡辺兼庸、小野蘭山先生と東洋文庫所蔵の自筆本、東洋文庫書報、一一号。

《5》杉本つとむ、『本草綱目啓蒙：本文・研究・索引』、早稲田大学出版部：該当するのは八二五～八三〇頁の年表。

《6》末中哲夫・遠藤正治編著、蘭山先生日記、実学史研究、五～七号：白井光太郎写本を翻刻。

《7》磯野直秀、小野蘭山の『本草綱目草稿』、参考書誌研究、六四号：論文編「蘭山と日本博物誌」も参照されたい。

《8》小野蘭山先生百年紀念展覧会陳列品目録、植物学雑誌、二六九号。

《9》小野蘭山先生百年紀念展覧会陳列品ノ写真（解説）、植物学雑誌、二六九号。

《10》磯野直秀、『蘭山禽譜』一写本の発見、慶應義塾大学日吉紀要・自然科学、一三号：執筆時点で東大本『禽譜』の件がまだ判明しておらず、同書には触れない。

《11》白井光太郎、小野蘭山の著述、白井光太郎著作集一、科学書院
《12》『近世著述目録集成』（森 銑三・中島理寿編、勉誠社）に所収。

小野蘭山関係資料国立国会図書館寄贈リスト

小野　強

〈写本〉

1　〔本草講義備忘録〕〔小野蘭山箸〕　四冊　和装　自筆本

2　〔小野蘭山公勤日記〕　寛政十一〜享和元年、享和二〜文化二年、文化三〜文化七年　三冊　自筆本　朱書き入れあり　仮綴　『蘭山先生日記』〔国立国会図書館蔵　特1—3649〕の原本

3　〔小野蘭山書〕　掛物　四軸

4　蘭山翁画像　谷文晁筆　蘭山題書　一軸　彩色　箱入　掛物　弘化四年小幡主人源忠恵の箱蓋裏書きあり　服部雪斎の模写　当館に有り〔『蘭山先生肖像』特1—3285〕

5　誓盟状　木村吉右衛門〔著〕　小野蘭山宛　天明四年　一軸　自筆本　箱入　掛物　木村孔恭入門時のもの

6　御用留　享和元〜文化七年、文化七〜文政四年〔小野蕙畝著〕　二冊　自筆本　仮綴　享和元〜文化七年は『蘭山先生日記』〔特1—3649〕の第三冊目後半の原本　文化七〜文政四年は『小野蕙畝公勤日記』〔特1—3627〕の原本

7　〔小野蕙畝書〕　掛物　一軸

8　本草多識編　一冊　写本
書題簽書名：本草外多識編　衆芳軒罫紙

9　聞見謾録・文泉精舎随筆　一冊　写本　仮綴　前半衆芳軒罫紙
10　〔竜谷伏竜祠記〕　一冊　写本　抄録集　表紙欠　仮綴　衆芳軒蔵罫紙
内容：竜谷伏竜祠記　抱朴子　蜃気楼台之説　宝顔堂訂正王氏談録
11　燕窩考　石原愚者固〔著〕　一冊　写本　仮綴
12　衆芳軒書籍目録　一冊　写本　仮綴
印記：衆芳軒蔵書記
13　御進発御供申合帳　一冊　写本　横長本　仮綴　小野蕙畝の名がみえる
14　親類書　小野苓菴〔著〕　一冊　写本　文久三年　仮綴
15　〔小野家系図〕　一冊　写本　仮綴
付：伴佐伯両氏由来之事　一枚
16　〔小野職愨建白書草稿〕　弁事御役所宛　一冊　明治二年　自筆本　仮綴
17　〔伊藤圭介書簡〕　小野職愨宛　一巻（二十通）〔明治前期〕
18　保夜考ヲ読ム　田中芳男記　一綴　田中芳男写　明治十五（一八八二）　仮綴　自筆原稿　内務省罫紙
19　甘葛考　一冊　明治十五（一八八二）写　高野則明の識語あり
付：史的紀念物甘葛煎の基本植物に就て　白井光太郎著　（「史蹟名勝天然紀念物」第三集第十一号別刷）
20　〔伊藤圭介書〕　小石川植物園ニ於テ楓ヲ見ル詩　伊藤圭介先生筆　一軸　明治十九年
21　草稿　秋夜漫吟　小野職愨〔著〕　一冊　写本　仮綴
22　〔腊葉標本〕　三冊　仮綴
23　〔鳥名メモ〕　一枚　写本　鳥類約三十品の学名に和名を記したもの　農商務省用箋

24　〔木版等について問答メモ〕　一枚　写本　博物局用箋
25　植物学之標本　一冊　写本　仮綴　衆芳軒叢書罫紙　植物の学名七十三種を記す
26　〔植物学用語対訳帳〕　一冊　写本　仮綴　文部省罫紙、一部衆芳軒叢書罫紙
27　事物異名　酒一名　一枚　〔小野職慤〕写
28　〔小野蘭山百年祭記録〕　付共二冊　写本　明治四十二年　仮綴
付：蘭山紀念号（「植物学雑誌」第二三巻第二六九号　明治四十二年六月二十日発行）一冊
29　蘭山先生百年祭出品目録　一冊　写本　明治四十二年　仮綴
30　上州妙義山武州三峯山採薬記〔小野蘭山著〕　一冊　小野春雄写　明治四十二年　仮綴
印記：衆芳軒蔵書記
31　八相図動植物解説　一冊　写本　昭和十一年小野春雄の識語あり　仮綴　ペン書き
32　蘭山誌　No.1～2　〔小野春雄著〕　二冊　写本　仮綴　ペン書き　付四枚
33　万延元年米国土産〔小野春雄著〕　十枚　写本　ペン書き
34　我国牧羊事業発祥之地　一冊　写本　仮綴　ペン書き
35　南北朝時代年表・楠公遺物・歴代遺蹟備考　一冊〔昭和〕新聞等切り抜き記事の貼り込み帳
36　水火魚禽考書　二十八枚　写本〔明治～大正〕墨書、鉛筆書
37　庶物類纂　竹属〔稲生若水著〕四十八枚〔小野春雄〕写〔明治～大正〕
38　南楼随筆　蘭山〔著〕　一冊〔小野春雄〕写〔明治～大正〕
39　南紀採薬志稿〔小野蘭山著〕　十二枚〔小野春雄〕写〔明治～大正〕　鉛筆書き
40　蘭山先生十品考〔小野蘭山著〕　二枚〔小野春雄〕写〔明治～大正〕　鉛筆書き

41 蘭山小野先生冨士採薬記　小野蘭山〔著〕二十一枚〔小野春雄〕写〔明治〜大正〕鉛筆書き
42 草木魚虫類〔小野蘭山著〕十二枚〔小野春雄〕写〔明治〜大正〕
43 虫類木類秋田杉物語抜書〔小野蘭山著〕十七枚〔小野春雄〕写〔明治〜大正〕
44 草類木類〔小野蘭山著〕四枚〔小野春雄〕写〔明治〜大正〕
45 雲林石譜　三巻　杜綰〔著〕一冊〔小野春雄〕写〔明治〜大正〕仮綴
付：漁場石譜（漁陽公著）宣和石譜（常懋著）大湖石志（范成大著）
46 金石　小野蘭山〔著〕六枚〔小野春雄〕写〔明治〜大正〕
47 産物写生　三十三枚〔小野春雄〕写〔明治〜大正〕
表紙の書名：産物写生菌譜
48 保夜考　平安尚〔著〕十一枚〔小野春雄〕写〔明治〜大正〕
49 尚友詩話　十三枚〔小野春雄〕写〔明治〜大正〕
50 漢籍目録　三十一枚〔小野春雄〕写〔明治〜大正〕
51 〔百花鳥譜抜書き〕二十四枚　写本
付：菖蒲についての記事三牧「嘉永三戌年景風前十日応需／紅葉館　東埜夫島大愚誌之」と奥書あり
52 書名不詳　一冊　写本「寛政十年丙午十有二月十有二日写之　紘水舎」と奥書あり
53 蘭山先生秘伝花鏡訳　二巻〔小野蘭山著〕一冊　写本
書外題：花鑑訳「文化丙寅仲秋念一日　丹波元堅蔵儲」の奥書あり
印記：長□豊田□野蔵書
54 蘭山先生生卒考〔山本亡羊編〕一冊　写本

付：蘭山小野先生墓表　丹波元簡著　一綴
55 河童聞合　一冊　写本　仮綴
56 経済問答・復古法概言・復古法審問　佐藤信淵〔著〕　一冊　写本
57 内洋経緯記　椿園佐藤信淵口授　一冊　写本　仮綴
印記：中邑氏蔵書
58 野馬焼印之図　一冊　写本　仮綴
59 磁石論　石井光致述　一冊　写本
60 吉原大鑑　豊芥子撰　一冊　写本　仮綴
61 吉原大全　五巻　酔郷散人撰　一冊　写本　仮綴
62 〔歌書〕　一冊　写本
63 青標紙〔大野広域編〕　一冊　写本
題簽書名：心得艸
64 殿居嚢〔大野広域編〕　一冊　写本
題簽書名：こころゑ草
65 工夫双紙　巻1〜7　加治啓次郎平胤禎輯　七冊　写本
66 〔漬物〕　一冊　写本　仮綴
67 〔電信通信所地図〕　一枚　写本　彩色　朝鮮および清国の電信路を示した地図

〈刊本〉

68 魁本大字諸儒箋解古文真宝 後集二巻 〔黄堅選〕 二冊 山田市郎兵衛 寛文十（一六七〇）
序題：古文真宝 表紙欠 仮綴

69 文章軌範 正七巻続七巻 謝枋得〔ほか〕批選 李廷機〔ほか〕評訓 四冊 京師 植村藤右衛門〔ほか〕 正徳五（一七一五） 小野蘭山の書入あり
印記：春雄

70 孔子家語 十巻 王粛註 岡白駒補註 五冊 京師 風月堂荘左衛門 寛保一（一七四一）
見返し題：補註孔子家語 印記：井筒六、泉庄

71 怡顔斎桜品 松岡玄達撰 一冊 皇都 安藤八左衛門〔ほか〕 宝暦八（一七五八）

72 異名分類鈔 四巻 浪速蘆父〔著〕 一冊 大坂 森本太助〔ほか〕 寛政六（一七九四）
印記：岡田家蔵、柏悦堂

73 甘藷百珍 珍古楼主人輯 一冊 〔大阪〕 河内屋直助 文化十三（一八一六）
題簽書名：いも百珎（角書：料理新製）

74 和漢年契 蘆屋山人著 一冊 大阪 葛城長兵衛〔ほか〕 文化十三（一八一六） 宣英堂蔵蔵版付一枚
印記：小林蔵、東流菴文庫

75 東還紀行 甘雨亭主人著 一冊 天保七（一八三六） 甘雨亭蔵版
印記：衆芳軒書蔵記

76 飛鳥山十二景詩歌 〔林榴岡著〕〔鈴木鵞湖画〕 一冊 安政五（一八五八） 清音閣蔵梓 乱丁あり

77 毒品便覧 小野職愨撰述 村山徳淳校 最上孝吉画 第一集 四冊 東京 小野職愨 明治十一（一八七八） 小

野氏蔵版　一六センチ　一冊は表、裏表紙なく、前後欠　第二集表紙を付す

78 安部満新聞　あつま新聞社〔編〕　一冊　東京　あつま新聞社　明治十二（一八七九）仮綴　一三三号（明治十二年六月二日）〜一五六号（明治十二年六月三十日）

79 日本竹品名牌　小野職愨撰述　一舗　東京　小野職愨　明治二十二（一八八九）
付：竹標本第一—四、六—五六、計五五種

80 錦〔カ〕翁九十賀寿博物会誌　伊藤篤太郎編　二冊　名古屋　伊藤篤太郎　明治二十六（一八九三）

81 日本博物学年表　白井光太郎著　一冊　東京　白井光太郎　明治四十一（一九〇八）増訂版　洋装
印記：衆芳軒蔵書記

82 植物渡来考　白井光太郎著　一冊　東京　岡書院　昭和四（一九二九）洋装

83 和歌拾題　巻一—〔三〕〔河瀬菅雄編〕　一冊　仮綴　表紙欠　巻一　春部上　巻二　春部中　〔巻三〕春部下

84 弘化奇話　初篇巻之下　何毛呉〔トウ〕内著　一冊
角書付書名：才子必読弘化奇話
題簽書名：当世妙々奇談（角書：才子必読）

85 本草綱目補物品目録　巻上　〔リ〕春編輯　一冊　東都　望雲堂常春　付一枚

〈物品〉

86 位記　故小野蘭山　従四位　明治四十二年四月十七日　一枚　付三枚

87 褒章　賜小野職愨　明治二十三年十月二十二日　一個

88　小野春雄ほか写真　三枚

89　印章「職愨」一顆

小野蘭山年譜

磯野直秀編

凡例

1 年齢は数え歳である。
2 日不明の事項はその月末、月不明の事項はその年末に置く。
3 《1》《2》……は出典の資料番号。資料一覧は稿末にある。
4 《14▼解説》は、資料14の解説部分を指す。他もこれに準じる。
5 ☆は同一事項内での区切りを、↓は関連事項の年月を示す。
6 若干の事項には注を付した。注は年表の次に置いた。
7 著作の詳細については資料編「蘭山の著作」、書簡は同「小野蘭山書簡集」、門人の履歴は同「小野蘭山門人録」をそれぞれ参照されたい。
8 本年譜は、既報「小野蘭山年譜」（慶應義塾大学日吉紀要・自然科学、四六号）を基にして作成した。

和暦（西暦）	歳	記事
享保十四年（一七二九）	一歳	●八月二十一日、主殿寮・主殿大允《とのもだいじよう》小野職茂《もとしげ》（伊勢守、識意斎）の次男として、京都塔之段桜木町で誕生する。母は殿村氏、本姓は佐伯、幼名乙丸・佐二郎。名は初め職房、のち職博《もとひろ》、希博も用いた。字は以文、通称喜内、号蘭山・朽匏子《きゆうほうし》、堂号衆芳軒。上に兄職秀、姉八尾がおり、父と兄は松岡玄達に師事した《2、10、19、20、22》。☆小野家は代々朝廷に仕える地下《じげ》の家柄であった。↓（注1）
享保十八年（一七三三）	五歳	●六月四日、母が没し、京極今出川の北、蓮台山阿弥陀寺に葬る。母は彦根侯家中・殿村源兵衛実盛の娘《2》。↓次項
元文元年（一七三六）	八歳	●八月二十二日、父の職茂が没し、阿弥陀寺に葬る。年四十一《2、10》。蘭山は幼くして両親を失ったのである。↓前項
元文四年（一七三九）	十一歳	●漢書『秘伝花鏡』を愛読し、全巻を手写する《24》。
寛保元年（一七四一）	十三歳	●二月二十八日に『泉州図上《ずあげ》』、四月二十日に『河内図上』（注2）を手写。ともに玄達門人津島如蘭の所蔵本。 ●この年、松岡玄達に入門《19、24》。前項で記したように本年二・四月に玄達門人の所蔵本を写しているので、入門は本年初頭か。↓資料編「小野蘭山寛政七年書簡下書」
寛保二年（一七四二）	十四歳	●六月、漢書『金漳蘭譜』を手写する《24》。
寛保三年（一七四三）	十五歳	●一月二十五日、漢書『蟹譜《かいふ》』を手写《3》。

延享二年（一七四五）　十七歳
●八月十七日、姉の八尾が没する、年十九《2》。

延享三年（一七四六）　十八歳
●七月十一日、師の松岡玄達（恕菴、怡顔斎《いがんさい》）没、年七十九。以後、蘭山は他の学者には就かず、独学で本草を学ぶ《10》。

宝暦二年（一七五二）　二十四歳
●十一月三日、侍婢が蘭山の子を産む。婢は暇を出され、子はのちに長谷川家の養子となり、長谷川有義（安部民部）と名乗る。有義の子の長谷川佐一郎が、蘭山を嗣いだ小野職孝《もとたか》である。↓一七五九　☆蘭山は以後、終生娶らなかった《10、22》。

宝暦三年（一七五三）　二十五歳
●十月九日、漢書『竹譜』を手写する《24》。
●四月中旬、桜花三〇余品を詠み込んだ和歌二一首を作り、「狂吟二十一首」と題する《24》。のちに「花鑑《はなかがみ》」と改題。↓一八〇八・六月

宝暦四年（一七五四）　二十六歳
●京都河原町通・蛭子川《えびすがわ》北入ルに借家し、学塾衆芳軒を開く。のちに弟子が増えて、河原町通・蛭子川南入ルに移る《10、20》。☆年代は不明だが、寄宿生の外出規則が残っているので、寄宿者が居たこともあった《19》。↓資料編「範塾規」
●三月、自ら纂刻した印章を集め、『志雅堂印譜』を作成。「蘭山居士」の印もあり、すでに「蘭山」の号を用いていた《25》。↓口絵

宝暦七年（一七五七）　二十九歳
●十月七日、『本草綱目』講義用の覚え書（Ⅰ）を成稿。国会図書館蔵『本草綱目草稿』には、この覚え書Ⅰ（第一稿）と、その後に作り直した覚え書Ⅱ（第二稿）が含まれており、Ⅱはおそらく天明三年（一七八三）頃までに成稿し、最晩年まで補足・訂正を続けている《18》。↓口絵

宝暦九年（一七五九）　三十一歳
●五月八日、蘭山の実子が長谷川家の養子となり、長谷川有義と名乗る《4▼親類書》。

↓一七七四

宝暦十三年（一七六三）三十五歳

●九月、松岡玄達門下の島田充房《みつふさ》（不磷斎）が図説『花彙《かい》』草部巻一・二を刊行。

●三月、『花彙』草部巻三・四と木部一～四を蘭山が執筆し、この月「後編引」を記す。図も蘭山が描く。葉の裏側を黒く表現したのが新機軸。↓前項・次項

明和二年（一七六五）三十七歳

●十一月、小野蘭山・島田充房箸『花彙』全八巻刊。蘭山の最初の刊本。↓前項、一八四三、口絵

明和三年（一七六六）三十八歳

●四月十五日、白井《25》が「蘭山、京都東山也阿弥《やあみ》楼で産物会を開く」と記すのは誤り。このときの会主は鑑古堂（順照寺の僧）で、蘭山ではない《16》。

明和六年（一七六九）四十一歳

●七月、それまでに手写した漢書『金漳蘭譜』『蘭譜』『竹譜』『菌譜』『師曠禽経』を『説郛《せつぷ》』で校補する《27》。

明和七年（一七七〇）四十二歳

●七月六日、漢書『香譜』と『范成大菊譜』を手写する《24》。

明和八年（一七七一）四十三歳

●九月、門人中山玄又《げんゆう》が蘭山の『本草綱目』の講義を筆記した『本草記聞』を書き終える。講義期間や講義録筆写完了の年記を記した蘭山講義録のなかで、もっとも古い《28》。

安永元年（一七七二）四十四歳

●六月、松岡玄達の遺著『怡顔斎《いがんさい》蘭譜』刊、図は蘭山が描く。

安永三年（一七七四）四十六歳

●一月七日、小野蘭山の孫、職孝《もとたか》が生まれる（注2A）。蘭山の実子長谷川有義の次男、母は広幡大納言家来太田近江守の娘。名は職孝、通称は刑部《ぎょうぶ》。佐一郎、字士徳（子徳）、号蕙《けい》畝《ほ》（初代）《22》。のち、蘭山の後継者となる。

安永四年（一七七五）四十七歳

●六月一日、門下石田　熈《ひろし》が蘭山の『本草綱目』講義筆記録『珍綱解説』を書き終える。

安永八年（一七七九）五十一歳

●四月二十五日、木村蒹葭堂《けんかどう》、上京して蘭山宅を訪問《5》。このときが初対面らしく、

入門もこの日か。↓一七八四・三月
●九月三日、木村蒹葭堂、本日より二十五日まで京都に滞在し、蘭山の『本草綱目』および『大和本草』講義を受講《5》。

安永九年（一七八〇）五十二歳
●九月十三日、『大和本章』講義を開始、天明三年（一七八三）六月八日に満会。『大和本草会識』はその講義録《24、28》。
●十二月六日、『雑字簿』（訳官雑字簿）を手写し終わる（国会図書館本の蘭山後書による）。長崎通詞の作成した漢和対訳辞書。
●安永四年〜本年のあいだに、蘭山の『本草綱目』講述をまとめた『本草綱目訳説』が成立。編集は門下石田 熈。岡田 麟を中心に、蘭山も関わったという《28》。『本草綱目啓蒙』も当初は「本草綱目訳説考正」の仮題だった（↓一八〇〇・五月九日）ことが『訳説』本への蘭山の関与を裏付ける。

天明二年（一七八二）五十四歳
●三月四日、『秘伝花鏡』講義を開始、十二月九日に終了。『秘伝花鏡会識』はその講義録《28》。

天明四年（一七八四）五十六歳
●一月、『本草綱目』の講義を開始、翌年四月に終了。『本草綱目会識』はその講義録《28》。
●三月、木村蒹葭堂、内門（上級の弟子）を許され、誓盟状を差し出す。↓一七七九・四月、資料編「蒹葭堂誓盟状」、口絵

天明五年（一七八五）五十七歳
●九月、宋・鄭樵著『昆虫艸木略』和刻本、刻。蘭山が訓点と和名を付す。衆芳軒蔵板。

天明八年（一七八八）　六十歳
●一月三十日、京都大火。河原町の衆芳軒も焼失し、鞘屋町《さやまち》大仏正面下ルの門下吉田立仙宅に身を寄せる《10》。↓資料編「天明ノ京都大火」

●十一月十日、大火により弟子も四散して講義もできず、本日から年末にかけて、吉田立仙宅（↓前項）で動植鉱物についての小論集『衆芳軒随筆』『水火魚禽考書』『南楼随筆』を順次執筆する《17》。☆『衆芳軒随筆』中の「鶆《らい》ノ島」によれば、蘭山は若い頃に白山と立山で採薬したことがあるらしい。☆この後、東洞院《ひがしのとういん》通丸太町下ル（家主、門人下村球二）、ついで間《あい》之町通丸太町下ル大津町（家主、門人中山玄又）に移り、そのいずれかで学塾衆芳軒を再開《10、20》。

寛政元年（一七八九）六十一歳

●四月八日、実兄小野職秀没、年六十八《2》。

寛政三年（一七九一）六十三歳

●十一月、源九龍、『本草記聞』（蘭山記聞）を作成。蘭山による明和年間（一七六四〜七二）の『本草綱目』講義筆記録を軸に編集したらしく、写本で流布した。しかし、九龍は門下ではないようである《28》。

●十二月十三日、『本草綱目』寛文十二年和刻本の校正に着手、翌年二月二十五日に完了《12》。この校正本は東洋文庫に現存する。

寛政五年（一七九三）六十五歳

●六月二日、山本亡羊（十六歳）が入門《21》。蘭山が江戸に赴いた後、京都の本草家・博物家の中心となる。↓一八五九

寛政七年（一七九五）六十七歳

●五月二十四日、門下の村松標左衛門らしい人物宛の書簡草稿を書く。それには、①父と兄が松岡玄達に師事した、②蘭山も玄達に入門したが、「業を受ル事、只五ヶ年ニして先生物故せられ」とあり、他の記録と併せ考えると、蘭山は十三歳で入門したらしい（↓一七四二）、③玄達は弟子を採薬に連れ出すことが少なかった、④玄達は秘伝を多く設けていた、⑤蘭山は山野での実物教育を重んじ、薬物には秘伝を作らぬ、など重要な

記述が多い《19》。↓資料編「小野蘭山寛政七年書簡下書」、口絵

寛政九年（一七九七）六十九歳

●四月、常陸の木内《きうち》政章が来京して入門。杏雨書屋蔵『本草綱目紀聞』《15▼七節》は、その時の講義録ほかを編集したもの。この頃の衆芳軒は間之《あい》町にあった。↓一七八八・十一月

●九月十日、門人たちと白川山より比叡山に登って採薬（前項『本草綱目紀聞』▼題言）。

寛政十年（一七九八）　七十歳

●三月二十一日、京都東山の端寮で古稀の宴が開かれ。蘭山は草木一〇品についての稿を門下に与えた。それを蘭山の筆跡のままに刻したのが『十品考』で、本月中の刊行《10》。

●十月五日、幕府、蘭山を幕府医学館に招聘し、蘭山は承諾。ただし、老齢の故、春暖かくなってから出府せよと京都奉行が通達する《4、10》。この招聘は幕府若年寄の堀田正敦《まさあつ》および医学館主多紀元徳《もとのり》の意向という。↓次年三月

●十二月二日、能登の門下村松標左衛門に書簡を送り、内門（上級の弟子）になる資格について記す《26▼書簡二》。そのなかに、「金銀ヲ以テ相許候事ニテハ無御座候」の一文がある。

寛政十一年（一七九九）七十一歳

●三月十一日、京都を出立して、江戸へ向かう（↓前年・十月）。門下の吉田立仙（↓一七八八・一月）が同行、同月二十八日に江戸到着《10、14》。☆役名は、他に例の無い「物産者」、のちに「御医師並」。☆孫の長谷川佐一郎（のちの小野職孝）も本年江戸に移って蘭山の世話をしたが、同行したかどうかは不明。十一月八日には江戸にいた《14》。☆京都を出立した日の自筆日記（『小野蘭山公勤日記』の冒頭）が口絵に掲載されている。

●三月、『[校正]救荒本草・救荒野譜並同補遺』和刻本、刊。師の松岡玄達が享保元年（一七一六）に刻した同書の版木が京都大火（↓一七八八・一月）で失われ、京都書肆長松堂

が復刻を依頼した。旧版に欠けていた果部の形状説明も蘭山は補って、出版。
●四月一日、幕臣池田瑞仙とともに上野道灌《どうかん》山で採薬《14》。
●四月二日、幕府医学館での講書を命じられる《14》。
●四月四日、若年寄堀田正敦邸で、讃岐侯の「海錯写真折本二冊」を拝見《14》。☆おそらく、讃岐藩主松平頼恭《よりたか》編『衆鱗図』の第三冊と第四冊《31▼vii頁＋註24》。
●四月五日、医学館内に蘭山のため新築された居宅に入る。また、五人扶持・一ヶ年二五両と言い渡される《14》。↓本年六月
●五月四日、居宅での会読を許される《9》。
●五月十七・十八日、京都円山芙蓉楼で「詩経草木多識会」開催。蘭山出府後も門人たちが本草を怠らぬように、門下の水野皓山・山本亡羊らが開いた。本年秋に『詩経草木多識会品目』刊。
●六月二十九日、「当地江罷下候に付、御手当三拾人扶持被下候。生涯当地江住居致、物産筋之御用可相勤候」《9》と言い渡される。三〇人扶持で、江戸永住となったのである。☆最初は幕府も蘭山自身も、江戸には長くて数年と考えていたらしい。
●七月二十六日、医学館主が多紀元徳《もとのり》から子息多紀元簡《もとやす》に代わる《9》。
●七月二十八日、十一代将軍徳川家斉《いえなり》に拝謁《9》。
●九月二十五日、幕府の駒場薬園を訪れる《14▼九月二十三日条》。
●十月十八日、医学館の居宅（七三坪）が狭く、標本などを収納できないので、土蔵を含めて三〇坪の増築が認められる《9、14》。

寛政十二年（一八〇〇）七十二歳

●本年、小野職実《もとみち》（彦安、二代蕙畝）が誕生《22》。長谷川佐一郎（のちの小野職孝）の長男、蘭山の曽孫。

●一月十九日、標本や唐蛮の器物を入れた長持四棹が、京都から到着。その品々は将軍・一橋家・田安家・諸大名が次々に観覧、一部は幕府に献上した《14》。

●二月十六日、医学館内薬園の管理を命じられる《14》。

●閏四月十八日、京都から届いた品々の目録を、幕府からの指示で書き改める（↓本年一月）。杏雨書屋蔵「産物 并《ならびに》 唐蛮雑具」（注3）がこれに当たる《14、16》。

●五月九日、本日付の実子長谷川有義宛書簡下書から、以下のことが判明する：①『本草綱目』講義録の出版は若年寄堀田正敦などの意向で、前年に計画・着手されていた、②書名は当初の『本草綱目訳説考正』から『本草綱目啓蒙』に変えた、③出版用の清書は孫の長谷川佐一郎が担当する、④堀田らの勧めで、佐一郎を蘭山の孫養子にして、後継者としたい《14》。☆この下書は、白井光太郎が蘭山の日記を写したときは該当個所に挟まれていたが、現存しない。↓資料編「長谷川有義宛書簡下書」

●八月五日、老齢なので、採薬の際に帰宅しかねる場合は外泊してよいと言い渡される《14》。この通達は、これ以前にも江戸周辺で採薬していたことを示唆する。

●八月二十二日、駒場（駒場御鷹場）・志村・鼠山（山手線目白駅の西）・広尾・国府台《こうのだい》での採薬を願い出る。すぐ許されたが、採薬月日は不明《14》。

●十月二十五日、長谷川佐一郎が、小野職孝（初代蕙畝）として祖父蘭山の孫養子となる？ ↓（注4）

享和元年（一八〇一）七十三歳

●十二月二十五日、医学館での講書に対し、白銀七枚を下賜される《14》。本年十一月に、医学館主多紀元簡は、「医学館での蘭山の講書は月に十二日だが、開講以来一日も休まずに精勤しているので、年末に褒賞を与えていただきたい」旨を上申していた《29》。それに基く措置で、以後毎年暮に白銀七枚の下賜が恒例になる。➡資料編「多紀元簡上申書」

●四月七日、常毛諸山採薬の幕命を受け、江戸を出立。門下の小原桃洞（紀伊藩）、井岡冽《れつ》・孫の佐一郎など、総勢一五名。筑波山・日光・男体山などで採薬し、五月十八日に江戸帰着《14》。各地で農民に薬草名・採取時節。乾燥法などを教えたのは、堀田正敦の指示による《14▼三月二十八日条》。『常野採薬記』がこの時の記録。

☆蘭山出府以後の採薬は、左記の六回である（注5）。

①享和元年（一八〇一）四～五月、常陸・野州
②同　元年（一八〇一）八～十月、甲斐・駿河・伊豆・相模
③同　二年（一八〇二）二～五月、紀伊・木曾
④同　三年（一八〇三）三～四月、房総・常陸
⑤文化元年（一八〇四）八～十月、駿河・伊勢・木曾
⑥同　二年（一八〇五）五～六月、上野・武蔵

●八月二十二日、幕命により、江戸を出立、甲斐・駿河・伊豆・相模での採薬に向かう。富士山にも六合目まで登る。江戸帰着は十月三日《14》。この記録が『甲駿豆相採薬記』。

●十一月九日、寛政十一年（一七九九）に医学館で始めた『本草綱目』の講書が終了した《14》。ただし、開始月日は不明。このときの講義筆記を中心に編集したのが、『本草綱

目啓蒙』である。☆医学館の講書以外に、堀田正敦邸や自宅での講義もあった《22》。☆江戸でも『大和本草』の講書を行なった。『大和本草批正』（井岡冽）はその講義録である。
●十二月二十三日、紀伊藩主徳川治宝《はるとみ》の要望により、翌春に紀伊へ派遣するとの幕命を受ける《14》。↓次年二月

享和二年（一八〇二）七十四歳

●この頃、『博物名譜』が成稿。動植物名の方言・異名辞典で、品名をイロハ順に配列し、「方言・異名／標準的和名・漢名／使用地名」を記す。見出し名は計一万一二六〇《30》。
●二月二十二日、幕命で江戸を出立し、紀伊に向かう。東海道を経て、三月七日に大坂へ入り、同十日和歌山着。紀伊半島西側を南下、田辺を経て大島へ。ついで東海岸を北上、捕鯨基地古座《こざ》・太地《たいち》、那智・新宮・尾鷲・長島と廻り、大和・奈良を経て、五月六日に京都に着く。同十日に京都を発ち、木曾路経由で五月二十九日に江戸へ戻る《14》。紀伊では門人小原桃洞が行程の一部に同行、帰途の五月十三日には美濃赤坂で西村専吾、のちの飯沼慾斎に会っている。この時の記録が『紀州採薬記』。↓前年十二月
●九月二日、蘭人が持ち渡った草木・腊葉の鑑定を命じられ、四日に返答。この種の下問が時折あった《14》。
●九月二十九日、医学館薬品会。幕臣栗本丹洲が所労のため、蘭山が鑑定役を勤める《14》。ただし、以後も毎回鑑定したかどうかはわからない。
●十月上旬、幕臣小林豊章が寛政十年（一七九八）〜享和元年（一八〇一）に熊本・長崎などで写生した『植物逼真《ひっしん》』（杏雨書屋蔵）を、若年寄堀田正敦の命で校閲して、識語を残す。

享和三年（一八〇三）七十五歳

●二月、江戸での講義に基く『本草綱目啓蒙』（初版）、巻一〜九・五冊、刻《1、15▼四節》。

☆出版には幕臣や門人からの資金援助があった。資料《7》文化元年三月三日条には「御老若衆御壱人前六両一分ヅヽ」と前金の額を記す。↓一八〇五・十二月

☆本書には四種の版がある（↓口絵）。

初版『本草綱目啓蒙』、四八巻二七冊、小野職孝校、享和三年（一八〇三）〜文化二年（一八〇五）刊　↓一八〇六・三月四日

再版『本草綱目啓蒙』、四八巻二七冊、小野職孝校、文化八年（一八一一）〜文政十二年（一八二九）？刊　↓一八三四

三版『［重修］本草綱目啓蒙』、三五巻三六冊、梯《かけはし》南洋増訂、弘化元年（一八四四）刊

四版『［重訂］本草綱目啓蒙』、四八巻二〇冊、井口望之訂、弘化四年（一八四七）刊

●三月十四日、将軍家斉に『本草綱目啓蒙』を献上したいと願を提出するが、四月二十二日に、全巻出版後にまとめて献上せよと申し渡される《14》。↓一八〇五・十一月

●三月十八日、幕命により、江戸を出立、房州・総州・常陸での採薬に赴く。鹿野《かのう》山・鋸山・清澄《きよすみ》山に登り、小湊・銚子・鹿島・水戸・取手・安孫子《あびこ》・小金を経て、四月二十二日に江戸帰着《14》。その記録が『房総常州採薬記』（東京国立博物館蔵）。この採薬行には加賀藩医内山覚中が同行し、『常房総三州採薬録』を残した《22》。

●春、将軍家斉《いえなり》の命により、『倭朝禽類異名』を作成。禽類の名一〇八一をイロハ順に配列し、広く通用する和名には方言を、方言には通用和名を記す。蘭山は通称『蘭山禽譜』という図説も残したが、作成年は不明。↓「蘭山の著作」

●五月三日、「御医師並」格になる《14》。

文化元年（一八〇四）七十六歳

●六月二十七日、能登の村松標左衛門に書簡を送る。そのなかに、「本艸学急務は採薬宜候。書物も追々出板も有之候由承及候得共、所詮他流之書は反て疑惑之基にて御座候間、御披見御無用に被有候」の文がある。蘭山の考え方の一端を示す《26▼書簡六》。↓「小野蘭山書簡集」

●九月六日、「薬園地、願之通、被仰付」《14》。医学館薬園の拡大を蘭山または医学館が願い出たらしい。↓次項

●九月二十二日、幕府、医学館に湯島薬園（六〇〇坪）と四谷薬園（一八九〇坪）を渡す《14》。↓前項、次項

●十月九日、湯島。四谷両薬園の管理を命じられる《14》。↓前項

●八月三日、採薬で得た草木のうち、有用な品や珍しい品を書き出すように、医学館主多紀元簡より求められる。医学館は湯島薬園を返上する代わりに、四谷薬園の一三〇〇坪拡充を願い出ているためであった。即日、提出する《14》。↓前年九月～十月

●八月十三日、幕命により、江戸を出立、伊勢・志摩へ採薬に向かう。駿府では駿府薬園・久能山薬園に寄るが、大雨による大井川川留で足留め。ようやく九月七日に大井川を渡り、二十日に伊勢山田に着く。日数不足で志摩行は諦め、二十六日に帰途につく。木曾路を経由して、十月十三日に江戸に戻る《14》。『駿州勢州採薬記』は、この時の記録。

●秋、小野職孝編・小野蘭山審訂『飲膳摘要』の稿、成る。↓本年十二月

●十月二十二日、駿州勢州採薬で得たボウラン・フウラン・ムギラン・黒珊瑚など計一〇品を将軍に献上《14》。

●十二月二十三日、『飲膳摘要』、江戸書物問屋仲間の割印（注6）により刊行を認可される《1》。☆東京大学総合図書館に本年の刊記をもつ刊本が所蔵されているが、流布しているのは文化三年二月刊本。☆食品の気味・効能を簡潔に述べる点が好評で、「補遺」版や「増補」版もある。↓本年秋、一八一七、一八三六・五月

文化二年（一八〇五）七十七歳

●この年、幕府紅葉山《もみじやま》文庫収蔵の『庶物類纂』を借り出し、抄写本六冊を作成《12》。杏雨書屋蔵『庶物類纂抜粋三十一巻』六冊がそれに当たるか。☆『庶物類纂』一千巻を借り出して全冊を写し、その写本が文化三年の江戸大火で失われた後、再び全巻を転写したというが、それを裏付ける同時代資料は未見。単なる伝説か。

●五月十六日、幕命により江戸を出立して、上州・武州での採薬に向かう。榛名《はるな》山・妙義山・三峰《みつみね》山に登り、川越を経て、六月六日に江戸帰着《14》。『上州武州採薬記』はこの時の記録。これが蘭山最後の採薬行となる。

●七月十八日、小野職孝、医学館付薬園の管理を手伝うよう命じられる《14》。

●十一月一日、『本草綱目啓蒙』が完成し、医学館主多紀元簡から御側衆に将軍への献上願を出したが、献上に及ばずと返答される《14▼十二月項冒頭記事》。↓次項

●十二月二十三日、江戸書物問屋仲間が『本草綱目啓蒙』巻四〇～四八の刊行を認可、『啓蒙』四八巻二七冊の出版が完了《1》。

文化三年（一八〇六）七十八歳

●二月十五日、奥州採薬を願い出ていたが、老齢を配慮してか、却下される。近国ならといわれ、箱根・大山採薬の願を提出したが、江戸大火で実現せず《14》。↓次々項

●二月、『飲膳摘要』二刷本、刊。この版は平井宗七郎の跋を有する《10》。↓

一八〇四・十二月

●三月四日、江戸大火。神田佐久間町の医学館が全焼、同館の土蔵にあった『本草綱目啓蒙』の版木が焼失、構内の自宅も小蔵以外は焼け落ちた《14》。↓次項

●三月十四日、大火以前に蘭山は転写のため、幕府所蔵の『庶物類纂』穀属四帙・竹属三帙を借りて医学館土蔵に収納していたが、それが大火で焼失したので、この日補充を求められた。蘭山はその要求に応えたが、どのようにして補ったかは不明。蘭山の転写した分が災厄を免れ、それから再写したか、加賀藩が所蔵する副本を転写したかであろう《14、15▼三節》。

●四月二十七日、医学館を下谷新橋《あたらしばし》通・向柳原に移転・再建すると決まる《14》。

●八月十九日、医学館移転先（↓前項）のやや北、鳥越《とりごえ》に蘭山の新宅がほぼ完成し、仮住まい先から移転《14》。

●十月二十七日、中国の園芸書『広群芳譜』の抄写を完了《30》。所持していた本を江戸大火で失ったのであろう。

文化四年（一八〇七）七十九歳

●五月二十八日、『日記』本日条に、「向于大手前、今日本艸綱目会読一周終」とあり、若年寄堀田正敦邸（大手前）での『本草綱目』会読が満会になったとわかる。開始年月日は不明《14》。

●六月十五日、医学館が再建され、開館《14》。↓前年四月

●六月十八日、蘭山、医学館での講書を再開《14》。↓前項

文化五年（一八〇八）八十歳

●三月二十一日、八十歳の祝宴（耋筵《てつえん》）を新宅日新楼で開く。蘭山は弟子に新著『耋筵

小牘《しょうとく》』の稿を与える。本年六月に出版《10、14》。

●四月二十二日、小野職孝、採薬のために江戸を離れ、関西に向かう。京都では、六月二日に山本亡羊たちが東山双林寺文阿弥で物産会を開いて歓迎。六月十五日、江戸へ帰着《14、21》。予定には白山・立山も含まれていた《14▼本年四月六日条》が、日程から無理と思われる。

●六月、『耋筵小牘』、刊（↓本年三月）。本書は十三品についての小論集で、附録は蘭山が若い頃に桜を詠んだ「花鑑《はなかがみ》」と、兄弟子の浅井図南作「花錦」、前者は桜三〇余品を詠み込んだ和歌二一首（↓一七五三・四月）、後者は宝暦四年（一七五四）の作で桜三三品を詠った長歌。☆孫職孝は跋文で、蘭山は病弱だったが、還暦の頃から健康になったこと、遠近の門下生が千人に達したことを記す。

●三月二十八日、若年寄堀田正敦邸での会読（↓一八〇七・五月）の二周目が終わった。四月十三日からは『爾雅《じが》』を会読する予定という《14》。

●春、門人の画家谷 文晁に、左側からの肖像を描かせ（↓口絵）、実子長谷川有義に与える《8》。☆『[重訂]本草綱目啓蒙』に所収されているのは、博物画家服部雪斎によるその模写図である。

●四月、小野職孝編『本草啓蒙名疏』、刊。『本草綱目啓蒙』所収の和名・漢名をイロハ順に配列した索引で、出版については幕臣より五部ずつ入金の形で援助を受けた《7▼前年九月十五日条》。

●十月十四日、浅草誓願寺内迎接院《こうじょういん》を宿坊（檀那寺）とする。それまでは深川霊岸寺内智灯院を宿坊としてきたが、かつて誓願寺に法教院（父方の祖母、正徳五年没《2》）を埋葬した縁があるので、同寺に宿坊を改めたい旨を本年春から申し入れており、それが諒承されたのであった《14》。↓次年一月二十九日

●十月、幕臣岩崎灌園（二十四歳）が入門する《27》。

●十二月、大槻玄沢、広東人参（広参《こうじん》）について考察した『広参存疑』の稿を蘭山に呈し、校閲を乞う。蘭山はそれに触発されてだろう、自説をまとめた『広参説』を執筆、それが絶筆となった《6》。

文化七年（一八一〇）八十二歳

●一月中旬、大槻玄沢が蘭山を訪ね、校閲を依頼した『広参存疑』の稿を受け取る。蘭山は疝痛で年末・年始にも登城しなかったが、この日は元気だった《6》。↓前項

●一月二十三日、医学館での講義発会《10》。

●一月二十五日、前日から風邪気味だったが、自宅での発会日なので甘草の項を講義し、また弟子たちに『広参説』の稿を示した。しかし、翌二十六日に病状が悪化《6、10》。

●一月二十七日、早朝に蘭山が病没。死の直前まで『広参説』を校訂していたという《6、10、11》、↓二〇〇五

●一月二十九日、江戸浅草誓願寺塔中迎接院《こうじょういん》に葬る（↓前年十月）。法名、救法院殿顕現道意居士。表向きの死去披露は三月四日、表向きの葬式は三月八日。墓誌銘は門下井岡冽《れつ》が撰、並びに書し、墓表は医学館主多紀元簡が撰して、屋代弘賢が書した《10、11》。

●四月五日、孫の小野職孝、幕命により家督を嗣ぐ。物産御用役、一五人扶持。同二十一日、医学館での講書と四谷薬園の管理を命じられ、同二十三日から医学館で『本

草綱目』の講義を開始する《7》。☆この後の職孝の動静については資料《22》に詳しい。

●七月、蘭山の絶筆、『広参説』を刊行。序文は井岡冽、後書は小野職孝である。

●八月、大槻玄沢、自著『広参存疑』の後書《6》に、蘭山に校閲を頼んだ次第と、蘭山の発病から逝去までを記す。

文化八年（一八一一）

●三月、職孝、『本草綱目啓蒙』の再版願を提出。願は許され、前金一人一両二分二朱が集まったらしい《7》。

●九月二十五日、再版『本章綱目啓蒙』第一帙五冊（巻一～九）の販売が認められる《1、15▼四節》。しかし、資金繰りが難行して、全巻の刊行終了までに二〇年ほどを要した。↓一八二九

文化九年（一八一二）

●三月十三日、蘭山実子の長谷川有義（安部民部、陰陽生、越後掾）没する、年六十七《10、22》。有義の所蔵していた蘭山の肖像画（↓一八〇九春）は、蘭山門人の平井宗七郎に託された《8》。↓一八二九・四月

●夏、門人平井宗七郎、「先師蘭山小野夫子肖像之記」《8》を記す。

文化十年（一八一三）

●春、平井宗七郎、「蘭山小野先生小伝」《10、↓資料編》を記す。当時の資料のうち、もっとも詳しい。山本亡羊編『蘭山先生生卒考』《13》に所収。☆『生卒考』は、この頃の編集か。上記のほかに「蘭山小野先生墓表」（医学館主多紀元簡）、「蘭山小野先生墓誌銘」（井岡冽）《11》、「先師蘭山小野夫子肖像之記」（↓前項）、「肖像賛」（山本亡羊）を納める。

文化十四年（一八一七）

●小野職孝編・小野蘭山審定『飲膳摘要補遺』、刊（序、十月）。

文政十一年（一八二八）

●蘭山門人鎌田碩庵《せきあん》が本年頃に執筆した『結夏《けつげ》随筆』巻二で、蘭山は、降雪のたびに顕

微鏡を持ち出して雪の結晶を観察していた、それを数十年も続けたと回顧している。蘭山の知られざる一面である。

文政十二年（一八二九）

●三月、再版『本草綱目啓蒙』の第二帙五冊。第五帙六冊を配布する《7▼文化十年条の丑三月付文書》。☆第三帙五冊・第四帙六冊は未刊だったが、全四八巻二七冊が現存するので、天保五年（一八三四）の江戸大火以前には刊行終了《15▼四節》。（注7）

天保四年（一八三三）

●四月十七日、蘭山門下の平井宗七郎、没。その許にあった蘭山の肖像画（↓一八〇九春、一八一二）は、同じく蘭山門下の福井晋（近江守）に託された《8▼追加記事》。詳しいことは不明だが、やがて小野家に渡される。

●三月二十日、蘭山門人の水谷豊文、没。尾張博物家の指導者で、有名な嘗百社の中心であった。その著作『本草綱目記聞』（別名、水谷本草）六〇冊は、蘭山の『本草綱目啓蒙』を軸として編集し、品目・記文・方言を増補した上、『啓蒙』には図が無いので写生図や印葉図（植物の拓本）を加え、「桜」や「羊歯」などの新しい部も設けている。残念にも未完成に終わり、また対象は植物に限られるが、『啓蒙』の大々的増補を試みた唯一の事例。☆本書の原本は杏雨書屋に所蔵されており、最近同書屋が翻刻版を刊行した。非売品だが、主要な図書館には寄贈されている。

天保五年（一八三四）

●二月七日、江戸大火。職孝宅も焼け、再版本『本章綱目啓蒙』および『本草啓蒙名疏』『飲膳摘要補遺』の版木が焼失《22》。

天保七年（一八三六）

●五月、小野職孝編・小野蘭山審定『増補飲膳摘要』、刊。

●十月、寺尾元長、『蘭山七種』（杏雨書屋蔵）の序を記す。「爾雅草木鳥獣部記聞」「救

荒本草救荒野譜記聞」「秘伝花鏡記聞」「大和本草訳説・大和本草附録并諸品図訳説」「詩経名物弁解記聞」「十品考」「耋筵小牘」の七本を収録したもの《16》。

天保九年（一八三八）

●四月一日、小野職愨《もとよし》、職実《もとみち》の長男として誕生《4》、幼名は良助、通称苓菴《れいあん》、号薫山（注8）。幕末～明治前半に活躍した。

天保十年（一八三九）

●四月、小野職孝、『秘伝花鏡彙解』を作成。蘭山の講義を整理したという。

天保十三年（一八四二）

●十月、小野職孝口授・小野職実録『救荒本草啓蒙』『救荒野譜啓蒙』、刻。蘭山は『救荒本草啓蒙』を刊行する意志がありながら果せなかった、その遺志を継ぐという《4》。

天保十四年（一八四三）

●十一月、小野蘭山・島田充房著／山本亡羊校『［新校正］花彙』、刊。初版（↓一七六五）の版木を用い、草木名の約四分の一を亡羊が修正。

弘化元年（一八四四）

●九月、小野蘭山口授・梯南洋増訂『本草綱目啓蒙』三五巻三六冊、刊。『啓蒙』の第三版、木活字本。梯《かけはし》は山本亡羊に師事したので、蘭山の孫弟子になるが、小野家・医学館には無断での出版だった《4▼本年十一月条》。☆梯の増補には有用な記述も少なくない。

弘化四年（一八四七）

●九月、小野蘭山口授・井口望之訂『本草綱目啓蒙』四八巻二〇冊、刊。小野職孝は、『本草綱目啓蒙』初版・再版の版木がともに焼失した窮状を、岸和田藩前藩主岡部長慎《ながちか》に訴えた。長慎はその要望を容れ、同藩藩医井口に校訂を命じ、「岸和田邸学蔵版」として『啓蒙』第四版を作らせたのである。↓口絵、次項

嘉永二年（一八四九）

●八月、井口望之編『本草綱目啓蒙図譜』巻八・巻九、刻。岸和田藩前藩主岡部長慎（↓前項）は『本草綱目啓蒙』に図が無いのを惜しみ、図譜を作成させた。図は、巻八を服部雪斎、巻九を坂本純沢が描いたが、ともに博物画の名手だけあって優れている。しかし、

莫大な費用を要するからか、この山草部二巻四冊だけで終わる。

嘉永四年（一八五一）

●八月、谷文晁筆蘭山肖像画（↓一八〇九春）の模写図に、小野職孝が賛を記す。この資料は、いま杏雨書屋が所蔵する。

嘉永五年（一八五二）

●七月三日、小野職孝（初代蕙畝）没、年七十九。長男の職実《もとみち》（二代蕙畝、彦安）が跡を嗣ぐ。

↓一七九九末

安政六年（一八五九）

●五月十日、門人だった山本亡羊が、「蘭山先生五十年祭」を山本読書室第四六回物産会として開く《21》。

明治六年（一八七三）

●フランスの医師・植物学者で、慶応二年（一八六六）に来日したサヴァチェ（P. Savatier）が、『花彙』の記文をフランス語に訳した"Botanique Japonaise Livres Kwa-Wi"を出版する。ただし、図を欠く。

明治四十二年（一九〇九）

●四月十七日、蘭山に従四位が贈られる《30》。

●四月十八日、東京帝国大学小石川植物園において、「蘭山先生百年紀念会」を開く（注9）。著作・遺墨など、四七〇余点を展示。また、『植物学雑誌』二六九号（本年六月号）を「蘭山紀念号」とした。

昭和二年（一九二七）

●浅草の迎接院（↓一八一〇・一月二十九日）が関東大震災で被災したため、現在地（練馬区練馬四丁目、通称十一ヶ寺）に移転《23》。

昭和四年（一九二九）

●四月、岸和田市の岸和田銀行倉庫に保管されていた岸和田藩旧蔵品の中から、『本草綱目啓蒙』第四版の版木と『本草啓蒙図譜』の版木（ともに全点）が発見された《12》。現在は東京国立博物館が所蔵する。↓一八四七、一八四九

平成十三年（二〇〇一）

●五月、蘭山の墓が東京府旧跡（現在、東京都指定旧跡）に指定された《30》。

●六月十二日、小野家の墓が、旧地浅草から練馬に転じていた迎接院（↓一九二七）の墓地に移された《30》。

平成十七年（二〇〇五）

●七月二十四日、蘭山の子孫である小野 強氏が、小野家に残っていた蘭山関係の全資料を、国会図書館に寄贈された。

●十二月七日、迎接院（↓一九二七）の小野家墓地の整理の際、蘭山の墓から墓誌（↓口絵）が出土した（注10）。墓誌銘は『蘭山先生生卒考』《13》所収の「蘭山小野先生墓誌銘」《11》であった（↓一八一三）。ただ、『生卒考』では没したのが「正月二十七日」とある個所が、「正月二十六日」と異なっている《23》。↓（注11）

平成二十二年（二〇一〇）

●六月二十日、「小野蘭山没後二百年記念会」を、東京大学小石川植物園および弥生キャンパス弥生講堂において開催。記念誌『小野蘭山』を刊行。

●十一月二十三日、京都府立植物園において、小野蘭山顕頌碑除幕式。

（注1）資料10などで「母は伊藤氏」とするが、伊藤氏は父職茂の前妻。兄職秀・姉八尾・蘭山は、三人とも後妻殿村氏（↓一七三三）の子《2》。また、名を「軄博」と記す資料が見られるが、「軄」は「職」の異体字（俗字）である。

（注2）「図上」は「ずあげ」と読む。「書上《かきあげ》」に類する語。なお、この二点は『享保元文産物帳』に属する。↓『享保元文諸国産物帳』五（科学書院）

（注2A）『蕙畝日記』《4》嘉永四年一月七日条に「拙者誕生日」とあり、同五年（一八五二）七十九歳で没したので、安永三年（一七七四）

一月七日の生まれとわかる。

（注3）杏雨書屋蔵『物産叢書』第七冊が「産物并唐蛮雑具」で、末尾に「総計四百五十種／寛政十二年申閏四月／京都物産者　小野蘭山」と記す。

（注4）『蕙畝日記』《4》天保六年（一八三五）条に記載されている小野職孝の「親類書」には、「私義、寛政十一己未年十月廿五日、祖父蘭山存寄を以、嫡孫承継ニ罷成候」の文がある（承継＝継承）。しかし、半年後の同十二年（一八〇〇）五月九日に記された「長谷川有義宛書簡下書」（↓資料編）には「孫養子にしたい」とあり、明らかに矛盾する。右記の「寛政十一己未年」が「寛政十二庚申年」の誤りで、同年十月二十五日に孫養子となったとすれば、話はよく合う。この資料に限らず、職孝は祖父蘭山や自身の事蹟の年月をしばしば誤るので、右の年記もその一つと思われる。

（注5）それぞれの採薬記のほか、蘭山の『日記』《14》も行程や採集品を詳述。

（注6）江戸書物問屋仲間による割印は、刊行・販売認可の証であった《1▼解説》。

（注7）『徳川実紀』文政十二年十月十六日項に「小野職孝が蘭山の著作を献上して、白銀を賜る」旨の記事があり、『本草綱目啓蒙』再版本の出版が完了したことを意味するのではないか（幸田正孝氏の御教示による）。

（注8）職実と職慤については、職慤を職実の弟とするなどの混乱が最近まであった。

（注9）安政六年（一八五九）の蘭山五十年祭、明治四十二年（一九〇九）の蘭山百年祭がそれぞれ四九年目、九九年目に開かれているのは、当時の数え歳と同じ方式で年次を数えたからであろう。

（注10）『蘭山誌』《12》には墓誌について、「墓石ノ下ニ誌面ヲ抱キ合セ、埋ム」と記されている。昭和四年の墓移転の際に、当然だが墓誌を発見していたとわかる。

（注11）『日本史小百科・暦』によると、日の出から翌朝の日の出までを一日とする習慣が、十九世紀初頭にはまだ根強かった。それに従えば「二十六日」となる。また墓誌銘によれば、それを記した井岡は二十六日から蘭山に付き添っていたらしいので、二十七日になって間もなくの逝去を二十六日と思いこんでいたとも考えられる。いずれにしても時計が身近に無い頃の話で、細かい詮索はできないだろう。

資料一覧（↓、所収書を示す）

【江戸時代資料：書名の五十音順】

1 ［享保以後］江戸出版書目（新訂版）、臨川書店：江戸書物問屋仲間割印帳の集成。

2 小《お》野《の》家《け》系《けい》図《ず》、小野家編、国会図書館蔵。

3 小野蘭山百年祭記録、小野家編、国会図書館蔵。

4 蕙畝日記、小野職孝（初代蕙畝）、東洋文庫蔵：親類書は冊五に所収。

5 蒹葭堂日記（翻刻）、木村蒹葭堂、蒹葭堂日記刊行会。

6 広参存疑（大槻玄沢、国会図書館蔵／東京大学総合図書館蔵）・後書。

7 御用留、小野職孝編、国会図書館蔵。↓蘭山先生日記、実学史研究、七号。↓資料14

8 先師蘭山小野夫子肖像之記、平井宗七郎。↓本草綱目啓蒙、四、平凡社東洋文庫。

9 幕府医学館秘要録、医談、六六～八三号。

10 蘭山小野先生小伝、平井宗七郎。↓本草綱目啓蒙、四、平凡社東洋文庫／本書資料編。

11 蘭山小野先生墓誌銘、井岡洌。↓本草綱目啓蒙、四、平凡社東洋文庫。

12 蘭山誌、小野春雄編、国会図書館蔵：小野家蔵の文書・著作などからの抜き書きで、明治以降の記事も含まれる。蘭山伝記の作成が目的だったようだが、未完成。

13 蘭山先生生卒考、山本亡羊編。↓本章綱目啓蒙、四、平凡社東洋文庫［翻刻］／江戸科学古典叢書44、恒和出版［影印］：所収されている平井宗七郎の資料8が文化九年（一八一二）、同じく資料10が文化十年の作なので、その頃の編集か。

14 蘭山先生日記、末中哲夫・遠藤正治編注、実学史研究、五～七号：『蘭山先生日記』（国会図書館蔵『小野蘭山公勤日記』の白井光太郎写本）および資料7の翻刻と解説。

【明治以降の報文：氏名の五十音順】

15 磯野直秀、日本博物学史覚え書七、慶應義塾大学日吉紀要・自然科学、二六号：三・四・七節。
16 磯野直秀、日本博物誌年表、平凡社。
17 磯野直秀、小野蘭山の随筆、慶應義塾大学日吉紀要・自然科学、三四号。
18 磯野直秀、小野蘭山の『本草綱目草稿』、参考書誌研究、六四号。
19 磯野直秀・間島由美子、小野蘭山寛政七年書簡下書：付「範塾規」、参考書誌研究、六三号：この下書と「範塾規」は資料編に収録した。
20 上野益三、博物学史散歩、八坂書房。
21 遠藤正治、読書室二百年史、山本読書室。
22 遠藤正治、本草学と洋学：小野蘭山学統の研究、思文閣出版。
23 小宮佐知子、東京都指定旧跡「小野蘭山墓」より出土した墓誌銘について、文化財の保護、三九号。
24 白井光《みつ》太郎、東洋博物学の泰斗小野蘭山先生の百年紀念遺物展覧会について、植物学雑誌、二六四号↓白井光太郎著作集一、科学書院／白井光太郎、小野蘭山先生ノ伝、植物学雑誌、二六九号：後者は前者の書き直しで、内容の一部が異なる。
25 白井光太郎、蘭山先生ト同時ノ博物家ニ就テ、植物学雑誌、二六九号。↓白井光太郎著作集一、科学書院
26 白井光太郎、小野蘭山翁書牘について、植物学雑誌、三〇六号。↓白井光太郎著作集一、科学書院
27 白井光太郎、［改訂増補］日本博物学年表、大岡山書店。
28 高橋達明、小野蘭山本草講義本編年攷、東アジアの本草と博物学の世界、下巻、思文閣出版。
29 富士川游、小野蘭山先生ト医学館、植物学雑誌、二六九号。
30 渡辺兼庸、小野蘭山と東洋文庫所蔵の自筆本、東洋文庫書報、一一号。
31 磯野直秀、『衆鱗図』について、『衆鱗図・研究編』（香川県歴史博物館編、同館友の会博物図譜刊行会発行）

小野家略系図

（『小野家系図』・『親類書』などから作成）

遠藤正治編

宗昌（天正一八・三・一〇～寛文二・一〇・二三）
氏中原のち佐伯
（主殿少允）

— 職助（天和五～）（主殿少允）
— 職春（寛永一六～）（主殿少允）
— 職仲（寛永八～宝永四）（主殿大允）
— 職庸（寛文四～享保一一）（民部少丞）

小野職茂（元禄九・六・二九～元文元・八・二二／年四一）
氏佐伯・従四位下伊勢守
号識意斎（主殿大允）

＝ 彦根藩殿村源兵衛実盛娘（～享保一八・六・四）

職秀（享保七・一一・七～寛政元・四・八／年六八）
越後守・正四位下
（民部少丞・主殿権助）
— 職成（寛延三・八・二五～）（主殿大允）
— 職登（宝暦一一～享和元・三・二八）順之長男（主殿助）
— 職定（寛政八・四・二二～弘化二・三・一七）伊勢守（主殿権助）
— 職保（天保元～）（主殿権助）

八尾（享保一二・八・二七～延享二・八・一七／年一九）

蘭山・職房・希博・諱職博①（享保一四・八・二一～文化七・一・二七／年八二）
幼名乙丸・佐二郎・字以文・通称喜内・号朽匏子
法号救法院殿顕現道意居士
（物産者・医学館講書・薬園預・医師並）

— 長谷川有義（延享三・一一・三～文化九・三・一三／年六七）
姓安倍・通称民部
越後掾
（陰陽生）

— 号蕙畝・諱職孝②（安永三・一・七～嘉永五・七・三／年七九）
字士徳・通称刑部・号芳斎
佐一郎・大浄院（奥詰医師・医学館講書・薬園預）

＝ 永石要蔵娘

— 男 — 大黒有亮（陰陽生）

順之・為顕・号右原
主殿官人新家

- （寛政一一～明治六・七・三〇／年七五）
  諱職實・号蕙畝（二代）③
  彦安・永寿院
  （物産御用・寄合医師・医学館講書）
  ＝ 小田勝右衛門娘
  - （天保九・四・一～明治二三・一〇・二七／年五三）
    幼名良助・号薫山・諱職愨④
    通称苓庵
    （表番医師・医学館薬園掛・文部省博物局出仕）
    - 長男（～大正一四・二・一五）
      佐久雄⑤
    - 次男（～昭和一八・一二・二一）
      春雄⑥
      - 長女（～平成元・三・二二）
        須磨
      - 長男（中央大学生時病没）
        職重
      - 次女（～昭和五五・四・二一）
        三保⑦
        - 強⑧
          （須磨長男）
- 有英・佐次郎・佐一郎・清浄院
  （～嘉永三・二・二四）
- 貞
- 弥寿
- 立敬
  （宮崎浩庵へ養子）
  （寄合医師）
  - 宮崎立元
    幼名寿太郎・号水石
    （寄合医師・医学館講書役・万延元年遣米使節御医師・医学館世話役）
    - 宮崎駿児
      （学習院教授）

『重刻 秘伝花鏡』と蘭山の『記聞』に記載される植物名と現代和名の比較（附索引）

邑田裕子
邑田 仁 編
坂﨑信之

◎表の『重刻 秘伝花鏡』は中国の初版『花鏡』の日本での重刻版（安永二年）から抽出したものである。本文の表題と目次に使用されている文字が異なる場合には目次に使用されている文字を《 》内に記した。また、図版の文字は異体字が使われている場合がある。「仮名書き」は平賀源内による和名。

◎表の『秘伝花鏡記聞』は蘭山の講述によるもので参考資料の（9）から（13）などを総合したものである。仮名文字で濁点を省く場合がある。「読み」は蘭山による。コメントは『記聞』にある要点を抽出。（注）を付した部分もある。

◎表の「現代和名」は『重刻 秘伝花鏡』の記述に基づいて考証した。その種類の属するグループの総称という程度の場合もある。

◎表題は一種類の植物を指す場合もあるが、その植物を代表とするグループを表す場合も見られる。例えば、松には、二針葉、三針葉の外に五針葉、六針葉があると述べ、羅漢松、千歳松、赤松、白松、鹿尾松などを挙げている。また、牡丹には、附として牡丹釋（釈）名一百三十一種を色別に分けて品種名とその特徴を記述している。このような例は梅、山茶（ツバキ）、桃花、茘枝、竹、霊芝、芍薬、蘭、荷花（ハス）、菊花などで多くの品種名とその解説が見られる。これらの種類では当時既に中国では園芸化が進んで多くの品種が確立していたことを物語っている。

注1　本表では『重刻 秘伝花鏡』の項目に対応する植物名のみを示し、本文中の植物名は収載していない。

注2　便宜上それぞれに通し番号をつけた。巻之三は百種、巻之四は九二種、巻之五は百三種について述べている。

注3　記載がない部分は「＊」とした。通常使用されない漢字もある。また、植物名では同じ文字でも日本と中国では別の植物を指す場合がある。「通名」は本記念誌の邑田、坂﨑、遠藤の論文を参照していただきたい。

注4　「ゝ」「ゞ」などのおどり字、「子」「井・ヰ」「ヱ」などの旧仮名は、原則として新仮名表記にした。

注5　参考資料は、坂﨑信之「蘭山にとって『花鏡』は何だったのか」と共通である。

◆巻之三　花木類攷

No.	『重刻 秘伝花鏡』本文表題《目次》	『重刻 秘伝花鏡』仮名書き	『秘伝花鏡記聞』読み	『秘伝花鏡記聞』コメント	現代和名 和名、属名又は近縁種
1	松	マツ	マツ		マツ
2	栢	コノテカシハ	コノテカシハ	扁柏一名黄柏也。此ノ書ニ名トスル者作者誤也	コノテガシワ ビャクシン
3	梓	キササゲ	アカメガシハ	楸ノ事ヲ説ク故キササゲノ訓有	キササゲ
4	牡丹	フカミクサ ハツカクサ	＊通名	倒暈ハ外ヨリクマトリノアルヲ云暈ハクマトリ也	ボタン
5	梅	ウメ	ムメ	為点綴ハ庭ノアシライニスル事也	ウメ
6	蠟梅	ナンキンウメ	ナンキンムメ	後水尾帝ノ時朝鮮ヨリ来ル	ロウバイ
7	山茶	ツバキ	ツバキ	四季花四季サキノツハキ也	ツバキ
8	瑞香	ジンチヤウゲ	ヂンテウゲ ジンチヤウケ	金辺瑞香ハ葉ノ辺ニ黄色ノ幅輪アルヲ云	ジンチョウゲ
9	結香	＊	ミツマタ	＊	ミツマタ
10	迎春花《迎春》	ワウバイ	ワウバイ	＊	オウバイ
11	櫻桃	ユスラウメ	ユスラムメ・ユスラ	有朱紫蠟三色ト云	シナサクランボ
12	玉蘭	モクレンゲ	ハクモクレン	モクレンゲト訓スルハ非也 モクレンゲハ木蘭ナリ	ハクモクレン
13	杏花	カラモモノハナ アンズノハナ	カラモモノ花 アンス	アンス カラモモハ杏ノ古名ナリ	アンズ
14	丁香	＊	＊	和産未詳名花ナルヨシ也	ジンチョウゲ類？
15	辛夷	コブシ	シデコブシ	花弁正直ナラズ乱レ開ク事シデニ似タリ	モクレン
16	杜鵑	サツキツツジ	＊	日本ノサツキツツジニ充ル事久シ	ツツジ類
17	桃《桃花》	モモ	モモ	蚜蟲竹虱也（注：最初の文章。モモ＝百から多数の群れる虫、アブラムシの意？）	モモ
18	金絲桃	ビヤウヤナギ	＊	ビヨウヤナキノ訓非ナリ	テンニンカ
19	夾竹桃	＊	＊通名	四十年前檉柳ト倶ニ船来今四方ニアリ	キョウチクトウ
20	李花	スモモノハナ	スモモノハナ（花）	樹ハ形似桃上野下野ニ多ク栽ユ	スモモ

21	梨花	ナシノハナ	ナシノハナ（花）	紫花梨細葉梨芳梨以上不詳	ナシ
22	木瓜	ボケ	カラボケ カイドウボケ	只ボケト呼ハクサボケノ事也	ボケ カリン？
23	棠梨	＊	コリンゴ・ヤブリンゴ	是ニモ紅白花ノ二品アリ	サンザシ
24	郁李	ニハウメ	ニハムメ	樹高三四尺ニ至リ葉ハ杏葉ニ似テ小也	ニワウメ
25	貼梗海棠	＊	カラボケ・ヒボケ	元来清種ヲ伝ヘシ物ナラン樹形木瓜ト同也	ボケ
26	西府海棠	＊	＊	和ニハ海紅（海棠）ヲ以テ通称トス	カイドウ
27	垂絲海棠	＊	＊	近来清種来ル 海棠類ニシテ花下垂ス	ハナカイドウ
28	林檎	リンゴ	リンコ	即林檎ノ音転 今和名ニリンキント云奈ノ事也	リンゴ
29	奈	＊	アカリンゴ ベニリンゴ	今和名ニリンキント云ハ是也	リンゴ類？
30	文官果	＊	＊	不詳 和産不知	ブンカンカ
31	山楂	＊	サンザシ今ハ通名	花戸ニテ閏月梅ト云ヘリ形梅花ノ如ク時節ノ後ルル故ニ名ク	サンザシ
32	山躑躅	キリシマ	ヤマツツジ イワツツジ	綱目ノ羊躑躅ノ附録ニ出ス キリシマノ訓非也	シナヤマツツジ タイワンヤマツツジ
33	粉團花《粉團》	テマリハナ	テマリハナ	野生ナシ 人家園庭ニ植エ花ヲ賞ス	オオデマリ
34	八仙花	＊	アジサイ・アチサイ	人家庭園ニ植エ花ヲ賞ス 野生ナシ	アジサイ
35	紫荊花《紫荊》	ハナスワウ	スハウハナ・スホバナ	スワウギハ蘇芳（方）木ナリ	ハナズオウ
36	金雀花	＊	エニスダ・エニシダ	京四辺ノ山ニ自然生ナシ 花戸ニアリ	ムレスズメ
37	山礬花《山礬》	＊	ハイノキ・トチシバ	葉形ヒサカキ葉ニ似テ潤ク黒シ鋸歯アリ	ハイノキ
38	桑	クハ	クハ・クワ		クワ
39	佛桑花	＊	＊和漢通名	近年深紅色者船来シ……花ハ木槿ニ似テ……	ブッソウゲ
40	南天竹	ナンテン	ナンテン	綱目ノ南天燭也	ナンテン
41	合歡花《合歡》	ネムノハナ カウカノハナ	ネムノキノハナ（花） カウカノハナ（花）	カウカハ合歓ノ音ナリ	ネムノキ
42	㯃《漆》	ウルシ	ウルシノキ	＊	ウルシ
43	柿	カキ	カキ		カキノキ

44	柳	ヤナギ	ヤナキ・シダレヤナキ	宮柳ハコシダレ女柳小葉ニシテ枝垂物	ヤナギ
45	楊	＊	ヤナキ	枝下垂セス直上ス	ハコヤナギ・ポプラ
46	檉柳	ギヨリウ	ギヨリウ・キリウ	綱目ニ出ツ	ギョリュウ
47	橘　枳附《附枳》	タチバナ・ミカン	カウシノ類ノ惣名	タチハナ橘ノ字ノ古訓ナリ	ミカン・カンキツ
48	橙	ユ・ユス	和漢通名ナリ	クネンボ或ハユスト訓スル大ニ非也	アマダイダイ・トウミカン
49	金柑	キンカン	キンカン	金豆ハ金柑ノ一種実小者ヲ云ヘリ下品也	キンカン
50	香櫞	＊	マルブシカン	佛手柑ノ類ノ実円キモノ也	マルブシュカン
51	佛手柑	＊	通名	俗ニテブスカント云円佛手柑ニ分ツ為也	テブシュカン
52	檳榔	＊	＊	和名ナシ一名馬金南訛リ混ス是ハ檳榔ノ一名ニ非ス　馬檳榔ノ一名也	ビンロウ
53	虎刺	アリトウシ	コトリトマラズ アリドヲシ	本綱伏牛花ノ集解ニ出ツ又雑草部ニ刺虎ト云	アリドオシ
54	蜜蒙花	＊	＊	和産未詳古渡薬家ニアリ	フジウツギ
55	平地木	ヤブカウジ	ヤブコウジ	綱目ニハ紫金牛ト出ツ	ヤブコウジ
56	梔子花《梔子》	クチナシノハナ	クチナシノハナ	一種矮樹梔子コクチナシ即小葉ノ梔子也	クチナシ
57	石榴	サクロ	ザクロ	天漿アマサクロ即甘石榴也	ザクロ
58	火石榴	テウセンザクロ	朝鮮ザクロ	一尺余ノ樹モ花実ヲ生ス花実至テ紅ナリ	ヒメザクロ
59	棟《楝》	オホチ・センダン	センダン	古名ニハヲヲチ（オオチ・オホチ）ト云ヘリ	センダン
60	棗	ナツメ	ナツメ	中華品類又二百余種アリ打棗譜ニ出ツ	ナツメ
61	椿　附樗	チヤンチン	タマツバキ	香椿ノ字ヲトリテキヤンチント云リ	チャンチン
62	楓	＊	＊	和産ナシ享保中ニ舶来アリ	フウ
63	楮	カヂ・カウソ	カウソ	此条諸穀ヲ混雑セリ恐ハ非ナラン	カジノキ
64	梧桐	アヲギリ	アヲギリ	アヲニヨロリ青桐白桐ハ常ノキリ也	アオギリ
65	楊梅	ヤマモモ	ヤマモモ		ヤマモモ
66	橄欖	＊	＊	和産ナシ清種ヲ伝植ルモノ崎陽崇福寺又薩州ニアリ実ヲ結フ	カンラン
67	荔枝	＊	＊	和産ナシ中華嶺南八閩ノ暖地ニ産ス	レイシ
68	龍眼	＊	通名ナリ	和産ナシ漢種栽ルモノ薩州ニアリ	リュウガン
69	黄楊木	＊	ヒメツゲ	自然生ノ大木ナシ庭ニ植ルニ二三尺許	ヒメツゲ

70	椰	ヤシホ	ヤシホ・ヤシヲ	即椰子ノ訛音ナリ	ココヤシ
71	椒	サンシヤウ	サンセウ・サンシヤウ	広東一種小椒未詳	サンショウ・コショウ
72	茱萸	＊	呉茱萸	和産ハ長州ニ多ク実ヲ収メ薬市ニ出ス	ゴシュユ？
73	銀杏	イテウ	イテウ	キンアン即銀杏ノ唐音	イチョウ
74	胡桃	クルミ	トウクルミ テウセンクルミ	山核桃今単ニクルミト云モノ是也皮至テ厚シ鬼クルミトモ云	クルミ テウチグルミ
75	六月雪	＊	ハクチヤウ ハクチヨウゲ	自生ナシ多ク庭ニ栽スモノ形柞木（イヌツケ）ノ如シ	ハクチョウゲ
76	茶	チヤ	チヤ	穀雨前ハ三月ノ中ナリ	チャノキ
77	枳椇	ケンホノナシ	ケンポナシ	＊	ケンポナシ
78	槐	エンジユ	エンジユ	櫰槐イヌエンジユ真ノ槐ハ山生少ナリ人家ニ植ヘ大木ニナル	エンジュ
79	紫薇《紫薇》	サルスベリ	サルスベリ	百日紅即通名也元來清種也	サルスベリ
80	白菱	＊	＊	未詳	？
81	木槿	モクゲ	ムクゲ	南海有朱槿云々以下仏桑花ノ事也	ムクゲ
82	桂	モクセイ	モクセイ	即桂花ノ事ヲ云梫ハ肉桂ノ一名也木犀ノ事ニアラズ	モクセイ
83	皂莢	サイカシ	サイカチ・サイカシ	莢長一尺余濶一寸不直ニシテユガム	サイカチ
84	椶櫚	シユロ	シユロ	苞ハ花ヲ包ム外ノ皮ヲ云	シュロ
85	紅豆樹	トウアヅキ	トウジンマメ	即海紅豆也トウアツキノ訓非ナリ	ナンバンアカアズキ ベニマメノキの類
86	無花果	イチジク	イチジク・トウガキ	＊	イチジク
87	枇杷	ヒハ	通名	盧橘トハ非也是ハ金柑也	ビワ
88	栗	クリ	クリ	＊	クリ
89	榛	ハシバミ	ハシハミ・ハシバミ	＊	ハシバミ
90	榧	カヤ	カヤ	＊	カヤ
91	木蘭	＊	シモクレン モクレンゲ	日本ニハ只紫花ノモノバカリナリ	モクレン
92	茶梅花	サザンクワ	サザンクワ	薩州ニテヒメツバキト名クルモノ此ニ近シ	サザンカ

No.	『重刻 秘伝花鏡』		『秘伝花鏡記聞』		現代和名
	本文表題《目次》	仮名書き	読み	コメント	和名、属名又は近縁種
93	天仙果	＊	イヌビワ イチジク	無花果ト同名天仙果モ亦花ナクシテ実ノルモノ也	イヌビワ
94	古度子	＊	ヒヨンノキ	古度子ハ実ノ名ナレドモ此ニハ実ニヨッテ樹名トス 樹名蚊子木又ハ蚊母樹ト云	イスノキ
95	攀枝花	パンヤノハナ	パンヤ	絮吐於口即攀枝花ハワタノ事也和産ナシ	ワタノキ・キワタ
96	柏《柏》	ナンキンハゼ リウキウハセ	トウハゼ ナンキンハゼ	リウキウハゼノ訓非也	ナンキンハゼ
97	石楠	＊	シヤクナゲ	綱目ノ石南ノ説多シ	オオカナメモチ
98	鐵樹	＊	＊	不詳	センネンボク
99	冬青	ネズミモチ	モチノキ	ネヅミモチト訓スル非也此条ニモ女貞ヲ誤リ混ス	トウネズミモチ ネズミモチ
100	楡	ニレ	ニレノキ	刺楡ハアキニレノキ中葉ニザラツキアルモノナリ	ノニレ

◆巻之四　藤蔓類攷

No.	『重刻 秘伝花鏡』		『秘伝花鏡記聞』		現代和名
	本文表題《目次》	仮名書き	読み	コメント	和名、属名又は近縁種
201	竹	タケ	タケ	載凱之竹譜ハ百川学海ニ出ツ	タケ
202	靈芝	サヒハイタケ カドテタケ	サイワイタケ カドテタケ	五色芝ハ仙薬ニシテ常ニ無キモノナリ 即五岳ニ現スルヨシ怪シキモノ也	マンネンタケ レイシ
203	凌宵花《凌宵》	ノウゼンカヅラ	ノウセンカズラ		ノウゼンカズラ
204	真珠蘭	＊	チヤラン	葉ノ形茶ノ葉ニ似タリ一名ニ金粟蘭ト云	チャラン
205	茉莉	＊	モリ	即茉莉ノ華音モレン又モウレン又マリ 白色ノ花日暮ヨリ夜中ニ至リ開ク	マツリカ
206	萬年藤	＊	＊	一名天棘ハ天門冬ノ事也	クサスギカズラ？
207	紫藤	フヂ	フジ	＊	フジ
208	蒲萄《葡萄》	オホエビ	フトウ・ブトウ　通名	古名エビ或エビカツラ此ニオホエビト訓ス非ナリ	ブドウ

209	枸杞	クコ	クコ　通名		クコ
210	天蓼	＊	マタタビ	蔓草ナレドモ大クナルモノハ木本ノ如シ故ニ非草也ト云	?
211	棣棠花《棣棠》	ヤマフキ	ヤマブキ	藤本ト云ハ非也枝弱ク横ニ倒レル故ニ藤本ト訛ル	ヤマブキ
212	薔薇	イバラ	イバラ　又通名	蔓ニシテ夏一度花開クモノ薔薇ナリ	バラ
213	玫瑰	ハマナス	ハマナス	中華ニテハ江南ニアリト云日本ニハ東北国ノ産也海辺ニ生ス	マイカイ ハマナス
214	月季	チヤウシユン	チヤウシユン カウシンハナ　即通名	長春ノ名群芳譜ニ出ス庚申花・月々紅ハ種別也	コウシンバラ
215	木香花《木香》	＊	＊　通名	十二三年前ニ清種来レリ今京ニモ多シ	モッコウバラ
216	野薔薇	ノイバラ	ノイバラ	サカヤニンドウ（酒屋忍冬）	ノイバラ
217	十姊妹	ハコネウツギ	ボサツイバラ	薔薇類ナリ花ハ千葉ノ櫻ノ如シ	?
218	纈絲花	＊	番名ロウザ・ローサ	故ニ和名ニロウサイバラト云本紅毛種ナリ	サンショウバラ
219	荼蘼花《荼蘼》	ゴヤヲギ	ゴヤヲギ トキンイバラ	是ハ繁茂シ易シ茎ハ三角ノ如クニシテ刺アレドモ少ナシ旧枝ヨリ出シテ花ヲ生ス当年出ル枝ニハ花ナシ	トキンイバラ
220	千歳蘽《千歳藟》	ツルアマチヤ	＊	不詳ツルアマチヤト訓スルモノ非也	サンカクヅル
221	柳穿魚（注：魚）	＊	＊	不詳	ホソバウンラン
222	珍珠花	＊	イワヤナギ・ユキヤナギ・コゴメハナ	山中ノ岩ナドニ着ク自然生アリ	ユキヤナギ
223	鳳尾蕉	ソデツ	ソテツ	中山傳信録ニハ和名ヲ用テ蘇鉄ト出セリ	ソテツ
224	玉蘂花《玉蕊花》	トケイソウ	トケイソウ	本蘭種ニシテ今多ク伝栽ユ蔓草ニシテ繁茂シ易シ	トケイソウ
225	錦帯花	＊	ハコネウツキ	ウツキ類ナリ大木ニシテ丈余ニ及フ	ハコネウツギ
226	鴛鴦藤	スイカヅラ	スイカズラ	花ヲ金銀花一枝中ニ白黄交ル故ニ名ク	スイカズラ
227	錦茘枝	ツルレイシ	ツルレイシ	俗ニ略シテ只レイシト呼即綱目ノ苦瓜也	ニガウリ

228	鐵線蓮	テッセン	テッセン	即鉄脚威霊仙也綱目ニ出ツ	テッセン
229	史君子	*	* 通名	唐種アリ和産トテハナシ	シクンシ
230	萵苣	チサ	チサ	是ハ藤生ノモノニ非スシテ蔓類ニ併入ル事訳アリ漢土ニテハ総テ繁生スルモノヲ藤蔓ト挙シモノ也故ニ萵苣モ此ニ出ス	チシャ
231	虎耳草	ユキノシタ	ユキノシタ	綱目ニ出ツ	ユキノシタ
232	翠雲草	*	ウヅラクサ	昔ヨリウヅラクサ一名血トメグサニ充ツ	コンテリクラマゴケ？
233	淡竹葉	ツユクサ・アヲハナ・ツキクサ	アヲハナ ツユクサ	本綱ニ出	ツユクサ
234	射干《射干花》	ヒアフキ	ヒヲヲキ・ヒアウキ	本綱ニ出	ヒオウギ
235	牽牛花	アサカホ	アサガホ	一名天茄児ト云ハ非ナリ	アサガオ
236	馬兜鈴	*	ムマノスズ	本綱ニ出 根和名青木香	ウマノスズクサ
237	鼓子花	ヒルカホ	ヒルガヲ・ヒルカホ	纏枝牡丹千葉ノヒルガホ日本ニ産セス	サツマイモ
238	五味花	*	*	朝鮮ゴミシノ花ヲ云即高麗ノモノ第一ト云	チョウセンゴミシ
239	薜茘	*	イタビカヅラ	綱目ノ木蓮	オオイタビ
240	芙蓉	*	* 通名也	綱目ノ木芙蓉 酔芙蓉和産ナシ	フヨウ
241	水木樨	*	ハマモツカウ ハマモツコク	一名指田ト云リ田ノ字恐ラクハ甲ノ字ノ訛ナラン	ヘンナ・シコウカ
242	壺蘆	フクベ・ユウカホ	ユウガホ・ユウカホ	ヘウタン類ノ惣名也ユウカホト訓スベシ	ユウガオ・フクベ
243	獼猴桃	ヤマナシ	ヤマナシ・ヤブナシ・サルナシ	葉木天蓼ニ似テ稍長微毛アリ	シナサルナシ
244	蘡薁	イヌエビ ノブドウ	イヌエヒ	古名ノブトウ今訛テエビツルト云	エビヅル
245	紫茉莉	*	ヲシロイハナ	葉円ク尖リ鶏冠花ニ似テ枝葉両対ス	オシロイバナ？
246	白藊豆《白扁豆》	*	インゲンマメ	白ノ字ヲ冠シムルモノ非也藊豆ト出スヘシ	フジマメ
247	龍膽草	リントウ・クタニ	リントウ	クタニ古名	リンドウ
248	落花生《香芋（注：図版）》	*	* 通名	（漢種ヲ伝種ルモノ往々アリ）長崎ニ栽ト云ヘリ此実ヲトリ果子トシ又素饌ノ用ニモ充ルナリ	ラッカセイ ジャガイモ

249	大戟	タカトウタイ	タカトウダヒ	似芍薬トハ茎ノ赤キヲ云ヘルモノ歟未詳	タカトウダイ
250	葛《葛花》	クヅ	クズ	一名鹿藿ノマメ同名也	クズ
251	紫花地丁	スミレ	スミレ・スモトリバナ	溝壑辺生者起蔓トハコマノツメニアツ	スミレ
252	茜草	アカネ	アカネ	＊	アカネ
253	獨揺草《無風獨揺》	ウド	＊	一名獨活シシウドハ土當歸也 訓ハ非也	?
254	虎杖	イタドリ	イタドリ	＊	イタドリ
255	落葵	ツルムラサキ	ツルムラサキ	蔓木也葉ハ円ニシテ尖アリ鋸歯ナシ	ツルムラサキ
256	款冬花	フキノタウ	フキノトウ	又有紅花者トハベニフキ也	フキタンポポ
257	仙人掌	サンボテイ イロヘロ	サボテン	一名覇王樹ト云	サボテン
258	玉簇	＊	＊	不詳	フユサンゴ?
259	鈎藤	カラスノカギツル	カラスノカギツル	＊	カギカズラ
260	清風藤	＊	＊	不詳	フウトウカズラ
261	長生草	イハヒバ	イハヒバ・イワマツ	＊	イワヒバ
262	藤蘿	サルノヲガセ	＊（ネナシカツラ サルオカセ）	二説アリ一ハ女羅ト云一ハ兎絲ト云ヘリ今此条ヲ考フルニ兎絲ヲ云ヘリ和名ネナシカツラ女羅一名松羅サルヲガセト訓スベシ	ネナシカズラ
263	零餘子	ヤマイモ ムカゴ	ムカゴ	ヤマノイモノ訓非也一名山薬ト云モ非也山薬ハ草ノ名零餘子ハ山薬ノ子也	ヤマノイモ
264	土參	＊	＊	和人参 直根竹節共ニアリ土ト名クルハ本土ノ意也朝鮮ヲ上品トスルユエ別ツテ呼フ	トチバニンジン?
265	萎甤	カラスユリ	アマドコロ カラスユリ	表白裏青ト云ハ綱目ノ誤ヲ受来テ書ス	アマドコロ
266	揚揺子	＊	＊	不詳	ゴレンシ
267	莔子《莔子》	ムベ	ムベ	ムベト訓スル事古説也然レトモ出自合浦交趾ト云ヘハ熱国ニ生スルモノト見ユ…ムヘニ充ツル事疑ハシ	?
268	酒杯藤	＊	＊	不詳	?
269	侯騒子	＊	＊	不詳	クダモノトケイソウ?

270	千歳子	*	*	未詳	?
271	波羅蜜	*	*	未詳 嶺南ノ産ト云へリ	パラミツ
272	菩提樹	*	ムクロジ・ツブ	無患子ノ音ヲ取 花如冠甤ト云ハ下垂ヲ云	リュウガン?
273	娑羅花	*	トチノキ	又別ニシヤラト名クル樹アリ漢名未詳モノ也漢土ニテモ多寺院ニ栽ルヨシ	?
274	人面子	*	*	未詳怪シキ樹也	イボモモノキ?
275	都念子	*	*	不詳	マンゴスチン
276	薏苡	タウムギ	タウムキ・タウムギ	菩薽珠ズズダマ即川穀ナリ	ハトムギ
277	木竹子	*	*	不詳	?
278	韶子	*	*	不詳本綱夷果類	ランブータン
279	馬檳榔	*	*	不詳同前	フウチョウボク
280	萇楚	*	*	不詳即綱目羊桃蔓草類ニ出ツ	?
281	蔓椒	イヌサンセウ	*	和産未詳イヌサンセウノ訓非也	サンショウ類
282	文章草	*	ウコギ	即五加也	ウコギ
283	蘿藦	ガガイモ	カガイモ・カカイモ	加賀芋	ガガイモ
284	雪下紅	ツタサンゴジユ	ヒヨドリジヨウコ ツタサンゴシユ	本綱本条蜀羊泉濕草類	サネカズラ類
285	胡椒	フウトウカヅラ	*	和産ナシ フウトウカツラニ充ルハ非也	コショウ
286	浣草	*	クサスギカツラ	即天門冬海辺沙地ニ多シ	クサスギカズラ
287	栝樓	カラスウリ	カラスウリ	王瓜ニ紛ルル故黄カラスウリト訓スヘシ	キカラスウリ
288	五爪龍	ビンボウカヅラ ヤブカラシ	ヤブカラシ ビンボウツル	*	ヤブガラシ
289	西國草	イチゴ	トツクリイチゴ	即覆盆子	キイチゴ類
290	榼藤	モタマ	モダマ	和産ナシ清種ヲ伝へシ物間々花肆ニアリ	モダマ
291	蓬虆《蓬虆》	フユイチゴ	*	時珍ノ説訛ヲ取テ寒苺ト蓬虆トヲ一ニス非ナリ	フユイチゴ
292	千里及	*	*	未詳	タイキンギク

◆巻之五　花草類攷

No.	『重刻 秘伝花鏡』本文表題《目次》	『重刻 秘伝花鏡』仮名書き	『秘伝花鏡記聞』読み	『秘伝花鏡記聞』コメント	現代和名 和名、属名又は近縁種
301	芍藥	＊	＊ 通名	古名カヲヨクサ	シャクヤク
302	甌蘭《歐蘭》	ハクリ	＊	ハクリノ訓非也一名春蘭又獨頭蘭春花咲キ一茎一花ニシテ香馥郁タルヨシ和名ナシ日本ノホクロト名クル物此下品也	シュンラン近縁種
303	蕙蘭	＊	＊	未詳 春蘭ヨリ後レ建蘭ヨリ早ク夏月ニ花ヲ発スルヨシ 未見聞	イッケイキュウカ
304	建蘭	＊	＊	所附金漳蘭譜也福建ヨリ出ス故ニ建ノ字ヲ冠ラシムル也	スルガラン
305	箬蘭 附風蘭	＊	シラン	綱目ノ白及也一名朱蘭和名シラン 風蘭通名ナリ深山中樹ニ生ス	? フウラン
306	澤蘭	シロネ	（サワ）ヒヨトリバナ	シロネノ訓非也	シロネ
307	水仙《水仙花》	＊	＊ 通名也	千葉ノモノアリ条下ニモ玉玲瓏ト名クル由	スイセン
308	長春花	キンセンクハ（バ）	キンセンクハ	即金盞草也本綱濕草部	キンセンカ
309	荷包牡丹	ケマンサウ	ケマンソウ	木曽ノ方ニハ自然生アリ今花戸ニアリ	ケマンソウ
310	紅豆蔲	＊	クマタケラン	即高良姜クマタケラン子実名紅豆蔲	シュクシャ類
311	笑靨花	ココメハナ	ハゼバナ	ココメハナノ訓非也	シジミバナ
312	罌粟花《罌粟》	ケシ	ケシノハナ	＊	ケシ
313	虞美人	ビジンサウ	ビジンソウ・ヒナケシ	千葉単葉共ニ日本ニアリ	ヒナゲシ
314	蔓菁	カブラ	カブラ・カブラナ	漢土ニハ長根ノモノアルヨシ	ショカツサイ
315	青鸞花	＊	＊	不詳	ペチュニア？
316	指甲花	＊	ハマモツコク	藤蔓類ノ水木樨同物也	ヘンナ・シコウカ
317	蝴蝶花	シヤガ	シヤガ	好テ竹林中ニ生ス三月ニ花アリ	ヒオウギ
318	紫羅欄	イチハツ	イチハツ	綱目毒草部即鳶尾也自然生ハナシ	イチハツ
319	山丹	ヒメユリ	ヒメユリ	山丹花 花赤黄色ノモノ又黄色ノモノアリ又至テ赤キモノアリ	ヒメユリ

320	書帯草	*	ジヨウガヒゲ	即小葉麦門冬ナリ	ジャノヒゲ
321	剪春羅	ガンヒ	ガンヒ	花形石竹ニ似テ大ナリ赭黄色（クチバイロ）ノモノ常種也	ガンピ
322	洛陽花	ナデシコ ヤマトナデシコ	サツマナデシコ	瞿麦ノ一種大ナル者ニシテ至テ鮮美ナリ	ナデシコ
323	石竹花	カラナデシコ	唐ナデシコ	又通名元来華種ヲ伝ヘ植シ者也	セキチク
324	白鮮花	*	ハナシノブ	葉稍白似茱萸ハ広ク山椒類ヲ指テ云也	ハクセン
325	王母珠	ホホツキ	ホウツキ	本條ナリ	ホオズキ
326	醒頭香	*	*	不詳	セイヨウエビラハギ
327	蜀葵	オホアフヒ	タチアホヒ・オホアホヒ・ツユアホヒ	外科家薬用ニス是ヲ大葵ト呼　俗ニアホヒノ花ト呼フ往々人家ニ種栽ス	タチアオイ
328	錦葵	ゼニアフヒ	ゼニアフヒ	漢名モ銭葵ノ名アリ コアオイトモ云	ゼニアオイ
329	向日葵　附菟葵	ヒマハリ	ヒマワリ・ヒグルマ	日車也黄色菊花ノ如キ大花ヲ開ク	ヒマワリ
330	萱花	ワスレクサ	ワスレグサ クワンソウ	野生ハ千葉ニシテ実ナシ毒アリト云ヘリ 不可食	ワスレグサ
331	鹿葱《鹿葱》	*	ナツズイセン	即鐵色箭	ナツズイセン
332	玉簪花《玉簪花》	カウライギホウシ	カウライキホウシ	（注：記述に玉簪花と紫玉簪に混乱がある）	マルバタマノカンザシ
333	紫玉簪	ギボウシ	スヂギホウシ ギンギホウシ	葉ニ黄緑間道アル者ヲ云 又白緑間道ノモノヲ和名銀ギホウシト呼ブ	スジギボウシ
334	桔梗	*	* 通名也		キキョウ
335	菖蒲	*	*（セウブ）	石菖蒲ヲ云ヘリ 泥菖常ノセウブト云フモノ是也	ショウブ
336	艾	ヨモギ	ヨモキ・ヨモギ	以蘄州者為佳ハ蘄艾今華種来ス官園ニモ栽ル	ヨモギ
337	夜合花	ササユリ	*	条下ニ一名百合トアルヲ以テ見レハササユリト訓ヲ佳ナレトモ花蜜色紫心ト云ヲ以テ見レハササユリトシ難シ	ハカタユリ
338	鳳仙花	ツマクレナイ	ツマクレナイ ホネヌキ		ホウセンカ

339	紅藍	クレノアイ	クレノアイ ヘニノアイ		ベニバナ
340	雨久花	*	ミツアヲイ ナキ・サワギキヤウ	池中ニ生ス葉円大ナリ花大サ六七分五瓣碧色作穂放ス瓶花トナスニ堪タリ	コナギ
341	荷花	ハチス	ハスノハナ		ハス
342	地湧金蓮	*	座禅ソウ	水草也	チユウキンレン？
343	鳧葵	アササ	アサザ・アササ	即莕菜也	アサザ
344	茈菰	クハイ	クワイ	綱目ノ慈姑也	クワイ
345	芡	オニハス	オニバス・ミズブキ		オニバス
346	蔆花	ヒシ	ヒシ	綱目ニモ家蔆野蔆アルコトヲ云ヘリ	ヒシ
347	金燈花	*	シヒトバナ	即石蒜也一名山慈姑ト云根部ヲ山慈菰倶ニ謬リ混ス山慈菰石蒜別物也	ショウキズイセン
348	山薊	ヲケラ	オケラ	謂白朮也	オオバナオケラ
349	階前草	*	*	葉似韮而短又如莎草ト云ヲ見ルニ小葉ノ麦門冬ニ適当又前ニ出ル書帯草ト同物也	オオバジャノヒゲ
350	烟花	タハコ	タハコ・タバコ	即漢名ニモ淡把姑ト名ツク	タバコ
351	夜落金銭	ゴシクハ	ゴシクワ	午時花ニテ通称ス	ゴジカ
352	杜若	*	ヤブシヤウガ ヤブミヤウガ	一名山薑ト出ス事非ナリ山薑ハハナミヤウガ杜若ト別物	？
353	決明	*	* 通名	清種ヲ伝ヘタル者今山城郷ニ多ク栽ス	ハブソウ
354	一瓣蓮	*	ミヅバセウ	即本綱海芋	ハスイモ
355	滴滴金	ヲグルマ	ヲグルマ	折二銭ハ今日本所用ノ四文銭ノ大ニシテ二文カヘノ銭ヲ云ヘリ折ハ易ノ意也	オグルマ
356	胡麻	*	ゴマ	一名巨勝ト出スハ里ゴマ也本条ハ惣名也	ゴマ
357	藍	アイ	アイ	水蓼　大犬タテ　大藍即江南大青是也	アイ・リュウキュウアイ ナンバンアイ
358	秋海棠	*	通名	通名ナリ通呼和名ニ謡絡草 ヨウラクソウト名ケタレドモ今又多ク通称ヲ用ル也	シュウカイドウ
359	素馨花《素馨》	*	*	和産ナシ素馨ハ美人ノ名也	ソケイ

360	金線草	*	ミヅヒキソウ		ミズヒキ？
361	秋牡丹	キブネギク	キフネギク	和名秋冥菊トモ呼フ又名高麗菊	シュウメイギク
362	剪秋紗	センヲウケ	センノウ	即剪秋羅	センノウ
363	小茴香	イノンド	ウイキヤウ	イノンド訓非也一名蒔蘿又曰慈謀勒ハ誤リ	ヒメウイキョウ
364	蕎苣花《蕎苣》	*	*	即桔梗ナリ	ソバナ
365	青葙	ノゲイトウ	ケイトウ・ノゲイトウ	野火キヤシ	ノゲイトウ
366	秋葵花《秋葵》	トロロアフヒ	トロロアヲイ	即黄蜀葵也	トロロアオイ
367	鶏冠花《鶏冠》	ケイトウゲ	ケイトウ	其矮種只三寸長而花可大如盤ト云ハ和名高 麗鶏頭一名チヤボケイトウ也	ケイトウ
368	十様錦	*	ハケイトウ ニシキソウ	品類アリテ名目多シ	ハゲイトウ
369	老少年	ハケイトウ	ハケイトウ	ガンライソウトモ云葉紫色ニシテ秋九月比 雁来ノ時梢葉紅色ニ変スル物本条也	ハゲイトウ
370	雁來黄	*	ハケイトウ	脚葉緑色ニシテ雁来ノ時梢ノ葉純黄色ニナ ル物本条也	ハゲイトウ
371	曼陀羅	テウセンアサカホ	朝鮮アサカホ キチカヒナスヒ	花ヲ六弁ト云誤リナリ花形牽牛花ニ似テ五 尖ノ者也	チョウセンアサガオ
372	菊花	*	*	品類多シ和漢共ニ夥シ	キク
373	藍菊	ムラサキキク	サツマコンキク	近年輦下ニ来リ往々種栽ス	エゾギク
374	萬壽菊	*	センジユキク	三波丁子倭本草毎年種ヲ下シ栽ユ	マンジュギク
375	僧鞋菊	*	トリカブト	即草烏頭	トリカブト
376	西番菊《西番菊》	*	*	不詳	？
377	扶桑菊	*	*	不詳	ブッソウゲ
378	雙鸞菊	トリカブト	トリカブト	即草烏頭 重出	ヒエンソウ？
379	孩兒菊	*	サワヒヨトリバナ	即澤蘭ナリサワヒヨドリハナ重出	フジバカマ？
380	蕳	*	フジハカマ	即蘭草	ヒヨドリバナ？
381	白芷	ヨロヒクサ	ヨロヒクサ 通名	枝幹不盆尺トハ欠詳 白芷苗高一丈許ニモナ ルモノ也	ヨロイグサ
382	零陵香	*	*	舶来アリ 豆ノ葉様ノ零陵香ト呼モノ是也	モロコシソウ

383	蘼蕪《蘪蕪》	＊	＊	芎藭ノ苗也	センキュウ
384	芭蕉	＊	バシヨウ　通名也	水蕉ハ尋常ノ芭蕉ヲ云	バナナ
385	美人蕉	＊	ヒメバセウ　通名也	又雛バセウトモ云ヘリ	ヒメバショウ
386	千日紅	＊	＊　通名	淡礬水　ウスキ明礬水也	センニチコウ
387	香薷	＊	ナギナタコウジユ	＊	ナギナタコウジュ
388	紫艸《紫》	ムラサキ	ムラサキ・コムラサキ	薬店ニテ本条ヲ紫根ト云	ムラサキ科オノスマ属？
389	蓼花	タデノハナ	＊	タテノ花ノ惣名也	ヤナギタデ
390	蘆花	アシ・ヨシ	アシ・ヨシ	葉似竹箬タケノハ	アシ・ヨシ
391	馥草	ゴマクサ	ゴマクサ　コマノハクサ　又通名	即玄参	ゴマノハグサ
392	番椒《番椒（注：図版）》	トウカラシ　カウライコセウ	トウカラシ　高麗コシヨウ	高麗胡椒番椒	トウガラシ
393	綿花	キワタ	トウワタ	今日本ニモアルト云ヘリ未目撃	ワタ
394	禁宮花《禁官花》	＊	＊	即王不留行ナリ今通称ス又道灌草	ドウカンソウ
395	蓍草	＊	メドキ　ハゴロモ	今山崎家ノ儒者ハ是ニヨリテ壮蒿ヲ用テ為筮トナシ用ユ	オウギ
396	細辛花	ヤマヌナハ	ヤマヌナワ（古名）　ヤマガツハ（古名）	今漢名通呼葉形蓴菜ニ似タル故ニ山ヌナワラト名クナリ	ウスバサイシン
397	通草花	アケビ	＊	此条通脱木木通ヲ混説ス木通ハアケビカツラ通脱木ハ和名不詳	アケビ　カミヤツデ
398	蓖麻	トウゴマ	トウゴマ　通名	＊	トウゴマ
399	吉祥草	クハンヲンサウ	クワンノンソウ　通名	一名観音草漢名亦名観音草	キチジョウソウ
400	白微	テツホウサウ	フナワラ　テツホウソウ	鉄砲草	フナバラソウ
401	蔏草花《蔏草》	ハツユリ　アミカサユリ	＊	即貝母ナリ　ハツユリノ訓ハ早藕ニ混ス	アミガサユリ
402	萬年青	オモト	ヲモト	万年青一名蒀潤	オモト
403	千兩金	ホルトカルソウ	＊	即続随子和漢名也此ヲホルトガル草ト名ク大ナル誤也　ホルトカルハ別ニ有リ	ホルトソウ

●「仮名書き」「読み」「現代和名」にある植物名の索引である。
●「コメント」の文章内にある植物名は含まれない。「本文表題」の漢字名は含まれない。

植物名索引（数字は表の「通し番号」を示す）

小野蘭山

2010年 6月25日　初版第１刷発行

編　　者　小野蘭山没後二百年
記念誌編集委員会

発行者　八　坂　立　人

印刷・製本　モリモト印刷(株)

発行所　(株)八　坂　書　房

〒101-0064　東京都千代田区猿楽町1-4-11
TEL.03-3293-7975　FAX.03-3293-7977
URL.：http://www.yasakashobo.co.jp

ISBN 978-4-89694-958-2

執筆者紹介（五十音順）

磯野直秀（いその・なおひで）
1936年生まれ。慶応義塾大学名誉教授
『日本博物誌年表』2002年（平凡社）、『舶来鳥獣図誌—唐蘭船持渡鳥獣之図と外国産鳥之図』（解説）1992年（八坂書房）、『モースその日その日—ある御雇教師と近代日本』1987年（有隣堂）ほか

遠藤正治（えんどう・しょうじ）
1940年生まれ。元愛知大学非常勤講師
『本草学と洋学 —小野蘭山学統の研究』2003年（思文閣出版）、「『泰西本草名疏』から『植学啓原』へ —近代的植物用語はいかに創案されたか」『伊藤圭介日記』第15集 2009年（名古屋市東山植物園）ほか

大沢眞澄（おおさわ・ますみ）
1932年生まれ。東京学芸大学名誉教授、洋学史学会会長
「文化財の化学の発展 —考古資料の科学的研究の跡をたどる」化学と教育 40巻 1号 1992年（日本化学会 化学教育協議会）、「江戸時代、鉱物に関する諸問題 —田村藍水、平賀源内、シーボルト、ビュルガー、ポンペの事蹟を中心に」日本医史学雑誌 第54巻 第2号 2008年（日本医史学会）ほか

太田由佳（おおた・ゆか）
1982年生まれ。京都大学大学院人間・環境学研究科博士後期課程在学。日本学術振興会特別研究員（DC）

大場秀章（おおば・ひであき）
1943年生まれ。東京大学名誉教授、同総合研究博物館特招研究員
『植物学と植物画』1996年（八坂書房）、『江戸の植物学』1997年（東京大学出版会）、『大場秀章著作選』2006年（八坂書房）、『植物分類表』2009年（アボック社）ほか

小笠原左衛門尉亮軒（おがさわら・さえもんのじょうりょうけん）
1933年生まれ。名古屋園芸（株）取締役隠居。園芸研究家
『江戸の花競べ—園芸文化の到来』2008年（青幻舎）、『江戸の園芸・平成のガーデニング』1999年（小学館）、『プロが教える園芸秘伝』1999年（小学館）、『朝顔明鑑鈔（影印と翻刻）』（編集）2006年（思文閣出版）ほか

奥沢康正（おくざわ・やすまさ）
1940年生まれ。日本医史学会常任理事、京都府立医科大学客員講師
『眼科医家人名辞書』2006年（思文閣出版）、『京の民間医療信仰—安産から長寿まで』1991年（思文閣出版）、『毒きのこ今昔—中毒症例を中心にして』（共編著）2004年（思文閣出版）、『外国人のみたお伽ばなし』1993年（思文閣出版）ほか

小野　強（おの・つよし）
1937年生まれ。小野家当主

加藤僖重（かとう・のぶしげ）
1941年生まれ。獨協大学外国語学部言語文化学科教授、東京都立大学牧野標本館客員研究教授
『日本の樹木』1994年（成美堂出版）、『牧野標本館所蔵のシーボルトコレクション』2003年（思文閣出版）、「切り取られた標本—オランダ国立植物標本館の『平井海蔵標本帖』と『Herbarium jedoensis Medeci』」『新・シーボルト研究 第I巻 自然科学・医学篇』2003年（八坂書房）ほか

幸田正孝（こうだ・まさたか）
1941年生まれ。元豊田工業高等専門学校教授
「尾張・伊藤圭介著、男・謙編次『日本植物図説』について」『伊藤圭介日記』第9集 2002年（名古屋市東山植物園）、「天保九年の『日記』と川路聖謨」（共著）『伊藤圭介日記』第2集、1996年（名古屋市東山植物園）、「本草から植学へ」1994年『実学史研究10』（思文閣出版）ほか

坂﨑信之（さかざき・のぶゆき）
1926年生まれ。日本植物園協会名誉会員
『日本の植物園—1987—』1987年（（社）日本植物園協会）、『日本で育つ熱帯花木植栽事典』1998年（アボック社）、「坂﨑親成資料」『伊藤圭介日記』第10集 2004年（名古屋市東山植物園）、「日本の植物園で最初に出版された植物目録をめぐって」（共著）『伊藤圭介日記』第13集 2007年（名古屋市東山植物園）ほか

杉本つとむ（すぎもと・つとむ）
1927生まれ。早稲田大学名誉教授
『杉本つとむ著作選集』1998～9年（八坂書房）、『語源海』2005年（東京書籍）、『北槎聞略—影印・解題・索引』2005年（早稲田大学出版部）、『江戸の阿蘭陀流医師』2002年（早稲田大学出版部）、『本草綱目啓蒙—本文・研究・索引』1974年（早稲田大学出版部）、『江戸の博物学者たち』1985年（講談社学術文庫）ほか

高橋達明（たかはし・みちあき）
1944年生まれ。京都女子大学名誉教授
『鳥のいる風景』1995年（淡交社）、『オルペウス、ミュートスの誕生』2002年（三想社）。（翻訳）ルソー「植物学についての手紙」『全集』第2巻、1983年（白水社）、ラマルク『動物哲学』1988年（朝日出版社）ほか

竹中梨紗（たけなか・りさ）
1977年生まれ。京都大学大学院人間・環境学研究科博士後期課程研究指導認定退学、NPO法人西山卯三記念すまい・まちづくり文庫事務局員。

長田敏行（ながた・としゆき）
1945年生まれ。法政大学生命科学部長、東京大学名誉教授
『プロトプラストの遺伝工学』1986年（講談社）、『植物プロトプラストの細胞工学』1993年（講談社）、『植物工学の基礎』2002年（東京化学同人）、『細胞工学の基礎』2004年（東京化学同人）、Biotechnology in Agriculture and Forestry（Springer ドイツ）（1999年より編集）Vol. 49-65 ほか

馬場きみ江（ばば・きみえ）
1945年生まれ。大阪薬科大学生薬科学教室教授
『医療における漢方・生薬学』2003年（廣川書店）、『薬用植物学 第5改訂』2003年（南江堂）、『食品薬学ハンドブック』2005年（講談社）、『薬用植物学・生薬学テキスト』2009年（廣川書店）ほか

平野　恵（ひらの・けい）
1965年生まれ。さいたま市大宮盆栽美術館主任学芸員
「十九世紀江戸・東京における採薬対象地域の研究」杏雨11号 2008年（武田科学振興財団）、『江戸の花屋敷　百花園学入門』（共著）2008年（向島百花園サービスセンター）、『十九世紀日本の園芸文化―江戸と東京、植木屋の周辺』2006年（思文閣出版）

平野　満（ひらの・みつる）
1946年生まれ。明治大学文学部教授
「小野蘭山『採薬記』の成立と転写系統の検討」駿台史学 124号 2005年（駿台史学会）、「読書室採薬年表」明治大学人文科学研究所紀要 第62冊 2008年（明治大学人文科学研究所）、「寺尾（隆喬）顕融・隆純兄弟の小野蘭山講義録筆録と隆純養子雲仙の大槻玄沢入門」洋学 第15号 2007年（洋学史学会）ほか

町 泉寿郎（まち・せんじゅろう）
1969年生まれ。二松学舎大学文学部准教授
『五十二病方』馬王堆出土文献訳注叢書（共著）2007年（東方書店）、「閲微草堂筆記を読んだ考証学者たち」『江戸文学』第38号 2008年（ぺりかん社）、「医学館の軌跡―考証医学の拠点形成をめぐって」杏雨7号 2004年（武田科学振興財団）、「多紀元簡失脚の背景」（共著）日本医史学雑誌 第49巻第2号 2003年（日本医史学会）ほか

松田　清（まつだ・きよし）
1947年生まれ。京都大学大学院人間・環境学研究科教授
『洋学の書誌的研究』1998年（臨川書店）、『国際日本文化研究センター所蔵日本関係欧文図書目録―1900年以前刊行分』（共編）1998年（国際日本文化研究センター）、『杏雨書屋洋書目録』2006年（武田科学振興財団）、『京都大学所蔵近代教育掛図目録』（共編）2007年（京都大学大学院人間・環境学研究科）ほか

邑田　仁（むらた・じん）
1952年生まれ。東京大学大学院理学系研究科附属植物園教授
『高等植物分類表』（監修）2009年（北隆館）、『新牧野日本植物図鑑』（共同編修）2008年（北隆館）、『富士山の植物図鑑』（監修）2007年（東京書籍）、『昭和天皇自然館』（監修）2004年（（財）静岡県園芸博覧会協会）、『雲南花紀行―8大名花をめぐる旅』（監修）2003年（紀伊国屋書店）ほか

邑田裕子（むらた・ひろこ）
1951年生まれ。摂南大学薬学部附属植物園・生薬学研究室助手
『薬用植物ガイド』（共著）2010年（トンボ出版）、『薬用植物学　改訂第6版』（共著）2006年（南江堂）、「賀来飛霞と小石川植物園―『明治12年2月植物園暖室目録稿』を巡って―」（共著）『伊藤圭介日記』第14集　2008年（名古屋市東山植物園）、「ハンカチノキ」（共著）プランタ　No.105　2006年（研成社）ほか

Georges Métailié（ジョルジュ・メテリエ）
1942年生まれ。元CNRS研究指導主任、元アレクサンドル・コイレ科学史研究所員
Chen Haozi. *Le Miroir des fleurs.* Arles : Actes Sud, Collection Thesaurus. 2006.（新訳秘伝花鏡）、*Dictionnaire Ricci des plantes de Chine chinois-français, latin, anglais*. Paris : Association Ricci – Cerf, 2005.（利氏漢法拉英中国植物名称辞典、共編）、*Dictionnaire de biogéographie végétale.* Paris : CNRS Éditions, 2000.（植物地理学辞典、共編）

山口隆男（やまぐち・たかお）
1937年生まれ。元熊本大学理学部教授
『シーボルトと日本の博物学―甲殻類』1993年（日本甲殻類学会）、「シーボルトと圭介」江戸から明治の自然科学を拓いた人 ―伊藤圭介没後100年記念シンポジウム―　2001年（名古屋大学附属図書館）、「シーボルトと日本の植物学」CALANUS Special NumberI　1997年（熊本大学理学部附属合津臨海実験所）、「シーボルトと日本の自然史研究」『新・シーボルト研究 第I巻 自然科学・医学篇』2003年（八坂書房）ほか

山田直樹（やまだ・なおき）
1945年生まれ。元愛知県衛生研究所主任
「シーボルト入手の植物標本帳 Herbarium Medici Jedoensis にあるスミレの標本」植物地理・分類研究　2006年（植物地理・分類学会）、「飯沼慾斎『草木図説』のスミレ―タチスミレを例に」慾斎研究会だより 108号　2006年（慾斎研究会）、「飯沼慾斎『草木図説』のスミレ―慾斎のスミレに関する認識について」慾斎研究会だより 114号　2007年（慾斎研究会）ほか

米田該典（よねだ・かいすけ）
1943年生まれ。大阪大学大学院医学系研究科医学史料室招聘教員
『洪庵のくすり箱』2001年（大阪大学出版会）、『大阪とくすり』2002年（大阪大学出版会）、「全浅香、黄熟香の科学的研究」正倉院紀要 第22号　2000年（宮内庁正倉院事務所）、『図説正倉院薬物』（分担執筆）2000年（中央公論新社）、『カラーアトラス有毒きのこ』（共監訳）2003年（廣川書店）ほか

編集後記

今2010年小野蘭山の没後二百年を迎えるのに際して、4年ほど前から、全国に散らばる有志が、おもにネットで意見を交換しながら、記念事業の計画について相談をはじめた。

当初は、百年忌が展示会を中心にして営まれたのを手本に、記念展を事業の柱とすべく、各関係方面に記念展の開催を依頼したが、いずれも不調におわった。百年前とちがって、今日蘭山の関係資料を一堂にあつめることがいかに困難であるか、また、蘭山の業績についての歴史的な位置づけがいかに不十分であるかを痛感させられた。折からの世界的大不況の波も重くのしかかり、記念事業の船出は危機観をもってなされた。

さまざまな模索の末、この機会に、蘭山についての総合的な研究と再評価をこころみ、あわせて蘭山の偉業を若い世代にも伝える記念誌の出版を事業の柱の一つとする方向が定まった。これには八坂書房が出版を引き受けてくださったことが大きな支えとなった。

2008年12月第1回編集委員会を開催し、記念誌を論文編と資料編に分け、論文編は可能なかぎり多分野から研究論文を募り、資料編はデータブックとしても利用できる価値の高い資料をあつめることとして、各分野の研究者約30名の皆様に執筆を依頼した。

執筆者の皆様には、短期間にもかかわらず、また困難な研究事情にもかかわらず、時間を捻出していただき、各労作をまとめていただいた。

論文編では、蘭山について近年の研究状況をふまえた論考、新知見や新発見も数多く、蘭山の再評価をせまる論究もみられる。資料編では、伝記にかわる詳細な年譜・新出資料・書簡集・門人録など貴重な翻刻・編集資料をのせることができた。本誌が、今後の蘭山研究の新たな出発点となり、再評価に向けての議論を巻き起こすきっかけとなれば幸いである。

なお、ジャンルをこえた多岐にわたる論文の性格から、執筆者の表現を優先して、表記の統一も最小限にとどめた。人名、地名、書名表記などに多少の相違が生じているがお許し頂きたい。

本誌を発行するに際して、協賛諸団体をはじめ、発起人、記念事業会会員の皆様にご支援をいただいた。また、関係図書館・文庫には資料の閲覧や掲載について格別のご配慮をいただいた。皆様に深甚の謝意を表します。

小野蘭山没後二百年記念誌編集委員会
編集委員長　邑田　仁
編集委員　磯野直秀　遠藤正治　大場秀章
奥沢康正　加藤僖重　酒井シヅ
平野　満　松田　清　邑田裕子
八坂書房編集担当　八坂立人

小野蘭山とアシタバ

馬場きみ江

私がアシタバ *Angelica keiskei* Koidz についての研究を始めて、かれこれ35年が過ぎようとしている。アシタバはご存じのように関東地方を中心に野菜として親しまれている植物であり、なぜよりによって、関西人の私がこの植物についてこれまで研究を重ねてきたのか、よく聞かれる質問である。私が大阪薬科大学を卒業し、秦教授、小澤助教授の研究室（当時は生薬化学研究室）の助手として採用され、その当時の研究のメインテーマがセリ科植物の成分研究（主としてクマリン誘導体）であったことが、現在のセリ科植物の研究に繋がっている。現在は中国産のセリ科生薬の成分の単離、構造解析、および生理活性に関する研究が主となっている。

セリ科植物は汎世界的に分布するが、特に北半球の温帯から暖帯に多く分布し、約300属3,000種が知られている。その内の多くのものが、世界各地で、古来より薬草として用いられてきた。日本においても、多くのものが、生薬として重要な位置を占めている。これまでに日本、中国、韓国のセリ科植物を多く手がけてきたが、その中の一つが、アシタバである。

一方、日本においてもライフスタイルの変化に伴い、欧米並みに生活習慣病が問題となり、メタボリックシンドロームなる言葉も流行している。高齢化社会を迎えた現在、健康で、かつ長生きしたいとの願望からか、種々の健康食品が開発され、増加の傾向にある。アシタバも主成分や種々の生理作用が明らかにされて以来、サプリメントの一つとして市場を賑わしている。これらに関連した研究結果については後ほど紹介したい。

アシタバは房総半島、三浦半島、伊豆諸島、紀伊半島に自生する日本固有のセリ科 Angelica 属（シシウド属）の大型多年草である。Angelica はラテン語の Angelus からきており、英語の angel（天使）を意味している。西洋では死者をよみがえらせるという意味で、重要な生薬が多いことが伺える。セリ科植物の多くが生薬として多くの漢方処方に配合されているのに反し、アシタバはその地域性からか生薬になり損ねた植物ではないかと、私自身は考えている。何度か伊豆諸島に足を運び、アシタバについて現地調査を

重ねてきたが、その時にアシタバについての俚諺を現地の人たちから得ることが出来た。そして、伊豆諸島では古くから、野菜または民間薬として活用してきた歴史があり、アシタバが日本の古い文献にもしばしば登場していることを知った。特に八丈島のことを記した江戸時代の書物に多く登場している。その内容については、最近発刊された「あしたば文化論」（金田弘則著）に詳細に記述されているので一読されることをお薦めする。これらの文献の一つに、江戸末期に小野蘭山、島田充房が記した「花彙」がある。そこでは都管草、八丈草、アシタバの名で解説と実写の図が記載されているが、この図は間違いなくアシタバそのものであり、当時のものとしては非常に優れた描写図であると私は思う。ところがである。この都管草の名のつく植物は明時代の李時珍によって刊行された「本草綱目」の十三巻に登場している。元来アシタバは日本固有種であり、現在でも中国の植物図鑑にも見あたらない。小野蘭山が、なぜこの都管草の名の植物を、アシタバに充てはめたのかは謎である。それでは、「本草綱目」の都管草はいったい何物であるか？ 都管草の前後のページには防風、独活、前胡、羌活、土当帰などのセリ科植物が記されていること、また本文の三行目までに書かれている宜州（現在の広西省宜山県）産の物は説明からみても、間違いなくセリ科植物のようである。「国譯本草綱目」の集解にはこの植物を *Angelica kiusiana* Muxim（現在は *A. japonica* A. Gray：ハマウド）を充てているが、「新註校定国譯本草綱目」の中で牧野富太郎博士は、宜州に産するものは田野に生ずると書かれているが、ハマウドは海岸性の物であるからこれは疑わしいと述べている。さらに、本文の三行目以降に記されている施州（現在の湖北省恩施県）産のものは蔓性で秋に赤い実がつくことから明らかにセリ科ではない。牧野富太郎博士も「この植物は何物か、いっこうに判らぬ」と述べている。したがって「本草綱目」に掲載されている都管草は、セリ科ともう一種の本体不明の植物が混雑して書かれていることになる。「花彙」および「新註校定国譯本草綱目」に記載されている都管草について全文を提示するので、アシタバとの関連について、どのように解釈できるかご検討をお願いしたい（図1, 2, 3)。ちなみに、江戸時代中期に貝原益軒が記した「大和本草」には鹹草（アシタ）としてアシタバの解説がされている。鹹草の名は「本草綱目」三十二巻に次のように記されている。「扶桑の東に女國があって鹹草を産する。葉は邪蒿に似て気が香しく、味は鹹（からい)。

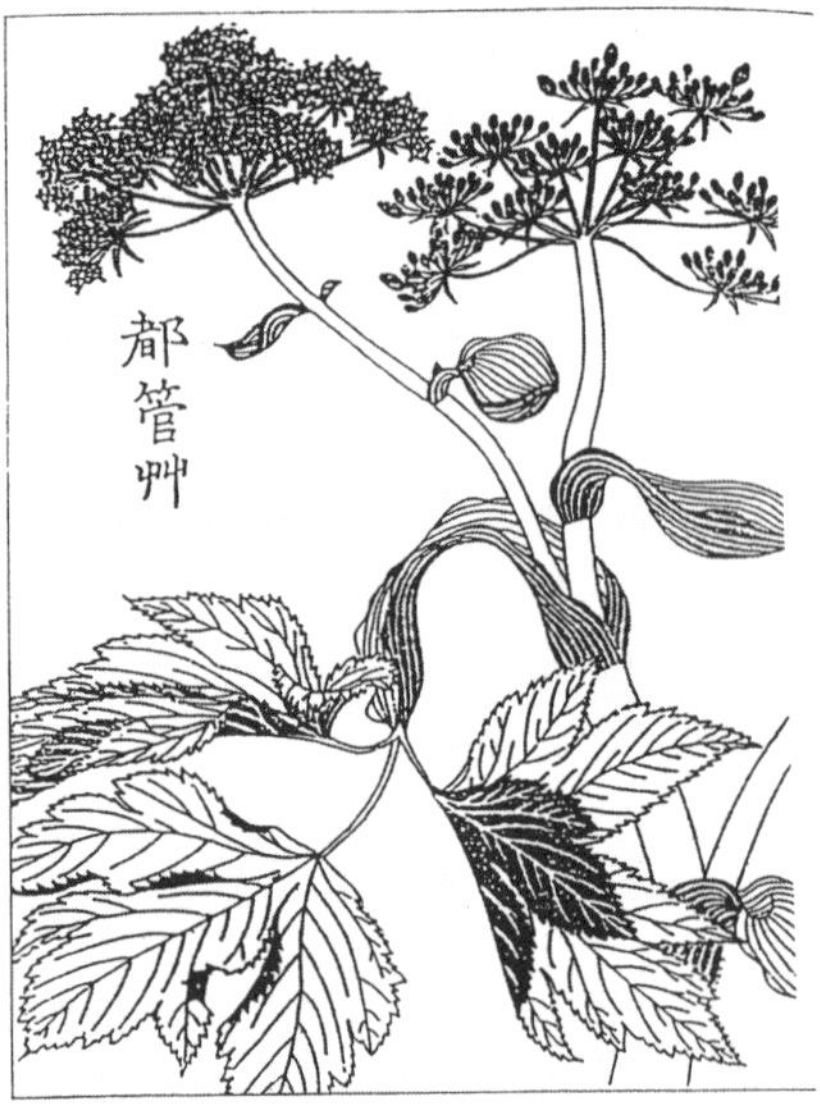

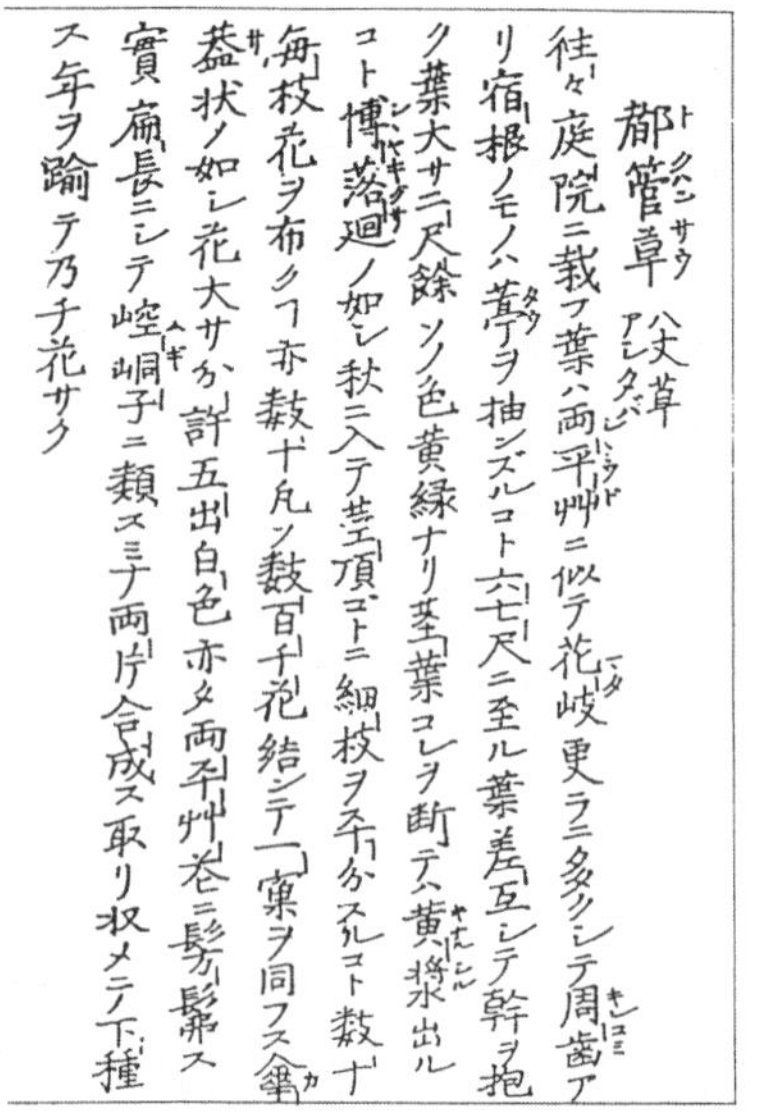
都管草 八丈草

往々庭院ニ栽フ葉ハ両平州ニ似テ花岐《マタ》更ラニ多クシテ周歯《キョシ》ア
リ宿根ノモノハ葶《タウ》ヲ抽ンズルコト六七尺ニ至ル葉差互シテ幹ヲ抱
ク葉大サ二尺餘ソノ色黄緑ナリ茎葉コレヲ断テハ黄漿出ル
コト博落迴ノ如シ秋ニ入テ茎頂ゴトニ細枝ヲ分ツコト数ナ
毎枝花ヲ布クコト亦数十凡ソ数百千花結シテ一簇ヲ同フス傘《カ》
蓋《サ》状ノ如シ花大サ許五出白色亦タ両平州ニ巻ニ髣髴ス
實扁長ニシテ崆峒子ニ類ス三ナ両片合成ス取リ収メテ下種
ス年ヲ踰テ乃チ花サク

図 1, 2 :「花彙」都管草

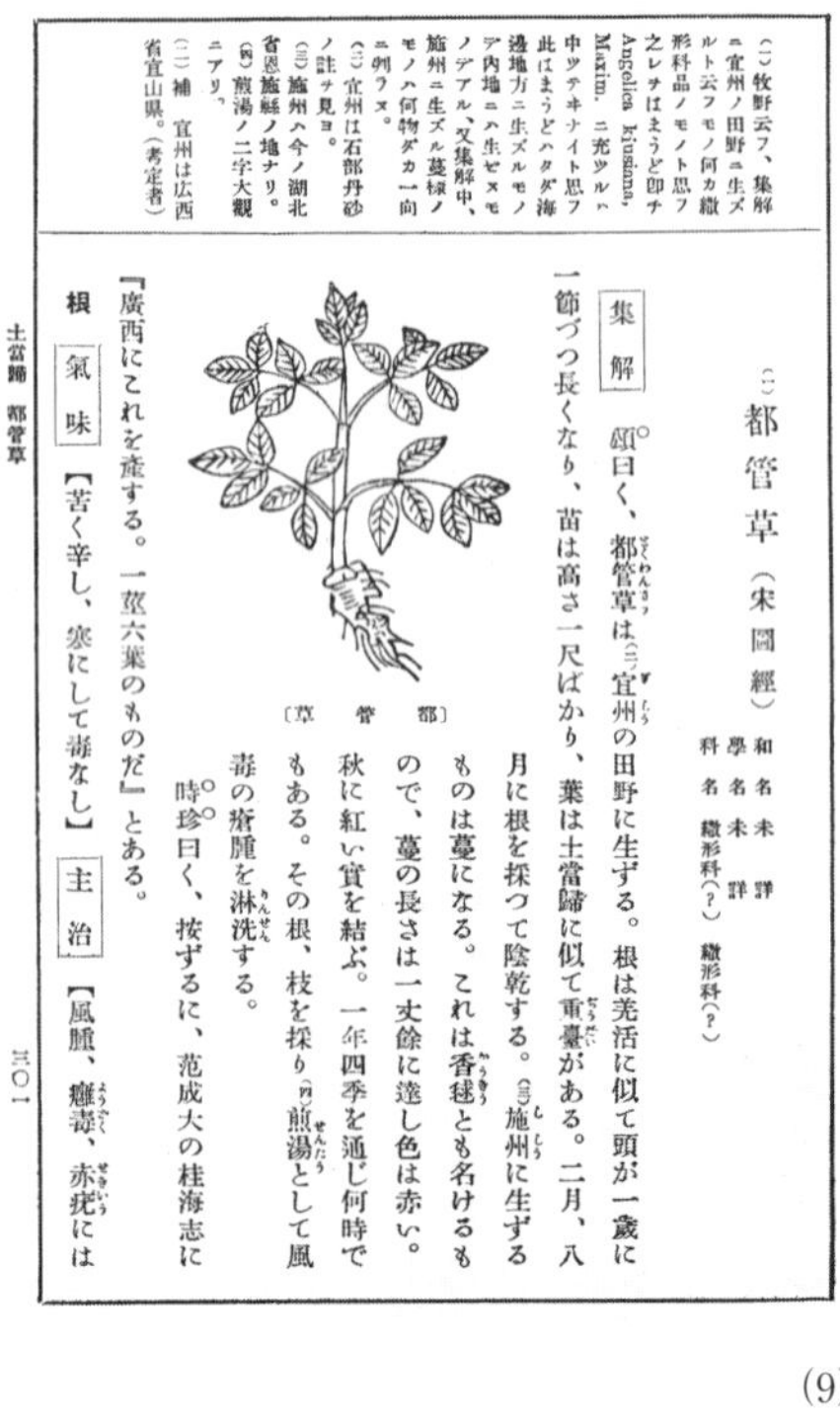
(一)都管草（宋圖經）

和名未詳
學名未詳
科名 繖形科(?) 繖形科(?)

集解 頌曰く、都管草《とくわんさう》は(二)宜《ぎ》州《しう》の田野に生ずる。根は羌活に似て頭が一歳に一節づつ長くなり、苗は高さ一尺ばかり、葉は土當歸に似て重臺《ぢうだい》がある。二月、八月に根を採つて陰乾する。(三)施《し》州《しう》に生ずるものは蔓になる。これは香毬《かうきう》とも名けるもので、蔓の長さは一丈餘に達し色は赤い。秋に紅い實を結ぶ。一年四季を通じ何時でもある。その根、枝を採り(四)煎湯《せんたう》として風毒の瘡腫を淋洗《りんせん》する。

時珍曰く、按ずるに、范成大の桂海志に『廣西にこれを產する。一莖六葉のものだ』とある。

〔都管草〕

根 氣味 【苦く辛し、寒にして毒なし】 主治 【風腫、癰毒《ようどく》、赤疣《せきいう》には

(一)牧野云フ、集解ニ宜州ノ田野ニ生ズルト云フモノ何カ繖形科品ノモノト思フ之レナはまうど即チAngelica Kiusiana, Maxim. ニ充ツルハ中ツテキナイト思フ此はまうどハタダ海邊地方ニ生ズルモノデ内地ニハ生ゼヌモノデアル、又集解中、施州ニ生ズル蔓様ノモノハ何物ダカ一向ニ判ラヌ。
(二)宜州は石部丹砂ノ註ヲ見ヨ。
(三)施州ハ今ノ湖北省恩施縣ノ地ナリ。
(四)煎湯ノ二字大觀ニアリ。
(二)補 宜州は広西省宜山県。（考定者）

土當歸 都管草

三〇一

図 3 :「新註校定国譯本草綱目」都管草

彼の地ではこれを食す。」とある。この鹹草こそがアシタバであるとして、それ以降の日本の文献にはアシタバを鹹草として記しているものが多く見られる。

次に、著者等がこれまで行ってきたアシタバに関する研究概要を紹介する。一般にセリ科植物はどれもよく類似しているため、その区別がしにくい植物の1つである。しかしながらアシタバは根、茎、葉に多量の黄色物質を含んでおり、その破切面から黄汁が浮き出すのが特徴で、他のセリ科植物と容易に区別できる。著者等は、アシタバの成分検討を行った結果、セリ科植物に広く分布しているクマリン類に加えて、この黄汁の主成分として10種類のカルコン類を単離することが出来た。その内の2種が主成分であり、キサントアンゲロールと4－ヒドロキシデリシンと名付けた（図4）。これらのカルコン類は全て新規化合物であるが、アシタバがなぜこのようなカルコン類を多量に含んでいるのか、いまだ不明である。なお、アシタバは独特の石油臭とその苦みを有することから、敬遠する人が多いが、逆にそれがまた良いとして、食する人も多い植物である。この苦みの本体については最近、それがクマリン誘導体であることを著者等は突き止めている。これら一連の成分検討を進めている過程で、産地によりアシタバの形態、成分面に差があることが判明した。外部形態による比較では、八丈島産と大島産では次のような相違が見られる。すなわち、前者は根葉の葉柄が緑色で、茎は太く直立し、背丈は2メートル位まで伸びる。一方後者は根葉の葉柄が赤みをおび、茎は下方で数本に分枝し、背丈は1メートル位にしかならず、株も前者に比較し大きいが、野菜としての市場での評価は低い。そのために、伊豆諸島で出荷しているものは、八丈島系が主流である。成分面での両系統の相違はクマリン類の組成にみられた。八丈島系がジヒドロピラノ

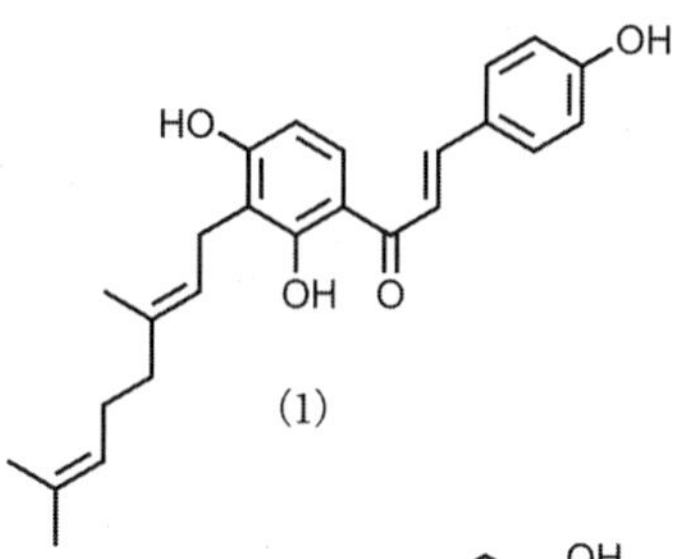

(1)

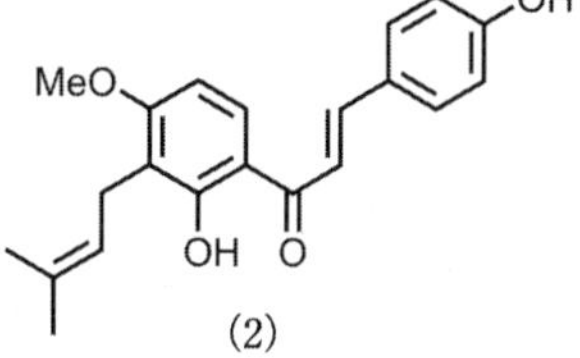

(2)

図4：キサントアンゲロール（1）と4-ヒドロキシデリシン（2）

クマリン類を、一方大島系はジヒドロフラノクマリン類含んでいる。しかし両系統ともカルコン類の組成は同一である。カルコン類がアシタバの特徴的な成分であること、および古くからアシタバが伊豆諸島で民間薬として用いられている経緯があることを考え合わせると、これらのカルコン類には何らかの生理作用があるのではないかと推測された。そこで、伊豆諸島に伝わる俚諺を調査した。

①アシタバを食べていると疱瘡にかからない。

②乳の出が良くなる。

③皮膚病での化膿が黄汁で良くなる。

④イラガ、チャドクガの幼虫、ヒヤシメにさされたとき黄汁で痛み、かゆみが治る。

⑤胃の調子が良くなる。

⑥水虫が治る。

⑦浴湯料に使うとアレルギーが治る。

これらの俚諺を参考に主成分のカルコン類について生理活性（効能）の検討をおこなった。その結果、次のような効能が確認された。

①抗菌作用

②抗潰瘍作用、胃酸分泌抑制作用（プロトンポンプ阻害作用）

③抗血液凝固作用（トロンボキサン A2 生成阻害作用）

④抗アレルギー作用（ヒスタミン遊離抑制作用）

⑤末梢血管拡張作用（血管弛緩作用）

⑥血圧上昇抑制と血清 VLDL（超低比重リポタンパク）および遊離脂肪酸含有の減少および肝脂質含量の低下作用

⑦抗腫瘍作用（増殖及び転移の抑制）

⑧ NGF（神経成長因子）産生の増強作用

⑨抗 HIV（ヒト免疫不全ウイルス）作用など。

これらの実験結果から、血栓症、狭心症、動脈硬化症などの生活習慣病の予防に有効であると推察される。アシタバを常食している伊豆諸島の老人に長寿で健康な人が多いのも、これらの要因が関係しているものと考えている。

なお、他の研究機関において、発ガンプロモーター抑制作用、抗酸化作用、抗骨粗鬆作用なども確認されている。

以上のような種々の効能が確認され、優れた健康野菜であることが判明して以来、健康食品としての評価が高まり、市場も益々拡大傾向にある。アシタバの2005年の市場流通量は1,500トンと推定される。内訳は青汁、サプリメントの原料としての加工用が全体の90%弱、野菜としての需要が10%強（2005年東京都卸売市場年報）。1999年までは伊豆諸島産が98.9%を占めていたが、近年では産地間競争が激しくなり2006年には88.9%まで落ち込んでいる。最近では日本国内のみならず、外国産（インドネシア、海南島、済州島、台湾など）が主流化してきており、有機栽培品として逆輸入の傾向にある。そこで、大阪薬科大学、東京都島しょ農林水産総合センター大島事業所、筑波大学の共同研究で、島しょ地域の振興を図る一環として、アシタバの差別化（付加価値のある作物として）を図るべく、2000年より高カルコンアシタバの新系統の育成を開始した。その結果、伊豆諸島で多く栽培されている八丈系統に比べて、カルコン含量が1.5倍高い系統育成に成功した。この系統については、2008年の秋には増産用の種子が採取出来る段階にまで来た。現在品種登録すべく、準備中である。今回、付加価値のある高カルコン含量のアシタバの系統育成を行ったことは、今後の島しょ地域農業の振興にも大きく貢献できるものと期待している。

以上、述べたようにアシタバは古くから食されてきた優れた健康野菜であるが、早くからこれを見抜き、「花彙」でそれを紹介している小野蘭山には先見の明があったのかもしれない。

参考文献

1) M.Kozawa, N. Morita, K. Baba, K. Hata : *Chem. Pharm. Bull.,* 25, 515 (1977).
2) 小澤　貢, 森田伸子, 馬場きみ江, 秦　清之：薬学雑誌, 98, 210 (1978).
3) K. Baba, K. Nakata, M. Taniguchi, T. Kido, M. Kozawa : *Phytochemistry,* 26, 3907 (1990).
4) K. Nakata, M. Taniguchi, K. Baba : *Natural Medicines,* 53, 329 (1990).
5) 秦　清之, 小澤　貢：薬学雑誌, 81, 1647 (1961).
6) 小澤　貢, 森田伸子, 馬場きみ江, 秦　清之：薬学雑誌, 98, 636 (1978).
7) 馬場きみ江, 木戸　正, 米田祐子, 谷口雅彦, 小澤　貢：生薬学雑誌, 44, 235 (1990).
8) 中田功二, 勝又博司, 谷口雅彦, 喜多俊二, 馬場きみ江：Natural Medicines, 51, 532 (1997).
9) Y. Inamori, K. Baba, H. Tsujibo, M. Taniguchi, K. Nakata, M. Kozawa : *Chem. Pharm. Bull.,* 39, 1604 (1991).

10）S. Murakami, H. Kijima, Y. Isobe, M. Muramatsu, H. Aihara, S. Otomo, K. Baba, M. Kozawa : J. *Pharm. Pharmacol.,* 42, 723 (1990).

11）T. Fujita, S. Sakuma, T. Sumiya, H. Nishida, Y. Fujimoto, K. Baba, M. Kozawa : *Research Communications in Chemical Pathology and Pharmacology,* 77, 227 (1992).

12）中田功二，馬場きみ江 : *Natural Medicines,* 55, 32 (2001).

13）M. Matsuura, Y. Kimura, K. Nakata, K. Baba, H. Okuda : *Planta Med.,* 67, 230 (2001).

14）H. Ogawa, Y. Okada, T. Kamisako, K. Baba : *Clin. Exp. Pharmacol. Physiol.,* 34, 238 (2007).

15）H. Ogawa, M. Ohno, K. Baba : *Clin. Exp. Pharmacol. Physiol.,* 32, 19 (2005).

16）Y. Kimura, K.Baba : *Planta med.,* 70, 211 (2004).

17）T. Kimura, K. Baba : *Int. Cancer.,* 106, 429 (2003).

18）T. Okuyama, M. Takata, J. Takayasu, T. Hasegawa, H. Tokuda, A. Nishino, N. Nishino, A. Iwashima：*Planta Med.,* 57, 242 (1991).

19）大野木宏，白髪正宏，小林英二，佐川裕章，加藤郁之進：日本生薬学会第 48 回年会講演要旨集，p176 (2001).

20）遊佐敬介，大原智子，鶴尾　隆，小澤　貢，馬場きみ江，谷口雅彦：日本薬学会第 113 年会講演要旨集 3, p6 (1993).

21）M. Sugii, M. Ohkita, T. Taniguchi, K. Baba, Y. Kawai, C. Tahara, M. Takaoka, Y. Matsumura : *Biol. Pharm. Bull.,* 28, 607 (2005).

小野蘭山と鉱物
—『本草綱目啓蒙』を中心に—

大沢眞澄

1、はじめに

江戸時代の鉱物に関する知識は、木内石亭（1724-1808）の『雲根志』（1773-1801）に代表される弄石派、小野蘭山（1729-1810）『本草綱目啓蒙』（1803-1806）を初めとする本草学派の石薬としての鉱物、当時の基幹産業である金山、銀山、銅山などの鉱山に関するものに大別されよう。

当時の鉱物についての実態、特に鉱物種の同定、現代の鉱物名との異同は、収集された標本類即ち鉱物コレクションにより知ることが可能となり、また書物に示される鉱物図もその判定に有効であろう。しかし実際見られるコレクションはかなり限定され、また鉱物図も正確とはいえないものが多い。

本稿では小野蘭山の鉱物に関する知識を『本草綱目啓蒙』を中心に考察する。テキストとしては、

1）『重訂本草綱目啓蒙』一～四、正宗敦夫編纂校訂、日本古典全集、1928-1929、日本古典全集刊行會；覆刻 1978、現代思潮社（重訂版 1847、弘化4年）。

2）『小野蘭山　本草綱目啓蒙　本文・研究・索引』杉本つとむ編著、1974、早稲田大学出版部（初版 1803~1806、享和3～文化3）。

3）『本草綱目啓蒙』1～4、小野蘭山、東洋文庫、1991-1992、平凡社（重訂版 1847）。

初版本と重訂本の本文内容は同一、重訂本・附言に示される“巻之七鹵石類硫黄ノ條凡硫黄ハ温泉アル山云云ノ文舊訓ト異ルハ今改ムルナリ”のように1行位説明補足分が異なる。

2、研究の流れ

本邦鉱物学の歴史において、江戸時代の知識として『本草綱目啓蒙』に最初に注目したのは和田維四郎（1856-1920、地質調査所長、東大教授、鉱山局長）である。『本邦金石略誌』（1878、日就社）総論で従来刊行された許多の金石学書中、本書は殊に簡約にして正確なるものと紹介し、30余種の金石を鉱

物学的見地から考察した。次いで神保子虎（1867-1924、東大・鉱物学科初代教授）は「小野蘭山先生ト日本鉱物」（植物学雑誌、23（269号）、237-242, 1909；地質学雑誌、16（188号）、211-213, 1909）で和田に言及し、本書と『雲根志』を挙げ、本書より34種の鉱物の検討を行った。和田も『日本鉱物誌』第2版（増訂 神保子虎・瀧本鐙三・福地信世、1916）で『雲根志』も考慮して35種の鉱物を示している。ただし同書で“其当時の著述に係る雲根志又は本草綱目啓蒙に記載する所の鉱物は、実に僅少なるものにして、其記事一も学術上参考とするに足るべきものなし”とも言っている。

以降、日本鉱物学の歴史に関する主要な文献でも『本草綱目啓蒙』中の鉱物に関する具体的・現代的な記載は殆んど認められない[(1)]。和田、神保の考察以来何の進展もないと思われる。

表1

本草学・博物学における鉱物
物産会・・・実物標本の展示（1757　鉱物図）
貝原益軒（1630-1714）『大和本草』1709，記載
寺島良安（1654-？）『和漢三才図会』1713，記載，図
森野藤助（1690-1767）標本
田村藍水（1718-1776）「日本諸州薬譜」，「諸州薬品考」；図，手本石
前野良沢（1723-1803）記載，図
木内石亭（1724-1808）『雲根志』1773—1801，記載，図，石器
平賀源内（1728-1779）『物類品隲』1763，記載，芒消，火浣布
小野蘭山（1729-1810）『本草綱目啓蒙』1803—1806，記載
木村蒹葭堂（1736-1802）「蒹葭堂日本石譜」標本
市岡智寛（1739-1808）標本
大槻玄沢（1757-1827）記載，図
松浦静山（1760-1841）標本，石器
宇田川榕菴（1798-1846）『和蘭薬鏡』1820，『遠西医方名物考』1822；『舎密開宗』1837，図
伊藤圭介（1803-1901）標本，記載
高野長英（1804-1850）記載
三宅良斎（1817-1868）標本
博物学（西洋自然史）としての鉱物・化石
P. F. von Siebold（1796-1866）標本，貝化石，旧象歯，石器
H. Bürger（1806-1858）標本，記載，「石薬解答」
Pompe van Meerdervoort（1829-1908）標本

3、『本草綱目啓蒙』を巡って

江戸時代、鉱物に関する視点から本草学における小野蘭山の位置を知るために、当時の本草学者・蘭学者、およびその著作を一覧し、鉱物の収集や記載に関する事績を見る（表1：記載とは鉱物に関する記事、図とは鉱物図の存在、標本とは実物コレクションの存在を示す）。石薬の薬効については寺島良安や宇田川榕菴の著作の一部以外は余り触れられていない。本草学では本来鉱物は石薬であるが、西欧自然史学では鉱物は鉱物学の対象となる。本邦の本草書でもかなり自然史に近い内容のものも多い。

本邦本草書において、具体的に鉱物をどのように扱っているかについて、関連各書物中の鉱物を分類した目次とその数を示す（表2、参考のため『本草綱目』も含む）。これより『本草綱目啓蒙』では完全に『本草綱目』に準じていることが了解されよう。

『大和本草』[2]は『本草綱目』にない和産のものも入れているが、図はない。水晶はあるが白石英はない。『和漢三才図会』[3]は広範な内容を含み、鉱物に関する記事も多い。図はあり、石薬の薬効についても記述がある。「日本諸州薬譜」[4]は田村藍水による清書済みの不完全な廃棄本のようであるが、若干の鉱物の図は極めて科学的といえるものであり、江戸時代を代表するものの一つといえようか（白石英、辰砂など）。『本草綱目』に近い分類・配列のようである。1761年以前の成立と考えられる[5]。『物類品隲』[6]は平賀源内による物産会のまとめであり、鉱物が大きく取り上げられている。しかし鉱物の図はない。海外の鉱物にも注意が払われている。『雲根志』[7]は江戸時代を代表する鉱物書（石器などの考古資料も含む）。図もあり、実物標本若干が現存している。その分類方法は極めて特異なものである。

このように多くの書物が『本草綱目啓蒙』以前に刊行（写本も含む）されており、その中の鉱物に関して、あるいは交友関係を通じて、蘭山が参考にしたことは十分考えられることであり、事実『本草綱目啓蒙』中にも引用されている場合もある。

4、『本草綱目啓蒙』中の鉱物の認定

表2に見られるように、『本草綱目啓蒙』における鉱物類の分類は、『本草綱目』に完全に一致している。相違点は最後の附録諸石二十七種が火薬と鎮宅大石の2種しか示されていないことである。火薬には『天工開物』が引

表 2

本邦本草書における鉱物

『本草綱目』：1578		金石部第八巻		金石之一	金類	28 種	
				金石之二	玉類	14 種	
		金石部第九巻		金石之三	石類上	32 種	
		金石部第十巻		金石之四	石類下	40 種	
		金石部第十一巻		金石之五	鹵石類	20 種	附録諸石　27 種
『大和本草』：1709		巻之三			金玉土石	66 種	
『和漢三才図会』：1712		巻五十九			金類	25 種	
		巻六十			玉石類	15 種	
		巻六十一			雑石類	79 種	
「日本諸州薬譜」：1761 以前		……石類、雑石類、……					
『物類品隲』：1763		巻之一			金部	14 種	
					玉部	11 種	
		巻之二			石部	85 種	（内、カタカナ名 7 種）
『雲根志』：1773－1801	前編	巻之一			霊異類	23 種	
		巻之二			采用類	78 種	
		巻之三			変化類	53 種	
		巻之四			奇怪類	31 種	
		巻之五			愛玩類	40 種	（四十　二十一種珍蔵）
	後編	巻之一			光彩類	77 種	
		巻之二			生動類	39 種	
		巻之三			像形類	90 種	
		巻之四			鐫刻類	24 種	
	三編	巻之一			寵愛類	15 種	
		巻之二			采用類	41 種	
		巻之三			奇怪類	24 種	
					変化類	23 種	
		巻之四			光彩類	28 種	
		巻之五			鐫刻類	15 種	
		巻之六			像形類	55 種	
『本草綱目啓蒙』：1803, 1806		巻之四	金石部	金石之一	金類	28 種	
				石之二	玉類	14 種	
		巻之五	石部	石之三	石類上	32 種	
		巻之六	石部	石之四	石類下	40 種	
		巻之七	石部	石之五	鹵石類	20 種	
					附録諸石	27 種	（実際は 2 種）

合計 161 種（実数 136）

用されている。

『本草綱目啓蒙』中の石薬、即ち金石類にはどのようなものが含まれているのであろうか。便宜的に同書の初版の目次を挙げてみる

わが国では正倉院の薬物[8]のように古代から石薬が導入され、保存されている。文献的には中国の『神農本草経』、『新修本草』、『証類本草』などに記載されているものであり、実際に存在している石薬としての鉱物を『本草綱目』、『本草綱目啓蒙』と比べてみる（表3、東京大学大学院理学系研究科附属植物園蔵）。

正倉院の「種々薬帳」記載の石薬類では、理石・大一禹餘糧・赤石脂・鍾乳床・雲母粉・戎塩、亡失したものとして朴消・禹餘糧・青色脂・密陀僧があり、薬帳外としての雄黄・白石英・滑石が共通するものである。

このように中国本草書の影響は古代からあり、それで『本草綱目啓蒙』刊行以前の中国の書物について検討し、鉱物図の有無を調査した。用いた資料は現在刊行されているものであり､図の有無を示した（資料の詳細は略す）。

◎『唐・新修本草』、659、無　◎『図経本草』、1062、有　◎『経史證類大観（全）本草』、1108、有　◎『紹興校定経史證類備急本草』、1159、有　◎『本草蒙筌』、1565、有　◎『本草綱目』、1578、有　◎『本草原始』、1612、有　◎『本草原始合雷公炮裂』、巻之十一、1657, 1698、有　◎『本草補苜』、巻之一、1719、有　◎『本草求真』、1769、有　◎『神農本草経』、1799、無

多くの書物に石薬としての鉱物図が見られるが、科学的に厳密さの認められるものは殆んどないといってよい。

それでは和田や神保は『本草綱目啓蒙』中の鉱物のどれを科学的に認定したのであろうか。先ず和田の選定した鉱物種を、表3に従って挙げてみる（神保の選定したものは括弧内に示す）。

巻之四、金石之一：金（同）、銀（同）、錫恡脂（同）、赤銅、（自然銅）、銅礦石（同）、鉛、錫（同）、鐵（同）、（鋼鐵）；石之二：玉、（白玉髓）、（瑪瑙）、水精（同）、雲母（同）、（白石英）、（紫石英）

巻之五、石之三：丹砂（同）、水銀（同）、靈砂、雄黄（同）、雌黄、石膏、長石、方解石（同）、滑石（同）、（不灰木）、爐甘石、（石鍾乳）、石脳油（同）、石炭（同）、（石灰）、浮石（同）

巻之六、石之四：陽起石、慈石（同）、代赭石（同）、（禹餘糧）、緑青（同）、石膽（同）、礜石、金牙石（同）、金剛石（同）、（砭石）

表 3 『本草綱目啓蒙』金石部目録

本草綱目啓蒙巻之六石部目録
石之四 石類下四十種
陽起石 慈石
玄石 代赭石 赤石附
禹餘粮 太一餘粮
石中黃子 空青
曾青 綠青
扁青 白青 綠膚青 碧石青附
石膽 礜石
特生礜石 握雪礜石
砒石 土黃
本草啓蒙 巻之六目録 一 衆芳軒藏
金星石 金石附 婆娑石
礞石 花乳石
白羊石 金牙石
金剛石 砭石 石砮附
越砥 薑石
麥飯石 水中白石
河砂 杓上砂
石燕 石蟹
石蛇 石蠶
石鼈 蛇黃
霹靂碪 雷墨

本草綱目啓蒙巻之七石部目録
石之五 鹵石類二十種附録二十七種
食鹽 戎鹽
光明鹽 鹵鹹
凝水石 玄精石
綠鹽 鹽藥 懸石附
朴消 玄明粉
消石 硇砂
蓬砂 特蓬殺附 石硫黃
石硫赤 石硫青 硫黃香附
礬石 綠礬
本草啓蒙 巻之七目録 一 衆芳軒藏
黃礬 湯瓶內鹼
附録諸石 二十七種

本草綱目啓蒙卷之四金石部目録

金石之一 金類二十八種

金　銀 附 黄銀 烏銀

錫恡脂　銀膏

硃砂銀　赤銅

自然銅　銅礦石

銅青　鉛

鉛霜　粉錫

鉛丹　蜜陀僧

錫　古鏡

古文錢　銅弩牙

諸銅器 銅鈷鉧 銅匙柄　銅秤錘

鐵　鋼鐵

鐵落　鐵精

鐵華粉　鐵鏽

鐵爇　鐵漿

諸鐵器 鐵杵 大刀環　鐵秤錘 剪刀股　鐵銃 鐵鋸　鐵斧 布針　鐵刀 鐵鏃

鐵甲 車轄　鐵鎖 馬銜　鑰匙 馬鐙　鐵釘　鐵鏵　鐵犁鑱尖

石之二 玉類一十四種

玉　白玉髓

青玉 璧玉 合玉石附 玉英　青琅玕

珊瑚　馬腦

寶石　玻瓈

水精 附火珠　硬石　琉璃

雲母　白石英

紫石英　菩薩石

本草綱目啓蒙卷之五石部目録

石之三 石類上三十二種

丹砂　水銀

水銀粉　粉霜

銀朱　靈砂

雄黄　雌黄

石膏 玉火石 龍石膏附　理石 白肌石附

長石　方解石

滑石　不灰木 松石附

五色石脂　桃花石

爐甘石　井泉石

無名異　蜜栗子

石鍾乳　孔公孽

殷孽 石牀 石骨附　石花　土殷孽

石腦　石髓

石腦油 地溲附　石炭 然石附

石灰　石麪

浮石 暈石附　石芝

巻之七、石之五：食塩、朴消、消石、硇砂、蓬砂、石硫黄（同）、緑礬。

以上、和田は39種、神保は34種の鉱物を認定した。大体において一致しているようである。『本草綱目啓蒙』中に見える鉱物の数は161種（実数は136）であるから、実際の鉱物として認められたのは30%以下となる。

和田は『本邦金石略誌』において、選定の事情を次のように述べている。

金石の品数130余種のうち、化石・巌磐・珊瑚等、異名同質のもの（自然銅、金牙石）、製煉せるもの、一石種に属するもの（瑪瑙は石英の部に）等を除けば40余種となり、国産のものに限れば畢竟30余種に過ぎないとして39種を選定した。この背景には1874年のオーストラリアの博覧会への準備、1877年の内国勧業博覧会への出品など、鉱物類の収集、試験が進んだことがあったと思われる。

神保は鉱物を元素、金属ノ産出、硫化物、酸化物、鹵石類、炭酸化物、硫酸化物、硅酸化物、有機化合物、岩石に分類し34種を選定した。人工品及び考定し難きもの（無名異、タマ、礠石）、今日の訳語と同物かどうか不明のもの（長石、陽起石、石膏など）は除外した。取り上げた各鉱物の産地も検討し、タマ（玉を訓読）は鉱物学上のぎょくのみでなく、其他の鉱物も意味している可能性；無名異は磁器の青色絵具のごすをも意味している；燧石の説明も明確でない；雄黄は鶏冠石；錫恡脂は輝安鉱；丹砂・霊砂・辰砂を辰砂に；金牙石を黄鉄鉱に；不灰木を木化石に；代赭を赤鉄鉱に；慈石を磁鉄鉱に；緑青・岩緑青を孔雀石に充てている。これらの鉱物記事は産地に誤があるのは止むを得ないが、同物異名シノニームは非常に面白いと評している。1874年ウイーン博覧会に出品した本邦産鉱物は80種もあったが、これは和田氏が当時既に明らかにしたことで『本草綱目啓蒙』に遅れること70余年と結んでいる。

5）『本草綱目啓蒙』の鉱物に関する引用文献

中国、日本の文献の引用は非常に多く、特に中国文献は驚嘆すべき量であり、蘭山の博学多識を示している。中国関係では『天工開物』、『本草原始』（図に触れていることが多い。因みに本書の辰砂の図は『和漢三才図会』に出ている）、『物理小識』、「時珍の説・曰く」、『本経逢原』、『諸書仙方』、『諸治準縄』、『外科正宗』、『医学入門』、『本草衍義』、『本草蒙筌』、『郷薬本草』、『集解』、『石薬爾雅』、『広輿記』、『正字通』、『荘子天下篇』、『類書算要』、『種杏仙方』、『曲

籍便覧』、『通雅』、『広東新語』、『事物異名』、『薬性要略大全』、『薬性奇方』など。

和書では『雲根志』、『大和本草』、『和漢三才図会』、『続日本紀』、『和名鈔』など。

6）個別の鉱物について

『本草綱目啓蒙』中の鉱物を現在の鉱物に同定・判定するのに、最善の方法は鉱物の実物標本が存在し、それと比較することである。それに当時の名称が付されていればよい。江戸時代の鉱物コレクションはそれ程多くなく、またその名称が不明の場合も多い。次善の策としては、当時の鉱物記載に図が添えられている場合である。その際もカラーかどうか、実物に即して即ち科学的に描かれているかどうかが問題となる。この点中国の本草書の図は大部分が不完全なものである。幕末、安政年間の服部雪斎の鉱物図（「唐本草石譜」、東京国立博物館蔵）などカラーで芸術的でさえあるが、具体的記載がなく科学的には不十分である。図がなく文章のみの場合は、それより鉱物の判定は先ず不可能であろう。鉱物に詳しい人の例外もなしとはいえないが。

『本草綱目啓蒙』の場合、蘭山の鉱物コレクションはなく、また同書に鉱物の図もない（例外として霹靂碪）。それ故、同書中の若干の鉱物について、周辺からのアプローチを試みる。

江戸時代の鉱物コレクションを見る際、当時の鉱物知識（鉱物誌）を考える原点として、鉱物の名称、産出地、分布、鉱山との関係、成因論、用途、化石の扱い、国際比較など多くの問題が存在する。加えて収集規模（量的、地域的）、標本個々の大きさ・形態、書物など当時の知識表現との対比、保存状態なども関係する。実見したコレクションは森野藤助　森野旧薬園蔵；木村蒹葭堂　大阪市立自然史博物館、東京都立中央図書館加賀文庫；市岡智寛　飯田市立飯田図書館；松浦家　松浦史料博物館；Ph. F. フォン・シーボルト　ライデン国立自然史博物館・ナチュラリス（旧ライデン国立地質学鉱物学博物館）；三宅良斎　東大総合研究博物館小石川分館（旧医学文化館）；ポンペ　ライデン国立自然史博物館・ナチュラリス（旧ライデン国立地質学鉱物学博物館）である。なお木内石亭収集品の一部が生野鉱物館にある。

白石英と水晶：『本草綱目啓蒙』、白石英の項に“本邦ニテ皆水精ト呼

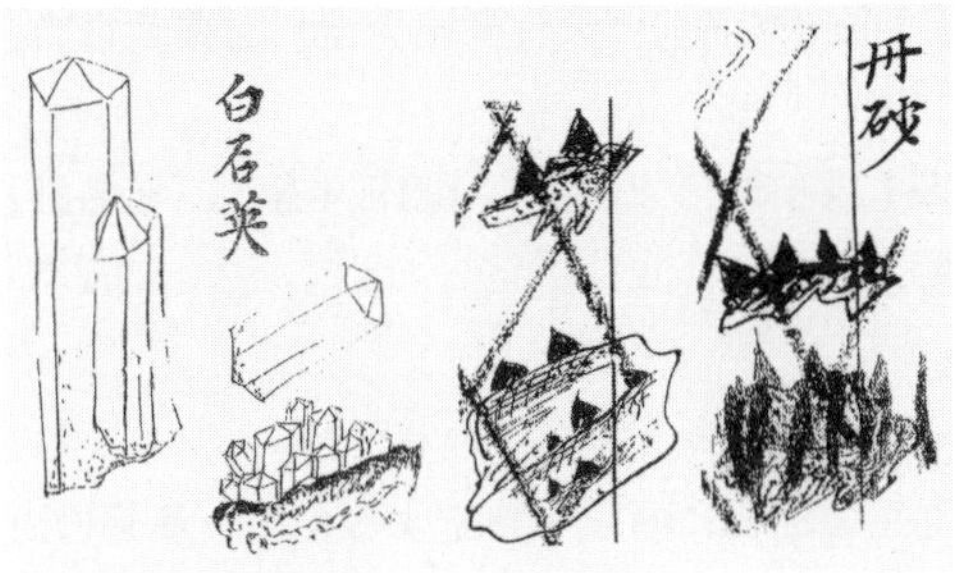

図 1：白石英と丹砂
「日本諸州薬譜」(国立国会図書館蔵)

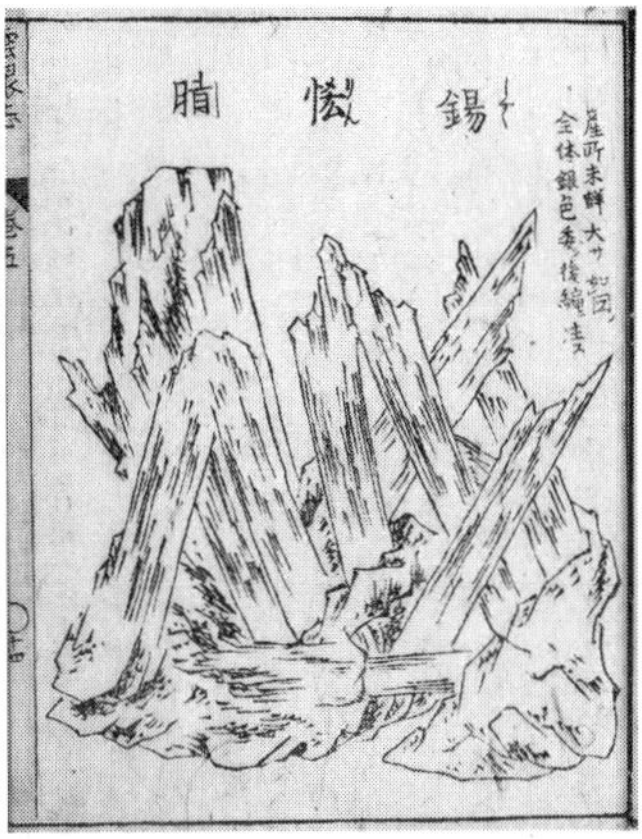

図 2：錫恡脂『雲根志』
(九州大学総合研究博物館蔵)

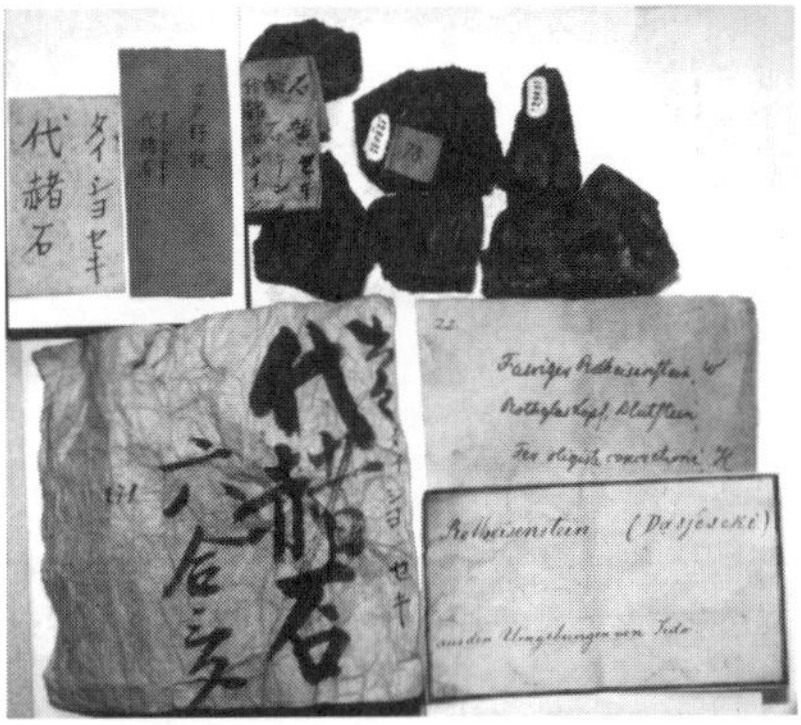

図 3：代赭石：シーボルト・コレクション
(ライデン国立自然史博物館蔵，1982 年著者撮影)

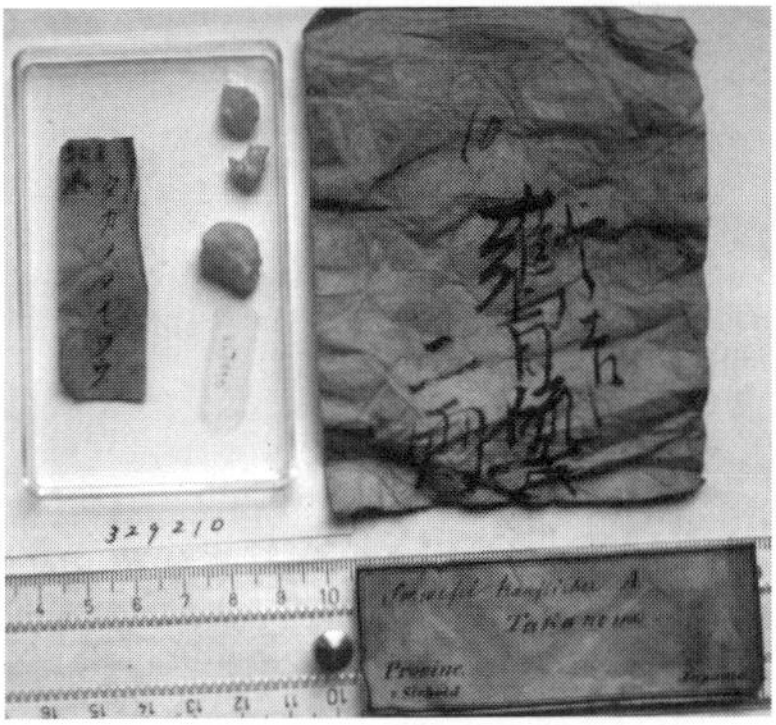

図 4：鷹目硫黄：シーボルト・コレクション
(ライデン国立自然史博物館蔵，
1982 年著者撮影)

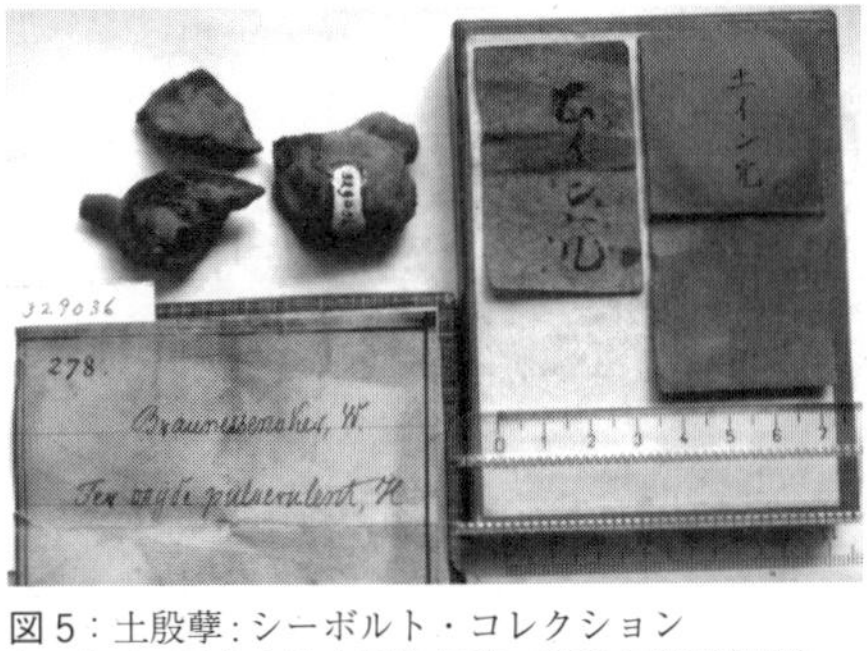

図 5：土殷孼：シーボルト・コレクション
(ライデン国立自然史博物館蔵，1982 年著者撮影)

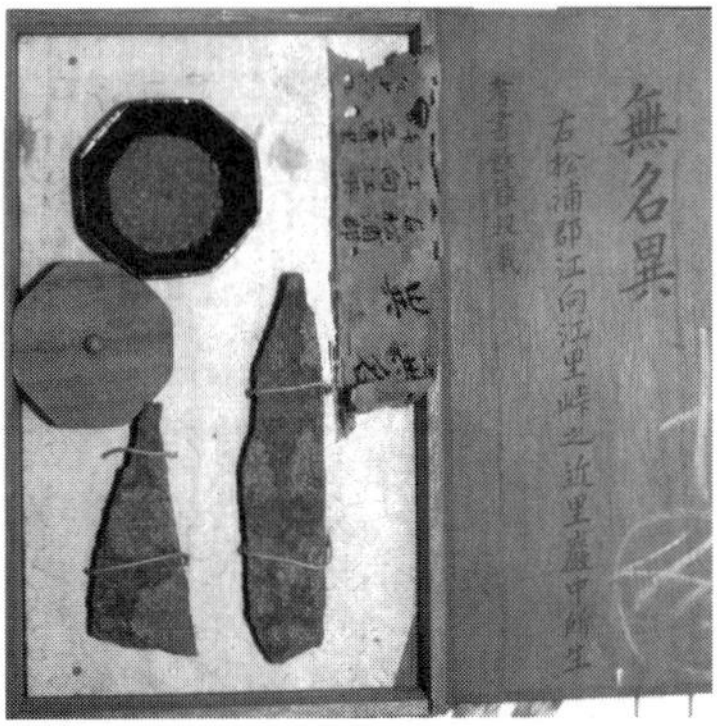

図 6：無名異（松浦史料博物館蔵，著者撮影）

……皆六稜アリテ削ナスガ如シ明徴ナルヲ良トス……” とある。本草書で現在の石英と水晶との名称の用い方が逆となっている場合もあるが、和田は “石英ヲ以テ Quartz ニ適セシメ此種類ノ総称トシ水晶ヲ Rockcrystal ニ当ラシメ以テ石英中透明ノモノノ称トス” と現在の定義にまとめている。当時の白石英の図を図1に辰砂と共に示す（田村藍水、日本諸州薬譜）。和産水晶が優品であることは中国本草書に広く出てくる。『雲根志』にあり。

錫恡脂：“今玩石家ニ錫恡脂ト云フ者アリ雲根志ニモ図ヲ載ス……” とあり、『雲根志』の図を図2に示す。この試料は石亭珍蔵二十一種の一つとして和田コレクション中に現存する（生野鉱物館）。輝安鉱である。明治10年代に市の川鉱山から出現した巨大結晶は世界的に知られ、日本を代表する鉱物である。

代赭石：シーボルト・コレクション[(9)]の例を図3（No.329032）に示す。シーボルトの助手（共同研究者といってよい）、H.Bürger の日本での欧文のラベルが付されている（ウエルナー式の鉱物名 W とアウイ式の名称 H）。土状の赤鉄鉱、『雲根志』にあり。

石硫黄：タカノメノユワウ。硫黄に三品あり、“色深黄ナルヲ鷹ノ目ト云即石硫黄ナリ” とあり最上級のものである。“寺島氏白色ヲ以テタカノメトシ” ともある。図4にシーボルト・コレクション（No.329010）を示す。二両とあるように市販品を購入したもの。『雲根志』にあり。

土殷孼：クダイシ。“土中ニ生シテ細長ク小サキ鍾乳ノ如シ大ナルハ指ノ如シ……淡黄色……”。現在、高師小僧といわれるもの。『雲根志』にもあり。柱状の褐鉄鉱。シーボルト・コレクション（No.329036）を図5に示す。

無名異：“砕キ末スレハ茶褐色外科ニ用ユ……南京焼ノ茶碗ノ青キ文彩ヲナス薬ヲモ無名異ゴスト云……又佐州薩州豆州ヨリモ出ス用テ血ドメトス……”。不純物の多い多孔質の褐鉄鉱のこと。松浦史料博物館の試料を図6に示す。『本草綱目啓蒙』においても時々薬効に関する記事がある。『雲根志』にもあり。

芒消：朴消の項に “朴消トスル者ハ芒消馬牙消ノ総称ニシテ” とある。シーボルトの薬物コレクション（1-No.894, IV A）より図7に示す[(10)]（ライデン国立民族学博物館蔵）。『雲根志』にあり。硫酸ナトリウム。

霹靂碪：テングノマサカリ。“其形扁長ニシテ墨ノ如シ本ハ厚ク末ハ薄クシテ刃アリ……雨後山中崩土間ヨリ拾ヒ得或ハ田野ニテモ得凡石砮アル

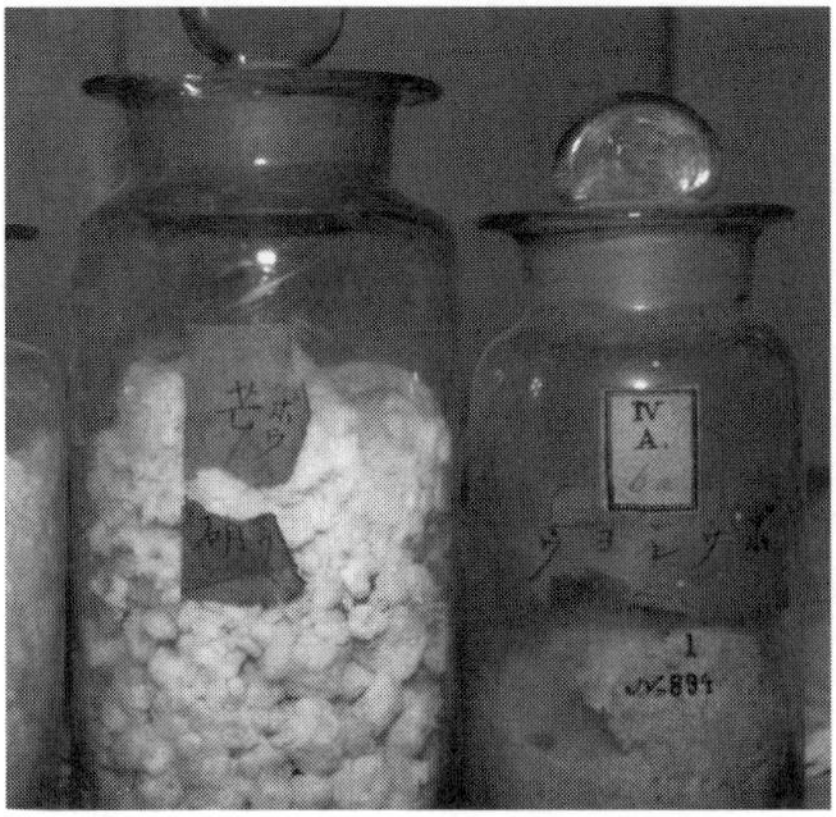

図7：芒消：シーボルト・コレクション
（ライデン国立民族学博物館蔵，
1982年著者撮影）

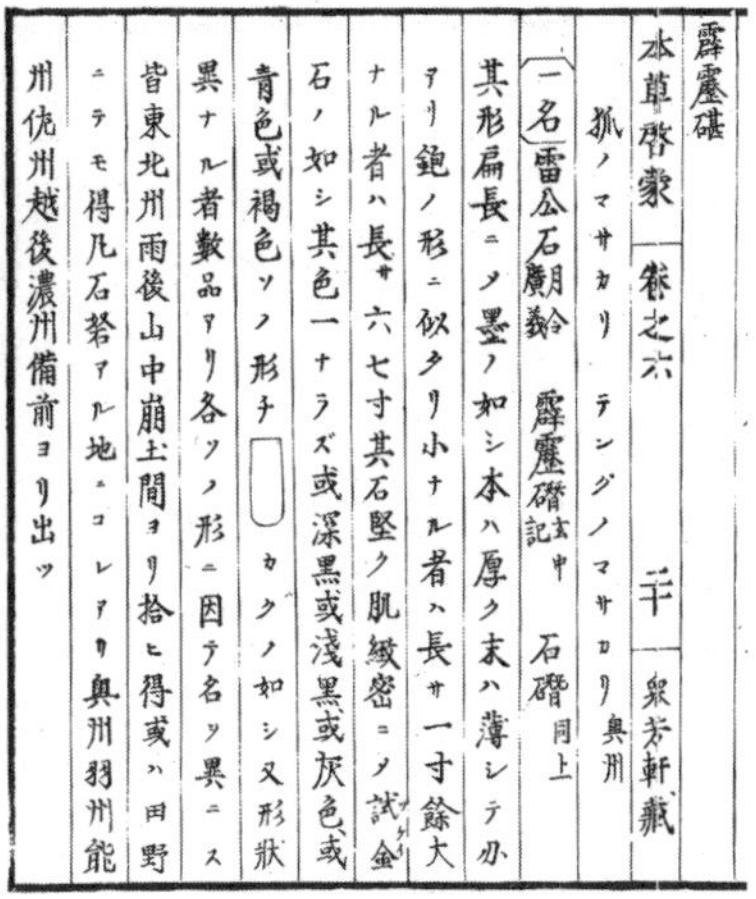

霹靂碪
本草啓蒙　巻之六　芉　衆芳軒蔵
狐ノマサカリ　テングノマサカリ奥州
一名　雷公石顧朝鈴　霹靂礔玄中記　石礔同上
其形扁長ニシテ墨ノ如シ本ハ厚ク末ハ薄シテ刃
アリ鉋ノ形ニ似タリ小ナル者ハ長サ一寸餘大
ナル者ハ長サ六七寸其石堅ク肌緻密ニシテ試金
石ノ如シ其色一ナラズ或深黒或浅黒或灰色或
青色或褐色ソノ形チ カクノ如シ又形狀
異ナル者數品アリ各ソノ形ニ因テ名ヲ異ニス
皆東北州雨後山中崩土間ヨリ拾ヒ得或ハ田野
ニテモ得凡石砮アル地ニコレアリ奥州羽州能
州佐州越後濃州備前ヨリ出ツ

図8：霹靂碪『本草綱目啓蒙』

地ニ此アリ……”。其形斯ノ如シとして唯一の図がある（図8）。『本草綱目』では落雷後に多く取れ、鬼神之道幽微誠不可究極として石器については全く述べていない。『雲根志』には“これ本草にいう雷斧か”とあり石器の図が出ている。また田村藍水「本邦薬譜」（国立国会図書館蔵、図なし）の霹靂石には“俚人雷斧ヲ呼テ天狗斧テンクノマサカリト云△蛮名ドンドルベイル蛮人雷斧ノ称ナリ”とあり、西欧でも石器をthunder stoneと呼んでいたことが紹介されている。シーボルト鉱物コレクション中にも石斧がある。

なお、「本邦薬譜」には『本草綱目啓蒙』附録諸石二十七種（2種のみ記載）のうち、石肝、五羽石、石耆、猪牙石、鉛光石、白獅子石の6種が出ている。

当時、わが国に流通した西欧自然史（博物学）の書で鉱物・化石関係の記事・図があったのはホッタインのリンネ博物誌[(11)]のみと思われるが、参考のため石英などの図を示す（3Deel PLAAT XXXIII）（図9）。

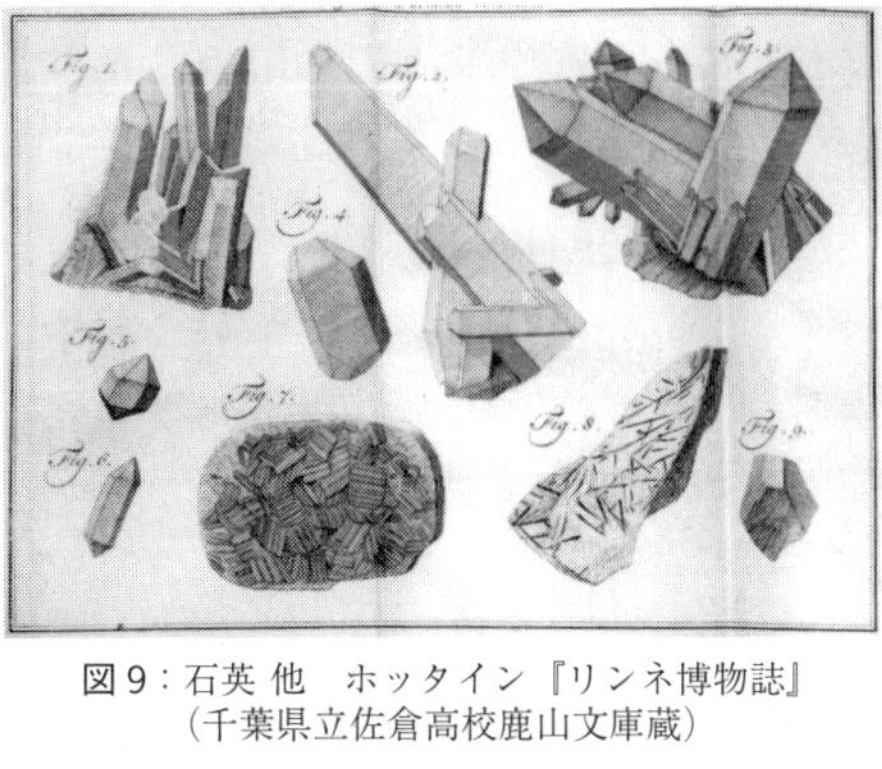

図9：石英 他　ホッタイン『リンネ博物誌』
（千葉県立佐倉高校鹿山文庫蔵）

7）『本草綱目啓蒙』中の実証的記事

自然銅:“自然銅ト鉐石トノ別チハ焼テ試ムベシ自然銅ハ火ニテ焼ニ飛ズ燃ズシテ火トナリ此ヲ冷セバモトノ形トナル鉐石ハ火上ニ置バ青キ火燃テ硫黄ノ臭アリテ灰トナリテモトノ形ノコラズ……金牙石アリ……骰子ノ如ク方形ニシテ自然銅ニ混ジ易シ火ニテ焼テ飛去ヲ以テ弁別スベシ……”。自然銅と鉐石（黄銅鉱）、金牙石（黄鉄鉱）の区別を論じている。自然銅の産地として信州武石村を挙げているので、ブセキ（黄鉄鉱の酸化されたもの）をテストしたのではないかと和田（1878）は述べている。なお、『物類品隲』にも自然銅・鉐石の項に蘇頌曰クとして同様のことが記されている（『図経本草』）。

雲母:“……透明ニシテ水精ノ如シ此ヲヘゲバ薄紙ノ如クニナル……此物火ニ遇テ焼ズ”。

靈砂:“靈砂ト銀硃ト煉法薬味相同ジ只硫黄ノ量異ナルノミ”靈砂は昇華性銀朱、銀硃（朱）（硫化水銀）、共に人工品。

石脳油：“器中ニ入テ漏易シ琉璃瓶フラスコニ貯レバ漏ズ”。

石蟹：“蟹土中ニ入テ土ト共ニ化シテ石トナル者ナリ”。

不灰木:“……木化石多シ木ノ形アリテ石ナル故ニ火ニテ燃エズ……凡諸木皆化シテ石トナル……又松脂ノ化石アリ形色全ク琥珀ニ異ナラズシテ硬シ是石珀ナリ”。このように化石に対する概念も保有していた。

砭石:“石砮　ヤノネイシ……鏃形ノ石ナリ……皆瑪瑙ナリ……”石器の質も論じている。

これらの事柄から、蘭山はかなり実証的な側面、また石と関連する化石、石器などに対する関心、知識も有していたと思われる。

8、まとめ

『本草綱目啓蒙』の石薬—鉱物部門に図が皆無に近いこと、また収集したと想像される鉱物標本の存在が知られていないなど、非常に残念なことである。しかし引用文献が極めて多いことからも知られるように蘭山の鉱物に対する関心・知識は産地などの問題も含めてかなり深かったものと想定される。採薬行や実証的な事実などを考慮しても、蘭山の鉱物の詳細な実像・実態は未だ不明と言わざるを得ないものと思われる。石薬としての薬効についての記載はかなり少ない。

注

1) 望月勝海、『日本地学史』、1948、平凡社；益富寿之助、『正倉院薬物を中心とする古代石薬の研究　正倉院の鉱物（I)』、1957；後閑文之助、「明治前の日本古生物学の変遷」、『日本古生物学の回想』、1-8、1970、日本古生物学会；土井正民、『わが国の 19 世紀における近代地学思想の伝播とその萌芽』、広島大学地学研究報告 21 号、1978；後閑文之助、「日本の古代より近世に至る地質学関連学の発達史」、地学雑誌、88、63-87、1979 など。

2) 『益軒全集』巻之六、益軒会編纂、1911、益軒全集刊行部；『大和本草』全 2 巻、原著貝原益軒、考註　白井光太郎、註　岸田松若・田中茂穂・矢野宗幹、1932、1936、複刻版　1983、有明書房。

3) 『和漢三才図会』上・下、寺島良安編、和漢三才図会刊行委員会編集、1970、東京美術；『和漢三才図会』1-18、寺島良安　島田勇雄・竹島淳夫・樋口元巳訳注、東洋文庫、1985-1991、平凡社。

4) 「日本諸州薬譜」、国立国会図書館伊藤文庫。

5) 「平賀源内と芒消—伊豆鈴木家資料を中心として」、土井康弘・武内博・大沢眞澄、科学史研究、II、31 (No.182)、71-80、1992.

6) 『物類品隲』、杉本つとむ解説、1972、八坂書房；『西洋本草書集　洋学編』、早稲田大学蔵資料影印叢書、1996、早稲田大学出版部。

7) 『雲根志』上・下、正宗敦夫編纂、日本古典全集刊行会、1930；『雲根志』、木内石亭著　今井功—訳注解説、1969、築地書館。

8) 『図説 正倉院薬物』、監修　柴田承二・宮内庁正倉院事務所編、2000、中央公論新社。

9) シーボルト・コレクションについては、大沢「シーボルト収集の日本産鉱物・岩石および薬物類標本ならびに考古資料」、『新シーボルト研究 I　自然科学・医学編』、石山禎一他編著、97-118、2003、八坂書房、文化史的な取り扱い。；T. Tagai, A. Mikouchi『Mineral Collection and Lapidographia Japonica by Philip Franz von Siebold』, The University Museum, The University of Tokyo, Bull. No.44, 2008, 鉱物試料個別の記載。

10) T. Tsukahara, M. Osawa「On the Siebold Collection of crude drugs and related materials from Japan」, Bull. Tokyo Gakugei Univ. Sect. IV, 41, 41-97, 1989.

11) M.Houttuyn『Natuurlyke Historie of Uitvoerige Beschryving der Dieren, Planten en Mineraalen volgens het Samenstel van den Heer Linnaeus』, 37Vol., Amsterdam, 1761-1785. 千葉県立佐倉高校鹿山文庫蔵。

小野蘭山と本草用語

ジョルジュ・メテリエ

小野蘭山（1729-1810）が本草関係の著作で使用している用語を検討するには、『本草綱目啟蒙』と蘭山の注釈の元となった中国の原書、李時珍（1518-1593）の *Bencao gangmu*『本草綱目』（1596）とを比較するのが有効であろう。1803年から1805年にかけて江戸で出版された[(1)]『本草綱目啟蒙』48巻は、蘭山が1799年から医学館で原書を講読した際に孫の小野（1774-1852）が書き取ったノートを編集したものである[(2)]。もっとも、蘭山は1753年、25歳にして植物書や本草書の講読を始めたことが知られている[(3)]。

李時珍は『本草綱目』で、自分のデータを二つに大別して提示する。各項目は鉱物、植物、動物を問わず、正しいと判断された名称である「*zheng ming* 正名」から始まり、次の最初の節は必要に応じて同義語に当てられ、次ぎに「集解」すなわち解説集が続く。それから、医薬本来の種々の項目が来る。集解には書物からの引用と時珍の個人的見解がまとめられており、それらの文章はすべて薬物の記載を扱っているが、時には薬用以外の用法にも触れている。したがって、そこに一種の博物誌を見ることもできよう[(4)]。李時珍はその序文で「医家の薬品と曰ふと雖も、其の性理を考釈するは実に吾が儒の格物の学なり」（雖曰醫家藥品其考釋性理實吾儒格物之學）と書いているのである（凡例、34ページ）。

蘭山の「啓蒙」がこの部分のみに関係していることに注目しよう。その理由は簡単である。『本草綱目』の医学の部分は狭義の中国医籍に慣れ親しんでいた日本の医者にとっては容易であったはずである。それに反して、博物誌の部分は薬品の名称を理解する上で問題を生じたはずである。実際、中国と日本に共通の事物であっても名称は異なる場合があり、もちろん、中国にあって日本にない事物もあるのである。そういうわけで、日本で何度も版を重ねたにもかかわらず、この漢籍の閲読は難しかったはずである。まちがいなくこれが動機となって、蘭山は原典を体系的に解説し、翻訳し、全項目の名称を同定するという重責を自ら担ったのである。

言語の問題も同様に重要である。蘭山は読みやすく、したがってより広

範囲の読者の手に届くように文語で書くことを選択した。この過程で、蘭山は本草で使用される用語をどの程度改変したのか、日本化したのか、単純化したのか、あるいは本草用語は元のまま維持されたのか。こうした問題をここで検討することにしよう。

『本草綱目啓蒙』の構成は、その巻之一が李時珍『本草綱目』の巻五に対応している点をのぞいて、厳密に原書を踏襲している。原書の初め四巻は導入的な説明と病気別に分類された医薬リストからなる。したがって、やっと巻五から本草の本論が始まるのである。蘭山は原書に引用されている産品をすべて同定しようと努めたが、達成できない場合は、必ず「未詳」と記した。中国語の見出し語に対応するとして与えられる和名はしばしば俗語の方名であり、これによって対応する鉱物、植物、動物の産地が分かるのである。薬種の漢名をこのように正確に同定することは医薬を正しく使用するために基本的なことであるが、同時にまた、この分野において、日本の資源目録を作成することをも意味する。薬種を提供する天然物の記載に関しては、一般に形態的特徴の示されることが多いが、ナスの例のように、極めて希に、名称だけに留めている場合もある。こうして、本テキストは医薬に用いる日本の植物、動物、鉱物を常に参照して『本草綱目』の博物誌部分を改訂した作品の姿を現している。

こうした『本草綱目』の読み直しには中国の新しい参考図書、とりわけ王象晉『群芳譜』(序、1621) のような園芸百科、周文華『汝南圃史』(序、1620)、陳淏子『秘伝花鏡』(1688) のようなより狭義の園芸書、屈大均『広東新語』(1700) のような文人の見聞録、さらには種々の地方志が援用されている。同時にまた、日本で利用できる蘭書からの情報も考慮している[(5)]。輸入産品についてはオランダ名と産地の両方が記されている例もある[(6)]。このようにして、蘭山はナチュラリストとして紛れもない価値ある真の業績を達成したのである。日本の化学教育の創立者であるオランダ人 A. J. C ヘールツが指摘しているように、蘭山の書は中国と日本の天産物の間に橋を架けることを可能にした[(7)]。この書物はまた、その学術的価値によって、フィリップ・フォン・シーボルトが日本の植物・動物を研究する上で、他をもって代え難いツールとなったのである。シーボルトは蘭山の業績に負うところ大であることを認めて、蘭山を「日本のリンネ」と呼んだ[(8)]。

木村陽二郎[(9)]が指摘しているように、いくつかの要素が蘭山の仕事に幸い

した。第一は、間違いなく彼の科学精神である。それは文章を読めば明白である。第二に、幕府の御文庫所蔵のあらゆる資料、特に『庶物類纂』の稿本を閲覧できたこと。第三の利点は、周囲の門人が全国至る所の出身であり、植物や鉱物をもたらしたことである。最後に、公職に就いたことで五度にわたって採薬を勤めることができたこと。書物の内容そのものも強調すべき重要な点である。

『庶物類纂』を編纂した稲生若水と同じように、蘭山は薬種を提供する植物、動物、鉱物の命名と記述にもっぱら関心を寄せ、原書の医学に関わらない部分のみを捉えている。そうした産物の説明と同定にとどまることなく、日本の風土がもたらす代用産物をできるだけ指摘しようと努めている。蘭山のやり方をよく表している例をいくつか挙げて比べてみよう。

蘭山の用語法

『本草綱目啓蒙』よりも40年前に出版された『花彙』草之三から引用する一例は、この純粋に記述的な書物のなかで、全く医学的なもくろみなしに国産の植物を提示しようとしたときでさえ、蘭山がすでに中国本草書から範例を取るすべを知っていたことをよく示している。すなわち、国産のオオバコを記述するために、蘭山は『本草綱目』巻一六湿草で李時珍が宋代の書、蘇頌（1019-1101）の『図経本草』から引用した別種のオオバコの記述に倣ったのである。

本草綱目（1596）

車前 *Plantago asiatica* L.（『本草綱目』巻十六、1069ページ）

春初生苗葉布地如匙面，累年者長及尺餘．中抽數莖，作長穗如鼠尾．花甚細密，青色微赤．結實如葶藶．赤黑色．

花彙（1763）

野甜菜 *Plantago japonica* Fr. et Sav. forma *polystachya* Makino（『花彙』草之三、第一冊、141ページ）

隨地ミナ生ズ春初苗ヲ發ス葉地ニ布イテ車輪ノ如シ形チニシテナリ叢中數莖ヲ抽ブルコト尺許密ニ連ツテ長穗ヲナス狀ニ類ス花綠ニシテ蓝白シ實ヲ結ブ小房ヲ作ス中分自ラ解シテ內ニ細子アリ又一種一穗數枝ヲ分チ或ハ十餘枝ニ至ルモノアリソノ葉及ビ花實皆常ニ異ナラズ

この二つのテキストの派生関係はすぐに見て取れるが、同時に蘭山が自由に自分の記述を展開しているのも分かる。引用に拘束されることなく、その内容を李時珍の用語と全く類似する用語を使いながら敷衍しているのである。

『本草綱目啓蒙』

本書のテキストを読むと、蘭山が『本草綱目』の筋目に沿って、完全に日本の現実の風土に集中した独自の言説を展開し、しかも原書の難解な箇所をぬかりなく解明していることが確認できる。たとえば、扶桑の項目（第三冊、66ページ）では、李時珍の「蕊一條あり、花葉より長く、上に金屑を綴る、日光に爍せられ、焔ゆるが如きを疑ふ」（有蕊一條長于花葉上綴金屑日光所爍，疑若焔…）という文章を受けて[10]、蘭山は「中心蘂高、出二花弁外一一寸許、如二燭承盤一、故一名照殿紅ト云。其蘂ニ粉多クツキテ花及花蘂ノ如シ。故ニ集解ニ上綴二金屑一ト云。」と書く。

蘭山の態度は中国の本草用語に対して忠実であると同時に自由でもある。蘭山は実際、数多くの術語を採用しているが、同時に例えば、李時珍が「*huaye* 花葉」という中国の古い術語を維持しているのに対して、ここでは代わりに「花弁」を用いている。この最初の例がよく示しているように、これはいかなる意味においても『本草綱目』の日本語版ではないと確認できる。実際、李時珍の「本草」は蘭山が日本の風土のなかで中国の薬種に対応しうるものを探求するための、基礎の役目を果たしたのである。その証拠に各項目は漢名に対応する和名リストから始まっている。しかも、ときに多数にのぼるそれらの和名すべてに、その地方が示される。そのあとに、上例のようにときに補説を加えたり、あるいは批判しながら、原書の原文を追うこともある。しかし、概して、原文とは掛け離れた記述となる。批判の一例として「*chun chu* 椿樗」の項目（第三冊、18–19ページ）を見よう。ここで蘭山は「椿樗ハ二物ニシテ形モ大ニ異ナリ。連出シテ一條トスル者ハ誤ナリ」と述べ、この見出しのもとに二條を立てている。一條を「*chun* 椿」または「*xiang chun* 香椿」[*Toona sinensis* (A. Juss.) Roem.= *cedrela sinensis* A. Juss. チャンチン] に当て、別の一條を「*chu* 樗」、より一般には「*chou chun* 臭椿」[*Ailanthus altissima* (Mill.) Swingle　ニワウルシ] に当て、同一の見出しのもとで二品を融合する李時珍とは説明を異にしている。

医用にかかわる記載はまったく引用されることなく、用途が言及される場合でも、概して、もっぱら食の側面が重視されている。したがって、この「啓蒙」は事実上、中国書を横糸にして編まれた日本博物誌である。このことは、江戸時代を通じて中国の知が日本の学問にとって不可欠の基礎であったことから、非常によく理解できる。『庶物類纂』で稲生若水とその後継者たちは、あまり注釈を加えることなく、漢籍から夥しいテキストを集積したが、それらに引用された産物が日本に存在するときは、すでにどの項目においても、和名とその使用地を明示している。蘭山は唯一の書物に限定しながら、このやり方に倣ったように思われる。しかし、その作業は先行者とは根本的に異なっていた。というのも蘭山は先に引用した扶桑の例のごとく、日本の読者が原典の理解に困難を覚えかねない場合には解説を加えるが、それ以外は、漢籍のテキストからほとんど解放されていたからである。

蘭山の植物学用語にもどって、『本草綱目』のそれと比較してみよう。先の例で蘭山は李時珍が踏襲する古い術語「*huaye* 花葉」の代わりに「花弁」を用いた。時珍は別に花弁を示すのに「*ban* 瓣」を用いているが、現在日本と中国で共通に用いられている「花弁」に相当する「*huaban* 花瓣」を時珍は一度も使用していない。「*shuixian* 水仙」の項目（巻之九、第一冊、208ページ）で蘭山は「單瓣」「千瓣」のように一貫して「瓣」をもちいるが、一度「水仙單葉ノ者ハ皆六瓣ナリ」と書いている。これはおそらく時珍を「時珍五尖ト云モノハ誤レリ」と批判するためであろう。

次ぎに植物に関する語彙に限定して、『本草綱目』と『本草綱目啓蒙』における用語法を比較検討して、蘭山の専門語彙とその革新を評価しよう。

『本草綱目』と『本草綱目啓蒙』における植物学用語(11)

地中から順に植物の様々な部位名を考察しながら、用語リストを作ってみる。

1）地中の部位

二人の著者ともに、最初の語である「*gen* 根」は植物の地中部分を指しており、*racine*（根）に対する古典的用語である。同時に、根茎、球根、塊根を指すこともある。

構造からみたとき、根の表皮は単に「*pi* 皮」、内部は「*rou* 肉」と呼ばれる。草本植物の多年性の地中部分は「*sugen* 宿根」と言われる。

2）茎

二人にとって、新芽は「*miao* 苗」または「*ya* 芽」である。草本、木本いずれについても空中部分に対する最も一般的な用語は「*jing* 莖」であり、樹木特有の用語は「*gan* 幹」である。茎の基部は「*ben* 本」であるが、また希に草本については「*ke* 科」も見られる。つる性の茎には「*man* 蔓」が用いられる。茎は「*wu zhi* 無枝」または「*you zhi* 有枝」「*fenzhi* 分枝」である。蘭山はさらに、分かれた小枝に「枝叉」を用いる。二人とも樹木には「*zhi* 枝」があり、その先端は「*shao* 梢」と呼ばれる。この二語は枝分かれした茎を持つ草本植物の記述にも使用される。百合の球根の鱗片は二人にとって「瓣」である。

3）葉

基本となる語は「*ye* 葉」である。李時珍おいて葉は「*duisheng* 對生」、「*duijiesheng* 對節生」（互生）、「*sixiangsheng* 四向生」（輪生）、または「*baojingsheng* 抱莖生」である。蘭山は互生の葉について一般に「互生」を用いているが、用語で示すのはこの形態的特徴のみで、それ以外は類推を用いて、既知と見なされる他の植物の葉を読者に参照させる。ロゼットをなすオオバコの輪生葉については「葉地ニ布イテ車輪ノ如シ」とする。これに対し李時珍は蘇頌を引用するが、他の場合のように術語を採用せず、蘭山と同じように「地に布いて匙面の如し」（布地如匙面）と形容する。

生え始めに輪生をなすナズナの葉を蘭山は「叢生」という。葉の辺縁が鋸歯状である場合、蘭山は「周圍鋸齒深」［蘭草（『啓蒙』巻之十、第一冊、247 ページ）］あるいは単に「鋸齒」という。歯状がさらに進んでいる場合は「岐」を用いる。歯が単純な場合、歯はそれぞれ「一角」あり、複合的な場合は「多岐」なりとする［薺 ナズナ、（『啓蒙』巻之二十三、第二冊、194 ページ）］。

梧桐 アオギリ（『啓蒙』巻之三十一、第三冊、24 ページ）の全縁掌状浅裂葉を記述するのに蘭山は「葉大サ一尺許、兩岐或四岐アリテ鋸齒ナシ」と書いている。複葉の捉え方は二人で異なっている。例えば、蘭山はクズ　葛の三小葉を「其葉互生ス円尖ナル三葉一蒂ニシテ」（『啓蒙』巻之十四、第二冊、74

ページ）とするのに対し、時珍は単に「其の葉三尖有り」（其葉有三尖）とする（『綱目』巻十八、第二冊、1276ページ）。この二例では、単葉と小葉の区別がない。葉や小葉の葉柄を蘭山は「蔕」とする。

二人ともに、葉や茎に「毛」または「茸」（軟毛）や「刺」が生えていることをしばしば指摘する。豌豆 ソラマメの葉の上の巻き毛をとらえて蘭山は「葉頭ゴトニ細鬚アリ」とする（『啓蒙』巻之二十、第二冊、161ページ）。これに対し、時珍は単に「苗生じて柔弱、蔓の如し。鬚有り。」（苗生柔弱如蔓有鬚）とする（『綱目』巻二十四、第三冊、1518ページ）。

4）花

時珍と蘭山にとって*fleur*（花）を指す一般用語は「*hua* 花」である。さまざまな花序はいくつもの用語で記述される。イネ科、マメ科、オオバコの花序は「*sui* 穗」である。時珍ではセリ科は「碎花を開く」（*kai suihua* 開碎花）。蘭山でも同様であるが、さらに詳しく「碎白花ヲ簇生ス」と記す［蛇牀（『啓蒙』巻之十、第一冊、223ページ）］。アンゲリカ（当帰）の花の記述で蘭山はアンゲリカの属する古いラテン語の科名*Umbelliferae*（傘をさす、意）を思わせる表現を使用している。「苗高サ二三尺葉互生ス夏月枝頭ニ小白花多ク簇リ開テ傘ノ狀ヲナス 胡蘿蔔ノ花ニ似タリ」［當歸（『啓蒙』巻之十、第一冊、222ページ）］。

柳について李時珍はまず「*routi* 葇荑」（雌の尾状花序）が現れ、つぎに「黃蕊花」（雄花）が咲くと記す（『綱目』巻三十五、第三冊、2032ページ）。蘭山は「六分許穗ヲナシテ黄色ナリ」とだけ書いている（『啓蒙』巻之三十一、第三冊、34ページ）。クリの花序も同様に「穗」と呼び、「葉間に花 アリ、穗ヲナス。長さ三寸許。至小ノ黄白色ナルモノ多く著て下垂す」と記す（『啓蒙』巻之二十五、第二冊、240ページ）。一方、時珍にとって「其の花は條を作す。大さ箸頭の如し」（其花作條.大如箸頭）となる（『綱目』第二十九、第三冊、1752ページ）。

5）花の部位

李時珍は花冠の分岐を「*ban* 瓣」または「*chu* 出」で示す。雄しべが擬似花弁となったいわゆる重弁の場合、時珍は「千葉」と表現するが、この「葉」は花弁のことである。蘭山が「瓣」または「花弁」を用いることはすでに見

たとおりである。花弁の内側に二人とも黄色または赤色に彩られた部分、「*rui* 蕊」を認める。蘭山は蕊の代わりに、異体字の蘂と蕋を用いることもある。一般に、それらは葯であるが、キク科のようなある種の花の場合は、雌しべの上部、柱頭のことである。時珍がごくまれに「*xu* 鬚」または「*leng* 稜」と名づけているのは、大抵雄しべの花糸であるが、ときに雌しべのこともある。二人とも花の外皮を「*e* 萼」とする。

罌子粟　ケシの花弁が開くときに落下する二枚の萼片を二人とも「苞」と呼ぶ。時珍は壺の形をした雌しべの周りに「蕊」と「鬚」を認めているが、蘭山は「蕊 」だけである。

6）実

二人共に常に「花後結實」と明示する。マメ科の場合は「莢」、ニレの翼果は「楡莢」または「楡錢」である。時珍は後者を俗称と指摘している。梧桐 アオギリの特異な結実である袋果を二人とも「囊鄂」(矢筒の意）とよぶ。蘭山では、栗が開花したあと「刺」のある「イガ 房彙」が現れる。その中に「子二顆 アルアリ、三顆アルアリ」、イガはまた「毬」と呼ばれる。時珍はイガに特別の名称を用いず、単に「苞」を使用して、「子」(種子）を含む「苞は多ク刺を生じ猬毛の如し」と書いている。種子の内部には時珍によれば「仁」があり、蘭山によれば「肉」がある。

結論

本稿ではすべての植物学用語を網羅したリストを作ろうと目論んだわけではないが、これまでの例は、用語法の観点からすれば、蘭山が本草書の著者たちが使用した用語のほとんどを踏襲してその伝統のなかに身を置いていることをよく示している。内容的に『啓蒙』は『本草綱目』と著しく異なっていると言えるが、形式的には両者はきわめてよく似ている。特に注目すべきことに、どの記載文をとっても上例で一瞥したような用語を使用する文章に混じって、既知と想定された植物の対応部位に対して一つないしいくつもの参照が常になされている。絶えず類推が自然物の同定作業の基礎となっているのである。

例えば、アオギリの花序は「形楝花ノ如シ」(『啓蒙』巻之三十一、第三冊、24ページ）と述べ、*Melia azedarach* センダンのそれに似ているとする。龍

葵 イヌホウツキの実はナンテンに比せられ、「花後圓實ヲ結ブ大サ子ノ如シ」(『啓蒙』巻之十二、第一冊、307ページ) とある。実際、各項目では、葉、実、ときには樹形をも明確にするために別の植物を参照させる。例えば花弁の数に注意を向けるように、蘭山にとってはいくつかの形態的特徴が時珍よりも重要となる。『本草綱目』で時珍は「薺」と呼ぶ植物をよく同定していないように思われる。事実、この項目では細かな花と短角果をつけるいくつものアブラナ科植物を扱っているのである。これに対し蘭山は、ナズナと呼ぶものを明確に記載し、とくにこの科の植物の特徴である四弁花に注目している。この場合、時珍は単に同じような細かな白い花しかみていない。

すべての事例おいて、蘭山は本草書に見られる用語を大抵踏襲しており、「花弁」のような用語上の革新をあまりしていない。蘭山の確かな貢献はそうした専門語彙の使用にあるのである。事実、彼の方法は同時代や後世の他の日本人学者の方法に似ている。服部範忠は『薬圃図纂』(1726-1727) のなかで植物学用語を本草書から用例付きで抄出した。一世紀後、伊藤圭介は漢籍を抄録して専門用語を抜き出す作業を続けることになる[(12)]。宇田川榕菴は和漢本草書の遺産から自らの新しい用語を汲み出した。まさにこうした作業によって日本の近代植物用語が徐々に創出され、文部省が1874年に出版した最初の植物学辞典、英羅和対訳の小野職愨著『植学訳筌』によって定着したことを忘れてはならない[(13)]。

注

(1) この初版の版木は翌年3月の大火で不幸にも焼失した。蘭山の孫の小野職孝は直ちに新しい版木の準備に取りかかったので、1811年から新版を出すことができた。磯野 (2002)、438、440、461ページ参照。

(2) 遠藤 (2003)、113ページ。

(3) 上野 (1973)、369ページ。

(4) こうした理由からジョゼフ・ニーダムは「本草」の語を Pandects of natural history and medicine と訳している。Needham (1986, pp. 296-297) 参照。

(5) 江戸時代に日本に輸入された西洋書については、松田 (1998) 参照。

(6) 遠藤 (2003)、118-119ページ。

(7) Geerts (1873, p. 23).

(8) Ibid. p. 23.

(9) 木村 (1988)、192-193ページ。

(10) 李時珍の「蕊」については、Métailié (1994) 参照。

（11）李時珍の用語法について詳しくは、Métailié（1990）参照。
（12）国会図書館所蔵写本「植学術語砕金」（伊藤文庫、特 7-382）参照。
（13）日本、中国における近代植物学用語の形成については、Métailié（1993；2001）参照。

参考文献

遠藤正治『本草学と洋学－小野蘭山学統の研究』京都、思文閣出版、2003.
Geerts A. J. C., *Les produits de la nature japonaise et chinoise,* Yokohama : C. Lévy, 1878.
服部範忠『薬圃図纂』東京、恒和出版、1979.
磯野直秀『日本博物誌年表』東京、平凡社、2002.
木村陽二郎『江戸期ナチュラリスト』東京、朝日新聞社、1988.
李時珍『本草綱目』北京、人民衛生出版社、1975–1984、四冊。
松田 清『洋学の書誌的研究』京都、臨川書店、1998.
Métailié, Georges. "The Formation of Botanical Terminology: A Model or a Case Study?", pp. 327-338, in: Michael Lackner, Iwo Amelung, Joachim Kurtz（ed.), *New Terms for New Ideas. Western Knowledge & Lexical Change in Late Imperial China.* Leiden/Boston/Köln: Brill, 2001, 456 p.
—— « A propos du sexe des fleurs: le cas des rui ». *Cahiers de Linguistique Asie Orientale,* 1994, 23, pp. 223-230.
——"Sources for Modern Botany in China during Qing Dynasty", *Japan Review,* 1993, 4, pp. 1-13.
——"Botanical terminology of Li Shizhen in Bencao gangmu", pp. 140-153, in : Hakim, Mohammed Said（ed.), *Essays on Science. Felicitation Volume in honour of Dr. Joseph Needham.* Karachi: Hamdard Foundation Pakistan, 1990.
Needham, Joseph. *Science and Civilisation in China,* vol. 6: 1, Botany. Cambridge: Cambridge University Press, 1986.
小野職愨『植学訳筌』、『日本科学技術史大系 15　生物学』東京、第一法規、1971、45–51 ページ所収。
小野蘭山『本草綱目啓蒙』東京、平凡社、1991、全四冊。
小野蘭山・島田充房『花彙（上下)』東京、八坂書房、1977.
上野益三『博物学史』東京、平凡社、1973.

（松田　清訳）

小野蘭山旧蔵ワインマン『花譜』模写図について

松田　清

はじめに

本稿で分析を加える新資料ワインマン『花譜』模写図（無題、83葉1綴、薄葉紙に筆写、手彩色、個人蔵）は、そのうちの5葉に「蘭山」の朱印が認められる。この印はこれまで知られている小野蘭山の蔵書印に見当たらない。しかし、寛政5年に老中を辞職した松平定信の命によって、ドドネウス『草木誌』翻訳事業が始まったこと、また、小野蘭山は寛政11年3月71歳にして、幕府医学館で『本草綱目』の講義を行うため江戸に呼ばれたあと、ドドネウス『草木誌』に和漢名を与える仕事にたずさわったこと、その鑑定の成果として伝わる「鐸度涅烏私物品考」（牧野文庫蔵）および「遠西鐸度涅烏私物品考名疏」（岩瀬文庫蔵）にはワインマン『花譜』への参照が見られることなどを勘案すれば、この模写図は上記のドドネウス翻訳事業と密接に関連した重要資料と想定することが出来る。そこで、新資料の分析に入る前に、まずドドネウスの翻訳と鑑定の歴史の中に、小野蘭山のドドネウス鑑定を位置づけ、新資料の背景を考察しよう。

1．ドドネウスの翻訳と鑑定

ドドネウス『草木誌』Rembertus Dodonaeus, *Cruydt-boeck.* Leyden, F. van Ravelingen, 1618; Antwerpen, Balthasar Moretus, 1644. はワインマン『花譜』Johann Wilhelm Weinmann, *Duidelyke Vertoning, Eeniger Duizend in alle Vier Waerelds Deelen wassende Bomen, Stammen, Kruiden, Bloemen, Vrugten, en Uitwassen, etc.* Amsterdam, Zacharias Romberg, 1736-1748. とともに、江戸時代に舶載された西洋植物図譜の双璧として、阿蘭陀通詞、蘭学者、本草学者たちに珍重され、よく利用された。

ドドネウスのオランダ語原文の忠実な翻訳は18世紀最後の四半世紀の蘭学勃興期に、長崎の阿蘭陀通詞たちによって始められた。最初期のものに、加福安次郎（天明8年に小通詞、翌年大通詞）がドドネウスの「オレイヒボーム」（Olijf-boom, p. 1284）項目を訳した「ホルトガル樹之和解」がある。この抄訳

は松村元綱の『和蘭本草摘要解』(外題「拏々仁宇須本草抄」、京都府立植物園大森文庫蔵）に含まれているが、加福の抄訳全体については未詳である。『和蘭本草摘要解』は松村が自分の「蛮産諸品訳稿」(天明7年成、長崎歴史文化博物館蔵）を加福の抄訳によって増補したものと思われる。

加福や松村のあと、ドドネウスに取り組んだ阿蘭陀通詞は吉雄耕牛（幸左衛門、1729-1800）である。耕牛の孫にあたる吉雄常三は「大父耕牛先生」の晩年を回想して「晩年ニ至リテ西医独度繞斯《ドドネウス》ガ著ス所ノ本草大成ノ書ヲ取リ訳稿ヲ起シ、日夜力行セラレシガ、其書寛大ニシテ遽ニ業ヲ卒ルコト能ズ、成功半ニテ寛政庚申（12年、引用者注）ノ秋其几辺ニ病ミテ没セリ」と述べている。[(1)] 筆者がこれまで調査できた耕牛自筆の訳稿は「ドド子ウス本草草木名彙」(または「アベセ類聚」、名古屋大学附属図書館蔵）と英国ウェルコム・インスティチュート図書館所蔵写本[(2)]のみであるが、耕牛はオランダ語原文の翻訳よりはむしろ和漢名を充てることに精力を注いだようである。

京都の小野蘭山は長崎の吉雄耕牛とは別に、おそらくそれに先んじて、寛政9年2月までに、大垣の蘭方医江馬蘭斎所蔵のドドネウス『草木誌』に和漢名を記した貼紙を付け、蘭斎へ返却した。[(3)] その和漢名の内容は、蘭斎の子江馬活堂がのちに貼紙の和漢名308種を書き出し、『草木誌』の対応するオランダ語名をカナ書きで添えた「トト子ウス名訳」(岩瀬文庫所蔵）によって知ることが出来る。この活堂自筆本は京都の山本読書室旧蔵にかかり、「此度之質問ド丶子ウス中、蘭山先生之付札ニ有之名ニ御座候、同書中蛮名相記今便差上候」との断簡が貼り付けられている。師の蘭山亡き後、京都の本草学を担っていた山本亡羊が、門人の江馬活堂から質問状と「トト子ウス名訳」を受け取り、備忘のために質問状の断簡を貼り付けたものと思われる。[(4)]

2．「鐸度涅烏私物品考」にみる蘭山とワインマン

牧野文庫所蔵の「鐸度涅烏私物品考」(写本、本文34丁）は裏表紙見返しに「文化十三子年秋八月　群芳園陳人識」と書き入れがあり、群芳園こと巣鴨の植木屋斎田弥三郎の手になる写本である。巻頭に「鐸度涅烏私物品考／和蘭紀元千六百十八年／日本元和元年ニ当ル／蘭山先生鑑定」とある。本文は「巻之一」372種、「巻之二」283種、合わせて計655種の漢名すべてにアラビア数字が配せられ、漢名のほとんどに和名が充てられている。アラ

ビア数字はドドネウス『草木誌』（ライデン、1618）の対応する木版図の掲載ページである[5]。

文化12年10月に宇田川榕菴が編集した「遠西鐸度涅烏私物品考名疏」（岩瀬文庫蔵、宇田川榕菴自筆）は巻頭に「遠西鐸度涅烏《ドヽ子ウス》私物品考名疏／和蘭紀元千六百十八年／大日本　元和元年ニ当ル　文化十二癸歳マテ二百三年也／京兆　蘭山小野先生鑑定／東都　榕菴　宇榕編」とあり、巻末には岩崎灌園（源蔵）の「遠西鐸度涅烏私物名二考　東武　岩源蔵鑑定」を加え、末尾に「文化十二乙亥十月念六燈火写了榕菴精舎種樹窓草木茂処　東都　宇甯録」と自署している。榕菴による朱の加筆が多いものの、本文は見出し語の配置、丁数（34丁）、ドドネウス原書のページ数が「鐸度涅烏私物品考」と一致している。このことから、「鐸度涅烏私物品考」は榕菴がワインマンへの参照を増やし蘭山の鑑定を修正して「遠西鐸度涅烏私物品考名疏」を編集する以前の、古い姿を伝えていると判断される。もちろん、「鐸度涅烏私物品考」にもワインマンへの参照が多く見られ、大部分に「遠西鐸度涅烏私物品考名疏」と同じように、「甯按スルニ」という榕菴の按語が添えられている。

「鐸度涅烏私物品考」において、「甯按スルニ」の断りのないワインマンへの参照のなかで、明らかに蘭山が参照したと判定できる箇所を挙げよう。いずれも本文が用箋の界線のなかで細字双行となっている箇所である。

［12オ］　ウエインマンノ図ニ拠ハセイランナリ　　462
漢名未詳黄芩ニ似タル草也

［13オ］　ウェーマンノ図ニテハ浜防風也此　　505
図ニ拠レバ花ウド也

［13オ］　白芷ニ近シ然レトモウエインニ九種ヲ
画ク土当帰ノ如キモアリ○フランテンニ出ハ土当帰歟　　511

榕菴の「遠西鐸度涅烏私物品考名疏」でドドネウス原書462ページに対応する箇所をみると、頭注に「甯按スルニウエインマンノ図ニ拠レバ花色異ナリ」とあり、本文は「ウエインマンノ図ニ拠ハセイランナリ／セイラン漢名未詳　黄芩ニ似タル草也」とあって、「鐸度涅烏私物品考」とほぼ同一で

ある。したがって、細字双行の本文は蘭山がワインマンを参照して同定を試みた文章と判断できる。ドドネウス原書462ページはGhemeyne Aessope oft Ysope図とYsop aen beyde sijden bloeyende図を掲げている。ワインマンはHYSSOPUS属で記載しているが、蘭山の「セイラン」は未詳である。

ドドネウスの505ページはSeseli van Candien oft Tordylion図とBevernaert oft Groote Steenbreke図、511ページはGroote oft Tamme Angelica図とWilde Angelica oft Kleine Angelica図をそれぞれ掲げている。これらに対応するものとして蘭山が参照したワインマン図を確定することは今後の課題として、ここでは蘭山が参照した蘭書「フランテン」、すなわちフローニンゲン大学の植物学教授A.ミュンティング（1626-1683）の『真正植物実習』Abraham Munting, *Waare oeffening der planten.*（版種不明）をも参照していることに注目しておこう。

さらに、別の細字双行の本文からは、蘭山がワインマン『花譜』、ミュンティング『真正植物実習』のみならず、

［12ウ］　ヲシバノ書ニテクワトウランノ図ニ　466
サルリアー名ヲ付ス

［14オ］　ヲシバノ書ニケンチアナト書テ竜　553
膽ヲ画ク此図ニナシ難シ花黄トアリ

のごとく「ヲシバノ書」をも参照したことが分かる。榕菴が「遠西鐸度涅烏私物品考名疏」で、

梨　甯按スルニ蘭山ヲシバノ書ノペイリ云ニ樝楟トス非ナリ　1252
ナシニ充ルヲ穏当トス

と蘭山を批判していることをも考慮すれば、「ヲシバの書」は、ドイツ人医師J.H.キニホフ（1704-ca.1763）の『植物印葉図譜』Johann Hieronymus Kniphof, *Botanica in originali.*（版種不明）と判断できよう。ドドネウスの466ページはGroote Savie oft Grove Savie図を掲げ、名称欄でラテン名Saluiaを示す。ワインマンはSALVIA属で記載しているが、蘭山の言う「セイラン」

は未詳である。

ドドネウスの553ページはGentiaen oft Groote Gentiane図、1252ページはPeer-boom図を載せている。

蘭山が鑑定に使用したドドネウスが1618年刊行のライデン版であったことから、松平定信の命による翻訳事業に使用された底本（ライデン、1618年刊、早稲田大学図書館所蔵）に認められる貼紙の和漢名も蘭山の鑑定によると想定できよう。さいわい早稲田大学図書館のホームページ(6)で底本（「ドドネウス原本」）の高精細画像が50画像公開されており、そのなかで貼紙32枚を確認できる。それらの和漢名を「鐸度涅烏私物品考」と比較すると、「鐸度涅烏私物品考」の和漢名は大抵、貼紙の和漢名とよく一致し、わずかながら次例のように、更に修正加筆していることが分かる。

「ドドネウス原本」の貼紙	「鐸度涅烏私物品考」	
ツボスミレ　菫菜　蘇恭説	菫菜　コマノツメ一名ツボスミレ 又マルバスミレ	230
紫参　ハルトラノオ	拳参　イブキトラノヲ	535
光頭麦　ボウスムキ	火焼麦　青蒲県志　ホウズコムキ 一名光頭麦　温州府志	792

「ドドネウス原本」全体の貼紙を調査すれば、「鐸度涅烏私物品考」との関係がさらに解明できるであろう。

3．小野蘭山旧蔵ワインマン『花譜』模写図

前節において、問題の小野蘭山旧蔵ワインマン『花譜』模写図を松平定信の命によるドドネウス翻訳事業と密接に関連した重要資料と想定して、蘭山のドドネウス鑑定成果を伝える「鐸度涅烏私物品考」「遠西鐸度涅烏私物品考名疏」を分析した。その結果、事例は少ないものの、蘭山がドドネウスの鑑定作業をしながらワインマンを参照したことは確実であるといえよう。蘭山が江戸へ上った当時、大槻玄沢の『蘭畹摘芳』筆録本巻五によれば、江戸では薩摩藩と紀州藩がワインマン『花譜』オランダ語版を所蔵していた。

玄沢は主として紀州藩蔵本の閲覧を許され、椰子の調査を行っている。しかし、蘭山の閲覧事情については不明である。

ワインマン原書（フォリオ判）は図編（Duidelyke Vertoning）4冊と解説編（Talryk Register）4冊からなる。いずれもラテン語の属名のアルファベット順に、記載または排列されているが、筆者が今回熟覧した松浦史料博物館所蔵本[(7)]のように、しばしば、図編と解説編を一体化させ、図版を記載本文に組み込んだ装丁も見受けられる。

全1025枚におよぶ銅版彩色図版はほとんどの場合、草木の集合図版であり、各種にはアルファベットの小文字が配され、銅版図の下部に刻印された名称に参照されている。名称はラテン語名、フランス語名、ドイツ語名が列挙され、オランダ語名は図版ではなく、解説編の記載文においてギリシャ語、ラテン語、他の近代諸語とともに掲げられている。

問題のワインマン『花譜』模写図（83葉1綴）に使用されている薄葉和紙の寸法は一様ではなく、最大縦42㎝、横30㎝である。紙縒りで上部の二ヶ所を綴じているのみで、表紙も題簽もなく、無題である。全83葉のうち「白珊瑚」図の典拠はワインマンでもドドネウスでもなく、現在のところ不明である。「全形如図重一貫八百目生枝二十連理蟠屈難得而写図其大略」とあり、実写図のようである。

松浦史料博物館の協力を得て、「白珊瑚」図をのぞく82葉すべてについて、同館所蔵ワインマン『花譜』の銅版彩色図版と、模写図の実物を実際にならべて照合した結果、輪郭の寸法は原書の図版と全く一致していることが確認できた。模写図では、原書の図版下部にある名称がすべて省略され、彩色はほとんどの場合、花、実、茎、葉、根など部分的に止まっている。参照アルファベットの転写も部分的である。彩色に使用されている顔料の分析は今後の課題であるが、原図の色合いを忠実に復元している。

模写図82葉は一見無造作に綴じ込まれたような体裁をしている。しかし、多くの場合、模写図の右肩には漢数字の番号とカナ書きのオランダ語名、右下には「図五枚之内一」などのようにワインマン原書の同属図版の枚数が書き入れられている。また、55葉に漢数字四を△印で囲った記号が付けられている。これらを手がかりに、模写図ひとつひとつについて、

1）ワインマン原書の図版番号、

2）ワインマン解説編の見出し語（ラテン語の属名）と名称欄の対応するオ

ランダ語名、

3）ドドネウス『草木誌』オランダ語版の対応する章題、

を確認する作業を行い、さらに、各模写図に綴じ順番号を付した上で、漢数字の番号順にならべ、改めて図番号を各模写図に与えた。その結果を本稿末尾の**別表**および**ワインマン『花譜』原図と模写図（抄）**にまとめた。これにより、以下の諸点を指摘することが出来る。

1．漢数字は最小数「十五」、最大数「三百四十八」が認められ、その順はドドネウス原書の章、したがって図の排列順に一致すること。

2．漢数字はワインマンの同じラテン語属名に所属する模写図に与えられたグループ名らしいこと。したがって、すくなくとも348種の属名について摸写が行われたらしいこと。

3．漢数字には「八印」「九印」「十印」「×印」が添えられており、「九十」～「百三十」のほとんどに付けられた「四」を△印で囲った記号と一連のものと考えられること。したがって、「一」～「三百四十八」の模写図が11分類されていたこと。

2．カナ書きのオランダ語名はワインマン原書ではなくドドネウス原書の章題の一部を音訳したものであること。しかし、図番号［74］で、オランダ語名Wildt Wit Nies-cruydt oft Helleborine.を「ウイルト　ウイツト　ニースコロイト　一名　ヲフテ　ヘルリボリ子」と音訳しているように、オランダ語知識の不十分さがうかがわれること。

おわりに

小野蘭山旧蔵ワインマン『花譜』模写図が松平定信の命によるドドネウス翻訳事業と密接に関連した重要資料であるという想定は、まだ完全に実証されたとは言い難い。模写図の画き手の同定、顔料の分析も今後の課題である。しかし、ワインマン『花譜』の受容史のなかで蘭山が先駆的な役割を果たしたことは間違いない。蘭山がドドネウス『草木誌』に和漢名を与える鑑定作業を通じてワインマンのみならず、ミュンティング、キニホフなどの図版をも参照したことは、蘭山のドドネウス研究の成果を受けて、西洋植物学の研究に分け入った宇田川榕菴らの次世代にも、調査研究方法の先行例として重要な意味をもったはずである。

別表

図番号	綴じ順番号	漢数字	カナ書きの属名	四に△の記号	同属の図版数	ワインマン　図版番号	ワインマンの見出し語（ラテン語の属名）名称欄に記載のオランダ名 図中の参照記号と羅仏独語名	ドドネウスの章題（下線はカナ書きの対応部分）
[1]	39	十五	ヱーレンプレイスノ類		二枚之内	1005	VERONICA. Eerenprys.	1ste deel. 2de boeck, p. 51. Het XXI. capitel. Van Eerenprijs Manneken oft Veronica.
[2]	30	九十	ヒーコロイト 一名ソヒア aノ印□（一）種斗	○		941	SOPHIA. Fiekruid.	1ste deel. 5de boeck, p. 191. Het XIV. capitel. Van Fiecruydt oft Sophia.
[3]	12	九十一	ワールウヲルテル 一名セイムヘイテユム	○	二枚之内 図二枚之内一	957	SYMPHITUM. Waalwortel.	1ste deel. 5de boeck, p. 192. Het XV. capitel. Van Wael-wortel oft Groot Symphytum.
[4]	13	九十一		○	二枚之内 図二枚之内二	958	SYMPHITUM.	
[5]	71	九十三	セ子グルーンノ類	○	図五枚之内一	407	CONSOLIDA MEDIA. Sene-groen.	1ste deel. 5de boeck, p. 195. Het XVII. capitel. Van Senegroen oft Ingroen, anders Bugula ghenoemt.
[6]	72	九十三	セ子グルーン之類	○	図五枚之内二	408	CONSOLIDA REGIA. Riddersporen.	
[7]	64	九十三	セ子グルーン之類	○	図五枚之内三	409	CONSOLIDA REGIA. Riddersporen.	
[8]	70	九十三	セ子グルーン之類	○	図五枚之内四	410	CONSOLIDA REGIA. Riddersporen.	
[9]	65	九十三	セ子グルーン之類	○	図五枚之内五	411	CONSOLIDA REGIA. Riddersporen.	
[10]	66	九十四	ブロイ子ルレ	○		268	BRUNELLA. Bruynelle.	1ste deel. 5de boeck, p. 196. Het XVIII. capitel. Van Bruynelle.
[11]	9	九十五	カレイヨヘイルラーテ之類	○	図二枚之内一	322	CARYOPHYLLATA.	1ste deel. 5de boeck, p. 198. Het XIX. capitel. Van Van de Caryofyllate.
[12]	20	九十五		○	二枚ノ内二 図四拾枚之内二	323	CARYOPHYLLATA.	

[13]	21	九十六		○		841	PYROLA.	1ste deel. 5de boeck, p. 200. Het XX. capitel. Van VVintergroen oft Pyrola.
[14]	16	九十七	アツデルストンゲ 一名ヲヒヨクロスシユム	○		765	OPHIOGLOSSUM. Adderstonge.	1ste deel. 5de boeck, p. 201. Het XXI. capitel. Van Adders-tonghe oft *Ophioglossum*, anders Speer-kruydt gheheeten.
[15]	19	九十八	ケレインマーンコロイト 一名リユナリア efg 此印三種斗	○		673	LUNARIA. Klein Maankruid. e. Lunaria botryitis major ramosa, Taure, Mayenträublein. f. Lunaria racemosa minor, Lunaire, Mondraute. g. Lunaria Chymistarum, Mondkraut.	1ste deel. 5de boeck, p. 202. Het XXII. capitel. Van kleyn Maen-cruydt oft Lunaria.
[16]	18	九十九	サニツケル a ノ印一種斗	○		885	SANICULA. Sanikel. a. Sanicula vulgaris, Sanicle, Sanikel.	1ste deel. 5de boeck, p. 202. Het XXIII. capitel. Van Sanikel.
[17]	17	百	セインナウ 一名アルシミルラ	○	図二枚之内	37	ALCHIMILLA. Sinau.	1ste deel. 5de boeck, p. 204. Het XXIV. capitel. Van Synauvv oft Alchimilla.
[18]	11	百二		○	二枚之内 図二枚之内二	1013	VIRGA AUREA.	1ste deel. 5de boeck, p. 207. Het XXVI. capitel. Van Gulden-roede.
[19]	10	百三		○		1003	VERBASCUM.	1ste deel. 5de boeck, p. 208. Het XXVII. capitel. Van Wolle-cruydt oft Verbascum.
[20]	31	百四	モツテンコロイト 一名 ブラッターリー	○	図四枚之内一	246	BLATTARIA.	1ste deel. 5de boeck, p. 211. Het XXVIII. capitel. Van Motten-cruydt oft Blattarie.
[21]	63	百四	モツテンコロイト 一名 ブラッターリー		図枚之内二［ママ］	247	BLATTARIA.	
[22]	61	百四	モツテンコロイト 一名 ブラッターリー		図四枚之内三	248	BLATTARIA.	
[23]	62	百四	モツテンコロイト 一名 ブラッターリー		図四枚之内四	249	BLATTARIA.	
[24]	60	百六		○	四枚之内一	831	PRIMULA VERIS.	1ste deel. 5de boeck, p. 214. Het XXX. capitel. Van Sleutel-bloemen oft Primula Veris, anders Witte Betonie.

[25]	55	百六		○	四枚之内二	832	PRIMULA VERIS.	
[26]	54	百六		○	四枚之内三	833	PRIMULA VERIS.	
[27]	53	百六		○	四枚之内四	834	PRIMULA VERIS.	
[28]	52	百七	ベーレンヲール一名アウリキユラフリシー	○	図十枚之内一	207	AURICULA URSI. Beeren-Oor.	1ste deel. 5de boeck, p. 216. Het XXXI. capitel. Van Beeren-oor oft Auricula Vrsi.
[29]	51	百七	ベーレンヲール	○	図十枚之内二	208	AURICULA URSI.	
[30]	50	百七	ベーレンヲール（裏書き）	○	図十枚之内三（裏書き）	209	AURICULA URSI.	
[31]	49	百七	ベーレンヲール	○	図十枚之内四	210	AURICULA URSI.	
[32]	48	百七	ベーレンヲール	○	図十枚之内五	211	AURICULA URSI.	
[33]	47	百七	ベーレンヲール	○	図十枚之内六	212	AURICULA URSI.	
[34]	46	百七	ベーレンヲール	○	図十枚之内七	213	AURICULA URSI.	
[35]	45	百七	ベーレンヲール	○	図十枚之内八	214	AURICULA URSI.	
[36]	44	百七	ベーレンヲール	○	図十枚之内九	215	AURICULA URSI.	
[37]	43	百七	ベーレンヲール	○	図十枚之内十	216	AURICULA URSI.	
[38]	69	百十一	ヘーテヲフテブランデンデ子ーテレン	○	図二枚之内二	1020	URTICA. Netel, Brandende Netel.	1ste deel. 5de boeck, p. 223. Het XXXV. capitel. Van de Heete oft Brandende Netelen.
[39]	42	百十二	ドーヘ子ーテレン	○	図二枚之内一	621	LAMIUM. Doode of dove Netel.	1ste deel. 5de boeck, p. 226. Het XXXVI. capitel. Van Doove Netelen.
[40]	41	百十二	トーヘ子ーテレン	○	図二枚之内二	622	LAMIUM. Doode of dove Netel.	
[41]	40	百十五 百十六	レウコイヨン之類	○		642	LEUCOJUM.	2de deel. 6de boeck, p. 234. Het III. capitel. Van Leucoïn oft Witte Violieren. Id., p. 238. Het IV. capitel. Van Steen-Violieren oft Leucoïn met geele bloemen.
[42]	7	百十五 百十六	シウコンヨ之類		図四枚之内三	644	LEUCOJUM.	
[43]	8	百十五 百十六	レウコイヨン之類	○	図四枚之内四	645	LEUCOJUM.	
[44]	6	百十七	ダマスブルーメン	○	図二枚之内一	571	HESPERIS. Welruikende Nachtbloem, Damasbloem.	2de deel. 6de boeck, p. 239. Het V. capitel. Van Damas-bloemen oft Viola matronalis.

[45]	22	百十七	ダマスブルーメン	○	図二枚之内二	572		
[46]	28	百二十二 百二十三	ソールテンハンコロツクスケンス フロウウヱンスピーケル	○	図九枚之内一	286	CAMPANULA. Klokskens, Belvedere.	2de deel. 6de boeck, p. 248. Het X. capitel. Van de soorten van Clockskens oft *Belvedere*. Id., p. 250. Het XI. capitel. Van Vrouwen-Spiegel, een ander soorte van VVilde Klockskens.
[47]	27	百二十二 百二十三		○	図九枚之内二	287	CAMPANULA.	
[48]	14	百二十二 百二十三		○	図九枚之内三	288	CAMPANULA.	
[49]	5	百二十二 百二十三		○	図九枚之内六	291	CAMPANULA.	
[50]	34	百二十五	ヒンケルフートコロイト	○	図二枚之内一	463	DIGITALIS. Vingerhoed-Kruid, Vingerhoeden-bloem.	2de deel. 6de boeck, p. 252. Het XIII. capitel. Van Vingherhoet-cruydt oft Digitalis.
[51]	38	百二十五		○	図二枚之内二	464	DIGITALIS.	
[52]	58	百二十六	レイクニス之類	○	図十枚之内一	677	LYCHNIS.	2de deel. 6de boeck, p. 254. Het XIV. capitel. Van de Christus-ooghen oft Tamme Lychnis. Id., p. 255. Het XV. capitel.Van Ienettekens oft Wilde Lychnis, dat is, Wilde Christus-ooghen.
[53]	59	百二十六		○	図十枚之内二	678	LYCHNIS.	
[54]	35	百二十六		○	図十枚之内三	679	LYCHNIS.	
[55]	36	百二十六		○	図十枚之内四	680	LYCHNIS.	
[56]	37	百二十六		○	図十枚之内五	681	LYCHNIS.	
[57]	56	百二十六		○	図十枚之内六	682	LYCHNIS.	
[58]	57	百二十六		○	図十枚之内七	683	LYCHNIS.	
[59]	3	百二十六			図十枚之内八	684	LYCHNIS.	
[60]	4	百二十三 百二十六	セーフコロイト dcノ二種 oノ二種	○	図十枚之内十	686	LYCHNIS. c. Lychnis saponaria dicta, Saponaire, Seiffen-Kraut. d. Lychnis Saponaria dicta flore multiplici, Herbe Foulon, Welsch Kraut.	2de deel. 6de boeck. p. 270. Het XXI. capitel. Van Seep-cruydt oft Saponaria.

[61]	2	百三十	ギノツヘレン	○		326	CRYOPHYLLUS. Ginoffel-nagels, Kruid-nagels.	2de deel. 6de boeck. p. 260. Het XVIII. capitel. Van de Ginoffelen oft Groffels-bloemen.
[62]	1	百五十七	シセインリシユム			925	SISYRINCHIUM. Spaansch Zwaarkruid.	2de deel. 7de boeck. p. 324. Het XIII. capitel. Van Sisyrinchium oft Seghen-rijck
[63]	68	二百十一	テイム			975	THYMUM. Thym.	2de deel. 9de boeck. p. 442. Het VIII. capitel. Van Thijm oft Thymus.
[64]	67	二百十二（裏書き）	クウエンデル（裏書き）			916	SERPILLUM. Wilde Tym, Quendel, onzer Vrouwen bedstroo.	2de deel. 9de boeck. p. 444. Het IX. capitel. Van Quendel oft Wilden Thymus.
[65]	79	×印 二百十六	ヲツプレキテンデイクタムニユス			461	DICTAMNUS. Dictamnus, Diptan.	2de deel. 9de boeck. p. 451. Het XIII. capitel. Van oprechten Dictamnus oft Dictamnum.
[66]	77	二百十六 ×印 二百十七	ヲツプレキテンヂイクタムニユス ハルスデイプタム (c) 此一種斗 二百十七			462	DICTAMNUS. a. Dictamus Creticus verus, Dictame de Crete, Cretischer Diptam. b. Dictamus Spurius inodorus acetabulis Moluccae minoribus, falscher Cretischer Diptam. c. Dictamus Spurius acetabulis Moluccae majoribus.	2de deel. 9de boeck. p. 452. Het XIV. capitel. Van Valsch Diptam.
[67]	78	二百十八 二百十九				822	PLANTAGO. Weghbree. POLIUM. Polium, Berg-Polium.	1ste deel. 4de boeck. Het XXIII. capitel. Van Wechbre oft VVeghebladt, in 't Latijn *Plantago* ghenoemt. 2de deel. 9de boeck. p. 455. Het XVI. capitel. Van Polium.
[68]	15	八ノ印 二百七十五	ゲンテイアーン			534	GENTIANA, GENTIANELLA. Gentiaan, Felwortel.	3de deel. 11de boeck. p. 552. Het XVIII. capitel. Van Gentiaen.
[69]	33	八ノ印 二百八十三	ガルリユム			530	GALLIUM. Wal-stroo.	3de deel. 11de boeck. p. 575. Het XXXI capitel. Van *Gallium* oft VValstroo.

[70]	76	八印 二百九十八	テイメレア ab 二種			975	THYMELAEA. Vyf-vingerkruid, smal Mezereon. a. Thymelaea, Garon, Keller-hals, Seidel-bast. b. Thymelaea seu Cneoron.	3de deel. 12ste boeck. p. 590. Het VII. Van *Thymelaea* oft Smal Mezereon.
[71]	32	八ノ印 三百	ラウレヲラ efg 印付三種別ナリ			633	LAUREOLA. Kleine Lauwerboom. a. Laureola seu Chamaelaea, Laureole, Keller Hals. b. Laureola seu Mezereon flore albo, Zeidel Bast. c. Laureola flore pallido, Bois Gentil, Teutscher Pfeffer. d. Laureola folio deciduo cum fructu. e. Laurus Alexandrina angustifolia. f. Laurus Alexandrina ramosa frutu summitate caulium prodeunte. g. Laurus Alexandrina fructu folio insidente, Hals-Kraut.	3de deel. 12ste boeck. p. 594. Het IX. capitel. Van Laureola.
[72]	74	九印 三百十四	テユルビツト a ノ一種			999	TURPETHUM. a. Turpethum, Turbith, Turbit.	3de deel. 12ste boeck. p. 618. Het XXIII. capitel. Van Turbith, soo dat van Garcias ab Horto beschreven wordt.
[73]	25	九印 三百十八	ニースウヲル テルノ類			569	HELLEBORUS NIGER. d. Helleborus Ranunculoides flore globoso. e. Helleborus Ranunculoides hyemalis seu Acunitum Hyemale.	3de deel. 12ste boeck. p. 625. Het XXVII. capitel. Van de Witte Nies-wortel oft Witten *Helleborus.*
[74]	26	九ノ印 三百十八 九ノ印 三百十九	ニースウヲル テルノ類 de 二種 ウイルト ウイツト ニースコロイト 一名　ヲフテヘルレホリ子		図二枚之内	568	HELLEBORUS ALBUS. Witte Nieswortel. d. Helleborus albus flore subviridi. e. Helleborus albus flore atro rubente, Helleboire blanc, Weisse Niesswurtz. HELLEBORINE. Luize-kruid, Helleborine.	3de deel. 12ste boeck. p. 625. Het XXVII. capitel. Van de Witte Nies-wortel oft Witten *Helleborus.* 3de deel. 12ste boeck. p. 627. Het XXVIII. capitel. Van Wildt Wit Nies-cruydt oft *Helleborine*.

[75]	29	九ノ印 三百十九	ウイルト ウイツト ニースコロイト 一名 ヲフテヘルリボリ子		図二枚之内	567	HELLEBORINE. Luize-kruid, Helleborine.	3de deel. 12ste boeck. p. 627. Het XXVIII. capitel. Van Wildt Wit Nies-cruydt oft *Helleborine*.
[76]	75	十印 三百四十壱	ヒンコールデ c d e ノ印			1010	VINCA PERVINCA. Maagdepalm, Ingroen, ook Vinkoorde. c. Vinca pervinca officinarum, Pervanche, Inng . d. Vinca pervinca flore albo. e. Vinca pervinca foliis variegatis.	3de deel. 13de boeck. p. 664. Het XVII. capitel. Van Vincoorde oft Maeghden-cruydt, Maeghdepalme ghenoemt.
[77]	73	十ノ印 三百四十六	ヤスミニユム			602	JASMINUM. Jasmyn, of Jesemyn.	3de deel. 13de boeck. p. 673. Het XXII. capitel. Van Iasminum.
[78]	80	×印 三百四十八	ホンツケルセン			1022	XYLOSTEUM. Hondskerssen.	3de deel. 13de boeck. p. 677. Het XXIV. capitel. Van Honts-kersen oft *Xylosteum*.
[79]	83	十ノ印 三百七十一	ピルセンコロイト b c d e			588	HYOSCYAMUS. Bilzen-kruid. b. Hyoscyamus Creticus, de la Hanebane, Dol Kraut. c. Hyoscyamus albus major, Endormie, Weiss Bilsen Kraut. d. Hyoscyamus niger vulgaris, jusquiame, Bilsenkraut. e. Hyoscyamus vulgaris foliis angustioribus, Hannebere, Tolle-Dille.	3de deel. 14de boeck. p. 737. Het XXI. capitel. Van Bilsen-cruydt oft Hyoscyamus.
[80]	23					176	ARUM. Kalfsvoet, Aarons baart. a. Arum hortense latifolium, Mangernwurtz. b. Arum polyphyllum, seu Dracunculus major, Serpentaire, Drackenwurtz.	3de deel. 11ste boeck. p. 528. Van Arum oft Calfs-voet.
[81]	81					175	ARUM. Kalfsvoet, Aarons baart. (Arum, Aethiopicum flore altero, alteri innato.)	3de deel. 11ste boeck. p. 528. Het V. capitel. Van Arum oft Calfs-voet. (Arum van Egyptey.)
[82]	82					932	SOLANUM. Nagtschade. (Solanum lignosum)	3de deel. 13de boeck. p. 660. Het XIII. capitel. Van Alfsrancke oft *Dulcamara*.
[83]	24		白珊瑚					

ワインマン『花譜』原図と模写図（抄）

Wはワインマン原書（松浦史料博物館蔵）の図版番号、[　]は模写図（個人蔵）の図番号を示す。

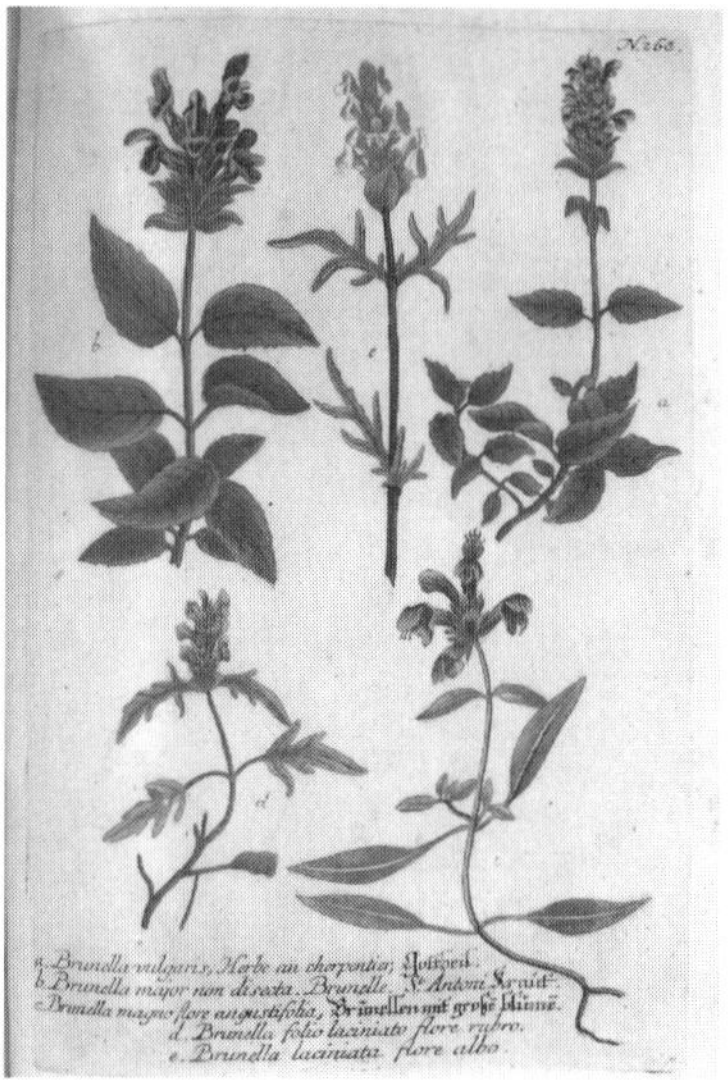

W268

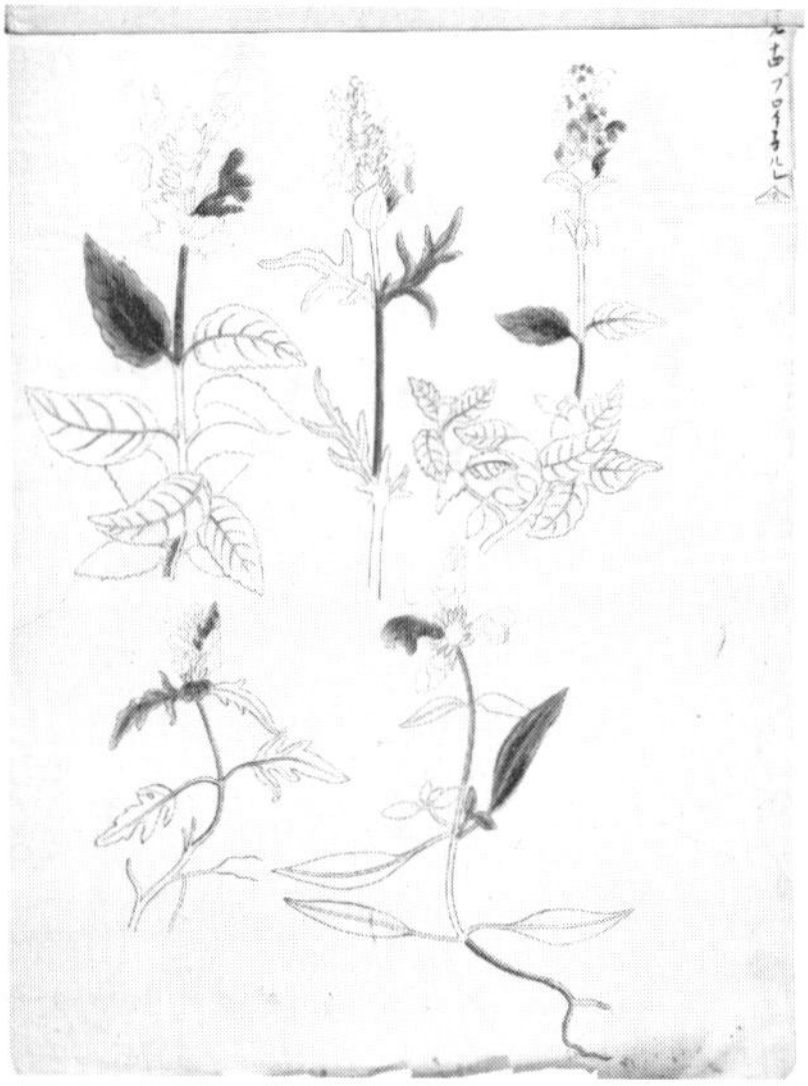

[10]-66

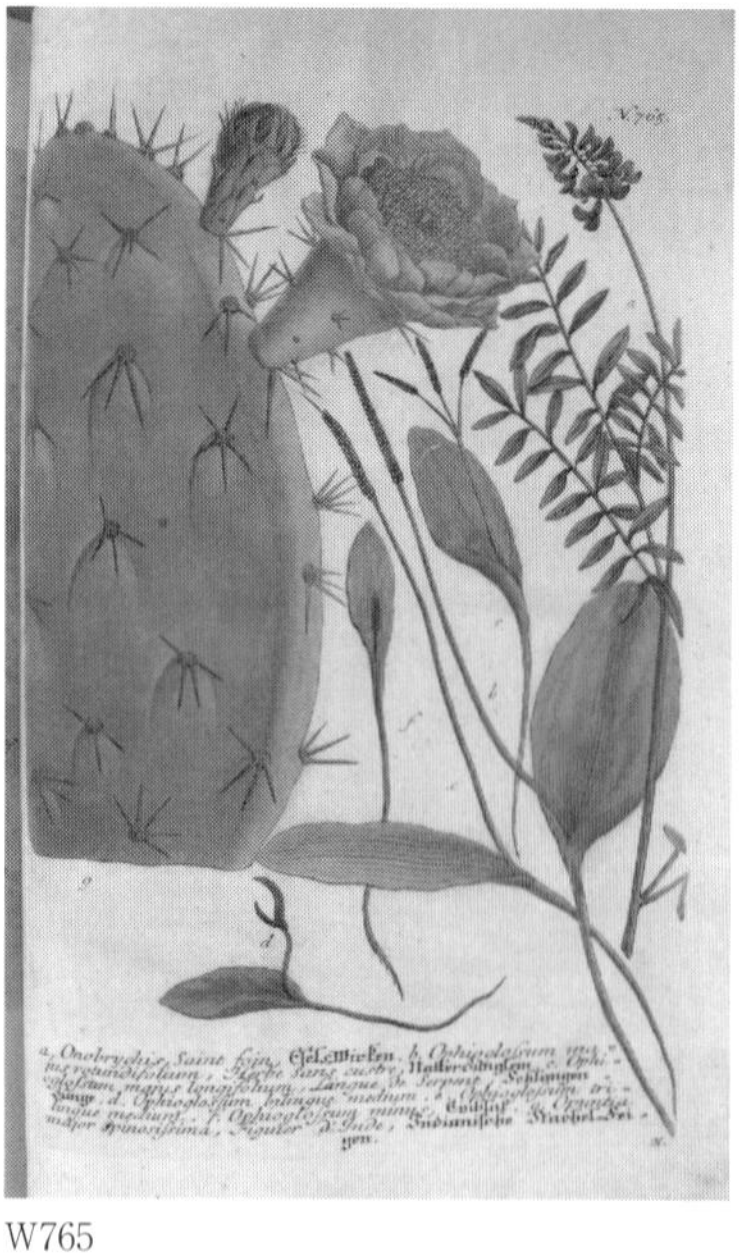

W765

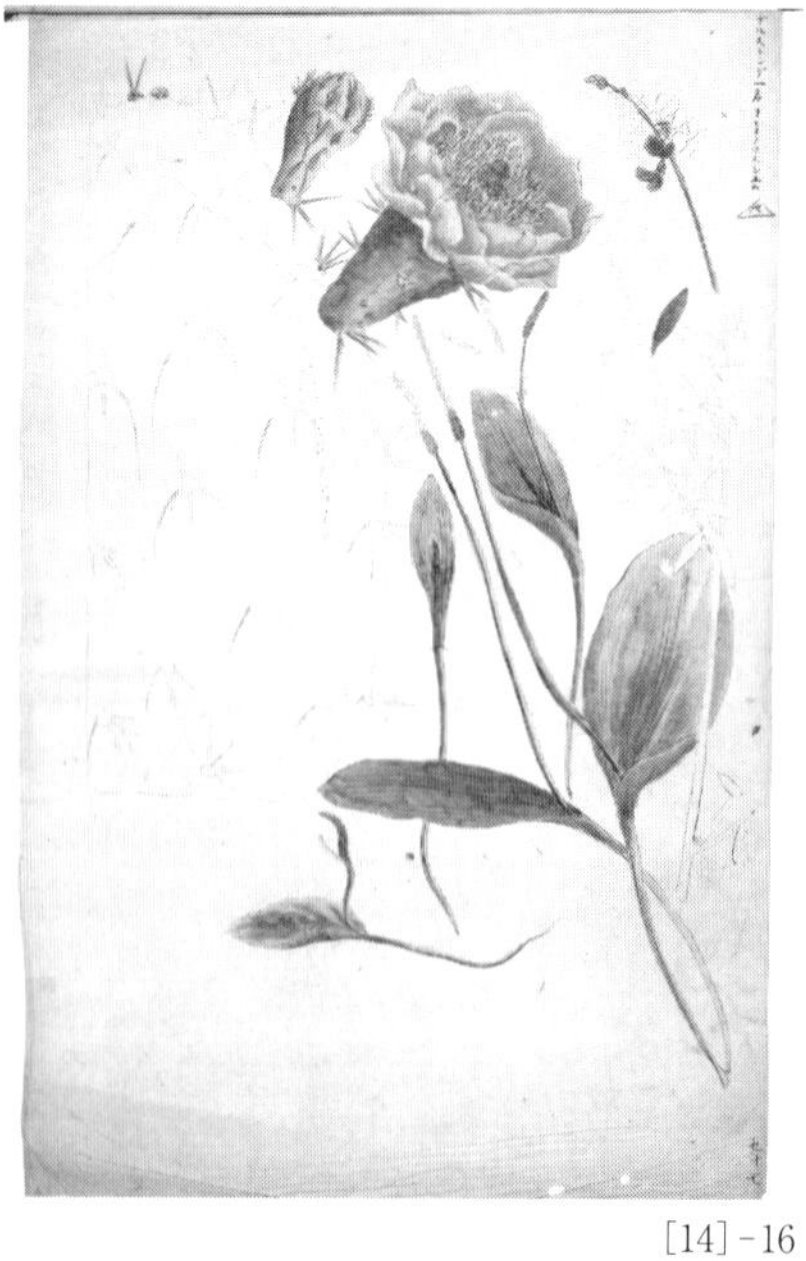

[14]-16

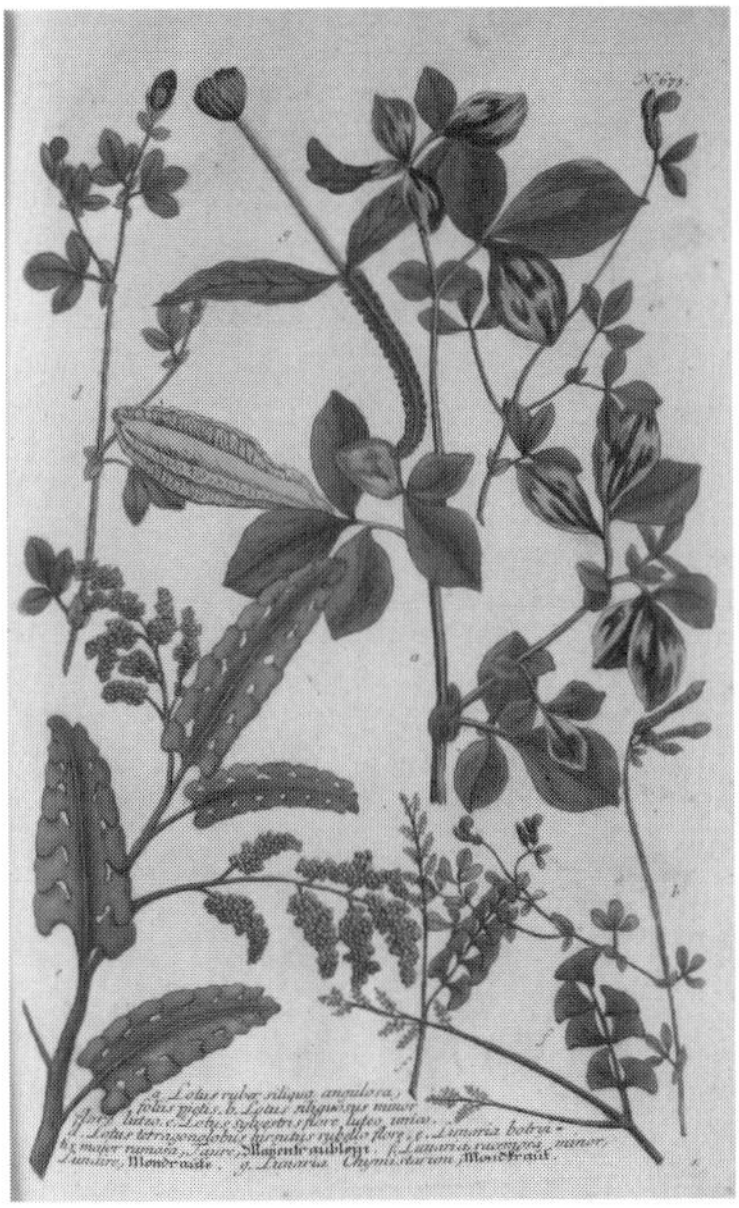

W673

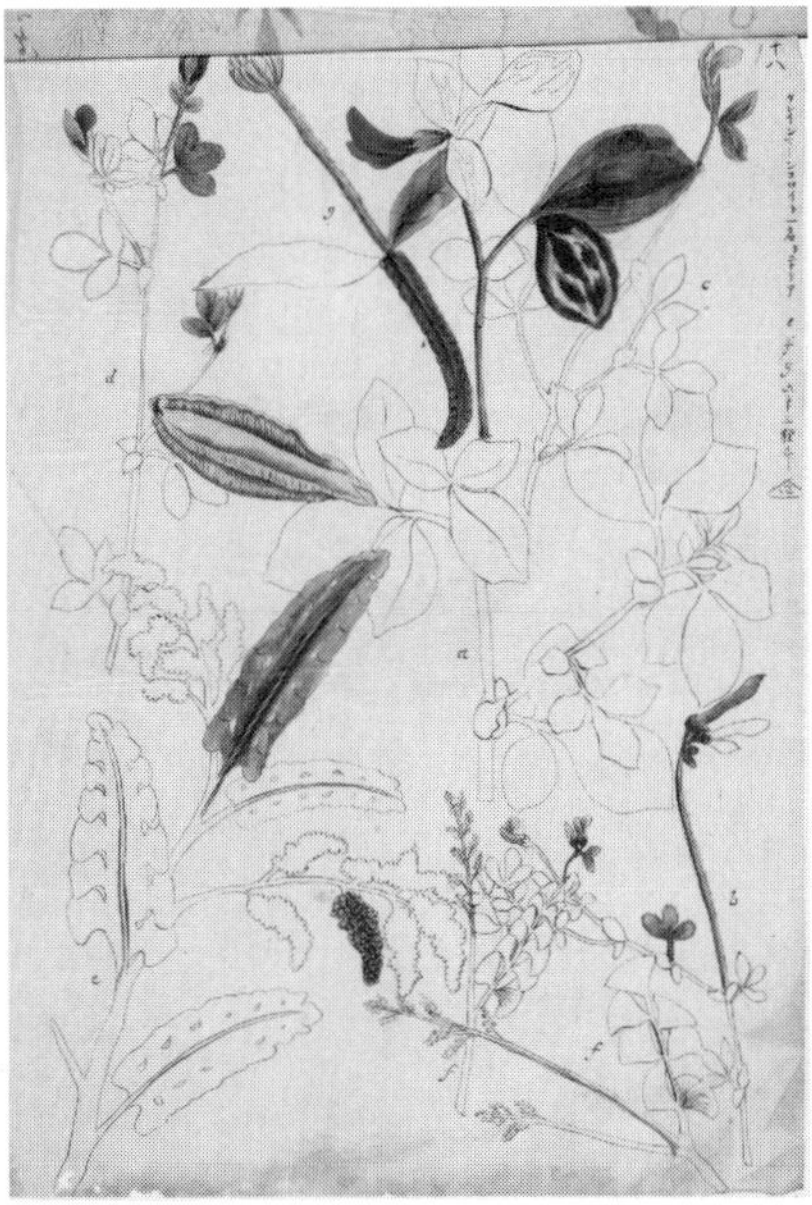

[15]-19

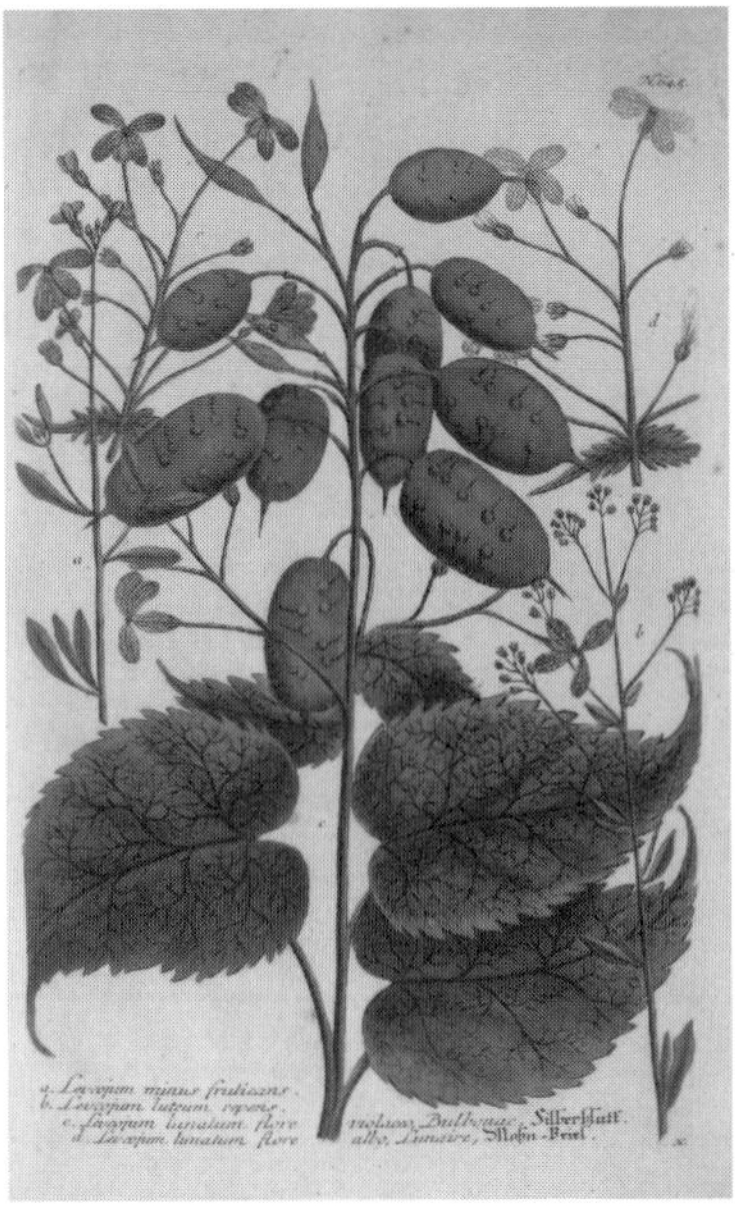

W645

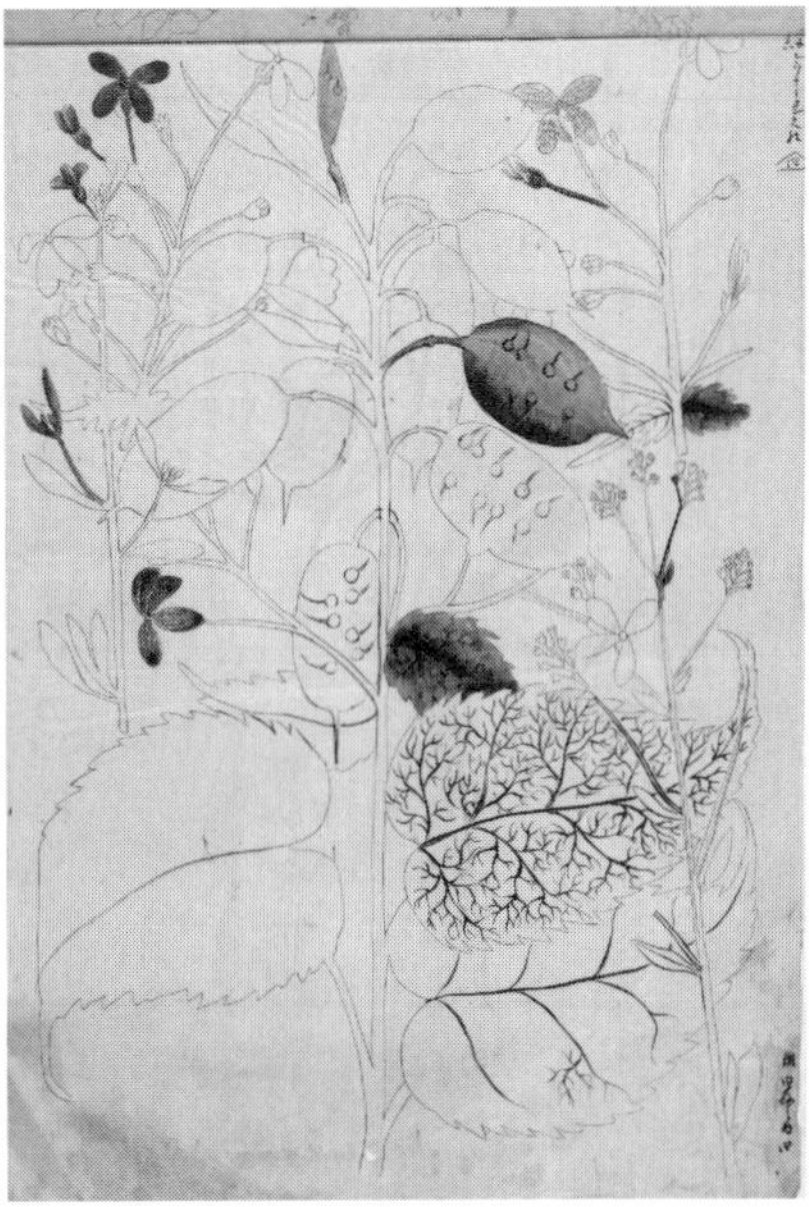

[43]-08

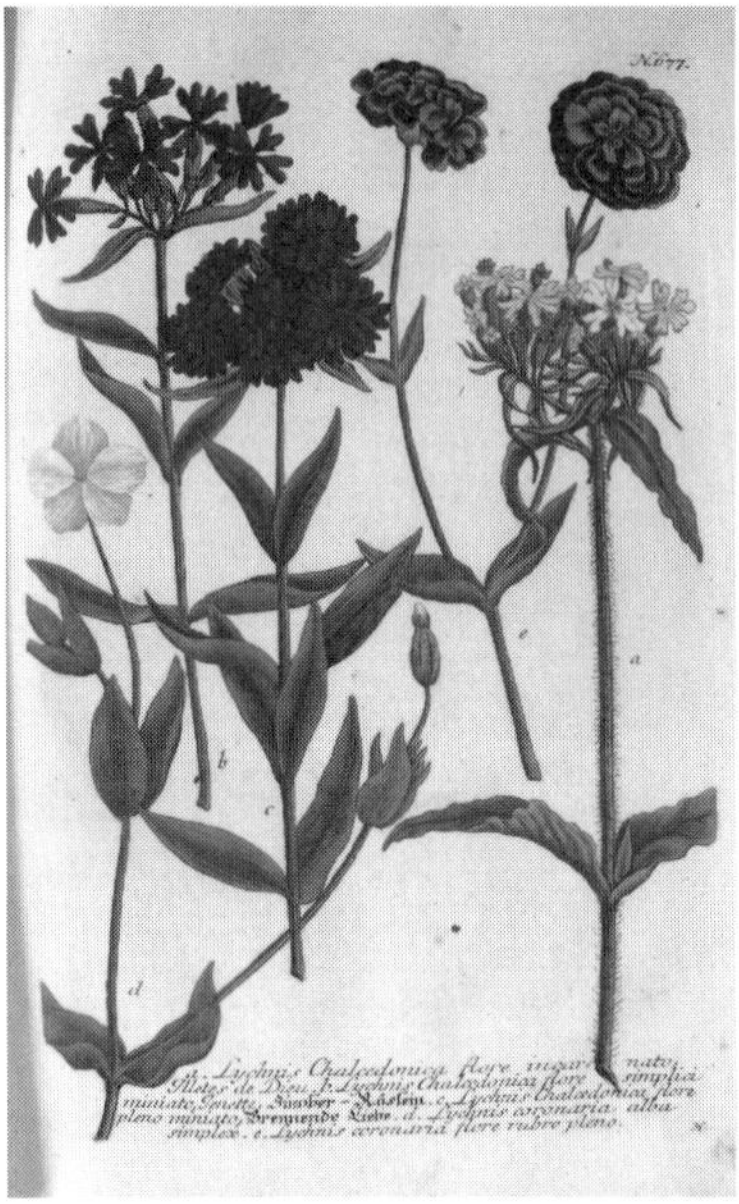

W677

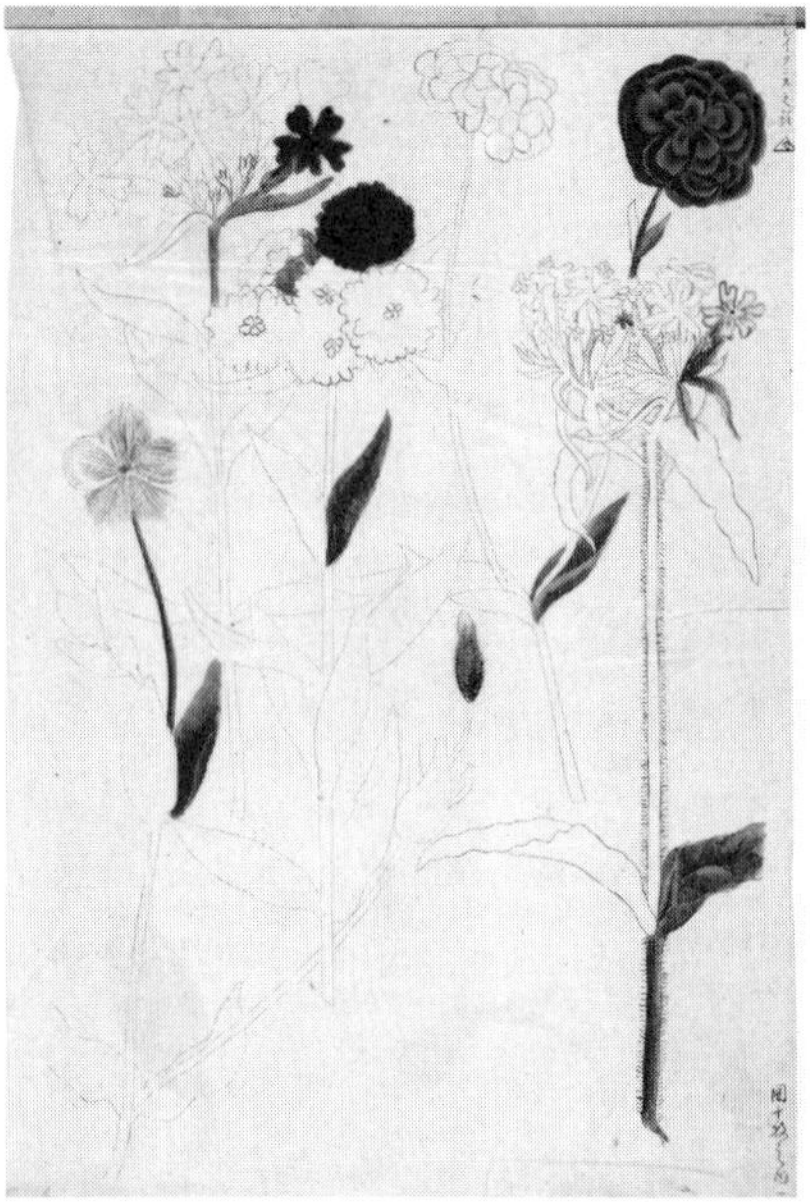

[52]-58

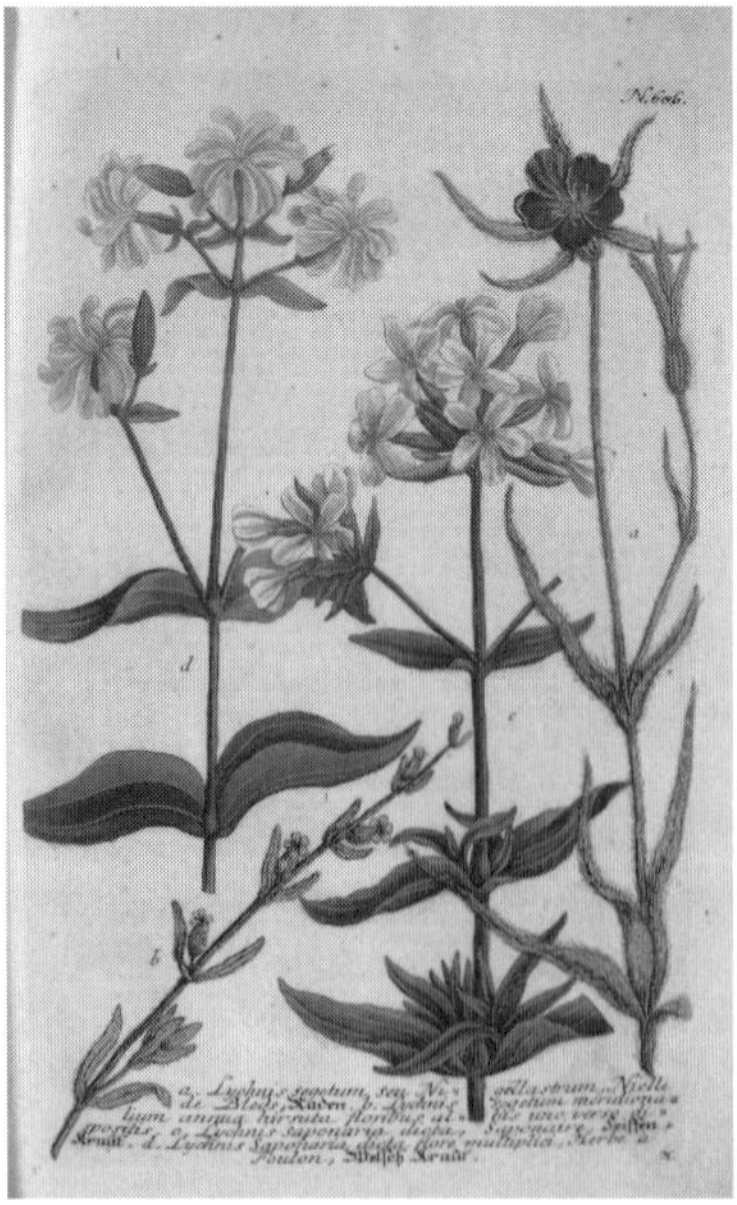

W686

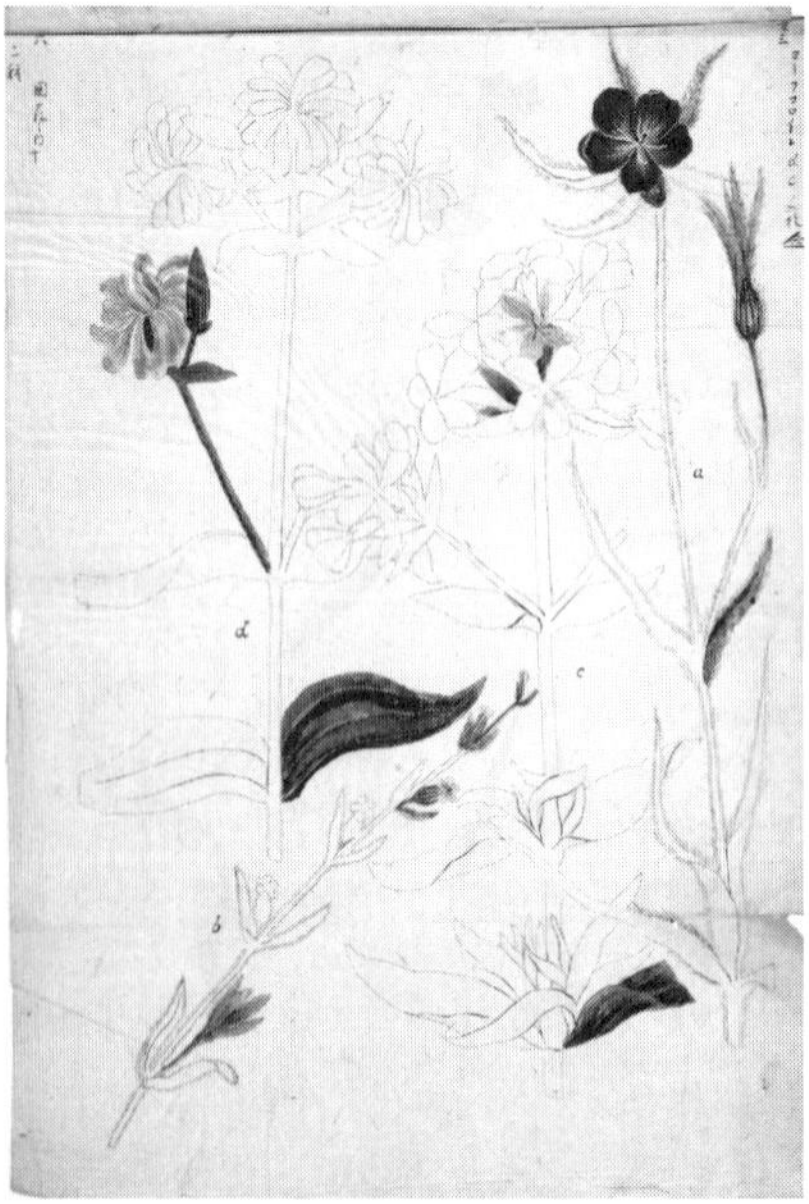

[60]-04

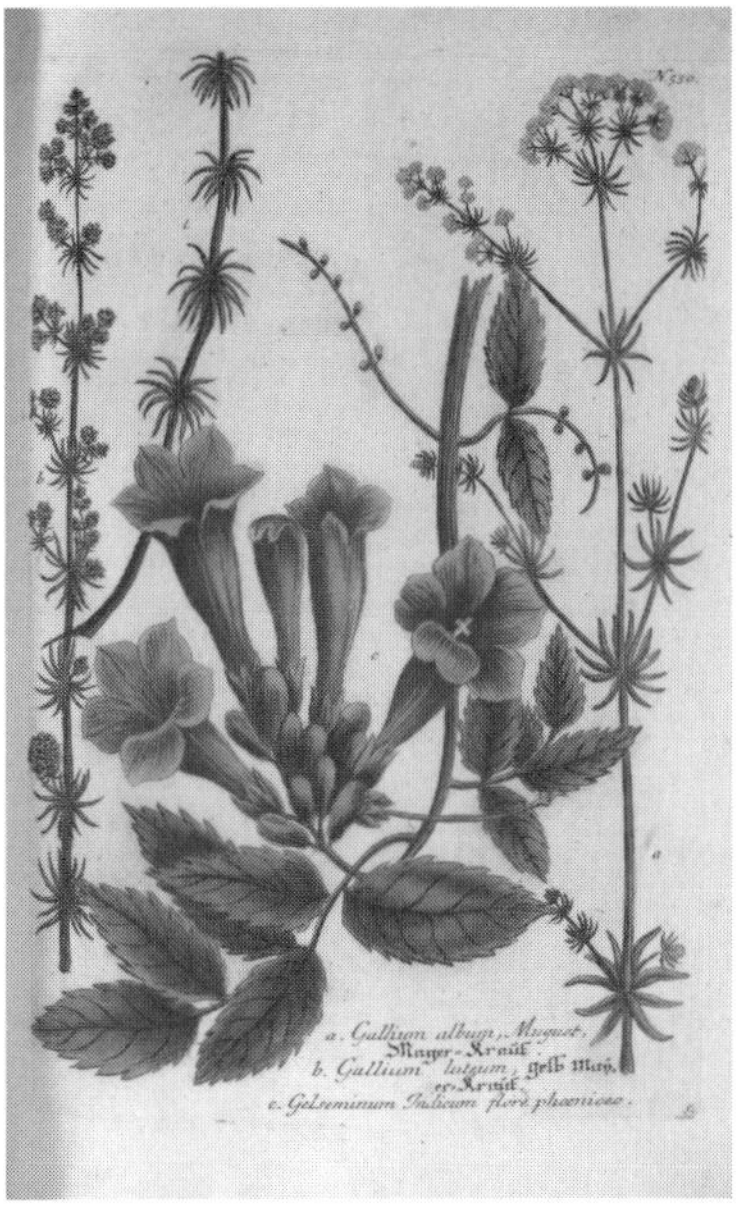

W530

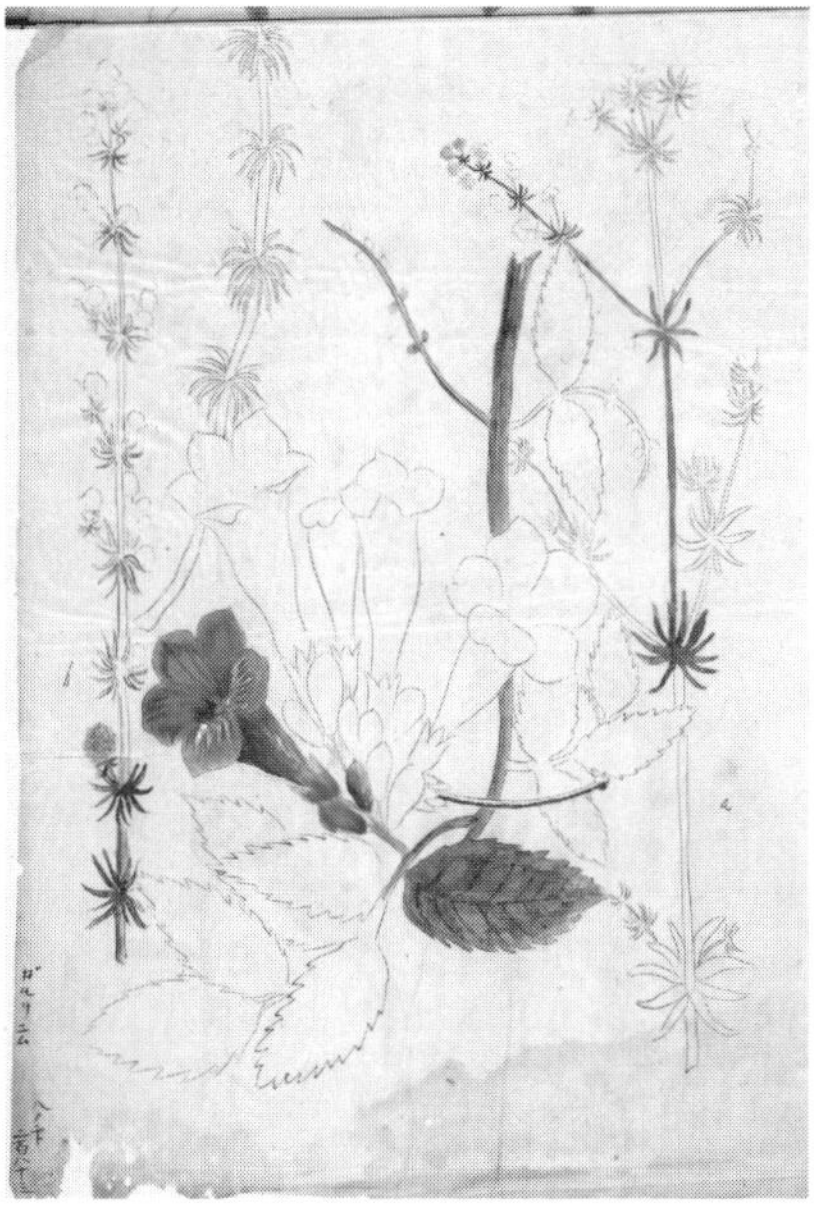

[69] -33

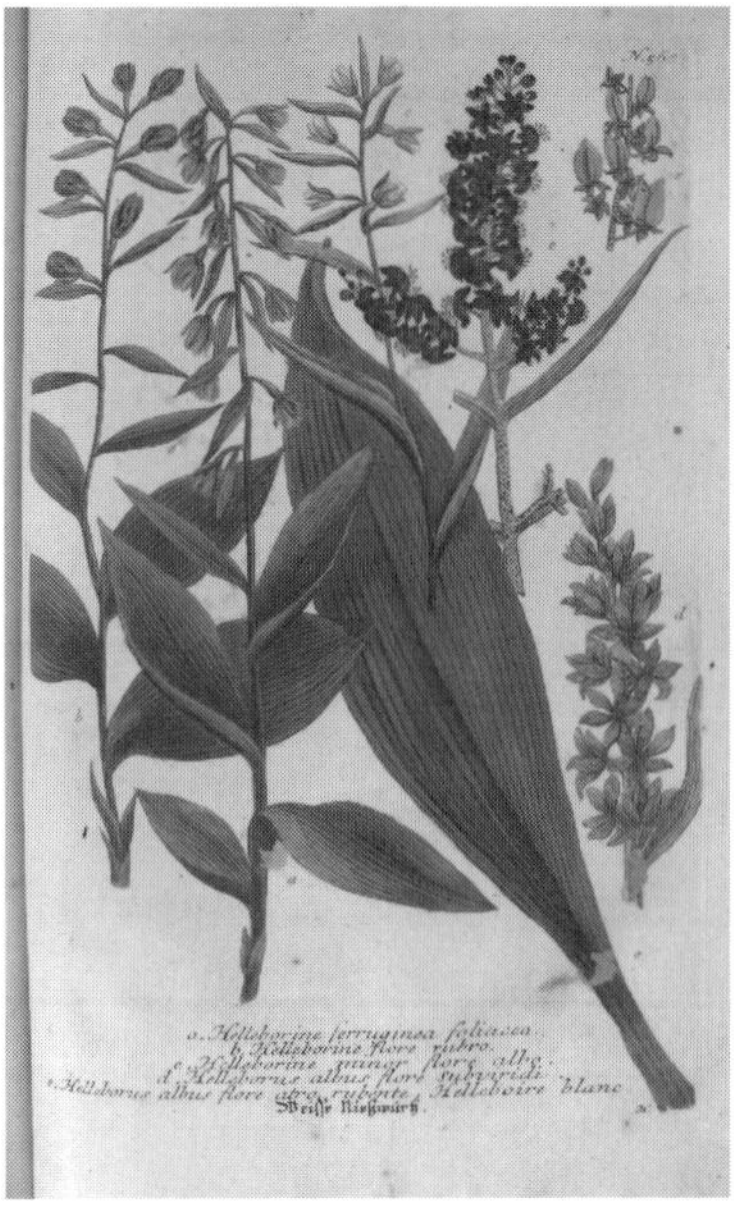

W568

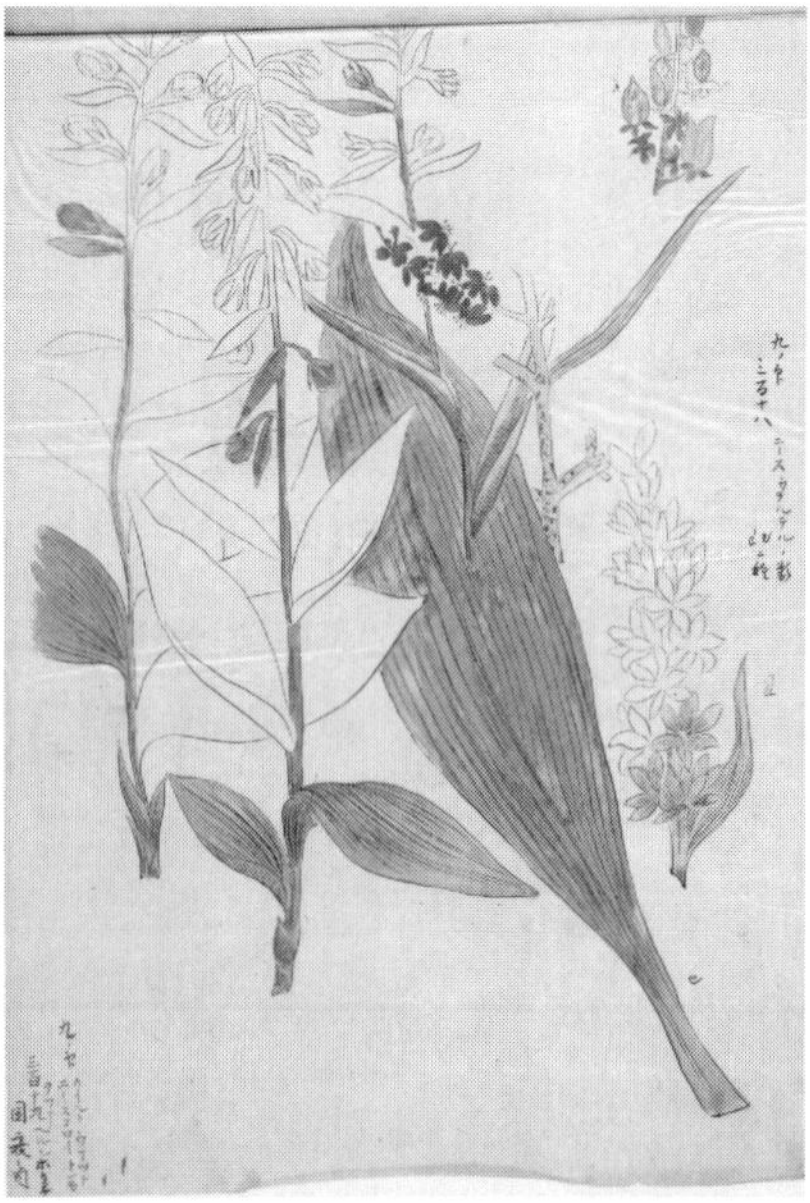

[74] -26

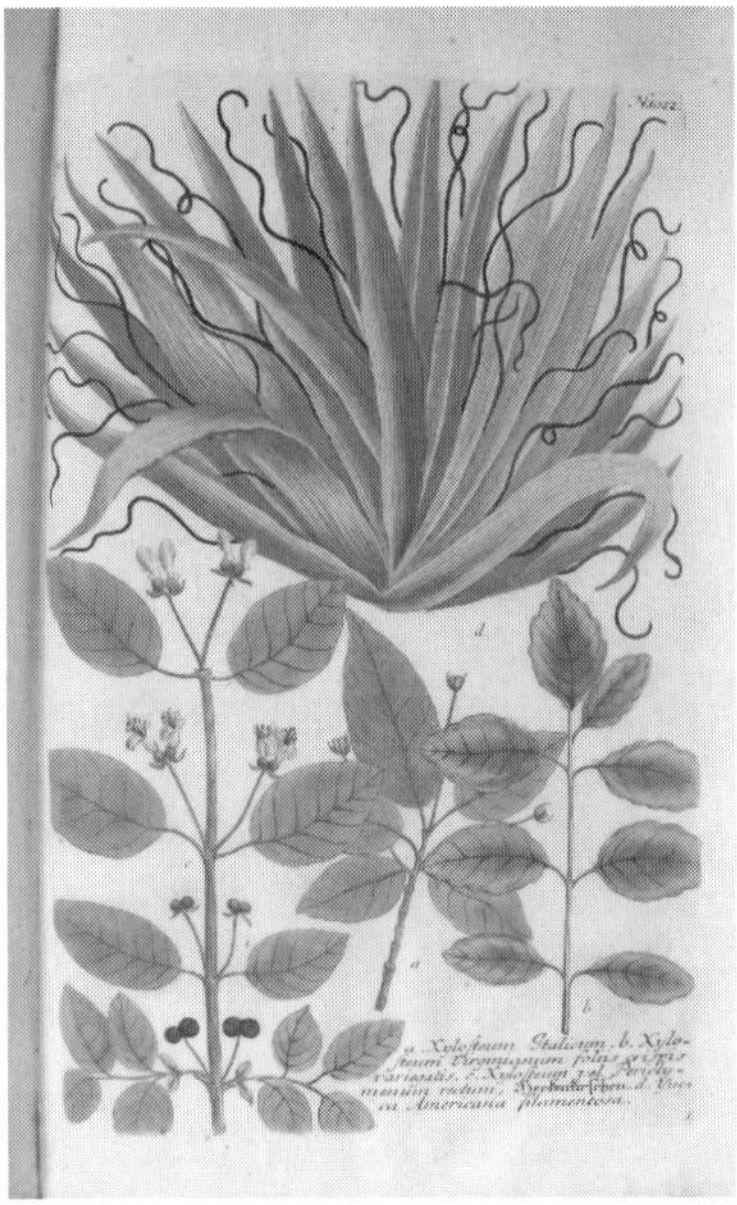

W1022

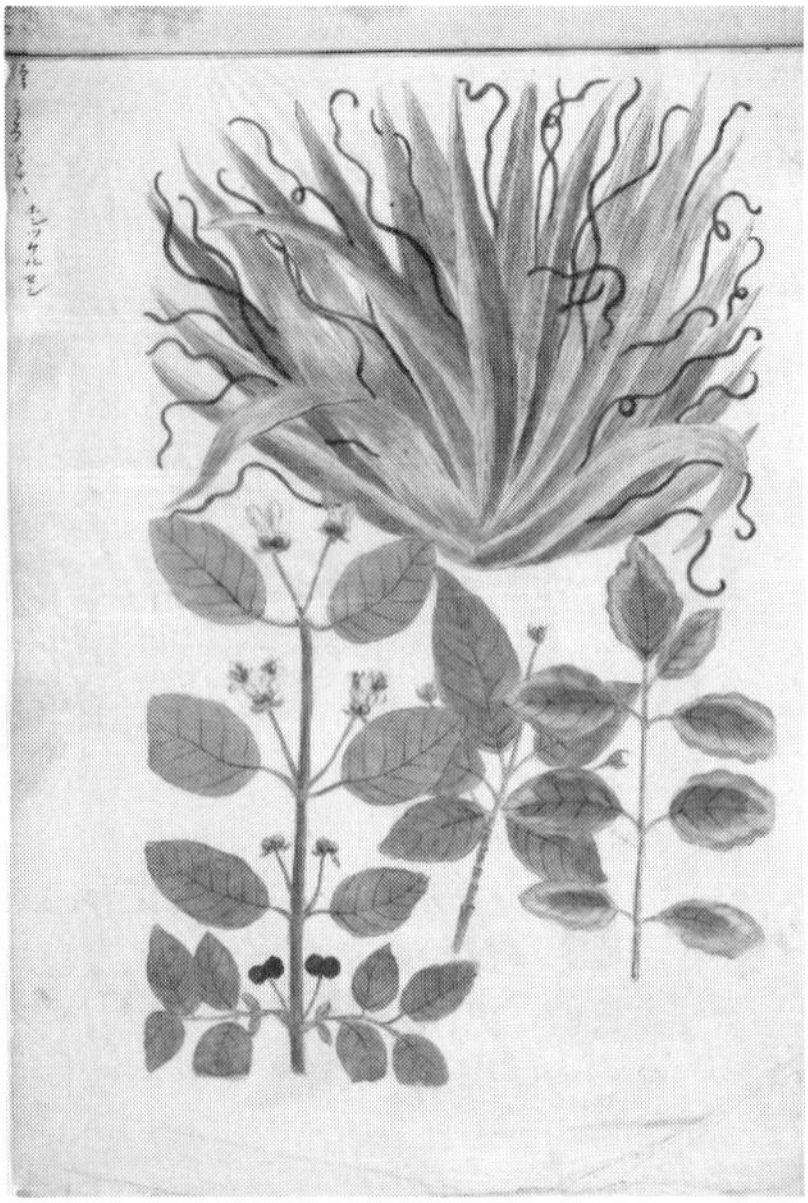
[78]-80

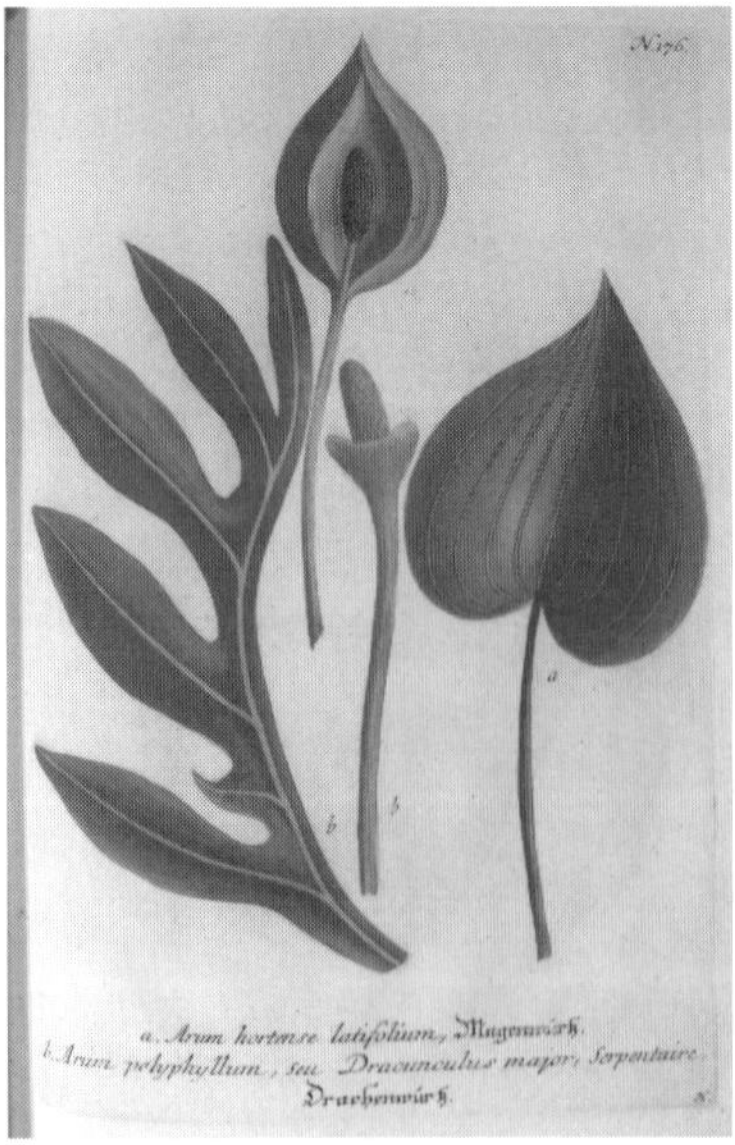

W176

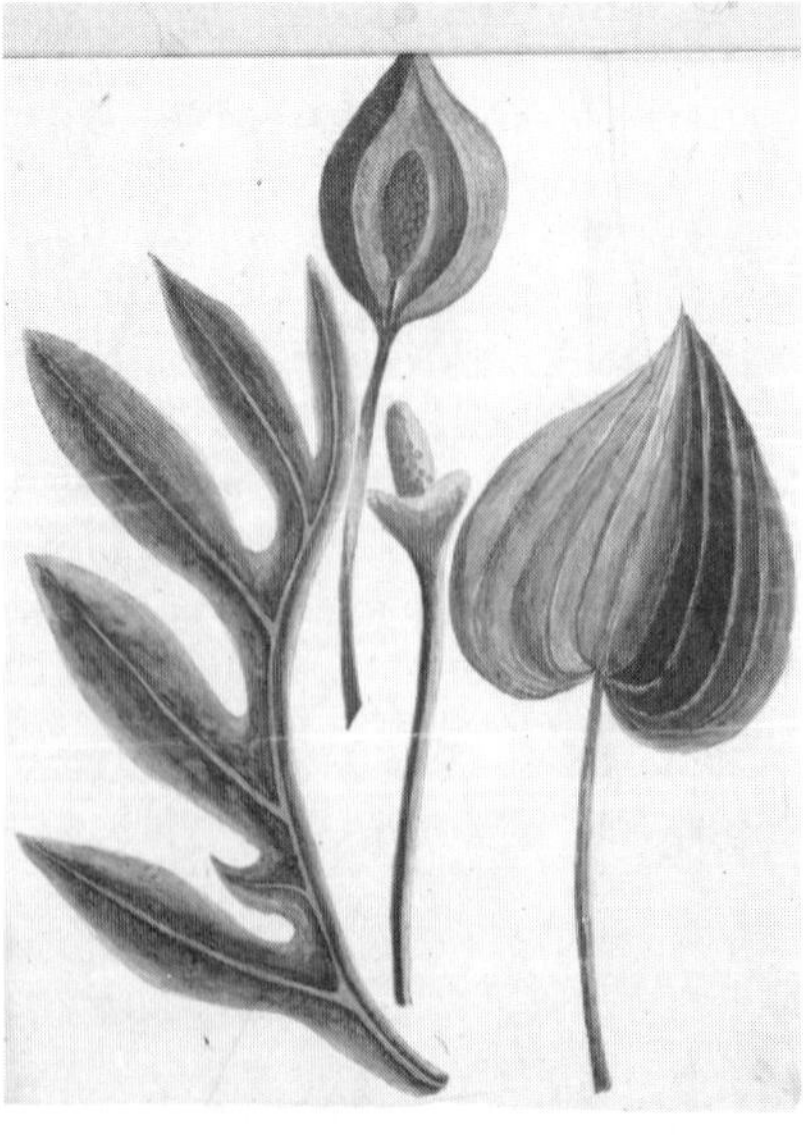
[80]-23

注

1）『和蘭草木譜』（天保4年成、杏雨書屋蔵）凡例より。『和蘭草木譜』はドドネウス『草木誌』の縮約改訂版ともいえるネイラント『オランダ草木譜』P. Nylandt, *De Nederlandse herbarius of Kruydt-boeck.* Amsterdam, 1670.の全訳であり、和漢名を付けるにあたっては耕牛の遺稿をもとに伊藤圭介の意見を求めて決めている。なお、吉雄常三は松平定信の命によるドドネウス翻訳事業において、下訳を担当するなど極めて重要な役割をしたらしい。この仮説については、拙稿Kiyoshi Matsuda, "The reception and spread of Dodonaeus' Cruydt-Boeck in Japan" in W.F. Vande Walle (ed.), *Dodonaeus in Japan.* Leuven University Press, 2001.参照。

2）The Wellcome Library, Japanese Coll. 58. その第1葉表に「Kruid Boek Getrokken uyt Dodoneaus［sic］」（ドドネウス抜粋本草、の意）、第2葉表に「Present van J^{o} Gonnoskij」（吉雄権之助の贈り物、の意）とのペン書きがある。影印版、Walravens Hartmut (ed.), *A japanese Herbal in the Wellcome Institute for the History of Medicine, a contribution to the history of the transfer of sicentific knowledge from Europe to Japan.* Wiesbaden, Harrassowitz, 2005.において、編者は本写本が吉雄耕牛自筆であることを見落としている。

3）寛政9年2月の江馬蘭斎あて書簡で、大槻玄沢は「ドヽニュース蘭山へ被遣、相分候分貼帋和漢名記し参り候よし」と述べ、蘭斎に対して門人にその「薬名目録」を作成させ、その写しを送るよう依頼している。『国会図書館所蔵貴重書解題』第10巻（1980）所収、98頁。『嘉永以前西洋輸入品及参考品目録』（明治39年、東京帝室博物館）7頁の記載により、江馬蘭斎所蔵のドドネウス『草木誌』は1644年刊行のアントワープ版と分かる。本書は東京帝国大学へ寄贈され、関東大震災で失われた。

4）同じく岩瀬文庫所蔵の「蘭山亡羊二先生トヽ子ウス題名」には、蘭山、亡羊、活堂の比定した和漢名がそれぞれ、514種、14種、48種、計576種収録され、漢名のほとんどに対応する和名が細字で添えられている。この写本は亡羊の跡を継いだ山本榕室がまとめたもののようである。

5）『草木誌』の1618年版と1644年版とは巻末の『インド異国産草木誌』の末尾に若干組み版上の異同が認められる程度で支障は生じないため、本稿では便宜上、1644版を使用した。

6）http://www.wul.waseda.ac.jp/kosho/KS/KS_0304/

7）拙著『洋学の書誌的研究』（臨川書店、1998）、pp.605-610参照。なお、ドイツ語版*Phytanthoza iconographia.* Ratisbonae, 1735-1745.については、『杏雨書屋洋書目録』（武田科学振興財団、2006）、pp. 282-287参照。

後記

平戸松浦史料博物館および武田科学振興財団杏雨書屋には、本稿を準備するために不可欠であったワインマン『花譜』原書の調査について大変お世話になりました。記して謝意を表します。